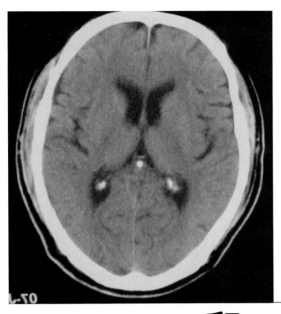

中枢神经系统

CT 和 MR 鉴别诊断

第 3 版

- ■ 主　编　鱼博浪
- ■ 副主编　张　明　杨　健　梁星原
- ■ 作　者　(以姓氏笔画为序)

　　　　　王　斐　王　蓉　孙亲利　刘雨峰

　　　　　杨　健　张小玲　张月浪　张　明

　　　　　鱼博浪　鱼　潇　范妤欣　罗　琳

　　　　　荐志洁　高　杰　梁星原

- ■ 陕西新华出版传媒集团
- ■ 陕西科学技术出版社

图书在版编目（CIP）数据

中枢神经系统 CT 和 MR 鉴别诊断/鱼博浪主编. —3 版.
—西安：陕西科学技术出版社，2014.4（2022.8重印）
ISBN 978 - 7 - 5369 - 5317 - 8

Ⅰ. ①中… Ⅱ. ①鱼… Ⅲ. ①中枢神经系统疾病 –
计算机 X 线扫描体层摄影 – 鉴别诊断②中枢神经系统疾
病 – 核磁共振成像 – 鉴别诊断 Ⅳ. ①R816.1

中国版本图书馆 CIP 数据核字（2014）第 063001 号

中枢神经系统 CT 和 MR 鉴别诊断（第 3 版）

鱼博浪 主编

策　　划	朱壮涌
责任编辑	付　琨
封面设计	曾　珂

出 版 者　陕西新华出版传媒集团　陕西科学技术出版社
　　　　　西安市曲江新区登高路1388号陕西新华出版传媒产业大厦B座
　　　　　电话（029）81205187　传真（029）81205155　邮编710061
　　　　　http://www.snstp.com
发 行 者　陕西新华出版传媒集团　陕西科学技术出版社
　　　　　电话（029）81205180　81206809
印　　刷　西安五星印刷有限公司
规　　格　889mm×1194mm　16 开本
印　　张　49.25
字　　数　800 千字
版　　次　1996 年 10 月第 1 版
　　　　　2005 年 5 月第 2 版
　　　　　2014 年 4 月第 3 版
　　　　　2022 年 8 月第 9 次印刷
书　　号　ISBN 978 - 7 - 5369 - 5317 - 8
定　　价　285.00 元

内容提要

　　这是一部论述中枢神经系统 CT 和 MR 鉴别诊断的专著，全书共分 20 章，包括：颅脑 CT 和 MR 检查特殊技术，颅内钙化，颅内出血，脑外液体聚积，脑室异常，大脑半球占位性病变，鞍区病变，桥小脑角区占位病变，小脑及四脑室区病变，松果体区及胼胝体病变，侧脑室占位病变，颅内囊性病变，脑白质斑点状、斑片状病变及脑皮层病变，基底节和丘脑病变，环形强化和脑膜强化，脑室周围带状病变，脑干病变，脊髓病变，椎管内硬膜下病变，椎管内硬膜外病变。每一章尽可能包括可能出现的相似征象或发生在相同部位的各种相关疾病，对疾病的临床和病理均有较详细的描述，并着重讨论其 CT 和 MR 表现特点以及鉴别诊断要点。

　　本书编排新颖，立足于临床实用，图像资料丰富，全书约 140 万字，共附 CT 和 MR 图像 2000 多幅，并附有疾病名称的中文和英文索引。本书可供影像诊断医生和临床神经科医生参考使用。

第三版前言

现代 CT 和 MR 对中枢神经系统绝大多数病变的显示和定位已经不成问题，影像科医生在日常工作中最常遇到的情况有 2 种：一是显示某一部位有病变后，需要考虑哪些疾病容易发生在这一部位或者这一部位都可能发生哪些疾病，如何进行鉴别。二是显示出病变的某些特殊征象后，需要考虑这种征象最常见的疾病有哪些，有哪些疾病可以表现为这种征象，如何鉴别。根据实际工作中的这种需要，我们于 1996 年编写了《中枢神经系统 CT 和 MR 鉴别诊断》一书，得到了广大影像诊断医生和临床神经科医生的广泛认可。2005 年，我们对该书进行了修订和再版。第 2 版在第 1 版基本结构的基础上，主要做了以下修订工作：①增加了 CT 和 MR 检查新技术，包括弥散加权成像、灌注成像和氢质子波谱；②在以部位为鉴别诊断思路的章节前对该部位的解剖进行了复习和描述；③在第 15 章增加了脑膜强化的鉴别诊断；④对影像学没有特点的疾病比较详细地论述了疾病的临床表现和临床诊断；⑤增加了疾病名称的中文索引和英文索引；⑥增加了一些第 1 版没有讨论的疾病。第 2 版发行后，广大读者给予了很高的评价和鼓励，2007 年和 2009 年又先后进行了多次印刷。随着不断学习和临床工作实践的发展，我们对第 2 版渐感不太满意，经过几年的努力，完成了本书的修订、再版工作。第 3 版在第 2 版的基础上主要做了以下工作：①在特殊技术内增加了 CTA、MRA 和磁敏感加权成像技术；②第 10 章增加了胼胝体病变；③第 13 章增加了脑皮层病变；④第 14 章增加了丘脑病变；⑤很多章节增加了一些第 2 版没有讨论的疾病；⑥更新和补充了大量的图片。

由于作者的知识水平有限，疏漏之处在所难免，真诚希望大家给予批评、指正。

鱼博浪

2014 年 4 月

目·录

1 颅脑 CT 和 MR 检查特殊技术

1.1　弥散加权成像

1.1.1　概述

弥散是人体许多生理功能活动中的一种重要物理过程，是体内物质转运的方式之一，如氧和葡萄糖代谢产物就是通过弥散进入细胞内。

弥散是指分子的随机运动（布朗运动），即高浓度区分子向低浓度区的扩散分布。但即使没有浓度梯度，水分子扩散运动仍然存在，称为水分子自扩散。人体（活体）内水分子自扩散包括细胞外、细胞内和细胞之间水分子的运动，在梯度场下水分子扩散的存在会导致磁矩改变，使 MR 信号强度降低，其中细胞外水分子运动对信号的改变起主导作用。

MR 是目前能够在活体上进行水分子弥散测量和成像的唯一方法，可以通过在任何成像序列中加入强磁场梯度即弥散敏感梯度获取弥散加权图像，MR 弥散加权成像（diffusion weighted imaging，DWI）可以显示水分子的布朗运动。弥散加权成像技术包括自旋回波弥散加权成像（SE DWI）、平面回波弥散加权成像（EPI DWI）和稳态自由进动弥散加权成像（SSFP DWI）3 种。自旋回波弥散加权成像可以计算 ADC 值，但成像时间长，运动伪影大。平面回波弥散加权成像也可以计算 ADC 值，成像时间短，运动伪影小，但信噪比低。稳态自由进动弥散加权成像图像质量好，信噪比高，但信号复杂，不能计算 ADC 值。

在纯水和脑脊液中水分子自由运动无障碍，弥散速度快，快速弥散导致信号降低，故为低信号。人体组织中水分子弥散须通过纤维膜和细胞器等，故弥散速度慢于水和脑脊液，约是水和脑脊液弥散速度的 1/2 到 1/10。

在具有随意微结构的组织中，水分子向各个方向弥散的速度相同，称为各向同性。在具有固定排列顺序的组织中，水分子向不同方向的弥散速度有差异，称为各向异性，为了得到水分子各向异性的信息，需要至少在 6 个方向上施加弥散敏感梯度和采集数据，即弥散张力成像（diffusion tensor image，DTI）。

弥散敏感梯度的程度由梯度脉冲的强度和持续时间即所谓的梯度因子决定，用 b 值表示，b 值也称弥散敏感系数。增加 b 值可以提高具有不同 b 值区域的信号对比，但需要更大的弥散敏感梯度值，同时信号强度也会降低。由于弥散成像受到微循环的干扰，如毛细血管灌注，其产生类似于真正的弥散效应，这种弥散图像包含一些体素不相干的运动，很难测量出精确的弥散系数，所以，通常用表观弥散系数（apparent diffusion coefficient，ADC）代替弥散系数（diffusion coefficient，DC）评估弥散成像的结果。在弥散加权图像上，水分子弥散受限时，由弥散导致 MR 信号降低的效应较低，因而表现为较高信号，同时由于弥散受限，ADC 值较小，根据 ADC 值计算结果而重建出来的 ADC 图表现为低信号。

弥散加权成像通常使用的是 SE EPI T_2WI 序列成像，除具有因组织 ADC 值不同而形成的图像对比外，还含有组织 T_2 时间不同所形成的 T_2 加权图像对比，称为 T_2 透过效应或 T_2 效应。b 值与 T_2 效应关系密切，所以，弥散加权成像时需要设置合适的 b 值。b 值小时 TE 时间短，T_2 效应明显，b 值为 0 时，弥散加权图实际为 T_2 加权图。b 值大时 TE 长，T_2 效应小，但 MR 信号弱。脑弥散加权成像一般需要 b 值为 1000s/mm^2，肝脏 T_2 值小，要求成像序列 TE 短，故要求 b 值小，部分腹部脏器无法行弥散加权成像。

呈长 T_2 信号的病变，如果弥散明显受限，因为 T_2 效应可使病变区信号更高，有利于病变的显示。如果弥散轻微受限，很难判断弥散加权图上信号的升高是由于弥散受限还是 T_2 效应所引起。T_2 效应很明显时，即使弥散正常或增快，弥散加权图仍呈高信号，这种情况常见于血管源性水肿。还有一种情况，长 T_2 信号与弥散增快相抵消，其结果是在弥散加权图上表现为等信号。呈短 T_2 信号的病变，也可因为 T_2 效应造成弥散加权图上呈低信号，这种情况有时见于脑内血肿。上述几种情况均无法判断弥散的真实情况，需要消除 T_2 效应。消除 T_2 效应的方法有 2 种：指数图像（假弥散加权成像）和 ADC 图。在 ADC 图上，弥散受限区为低信号，快速弥散区呈高信号，也可以测量 ADC 值。所以，观察和分析病变时，需要同时观察常规 T_2 加权图、弥散加权图和 ADC 图。

1.1.2　正常脑弥散加权成像表现

正常成人脑弥散加权图上，基底节区常显示为低信号，其原因可能是由于铁的沉积，在 ADC 图上通常为等信号，但也可以表现为高信号或低信号。弥散加权图上脑灰质信号高于脑白质，脑灰质的 ADC 值为 $(0.76\pm0.13)\times10^{-3}mm^2/s$，脑白质的 ADC 值为 $(0.77\pm0.18)\times10^{-3}mm^2/s$。脑组织 ADC 值随着年龄增长可有轻微的升高，这种升高在脑白质和豆状核较脑的其他部位明显。弥散加权图上内囊后肢、皮质脊髓束、丘脑内侧、小脑上角交叉常可见局灶性高信号，这种高信号是由于 T_2 对比所引起，属于正常表现，没有临床意义。在 ADC 图上这些区域呈等信号。弥散加权图上脉络丛有时因胶样囊变可呈很高信号，ADC 值轻度升高，高于脑白质，低于脑脊液。新生儿与婴儿脑的 ADC 值明显比成人高，脑的各部分差别也较大，脑白质比脑灰质高，脑白质的 ADC 值为 $1.13\times10^{-3}mm^2/s$，脑灰质为 $1.02\times10^{-3}mm^2/s$。新生儿出生时皮层下白质的 ADC 值比内囊前肢和后肢都高，皮层下白质为 $1.88\times10^{-3}mm^2/s$，内囊前肢为 $1.3\times10^{-3}mm^2/s$，内囊后肢为 $1.09\times10^{-3}mm^2/s$，皮层和尾状核的 ADC 值比丘脑和豆状核高，皮层和尾状核的 ADC 值为 $1.34\times10^{-3}mm^2/s$，丘脑和豆状核为 $1.20\times10^{-3}mm^2/s$。除脑脊液外，随着脑的发育成熟，绝大多数区域的 ADC 值逐渐降低。这种 ADC 值的变化可能与细胞成熟、水含量减少和髓鞘形成等因素有关。

1.1.3　弥散加权成像的临床应用

（1）脑梗死

弥散加权成像最早用于脑梗死（infarction）的诊断。脑梗死超急性期（<6h），梗死区发生细胞毒性水肿，弥散速度下降，在弥散加权图上呈高信号，ADC 值降低，在 ADC 图上呈低信号，而此时常规 MR 表现正常，所以，发现超早期脑梗死是弥散加权成像的主要适应症之一。通常脑白质的 ADC 值降低比灰质更明显，且 ADC 值降低持续的时间也比灰质长。脑梗死急

性期（6h 至 3d），在弥散加权图上梗死区信号进一步升高。脑梗死亚急性期（3d 至 3 周），随着血管源性水肿的加重，细胞外间隙水分增多，弥散速度逐渐加快，直到与脑组织相同（约在梗死后 10d），此时在弥散加权图上梗死区可以表现为等信号，ADC 值与脑实质相同。慢性期脑梗死（3 周至 3 月），梗死区发生脑软化，产生快速弥散，其 ADC 值可逐渐接近脑脊液，在弥散加权图上表现为低信号，ADC 图上类似于脑脊液样高信号。由于不同时期脑梗死的弥散速度不同，所以弥散加权成像不仅可用于诊断超早期脑梗死，也可以区别新旧梗死病灶，新病灶在弥散加权图上呈高信号，亚急性期病灶呈等信号，陈旧性梗死（软化）病灶呈低信号（图 1–1）。

（2）颅内囊性病变鉴别

弥散加权成像也可用于颅内囊性病变（intracranial cystic disease）的鉴别诊断。颅内囊性病变种类很多，在 CT 和常规 MR 上鉴别常有困难，如脑脓肿和肿瘤坏死均表现为环形强化病变，表皮样囊肿需要与蛛网膜囊肿和神经上皮囊肿鉴别等，弥散加权成像常可提供重要的鉴别诊断信息。在弥散加权图上，脑脓肿和表皮样囊肿的信号高于脑实质，呈高信号（图 1–2，图 1–3），肿瘤坏死、脑囊虫病、蛛网膜囊肿和胶样囊肿信号低于脑实质。病灶信号与对侧脑实质信号比：表皮样囊肿为 2.96，脑脓肿为 2.41，脑囊虫病为 0.61，胶样囊肿为 0.53，肿瘤坏死为 0.50，蛛网膜囊肿为 0.30。

（3）脑肿瘤鉴别诊断

不同的脑肿瘤（brain tumors）细胞密度不同，水分子弥散速度也不同，弥散加权成像可以通过弥散速度反映肿瘤细胞密度的情况，为脑肿瘤的鉴别诊断提供有用的信息。肿瘤细胞密度高、细胞外间隙小者，弥散加权图上信号高于脑实质，ADC 值降低，低于脑实质（如淋巴瘤、原始神经外胚层肿瘤和某些恶性胶质瘤），肿瘤细胞密度低、细胞外间隙大者，弥散加权图上信号低于脑实质，ADC 值高于脑实质（如良性星形细胞肿瘤，血管母细胞瘤等）。

常规 MR 检查时，良恶性脑膜瘤鉴别常较困难，弥散加权成像可能对鉴别有帮助。恶性

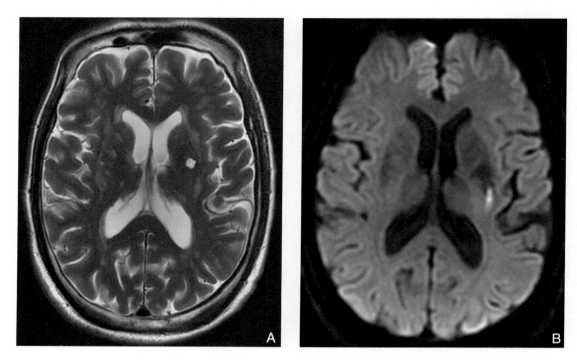

图 1-1　双侧基底节丘脑区多发腔隙性脑梗

MR T₂ 加权图(A)示双侧基底节丘脑区多发腔隙性脑梗呈斑点状高信号,DWI(B)示新发病灶呈高信号,亚急性病灶呈等信号,陈旧软化灶呈低信号。

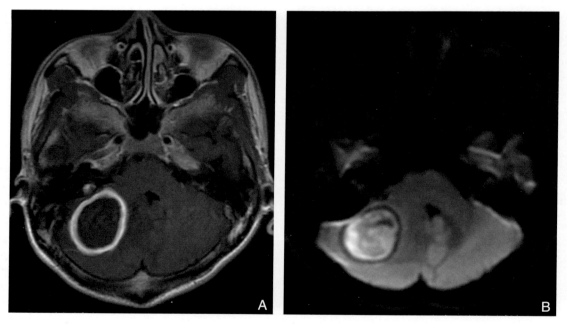

图 1-2　脑脓肿

MR 增强扫描(A)示右侧小脑半球脓肿呈环形强化,DWI(B)脓肿呈高信号。

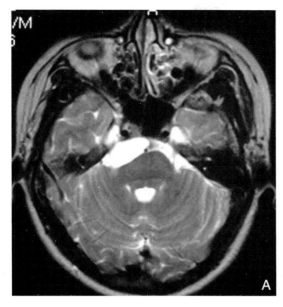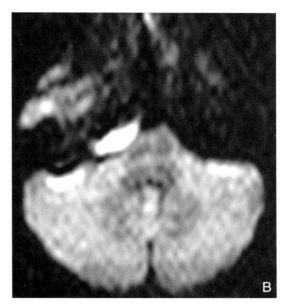

图 1-3　表皮样囊肿

MRT$_2$ 加权图(A)示右侧桥小脑角囊肿呈脑脊液样高信号,DWI(B)示囊肿呈高信号。

脑膜瘤 ADC 值较低,在弥散加权图上信号常明显升高,其原因是细胞外间隙小,肿瘤细胞核、浆比例大,水分子弥散受限,而良性脑膜瘤在弥散加权图和 ADC 图上常呈等信号或信号稍升高。

(4) 分析病变周围水肿

也可用弥散加权成像反映病变周围水肿的情况,为病变的鉴别诊断提供有价值的信息。①区别细胞毒性水肿和血管源性水肿。细胞毒性水肿时,细胞外水分子进入细胞内,细胞外间隙水分子减少,故弥散速度下降,同时,细胞内水分增多,黏度增高,细胞器肿胀,细胞内水分子循环能量障碍等也均可使弥散速度降低,在弥散加权图上表现为高信号,在 ADC 图上呈低信号。血管源性水肿区细胞外水分增多,有利于水分子的弥散,即水肿区水分子弥散比正常脑组织快,在弥散加权图上表现为低信号,ADC 图为高信号。②区别高级别胶质瘤和转移瘤。间变性星形细胞瘤和胶质母细胞瘤,肿瘤周围水肿区有较多瘤细胞浸润,故水肿区 ADC 值与肿瘤实质区 ADC 值接近,而转移瘤周围水肿区的 ADC 值明显高于间变性星形细胞瘤和胶质母细胞瘤。

(5) 脑白质病变鉴别诊断

弥散加权成像可以为各种原因引起的脑白质病变提供一定的鉴别诊断信息。脱髓鞘、变性、中毒、代谢异常等疾病的弥散加权图和 ADC 图可能不一样。

结合弥散加权图信号、ADC 值及 T$_2$ 加权图信号改变,可以将弥散加权成像时可能出现的主要情况分为以下 4 种,现将各种情况可能的疾病或病理情况列出,供临床应用时参考。

①弥散加权图和 T$_2$ 加权图呈高信号,ADC 值降低:可恢复性脑缺血、急性和亚急性期脑梗死、脑脓肿、多发性硬化、Wallerian's 变性、亚急性出血晚期 (细胞外正铁血红蛋白期)、Jakob-Creutzfeldt 病、单纯疱疹病毒性脑炎、海洛因海绵状白质脑病、桥脑中央髓鞘溶解症、线粒体肌脑病、苯丙酮尿症、脑挫伤、弥漫性轴索损伤、胶质母细胞瘤、淋巴瘤、脑膜瘤、无坏死的转移瘤。

②弥散加权图和 T$_2$ 加权图呈高信号,ADC 值正常或升高:肌萎缩侧索硬化、急性播散性脑脊髓炎、多发性硬化、进行性多灶性脑白质病、静脉性脑梗死、表皮样囊肿、间变性星形细胞瘤、脑干胶质瘤、神经节细胞胶质瘤、毛细胞型星形细胞瘤、Melas 综合征。

③弥散加权图呈低信号,T$_2$ 加权图呈高信号,ADC 值升高:慢性期脑梗死、肿瘤坏死、颅咽管瘤、蛛网膜囊肿、神经上皮囊肿、血管源

性水肿。

④弥散加权图呈高信号，T₂加权图呈等信号，ADC 值降低：超急性期脑梗死。

1.1.4 弥散张力成像的临床应用

弥散张力成像（diffusion tensor imaging, DTI）是在弥散加权成像的基础上施加 6 个以上线性方向的弥散敏感梯度而获取的图像，弥散张力成像与弥散加权成像的不同点是突出强调水分子弥散的各向异性，反映水分子在白质内弥散的优势方向，以显示脑白质纤维束的走行，并观察白质纤维束的空间方向性和完整性，称为白质束成像（tractography），以三维图像直观的显示脑白质束复杂的走行与交叉。弥散张力成像还可获得一些数据，并可通过计算得出多种图像，包括各向同性 ADC（isotropic ADC）、相对各向异性（relative anisotropy，RA）、部分各向异性（fractional anisotropy，FA）、容积比（volume rate，VR）、各向异性指数（index anisotropy）和张量的本征值（eigen value of tensor，E0，E1，E2）。其中 FA 最常用，是弥散各向异性与整个弥散的比值，对低的各向异性更敏感，FA 值的范围是 0~1，0 代表最大各向同性，1 代表最大各向异性。RA 是弥散各向异性与弥散各向同性的比值，RA 值的范围是 0~$\sqrt{2}$，$\sqrt{2}$ 代表最大各向异性，0 代表最大各向同性。VR 代表弥散各向异性的椭球体与代表弥散各向同性的球体容积之比，VR 值的范围是 1~0，1 代表最大各向同性，0 代表最大各向异性，VR 只在高的各向异性时敏感。在 ADC 图中，信号强度与 ADC 值呈正相关，脑脊液表现为高信号，脑实质表现为低信号，在 FA 图中，脑白质表现为高信号，表示高的各向异性，而脑灰质和脑脊液因为趋向各向同性而表现为低信号。

借助于对脑白质纤维的显示，弥散张力成像被越来越多地应用于脑白质等有关病变的影像学诊断和研究。

（1）脑梗死

弥散加权成像技术对脑梗死（infarction）的早期诊断已经很成熟，应用也很普遍，利用弥散张力成像技术比较各向异性参数的变化，可以进一步观察脑梗死的发展情况。在脑梗死初发时，弥散的各向异性值增高，急性期到亚急性期和慢性期，各向异性值显著持续性降低，说明脑组织结构的完整性和方向性逐渐丧失，反映了白质缺血后发生不可逆损伤、结构崩解直到发展到梗死的过程。根据各向异性值的变化并结合局部脑组织的灌注情况，弥散张力成像可以预测脑梗死的转归。

（2）脑发育和老化

髓鞘形成是脑白质发育的最后阶段，在髓鞘的形成过程中，脑白质的各向异性增加，所以，根据各向异性的变化，弥散张力成像可以评价脑白质的发育成熟情况。脑的老化同样会伴随脑白质的一些改变，常规 MR 对准确反映这些变化有一定的困难，T₂加权图上脑白质中血管周围的脱髓鞘高信号仅仅是与年龄有关的认知功能下降的部分原因，脑体积的缩小尤其是脑白质体积的缩小能够更好地反映老化过程，弥散张力成像上表现为随着年龄增大的脑白质 FA 的降低。

（3）脑变性性疾病

阿尔茨海默病（alzheimer disease）的主要病理改变是脑皮层的变性和萎缩，常规 MR 可见部分中晚期患者颞叶前部和海马区萎缩或（和）T₂加权图有异常高信号，但敏感性和特异性均欠佳。弥散张力成像研究发现在早期或轻症的患者，颞叶白质的 FA 就有明显的降低，白质联合纤维传导束的完整性有改变，提示该区域神经元丢失，轴索及髓鞘变性、破坏所致的纤维密度降低，这与阿尔茨海默病患者全脑认知功能下降而运动功能无碍的临床表现是一致的。

肌萎缩侧索硬化（amyotrophic lateral sclerosis，ALS）是累及上下神经元的变性性疾病，常规 MRT₂加权图可以显示内囊后肢、脑干等皮质脊髓束走行区呈高信号改变，而弥散张力成像可以反映皮质脊髓束变性的范围和严重程度。

（4）多发性硬化

多发性硬化（multiple sclerosis）是最常见的脑白质脱髓鞘疾病，病程迁延变化，表现多样，弥散张力成像急性期斑块的 FA 值低于慢性期斑块，因此，可以用于多发性硬化急性期和慢性期斑块的鉴别。

（5）脑肿瘤

高级别星形细胞肿瘤与转移瘤在常规 MR 图像上鉴别常有困难，弥散张力成像可以提供一定的鉴别诊断信息，高级别星形细胞肿瘤瘤周区的 FA 值小于转移瘤瘤周区的 FA 值。另外，弥散张力成像在评价肿瘤生长对周围白质的侵犯或推移方面有很大价值，可以为制定外科手术方案和估计病人预后提供有力帮助。

（6）脑外伤

弥散张力成像对脑白质纤维束空间方向性和完整性的显示，使其对脑外伤（cerebral injury）定性和定位上的诊断较常规 CT 和 MR 更具有优势，它能够发现轻中度脑外伤所致白质完整性和细微结构的改变，表现为外伤区域弥散各向异性较对侧正常区域明显降低，这使以往较难确定的弥漫性轴索损伤等的诊断变得更敏感和准确。

（7）精神分裂症和孤僻症

常规 CT 和 MR 对精神分裂症（schizothrenia）无特殊的诊断价值，有些患者可表现有灰质容积减少，但无特异性。弥散张力成像研究发现精神分裂症患者脑灰质的 FA 基本正常，但白质部分区域尤其是胼胝体压部 FA 明显低于正常人，提示白质纤维网状结构完整性的降低，神经高级网络系统的功能分离和发育欠完善。

以往对孤僻症的认识仅局限在精神内科领域，弥散张力成像研究发现患者双侧颞顶叶连接处白质纤维均出现 FA 值降低，颞枕叶连接白质和杏仁核周围白质也有 FA 值的降低。

1.2　脑灌注成像

微循环的血流动力学状态称为灌注，反映脑灌注状态的成像称为脑灌注成像（perfusion weighted imaging，PWI）。脑灌注成像包括脑 CT 灌注成像和脑 MR 灌注成像。

1.2.1　脑 CT 灌注成像

脑 CT 灌注成像包括吸入氙气和静脉团注含碘造影剂 2 种。

氙-CT 灌注检查中，病人吸入氙气，用标准 CT 扫描来测定脑组织内氙气的分布，同时测量呼气末氙气浓度，该浓度可代表动脉内氙气的浓度。利用像素与像素间的定量计算可得出脑血流图。由于氙-CT 灌注需要昂贵的辅助设备，氙气难于控制，且有麻醉的副作用，故临床应用很少。

静脉团注含碘造影剂脑 CT 灌注成像是在静脉团注造影剂的同时对选定的脑层面进行动态扫描，以获得层面内每一像素的时间-密度曲线（time-density curve，TDC），曲线的横坐标为时间，纵坐标为注射造影剂后增加的 CT 值，通常 1mg 碘可使 1ml 组织的 CT 值增加 25Hu，所以，曲线实际上反映了造影剂浓度在脑组织中的变化，间接反映了脑组织灌注量的变化，然后再根据数学模型计算出脑血流量（cerebral blood flow，CBF）、脑血容量（cerebral blood volume，CBV）、造影剂平均通过时间（mean transit time，MTT）、造影剂峰值时间（time to peak，TTP）和毛细血管通透性（capillary permeability，PS）等参数。可将以上参数进行图像重建和伪彩染色得到血流灌注图、血容积图、平均通过时间图、峰值时间图、通透性 PS 图等，以评价脑组织的灌注状态。

脑血流量（CBF）是指在单位时间内流经一定量脑组织血管结构的血流量，单位为 ml/（min·100g）。脑血容量（CBV）是指存在一定量脑组织血管结构的血液容积总量，单位为 ml/100g。造影剂平均通过时间（MTT）为血液经不同路径通过特定脑组织的平均时间，根据中心容积定理 MTT=CBV/CBF，概念上可认为是血液自动脉端流至静脉端的循环时间，通常以 s 为单位。造影剂峰值时间（TTP）是指时间-密度曲线（TDC）上造影剂开始出现到造影剂峰值的时间，单位为 s。毛细血管通透性（PS）指的是造影剂单向从血管内渗漏到组织间隙的速率，单位是 ml/（min·100g）。

1.2.2　脑 MR 灌注成像

脑 MR 灌注成像方法有 2 种：动脉自旋标记和造影剂首过对比技术。

动脉自旋标记法首先在成像层面供血动脉流入侧施加反转脉冲，使动脉血中的质子磁化矢量发生反转，标记的动脉血经过一定的时间流入成像层面时成像，获得标记的图像。在其他参数不变的情况下不施加反转脉冲获得同一层面未标记的图像。用标记的图像减去未标记的图像即可得到灌注图像。动脉自旋标记法的主要优点是不需要造影剂和扫描时间短，缺点是获得的功能信息少（仅能够获得 CBF 参数）、对运动伪影敏感、信噪比低、图像质量差，仅适合于大面积脑缺血患者的检查，尚未广泛应用于临床。

造影剂首过对比技术的原理是：当静脉内团注顺磁性造影剂通过毛细血管床时，血管内磁敏感性增加，局部磁场不均匀，邻近氢质子共振频率改变，导致质子自旋去相位，组织 T_2 缩短，表现为 T_2 加权图局部脑组织信号降低，信号降低的程度与局部血容积和造影剂浓度成正比。根据随时间变化的信号下降–恢复规律可以得到信号时间曲线，反映局部脑组织的血流灌注情况，并可计算出平均经过时间（MTT）、局部脑血容量（rCBV）和局部脑血流量（rCBF）3 个指标。

1.2.3　脑灌注成像的临床应用

（1）评价脑缺血

脑灌注成像最多应用的是评价脑缺血的状态。可以用于缺血性脑血管病的早期诊断，检出常规 MR T_2 加权图和弥散加权成像尚未显示的超早期急性缺血病灶，在发病 10min 即可显示脑缺血区的部位和范围。异常脑组织灌注区表现为 CBF 下降，CBV 正常或轻度升高，严重时 CBV 下降，MTT 基本正常或延长，TTP 延长或消失。脑灌注成像还可以动态反映脑组织血液动力学的变化情况，评价脑缺血的程度，对短暂性脑局部缺血发作（TIA）的研究具有重要的临床实用性。脑灌注成像还可用于显示缺血半暗带，缺血半暗带为缺血后经过有效溶栓治疗功能尚可恢复的脑组织，脑灌注成像可通过 2 种方法显示半暗带：一是利用 CBF 的相对值（缺血侧 CBF 与健侧 CBF 的比值）来区分梗死组织和半暗带组织，半暗带组织相对 CBF 的低限为 0.2。另外一种方法是根据 CBV 来区别梗死组织和半暗带组织，CBF 下降而 CBV 正常或轻度升高的组织为半暗带组织，而 CBF 下降伴 CBV 下降的组织为梗死区。

（2）脑肿瘤诊断和鉴别诊断

脑灌注成像在脑肿瘤的影像学诊断和鉴别诊断中有很大的价值：①区分肿瘤组织和非肿瘤组织，提供判断脑肿瘤尤其是恶性脑肿瘤的实际大小和范围指标，为临床制定治疗方案提供更准确的影像学信息。②提供肿瘤良恶性的信息，恶性肿瘤血管丰富，血流量大，基底膜不完整，毛细血管通透性增加，灌注成像表现为高灌注，脑血流量和血容量增加。③为脑肿瘤的鉴别诊断提供重要的依据。发生在胼胝体并向两侧半球脑实质侵犯者，需要区别是淋巴瘤还是胶质母细胞瘤，灌注成像呈低灌注提示淋巴瘤，高灌注提示胶质母细胞瘤。脑膜瘤和神经鞘瘤鉴别时，脑膜瘤呈很高灌注，这种很高灌注不见于典型的神经鞘瘤。④用于放射性坏死和肿瘤复发的鉴别，肿瘤复发为高灌注，而放射性坏死为低灌注，肿瘤复发时病变区 CBV 与正常脑组织 CBV 的比值常大于 2，而放射性坏死常小于 1。⑤指导脑组织穿刺活检的位置，穿刺活检应选择恶性程度较高的高灌注区。

1.3　氢质子波谱

1.3.1　概述

磁共振波谱（magnetic resonance spectroscopy，MRS）是目前唯一无创伤性的研究活体器官、组织代谢、生化变化及化合物定量分析的方法，在分子水平反映组织代谢的情况。

磁共振波谱包括磷谱和氢质子波谱 2 种。磷谱主要用于肌肉、脑、心肌肿瘤的能量代谢研究。氢质子波谱在颅脑疾病诊断中已经得到了广泛的应用，可以用于癫痫、脑肿瘤、超急性期脑梗死、新生儿缺血缺氧性脑病、脑白质病、脑变性性疾病和脑发育等方面。

氢质子波谱的成像技术包括激励回波序列（STEAM）和点解析波谱序列（PRESS）2 种。激励回波序列 TE 时间短（20~30ms），观察短 T_2 物质好（如肌醇），但信噪比低，对运动敏感。点解析波谱序列信噪比高，对运动不敏感，对匀场和抑水要求不严格，但 TE 时间长（135~270ms），难发现短 T_2 物质。

氢质子波谱的一个重要方面是可以对代谢产物进行定量分析。可利用波峰的高度（代表共振信号强度）和宽度（代表共振频率）计算波峰下面积。各代谢产物的波峰下面积与所测的代谢产物的含量成正比，如将某代谢产物的波峰下面积用内标准、外标准的方法进行校正，或对手术及穿刺标本用生物化学的方法检测代谢产物的绝对浓度，可推知其含量。有 3 种定量方法：绝对定量、半定量和相对定量。绝对定量的方法为：将已知含量的化合物作为外标准，内标准多用内生水来计算代谢产物的浓度，用其波峰下面积校正代谢产物的波峰下面积，计算出代谢产物含量的绝对值，但此方法受到许多与磁共振设备和生物体本身有关因素的影响，绝对定量在实际工作中很难做到。半定量是直接测量波峰下面积。相对定量是计算各种代谢产物波峰下面积的比值，相对定量是最常用的定量方法。

1.3.2　常见代谢产物氢质子波谱共振峰

①NAA 波（N-乙酰天门冬氨酸）：波峰在 2.0ppm（$\times 10^{-6}$）。正常人相对定量测量脑灰质 NAA/Cr 比值为 2.50±0.14，枕叶白质 NAA/Cr 比值为 3.00±0.21。NAA 仅存在于神经系统，由神经元的线粒体产生，是神经元密度和活力的标志。NAA 波是评价脑病变最重要的波峰。所有能够导致神经元损伤和丢失的病变都可以表现有 NAA 波降低和 NAA/Cr 比值降低，包括脑肿瘤、脑梗死、脑炎等。

②Cho 波（胆碱）：波峰在 3.2ppm（$\times 10^{-6}$）。正常人相对定量测量脑灰质 Cho/Cr 比值为 1.00±0.10，枕叶白质 Cho/Cr 比值为 1.30±0.15。波谱检测到的不是固定在细胞膜内的胆碱，而是膜转换过程中的水溶性成分，主要是可溶解的胆碱化合物如磷酸甘油胆碱、磷脂酰胆碱和磷酸胆碱，反映脑内总的胆碱含量。胆碱参与细胞膜的合成和降解，与细胞膜磷脂代谢有关，并且是神经递质乙酰胆碱的前体。Cho 波增高说明细胞膜更新加快、细胞密度大，通常为肿瘤细胞增殖所致。

③Lac 波（乳酸）：波峰在 1.3ppm（$\times 10^{-6}$）。包含 2 个明显的共振峰，称为"双尖波"，在较短 TE（136ms、144ms）时表现为倒置双峰，在较长 TE（272ms，288ms）时表现为正向双峰。乳酸为无氧代谢产物，正常人乳酸水平很低，氢质子波谱检测不到。

④Cr 波（肌酸）：波峰在 3.0ppm（$\times 10^{-6}$）。包括肌酸（Cr）、磷酸肌酸（PCr）以及较低水平的氨基丁酸（GABA）。肌酸存在于神经元和胶质细胞中，在脑细胞内通过贮存高能磷酸键在 ATP 和 ADP 之间充当缓冲剂，在低代谢状态时升高而在高代谢状态下降低。在同一个体脑内不同代谢条件下，Cr+PCr 的总量恒定，即信号较稳定，故常用来作参比值。脑肿瘤时，因为肿瘤对能量代谢需求高可导致 Cr 降低。

⑤Glx 波（谷氨酰胺与谷氨酸复合物）：波峰在 2.2~2.4ppm（$\times 10^{-6}$）及 3.6~3.8ppm（$\times 10^{-6}$）。可将 Glx 波与 NAA 波比较，如果 Glx 波高于 NAA 波 1/3 以上，说明 Glx 增高。Glx 明显增高提示非肿瘤性病变。

⑥MI 波（肌醇）：波峰在 3.5ppm（$\times 10^{-6}$）。肌醇为激素敏感性神经受体的产物，也是磷脂酰肌醇和二磷酸磷脂酰肌醇的前体物。MI/Cr 比值可以提供肿瘤分级信息，良性肿瘤该比值高于恶性脑肿瘤。也可用于脑肿瘤鉴别诊断，该比值明显增高提示非肿瘤性病变。

⑦Lip 波（脂质）：波峰在 1.4ppm（$\times 10^{-6}$）。在短 TE（30ms）时波峰较明显。波谱检查时如果体素明显靠近头皮，皮下脂肪污染可能导致脂质信号出现误差。出现脂质波强烈提示组织凝固性坏死，肿瘤和炎症均可表现脂质波增高。

⑧Ala 波（丙氨酸）：波峰在 147ppm（$\times 10^{-6}$），容易被乳酸波峰遮掩。正常人测不到。Ala 波升高是脑膜瘤的特征，可以区别胶质瘤和脑膜瘤，也可见于垂体瘤。

⑨AAs 波（亮氨酸）：波峰位于 0.9ppm（$\times 10^{-6}$）。正常人测不到，仅见于脑脓肿，不见于肿瘤坏死或囊性肿瘤，具有特征性，可用于脑脓肿和肿瘤坏死的鉴别。

⑩Ace 波（乙酸盐）和 SUCC 波（丁二酸盐）：分别位于 1.9ppm（$\times 10^{-6}$）和 2.4ppm（$\times 10^{-6}$），正常人测不到，可见于脑脓肿，不见于肿瘤。

所以，与 AAs 波一样，具有特征性，可用于脑脓肿和肿瘤坏死的鉴别。

1.3.3　氢质子波谱的临床应用

（1）癫痫

氢质子波谱可用于原发癫痫（epilepsy）的诊断。80% 的原发癫痫与海马硬化有关，海马硬化时表现为 NAA 波降低、Cr 波和 Cho 波峰值升高。海马区 NAA/（Cr+Cho）比值低于 0.67 提示海马硬化。发作次数越多、患病时间越长，NAA 波降低和 Cho 波升高越明显。氢质子波谱还可通过 Lac 波升高判断癫痫活动的侧别。还可测定癫痫活动中起重要作用的 3 种氨基酸神经递质，即 r-氨基丁酸（GABA）、谷氨酸（Glu）和谷氨酰胺（Gln）。GABA 是神经系统最重要的抑制性神经介质，癫痫患者脑脊液中 GABA 降低，而抗癫痫治疗后升高。Glu 是脑内含量最多的氨基酸，是能量代谢的重要中间产物，可转变为 GABA 和 Cln，Glu 是一种兴奋性神经递质，癫痫病灶中 Glu 升高。

（2）缺血性脑梗死

氢质子波谱可用于缺血性脑梗死（ischemic infarction）的早期诊断及预后判断。在脑缺血后 90min 即可显示 Lac 波升高，早于弥散加权成像的 ADC 降低，此时无 NAA 波的变化，NAA 波的变化比弥散加权成像的 ADC 改变晚。缺血性脑梗死 24h 内无 Cho 波和 Cr 波的变化。ADC 降低区 Lac 波明显升高，NAA 波降低。可恢复的缺血区 Lac 波中度升高、NAA 波无变化或仅轻度降低，而 Lac/Cho 比值升高、NAA/Lac 比值降低区将发展为完全梗死。

（3）脑白质病和脑变性性疾病

海绵状变性（spongy degeneration）是由于脑内 NAA 的聚积，临床可根据血和尿 NAA 升高诊断，氢质子波谱表现为 NAA 波明显升高。

苯丙酮尿症（phenylketonuria，PKU）在短 TE 波谱检查时可见 7.3ppm（×10⁻⁶）处出现异常的代谢波。

氢质子波谱在多发性硬化中的作用包括区别急性期和慢性期多发硬化斑块、判断病变进展、评估治疗效果和与肿瘤鉴别。急性期斑块表现为 Cho 波和 Cho/Cr 比值较明显升高，可出

现 Lip 波和 Lac 波，MI 波升高，Cr 波显著降低，NAA 波轻度降低。慢性期斑块 Cho 波和 Cho/Cr 比值趋向于正常，NAA 波明显降低。通过测量 NAA/Cr 比值可以判断硬化斑块的进展情况，比对比斑块的大小更有意义，NAA/Cr 比值降低提示神经细胞呈进行性损害，NAA/Cr 比值恢复正常提示神经元恢复。临床治疗后 NAA/Cr 比值停止降低或开始升高说明治疗有效果。

异染性脑白质营养不良在氢质子波谱上表现为 MI 波升高。

阿尔茨海默病（Alzheimer disease）扣带回后部波谱检查表现为 NAA 波和 NAA/Cr 比值降低，Cho 波和 Cho/Cr 比值升高，MI 波升高，MI/Cr 比值>0.70。MI/Cr 比值>0.70 对阿尔茨海默病的诊断最重要，是阿尔茨海默病最早期的波谱异常，也可用于与其他原因痴呆的鉴别诊断。阿尔茨海默病时 MI 波升高的原因尚不清楚。

匹克病（Pick disease）额叶皮质或白质波谱检查表现为 NAA 波和 NAA/Cr 比值降低，Cho 波和 Cho/Cr 比值升高，MI 波和 MI/Cr 比值升高。类似于阿尔茨海默病扣带回后部的改变。

亚急性坏死性脑病（subacute necrotizing encephalomyopathy）时 Cho 波和 Cho/Cr 比值相对升高，Cr 波、NAA 波及 NAA/Cr 比值降低，出现 Lac 波是其特征。

Melas 病波谱表现类似缺血性脑梗死。

Huntington 病基底节波谱检查表现为 NAA 波和 Cr 波明显降低，NAA/Cr 比值可以正常，Cho 波和 Cho/Cr 比值显著升高，MI 波和 MI/Cr 显著升高。

肝豆状核变性（hepatolenticular degeneration，Wilson disease）基底节波谱检查表现为 Cr 波和 Cho 波降低，而 NAA 波正常。

（4）脑发育

氢质子波谱可以用于脑发育的研究。NAA 反映神经元的发育成熟程度，正常情况下，Cho/NAA 比值和 Cr/NAA 比值随脑发育而降低，1 岁后，Cho/NAA 比值持续升高提示脑发育延迟。

（5）新生儿缺血缺氧性脑病

新生儿缺血缺氧性脑病（neonate anoxic-ischemic encephalopathy）时，出现 Lac 波，Lac/

Cr 比值明显升高（正常比值为 0.23），Lac/Cr 比值升高的程度是判断神经细胞损伤是否可逆的重要指标，该比值位于 0.5~1.5 之间者仅有 25% 出现脑后遗症。根据 Lac/Cr 比值的变化将缺血缺氧性脑病分为轻度（Lac/Cr 比值<0.5）、中度（Lac/Cr 比值=0.5~1.5）和重度（Lac/Cr 比值>1.5）。缺血缺氧性脑病 NAA 波的改变对评估预后也很重要，NAA 波降低提示乳酸过度积聚引起神经元自身溶解，是不可逆脑损伤的一个标志。

（6）脑外伤

常规 CT 和 MR 扫描可以很好地显示脑外伤（cerebral injury）的情况，但不能够很好预测病人的预后，氢质子波谱检查可以预测神经生理功能的情况，评估脑外伤的预后。在脑外伤后，即使常规 MR 表现正常，在第 2~5d 也可以显示弥漫性的异常。可以根据发生在外伤后数小时内的这种脑代谢的异常，对病人的预后进行评估。对 1 岁以下婴儿脑外伤早期行波谱检查能够提供非常重要的信息，这些婴儿脑外伤后出现 Lip 波和 Lac 波并 Cho 波明显升高、NAA 波和 Cr 波降低者提示为严重的不可复性脑损伤，预后不好。如果仅有 Cho/Cr 比值和 MI/Cr 比值的轻度升高，没有明显的 Lac 波和 Lip 波，NAA 波和 Cr 波仅轻度降低，预后较好。波谱可以识别不同的脑外伤生化反应类型，不同生化反应类型的脑外伤预后不同。脑外伤生化反应类型包括异常抗利尿激素分泌综合征（syndrome of inappropriate antidiuretic hormone secretion, SIADH）、高渗状态（hyperosmolar state）、弥漫性轴索损伤（diffuse axonal injury）、神经元损害（neuronal damage）和缺氧（hypoxia）。异常抗利尿激素分泌综合征占儿童脑外伤的 40%~50%，预后良好，波谱表现为 Cho 波和 MI 波降低，Cho/Cr 比值和 MI/Cr 比值降低。高渗状态预后也较好，波谱检查可见脑白质内 MI 波升高，Cho/Cr 比值和 MI/Cr 比值也升高，NAA 波和 NAA/Cr 比值可升高。弥漫性轴索损伤预后不好，表现为 NAA 波和 NAA/Cr 比值降低，Cho 波和 Cho/Cr 比值升高，可以出现 Lip 波。神经元损伤顶叶白质和胼胝体波谱表现为 NAA 波和 NAA/Cr 比值降低，可以出现 Lip 波。缺氧预后差，表现为 Lip 波和 Lac 波出现，NAA 波和

NAA/Cr 比值降低，Cr 波降低，Cho 波和 Cho/Cr 比值升高，MI 波和 MI/Cr 比值升高。

（7）脑肿瘤诊断和鉴别诊断

星形细胞肿瘤分级

星形细胞肿瘤时，由于异常增生的胶质细胞侵犯了正常神经元，典型的表现为 NAA 波显著降低，Cr 波中度降低，Cho 波显著升高，可出现 Lac 波。氢质子波谱提示星形细胞肿瘤分级比穿刺活检更准确，因为它提供组织代谢信息的区域比活检大得多。氢质子波谱在区别高级别和低级别星形细胞肿瘤中的敏感性、特异性和准确性分别为 100%、86% 和 96%。常用 Cho/NAA 比值、Cho/Cr 比值、NAA/Cr 比值对星形细胞肿瘤的级别进行判断。高级别和低级别星形细胞肿瘤 Cho/NAA 比值、Cho/Cr 比值和 NAA/Cr 比值间有显著差异：高级别星形细胞肿瘤 Cho/NAA=6.18±1.97，低级别星形细胞肿瘤 Cho/NAA=2.38±1.90；高级别星形细胞肿瘤 Cho/Cr=4.65±2.21，低级别星形细胞肿瘤 Cho/Cr=2.25±1.21；高级别星形细胞肿瘤 NAA/Cr=0.51±0.15，低级别星形细胞肿瘤 NAA/Cr=1.28±1.35。

其中 Cho/NAA 比值及 Cho/Cr 比值对星形细胞肿瘤级别的判断更有意义。肿瘤恶性程度越高，Cho/NAA 比值及 Cho/Cr 比值越高。Lac 波与星形细胞肿瘤分级的关系也很密切，间变性星形细胞瘤和胶质母细胞瘤可出现明显的 Lac 波。

区别脑内外肿瘤

脑膜瘤和神经鞘瘤属脑外肿瘤，脑外肿瘤内不含神经元，所以氢质子波谱中检测不到 NAA 波和 Cr 波。脑外肿瘤氢质子波谱检查出现 NAA 波和 Cr 波可能有 2 种情况：一是脑外肿瘤浸润脑组织，二是波谱检查兴趣区超过了肿瘤范围，包含了部分脑组织。脑膜瘤氢质子波谱检查时 Cho 波明显升高，可以出现 Ala（丙氨酸）波，Ala 波位于 1.47ppm（$\times 10^{-6}$）处，在 Steam 序列上表现为正向波峰，在 Press 序列上表现为倒置波峰。Ala 波的出现和升高被认为是脑膜瘤的特征，可以区别胶质瘤和脑膜瘤，但 Ala 波也可见于垂体瘤。

肿瘤与非肿瘤性疾病的鉴别

氢质子波谱能够区别在常规 MR 上表现类

似的脑肿瘤和非肿瘤性病变，其准确率可高达 95%~100%。结合常规 MR 表现更能够增加诊断的准确性。Cho 波改变是脑肿瘤特异性的标志，Cho 波增高和 Cho/Cr 比值增高强烈提示脑肿瘤。Mcknight 等的研究表明几乎所有肿瘤 Cho/Cr 比值均大于 2，Cho/Cr 比值大于 2 时，诊断脑肿瘤的敏感性和特异性分别为 96% 和 70%，Cho/Cr 比值大于 2.5 时，诊断脑肿瘤的敏感性降为 90%，但特异性增高到 86%，部分非肿瘤性病变 Cho/Cr 比值也可大于 2，但 Cho 波一般不高于对侧正常脑组织。

下列情况下，脑肿瘤的氢质子波谱表现可能误为非肿瘤性病变。①肿瘤内明显坏死时，可以没有 Cho 波，无法与脑脓肿区别。可以通过使用长 TE 使 Cho 波更容易辨认，也可以通过弥散加权成像和灌注成像提供有用的鉴别诊断信息，弥散加权成像呈高信号提示脑脓肿而不是肿瘤坏死，典型的脑脓肿为低灌注，而脑肿瘤通常为高灌注；②非常良性的胶质瘤的氢质子波谱表现可以类似于正常脑实质，由于髓鞘脱失，肿瘤内 Cho 波可以低于对侧正常脑组织，但 Cho/NAA 比值高于对侧；③肿瘤很小时，大量的正常脑组织包含在波谱检查兴趣区内，可造成误诊断。

下列情况下，非肿瘤性病变的氢质子波谱表现可能误为脑肿瘤。①炎性假瘤；②血肿机化；③某些单纯疱疹病毒性脑炎的氢质子波谱表现可以类似于浸润性脑肿瘤，Cho 波明显增高，这种 Cho 波增高是由于胶质增生所致；④急性暴发性脱髓鞘病变肿块，实际上这种病变在病理上也可能误诊断为脑肿瘤，但在氢质子波谱上 NAA/Cr 比值基本正常，与肿瘤不同。脱髓鞘肿块在弥散加权成像时弥散受限。

脑肿瘤坏死与脑脓肿的鉴别

脑肿瘤坏死和脑脓肿（brain abscess）在常规 MR 检查时有时很难鉴别。氢质子波谱可以提供重要的信息。两者在波谱检查时，均可表现为 Lac 波，NAA 波、Cr 波和 Cho 波均降低，但脑脓肿内可出现有特征性的氨基酸波。包括亮氨酸波（AAs，位于 0.9ppm（$\times 10^{-6}$））、乙酸盐波（Ace，1.9ppm（$\times 10^{-6}$））和丁二酸盐波（SUCC，2.4ppm（$\times 10^{-6}$））。

原发脑肿瘤与转移瘤的区别

缺乏 NAA 波和 Cr 波提示转移瘤。如果肿瘤周围区域 Cho 波增高，可能为原发脑肿瘤浸润生长。

肿瘤复发与放射性坏死的鉴别

肿瘤复发时氢质子波谱显示 Cho 波升高，NAA 波降低，Lac 波和 Lip 波出现。而放射性坏死（radiation necrosis）所有波均低，无 Cho 波。

提示穿刺部位

需要多体素氢质子波谱检查，Cho 波增高最明显的部位肿瘤最活跃，是穿刺的最佳部位。

评估肿瘤范围

颅内肿瘤的范围常常超出 MR 增强扫描时强化的范围，用强化评估肿瘤范围显然不准确。应该用氢质子波谱和脑灌注反映肿瘤范围。

评估肿瘤进展

氢质子波谱可以预估肿瘤进展的可能性，Cho 波和 Lac 波是最重要评估因素，Cho 波大于 140% 提示肿瘤高度进展的可能，同时出现 Lip 波提示预后不好。也可以用连续氢质子波谱复查评估胶质瘤的进展情况，在连续复查时，Cho 波增加 45% 说明肿瘤进展，肿瘤不进展时，Cho 波降低、不变或增加幅度小于 35%。

评估治疗效果

氢质子波谱对确定肿瘤残留和复发比常规 MR 检查更早。

提示肿瘤组织类型

氢质子波谱检查可能提示肿瘤组织类型。淋巴瘤与胶质母细胞瘤鉴别困难时，肿瘤实质部分出现明显的 Lip 波，提示淋巴瘤的可能。鞍区病变内 Lip 波增高提示颅咽管瘤。原始神经外胚层肿瘤 Cho/Cr 比值和 Cho/NAA 比值明显增高，高于星形细胞肿瘤和室管膜瘤，在儿童后颅凹肿瘤的鉴别诊断中很有用。Cho 波和 Cr 波增高提示肥胖细胞型星形细胞瘤。

1.4　CT 和 MR 脑血管成像

1.4.1 概述

（1）CT 血管造影

随着多层螺旋 CT 技术的日新月异，使空间和时间分辨率已满足血管造影的要求。颅脑 CT 血管造影 (CT angiography, CTA) 是指静脉注射含碘造影剂后, 在脑血管内对比剂浓度达到峰值时, 进行螺旋 CT 容积扫描, 经计算机后处理, 重建颅靶血管立体影像。

CTA 图像重建和显示方法主要有: 表面遮盖显示 (surface shaded rendering, SSD)、容积再现 (volume rending, VR)、最大密度投影 (maximum intensity projection, MIP)、曲面重建 (curved planar reformation, CPR) 和多平面重组 (mutiplanar reformation, MPR) 等, 多种图像重建方法结合, 可对血管腔狭窄或扩张程度测量、血管壁斑块大小和性质等作出判断, 提高 CTA 显示血管病变的准确性。

CTA 的优势主要在于可以三维立体显示血管全貌, 任意角度观察血管腔内、外的病变, 不受病情限制, 检查时间较短, 已被广泛用于脑血管疾病、脑肿瘤术前可切除性分析等方面, 在一定程度上可以替代常规血管造影检查。另外, 国内外已有学者对 CT 脑静脉成像进行了一些研究, 但在扫描技术方法上存在较大的差异, 血管显示程度也有所不同。

(2) MR 血管成像

磁共振血管成像 (Magnetic Resonance Angiography, MRA) 根据是否利用造影剂可分为 2 类: 对比剂增强磁共振血管成像 (contrast enhanced magnetic resonance angiography, CE-MRA) 和单纯依靠血液流动特性来实现的 MRA, 后者包括时间飞跃法 (time-of-flight technique, TOF)、相位对比法 (phase contrast technique, PC)。

CE-MRA 采用团注造影剂, 配合并行采集等技术和 3D 采集数据, 可以短时间获得大范围扫描, 时间分辨率高, 使 MRA 电影成为可能。

TOF 法 MRA 是目前临床应用最广的基于流入性增强效应的 MRA 成像方法。按其信号采集模式, 可分二维 (2D) 和三维 (3D) 2 种。2D-TOF MRA 是利用时间飞跃法技术进行的连续薄层采集, 然后对原始图像进行后处理重建, 获得整个被扫描区域的血管影像。优点:成像范围大、采集时间短、对慢血流敏感。缺点:空间分辨率低、受湍流影响大、易出现伪影、后处理

重建效果不如 3D-TOF MRA。3D-TOF MRA 是针对整个容积块进行激发采集。优点:空间分辨率高、受湍流影响小、后处理重建的图像质量好。缺点:采集时间长、对慢血流不敏感、背景组织抑制不如 2D-TOF MRA。

PC 法 MRA 是通过流速编码, 以相位变化作为图像对比的特殊成像技术, 也可分为 2D 和 3D 2 种。3D-PC 法 MRA 可以对多种颅内血管病变作出诊断, 但对于小于 5mm 的动脉瘤、轻微血管畸形及细小的肿瘤血管难以显示。目前 MRA 的分辨率尚不及动脉 DSA, 从而影响了病灶的检出与某些细节的显示;慢流、涡流及返流引起的信号降低或丢失也是导致部分假阴性或假阳性的原因。优点:背景组织抑制好、利于慢血流显示、适于静脉显示、可进行血流定量分析。缺点:成像时间比 TOF MRA 长、图像后处理相对比较复杂。

1.4.2　CT 和 MR 脑血管成像的临床应用

(1) 血管性病变

颅内动脉瘤

颅内动脉瘤是颅内动脉壁上局限性异常膨隆, 常见于中老年人, 最常伴发蛛网膜下腔出血, 为临床的急危重症之一。根据其形态分为囊状和梭形动脉瘤, 以囊状动脉瘤最为常见。CTA 和 MRA 均可快速检出动脉瘤, 但是由于 MRA 空间分辨率的限制, 加之对血流类型存在明显的依赖性, 对较小动脉瘤 (直径<10mm) 或伴血栓的动脉瘤的诊断仍然存在一定难度, 容易漏诊。CTA 的敏感性较高, 研究表明 CTA 诊断基底动脉环 (Willis 环) 动脉瘤的敏感性和特异性与 DSA 无明显差异。并且, CTA 可以通过选择不同的角度旋转观察, 准确地显示瘤颈、瘤体及动脉瘤与载瘤动脉关系 (图 1-4), 并且可以测量出瘤颈、瘤体大小, 提供瘤颈与瘤体的比值, 为治疗方法的选择提供依据, 对于伴有血栓及钙化的动脉瘤, CTA 更有优势。除此之外, CTA 也可用于动脉瘤术后疗效的评估以及定期复查中。

脑动静脉畸形

脑动静脉畸形 (ateriovenous malformation, AVM) 是临床上最常见的脑血管畸形, 是一种

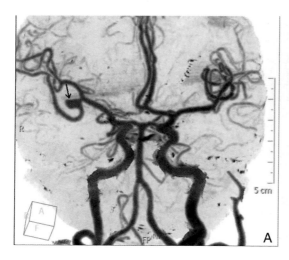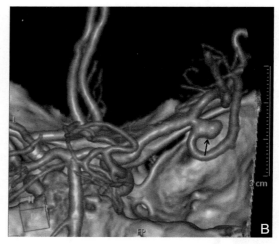

图 1-4　右侧大脑中动脉 M1 段分叉处囊性动脉瘤

CTA 检查 MIP 图黑白反色成像(A)示右侧大脑中动脉分叉处囊状突起,突向外侧(箭头),VR 图(B)示动脉瘤(箭头)位于大脑中动脉下干近端,瘤颈与瘤宽比例大致为 1:1。

先天性局部血管变异，由 1 条或多条供血动脉、畸形血管团（巢）、1 条或多条引流静脉组成。CTA 和 MRA 均可显示血管巢大小及其供血动脉及引流静脉（图 1-5）。在多角度显示血管巢形态、观察供血动脉及引流静脉的粗细、数目以及血管团内血栓及钙化等方面，CTA 优于 MRA。但是 CTA 显示较细小血管欠佳，因此对于检出小的脑 AVM 较依赖于发生部位。

颈内动脉海绵窦瘘

颈内动脉海绵窦瘘（carotid-cavernous fistula，CCF）是一种发生在颈内动脉和海绵窦之间的异常血管通路，常常继发于头面部外伤或手术损伤，较少见。CTA 和 MRA 检查可以显示扩张的海绵窦，但是 MRA 成像常受颅底骨质、血肿或血流速度的影响，需要和原始断层像相结合进行诊断。CTA 检查可观察海绵窦扩张的空间信息，可成瘤样或多结节状，可显示怒张的海绵窦区回流静脉，如眼上静脉、面静脉、内眦静脉、岩上窦、岩下窦、蝶顶窦等，在多数病例可直接显示瘘口的部位、大小和数目（图 1-6）。

动脉硬化

脑动脉硬化是常见的脑血管病，CTA 和 MRA 均能提供高质量的脑血管图像，在脑血管病的筛选诊断中已广泛应用。表现为血管走形僵直、粗细不均，分支减少，管腔不同程度的狭窄（图 1-7），若伴有血管闭塞，闭塞的血管

及其远端分支不显影，可见近端血管残端。除此以外，CTA 还可以显示管壁钙化性斑块，可用于支架术后病人的复查。CTA 和 MRA 对动脉硬化狭窄的敏感性达 100%，但二者都存在一定的假阳性率，以 MRA 较明显。文献表明以 DSA 作为脑动脉狭窄的金标准时，CTA 对脑动脉狭窄具有较高的检出率及准确性，能较真实地反映脑动脉狭窄情况，3D-TOF MRA 操作简便，不使用对比剂，可作为脑动脉狭窄筛选诊断的重要手段。

烟雾病

烟雾病（moya-moya disease）又称颅底异常血管网症，是缓慢进行性脑血管闭塞性疾病，由于脑底部大动脉狭窄或闭塞，穿支动脉发生代偿，在颅底 Willis 环区形成异常血管网。血管成像的特点是：双侧颈内动脉终末段、大脑中动脉、大脑前动脉起始部狭窄或闭塞，脑底异常血管网形成，侧枝循环广泛建立。CTA 和 MRA 均可清晰显示血管闭塞的部位，异常血管网的范围（图 1-8）。

（2）颅神经性疾病

颅底血管神经密集，血管压迫颅神经或紧邻神经则会引发相应的颅神经功能性疾病，如三叉神经痛、面肌痉挛、舌咽神经痛等。MRA 结合横断面原始图像，采用多平面重建（MPR）技术，可显示血管与神经的关系，表现为神经受压变形移位、血管夹心状包绕、骑跨于神经

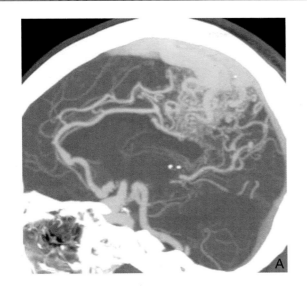

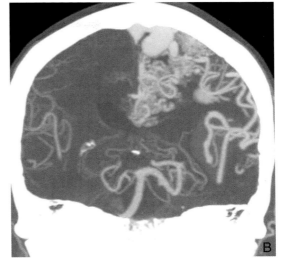

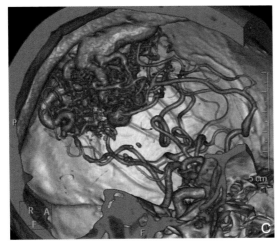

图 1-5　左侧镰旁动静脉畸形

CTA 检查 MIP 图矢状位（A）和冠状位（B）示左侧镰旁异常血管团（瘤巢），大脑前动脉、大脑中动脉主干、基底动脉增粗，大脑前动脉 A3、A4 段及大脑中动脉皮质支、大脑后动脉分支进入血管团内，VR 图（C）示镰旁异常血管团与上矢状窦关系密切，并有扩张紊乱的静脉回流至上矢状窦内，上矢状窦扩张。

之上。由于 MR 可清晰显示颅神经，所以 MRA 在观察神经与血管的关系方面优于 CTA。

（3）脑肿瘤术前可切除性分析

CTA 可用于部分肿瘤的术前评估中，利于术前明确肿瘤的血供、肿瘤与重要血管的解剖关系、血管受侵袭程度，从而提高手术的成功率。目前，在脑膜瘤及垂体瘤中较常用。

1.5　磁敏感加权成像

1.5.1　概述

（1）磁敏感加权成像原理

磁敏感加权成像（susceptibility weighted imaging，SWI）是近年来发展起来的一种可以用于检测组织磁场属性的新技术。它通过 3D 高分

辨率梯度回波序列、完全流动补偿和滤波等图像后处理技术以反映组织间的磁敏感差异。磁敏感加权成像的原始图像包括幅值图（magnitude image）和相位图（phase image）。常规 MR 中使用的都是幅值图，它描述弛豫过程中质子发出的信号强度，相位图则描述质子在该过程中行经的角度。幅值图中包含了绝大部分的组织对比信息，而相位图则从磁敏感性角度反映组织对比，特别是磁化率差异较大的组织。这 2 种图像在磁敏感加权成像扫描过程中同时获得、成对出现。

磁敏感加权成像的图像不能直接得到，需进行复杂的图像后处理，过程如下：首先对相位图像进行高通滤波，以去除由于空气—组织界面以及主磁场的不均匀性对相位造成的低频扰动，得到校正的相位图。滤波后相位图经处

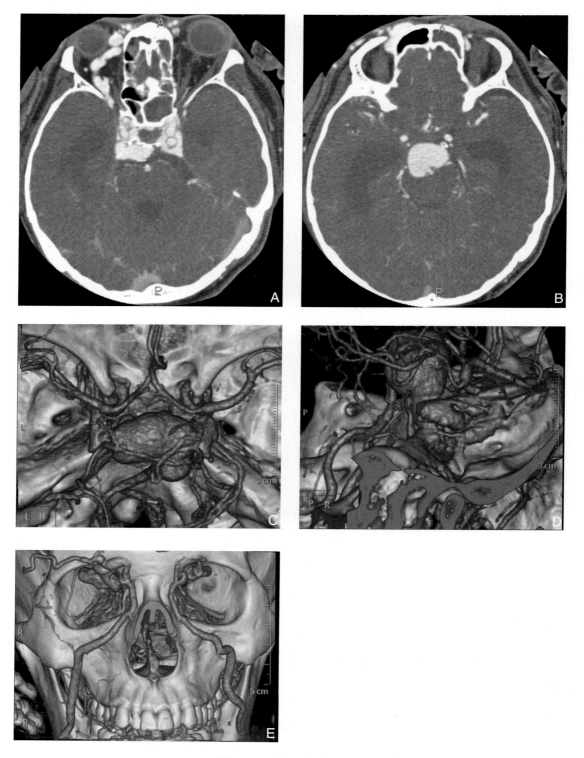

图 1-6　颈内动脉海绵窦瘘

CTA 原始轴位像(A,B)示海绵窦提前显影,向鞍旁及鞍上扩大,呈瘤状,眼上静
脉迂曲扩张。VR 图(C,D)示右侧鞍旁及鞍上结构紊乱,见结节状及瘤样造影剂充盈
影。VR 图(E)示双侧眼上静脉、内眦静脉、面静脉迂曲扩张。

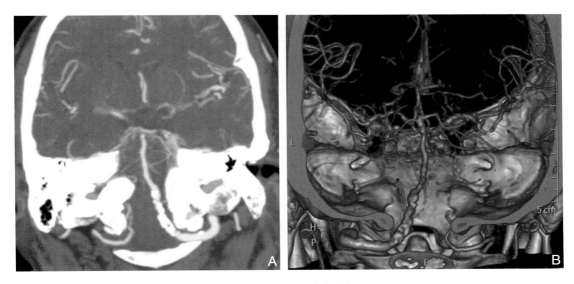

图 1-7 椎基底动脉硬化

CTA 检查 MIP 斜冠状位图(A)示左侧椎动脉及基底动脉粗细不均,左侧椎动脉 V5 段管壁多发钙化斑块。VR 图(B)示基底动脉及左侧椎动脉走行僵直,管壁不光整,左侧椎动脉钙化斑块显示清晰。

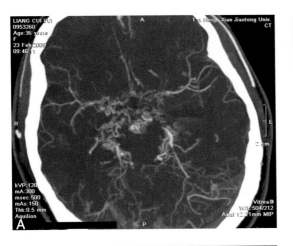

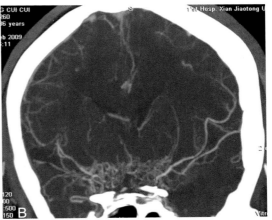

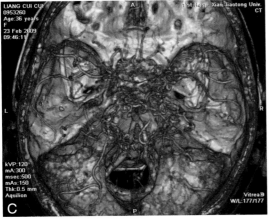

图 1-8 烟雾病

CTA 检查 MIP 图轴位(A)和冠状位(B)示双侧颈内动脉终末段、大脑中动脉、大脑前动脉起始部闭塞,脑底烟雾状血管网形成,VR 图(C)示颅底 Willis 环正常结构消失,代之以紊乱的血管网。

理产生相位蒙片。相位蒙片再与磁矩图多次加权叠加，这样矢相位区域的负性信号强度得以最大显示。最后，常用最小强度投影技术显示迂曲的脑内小静脉的连续性。

（2）血液代谢产物、非血红素铁和钙、锰、铜等物质的磁敏感效应

绝大多数磁敏感改变与血液中铁的不同形式或出血等相关。其中，脱氧血红蛋白、含铁血黄素为高顺磁性物质，脑内其他物质具有弱的磁性或反磁性。无论是顺磁性还是反磁性物质，均可使局部磁场发生改变而引起质子去相位，去相位程度的强弱取决于像素内磁场变化的大小，可被相位图所探测。

脑内另外一种主要的组织敏感性来源是非血红素铁。在整个代谢过程中，铁会以很多种形式出现，最常见的形式是铁蛋白。利用磁敏感加权成像图像中的相位信息可在活体上检测铁的含量。磁敏感加权成像技术的出现使在活体上无创地进行铁正常和异常沉积的定量测定得以实现，这对研究铁在疾病状态下异常沉积的机制和评估疾病预后具有重要的意义。

（3）静脉成像

磁敏感加权成像最初被应用于 MR 静脉成像。由于静脉内脱氧血红蛋白引起 T_2^* 缩短，造成动静脉之间的 T_2^* 差异。选择较长的回波时间（TE）就可以区分动静脉，而且去氧血红蛋白引起的静脉内容积磁化率差异会导致静脉与周围组织相位差。同时，磁敏感加权成像在所有方向上进行了完全的流动补偿，避免了血管内血液流动的影响，去除了小动脉的干扰，通过最小强度投影技术显示小静脉的连续性。该技术可应用在显示血管畸形、肿瘤区病理性血管增生、脑梗死区静脉的改变等。

1.5.2　正常脑磁敏感加权成像表现

磁敏感加权成像幅度图上脑实质呈现比较均匀的中等信号，灰白质分界不清，脑室系统较脑实质的信号略低。成人基底节区、黑质和红核区可见铁沉积导致的低信号区，新生儿上述脑区尚无明显的低信号，随着年龄的增长，铁在这些区域的代谢沉积，会出现低信号表现。正常成人磁敏感加权成像相位图中，灰质信号

低于白质，表现为明显的灰白质对比，基底节区铁沉积核团表现为更明显的低信号；新生儿灰白质差别很小，随着年龄增长，对比逐步增强。幅度图的最小强度投影技术可清晰显示脑内静脉。另外，磁敏感加权成像紧贴颅骨和颅底区易出现磁敏感伪影，导致近颅底的血管结构判断不清。

1.5.3　磁敏感加权成像的临床应用

（1）脑血管畸形

脑实质内海绵状血管瘤常见，多数情况下通过常规 MR 检查 T_2 加权图显示病变周围含铁血黄素低信号环和 T_1 加权图病灶内高信号出血容易诊断，但如果病灶小、出血时间短，常规 MR 检查很容易漏诊或误诊。磁敏感加权成像对很小的无出血性海绵状血管瘤也能够很好显示，表现为很低信号。

脑内毛细血管扩张症也较常见，以往影像学报道很少的原因是因为常规 MR 扫描、CTA、MRA 及 DSA 检查均难以发现和显示，磁敏感加权成像是显示毛细血管扩张症的最理想的影像学检查方法，表现为小圆形很低信号影，常多发，直径一般小于 2cm（图 1-9）。

静脉畸形也不十分少见，磁敏感成像对其显示的敏感性远远高于常规 MR 检查，在不使用对比剂的情况下，可清晰显示髓静脉及引流静脉，表现为蜘蛛样很低信号（图 1-10）。

磁敏感加权成像对静脉窦血栓病例，不仅能够显示血栓本身，还能够显示常规 MR 难以显示的侧支静脉。

由于磁敏感加权成像能够准确显示动静脉畸形的边缘和引流静脉，结合常规 MR 检查，可以使动静脉畸形的诊断更加有效。

（2）脑微量出血

脑微量出血一般泛指脑实质内小于 5mm 的小出血灶，由于出血量小，出血周围常无水肿，常规 MR 检查难以发现，磁敏感加权成像对脑内微量出血很敏感，表现为类圆形均匀的很低信号影，边界清楚。体积较大的出血灶可以表现为中间镶嵌以高信号，在磁敏感加权成像相位图上表现为中间层面中心为低信号，周围环以高信号，相邻上下两层面呈低信号，即以低

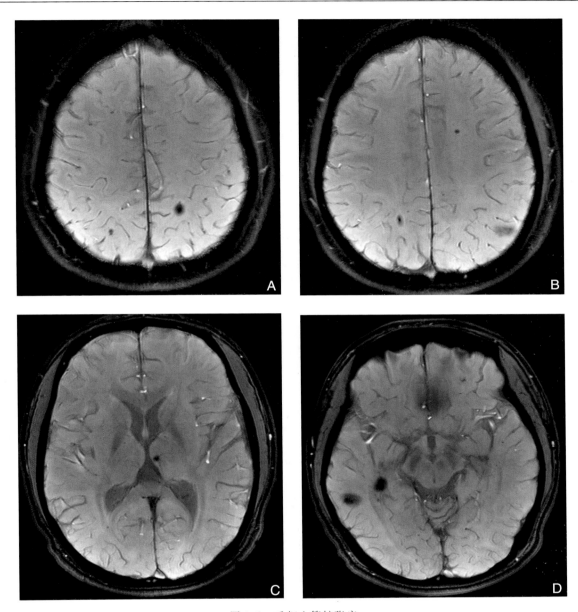

图 1-9　毛细血管扩张症

常规 MR 扫描未见异常。磁敏感加权成像幅度图(A,B,C,D)示双侧大脑半球多发圆形很低信号。

信号为主，周围伴有高信号环。脑实质内微量出血主要见于高血压、脑淀粉样血管病（图 1-11）和弥漫性轴索损伤等，微量出血的发现对这些疾病的早期诊断和临床治疗的选择非常重要。

（3）脑梗死

磁敏感加权成像在动脉性脑梗死诊断中的作用主要包括：确定脑梗死区域是否存在出血，尤其是常规 MR 难以显示的微量出血；脑梗死溶栓治疗后监测脑梗死区和其他部位脑实质内有无出血。这种作用对确定脑梗死的治疗方案

和溶栓治疗后的临床处理很有意义。

磁敏感加权成像对静脉性脑梗死的诊断也具有重要价值，一方面磁敏感加权成像可以直接显示静脉窦血栓，同时可显示静脉窦血栓所累及的脑区的脑沟静脉过度显影，还可敏感显示静脉性梗死继发的微量出血。

（4）脑肿瘤

由于肿瘤生长依赖于病理性的新生血管形成，脑内恶性肿瘤通常具有快速增长的血管结构和多发微量出血的倾向，常规 MR 检查包括增强扫描常难以显示肿瘤内新生血管和微量出

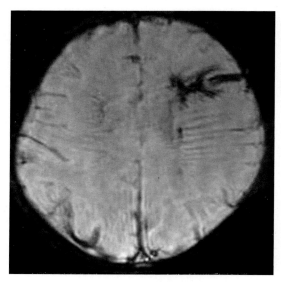

图 1-10　左额叶静脉畸形
磁敏感加权成像示左额叶蜘蛛样低信号。

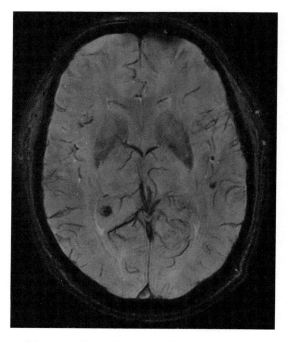

图 1-11　男,82 岁,脑淀粉样血管病微量出血
磁敏感加权成像示多发微量出血呈低信号。

血,而磁敏感加权成像可以显示肿瘤内静脉血管和微量出血,对脑肿瘤的诊断和分期有很大帮助。

肿瘤内磁敏信号 (intratumoral susceptibility signals, ITSS) 是指肿瘤内部聚集或呈镞状低信号的细微线状或点状结构,磁敏感加权成像可显示而常规 MR 不明显。磁敏感加权成像时胶质母细胞瘤均可见磁敏信号且级别最大,间变

性星形细胞瘤也可见但级别可变,低级别星形细胞瘤在磁敏感及齐全成像时见不到磁敏信号。所以,根据有无磁敏信号可以为胶质瘤的分级提供重要的信息。

高级别胶质瘤与脑原发淋巴瘤鉴别困难。由于高级别胶质瘤含大量脱氧血红蛋白,可能与血管生成和肿瘤血供增加有关,引起磁敏感效应,产生磁敏信号,而脑原发淋巴瘤新生血管化不是其主要特点,磁敏感加权成像缺乏磁敏信号。

肉芽肿与脑肿瘤的区别也是临床经常遇到的难题,尽管丰富的血管结构也是感染性肉芽肿的病理学特点,但在磁敏感加权成像表现为弥漫性低信号,与胶质瘤的磁敏信号不同,据此可为两者的鉴别提供帮助。

有人使用磁敏感加权成像检测吸入纯氧和卡波金 (Carbogen, 95%O_2+5%CO_2 的混合气体) 后肿瘤血管的反应性,胶质母细胞瘤的信号改变明显大于 Ⅱ 级星形细胞瘤,据此可对胶质瘤的分级有一定的帮助。

生殖细胞瘤内容易出现微量出血和铁的沉积,磁敏感加权成像对显示这 2 种情况非常敏感,可以为生殖细胞瘤的早期诊断和鉴别诊断提供重要的信息。

(5) 铁质沉积和钙化

一些神经变性性疾病如亨廷顿病、帕金森病、阿尔茨海默病、多发性硬化、肌萎缩侧索硬化、地中海贫血等,其病理改变常常伴有脑组织内铁的异常沉积。磁敏感加权成像相位图可以量化分析不同脑结构的铁含量,这种精确的定量方法可以更好地预示疾病非发生和转变,掌握疾病的进程,在一定程度上预测病人的预后。

脑内钙化很常见,可以见于许多疾病,CT 扫描可以清楚显示,但有些疾病同时有钙化和铁的沉积,如 Fahr 病 (又称铁钙沉积病),是由于铁质异常代谢和氧自由基缺陷,导致组织损伤和营养不良性钙化,其典型发病部位是苍白球区,也可发生于小脑和大脑半球白质内,CT 扫描无法证实钙化内是否有铁的沉积,而磁敏感加权成像能将钙化与铁质沉积区分开。钙化是反磁性物质,其诱发的相位位移与顺磁性

物质（如铁等）相反，因此在磁敏感加权成像相位图上钙化表现为高信号，而铁质沉积表现为低信号。

（6）多发性硬化

常规 MR 检查对多发性硬化病灶的显示很敏感，但特异性不高，病理上多发性硬化病灶常以小静脉为中心发展，磁敏感加权成像可很好显示多发性硬化病灶与小静脉的关系，明显提高多发性硬化诊断的特异性。

1.5.4　与磁敏感加权成像相关的定量方法及新技术

（1）相位对比图

相位对比图（phase contrast imaging）是利用磁敏感成像产生的相位图来反映灰质和白质对比的方法，它比传统的磁矩图能够提供更多有价值的灰白质的对比信息，超高场强的 MR 可以使其得到更加有效的发挥。相位图中灰白质的对比可能来源于游离水-大分子交换和组织的磁敏感差异，而后者是脑组织的脱氧血红蛋白、髓鞘含量和铁浓度综合效应的结果。

（2）定量磁敏感图

定量磁敏感图（quantitative susceptibility mapping，QSM）是一种直接量化测量组织内部磁敏感特性的方法，它能够更加特异地反映机体生理和病理学参数的变化，例如血氧水平、铁沉积、钙化、髓鞘和外源性对比剂的显示（钆和超顺磁性铁颗粒）等。理论上定量磁敏感图可以利用梯度回波采集的数据来进行图像重建，它是通过在原始相位图中精确提取出局部磁场的相关信息来准确进行定量分析的方法。

定量磁敏感图的多项研究认为：①定量磁敏感图对铁的敏感性高，已经逐渐应用于脑铁沉积相关的神经退行性疾病中。同时，通过定量磁敏感图方法测量得到的总磁敏感性指标可以客观反映大脑微出血的物理本质特性，其测量值不会随回波时间的变化而改变，而其他方法（例如 R_2^*、T_2^* 和 SWI 图）测量的出血灶直径会因回波时间的延长而增大，提示定量磁敏感图方法更加客观和稳定；②定量磁敏感图可利用髓鞘的反磁性来达到灰白质的对比效果，提示该方法可能成为反映髓鞘形成的一种指标；③定量磁敏感图还可以测定钙的含量，使

得 MRI 的应用更加广泛。

（3）磁敏感张量成像

由于生物组织内部的磁敏感性是具有空间方向依赖性，磁敏感张力成像（susceptibility tensor imaging，STI）可以反映磁敏感性的方向分布特征。另外，利用髓鞘的反磁性来产生磁敏感性对比，磁敏感张量成像对髓鞘形成和完整性具有较高的敏感性，主要应用于脑白质纤维和皮质束的相关研究。磁敏感张量成像可用多参数来表达，例如平均磁敏感性（mean magnetic susceptibility，MMS）、磁敏感性各向异性（magnetic susceptibility anisotropy，MSA）等，其与弥散张力成像的相应参数对应，反映白质纤维的走行方向。由于髓鞘的反磁性，垂直于纤维方向的磁敏感性小于平行方向，该技术可用于白质纤维束示踪成像（tractography）。

参考文献

1　艾林，戴建平，高培毅，等.弥散加权图像在鉴别脑脓肿与坏死、囊变脑肿瘤中的作用.中华放射学杂志，2001，35:663-665

2　敖莉萍.颈动脉海绵窦瘘的 MRI 及 MRA 征象分析.中国实用医药，2008，33: 35-36

3　杜渭清，邓敬兰，宦怡，等.脑胶质瘤磁共振灌注成像与病理对照研究实用放射学杂志，2004，20:391-393

4　范国光，陈丽英，吴振华，等.¹H 磁共振波谱在新生儿缺氧缺血性脑病中的应用.中华放射学杂志，1999，33:838-842

5　冯逄，有慧，胡凌，等.磁敏感加权成像鉴别多系统萎缩与特发性帕金森病的初步研究.中国医学影像技术，2007，23（6）: 781-784

6　高源统.脑动脉狭窄的 CTA 和 MRA 及 DSA 对照分析.放射学实践.2009，3:255-259

7　郭文力.64 层螺旋 CT 脑动脉造影方法研究.医学影像学杂志，2007，（1）:4-6

8　韩鸿宾，谢敬霞.磁共振顺磁性对比剂脑灌注成像的研究.中华放射学杂志，1999，33:457-462

9　胡吉波.3D-TOF-MRA 诊断偏侧面肌痉挛、三叉神经痛的病因.实用放射学杂志，2004，（12）: 1069-1072

10　李伟.64 排螺旋 CTA 与 3D-TOF-MRA 技术对比及对颅内动脉瘤的评估效果研究.海南医学院学报，2009,（4）: 334-337

11　梁建英，郭兴，王二牛，等.CT 脑组织血流灌注成像方法的研究.中华放射学杂志，2001，35:751-754

12　刘翔，戴建平.CT 灌注成像在脑内缺血性疾病中的初步应用.中华放射学杂志，1999，33:452-455

13　刘翔，戴建平.CT 灌注成像在颅脑的临床应用研究.中华放射学杂志，1999，33:439-442

14　刘亚武.缺血性脑中风的影像学表现：国外医学临床放射学分册，2004，27:129-135

15　齐志刚，沈天真，陈星荣.¹HMRS 在常见脑肿瘤诊断中的初步应用.中国医学计算机成像杂志，2004，10：8-14

16　戚跃勇.缺血性脑血管病的头颈部多排螺旋 CTA 诊断.中风与神经疾病杂志，2010，(8)：737-738

17　彭靖，戴建平，朱明旺，等.MR 脑血流灌注成像在星形细胞肿瘤中的应用研究.中华放射学杂志，2003，37:636-639

18　孙继勇，耿跃然，刘怀军.CTA、MRA、DSA 诊断颅内动脉瘤的对比研究.中国实用神经疾病杂志，2006，(2)：24-25

19　夏爽，倪红艳，祁吉.MR 弥散加权成像在鉴别颅内环形强化病变的价值临床放射学杂志，2004，23:375-378

20　许茂盛，潘智勇，曹志坚，等.颅脑肿瘤强化周围区域的多体素氢质子波谱研究.中华放射学杂志，2003，37:1105-1110

21　谢敬霞.核磁共振新技术研究与临床应用.北京：北京医科大学出版社，2001

22　王子珍.CTA、MRA 诊断脑动脉瘤的临床应用.现代预防医学，2011，(11)：2192-2193

23　张皓.脑肿瘤 MR 灌注成像的研究.国外医学临床放射学分册，2003，26:10-12

24　张敬，张云亭.CT 灌注成像技术的临床应用.临床放射学杂志，2001，20：803-806

25　张小安.烟雾病的螺旋 CT 和螺旋 CT 血管造影诊断.郑州大学学报（医学版），2003，(1)：96-98

26　赵海玲，王之平.多层螺旋 CTA 评价 Willis 环变异及其与脑血管病的关系.医学影像学杂志，2011，(11)：1647-1650

27　朱明旺，郁同庆，戴建平.脑灌注 MRI 与脑血管造影在评价脑缺血病变中的价值.中华放射学杂志，1998，32：375-379

28　Abdulrauf SI, Edvardsen K, Ho KL, et al.Vascular endothelial growth factor expression and vascular density as prognostic markers of survival in patients with low-grade astrocytomas.J Neurosurg, 1998, 88:513-520

29　Ahmed, R. and H. Ahsan, Imaging of Moya Moya disease. J Pak Med Assoc, 1997, 47 (7)：181-185

30　Annet L, Duprez T, Grandin C, et al.Apparent diffusion coefficient measurements within intracranial epidermoid cysts in six patients. Neuroradiology, 2002, 44:326-328

31　Arfanakis K, Haughton VM, Carew JD, et al.Diffusion tensor MR imaging in diffuse axonal injury.AJNR 2002, 23:794-802

32　Bastin ME, Sinha S, Whittle IR, Wardlaw JM. Measurements of water diffusion and T_1 values in peritumoural oedematous brain.Neuroradiol, 2002, 13:520-527

33　Bendszus M, Warmuth M, Klein R, et al. MR spectroscopy in gliomatosis cerebri.AJNR, 2000, 21:375-380

34　Bergui M, Zhong J, Bradac GB, Sales S.Diffusion-weighted images of intracranial cyst-like lesions.Neuroradiology, 2001, 43:824-829

35　Bitzer M, Klose U, Geist-Barth B.Alteration in diffusion and perfusion in the pathogenesis of peritumoural brain edema in meningiomas.Eur Radiol, 2002, 12:2062-2076

36　Bizzi A, Danesi U, Pollo B, et al. H MR spectroscopic imaging-guided surgery of brain tumors and correlation weth neuropathology. Prensented at the 39th annual meeting of American Society of Neuroradiology, Boston, April 2001

37　Brigtte D, Tadeuz S, Guus K, et al.Use of diffusion-weighted MR imaging in differential diagnosis between intracerebral necrotic tumors and cerebral abscess.AJNR, 1999, 20:1252-1257

38　Bulakbasi N, Kocaoglu M, Ors F, Tayfun C, Ucoz T.Combination of single-voxel proton MR spectroscopy and apparent diffusion coefficient calculation in the evaluation of common brain tumors.AJNR, 2003, 24:225-233

39　Butzen J, Prost R, Chetty V, et al. Discrimination between neoplastic and nonneoplastic brain lesions by use of proton MR spectroscopy. The limits of accuracy with a logistic regression model. AJNR, 2000, 21:1213-1219

40　Castillo M, Smith JK, Kwock L, et al. Apparent diffusion coefficients in the evaluation of high-grade cerebral gliomas. AJRN Am J Neuroradiol, 2001, 22:60-64

41　Castillo M, Smith JK, Kwoch L. Correlation of myoinosetol levels and grading of cerevral astrocytomas.

AJNR, 2000, 21:1645-1649

42　Chen, C.C., et al., CT angiography and MR angiography in the evaluation of carotid cavernous sinus fistula prior to embolization: a comparison of techniques. AJNR Am J Neuroradiol, 2005, 26（9）: 2349-2356

43　Christiano, L.D, et al., Microvascular decompression for trigeminal neuralgia: visualization of results in a 3D stereoscopic virtual reality environment. Minim Invasive Neurosurg, 2011, 54（1）:12-15

44　Cullen SP, Symons SP, Hunter G, et al.Dynamic contrast-enhanced computed tomography of acute ischemic stroke:CTA and CTP.Semin Roentgenol, 2002, 37:192-205

45　Daniela Prayer, Lucas Prayer.Diffusion weighted magnetic resonance imaging of cerebral white matter development.European Journal Radiology, 2003, 45: 235-243

46　Danielsen ER, Ross B.Magnetic resonance spectroscopy diagnosis of neurological diseases.New York: Marcel Dekker, 1999

47　De Souza JM, Domingues RC, Cruz LC, et al. Susceptibility-weighted imaging for the evaluation of patients with familial cerebral cavernous malformations; a comparison with T_2-weighted fast spin-echo and gradient-echo sequences. AJNR Am J Neuroradiol, 2008, 29:154-158

48　Delgado, A.J., et al., Diagnostic yield of computed tomography angiography and magnetic resonance angiography in patients with catheter angiography-negative subarachnoid hemorrhage. J Neurosurg, 2012, 117（2）:309-315

49　Desprechins B, Stadnik T, Boerts G, et al.Use of diffusion-weighted MR imaging in differential diagnosis between intracerebral necrotic tumors and cerebral abscesses. AJNR 1999, 20:1252-1256

50　Ebisu T, Tanaka C, Umeda M, et al.Discrimination of brain abscess from necrotic or cystic tumors by diffusion-weighted echo planar imaging.Magn Reson Imaging, 1996, 14:1113-116

51　Graves EE, Nelson ST, Vigneron DB, et al. Serial proton MR spectroscopic imaging of recurrent malignant gliomas after gamma knife radiosurgery. AJNR, 2001, 22:613-624

52　Gross, B.A., K.U. Frerichs and Du R, Sensitivity of CT angiography, T_2-weighted MRI, and magnetic resonance angiography in detecting cerebral arteriovenous malformations and associated aneurysms. J Clin Neurosci, 2012, 19（8）:1093-1095

53　Guo AC, Cummings TJ, Dash RC, Provenzale JM. Lymphomas and high-grade astrocytomas:comparison of water diffusibility and histologic characteristics.Radiology, 2002, 224:177-183

54　Haacke EM, Xu Y, Cheng YC, et al. Susceptibility weighted imaging（SWI）. Magn Reson Med, 2004, 52（4）:612-618

55　Haacke EM, Mittal S, Wu Z, et al. Susceptibility-weighted imaging: technical aspects and clinical applications, part 1. AJNR Am J Neuroradiol, 2009, 30: 19-30

56　Hirano, T., et al., Evaluation of three-dimensional enhanced brain surface imaging using CT（3D surface CT angiography）and magnetic resonance imaging（3D surface MR angiography）. Nihon Hoshasen Gijutsu Gakkai Zasshi, 2002, 58（12）: 1622-1631

57　Hwang JH, Egnaczyk GF, Ballard E, et al. Proton MR spectroscopy characteristics of pediatric pilocytic astrocytomas. AJNR, 1998, 19:535-540

58　Khan T, Hollandler M, Baker KB, et al. Clinical utility of short and ultra-short TE proton spectroscopy for evaluation of CNS infections. Presented at the 39th annual meeting of the American Society of Neuroradiology, Boston, April 2001

59　Kamada D, Houkin K, Abe H, et al. Differentiation of cerebral radiation necrosis from tumor recurrence by proton magnetic resonance spectroscopy. Neurol Med Chir, 1997, 37:250-256

60　Kikuchi, M., et al., Evaluation of surgically formed collateral circulation in moyamoya disease with 3D-CT angiography: comparison with MR angiography and X-ray angiography. Neuropediatrics, 1996, 27（1）:45-49

61　Kim SH, Chang KH, Song IC, et al.Brain abscess and brain tumor:Discrimination with in vivo H-1 MR spectroscopy.Radiology, 1997, 204:239-245

62　Kim YJ, Chang KH, Song IC, et al.Brain abscess and necrotic or cystic brain tumor:Discrimination with signal intensity on diffusion-weighted MR imaging.Am J Roentgenol, 1998, 171:1487-1490

63　Klisch J, Husstedt H, Hennings S, et al.Supratentorial primitive neuroectodermal tumours:diffusion-weighted MRI. Neuroradiology, 2000, 42:393-398

64　Klotz E, Konig M.Perfusion measurements of the brain: using dynamic CT for the quantitative assessment of cerebral ischemia in acute stroke.Eur J Radiol 1999, 30:170-184

65 Koenig M, Klotz E, Luka B.Perfusion CT of the brain: diagnostic approach for early detection of ischemia stroke.Radiology, 1998, 209:85-93

66 Kono K, Inoue Y, Nakayama K. et al. The role of diffusion-weighted imaging in patients with brain tumors.AJNR Am J Neuroradiol, 2001, 22: 1081-1088

67 Krabbe K, Gideon P, Wagn P, et al.MR diffusion imaging of human intracranial tumors.Neuroradiology 1997, 39:483-489

68 Lam WWM, Wang Zi, Zhao H, et al.[1]HMR spectroscopy of the basal ganglia in childhood:a semiquantitative analysis.Neuroradiology, 1998, 40:315-323

69 Law M, Cha S, Knopp EA, et al.High-grade gliomas and solitary metastases:differentiation by using perfusion and proton spectroscopy MR imaging.Radiology, 2002, 222:715-721

70 Li W, Wu B, Avram AV, et al. Magnetic susceptibility anisotropy of human brain in vivo and its molecular underpinnings. Neuroimage, 2012, 59: 2088-2097

71 Mardor Y, Roth Y, LidarZ, et al. Monitoring response to convection-enhanced taxol delivery in brain tumor patients using diffusion-weighted magnetic resonance imaging. Cancer Res, 2001, 61:4971-4973

72 Mittal S, Wu Z, Haacke EM, et al. Susceptibility-weighted imaging: technical aspects and clinical applications, part 2. AJNR Am J Neuroradiol, 2009, 30: 232-252

73 Negendank WG, Sauter R, Brown TR, et al.proton magnetic resonance spectroscopy in patients with glial tumors.a multicenter study.J Neurosurg, 1996, 84:449

74 Norfray JF, Tomita T, Byrd S, et al. Clinical impact of MR spectroscopy when MR imaging is indeterminate for pediatric brain tumors. AJR, 1999, 119-125

75 Okuyama, T., et al. Diagnosis of unruptured cerebral aneurysms using magnetic resonance angiography and three dimensional computed tomographic angiography. No Shinkei Geka, 1997, 25 (12):1073-1079

76 Parsons MV, Lit T, Barber PA, et al.Combined [1]HMR spectroscopy and diffusion-weighted MRI improves the prediction of stroke outcome.Neurology, 2000, 55:498-506

77 Petrella JR, Provenzale JM.MR perfusion imaging of the brain:techniques and applications.AJR, 2000, 175:207-219

78 Pott, M., et al. Comparison of MRI, CT and angiography in cerebral arteriovenous malformations. Bildgebung, 1992, 59 (2):98-102

79 Rana S, Albayram S, Lin DDM, et al.Diffusion-weighted imaging and apparent diffusion coefficient maps in a case of intracerebral abscess with ventricular extention.AJNR, 2002, 23:109-113

80 Ricci PE.Proton spectroscopy in ischemic stroke and other vascular disorders in proton spectroscopy of the brain.Neuroimag Clin North Am, 1998, 8:881-900

81 Roberts HC, Roberts TP, Ting-Yim Lee, et al.Dynamic contrast-enhanced CT of human brain tumors: quantitative assessment of blood volume, blood flow, and microvascular permeability:report of two cases.AJNR, 2002, 23:828-832

82 Roberts HC, Roberts TP, Brasch RC, et al.quantitative estimation of microvascular permeability in human brain tumors using dynamic contrast-enhanced MR imaging:correlation with histological grade.AJNR, 2000, 21:891-899

83 Roland Bammer.Basic principles of diffusion weighted imaging. European Journal Radiology, 2003, 45:169-184

84 Schweser F, Sommer K, Deistung A, et al. Quantitative susceptibility mapping for investigating subtle susceptibility variations in the human brain. Neuroimage 2012,62:2083-2100

85 Sehgal V, Delproposto Z, Haacke EM, et al. Clinical applications of neuroimaging with susceptibility-weighted imaging. J Magn Reson Imaging, 2005, 22:439-450

86 Sehgal V, Delproposto Z, Haddar D, et al. Susceptibility-weighted imaging to visualize blood products and improve tumor contrast in the study of brain masses. J Magn Reson Imaging, 2006,24:41-51

87 Shetty, P.G., et al., Magnetic resonance angiography. J Assoc Physicians India, 1996,44: 793-798, 803-807

88 Shimizu H,Kumabe T,Tominaga T,et al.Noninvasive evaluation of malignancy of brain tumors with proton MR spectroscopy.AJNR, 1996, 17:37

89 Stadnik TW, Chaskis C, Michotte A, et al. diffusion-weighted MR imaging of intracerebral masses: comparison with conventional MR imaging and histologic findings. AJNR Am J Neuroradiol, 2001, 22:969-976

90 Stadnik TW, Demaerel P ,Luypaert RR, et al. Imaging

tutorial: differential diarnosis of bright lesionS on diffu-sion-weighted MR images.Radiographics, 2003, 23: E7-7

91　Stancanello, J., et al. Development and validation of a CT -3D rotational angiography registration method for AVM radiosurgery. Med Phys, 2004,31:1363-1371

92　Takahashi S,Oki J,Miyamoto A ,et al.Proton magnetic resonance spectroscopy to study the metabolic changes in the brain of a patient with Leigh syndrome.Brain Dev 1999, 21:200-204

93　Takaya, Y., 3D-MRA of idiopathic carotid-cavernous fistula. No To Shinkei, 2000,52:1122-1123

94　Tanabe, S., et al. Diagnosis of cerebral arteriovenous malformations with three-dimensional CT angiography. J Clin Neurosci, 1998, 5 Suppl: 33-38

95　Tanaka, H., et al., Initial experience with helical CT and 3D reconstruction in therapeutic planning of cere-bral AVMs: comparison with 3D time-of-flight MRA and digital subtraction angiography. J Comput Assist Tomogr, 1997,21:811-817

96　Tien RD, Lai PH, Smith JS, et al. Single-voxel proton brain spectroscopy exam (PROBE/SV) in patients with primary brain tumors. AJR, 1996, 167:201-209

97　Tzika AA, Vajapeyam S, Barnes PD. Multivoxel proton MR spectroscopy and hemodynamic MR imaging of childhood brain tumors: preliminary observations. A-JNR, 1997, 18:203-218

98　Tzika AA, Vigneron DB, Dunn RS, et al. Intracranial tumors in children: small singe-voxel proton MR spec-troscopy using short and long-echo sequences. Neuro-radiology, 1996, 38:254-263

99　Villablanca, J.P., et al. ^{3}T contrast-enhanced magnetic resonance angiography for evaluation of the intracranial arteries: comparison with time-of-flight magnetic reso-nance angiography and multislice computed tomography angiography. Invest Radiol, 2006, 41:799-805

100　Wang Z, Sutton LN, Cnaan A, et al. Proton MR spec-troscopy of pediatric cerebellar tumors. AJNR, 1995, 16:1821-1833

101　Yang D,Korogi Y,Sugahara T,et al.Cerebral gliomas: prospective comparison of multivoxel 2D chemical-shift imaging nproton MR spectroscopy,echoplanar perfusion and diffusion -weighted MRI.Neuroradiol, 2002, 44:656-666

102　Yoshitake Masutani,Shigeki Aoki,Osamu,et al.MR dif-fusion tensor imaging recent advance and new tech-niques for diffusion tensor visualization. European Journal Radiology, 2003,46:53-56

103　Yoshiura T,Mihara F,Ogomori K,et al.Diffusion tensor in posterior cingulated gyrus:correlation with cognitive decline in Alzheimer disease.Neuroreport, 2002,13: 2299-2302

104　Zhong K, Ernst T, Buchthal S, et al. Phase contrast imaging in neonates. Neuroimage, 2011,55:1068 - 1072

2 颅内钙化

2.1　生理性钙化
　　2.1.1　松果体钙化
　　2.1.2　脉络丛钙化
　　2.1.3　大脑镰钙化
　　2.1.4　基底节钙化
　　2.1.5　小脑齿状核钙化
　　2.1.6　其他部位硬脑膜钙化
2.2　病理性钙化
　　2.2.1　感染性疾病
　　　（1）TORCH 综合征
　　　（2）脑囊虫病
　　　（3）脑结核病
　　　（4）脑包虫病
　　　（5）脑肺吸虫病
　　2.2.2　代谢性疾病和内分泌性疾病
　　　（1）甲状旁腺功能低下
　　　（2）假性或假假性甲状旁腺功能低下
　　　（3）继发性甲状旁腺功能亢进
　　　（4）维生素 D 中毒
　　2.2.3　家族性疾病

　　　（1）结节性硬化
　　　（2）特发性家族性脑血管铁钙质沉着症
　　　（3）科克因综合征
　　　（4）神经纤维瘤病
　　　（5）基底细胞痣综合征
　　2.2.4　外伤后颅内钙化
　　2.2.5　血管性疾病
　　　（1）颅内动脉瘤
　　　（2）动静脉畸形
　　　（3）脑三叉神经血管瘤病
　　　（4）脑梗死
　　　（5）脑膜血管瘤病
　　2.2.6　放射治疗后颅内钙化
　　2.2.7　肿瘤性钙化
　　　（1）大脑半球肿瘤钙化
　　　（2）松果体区肿瘤钙化
　　　（3）鞍区肿瘤钙化
　　　（4）桥小脑角区肿瘤钙化
　　　（5）小脑及四脑室区肿瘤钙化
　　2.2.8　脑白质病及其他疾病

　　钙化是颅脑 CT 和 MR 检查的常见征象。CT 扫描对于颅内钙化的显示和确定明显优于 MR 检查。钙化在 CT 平扫时呈很高密度，CT 平扫呈很高密度的其他病变还包括急性出血和胶样囊肿，测量 CT 值超过 100Hu 可以确定为钙化。从理论上讲，由于钙化内缺乏水分，没有氢原子，在常规 MR 检查时不产生信号，所以在 MRT$_1$ 加权图和 T$_2$ 加权图上钙化均应表现为低信号或无信号，但实际上，有相当一部分病例，钙化在 T$_1$ 加权图表现为等信号，在 T$_2$ 加权图上表现为低信号，钙化在 T$_1$ 加权图表现为高信号也不十分少见，最常见于基底节钙化，这可能

与钙化中的某种钙盐化合物，如磷酸三钙、氢氧化钙等具有粗糙表面结构及不规则形态的晶体有关。在 T$_1$ 加权图和 T$_2$ 加权图上均呈低信号的其他病变还包括血管流空和含铁血黄素沉积，血管流空呈血管条样或圆点状，含铁血黄素沉积出现在陈旧性出血周围。MR 图像上区别钙化和血管有困难时可行 CT 扫描鉴别，钙化在 CT 扫描呈很高密度，而血管呈等密度或稍高密度。钙化在 T$_1$ 加权图呈高信号时，需要与含脂肪的病变、含黑色素的病变、亚急性出血、富含蛋白的病变及某些顺磁性物质沉积区别，最好、最简单的方法仍然是行 CT 扫描。含脂肪的病变

在CT图像上呈很低密度，CT值是负值。含黑色素的病变、亚急性出血及富含蛋白的病变在CT图像上可以表现为高密度或稍高密度，但CT值不超过100Hu，容易与钙化鉴别。

颅内钙化原因很多，可以是生理性的，也可以是病理性的。

2.1 生理性钙化

颅内钙化以生理性钙化（physiologic calcification）最常见，为正常表现，通常没有临床意义。认识生理性钙化是确定病理性钙化的前提和基础。生理性钙化的种类很多，这里仅仅简述最常见的几种生理性钙化。

2.1.1 松果体钙化

松果体钙化（pineal body calcification）是颅内最常见的生理性钙化之一。日常临床工作中常规颅脑CT扫描时，约3/4以上的正常成人表现有松果体钙化（图2-1）。绝大多数松果体钙化为生理性钙化，没有临床意义。但应注意：①钙化的松果体是否偏离中线，明显偏离中线时应仔细观察有无早期松果体区肿瘤，必要时应做MR检查确定；②松果体钙化团块太大，直径超过10mm时，应怀疑松果体区肿瘤；③10岁以下儿童出现松果体钙化时，应警惕有松果体区肿瘤存在。

2.1.2 脉络丛钙化

常规颅脑CT扫描时，脉络丛钙化（choroid plexus calcification）主要见于侧脑室三角区，其出现率与松果体钙化相近。钙化呈圆形或不规则形，多数情况下，脉络丛钙化为双侧性，形态和大小比较对称（图2-1），少数情况下，脉络丛可以比较大，称为脉络丛球，钙化时呈球状钙化（图2-2）。钙化的脉络丛也可能双侧很不对称（见图11-1）或者仅单侧出现钙化。两侧侧脑室脉络丛钙化明显或很不对称时不可误认为脉络丛乳头状瘤。

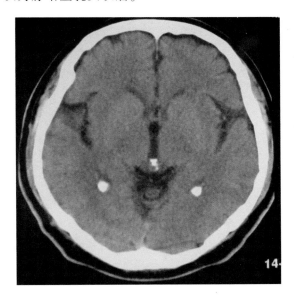

图2-2 脉络丛钙化
CT平扫示双侧钙化的脉络丛呈球状。

脉络丛钙化一般没有临床意义，但通过观察侧脑室三角区钙化的脉络丛有无移位及根据移位的方向对脑内等密度占位性病变的发现和定位有很大帮助。

2.1.3 大脑镰钙化

大脑镰钙化（cerebral falx calcification）亦较常见，多呈沿大脑镰走行的线状，也可局部钙化较著，呈梭形或球形（图2-3），少数可呈大脑镰多发结节状钙化（图2-4）。明显的大脑镰钙化在MRT$_1$加权图上有时可见其间有高信号骨髓脂肪存在。

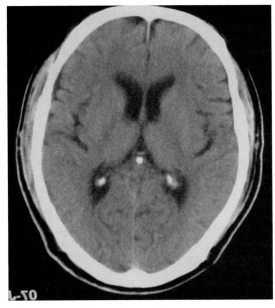

图2-1 松果体钙化
CT平扫示松果体和脉络丛生理性钙化。

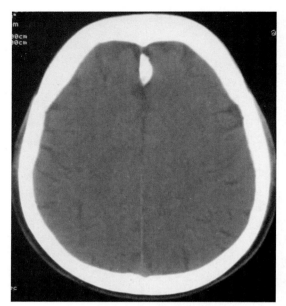

图 2-3   大脑镰钙化
CT 平扫示大脑镰前部生理性钙化。

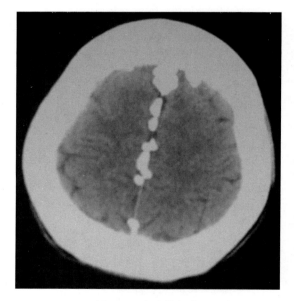

图 2-4   大脑镰钙化
CT 平扫示大脑镰呈多发结节状不规则生理性钙化。

2.1.4   基底节钙化

40 岁以上正常人中，颅脑 CT 扫描时发现基底节钙化（basal ganglia calcificatin）也很常见，通常双侧比较对称（图 2-5），但也可不对称。以苍白球钙化最为常见，苍白球的一部分钙化或整个苍白球完全钙化，钙化也可同时见于尾状核及丘脑，若无有关临床症状，多属生

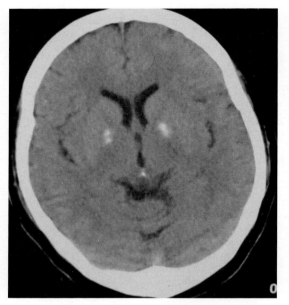

图 2-5   基底节钙化
CT 平扫示双侧基底节生理性钙化。

理性钙化。如果基底节钙化出现在 30 岁以下时，应警惕其为病理性钙化，基底节病理性钙化主要为代谢性或内分泌性疾病所致，应仔细询问有无癫痫等相关临床症状或进行有关钙磷代谢和内分泌方面的临床生化检查。

2.1.5   小脑齿状核钙化

小脑齿状核钙化（cerebellar dentate nucleus calcification）比基底节钙化少见，其意义同基底节钙化，可为生理性或病理性（图 2-6）。

2.1.6   其他部位硬脑膜钙化

小脑幕、鞍隔、岩锥后床突韧带等均可发生钙化。CT 扫描可呈条状、线状、点状很高密度影，境界清楚。钙化明显时可压迫周围结构产生相应的临床症状。

2.2   病理性钙化

颅内病理性钙化（intracranial pathologic calcification）可以是颅内病变的一种主要表现或伴随征象，也可以是颅内病变转归和痊愈的结果。发现颅内钙化通常比较容易，但确定钙化性病变的性质，尤其是确定病理性钙化的原因有时比较困难。根据钙化的形态和分布特点，

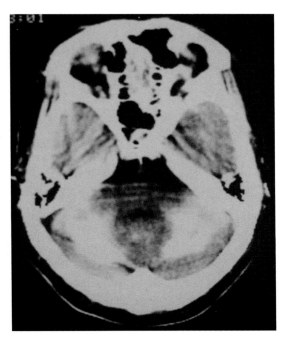

图2-6　小脑齿状核钙化
CT平扫示双侧小脑齿状核区对称性片状钙化，临床无神经系统症状，为生理性钙化。

在分析钙化原因时可将其分为5种情况来考虑：①脑实质内多发、散在、结节样钙化是颅内感染性病变钙化的特点，除感染性病变外，还应该考虑到结节性硬化。②脑实质内双侧、片状、弥漫性钙化是代谢性疾病和内分泌性疾病颅内钙化的特点。诊断时还需要考虑生理性钙化和家族性疾病引起的钙化，如Fahr综合征、恶病质综合征等。③条样、脑回样、铁轨样、圆点状钙化是血管性病变钙化的特点，包括动静脉畸形、脑三叉神经血管瘤病等。④脑肿瘤钙化。绝大多数表现为肿瘤内部分钙化，其特点为在异常密度或信号的肿瘤背景下有各种形态、程度和范围的钙化存在。少数肿瘤可完全钙化，完全钙化主要见于脑膜瘤。⑤其他没有特点的钙化。有些病变钙化没有特点，需要结合临床病史和参考钙化周围病变的影像学表现。

2.2.1　感染性疾病

很多感染性疾病可以出现钙化或痊愈后表现为钙化。总的来说，颅内感染性疾病钙化的影像学表现特点是脑实质内多发、散在、结节样钙化，但也可出现其他形态的钙化。仅仅根据钙化的形态、数目、大小、分布确定是哪一种颅内感染常常比较困难，但有些感染性疾病颅内钙化是有特点的，根据钙化的表现特点可以确定或提示诊断。

（1）TORCH综合征

TORCH综合征（TORCH syndrome）实际上是病毒或原虫感染脑组织引起的脑炎。主要发生于胚胎期或分娩过程中，故又称先天性宫内感染或先天性TORCH感染。TORCH一词是几种引起脑组织感染致病原英文字头的缩写，包括弓形体原虫（toxoplasmosis）和其他感染因素（other agents）如风疹病毒（rubella）、巨细胞病毒（cytomegalovirus）和疱疹病毒（herpes simplex）。其中疱疹病毒是胎儿期脑炎最常见的原因。

TORCH病原体感染孕妇后引起胎盘绒毛膜上皮的炎症或毛细血管内皮的损伤，破坏胎盘屏障，病原体经胎盘感染胎儿，脑组织是TORCH感染共同的易损器官。脑损害的程度与感染时的胎龄有关，胎龄越小，脑损害越严重。

TORCH感染脑组织主要引起坏死性脑炎，尤其容易侵犯脑室周围白质，坏死灶最终产生局限性的钙化。CT扫描时，TORCH综合征主要表现为脑实质内多发、散在的结节样钙化（图2-7，图2-8）。钙化的结节可大可小，也可以在脑室周围互相融合成带状。CT图像上要区别是哪一种病毒感染所致比较困难，下述情况有助于分析，巨细胞病毒感染引起的钙化通常位于脑室周围，而弓形体原虫感染引起的钙化常靠外围，可以散在分布于脑实质，疱疹病毒感染出现钙化可很晚，于3岁后才出现。另外，弓形体感染常常同时引起导水管狭窄。弓形体、风疹及巨细胞病毒感染可同时累及其他系统，如累及视网膜，可引起视网膜发育不全或视网膜炎。巨细胞病毒感染可引起胎儿脑发育畸形，如巨脑回畸形、多小脑回畸形、无脑回畸形等。

TORCH感染也可累及脑血管，引起脑血管炎症及内皮增生，血管闭塞后引起脑梗死、脑软化、脑穿通畸形囊肿等。其他表现包括脑小畸形、普遍性脑萎缩、脑白质髓鞘形成不良等。

本病的临床表现主要为智力发育障碍、脑积水以及癫痫发作。

TORCH综合征主要应与结节性硬化区别。

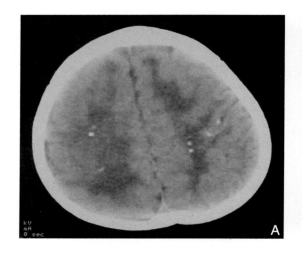

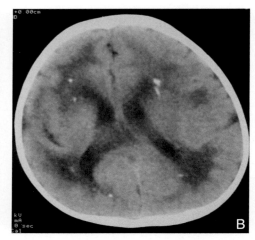

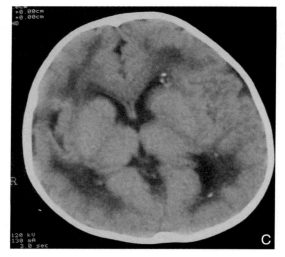

图 2-7　TORCH 综合征

男性,2 岁 6 个月。CT 平扫(A,B,C)示双侧侧脑
室周围、脑实质内多发散在钙化斑点,脑白质密度降
低,髓鞘形成不良。

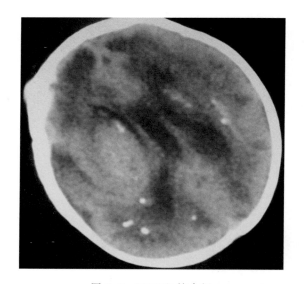

图 2-8　TORCH 综合征

男性,1 岁 10 个月。CT 平扫示双侧侧脑室周围多发散在钙
化斑点,部分区域脑白质髓鞘形成不良,呈低密度。

两者相似之处包括:临床均表现有智力障碍;
CT 均表现为脑实质内多发散在结节样钙化;钙
化均可位于双侧侧脑室周围室管膜下。但结节
性硬化患者多同时有皮肤皮脂腺瘤存在,或者
其他部位同时有肿瘤存在,如视网膜错构瘤、
肾脏错构瘤、肝脾血管瘤等。一般不合并脑发
育畸形。MR 检查时脑皮质内可能有未钙化的错
构瘤结节存在。必要时可行血清学检查,母子 2
代血清学检查以 ELISA 法敏感性和特异性最强,
具有诊断意义。

(2) 脑囊虫病

脑囊虫病 (brain cysticercosis) 慢性期,囊
虫死亡以后,囊液逐渐被吸收,囊虫被机化,
最后出现钙化,脑囊虫病引起的钙化,除符合
颅内感染性疾病多发、散在、结节样钙化的一
般特点外,钙化病灶通常较小、较圆,且大小

均匀，数目视原囊虫病灶多少而异，少者单发或仅数个（图 2-9），多者可弥漫性分布于全部脑实质（图 2-10，图 2-11），少数钙化也可较大，呈不规则团块状，结合原病史或原影像学检查资料，一般不难诊断。

（3）脑结核病

结核性脑膜炎（tuberculous meningitis）患

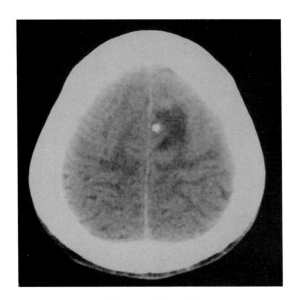

图 2-9　脑囊虫病
CT 平扫示脑实质点状钙化，周围脑水肿呈片状低密度。

者后期，约半数在靠近颅底部、鞍区附近出现散在钙化斑点，这种钙化灶的发现是其与其他细菌性脑膜炎区别的主要依据。

脑内结核瘤（tuberculoma）早期，中心干酪性坏死区可以出现点状钙化，增强扫描时周围呈环形强化，再加上中心点状高密度钙化，构成典型结核瘤的靶样征，是识别结核瘤的重要证据。晚期，整个结核瘤可出现钙化，呈结节状（图 2-12），也可仅其壁部出现钙化，呈断续的环状或破碎的蛋壳状。

（4）脑包虫病

脑包虫病（brain hydatid disease）以在脑实质里形成巨大囊肿为特征，囊壁可出现壳状钙化，完整或不完整，或囊壁出现结节状钙化（图 2-13），囊壁钙化的出现，有助于与囊壁无钙化的颅内囊性病变区别。如神经上皮囊肿，蛛网膜囊肿等。

（5）脑肺吸虫病

脑肺吸虫病（cerebral paragonimiasis）晚期，病灶区可出现钙化，且常为蛋壳样钙化，以多发壳状钙化聚集在一起最为典型。

2.2.2　代谢性疾病和内分泌性疾病

很多代谢性疾病和内分泌性疾病可以引起

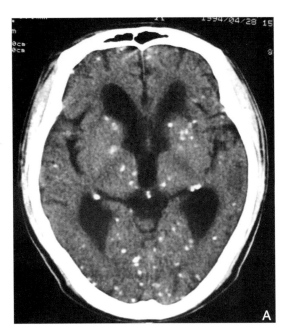
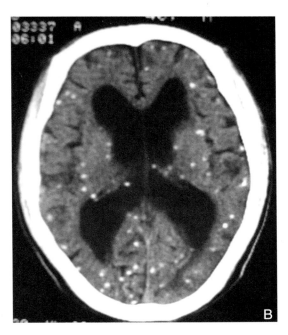

图 2-10　脑囊虫病
CT 平扫(A,B)示脑实质多发、散在小点状钙化。

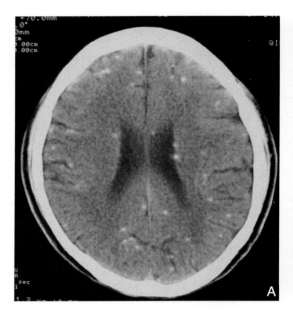
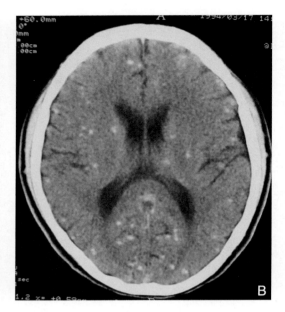

图 2-11　脑囊虫病

CT 平扫(A,B)示脑实质多发、散在小点状钙化。

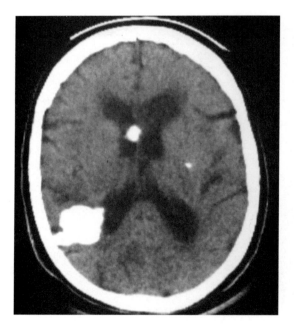

图 2-12　脑结核瘤钙化

CT 平扫示右侧侧脑室三角区旁团块状钙化,透明中隔及左侧基底节区结节样钙化。

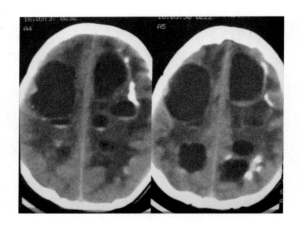

图 2-13　脑包虫病

CT 平扫示双侧半球脑实质内多发囊性病变,大小不等,囊内液体密度类似脑脊液,部分囊壁有钙化。

钙磷代谢异常,所以可以表现有颅内钙化,其钙化特点是双侧、片状、弥漫性分布,确定是哪一种代谢性疾病和内分泌性疾病,需要临床有关生化检查确定。另外,颅内生理性钙化也可以与代谢性疾病和内分泌性疾病引起的颅内钙化表现类似,如果没有临床症状且钙磷代谢

和相关内分泌生化检查均正常,可考虑为生理性钙化。

(1) 甲状旁腺功能低下

绝大多数甲状旁腺功能低下 (hypoparathyroidism) 发生在甲状腺或甲状旁腺手术后,少数也可为特发性。特发性甲状旁腺功能低下可

为家族性或散发性，原因不明，可能为自身免疫性疾病，可单独发生或合并其他自身免疫性疾病。临床症状和体征与低血钙有关，主要表现有慢性手足搐搦、癫痫发作、注意力不集中、记忆和定向障碍、白内障、皮肤粗糙、指甲营养不良及运动障碍，生化检查特点为血清钙降低，血清磷增高。

90%以上的甲状旁腺功能低下患者表现有脑实质内钙化，发生脑内钙化的机理尚不清楚，可能与低血钙或血管通透性增高有关，也可能是由于脑组织发生病理性水潴留导致钙盐在脑实质内沉积发生钙化。另外，高血磷可促使钙离子自骨到软组织内沉积。由于基底节区毛细血管丰富，纵横交错，排列密集，故钙质容易沉积。

头颅 CT 检查，可见脑实质内多发钙化，常弥漫性分布于基底节、丘脑、小脑齿状核、大脑半球皮层下及皮髓交界区，双侧分布，通常比较对称，呈斑片状、条状、月芽状或点状等（图 2-14，图 2-15）。对代谢性疾病和内分泌性疾病而言，钙化部位及形态无特征性，确定是否为甲状旁腺功能低下需结合临床尤其是生化检查确定诊断。

（2）假性或假假性甲状旁腺功能低下

组织对甲状旁腺激素无反应，导致低钙血

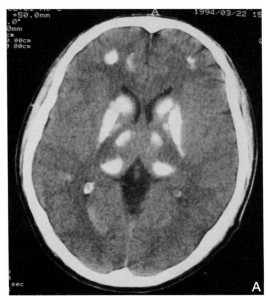

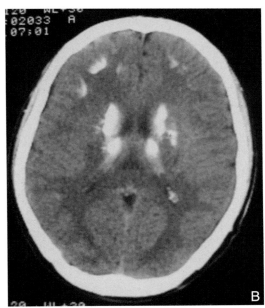

图 2-15 甲状旁腺功能低下
CT 平扫（A，B）示双侧基底节、丘脑及额叶脑实质内对称性、弥漫性、斑片状钙化。

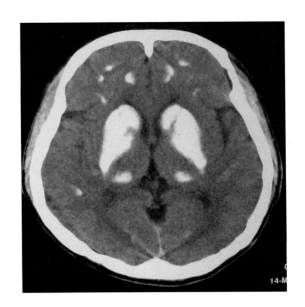

图 2-14 甲状旁腺功能低下
CT 平扫示双侧基底节、丘脑及额叶脑实质内对称性、弥漫性、斑片状钙化。

症时称假性甲状旁腺功能低下（pseudohypoparathyroidism），生化检查示血钙降低。假假性甲状旁腺功能低下外表与假性甲状旁腺功能低下一样，但肾小管和骨骼对甲状旁腺激素有反应。临床化验检查血钙、血磷正常。

假性或假假性甲状旁腺功能低下常发生于儿童和青少年，脑内钙化与甲状旁腺功能低下者相似（图 2-16），诊断主要依靠临床及生化检查。

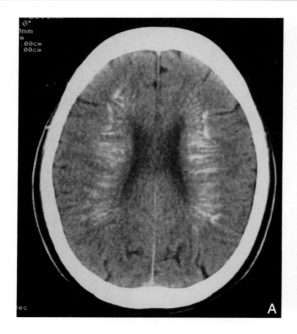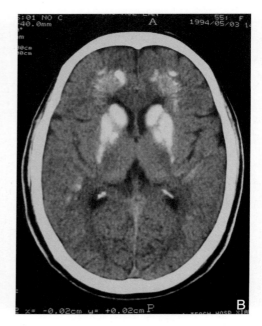

图 2-16　假性甲状旁腺功能低下
CT 平扫(A,B)示双侧基底节、丘脑及额叶脑实质内对称性、弥漫性、斑片状钙化。

（3）继发性甲状旁腺功能亢进

继发性甲状旁腺功能亢进（secondary hyperparathyroidism）常表现有硬脑膜广泛钙化，如大脑镰、小脑幕等，基底节区及其他脑实质内也可同时出现钙化，常比较对称，诊断需结合临床，本病主要表现有无力、易疲乏、肾绞痛、腹痛、关节痛、便秘，也可有精神症状，生化检查时血清钙升高。

（4）维生素 D 中毒

维生素 D 中毒（vitamin D poisoning）主要见于长期服用维生素 D 的婴幼儿，脑实质内多发钙化斑片，与其他代谢性疾病所致脑内钙化一样，钙化常呈双侧对称性分布。

2.2.3　家族性疾病

（1）结节性硬化

结节性硬化（tuberous sclerosis）是一种先天性、家族性、遗传性疾病。临床表现以皮脂腺瘤、癫痫和智力低下三联症为特征。本病最早由 Von Recklinghausen 报告，次后由 Bourneville 于 1880 年做进一步更详细的描述，故又称 Bourneville 病。

病理特点为错构瘤，可以累及全身各个器官，脑部最易受累，所有病例均有脑部受累，

而其他器官受累可有可无。脑部受累最常见的部位为大脑半球，而小脑及间脑很少被累及，病灶常位于脑脊液通路附近，尤其是室间孔附近的室管膜下，病灶也可位于脑皮质，病灶呈 2~3mm 大小的结节状。位于室管膜下的病灶常发生钙化，位于皮质的结节虽也可发生钙化，但多数为部分钙化部分未钙化的混合病灶。故 CT 检查时，本病常以颅内多发钙化为主要表现，钙化常于 2 岁后出现，2 岁前罕见，位于室管膜下或脑皮质，以室管膜下多发结节状钙化为其特征性改变（图 2-17，图 2-18，图 2-19），类似河边的石头，对于缺乏典型临床表现的患者也能根据这种钙化作出诊断。皮质未钙化的结节在 CT 平扫时通常呈等密度或稍高密度，MR 对于已钙化病灶的确定不如 CT，但对于皮质未钙化结节的发现明显优于 CT，T_1 加权图时皮质未钙化结节呈等信号或稍高信号，在 T_2 加权图时呈高信号。

结节性硬化主要应与先天宫内感染（TORCH 综合征）区别。两者临床均可表现有智力障碍，CT 均表现为脑实质内多发散在结节样钙化，且钙化均可位于侧脑室周围室管膜下，但结节性硬化患者多同时有皮肤皮脂腺瘤存在，或者其他部位同时有肿瘤存在，如视网膜错构

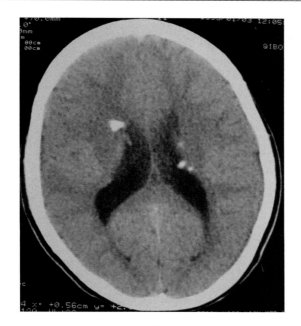

图 2-17 结节性硬化

CT 平扫示双侧室管膜下多发结节状钙化，临床表现
有多发皮脂腺瘤和癫痫。

瘤、肾脏错构瘤、肝脾血管瘤等，MR 检查时脑皮质内可能有未钙化的错构瘤结节存在。

10%~15% 的结节性硬化患者，室管膜下结节可以转化为室管膜下巨细胞星形细胞瘤，CT 和 MR 检查时表现为侧脑室肿瘤，需要与侧脑室内其他肿瘤区别（见第 11 章）。

（2）特发性家族性脑血管铁钙质沉着症

特发性家族性脑血管铁钙质沉着症（idiopathil familial cerebrovascllar ferrocalcinosis）也称对称性大脑钙化综合征、特发性对称性大脑基底节钙化症、家族性基底节钙化等，最早由 Fahr 于 1930 年首先报告，故又称 Fahr 综合征。发病原因不明。临床上非常少见。由于部分病例有家族史，故认为有家族遗传性。多为常染色体显性或隐性遗传，也有性染色体遗传的报告。

病理学上以双侧基底节铁钙质沉积为特征，这种铁钙质沉积也可发生于丘脑、小脑齿状核和皮层下区。

临床上多数病例脑内有铁钙质沉着，但可无神经系统症状，仅于脑部影像学检查时发现。有症状者常起始于青春期或成年期，临床表现无特征性，以锥体外系损害为主，可轻可重，

由单纯性全身性强直，手足徐动，舞蹈样动作到出现震颤麻痹。也可表现有小脑性共济失调所致的构音障碍，躯干协调运动障碍等。后期可出现进行性智能衰退、精神衰退、情感迟钝、记忆和计算力减退，有的可以表现有焦虑、抑郁伴偏执妄想等精神病样症状。临床症状的轻重可能与脑内钙化的部位和程度有关，钙化少和轻者可能无临床症状或症状轻，钙化多和钙化严重者临床表现重。

CT 检查对脑内钙化显示敏感，是本病诊断的最好方法。CT 平扫主要表现为双侧基底节对称性钙化，呈均质很高密度。轻者钙化局限于苍白球、尾状核、壳核和丘脑，严重者大脑半球皮层下、小脑齿状核和脑回呈弥漫性广泛性钙化（图 2-20）。MR 检查，多数表现为 T_1 加权图和 T_2 加权图均呈低信号，少数也可呈高信号（图 2-21），后者可能是由于蛋白或黏多糖和铁、钙结合后沉积到基底节所致。

当影像学检查发现基底节及脑内钙化时，应在排除甲状旁腺功能低下及其他原因所致基底节钙化的情况下，行家族调查有助于明确 Fahr 病的诊断。

（3）科克因综合征

科克因综合征（cockayne syndrome）又称纹状体小脑钙化伴白质营养不良-侏儒-视网膜变性-耳聋综合征、20-三体综合征、早老症样综合征。为罕见的常染色体隐性遗传性疾病，曾被认为是多基因性疾病，也可能是累及多种组织的脂质沉积病。

病理上除脑白质脱髓鞘外，皮层、基底节及小脑有铁和钙质沉积。出生时正常，以后出现智力低下，面部表现异常，皮肤感光过敏，驼背和大手大脚性侏儒。神经系统症状包括神经性耳聋、视神经萎缩、白内障、小脑共济失调、运动性周围神经病等。常于 20~30 岁死亡。

病理上几乎所有的少突胶质细胞消失，白质萎缩并伴有斑点状脱髓鞘，小脑皮层退变并明显萎缩。

CT 检查可见双侧基底节及其他部位钙化，颅骨和脑膜增厚，脑室和脑沟扩大。脑白质脱髓鞘呈斑点状或斑片状，CT 扫描呈低密度，MR T_2 加权图呈高信号。

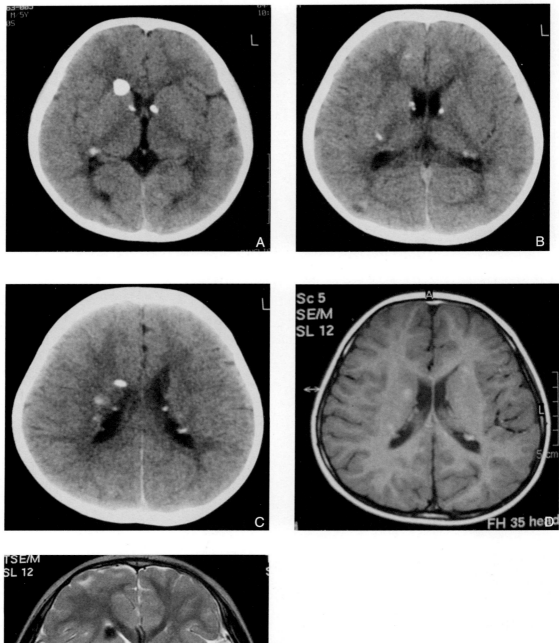

图 2-18　结节性硬化

CT 平扫（A,B,C）示双侧室管膜下多发结节状钙化，MRT_1 加权图（D）可见部分未钙化的结节呈稍高信号，T_2 加权图（E）钙化结节呈低信号,临床表现有癫痫。

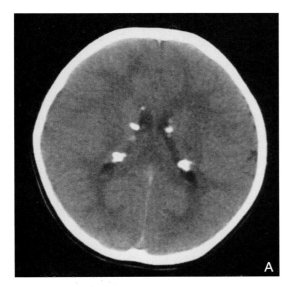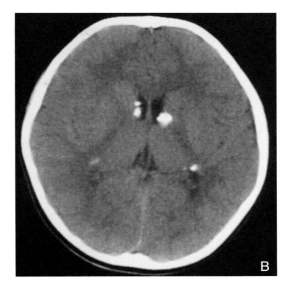

图 2-19　结节性硬化

CT 平扫(A,B)示双侧室管膜下多发结节状钙化。

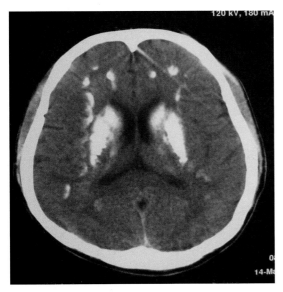

图 2-20　特发性家族性脑血管铁钙质沉着症(Fahr 病)

CT 平扫示双侧基底节及脑实质内对称性钙化。

（4）神经纤维瘤病

神经纤维瘤病（neurofibromatosis）的临床及分型见第 8 章。神经纤维瘤病患者大脑半球及小脑半球表面也可出现钙化，此种钙化发生的机理是否与错构瘤、脑膜血管瘤、胶质增生有关尚不清楚。少见情况下，神经纤维瘤病患者室管膜下及基底节亦可发生钙化。

（5）基底细胞痣综合征

基底细胞痣综合征（basal cell nevus syn-drome）最早由 Gorlin 于 1960 年报告，故又称 Gorlin 综合征。与常染色体显性遗传有关，外显率高达 95%。

基底细胞痣综合征患者颅内可发生钙化，钙化常发生于大脑镰及小脑幕，也可发生于脑实质内。诊断主要应结合临床，本病的临床表现特点包括：①面部及躯干部皮肤痣，有癌变倾向；②额部隆起，面容特殊；③齿源性下颌骨囊肿；④手掌足底角化不良，表现为数毫米直径的红斑样点状凹陷区；⑤脊柱侧弯后突、肋骨分叉或发育不良、第 4 掌骨短等骨发育异常。

2.2.4　外伤后颅内钙化

外伤后导致颅内钙化（post-traumatic intracranial calcification）少见，主要见于慢性硬膜下血肿后，钙化多呈长条状或环状（图 2-22，图 2-23），分布于原血肿部位，结合病史一般容易诊断。

2.2.5　血管性疾病

（1）颅内动脉瘤

颅内动脉瘤（aneurysm）并不少见，根据动脉瘤内有无血栓形成而有不同的影像学表现，部分或者完全血栓形成的动脉瘤，其壁常出现弧形或者环形钙化，这种特殊形态的钙化，是 CT 平扫时确定诊断的重要征象，有时，动脉瘤

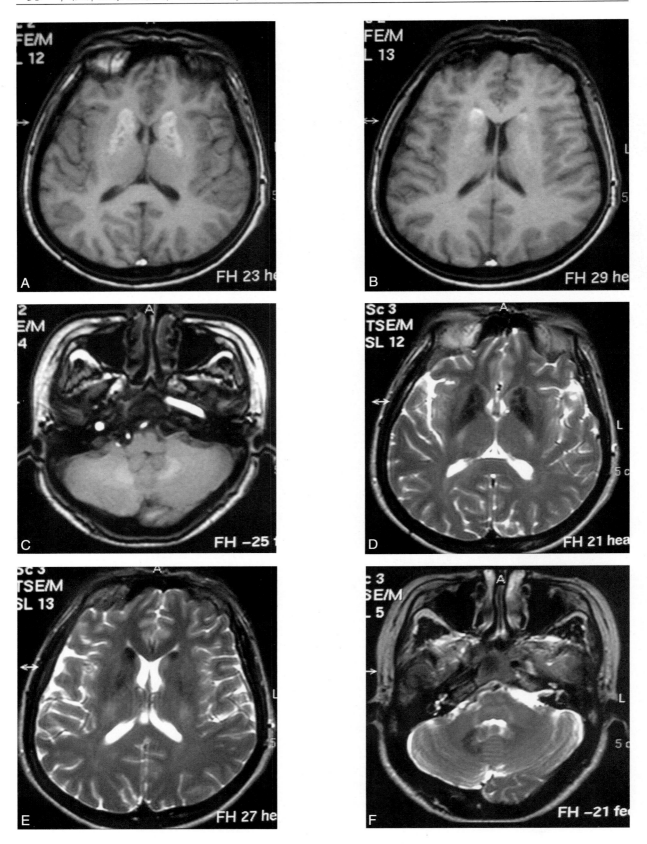

图 2-21　特发性家族性脑血管铁钙质沉着症(Fahr 病)

MRT₁加权图(A,B,C)示双侧基底节及齿状核对称性钙化呈高信号,T₂加权图(D,E,F)呈低信号。

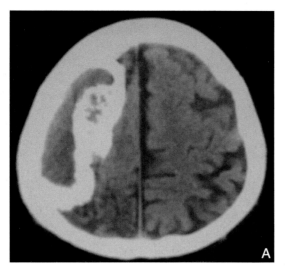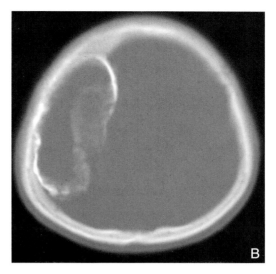

图 2-22　右额顶硬膜下血肿钙化
CT平扫脑窗(A)和骨窗(B)示钙化呈不规则厚壁环状。

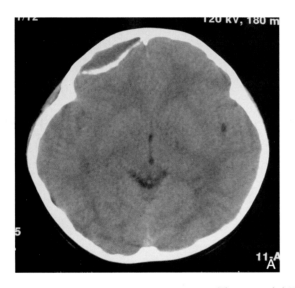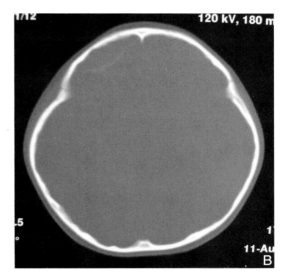

图 2-23　右额硬膜外血肿钙化
CT平扫脑窗(A)和骨窗(B)见钙化呈条状。

内血栓形成部分也可出现小点状或小片状钙化。

（2）动静脉畸形

脑内动静脉畸形（arteriovenous malformation，AVM）发生钙化比较常见，约占25%，钙化主要与血栓形成和反复出血有关，钙化可以比较轻，仅呈小点状或不规则小片状，也可出现明显的钙化，呈团块状或许多血管条样钙化，后者出现时CT平扫即可确定诊断。

（3）脑三叉神经血管瘤病

脑三叉神经血管瘤病（encephalotrigeminal angiomatosis）又称颅颜面血管瘤病和软脑膜血

管瘤病。1879年Sturge首次报告1例一侧面部血管瘤伴同侧青光眼、偏瘫及癫痫患者，认为大脑的症状是由于面部相同的脑血管瘤所引起，1928年Weber在头颅平片上发现了脑内钙化，故该病也称为Sturge-Weber综合征。

绝大多数脑三叉神经血管瘤病为散发，无性别差异，很少有家族史，遗传方式尚不清楚，有人认为属不完全外显的常染色体显性遗传，也有人提出为常染色体隐性遗传，还有人认为可能是染色体畸变所致。

该综合征主要包括沿三叉神经眼支分布的

颜面葡萄酒色血管痣及软脑膜或脑实质内血管畸形。面部血管病变为毛细血管瘤，出生时就存在，一般为单侧，偶可双侧，分布于三叉神经眼支的支配区内，在面部中线的界限清楚，最小的病变可仅位于眼外上缘。血管瘤略高出皮肤，呈紫红色。颅内血管畸形主要为毛细血管和静脉畸形，面部与颅内血管病变通常位于同侧。病人可因脑部血管畸形而出现智力低下、癫痫和偏瘫。约90%的患儿有癫痫发作，通常于婴儿期开始，可为部分性发作或全身强直-阵挛发作。

由于脑内血管畸形，脑组织长期供血障碍，局部脑组织发生层状坏死、胶质增生、钙盐沉积及脑皮层局限性萎缩。

CT 是诊断本病的有效方法，CT 平扫可见脑三叉神经血管瘤病以颅内钙化为主要表现。典型者钙化位于顶枕皮质区，偶可涉及额叶，比较广泛，钙化呈脑回样、弧带状或者波浪状（图2-24，图2-25）。典型的脑回样钙化通常出现在2岁以后。可伴有同侧大脑半球或局部脑萎缩，表现为局部脑沟加深、增宽，蛛网膜下腔扩大，脑裂池扩大，也可表现有颅腔缩小，颅板增厚。增强 CT 扫描时病变区或周围可显示异常强化的血管，表现为病变区脑回样强化。MR 检查时脑内这些异常血管在 T_1 加权图和 T_2 加权图均呈流空低信号，也可因其内有血栓形成而呈高信号。钙化部分在 T_1 加权图和 T_2 加权图均呈低信号。MR 对发现脑白质内胶质增生

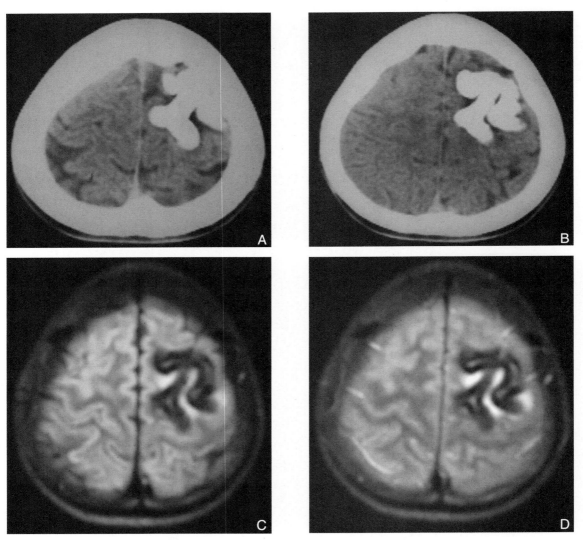

图 2-24 Sturge-Weber 综合征

CT 平扫(A,B)示右额顶脑回样钙化,MRT_2 加权图(C,D)呈脑回样低信号。

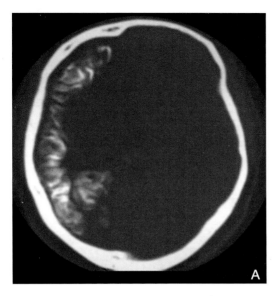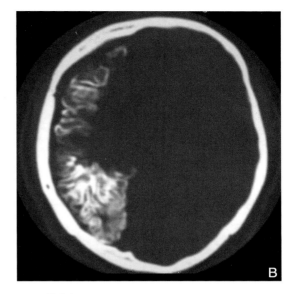

图 2-25　Sturge-Weber 综合征

CT 平扫骨窗(A,B)示右侧半球广泛性钙化,呈脑回样。

和脱髓鞘改变优于 CT，在 T_2 加权图上呈高信号。

本病的临床、CT 和 MR 表现特殊，一般无需与其他疾病鉴别。

（4）脑梗死

脑梗死（infarction）后出现钙化很少见，此种钙化可能与原梗死区合并有出血、动脉硬化或血管炎有关，钙化可呈点状，小片状或不规则状（图 2-26，图 2-27）。

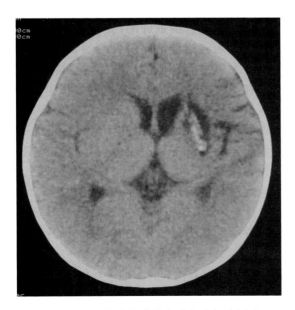

图 2-26　非特异性动脉内膜炎引起脑梗死

梗死灶内钙化,CT 平扫钙化呈高密度,周围梗死区萎缩软化。

（5）脑膜血管瘤病

脑膜血管瘤病（meningioangiomatosis）少见，以脑膜血管增生，形成结节并钙化为主要特征。原因不明，属于血管畸形、错构瘤或者脑膜瘤累及脑组织，尚不能确定。约半数合并有神经纤维瘤病。临床主要见于儿童和青年人，主要症状为癫痫。

主要表现为脑皮层结节，常位于额叶和颞叶皮层，右侧更常见。结节 1~3cm 大小、单发或多发。结节常见钙化，钙化呈结节状、线样或脑回状。结节偶可出血和囊变。少数情况下，结节也可见于第三脑室、丘脑、脑干和小脑。

CT 平扫未钙化囊变的结节呈等密度，钙化结节呈高密度，囊变部分呈低密度。

MRT_1 加权图未钙化结节呈等信号，钙化结节和囊变部分呈低信号。T_2 加权图未钙化结节呈稍高信号，钙化结节仍呈低信号，囊变部分呈高信号。

增强 CT 和增强 MR 扫描未钙化结节呈均匀强化。

因为脑膜血管瘤病以脑皮层结节并钙化为主要表现，钙化可呈结节状、线样或脑回状，所以，鉴别诊断首先应该考虑脑三叉神经血管瘤病。两者钙化形态可以类似，但位置不同，脑膜血管瘤病的钙化位于脑表面，而脑三叉神经血管瘤病的钙化位于皮层下脑实质。

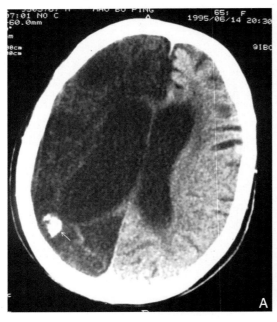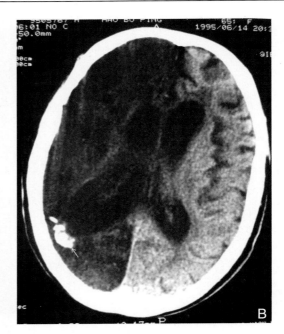

图 2-27　右侧大脑半球陈旧性大面积脑梗死

梗死区边缘出现钙化,CT 平扫(A、B)呈高密度(箭头)。右侧大脑半球脑实质减少,软化萎缩。

发生囊变的脑膜血管瘤病结节需要与其他有钙化的囊性肿瘤区别,包括脑膜瘤,少突胶质细胞瘤,神经节细胞瘤和神经节细胞胶质瘤。

脑膜瘤可发生囊变和钙化,位置也与脑膜血管瘤病类似,但脑膜瘤发生囊变者通常较大,多单发,而脑膜血管瘤病病灶小,可多发。

神经节细胞瘤和神经节细胞胶质瘤可与脑膜血管瘤病有类似的表现,即囊加钙化的壁结节,但脑膜血管瘤病位置更表浅,位于脑表面。另外,脑膜血管瘤病可多发。

脑囊虫病也可表现为小囊加钙化结节,但病变多位于脑实质内,少数可位于脑底池蛛网膜下腔,而脑膜血管瘤病病灶位于脑表面皮层。

肉芽肿性脑膜炎可表现有脑膜结节并钙化,但病变主要位于脑底池,增强扫描除结节外,脑膜有广泛强化,不同于脑膜血管瘤病,通常容易鉴别。

少突胶质细胞瘤位置表浅,钙化很常见,少数可发生囊变,与脑膜血管瘤病类似,鉴别诊断困难,但脑膜血管瘤病可多发,而少突胶质细胞瘤为单发病灶。

2.2.6　放射治疗后颅内钙化

放射治疗后患者颅内可出现钙化,尤其容易出现在同时接受化疗的患者,钙化常位于基底节区、半球灰白质交界区、小脑齿状核等处。患者可同时有放射性脑白质病的改变。

2.2.7　肿瘤性钙化

脑肿瘤钙化 (tumorous calcification) 分为 2 种类型,绝大多数表现为肿瘤内有部分钙化,其特点为在异常密度或信号的背景内有各种形态、程度和范围的钙化灶存在,这种情况容易确定为肿瘤钙化。少数肿瘤内可完全钙化,主要见于脑膜瘤,这种情况需要与颅骨骨瘤或其他钙化鉴别。尽管任何颅内肿瘤均可能出现钙化,但有些肿瘤钙化常见,有些肿瘤很少钙化,所以观察肿瘤有无钙化对特定部位脑肿瘤的定性诊断很有帮助,如鞍区颅咽管瘤钙化常见,而鞍区垂体瘤几乎不会发生钙化,四脑室室管膜瘤钙化较常见,而四脑室髓母细胞瘤钙化罕见。确定肿瘤内钙化的另外一个意义在于判断肿瘤的良恶性,一般来说,良性肿瘤容易钙化,而恶性肿瘤钙化少见,但也有例外,如神经母细胞瘤为恶性肿瘤,但钙化常见且钙化通常显著,垂体瘤通常为良性肿瘤而不发生钙化。

（1）大脑半球肿瘤钙化

星形细胞肿瘤

星形细胞肿瘤 (astrocytic tumours) 内出现

钙化说明其生长缓慢，故常见于低级别星形细胞瘤，而高间变性星形细胞瘤和胶质母细胞瘤发生钙化非常少见。

少突胶质细胞瘤

少突胶质细胞瘤（oligodendroglioma）发生钙化的几率要比星形细胞肿瘤高得多，可高达90%，但因其发病率比星形细胞肿瘤低得多，故日常工作中遇到的大脑半球肿瘤内钙化仍以低级别星形细胞瘤为常见，但一般来说，少突胶质细胞瘤钙化常较显著，钙化常从小血管开始，钙化小体沿血管壁及其周围肿瘤组织沉着，所以，钙化常呈弯曲条带状或脑回样，也可呈片状、团块状等，钙化位于肿瘤中心或边缘，或中心边缘同时存在。

神经节细胞瘤和神经节细胞胶质瘤

神经节细胞瘤（gangliocytoma）发生钙化者不到35%，其特点为钙化常位于肿瘤囊变区内，神经节细胞胶质瘤（ganglioglioma）钙化的典型表现为囊周围壁结节钙化。

神经母细胞瘤

神经母细胞瘤（neuroblastoma）属原始神经外胚层肿瘤，恶性程度很高，但钙化很常见，且钙化可很显著，常散在分布于整个肿瘤区，甚至整个肿瘤呈团块状钙化。

室管膜瘤

幕上室管膜瘤（ependymoma）钙化发生率不如幕下多，约占38%，钙化分布及形态无特征性。

脑膜瘤

幕上脑膜瘤（meningioma）中约有15%发生钙化，位于中心者常呈散在结节或斑片状，位于边缘者常呈弧线状，少数脑膜瘤可完全钙化，CT扫描时呈钙化团块。根据肿瘤位于脑外的特点，诊断一般不难。较小的脑膜瘤完全钙化时，需要与向内生长的颅骨骨瘤区别。骨窗观察时，后者仍为致密骨影，而钙化的脑膜瘤呈不均质高密度影（图2-28）。

脂肪瘤

脂肪瘤（lipoma）一般不发生钙化，但胼胝体周围的脂肪瘤偶可见斑点状、弧线状或新月状钙化，钙化常发生于大的脂肪瘤，钙化常位于脂肪瘤的边缘部分。脂肪瘤在CT和MR检查

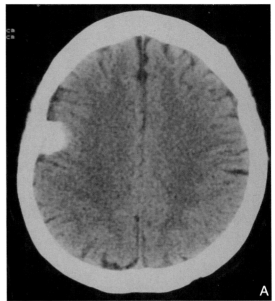

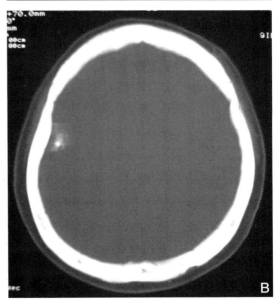

图2-28 脑膜瘤完全钙化

CT平扫脑窗（A）观察肿瘤完全钙化，呈均质很高密度，与颅板关系密切，与颅骨骨瘤鉴别困难。骨窗（B）观察见肿瘤内密度不均匀，钙化程度不一致。

时都容易诊断，CT扫描时呈很低密度，CT值为负值，常在-100Hu左右。MR各序列均呈脂肪样高信号，使用脂肪抑制序列时脂肪瘤呈低信号。胼胝体周围脂肪瘤常合并胼胝体发育不全。

转移瘤

转移瘤（metastasis）出现钙化罕见。主要见于骨肉瘤脑转移和乳腺癌脑转移（图2-29），

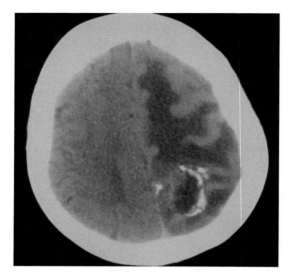

图 2-29　乳腺癌脑转移瘤钙化

CT 平扫示左侧顶后囊性转移瘤，囊壁及周围大量钙化，转移瘤周围水肿明显。

偶尔也可以见于肺癌脑转移（图 2-30）。

（2）松果体区肿瘤钙化

松果体区最常见的肿瘤有生殖细胞瘤、松果体细胞瘤和畸胎瘤，这些肿瘤均较容易发生钙化或引起松果体早期钙化。此外，松果体区少见的肿瘤，如脑膜瘤、皮样囊肿和表皮样囊肿也常发生钙化，故对松果体区肿瘤来说，钙化对鉴别诊断意义不太大，主要根据其他征象并结合临床进行鉴别（见第 10 章）。

（3）鞍区肿瘤钙化

鞍区肿瘤中，以颅咽管瘤钙化最常见，尤其是儿童颅咽管瘤，钙化可高达 80% 以上，钙化形态多种多样，呈壳状、点状、斑片状、不规则团块状等。再加上颅咽管瘤是鞍区最常见的肿瘤之一，故鞍区肿瘤内出现钙化是提示颅咽管瘤的重要征象。

鞍区畸胎瘤、皮样囊肿、表皮样囊肿也可发生钙化。但这些肿瘤均较少见或罕见。

鞍区垂体瘤、胶质瘤、生殖细胞瘤、错构瘤、转移瘤一般不发生钙化或钙化罕见，鞍区脑膜瘤虽可钙化，但较其他部位脑膜瘤钙化少见。

（4）桥小脑角区肿瘤钙化

桥小脑角区肿瘤发生钙化较少，相对而言，桥小脑角区的脑膜瘤钙化常见，而听神经瘤、三叉神经瘤、面神经瘤、表皮样囊肿、颈静脉球瘤均很少发生钙化（见第 8 章）。

（5）小脑及四脑室区肿瘤钙化

小脑及四脑室区肿瘤中，以室管膜瘤、脉络丛乳头状瘤、皮样囊肿钙化常见。室管膜瘤钙化常比较显著，皮样囊肿钙化常呈弧线状。

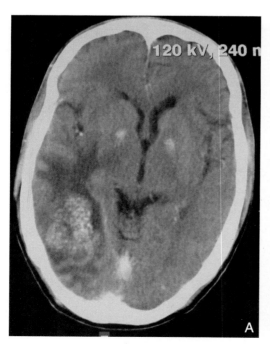

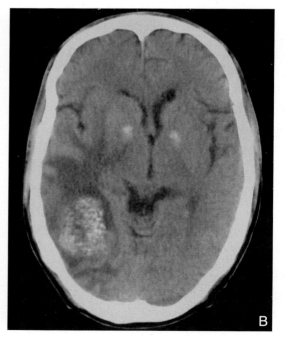

图 2-30　肺癌脑转移瘤钙化

CT 平扫（A，B）示右枕叶转移瘤灶内斑点状钙化，转移瘤周围水肿明显。

小脑星形细胞瘤、髓母细胞瘤钙化少见。小脑血管母细胞瘤、单纯性囊肿，转移瘤一般无钙化。

2.2.8 脑白质病及其他疾病

一些脑白质病也常见脑及基底节钙化，如科克因综合征、克-塞综合征等，另外有些脑白质病在CT平扫时可以表现为基底节呈高密度改变，类似于钙化，如佩-梅二氏病、球状细胞脑白质营养不良等（见第13章）。一氧化碳中毒晚期也可出现基底节钙化。

参考文献

1 傅晓琴，殷好治，梁福民.先天性弓形体病二例.临床放射学杂志，2003，22:326-326

2 龚向阳，蒋定尧，李森华，等.颅内钙化磁共振信号变化的临床研究.临床放射学杂志，2000，19:751-754

3 解明，藏国军，王锐，等.脑颜面血管瘤综合征的CT表现（附8例报告）.临床放射学杂志，2003，22:829-830

4 李建军，王兆熊.家族性Fahr病（附一家系报告）.临床放射学杂志，1996，15:252-253

5 李欣，李明林，杨志勇.先天性TORCH感染脑CT表现.中华放射学杂志，1997，31:160-163

6 李芯，窦万臣.颅内钙化的病因及影像学表现.中华神经外科疾病研究杂志，2010，9:286-289

7 李同芬，巩若箴，吕京光，等.特发性甲状旁腺功能减退的脑CT表现（附13例分析）.医学影像学杂志，2004，14:96-97

8 彭仁罗，谭长连.脑结节性硬化合并脑肿瘤.中华放射学杂志，1993，27:409-410

9 夏云宝，吴铭，潘功茂，等.脑颜面血管瘤综合征一例.中国医学影像技术，2000，9:727

10 谭利华，李德泰，彭隆祥，等.Kufs病的MRI和CT诊断.中华放射学杂志，2002，36:520-522

11 全松石，赵志梅，扑昌日，等.假性甲状旁腺机能减退症一例.临床放射学杂志，2003，22:198

12 徐德永.假性甲状旁腺机能低下.临床放射学杂志，2000，19:181-183

13 杨素云，黄启坤.家族性Fahr病两家系报告.中华放射学杂志，2003，37:49-50

14 钟心，朱庭敏，潘桂芳，等.Fahr病的诊断（附11例报告）.中华放射学杂志，1998，32:122-123

15 朱明旺，戴建平，何志华，等.颅内T_1加权像高信号钙化.中国医学影像技术，1998，14:413-414

16 Avrahami E, Cohn DF, Feibel M, et al.MRI demonstration and CT correlation of the brain in patients with idiopathic intracerebral calcification. J Neurol, 1994, 241:381-383

17 Bell Douglas G, et al.Imaging characteristics of tuberous sclerosis.AJR, 1991, 156:1081-1083

18 Boesch C, Issakainen J, Kewttz G, et al.Magnetic resonance imaging of the brain in congenital cytomegalovirus infection. Pediatr Radiol, 1989, 19:91-93

19 Boltshauser E, et al.Magnetic resonance imaging in infantile encephalopathy with cerebral calcification and leukodystrophy.Neuropediatrics, 1991, 22:33-36

20 Braffman B, et al.The phakomatoses:part 2.Von Hippel-Lindau disease, Sturge-Weber syndrome, and less common conditions.Neuroimaging Clin North Am, 1994, 4:352-356

21 Chang KH, Han MH, Roh JK.Gd-DTPA enhanced MR imaging in intracranial tuberculosis.Neuroradiology, 1991, 238:340-344

22 Coates R, Von sinner W, Rahm R.MR imaging of an intracerebral hydatid cyst.AJNR, 1990, 11:1249-1250

23 Cottier JP, Perrier D, Sonier CB, et al. MRI and computer-assised tomography in Kufs disease.Apropos of a familial form. J Neuroradiol (French), 1996, 23:33-37

24 Dell LA, et al.Physiologic intracranial calcification with hyperintensity on MR imaging:case report and experimental model.AJNR, 1988, 9:1145-1148

25 Draout S, Abdenabi B, Ghanem M, et al.CT of cerebral tuberculoma.J Comput Assist Tomogr, 1987, 11:594-597

26 Evans JC, Curtis J.The radiological appearances of tuberous sclerosis.Br J Radiol, 2000, 73:91-98

27 Goyal M, Sharma A, Mishra N, et al.Imaging appearance of pachymeningeal tuberculosis.AJR, 1997, 169:1421-1424

28 Grant EG, Williams AL, Schellinger D, et al.Intracranial calcification in the infant and neonate:evaluation by sonography and CT.Radiology, 1985, 157:63-65

29 Gronemeyer SA, et al.MR imaging detection of calcified intracranial lesions and differentiation from iron-laden lesions.J MRI, 1992, 2:271-275

30 Gupta RK, Jena A, Sharma A, et al.MR imaging of

intracranial tuberculomas.J Comput Assist Tomogr, 1988, 12:280-285

31　Harwood-nash DG, Reilly BJ, Turnbull I, et al.Massive calcification of the brain in a newborn infant.AJR, 1970, 108:528-532

32　Henkelman RM, et al.High signal intensity in MR images of calcified brain tissue.Radiology, 1991, 179:199-202

33　Holland BA, Kurcharczyk W, Brant-zawadzki M, et al.MR imaging of calcified intracranial lesions.Radiology, 1985, 157:353-356

34　Jinkins JR, Gupta R, Chang KH, et al.MR imaging of CNS tuberculosis.Radiol Clin Am, 1995, 33:771-786

35　Kapila A.Calcification in cerebral infarction.Radiology 1984, 153:685-688

36　Kincaid W, et al.Case report:Calcified brain metastases from an osteogenic sarcoma.Clin Radiol, 1992, 45:139-140

37　Kobari M, Nogawa S, Sugimoto Y, et al.Familial idiopathic brain calcification with autosomal dominant inheritance.Neurology, 1997, 48:645-647

38　Kucharczyk W, Henkelman RM.Visibility of calcium on MR and CT:can MR show calcium that CT cannot? AJNR, 1994, 15:1145-1146

39　Lee YY, Van Tassel PV. Intracranial oligodendrogliomas：imaging findings in 35 untreated cases.AJR, 1989, 152:361-365

40　Malloy PM, Neyman RM.The lack of specificity of neonatal paraventricular calcification. Radiology 1963, 80:98-102

41　Marti-Bonmati L, et al.Diagnosis of Sturge-Weber syndrome.comparison of the efficacy of CT and MR imaging in 14 cases. Am J Roentgenol, 1992, 158:867-870

42　Mayfrank L, et al.Intracranial calcified deposits in neurofibromatosis type 2.A CT study of 11 cases.Neuroradiology, 1990, 32:33-37

43　Michael AS, et al.Increased signal intensity on T_1-weighted MR image of physiologic intracranial calcifications.Comput Med Imaging Graph, 1991, 15:351-354

44　Okuchi K, et al.Astrocytoma with widespread calcification axonal fibres.Neuroradiology, 1992, 34:328-330

45　Oot RF, et al.The detection of intracranial calcifications by MR.AJNR, 1986, 7:801-804

46　Parisot S, Droulle P, Feldmann M, et al.Unusual encephalolastic lesions with paraventricular calcification in congenital rubella.Pediatr Radiol, 1991, 21:229-232

47　Polverosi R, Zambelli C, Sbeghen R.Calcification of the basal nuclei in hypoparathyroidism.the computed and magnetic resonance tomographic aspects.Radiol Med (Toino), 1994, 87:12-13

48　Prasak VSSV, et al.Calcified medulloblastoma in a child.Clin Imaging, 1994, 18:275-277

49　Sadzot B, Reznik M, Arrese-Estrada JE, et al.Familial Kufs isease presenting as a progressive myoclonic epilepsy.J Neurol, 2000, 247:447-454

50　Sener RN, et al.CT of gyriform calcification in tuberous sclerosis.Pediatr Radiol, 1992, 22:525-528

51　Sener RN, et al.Gyral calcifications detected on the 45th day after cerebral infarction.Pediatr Radiol, 1993, 23:570-573

52　Shaw DWW, Cohen WA.Viral infections of the CNS in children:imaging feature.AJR, 1993, 160:125-127

53　Sugita K, Ando M, Makino M, et al.Magnetic resonance imaging of the brain in congenital rubella virus and cytomegalovirus infections. Neuroradiology, 1991, 33:239-242

54　Yamashita Y, Matsuishi murakami Y, et al. Neuroimaging findings (ultrasonography, CT, MRI) in 3 infants with congenital rubella syndrome.Pediatr Radiol, 1991, 21:547-549

3 颅内出血

3.1　出血的 CT 和 MR 表现

3.1.1　出血的 CT 表现

CT 扫描是急性颅内出血最简便最有效的检查方法，急性颅内出血应首选 CT 检查。新鲜出血 CT 平扫时呈高密度，高于正常脑白质 20~25Hu（图 3-1）。高密度的原因是由于血液中的血红蛋白密度比脑组织密度高。流到血管外的血液大约在 72h 内逐渐形成血凝块，其密度也进一步提高，最高时 CT 值可高于脑白质 45~55Hu，这是由于凝血块收缩，低密度的血浆析出，血红蛋白浓度提高之故。3d 后，血肿周围部分的血红蛋白开始溶解、破坏并被周围巨噬细胞吞噬，周围部分出血密度开始降低，中心部分仍为高密度，随着时间的推移，血肿中心的高密度范围逐渐缩小（图 3-2），通常于出血后 1 个月时，整个血肿呈等密度或低密度。高

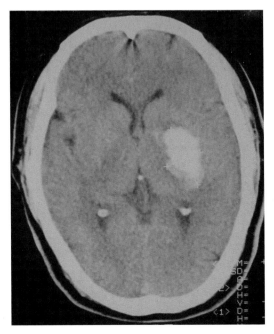

图 3-1　高血压病急性脑出血
CT 平扫示左侧基底节丘脑区出血呈高密度，周围水肿尚不明显。

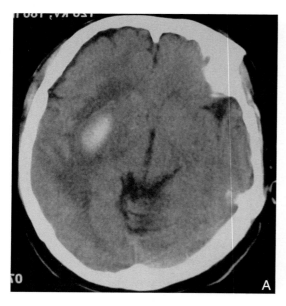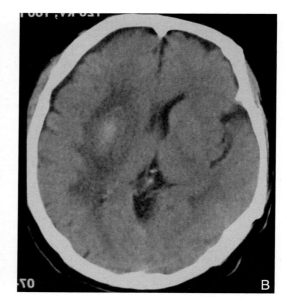

图 3-2　高血压病脑出血

出血第 4dCT 平扫(A)示右侧基底节区出血呈高密度,周围水肿明显,出血后第 20dCT 平扫(B)示血肿高密度区缩小。

密度血肿周围常有一低密度环带存在，通常在出血第 5d 时该低密度环带最明显，此低密度环带代表血肿周围的水肿和析出的血浆。

出血的急性期，绝大多数病人不需要进行增强扫描，但当出血很少而肿块效应显著时，增强扫描对鉴别肿瘤、梗死及单纯出血很有帮助。出血后 1~6 周间若进行增强扫描，血肿可表现为环形强化，对于病史不详，急性期又未做 CT 检查的病人，这种环形增强需要与很多疾病进行鉴别。（见第 15 章）

3.1.2　出血的 MR 表现

颅内出血的 MR 表现比较复杂，其信号强度随出血期龄的不同而异。

新鲜出血时，血肿为与全血类似的红细胞悬液，内含红细胞、血小板、血浆蛋白等血液成分，红细胞的系统完整，红细胞内主要含有氧合血红蛋白，它不具有顺磁性，不影响 T_1 和 T_2 弛豫时间，理论上 T_1 加权图和 T_2 加权图应该为等信号，但由于血肿初期蛋白含量相对较低，质子密度较高，或者由于血肿内水分增加，可使血肿的 T_1 和 T_2 弛豫时间稍长于脑组织，所以常表现为 T_1 加权图呈稍低信号，T_2 加权图为稍高信号，但在高场强 MR 机成像时，T_1 加权图常表现为等信号（图 3-3）。

出血数小时后，红细胞内的血红蛋白逐渐转变为脱氧血红蛋白，脱氧血红蛋白可使 T_2 弛豫时间缩短，因而在出血急性期，T_2 加权图呈低信号，T_1 加权图根据急性期出血的时期不同血肿可呈等信号、稍低信号、稍高信号或高信号（图 3-4）。

从出血后 3~6d 开始，脱氧血红蛋白在红细胞内开始氧化为高铁血红蛋白，这一过程是从血肿的周围部分开始逐渐向中心推进。高铁血红蛋白可使 T_1 弛豫时间缩短，在 T_1 加权图呈高信号，因为脱氧血红蛋白转化为高铁血红蛋白的过程常从血肿周围部分开始，所以此时在 T_1 加权图上常表现为高信号环，而血肿中心部分仍因含有脱氧血红蛋白而呈低或等信号。此期 T_2 加权图血肿信号比较复杂，若高铁血红蛋白位于细胞内时可使 T_2 弛豫时间缩短，而游离于细胞外的高铁血红蛋白（因红细胞溶解）可使 T_2 弛豫时间延长，前者在 T_2 加权图呈低信号（图 3-5），后者在 T_2 加权图则呈高信号（图 3-6）。有些病例，T_1 加权图可呈均质高信号（图 3-7）。

出血 2 周后，红细胞已经溶解，高铁血红蛋白进一步氧化成半色素，同时由于巨噬细胞吞噬作用使含铁血黄素沉积，含铁血黄素可使 T_2 弛豫时间明显缩短，含铁血黄素主要位于血

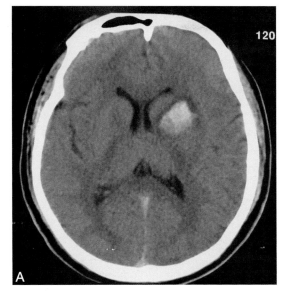

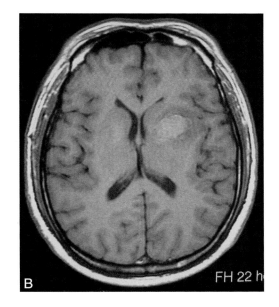

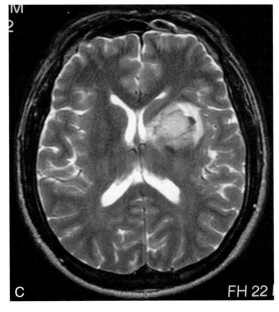

图 3-3 高血压脑出血 5h

CT 平扫(A)见左侧基底节出血呈高密度,MRT₁ 加权图(B)呈等信号,T₂ 加权图(C)呈稍高信号。

肿壁,在 T₂ 加权图表现为血肿周围有一低信号环,是慢性期血肿的特点,含铁血黄素及半色素沉积在儿童可以被完全吸收,而在成人可能长期存在,故在 MR 检查时常可发现很陈旧出血的证据 (图 3-8)。

血肿进一步发展,最后形成一囊腔,在 T₁ 加权图呈低信号,T₂ 加权图呈高信号,但也可因囊内蛋白浓度增高,在 T₂ 加权图呈等信号 (图 3-9)。

上述为不同期龄脑实质内出血典型的 MR 表现,但少数情况下,血肿的 MR 信号变化规律并不典型,其原因包括磁场强度、扫描序列、个体差异、血肿机化、血肿周围胶质增生、血肿内蛋白浓度、血肿的大小和部位、血肿内含水量、血凝块的均匀性、氧合血红蛋白转变为脱氧血红蛋白的速度、红细胞膜的完好性等。

弥散加权成像上脑实质内出血的信号变化规律为:超急性期脑出血呈高信号,ADC 值降低;急性期出血呈明显低信号,ADC 值降低,但常难以精确测量 ADC 值;亚急性早期出血也呈低信号,由于顺磁性敏感效应,ADC 值测量常不可靠;亚急性晚期出血呈高信号 (图 3-10),ADC 值降低或增高;慢性期出血也呈高信号,ADC 值增高,但由于磁敏感伪影,常难以

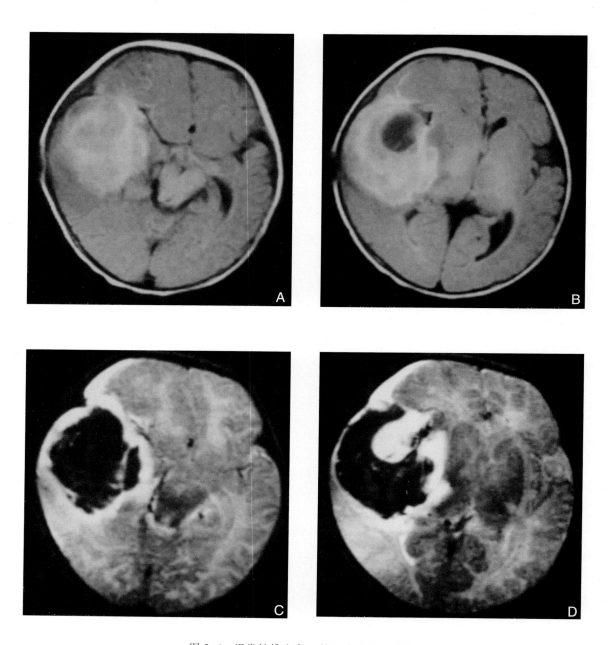

图 3-4　迟发性维生素 K 缺乏症脑出血 18h

　　MRT$_1$ 加权图(A,B)示右侧颞叶大量出血呈稍高信号,T$_2$ 加权图(C,D)呈低信号。血肿内长 T$_1$ 长 T$_2$ 信号为脑脊液。

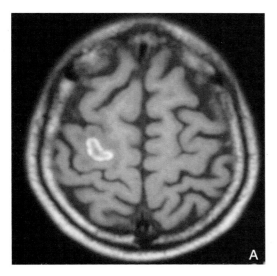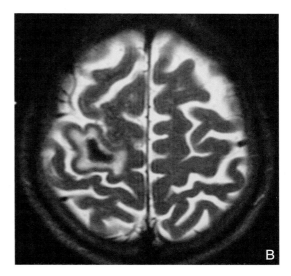

图 3-5 脑淀粉样血管病脑皮层亚急性出血早期

MRT$_1$ 加权图(A)呈环形高信号,T$_2$ 加权图(B)呈低信号。

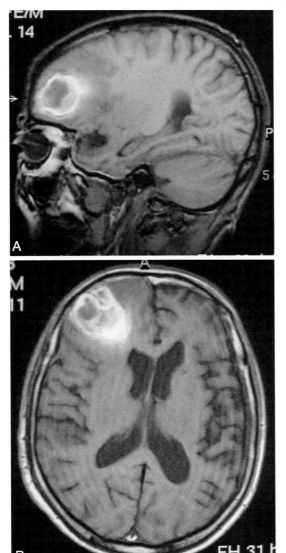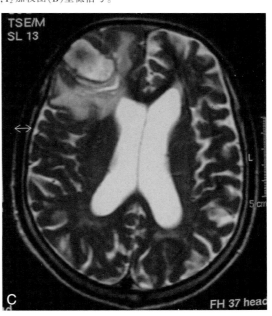

图 3-6 外伤性脑内出血亚急性晚期

MRT$_1$ 加权图(A,B)示右额叶出血呈环形高信号,T$_2$ 加权图(C)呈高信号。

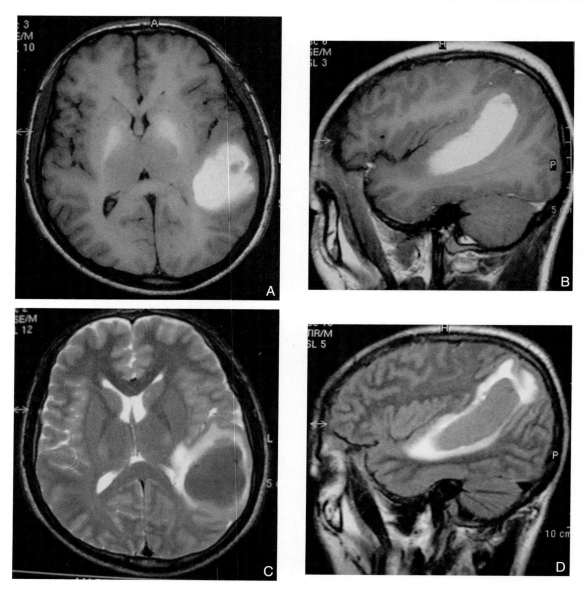

图 3-7　亚急性出血早期

MRT$_1$ 加权图(A,B)呈均质高信号,T$_2$ 加权图(C,D)呈均质等信号。

精确测量 ADC 值。了解不同期龄出血在弥散加权图上的信号变化对诊断和鉴别诊断有用,因为常规 MR 图像上,不同期龄的出血需要与其他不同的病变鉴别,结合弥散加权图信号变化常可确定是否为出血。

磁敏感成像对脑实质内微量出血最敏感,呈低信号。非含铁血红素铁、钙化、静脉血管瘤、空气和脂肪在磁敏感成像时也呈低信号,但通过其他方法区别并不困难。非含铁血红素铁沉积主要见于脑部退行性变性性疾病,双侧对称。空气和脂肪在 CT 扫描时呈很低密度。静

脉血管瘤呈蜘蛛样形态改变,与微量脑实质内出血形态不同。钙化在 CT 扫描呈很高密度,CT 值大于 100Hu。

3.2　出血应考虑的鉴别诊断

3.2.1　CT 诊断出血应考虑的鉴别诊断

(1) 急性期出血 CT 扫描时呈很高密度,主要应与很高密度的钙化区别。通过测量高密度区的 CT 值,两者一般容易区别,急性出血的

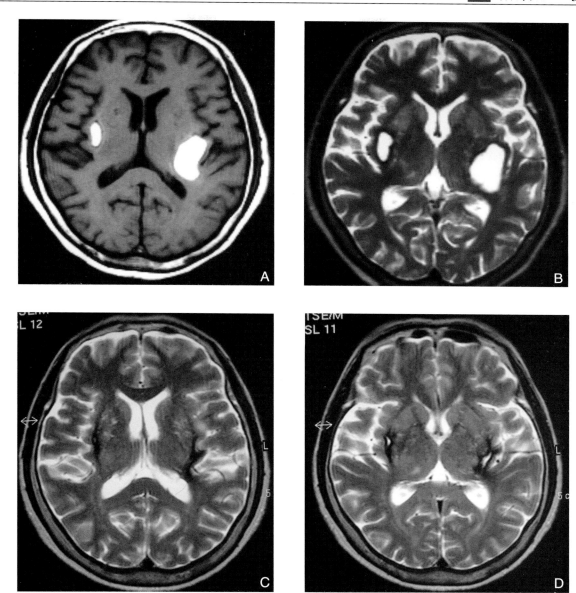

图 3-8　高血压性脑出血亚急性期

MRT$_1$ 加权图（A）示双侧基底节区出血呈高信号，T$_2$ 加权图（B）出血也呈高信号，半年后 MRT$_2$ 加权图（C,D）示原出血部位含铁血黄素沉积呈低信号。

CT 值通常低于 100Hu，而钙化的 CT 值常远远高于 100Hu，但较小的钙化和不完全钙化，由于测 CT 值时有部分容积效应存在，CT 值也可能低于 100Hu，此时，若区别出血或钙化对病变本身的鉴别诊断或指导临床治疗有重要意义时，应进行 MR 检查区别。出血在 MRT$_1$ 加权图呈高信号，而钙化在 T$_1$ 加权图和 T$_2$ 加权图通常都呈低信号。

（2）急性期出血在 CT 平扫时表现为很高密度，其原因是由于血红蛋白密度比脑组织密度

高，故一个贫血病人的急性颅内出血可能表现为等密度或稍高密度，此时，则需要与其他颅内等密度和稍高密度病灶区别。血红蛋白低于 10g 者仅根据密度改变可能发现不了出血灶的密度改变。

3.2.2　MR 诊断出血应考虑的鉴别诊断

（1）常规 MR 扫描诊断新鲜出血和急性期出血远不如 CT 有特点。新鲜出血在 T$_1$ 加权图和 T$_2$ 加权图均呈等信号，需要与细胞密集的等

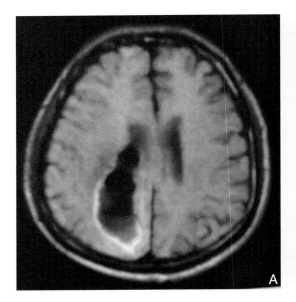 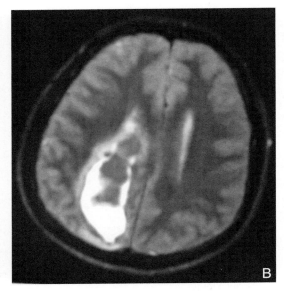

图 3-9　脑出血慢性期

MRT$_1$ 加权图(A)示右顶后出血呈低信号,信号低于脑脊液,T$_2$ 加权图(B)呈等信号,周围水肿和胶质增生呈高信号。

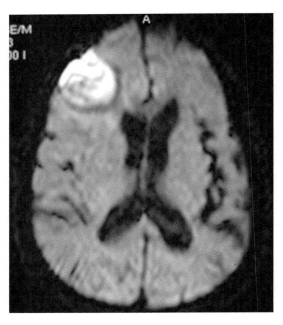

图 3-10　亚急性期脑出血

DWI 呈高信号(与图 3-6 为同一病例)。

信号实质性脑肿瘤鉴别,如果新鲜出血内水分增多,则在 MRT$_1$ 加权图呈低信号,在 T$_2$ 加权图呈稍高信号,绝大多数颅内病变均呈此种信号改变,无特征性,如脑梗死、胶质瘤、脑炎、脱髓鞘、脑水肿等。故新鲜出血和急性出血最好使用 CT 扫描确定诊断,CT 扫描呈高密度。

（2）脂肪、蛋白、钙化、黑色素成分、具有至少 1 个不成对轨道电子的顺磁性物质（包括金属离子如铁、镁、铜、铬、钴和钆）等在 T$_1$ 加权图也呈高信号,可能与亚急性出血混淆,所以 T$_1$ 加权图呈高信号,除考虑亚急性出血外,还需要考虑这些情况。含脂肪的病变包括脂肪瘤、畸胎瘤、皮样囊肿、颅咽管瘤等,CT 扫描呈很低密度,CT 值为负值可帮助鉴别。富含蛋白的病变包括脓液黏稠的脓肿、胶样囊肿、Rathke 囊肿等,多为囊性病变,且多有特定发生部位,如胶样囊肿位于三脑室前部顶壁,Rathke 囊肿位于鞍区,根据形态及部位可以鉴别。在 T$_1$ 加权图表现为高信号的钙化可结合 CT 密度确定。含黑色素成分的病变主要包括黑色素瘤脑转移、黑色素瘤病等,其特点是 T$_2$ 加权图呈低信号,是含黑色素病变的特点。

（3）陈旧性血肿内或周围因有大量含铁血黄素沉积,在 T$_2$ 加权图时呈低信号,颇具一定的特征,但此种 T$_2$ 加权图的低信号也可见于钙化及血管流空。含铁血黄素与钙化的区别可通过比较不同程度 T$_2$ 加权图信号变化来区别,如果是含铁血黄素的沉积,重 T$_2$ 加权图比轻 T$_2$ 加权图信号更低,而钙化在不同程度的 T$_2$ 加权图呈相似的低信号。血管流空的低信号具有血管形态特点,必要时可使用梯度回波进行区别。

3.3　出血原因分析及鉴别诊断

尽管 CT 和 MR 检查识别颅内出血需要考虑与非出血性病变鉴别，但通常结合 CT 和 MR 密度和信号变化容易确定。

引起颅内出血的疾病很多，确定出血由何种疾病引起能为临床治疗和预后的判断提供有益的帮助，所以了解和认识各种原因颅内出血的影像学表现特点有重要的临床意义。

3.3.1　脑实质内出血

脑实质内出血是颅内最常见的出血部位之一，其出血原因很多，多数脑实质内出血影像学表现具有一定的特点，有些则需要结合临床进行分析。

（1）高血压性脑出血

高血压性脑出血（hypertensive intracerebral hemorrhage）是脑出血最常见的原因。在自发性脑实质内出血中，约半数是由高血压病引起。

临床上多见于 40~70 岁，男女发病率无差别。季节变化、情绪波动、过分用力、精神紧张等为常见的诱因。通常发病突然，发展迅速，可很快出现昏迷，同时伴有明显的神经系统症状和体征，如偏瘫、失语等。

高血压性脑出血多发生在穿支动脉，以大脑中动脉的穿支动脉出血最常见，这些穿支动脉与大动脉呈直角或锐角，因此，其转弯处受血流冲击较重，而解剖上转弯处血管壁中层弹力纤维缺乏，血管壁薄弱，在高血压的作用下，容易发生出血。

高血压性脑出血最好发于基底节丘脑区，约占 80% 以上，其中以被壳外侧外囊区最常见，其次为被壳内侧（即内囊区）及丘脑，血肿大时可同时累及上述各区（图 3-11）。约有不到 20% 的高血压性脑出血可以出现在大脑半球皮层下区、小脑及脑干。

基底节丘脑区出血常可破入脑室系统（图 3-12，图 3-13）。皮层下出血可以破入蛛网膜下腔。

血肿在 CT 和 MR 检查时密度和信号的变化规律如上述。在急性期应选用 CT 检查为宜，血

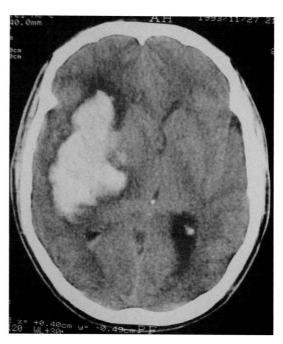

图 3-11　高血压病急性脑出血
CT 平扫示右侧基底节丘脑区出血呈高密度。

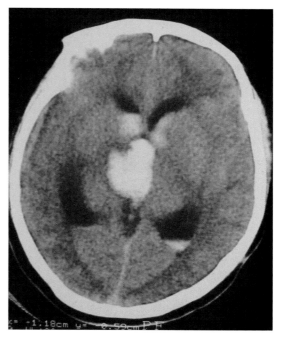

图 3-12　高血压病急性脑出血
CT 平扫示右侧丘脑区出血呈高密度，并破入脑室。

肿表现为均匀一致的高密度，境界清楚，常呈肾形，类圆形或不规则形，周围有低密度水肿带存在，占位效应可以很显著。在亚急性期，若要观察血肿大小改变及吸收情况，应选用 MR

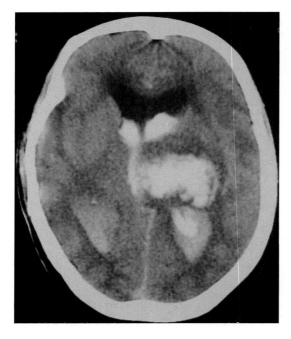

图 3-13　高血压病急性脑出血

CT 平扫示左侧丘脑区出血呈高密度,并破入脑室。

检查,因为在亚急性期,CT 检查时血肿外周部分密度逐渐减低,表现为高密度血肿逐渐缩小,但这种缩小并不真正代表血肿缩小,故据此高密度大小变化来判断血肿吸收情况并不可靠,而此期 MRT₁ 加权图血肿外围部分或整个血肿都呈高信号,将其大小范围与急性期 CT 高密度大小范围做比较,可能更能接近血肿吸收的真实情况。

确定出血由高血压病引起一般不难,主要根据以下几点:①患者年龄较大,以往有高血压病史;②出血好发于基底节丘脑区;③除出血外,脑室周围白质内常有腔梗病灶或脱髓鞘改变;④无颅脑外伤史。

(2) 脑血管畸形伴发出血

脑血管畸形合并出血是脑内非外伤性出血的常见原因,仅次于高血压性脑出血。

颅内血管畸形 (intracranial vascular malformation.IVM) 是颅内血管的先天性异常,包括动静脉畸形、海绵状血管瘤、毛细血管扩张综合征和静脉畸形。

颅内血管畸形可发生在任何年龄,但好发于中青年,男性稍多于女性。多位于幕上,顶叶最多见,其次是额叶,少数可多发,累及双侧大脑半球,或同时累及脑膜、头皮等。

颅内血管畸形中以动静脉畸形 (arteriovenous malformation, AVM) 最多见,分为脑实质型和硬膜型 2 种类型。实质型脑动静脉畸形多发生在大脑半球表面,以大脑中动脉分布区多见,病变大小范围差别很大,小者不到 2cm,大者可以累及整个大脑半球。病变由一团紧密连接在一起的粗细不均的异常血管组成,缠绕成团,其内可含有少量的胶质增生和无功能的脑组织,畸形血管壁可厚可薄,厚者可致管腔狭窄,薄者可仅由 1 层内皮细胞构成,故极易破裂引起出血。

CT 扫描时动静脉畸形常成混杂密度,供血和引流血管呈迂曲的条样等密度或稍高密度,病灶内可见条样或点状钙化,病变边缘常不清楚。MR 可直接显示脑动静脉畸形的供血动脉、引流静脉和异常血管团,表现为血管条样及圆形信号流空,T₂ 加权图胶质增生表现为高信号,增强扫描胶质增生可强化 (图 3-14)。

近 2/3 的脑动静脉畸形患者发生出血,出血一般好发于 15~30 岁。血肿 CT 密度和 MR 信号的改变与高血压性脑出血相似。下列情况常提示出血为脑动静脉畸形所致:①患者年龄在 40 岁以前,无高血压及外伤史;②血肿常位于大脑半球较表浅的部位 (图 3-15,图 3-16);③CT 平扫时血肿内可能有相对低密度的畸形血管,或者钙化的血管影 (图 3-17);④MR 检查时显示血肿内或附近有流空的血管成分,在 T₁ 加权图及 T₂ 加权图均呈无信号暗区 (图 3-18);⑤MRT₂ 加权图血肿周围常可见到低信号环 (图 3-19),这是由于血管畸形常反复出血,血肿周围有较多含铁血黄素沉积;⑥CT 增强扫描,部分病人血肿周围可能见到畸形迂曲的血管影;⑦必要时可行脑血管造影检查以明确诊断 (图 3-20),但应注意脑血管造影未见异常时也不能完全除外脑血管畸形,待血肿吸收后再行 CT 增强扫描常能显示畸形的血管。

海绵状血管瘤 (cavernous hemangioma) 可见于任何年龄,但以 20~30 岁多见。可位于脑内或脑外。脑内海绵状血管瘤病灶通常较小,少数也可很大,幕上多见,以颞叶最常见,常位于皮层下,多数单发,少数多发。幕下海绵

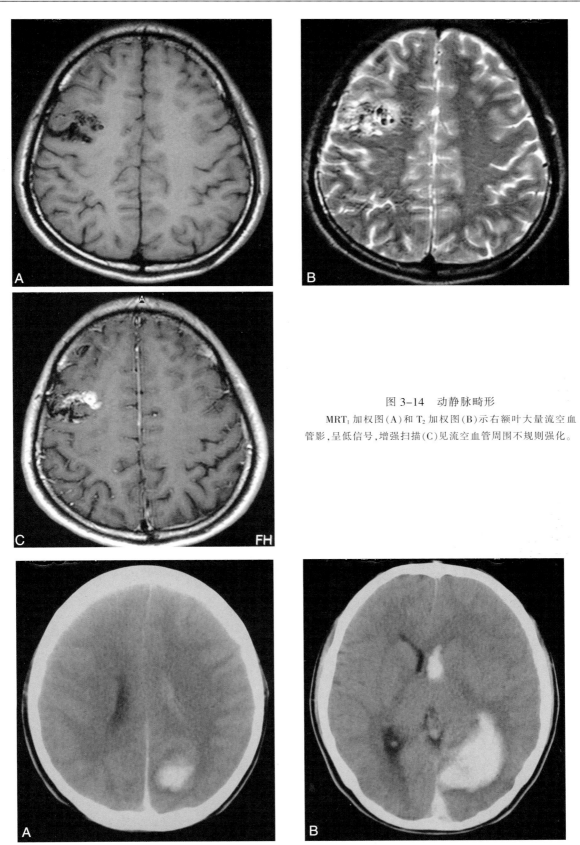

图 3-14　动静脉畸形

MRT$_1$ 加权图(A)和 T$_2$ 加权图(B)示右额叶大量流空血管影,呈低信号,增强扫描(C)见流空血管周围不规则强化。

图 3-15　动静脉畸形出血

CT 平扫(A,B)示左顶枕出血呈高密度,并破入脑室,占位效应存在。

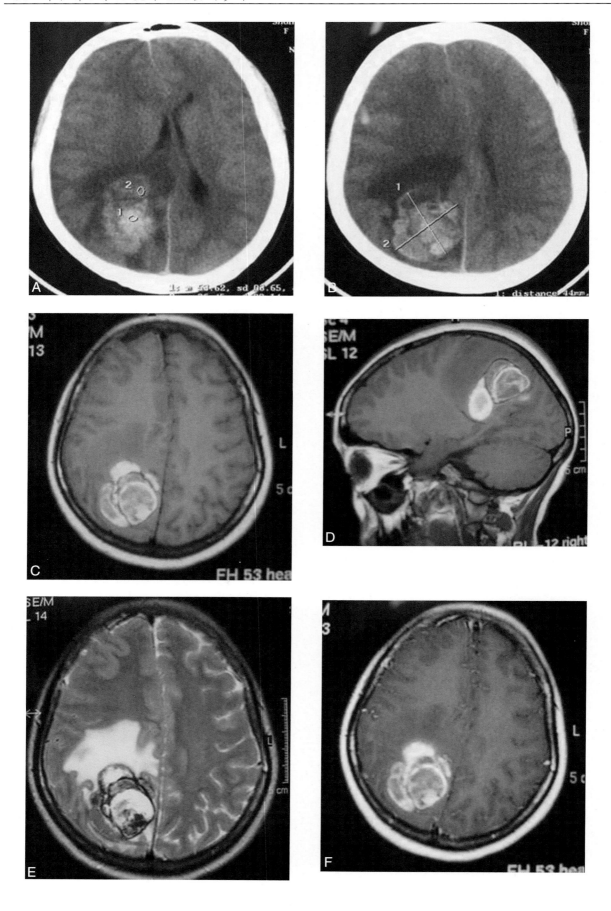

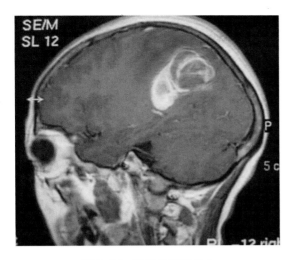

图 3-16 动静脉畸形出血

CT 平扫(A,B)示右顶枕叶出血呈不均质高密度,MRT₁
加权图(C,D)呈不均质高信号,T₂加权图(E)呈高低混杂信
号,增强扫描(F,G)无明显强化。

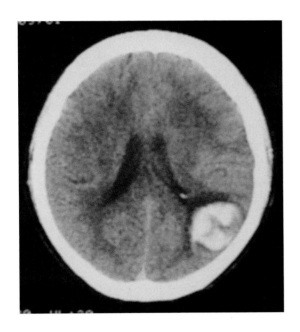

图 3-17 动静脉畸形出血

CT 平扫示左顶后皮层及皮层下区类圆形高密度血肿,
内有条状低密度血管影。

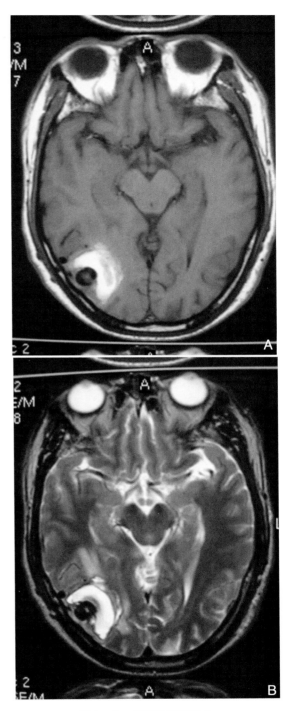

图 3-18 动静脉畸形出血

MRT₁加权图(A)及 T₂加权图(B)示右枕出血呈高信
号,并见流空低信号血管影。

状血管瘤位于小脑或脑干,脑干海绵状血管瘤
常见于桥脑。脑外海绵状血管瘤病灶多较大,
直径可达 5cm 以上,常见于颅底,以海绵窦区
多见。

　　海绵状血管瘤是一种特殊的脑血管畸形,

病灶由海绵状血管腔隙组成,无粗大的供血动
脉和引流静脉,其血管壁由胶原纤维组成,并
衬有扁平内皮细胞。由于海绵状血管瘤病灶血
管壁很薄,发育不良,缺乏弹性,所以容易出
血,且常为少量、多次、反复出血。病灶内常

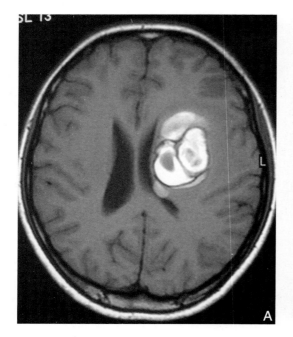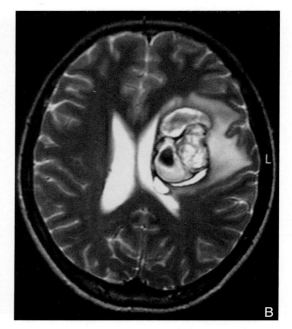

图 3-19 动静脉畸形出血

MRT₁ 加权图（A）示左侧侧脑室旁出血呈高信号，T₂ 加权图（B）示出血呈高信号，血肿周围见含铁血黄素沉积呈低信号，血肿周围水肿呈高信号。

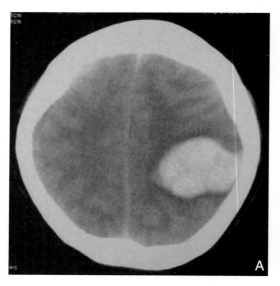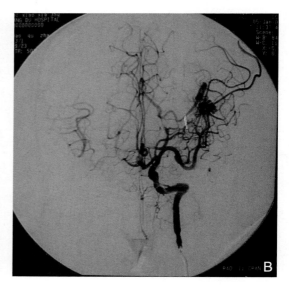

图 3-20 动静脉畸形出血

CT 平扫（A）示左顶出血呈高密度，DSA（B）示异常血管团。

见钙质沉积。

由于出血和钙化，脑内海绵状血管瘤 CT 扫描时常表现为高密度，不均质，圆形或结节形，境界清楚，增强 CT 扫描病灶轻微强化或不强化。MR 对显示海绵状血管瘤优于 CT 扫描，能够发现 CT 扫描不能发现的病灶。在 T₁ 加权图上，海绵状血管瘤多呈高信号或稍高信号，T₂

加权图上呈高低混杂信号，境界清楚，一般无占位效应，病灶内无流空血管影，由于反复出血，病灶周围有含铁血黄素沉积，T₂ 加权图病灶周围可见低信号环（图 3-21）。增强 MR 扫描病灶可强化，有时可见病灶周围有细小的血管影。

海绵状血管瘤病灶内 1 次较大量出血时，

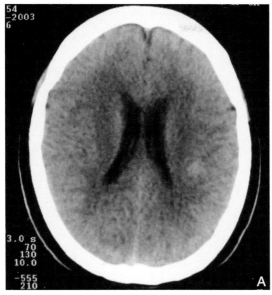

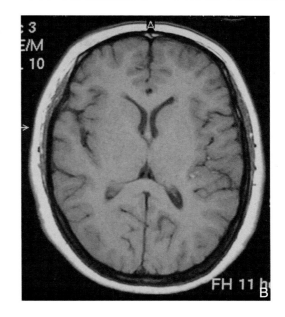

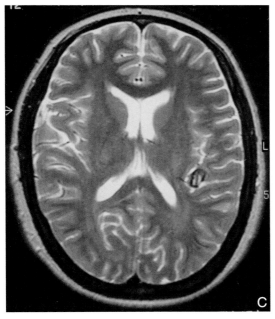

图 3-21 海绵状血管瘤

CT 平扫(A)示左侧顶叶灰白质交界处海绵状血管瘤呈稍高密度,MRT$_1$ 加权图(B)病灶内见点状高信号出血,T$_2$ 加权图(C)见环状低信号为含铁血黄素沉积。

表现为病灶短期内明显增大,可表现有占位效应,大的海绵状血管瘤出血较多时占位效应可很明显 (图 3-22)。

毛细血管扩张综合征 (telangiectasia syndrome) 是一种常染色体显性遗传性全身血管异常性疾病。患者自儿童期开始常有反复的鼻、口腔等部位出血,故本病也称遗传性或家族性出血性毛细血管扩张症。最早由 Rendu 于 1896 年报告,1901 年 Osler 将本病从各种出血性疾病中区分出来,1907 年 Weber 对本病做了详细的临床分析和补充,故本病也称为 Rendu-

Osler-Weber 综合征。

病理上病变区由管腔变化很大的扩张的毛细血管组成,壁薄而不规则,小静脉缺乏肌层弹力纤维层。

常在儿童期发病,常首先出现各种出血症状,鼻、口腔、皮下、泌尿系、胃肠道、肺等。

颅内毛细血管扩张症并不少见,位于颅内者多见于桥脑,也可见于脑皮层和皮层下,病变本身一般不产生临床症状。CT 平扫时,毛细血管一般不能够显示,增强 CT 扫描表现为片状明显强化区。MRT$_1$ 加权图病变区呈等信号,T$_2$

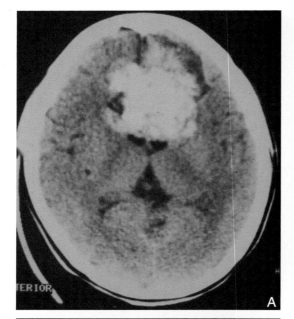

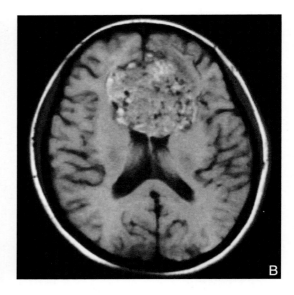

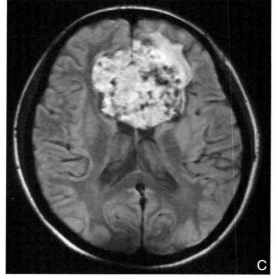

图 3-22　海绵状血管瘤大量出血

CT 平扫(A)示额叶大量出血呈高密度,占位效应明显,MRT₁ 加权图(B)见出血内大量流空低信号血管影,T₂ 加权图(C)血管也为流空低信号。

加权图呈稍高信号,增强 MR 扫描表现为片状强化,磁敏感加权成像对毛细血管扩张症的显示最敏感,表现为圆形很低信号。合并出血时出现不同程度的颅内症状,CT 和 MR 检查表现为病变区出血密度和信号。

静脉血管畸形 (venous vascular malformation) 包括静脉血管瘤 (venous angioma)、大脑大静脉畸形 (vein galen malformating) 和静脉异常曲张 (venous varix) 3 种。静脉血管瘤实际上是静脉发育的异常,是静脉引流方式的 1 种变异。正常情况下,表面和深部静脉回流系统保持在 1 种平衡状态,但随着血液循环的发育,2

种静脉回流系统中的 1 种可能占主导地位,可以向另外一个系统扩展,产生侧支,将血液引流到大的静脉通道中,这些静脉侧支通常垂直于大脑皮层或脑室壁。静脉血管瘤的发生率尚不清楚,以往认为是一种少见的静脉发育异常,但随着 CT 和 MR 的普遍临床应用,在日常影像学检查中并不少见。约 30% 的静脉血管瘤合并有海绵状血管瘤 (图 3-23)。一般认为,静脉血管瘤引起的临床症状更可能是由于静脉血管瘤合并海绵状血管瘤所产生。

(3) 动脉瘤伴发出血

颅内动脉局限性异常扩张称为脑动脉瘤 (a-

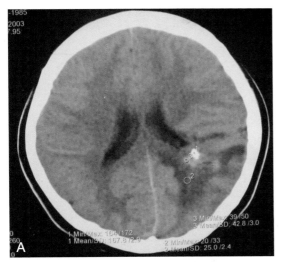

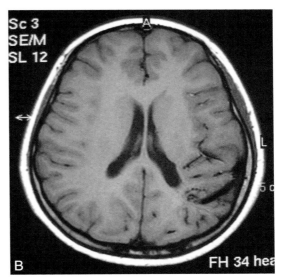

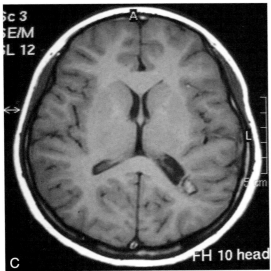

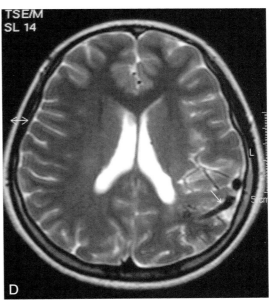

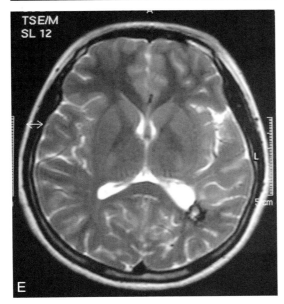

图 3-23　海绵状血管瘤合并静脉血管瘤

CT 平扫（A）示左侧侧脑室后部海绵状血管瘤呈高密度，MRT_1加权图（B,C）呈等信号，T_2加权图（D,E）周围有含铁血黄素沉积，病灶外方见粗大的静脉由脑皮层向内行走为静脉血管瘤（箭头）。

neurysm）。根据动脉瘤的形态分为囊性动脉瘤和梭性动脉瘤。根据动脉瘤的病因分为先天性动脉瘤、生长形成性动脉瘤、动脉硬化性动脉瘤、感染性动脉瘤、外伤后动脉瘤和假性动脉瘤。绝大多数动脉瘤为先天性，是由于脑动脉分叉部及转弯处中膜及弹力层发育不良或缺失引起，血流搏动性冲击可使这些薄弱部位膨出形成动脉瘤。

脑动脉瘤在临床上比较常见，正常人群中脑动脉瘤的发病率约为 3%，96% 的脑动脉瘤位于颈动脉系统，前交通动脉是最常见的好发部位（30%），其次是后交通动脉（25%）和大脑中动脉（20%）。动脉瘤多见于男性，男女比例约为 3:1。

因颅内动脉瘤最常位于蛛网膜下腔，故破裂后主要引起蛛网膜下腔出血，但偶尔也可造成脑实质内出血。其脑内血肿 CT 密度和 MR 信号的变化与高血压性脑出血相同，但动脉瘤引起的脑内出血，血肿常位于颞叶外侧裂附近，多数蛛网膜下腔或脑室内同时有出血，但也可仅表现为脑实质内血肿。动脉瘤破裂出血实际上是血液经僵硬变薄的动脉瘤壁向外渗出，渗血过程常较慢，较小的动脉瘤破裂后，动脉瘤本身可不再显示，各种影像学检查常无法确定出血是由小的动脉瘤破裂所致，但大的动脉瘤破裂出血后，动脉瘤本身仍存在，MR 检查常能显示瘤体中心呈流空现象。

（4）脑肿瘤合并出血

脑肿瘤合并出血并不十分少见，约占颅内肿瘤的 3.1%。脑肿瘤出血的主要原因是由于肿瘤生长速度太快，肿瘤内血管形成不良，肿瘤中心发生坏死和出血。

多数情况下，肿瘤内出血量较少，通常呈小斑片状分布于肿瘤的中心或边缘，急性期 CT 平扫出血灶呈高密度，亚急性期 MRT$_1$ 加权图呈高信号，出血的背景为脑肿瘤（图 3-24），通常不需要与脑实质内单纯性出血鉴别。

少数情况下肿瘤内出血可很严重，肿瘤的大部分或几乎全部为出血所掩盖或占据，此时，一个重要的问题是要确定是肿瘤合并出血还是单纯的血肿，可以根据以下几点进行鉴别：①肿瘤大部为出血占据时，增强 CT 或增强 MR 扫

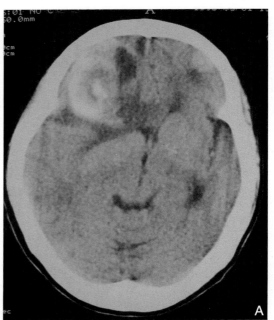

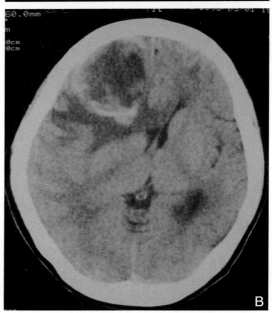

图 3-24　肺癌脑转移合并出血

CT 平扫（A，B）示右额叶巨大占位病变，部分囊变，实质内出血呈高密度。

描对两者的区别很有帮助，如果非出血区有强化现象提示可能为肿瘤合并出血（图 3-25）；②肿瘤全部为出血占据时，CT 扫描表现为整个肿瘤呈高密度，MRT$_1$ 加权图整个肿瘤呈高信号，但密度和信号往往没有脑内单纯性出血高（图 3-26，图 3-27），这是因为肿瘤出血常同时伴有肿瘤坏死液化，实际上为出血与坏死液化的

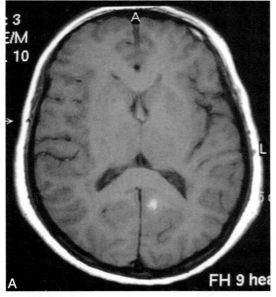

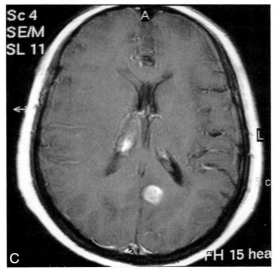

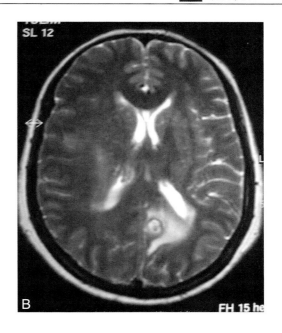

图 3-25 肺癌脑转移合并出血

MRT_1 加权图(A)示左侧枕叶胼胝体后方出血呈高信号,T_2 加权图(B)见肿瘤实质呈等信号环,其内出血和周围水肿呈高信号,增强扫描(C)肿瘤实质强化,与出血均表现为高信号,高信号明显比平扫 T_1 加权图大。

混合液;③脑肿瘤出血,由于肿瘤比较乏氧,进一步氧化所形成的含铁血黄素较少,故在 T_2 加权图上常看不到因含铁血黄素沉积所致的低信号环;④观察出血周围水肿的情况对鉴别也有帮助,肿瘤出血周围水肿常较显著,而新鲜单纯性出血周围水肿较轻微,即肿瘤出血有灶周水肿与血肿龄不符的特点。可疑病例,可于3~4周血肿部分吸收后再行 CT 和 MR 检查,以显示肿瘤本身。

肿瘤内出现出血对肿瘤性质的判断及鉴别诊断有一定的帮助。有出血时趋向于排除罕见出血的肿瘤。颅内常见出血的肿瘤包括:多形性胶质母细胞瘤、髓母细胞瘤、神经母细胞瘤、高级别星形细胞肿瘤、恶性黑色素瘤、黑色素瘤脑转移、肺癌脑转移、垂体瘤等。而罕见有出血的肿瘤包括脑膜瘤、淋巴瘤、低级别星形细胞瘤以及其他一些良性颅内肿瘤。

(5)出血性脑梗死

多数缺血性脑梗死为非出血性脑梗死,如果脑梗死后血管迅速形成,缺血性脑梗死可出现数量不等的出血,称为出血性脑梗死(hemorrhagic infarction)。梗死区出血常在血管闭塞后2h 到 2 周内出现。出血性脑梗死最常出现在颈动脉或其他来源的栓子引起的脑梗死,也可发生在凝血机制有异常或使用抗凝血治疗后的动脉粥样硬化血栓形成的病人。高血压病出现缺

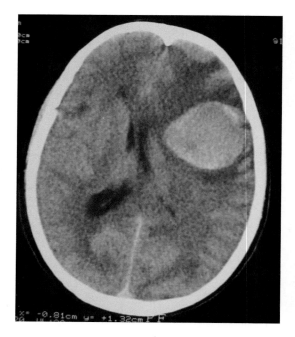

图 3-26　肺癌脑转移合并出血

CT 平扫示左额叶转移瘤呈高密度,低于单纯出血密度。

血性脑梗死后也可转化为出血性脑梗死。

缺血性脑梗死后出血比较常见,约占全部脑梗死病人的 20% 左右。梗死区小的斑点状出血临床症状轻微,大面积出血可引起严重水肿,颅压增高,临床症状恶化,预后不良。

出血性脑梗死在病理上的表现特点是梗死组织内弥漫性斑点状出血,尤其容易发生在脑皮层,皮层出血性脑梗死在 CT 平扫时表现为脑回样、波浪状或线条样高密度 (图 3-28),在 MRT$_1$ 加权图表现为脑回样、波浪状或线条样高信号 (图 3-29)。少数大面积出血者出血呈大的斑片状,CT 平扫呈高密度,MRT$_1$ 加权图呈高信号。出血也可以散在分布于整个梗死区,也可以分布于原梗死病灶的边缘部分。

如果大面积出血于梗死后不久出现,局部脑组织可以明显肿胀,出现明显的占位效应,如果于梗死数周或更长时间后出现,局部脑组织可能已有萎缩和软化。CT 平扫呈脑回样高密度和 MRT$_1$ 加权图呈脑回样高信号是皮层出血性脑梗死最典型的表现,很具有特征性,但缺乏特异性,皮层梗死后顺磁性物质沉积和皮层层状坏死也可有同样的表现,鉴别诊断主要取决于 T$_1$ 脑回样高信号出现的时间:顺磁性物质沉积 T$_1$ 脑回样高信号出现在慢性期,局部脑组织

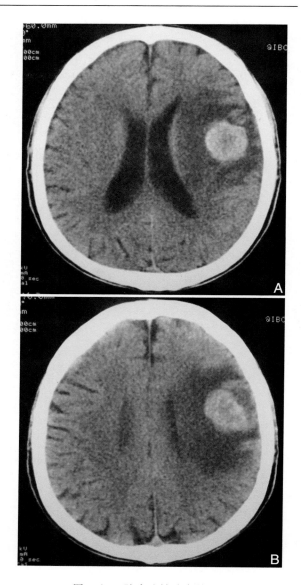

图 3-27　肺癌脑转移合并出血

CT 平扫(A,B)示左顶叶转移瘤呈高密度,低于单纯出血密度,病变周围水肿明显。

有萎缩和软化的表现;皮层层状坏死出现 T$_1$ 脑回样高信号发生在病变发生后 2 周左右;皮层出血性脑梗死 T$_1$ 脑回样高信号发生在急性期。

缺血性脑梗死内大面积大量出血时需要与高血压性脑出血区别,因为出血周围的梗死在 CT 上也呈低密度,在 MRT$_1$ 加权图呈低信号,T$_2$ 加权图呈高信号,与血肿周围的水肿类似,但就出血与整个病变范围比较而言,出血性脑梗死的出血相对较小,而高血压性脑出血的血肿相对较大,但有时鉴别可能有困难。

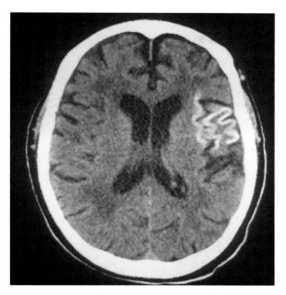

图 3-28　出血性脑梗死

CT 平扫示左颞叶脑回样高密度。

MR 对出血性脑梗死的显示明显优于 CT 检查，尤其是对于出血量少者。但应该注意，梗死区内出现短 T_1 信号不一定都是出血，还有可能是由于吞噬脂肪的巨噬细胞的脂质沉积和顺磁性物质沉积所致。脂质沉积多见于基底节区，其特点是多次 MR 复查一直表现为短 T_1 信号。顺磁性物质沉积多见于脑梗死慢性期或陈旧性脑梗死，原脑梗死区已经软化和萎缩，这种情况比较常见，不可误认为有出血。

（6）脑淀粉样血管病伴发出血

脑淀粉样血管病（amyloid angiopathy）是指脑内小动脉壁中有局限性淀粉样物质沉着，淀粉样物质在脑实质血管内沉积主要累及皮层动脉，最常受累的皮层动脉是位于顶叶皮层的小动脉。

脑淀粉样血管病主要见于老年人，且年龄越大发病率越高。病理解剖资料显示，70 岁以上老人中约 40% 有此种改变，而 60~70 岁年龄组有此改变者仅为 20%。病因尚不明确，可能与感染、风湿或免疫有关。

临床主要表现为痴呆，但也可以没有症状。病理学上可见血管淀粉样沉积合并 Alzheimer 斑块。

脑淀粉样血管病合并出血主要累及皮层，边缘不规则，周围有水肿，常常延伸到邻近的

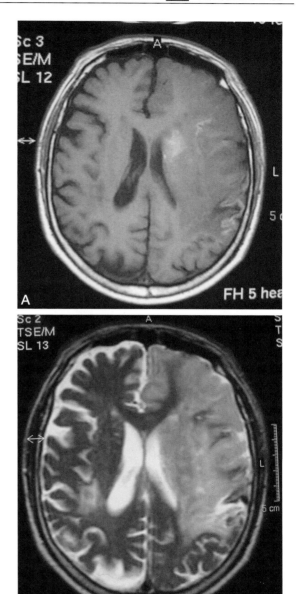

图 3-29　出血性脑梗死

MRT$_1$ 加权图（A）示左侧大脑半球大面积脑梗死呈低信号，梗死区内见斑片状高信号，皮层见脑回样高信号，T_2 加权图（B）梗死区呈高信号。

白质。由于位置比较表浅，脑淀粉样血管病引发的皮层出血可以破入到蛛网膜下腔。CT 平扫出血可呈脑回样或者片状高密度（图 3-30，图 3-31），MRT$_1$ 加权图呈高信号。出血可呈多发性或反复发作，可与脑梗死同时存在，也可同时表现有普遍性脑皮质萎缩。

出血位置表浅，发生在老年人，可提示本病的诊断。

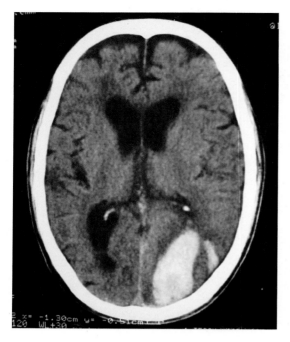

图 3-30　脑淀粉样血管病合并出血
CT 平扫示左枕叶高密度出血，累及皮质及白质。

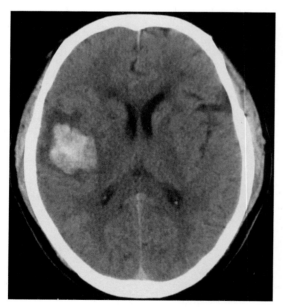

图 3-31　脑淀粉样血管病合并出血
CT 平扫示右颞叶高密度出血，累及皮质及白质。

（7）早产儿颅内出血

早产儿颅内出血（intracerebral hemorrhage in premature newborn）比较常见。体重低于 1.5kg 的早产儿（<35 周）中，影像学能显示颅内出血者占 40%~70%，是新生儿颅内出血最常见的原因。出血主要来自胚基（germinal ma-

trix），这一结构位于脑室周围室管膜下，在尾状核头及丘脑处最厚，胚基中含有非常丰富的毛细血管，且缺乏支持组织，在胚胎发育至 32~34 周时，胚基发育最大，当缺氧或轻微外伤时极易发生出血。胚胎 34 周后，胚基逐渐退化，故成熟胎儿在分娩时不易发生出血。根据以上发育特点，不难理解早产儿出血多位于脑室周围，尤其是尾状核头或孟氏孔附近。约半数出血为双侧性，但左侧更为常见，出血量多时可向周围脑实质内扩散，其原因是由于这些部位脑实质同时有缺氧或静脉性梗塞，严重的病例可表现为脑实质弥漫性出血，以分布于脑室周围室管膜下或脑室附近脑实质为主（图 3-32）。出血也可破入脑室系统。可根据出血的严重程度进行分级：出血局限于胚基者为 Ⅰ 级；出血扩散到邻近室管膜下、脑实质或脑室者为 Ⅱ 级；有大量出血进入脑室并有脑积水者为 Ⅲ 级。少量小范围出血可以很快吸收，不产生明显的症状而容易被临床忽略。大量出血时吸收困难，预后差，常有明显的临床表现，若能存活，出现后遗症的比率很高。后遗症主要包括脑积水、脑室扩大或脑穿通畸形囊肿等。

早产儿颅内出血主要应与发生在新生儿的

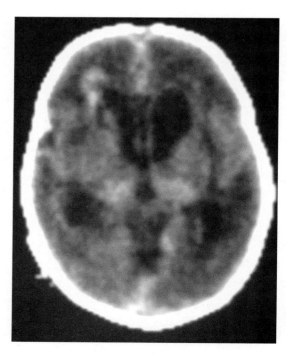

图 3-32　早产儿颅内出血
CT 平扫示脑实质内广泛出血呈高密度，以脑室周围分布为主。

其他原因所致的颅内出血区别，包括迟发性维生素 K 缺乏症、新生儿缺血缺氧性脑病和产伤引起的出血。迟发性维生素 K 缺乏症为出血性疾病，其颅内出血的特点是出血量多和多部位出血，多部位出血是指除脑实质出血外，脑室、蛛网膜下腔、硬膜下和硬膜外可能同时有出血，或者脑实质内多处出血。这种出血特点显然不同于以脑室周围分布为主的早产儿颅内出血。新生儿缺血缺氧性脑病主要引起脑组织缺血缺氧性水肿，少量出血时常见于大脑镰旁，水肿灶内也可有斑片或斑点状出血，容易与早产儿颅内出血区别。产伤引起的颅内出血，出血量可大可小，结合临床不难确定。

(8) 急性出血性脑脊髓炎

急性出血性脑脊髓炎 (acute hemorrhagic encephalomyelitis) 又称急性坏死性出血性白质脑炎，是一种超急性中枢神经系统炎性脱髓鞘疾病，是脱髓鞘疾病中最重的一型。直接病因尚不清楚，有人认为属于急性播散性脑脊髓炎最严重的一种类型，即暴发型或出血坏死型。临床症状严重、发展迅速，常为致死性。影像学检查以脑内多发出血为特征。

主要的病理改变是血管壁坏死、出血及中性多核白细胞浸润。白质受损区有广泛的白细胞渗出，且见小血管坏死及血管周围脑组织坏死，坏死区有大量白细胞浸润，白质内布满点状出血，出血灶可较大，出血量较多，可融合成片状。

患者常在 1 次轻微的病毒感染或出疹性疾病后，突然发生头痛、高热、颈项强直、惊厥、进行性加深的意识障碍、肢体瘫痪等，临床症状和体征发展很快。常伴颅压增高且发展迅速。病情急速进展，可在 24h 内达高峰，2~4d 内死亡。少数可恢复而无明显后遗症。

病变可以累及大脑半球白质、脑干和小脑。典型的表现是先有脱髓鞘改变，短期内部分或大部脱髓鞘病灶内出现出血 (图 3-33)，病灶扩大或融合，出血量多时可以有明显的占位效应。CT 平扫，脱髓鞘病灶为低密度，出血为高密度。MR 检查，脱髓鞘病灶在 T_1 加权图呈低信号，出血呈高信号。在 T_2 加权图整个病灶均呈高信号。MR 增强扫描病灶区可以有强化。病变

后期，病灶区可出现钙化。

本病脑实质内出血为多灶性，出血与脱髓鞘病变同时存在，再加上急性播散性脑脊髓炎临床表现与其他颅内出血疾病完全不同 (见第 13 章)，一般诊断不难。

(9) 脑部感染性疾病合并出血

脑部感染性疾病中，以病毒性脑炎容易合并病灶内出血，这种出血量一般很少，呈线条状或小斑点状，位于病灶的边缘部分，CT 平扫呈高密度，MRT_1 加权图呈高信号。诊断和鉴别诊断主要根据病毒性脑炎的影像学表现特点 (详见第 6 章)。以往也有报告脑脓肿和脑内真菌感染可合并出血，但很少见。

(10) 迟发性维生素 K 缺乏症

迟发性维生素 K 缺乏症 (delayed vitamin K deficiency) 导致颅内出血是指新生儿晚期 (出生后 2 周到乳儿期) 因缺乏维生素 K 引起的出血性疾病，临床上并不少见，其病情凶猛，死亡率高，后遗症明显。

维生素 K 缺乏的原因常见 3 种情况：①单纯母乳喂养，而母乳中维生素 K 含量少，造成维生素 K 摄入不足；②各种原因造成肠道菌群受抑制，影响维生素 K 的合成，即维生素 K 合成障碍；③脂肪吸收障碍、肝功能异常等导致维生素 K 吸收不良、活性受抑制。

维生素 K 是合成各种凝血因子所必需的辅酶，缺乏这些凝血因子时凝血活性丧失，可造成自发出血。实验室检查凝血时间、凝血酶原时间延长及部分凝血活酶元时间延长可确定诊断。

颅内出血是迟发性维生素 K 缺乏症的主要影像学表现，其中以蛛网膜下腔出血最常见，其次是硬膜下出血和脑实质内出血，脑室内出血少见。相当一部分患儿上述多部位出血同时出现是迟发性维生素 K 缺乏症颅内出血的一个显著特点。由于属出血性疾病，出血量也常常比较多，是迟发性维生素 K 缺乏症颅内出血的另外一个特点 (图 3-34，图 3-35)。发生在新生儿颅内多部位出血和出血量大是提示新生儿颅内出血可能为迟发性维生素 K 缺乏症的重要信息，通常容易与新生儿其他原因导致的颅内出血鉴别。其他原因新生儿颅内出血包括早产

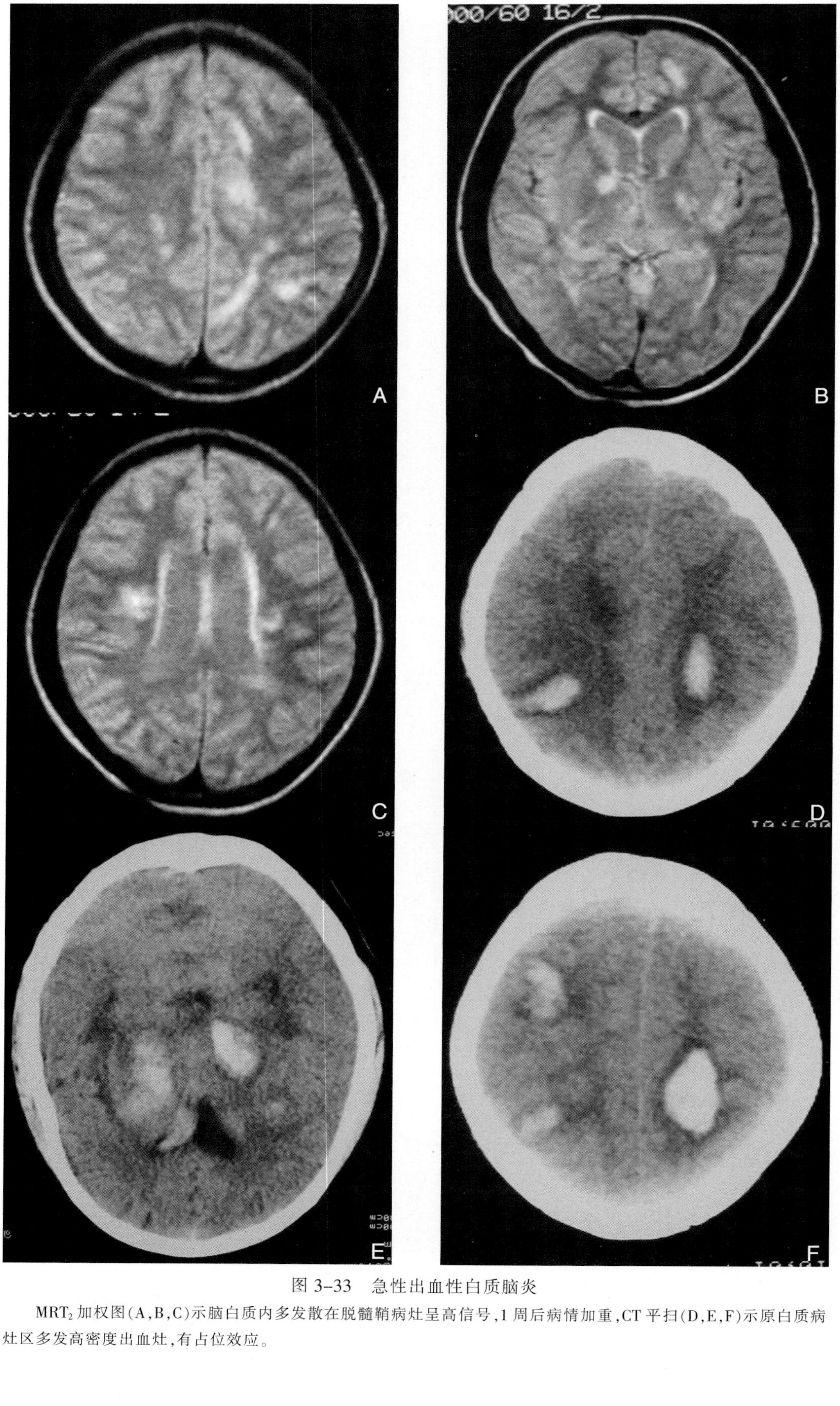

图 3-33　急性出血性白质脑炎

MRT$_2$ 加权图(A,B,C)示脑白质内多发散在脱髓鞘病灶呈高信号,1 周后病情加重,CT 平扫(D,E,F)示原白质病灶区多发高密度出血灶,有占位效应。

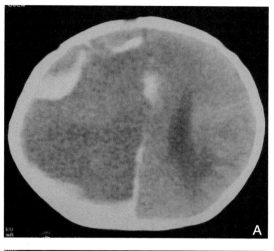

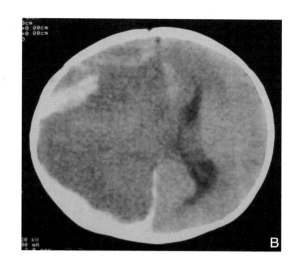

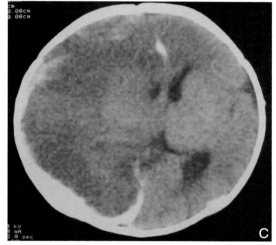

图 3-34　迟发性维生素 K 缺乏症
CT 平扫(A,B,C)示镰旁及右侧广泛性硬膜下及脑实质出血

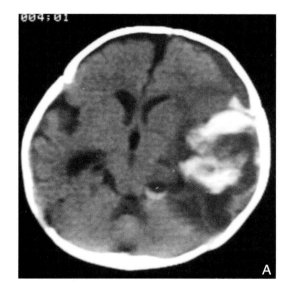

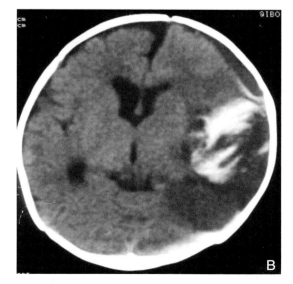

图 3-35　迟发性维生素 K 缺乏症
CT 平扫(A,B)示左侧颞叶脑实质内出血。

儿颅内出血、新生儿缺血缺氧性脑病和产伤引起的颅内出血，早产儿颅内出血的特点是以脑室周围分布为主，新生儿缺血缺氧性脑病主要表现为脑水肿或脑梗死，有出血者出血量通常较少，显然与迟发性维生素 K 缺乏症所导致的颅内出血不同。产伤引起新生儿颅内出血有明显的产伤病史。

CT 检查是诊断迟发性维生素 K 缺乏症颅内出血的最好方法，可以确定颅内出血的部位和范围。由于早期出血的 MR 信号容易与其他病变混淆，再加上新生儿进行 MR 检查较难配合，不宜作为首选。

迟发性维生素 K 缺乏症颅内出血可以合并缺血缺氧性脑病，出现脑梗死，在 CT 扫描时呈片状低密度区。其原因可能是由于凝血机制障碍，凝血活素等活性物质引起血管收缩痉挛，导致脑组织缺血缺氧。

(11) 其他疾病引起颅内出血

临床上还有许多疾病可发生颅内出血，当 CT 和 MR 检查发现颅内出血时应考虑到这些疾病的可能性，确定诊断通常需要结合临床。这里简要叙述以往影像学有报告的颅内出血少见疾病。

血友病 (hemophilia) 是一组遗传性凝血功能障碍的出血性疾病，其共同特点是活性凝血活酶生成障碍，凝血时间延长，终身具有轻微创伤后出血倾向。血友病包括血友病 A、血友病 B、因子Ⅸ缺乏症。血友病可发生颅内出血，颅内出血可以位于脑实质，也可位于蛛网膜下腔、硬膜下或硬膜外 (图 3-36，图 3-37，图 3-38)，确诊主要依靠病史及临床检查。

白血病 (leukemia) 是一种造血系统的恶性肿瘤，其主要表现为异常的白细胞及其幼稚细胞在骨髓或其他造血组织中进行性、失去控制的异常增生，浸润各种组织，使正常血细胞生成减少，周围血白细胞发生质和量的变化。随着白血病治疗方法的进步，白血病脑内浸润及中枢神经系统合并症比前明显增多，可以表现为单灶或多灶性脑出血 (图 3-39，图 3-40)，其他表现包括脑灰质或白质缺血性脑梗死、脑白质脱髓鞘、静脉窦血栓形成和脑膜白血病浸润。确定出血为白血病所致需要结合临床。

流行性出血热 (epidemic hemorrhagic fever, EHF) 是病毒引起的自然疫源性疾病，1982 年 WHO 将其定名为肾综合征出血热 (hemorrhagic fever with renal syndrome, HFRS)。主要病理改变为全身小血管和毛细血管广泛性损害，临床上以发热、低血压、出血、肾脏损害为特征。可以出现颅内脑实质多发出血，出血的部位、范围、形态均无特异性，诊断需要结合临床。

(12) 外伤性脑内血肿

外伤性脑内血肿 (traumatic intracerebral hematoma) 是脑实质内出血的常见原因。多数为严重颅脑外伤，临床表现包括持续昏迷，偏瘫，单侧瞳孔散大等。脑内血肿的出血来源包括对冲部位脑皮质挫裂伤出血，着力部位颅骨骨折刺入脑组织使脑皮质血管损伤出血和脑深部血管破裂出血等。血肿可以见于脑的任何部位，但以大脑半球额叶和颞叶最常见，其次是额颞或颞顶交界区等部位。当脑内血肿存在时，合并其他外伤性病变的比例较高，包括硬膜下和硬膜外血肿。成人外伤性脑内血肿比儿童多见。约 1/3 的外伤性脑内血肿可破入脑室系统。

急性外伤性脑内血肿应首选 CT 检查。绝大多数脑内血肿在脑外伤后立即行 CT 检查即可显示，表现为高密度，周围有低密度环带，为血凝块收缩血清析出，其后 1 周内，血肿周围发生水肿，并通过脑白质向周围扩展，占位效应加重。脑内血肿形成后数周，血肿缩小，密度降低，有时密度可类似于脑组织。血肿密度降低与占位效应减轻通常没有相关性，当血肿密度已经降低到脑实质密度，占位效应可能仍然存在。由于血肿周围新生血管形成，新生血管缺乏严密的内皮连接，此时增强扫描血肿周围可出现环形强化。

MR 对急性外伤性脑内血肿的诊断不如 CT，因为新鲜出血时，红细胞内主要含有氧合血红蛋白，它不具有顺磁性，故 MRT_1 加权图和 T_2 加权图均为等信号，常难以确定有无出血，也可因血肿区水分增加在 T_1 加权图呈稍低信号，在 T_2 加权图表现为稍高信号，此时又难以与肿瘤性病变区别。MR 对亚急性期脑内血肿显示很好，T_1 加权图和 T_2 加权图均表现为高信号，增强 MR 扫描可表现为环形强化。慢性期血肿周

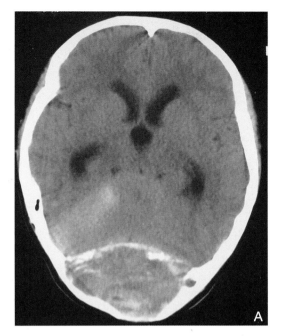

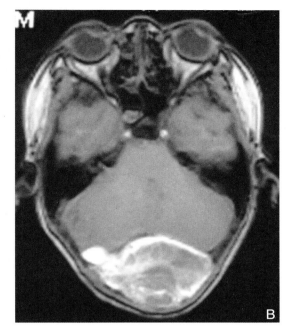

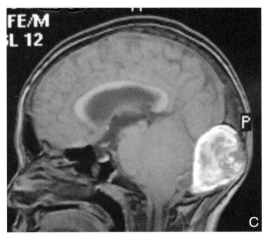

图 3-36　血友病合并硬膜外出血

CT 平扫(A)示枕部硬膜外出血呈等密度,MRT$_1$ 加权图横切位(B)和矢状位(C)示出血呈高信号。

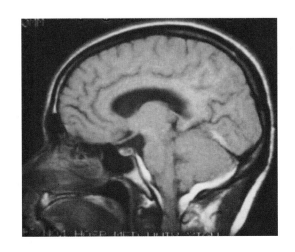

图 3-37　血友病合并蛛网膜下腔出血

MRT$_1$ 加权图矢状位示小脑幕及幕下出血呈高信号。

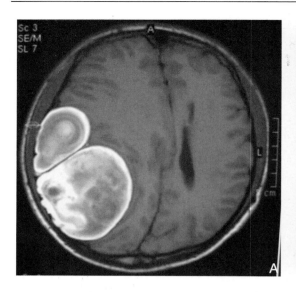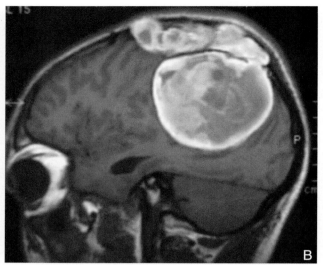

图 3-38 血友病合并硬膜外出血

MRT$_1$加权图横切位(A)和矢状位(B)示右侧顶后部硬膜外大量出血呈高信号,占位效应明显。

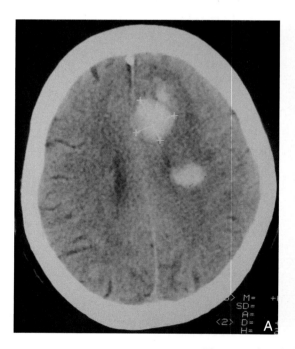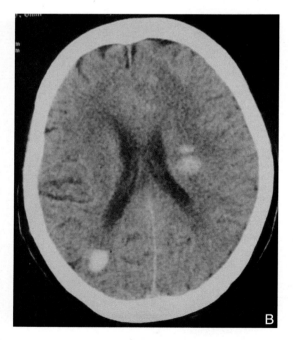

图 3-39 白血病合并脑实质内出血

CT 平扫(A,B)示双侧大脑半球脑实质内多发出血灶呈高密度。

围水肿带消失，由于含铁血黄素沉积，血肿在 T$_2$加权图呈低信号。

外伤性脑内血肿也可同时有明显的脑挫伤，表现为大片脑挫伤区内有出血，出血灶可单发或多发（图 3-41），脑挫伤在 CT 扫描时呈低密度，境界欠清楚，MRT$_1$加权图呈低信号，T$_2$加权图呈高信号。血肿有时可发生于外伤后数小

时或数日，称迟发性脑内血肿，迟发性脑内血肿常发生在脑挫伤的部位或脑实质缺血的部位。迟发性脑内血肿是颅脑外伤后病情恶化的重要原因，预后较差。

结合外伤病史，外伤性脑内血肿诊断一般不难。但是部分脑内血管畸形合并出血也常发生于轻微外伤后，故轻微外伤患者出现明显脑

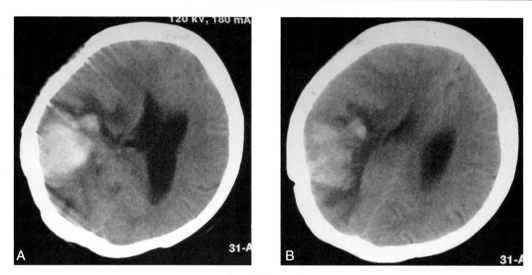

图 3-40 白血病合并脑实质内出血
CT 平扫(A,B)示右顶后脑实质内大量出血呈高密度,占位效应明显。

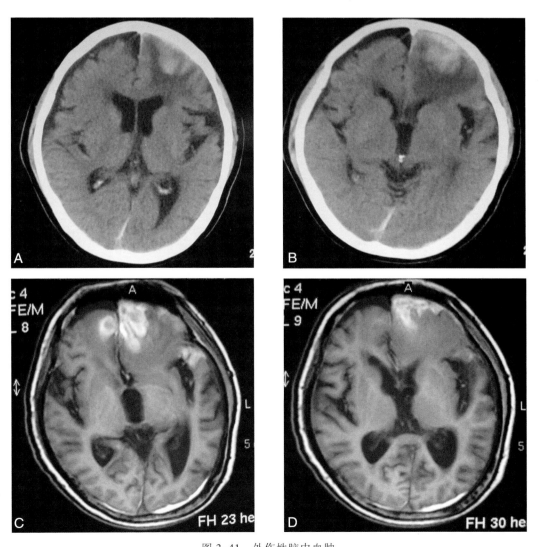

图 3-41 外伤性脑内血肿
CT 平扫(A,B)示左额叶及颞叶脑出血呈高密度,MRT₁加权图横切位(C,D)示出血呈高信号,右侧额叶也有出血。

内血肿时应想到有无血管畸形的可能。

（13）弥漫性轴索损伤

弥漫性轴索损伤（diffuse axonal injury）是指颅脑遭受旋转力外伤时，脑白质、脑灰质、灰白质交界处及中线结构等部位被撕裂，神经轴索肿胀、断裂，并伴随小血管的破裂。

弥漫性轴索损伤最早由 Strich 于 1956 年提出，1977 年以后 Adams 等多次报告了这种脑损伤死亡病例的病理改变，并于 1982 年正式命名为弥漫性轴索损伤。弥漫性轴索损伤是闭合性脑外伤中最严重的一种原发性脑损伤，患者在外伤后常发生昏迷，多数患者很快死亡，部分患者长时间处于植物状态，其预后亦不好。

CT 检查时可以表现阴性，也可以显示不同程度的脑肿胀和小灶性出血或者更广泛的损伤（图 3-42）。典型的弥漫性轴索损伤发生在 4 个部位，包括胼胝体、皮髓交界区、上部脑干和基底节。轴索损伤也可以累及整个白质，无出血处也可能有轴索损伤存在，但 CT 扫描仅能够显示出血和伴随的脑肿胀。MR 对弥漫性轴索损伤的显示比 CT 优越，无出血处的轴索损伤在 T_2 加权图上表现为高信号水肿区，出血灶在亚急性期 T_1 加权图表现为高信号。磁敏感成像对显示微小出血很有优势，出血灶在磁敏感加权成像呈低信号（图 3-43）。

根据外伤后脑实质内出现多发灶性出血，弥漫性轴索损伤通常诊断不难。个别患者有严重颅脑外伤，临床发生昏迷，而 CT 和 MR 检查未发现颅内出血，也应考虑弥漫性轴索损伤的诊断。

3.3.2　硬膜下血肿

硬膜下血肿（subdural hematoma）分为急性硬膜下血肿和慢性硬膜下血肿 2 种。

（1）急性硬膜下血肿

急性硬膜下血肿（acute subdural hematoma）发生在急性颅脑外伤后，在外伤后数小时内出现，常合并有脑损伤，约 1/3 同时有颅骨骨折。

急性硬膜下血肿常位于半球凸面，以额顶部最常见，常沿大脑半球的凸面广泛扩展，范围广泛，可跨越颅缝，但不越过中线。

急性期 CT 平扫表现为颅骨内板下新月形或半月形高密度影（图 4-7），CT 值为 70~80Hu，如果有脑脊液进入血肿，则呈以高密度为主的高低混杂密度，血肿的范围可以很广泛，覆盖整个半球表面，占位效应通常明显，表现为大脑中线结构移位，同侧侧脑室受压变形移位。脑底和颅顶部的硬膜下血肿 CT 横切位可能难以显示。MR 可行冠状位和矢状位扫描，有利于显示脑底和颅顶部的硬膜外血肿。

亚急性早期 CT 扫描血肿仍呈高密度，此后血肿密度逐渐降低。

慢性期硬膜下血肿可呈等密度或低密度（图 4-8，图 4-9，图 4-10），有不同时期出血

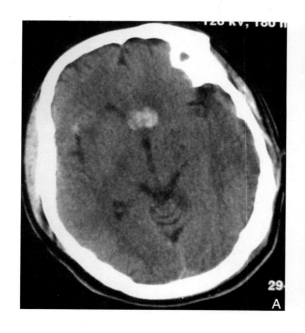

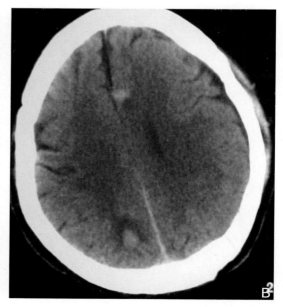

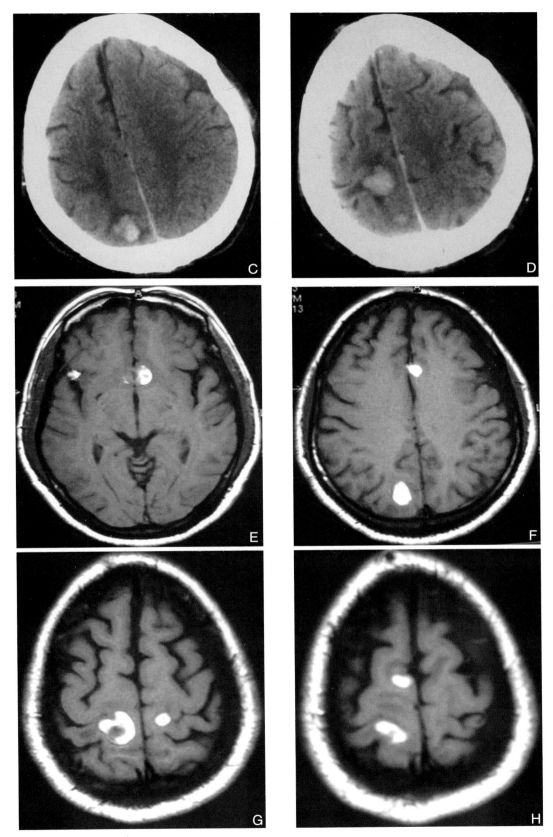

图 3-42 弥漫性轴索损伤

CT 平扫(A,B,C,D)示双侧半球脑实质内多发出血病灶呈高密度,MRT₁加权图横切位(E,F,G,H)呈高信号。

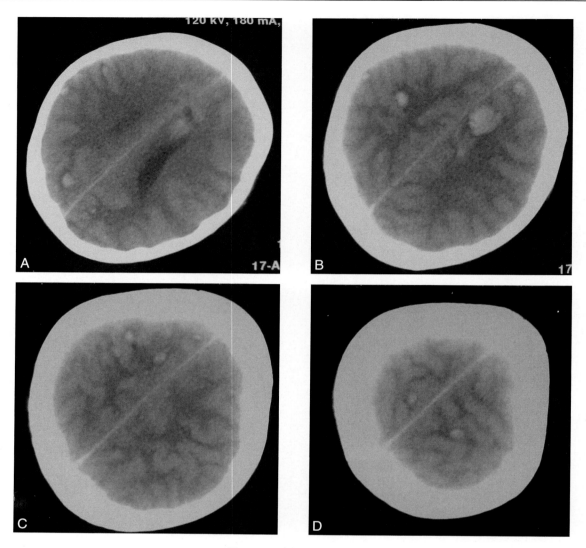

图 3-43　弥漫性轴索损伤
CT 平扫(A,B,C,D)示双侧半球脑实质内多发出血病灶呈高密度。

时可呈等低混杂密度（图 4-11）。

MR 检查时硬膜下血肿的形态和范围同 CT 表现，MR 对急性期血肿的诊断不如 CT，由于新鲜硬膜下血肿内含氧血红蛋白为非顺磁性物质，故在 T_1 加权图和 T_2 加权图均呈等信号（图 3-44）。随后，血肿内脱氧血红蛋白增加，脱氧血红蛋白可使 T_2 弛豫时间缩短，T_2 加权图呈低信号，T_1 加权图血肿可呈等信号，稍高信号或稍低信号。亚急性期，脱氧血红蛋白在红细胞内开始氧化为高铁血红蛋白，高铁血红蛋白可使 T_1 弛豫时间缩短，血肿在 T_1 加权图和 T_2 加权图均呈高信号（图 3-45，图 4-12，图 4-13）。晚期，血肿内血红蛋白分解为含铁血黄素，含铁血黄素为顺磁性物质，导致血肿在 T_2 加权图上呈低信号。与硬膜外血肿不同，血肿与脑组织间无低信号硬脑膜分隔。

亚急性期硬膜下血肿在 CT 平扫时需要与硬膜下积脓区别，两者密度和 CT 值可能相似，但增强扫描时急性硬膜下血肿一般无包膜强化，而硬膜下积脓的内侧缘可见细带状强化，MR 检查两者区别容易，亚急性血肿在 T_1 加权图呈高信号，而脓液呈中等信号或低信号。

（2）慢性硬膜下血肿

慢性硬膜下血肿（chronic subdural hematoma）的原因不同于急性硬膜下血肿，一般认为，慢性硬膜下血肿是由于静脉血缓慢渗

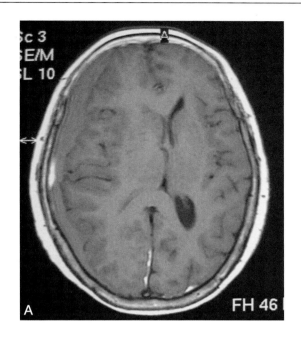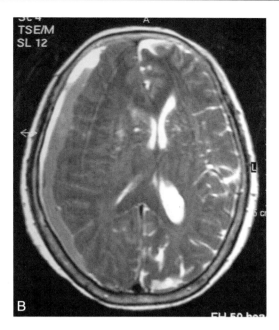

图 3-44 急性硬膜下出血
MRT₁加权图横切位(A)示右侧硬膜下出血,大部呈等信号,内有条样高信号,枕部镰旁及左枕也有少量出血高信号,T₂加权图(B)右侧硬膜下出血大部呈等信号,部分为高信号。

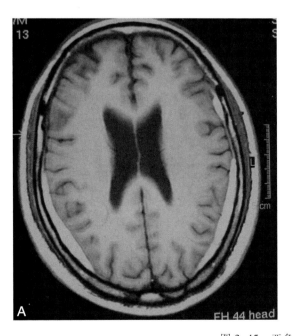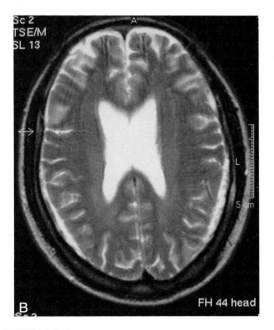

图 3-45 亚急性硬膜下出血
MRT₁加权图横切位(A)示双侧硬膜下出血,呈高信号,T₂加权图(B)也呈高信号。

出到硬膜下间隙所致,所以,慢性硬膜下血肿不合并脑损伤,通常没有明显的颅脑外伤史。

慢性硬膜下血肿的 CT 表现取决于最近一次出血到影像学检查时的间隔时间,可以表现为低密度、等密度、高密度或混杂密度,但最常

表现为低密度(图 4-14,图 4-15)。由于其内蛋白成分较多,密度通常高于脑脊液。再次出血后 CT 扫描可表现为血肿部分或全部密度增高,新鲜出血具有位于下垂部位的趋势。血肿也可因纤维间隔形成而变为多房性,新鲜出血

可进入其中的一个房。

慢性硬膜下血肿呈等密度时，如果为一侧性，由于脑组织和脑室移位，诊断一般不难。如果为双侧性，可以同时压迫脑组织和脑室系统，脑室变小，但中线无移位，这种双侧慢性硬膜下血肿可能漏诊。下列征象提示诊断：①脑室和脑沟太小；②脑白质内移，远离颅骨内板；③增强扫描硬膜下血肿周围可有包膜强化，强化的皮层血管内移，远离颅骨内板；④注射造影剂数小时后，部分慢性硬膜下血肿病例可以看到造影剂分层现象。

MR 冠状位可以清楚显示脑组织与颅内板的关系，很容易确定慢性硬膜下血肿的诊断。慢性硬膜下血肿在 T_1 加权图上可以表现为高信号（正铁血红蛋白）或低信号（蛋白液），在质子加权图信号高于脑脊液。T_1 加权图呈高信号时诊断比较容易，呈低信号时需要与硬膜下积液区别，增强扫描显示硬膜下包膜强化可资鉴别，因为硬膜下积液不形成包膜，不出现强化。

硬膜下血肿的诊断还应注意以下几点：①小的硬膜下血肿在窄窗时可能被忽视，故宽窗观察对识别小的血肿很有必要，因此，所有外伤后头颅 CT 检查都应使用 3 种不同的窗宽仔细观察，窄窗观察脑，中窗观察血肿，宽窗观察骨。②急性硬膜下血肿通常表现为均质高密度，但也可因血肿内含有脑脊液、血浆析出、新鲜未凝固的血液与血凝块同存而呈不均质密度，贫血病人的急性硬膜下血肿也可表现为等密度。③超急性期硬膜下血肿也可很局限，呈双凸形，而类似于硬膜外血肿。

3.3.3 硬膜外血肿

硬膜外血肿（extradural hematoma）主要见于脑外伤后，任何年龄均可发生，但儿童及老年人少见，儿童少见的原因可能是由于脑膜中动脉与颅骨尚未紧密靠拢。老年人少见的原因可能是由于硬脑膜与颅骨内板之间粘连很紧密。

硬膜外血肿最常见于颞部，通常是由于脑膜中动脉撕裂所致，其他常见部位包括额、顶、枕及后颅凹，偶尔也可发生在中颅凹底。成人 64%~93% 同时存在有颅骨线样骨折，而在儿童，无颅骨骨折的硬膜外血肿较常见。凹陷性骨折

很少伴有硬膜外血肿。

硬膜外血肿可以很小，多发。若合并副鼻窦及乳突骨折，血肿内可以有气体存在。硬膜外血肿通常比较局限，呈双凸形，一般不跨越颅缝（图 3-46），可资与硬膜下血肿区别。另外，若血肿跨越中线大脑镰附着部时说明其位于硬膜外。

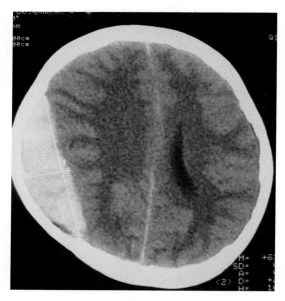

图 3-46 急性硬膜外出血

CT 平扫示右顶部硬膜外出血呈高密度，受限于冠状缝和人字缝。

3.3.4 蛛网膜下腔出血

蛛网膜下腔出血（sabarachnoid hemorrhage）是指颅内血管破裂后，血液进入蛛网膜下腔。原因包括动脉瘤破裂、外伤、高血压、动静脉畸形、出血性体质等，但非外伤性蛛网膜下腔出血最常见的原因是动脉瘤破裂。

临床发病突然，症状主要包括剧烈头痛、脑膜刺激症，腰穿血性脑脊液为本病确诊的依据。

在出血的开始几天，CT 平扫对蛛网膜下腔出血的诊断比较敏感，发现率为 80%~100%，表现为基底池、侧裂池和脑沟密度增高（图 3-47），出血量越多，密度越高，范围越广泛，越易诊断。出血量很少时，或病人患有贫血时，则不易发现。出血位于镰旁蛛网膜下腔时，表

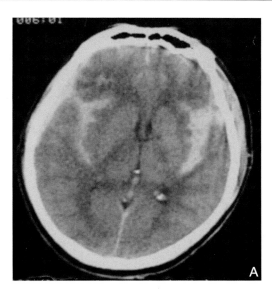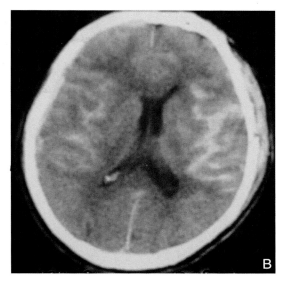

图 3-47　急性蛛网膜下腔出血

CT 平扫(A,B)示双侧外侧裂及大部脑沟内出血呈高密度。

现为大脑镰增宽，且出血常可进入脑沟内，或脑池、脑裂内同时有积血，有助于与正常大脑镰的区别。

随着出血时间的延长，CT 对蛛网膜下腔出血诊断的敏感性逐渐降低，出血 1 周后 CT 则很难检出。MR 检查对蛛网膜下腔出血的诊断则正好相反，在急性期很不敏感，在亚急性期和慢性期显示较好，在 T_1 加权图表现为高信号。蛛网膜下腔出血患者，脑实质内可能同时有出血或病变存在，后者对于蛛网膜下腔出血的原因分析常能提供有益的帮助。另外，结合临床也很重要，包括年龄，有无高血压史，外伤史等。

动脉瘤破裂是蛛网膜下腔出血的最常见原因，尤其是小的动脉瘤破裂后，各种影像学检查可能都不能显示动脉瘤本身，而只能根据出血聚积的部位来推断动脉瘤破裂的可能位置，前交通动脉动脉瘤破裂，出血易于聚积在半球间裂前下部及鞍上池，出血也可以流到脑干周围及外侧裂，颈内动脉及后交通动脉动脉瘤破裂，出血主要聚积于鞍上池和外侧裂前部，而纵裂前部很少有出血，大脑中动脉动脉瘤破裂，出血主要聚积于外侧裂及相邻的鞍上池，椎基动脉动脉瘤破裂，出血常位于脚间池及鞍上池，后交通动脉动脉瘤破裂，出血主要聚积于脑干周围。蛛网膜下腔出血后，可造成导水管粘连性狭窄，导致梗阻性脑积水，也可造成广泛性

蛛网膜下腔粘连，导致交通性脑积水。

大量反复的蛛网膜下腔出血，后期可以因为含铁血黄素广泛沉积于软脑膜、软脑膜下组织及颅神经而出现一系列的临床神经系统症状，可以有第 Ⅱ、Ⅴ、Ⅶ、Ⅷ 对颅神经功能损害的症状，脑功能障碍，锥体束征及进行性痴呆。MRT_2 加权图表现为明显低信号为其特征性改变。由于听神经在蛛网膜下腔行走路程较长，故在听神经周围容易观察到这种因含铁血黄素沉积所致的低信号。

3.3.5　脑室内出血

脑室内出血（intraventricular hemorrhage）最常由于脑实质出血破入脑室所致，有时在破入部位可见脑内血肿与脑室内出血相连。主要见于高血压性脑出血（图 3-48），其次还可见于脑外伤、颅内动脉瘤及血管畸形等。进入脑室内的血液可以位于脑室系统的一部分或全部脑室系统，大量出血时可形成脑室铸型。

少数脑室内出血可由脑室内病变引起，最常见于血管畸形，血管畸形可以完全位于脑室内，也可部分位于脑室旁，以侧脑室较常见。出血可以局限在血管畸形部位，也可充满脑室。血管畸形在 MR 图像上容易显示，表现为血管流空低信号或出血灶内信号不均质，血管畸形病灶小而出血量多时，血管畸形本身可能被掩

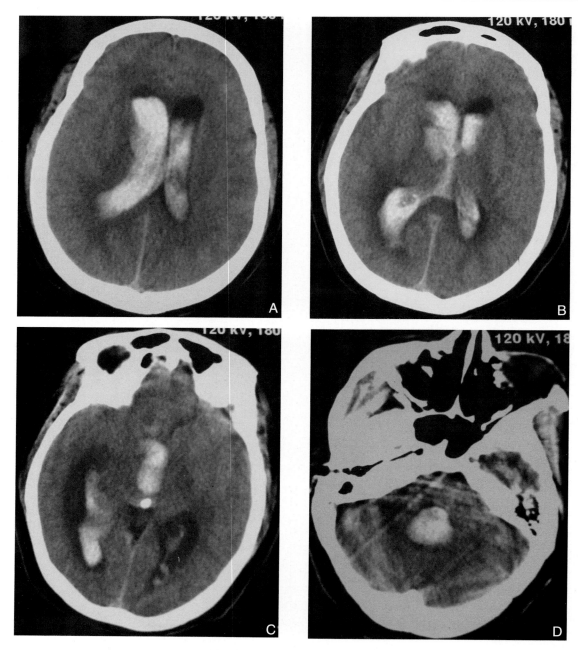

图 3-48　高血压脑出血破入脑室
CT 平扫(A,B,C,D)示右基底节出血破入脑室,侧脑室、三脑室及四脑室充满高密度出血。

盖,不能显示。脑室旁血管畸形引起的脑室内出血,血管畸形部位脑实质常可看到少量出血。

参考文献

1　曾怡群,罗汉超.CT 诊断新生儿晚发性维生素 K 缺乏症颅内出血:附 28 例分析.实用放射学杂志,1996,12:552-554

2　戴伟.白血病颅内出血 1 例报告.实用放射学杂志,2000,16:768-768

3　高治艳,朱海兵,王争力.肾综合征出血热并多发性颅内出血一例.临床放射学杂志,2001,20:152

4　胡春洪,付引弟,丁乙,等.灶周水肿对脑瘤卒中与单纯脑出血的 CT 鉴别诊断辅助价值.临床放射学杂志,1999,18:203-204

5　李坤成,张念察.比较神经影像学.北京:科学技术文

献出版社，2002

6　任燕双，张云亭，刘松龄.脑缺血后 T_1WI 产生高信号的病理基础.中华放射学杂志，2003，37:707-711

7　任燕双，张云亭，刘松龄.脑缺血后短 T_1 信号强度演变及其病理机制.中国临床医学影像杂志，2004，15:61-65

8　孙胜军，戴建平，高培毅.脑静脉畸形的影像学诊断.中华放射学杂志，1997，31:552-554

9　田昭俭，杨新国，姜法伟，等.脑实质内海绵状血管瘤的 CT 和 MRI 诊断.临床放射学杂志，2003，22:274-276

10　徐庆云.颅内海绵状血管瘤的 CT 与 MRI 对照研究.临床放射学杂志，2000，19:387-390

11　于宝成，王玉敏.出血性脑梗死的诊治进展：国外医学脑血管疾病分册，2001，9:184-187

12　张琳，漆剑频，朱文珍，等.磁敏感成像在内微出血诊断中的应用价值.放射学实践，2009，24:19-21

13　张小玲，鱼博浪，张明.脑转移瘤出血的 CT 和 MRI 诊断.放射学实践，2002，17:62-64

14　周仪.晚发性维生素 K 缺乏症颅内出血 24 例 CT 分析.实用放射学杂志，1994，10:737-739

15　朱新进，方昆豪，潘爱珍.晚发性维生素 K 缺乏致颅内出血的 CT 表现及临床意义探讨.临床放射学杂志，1999，18:620-622

16　Abraszko RA, Zurynski YA, Dorsch NW.The significance of traumatic intraventricular hemorrhage in severe head injury.Br J Neurosurg, 1995, 9:769-773

17　Adams JH, Doyle D, Ford, et al.Diffuse axonal injury duo to nonmissile head injury in human:an analysis of 45 cases.Ann Neurol, 1982, 12:557-562

18　Atlas SW, Grossman RI, Gomori JM, et al.Hemorrhagic intracranial malignant neoplasms:spin-echo MR imaging.Radiology, 1987, 164:71-77

19　Atlas SW.MR imaging is highly sensitive for acute subarachnoid Hemorrhage-not! Radiology, 1993, 186:319-322

20　Distian S, Sze G, Krol G, et al.MR imaging of hemorrhagic intracranial neoplasma.AJR, 1989, 152:137-144

21　Fujioka M, Taoka T, Matsuo Y, et al.Novel brain ischemic change on MRI, delayed ischemic hyperintensity on T_1-weighted images and selective neuronal death in the caudoputamen of rats after brief focal ischemia.Stroke, 1999, 30:1043-1046

22　Graves VB, Duff TA.Intracranial arteriovenous malformations:Current imaging and treatment.Invest Radiol, 1990, 25:952-960

23　Marchal G, Bosmans H, Van Fraeyenhoven L, et al.Intracranial vascular lesions:optimization and clinical evaluation of three-dimensional time-of-flight MR angiography.Radiology, 1990, 175:443-446

24　Meaney DF, Smith DH, Shreiber DI, et al.Biomechanical analysis of experimental diffuse axonal injury.J Neurotrauma, 1995, 12:689-694

25　Ostertum B, Solymosi L.Magnetic resonance angiography of cerebral development venous anomalies, its role in differential diagnosis.Neuroradiology, 1993, 35:97-100

26　Rigamonti D, Spetzler RF, Drayer BP, et al.Appearance of venous malformations on magnetic resonance imaging.J Neurosurg, 1988, 69:535-538

4 脑外液体聚积

4.1　解剖

颅骨与脑组织之间有 3 层膜，由外向内分别为硬脑膜、蛛网膜和软脑膜。

硬脑膜厚而坚韧，为双层，外层是颅骨内面的骨膜，儿童时期有造骨功能，与一般骨膜相似，在颅顶部骨面附着疏松，特别是在枕部和颞部附着尤为疏松，在颅缝处附着紧密牢固，所以硬膜外积脓、积血和积液受限于颅缝，比较局限，而硬膜下液体不受颅缝的限制，比较广泛。硬脑膜内层较外层厚而坚韧。内层向内反折形成皱壁，伸入到大脑半球间者称为大脑镰，伸入到大、小脑之间者称为小脑幕。两层硬脑膜在儿童时期还可以分离，到成人即不容易分开。硬脑膜的动脉来源主要是脑膜中动脉。在有些部位，2 层硬脑膜间形成通过静脉血流的管道，称为硬脑膜窦。硬脑膜与蛛网膜之间，有硬脑膜下腔，此腔为一潜在的裂隙，硬脑膜与蛛网膜的相邻面都被覆有间皮，其间含有少量的液体，有减少膜间摩擦的作用，硬脑膜下腔没有吸收能力，所以，硬脑膜下腔的积血、积脓和积液很难吸收消失。

蛛网膜由很薄的结缔组织构成，紧贴在硬脑膜内面，跨越脑沟，被覆于脑的表面，但在半球间裂和大脑小脑裂间随大脑镰和小脑幕伸入裂内。蛛网膜与软脑膜之间有广大的间隙，即蛛网膜下腔，腔内有许多来自软膜的小梁，附着于蛛网膜，对脑组织起支持和固定作用。正常情况下蛛网膜下腔充满脑脊液，脑脊液过少时，可出现摩擦性头痛，蛛网膜下腔脑脊液过多称为蛛网膜下腔积液。

软脑膜是紧贴在脑表面的一层薄膜，并伸入到脑沟内。软脑膜由结缔组织的胶质纤维和弹力纤维构成，含有丰富的小血管和毛细血管，这些小血管伸入到脑组织内，软脑膜和蛛网膜也随之进入，但不紧包血管壁，其内存在间隙，称为血管间隙，此间隙与蛛网膜下腔相通，内有脑脊液。

脑外液体聚积是指不应该有液体的硬脑膜外和硬脑膜下出现液体，或者正常情况下有脑脊液存在的蛛网膜下腔液体增多。脑外液体聚积在日常工作中比较常见，液体种类包括血液、脓液、渗出液及脑脊液，CT 和 MR 是发现和诊断脑外液体聚积最好的影像学检查方法，能够很清楚地显示液体聚积的部位、液体的量及治疗后的变化情况。多数情况下，CT 和 MR 对于液体的性质也能够作出正确的判断。

4.2　硬膜外液体聚积

4.2.1　硬膜外积脓

　　颅内硬膜外积脓（epidural empyema）少见，约占颅内化脓性感染的1.86%，临床有较高的致死率。通常继发于副鼻窦炎、中耳炎、脑穿通伤或颅脑手术后，感染可被硬膜局限于颅内板与硬脑膜之间，也可同时伴有硬膜下积脓或脑内脓肿。

　　硬膜外积脓多见于额部，由额窦炎扩散而来，中耳乳突炎所引起的硬膜外积脓则多位于颞部。积脓也可位于大脑镰旁和小脑幕上。

　　临床上，硬膜外积脓单独存在时常为潜伏性发病，但当硬膜外积脓与其他颅内感染（如硬膜下积脓）并发或继发时，因压迫大脑皮层可引起癫痫和相应的定位症状和体征。

　　硬膜外积脓的化脓性分泌物位于颅骨内板和硬脑膜之间，CT平扫时，见颅骨内板下脓液呈低密度区，根据脓液的黏稠度不同，密度有所不同，但一般较脑脊液密度高。若为产气菌感染时，脓腔内可见气液平面。硬膜外脓液一般比较局限，不跨越颅缝，呈梭形或双凸形，境界清楚或模糊，积脓较多时，局部脑皮层可明显受压移位，积脓位于中线时，可见大脑镰附着部与颅内板分离、内移，脓液越过中线（图4-1），此征象说明脓液位于硬膜外，而不在硬膜下。CT增强扫描时，脓液内侧缘明显强化，呈较厚的弧带状，为增厚发炎的硬脑膜，脓液本身不强化。MR扫描时，脓液信号变化不定，一般来说，在T₁加权图脓液信号高于脑脊液而低于脑实质，T₂加权图脓液常呈很高信号，增厚的硬脑膜位于脓液的内缘，在T₁和T₂加权图均呈低信号，MR增强扫描与CT增强表现相同，表现为脓液与脑组织间有较厚的弧带状强化。

　　硬膜外积脓可继发引起静脉窦血栓形成，后者于增强CT扫描时，表现为构成硬膜窦的壁-硬脑膜强化，而其血栓化的窦腔不强化，仍呈低密度。急性期若行MR检查，T₁加权图静脉窦血栓呈等信号，T₂加权图呈低信号，若数

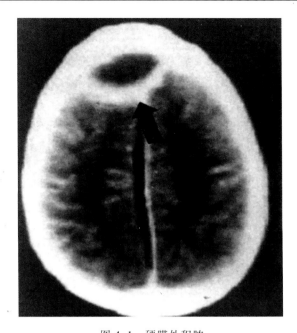

图4-1　硬膜外积脓
CT增强扫描示额部硬膜外积脓呈低密度，内侧缘呈厚的弧带状强化（黑箭头），越过中线大脑镰附着部。

日后行MR检查，T₁加权图及T₂加权图均呈高信号，明显强化。其诊断要点是，应该表现为信号流空的静脉窦不呈流空现象。

　　硬膜外积脓在CT平扫时主要应与亚急性硬膜外血肿区别，两者CT值可能相似，但增强扫描时血肿一般无包膜强化，而硬膜外积脓的内侧缘明显强化，呈较厚的弧带状。MR检查两者区别容易，亚急性血肿在T₁加权图呈高信号，而脓液呈中等信号或低信号。

4.2.2　硬膜外血肿

　　硬膜外血肿（epidural hematoma）主要见于颅脑外伤后，通常由于脑膜中动脉撕裂所致，故颞部最常见，其他常见部位包括额、顶、枕及后颅凹。发生于成人者多同时有颅骨骨折，而儿童无骨折的硬膜外血肿较常见。

　　急性期硬膜外血肿宜做CT检查，表现为颅骨内板下高密度影，少数急性硬膜外血肿也可呈混杂密度，可能是由于血肿内有脑脊液进入或有进行性出血，血肿内也可见小气泡影。与硬膜下血肿不同，硬膜外血肿一般不跨越颅缝，比较局限，通常呈双凸形（图4-2），但可跨越中线（图4-3），出血量少时也可呈新月状（图

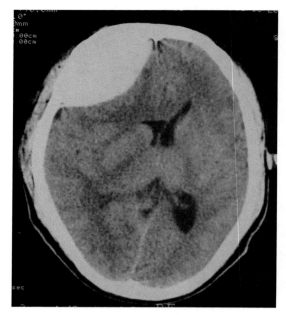

图 4-2 硬膜外血肿

CT 平扫示右额部硬膜外高密度血肿,受限于冠状缝和大脑镰之间,呈双凸镜样。

4-4)。亚急性期,硬膜外血肿呈等密度或稍低密度。慢性期硬膜外血肿在 CT 平扫时可呈低密度,血肿内可发生钙化或骨化。MR 检查时,硬膜外血肿的形态与 CT 扫描类似,急性期硬膜外血肿在 T_1 加权图信号与脑组织类似,血肿与脑组织间可见线样低信号的硬脑膜,T_2 加权图血肿呈低信号。亚急性期硬膜外血肿在 T_1 加权图和 T_2 加权图均呈高信号。慢性期硬膜外血肿在 T_1 加权图呈不均质等信号或均匀低信号,T_2 加权图呈低信号。MR 可行冠状位和矢状位扫描,有利于显示脑底和颅顶部的硬膜外血肿。

由于急性期硬膜外血肿在 CT 扫描时表现为高密度,所以,容易与其他硬膜外液体区别。但在亚急性期,血肿则呈等密度或稍低密度,CT 平扫时需要与硬膜外黏稠积脓区别,结合外伤史及临床情况一般诊断不困难,鉴别困难时,可做 CT 增强扫描或 MR 检查,CT 增强扫描时,血肿一般无包膜强化,而积脓之内侧缘硬脑膜明显强化呈弧带状。MR 检查时两者更容易区别,亚急性血肿无论是 T_1 还是 T_2 加权图均呈高信号,而脓液在 T_1 加权图呈低于脑组织的低信号或中等信号。慢性期硬膜外血肿在 CT 平扫时可呈低密度,需要与硬膜外积液区别,后者罕见,完全呈脑脊液样密度,而慢性硬膜外血肿

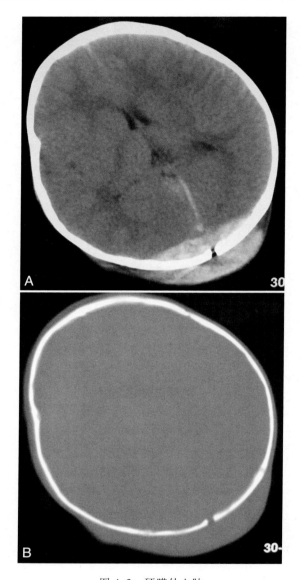

图 4-3 硬膜外血肿

CT 平扫脑窗(A)和骨窗(B)示双枕部硬膜外高密度血肿,越过大脑镰附着部,并可见头皮下血肿和颅缝分离。

通常较脑脊液密度稍高,增强 CT 扫描时后者无包膜强化,而慢性硬膜外血肿可出现包膜强化。MR 扫描时后者在各序列均呈脑脊液信号,而慢性硬膜外血肿在 T_1 加权图常高于脑脊液信号,T_2 加权图上常呈低信号。

4.2.3 硬膜外积液

硬膜外积液 (epidural effusion) 罕见。发生机理尚不明确。一般无临床症状,其影像学的特点是,CT 平扫时呈脑脊液样低密度,增强扫描时无强化。MR 各序列信号均与脑脊液相同。

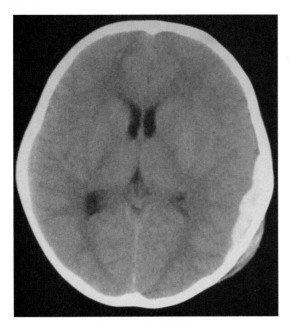

图 4-4　硬膜外血肿
CT 平扫示左顶枕少量硬膜外出血,呈新月形高密度。

4.3　硬膜下液体聚积

4.3.1　硬膜下积脓

硬膜下积脓 (subdural empyema) 最常见的

原因是副鼻窦炎,尤其是额窦炎,少见情况下,也可见于中耳炎、脑穿通伤或颅骨骨髓炎。

硬膜下积脓的脓液位于硬脑膜和蛛网膜之间潜在的间隙内,由于不受颅缝的限制,脓肿范围常较广泛,厚度较薄,但不能通过大脑镰向对侧蔓延。

硬膜下积脓的临床症状较严重,死亡率可高达 40%。

硬膜下积脓常见于大脑半球凸面,单侧或双侧,也可见于大脑纵裂,后者多由半球凸面积脓扩散而来,常位于纵裂前部额窦附近。

CT 平扫见脓液靠近颅骨内板,呈新月形或豆状,范围广泛,可跨越颅缝,但不跨越中线,密度稍高于脑脊液或明显高于脑脊液,取决于脓液的黏稠程度。少数硬膜下积脓范围也可较局限。积脓较多时可有明显占位效应,中线移位。增强 CT 扫描,脓液与脑表面之间可见细带状强化,带的厚度比较均匀,一般比硬膜外积脓的强化带窄 (图 4-5)。MR 比 CT 检查具有更多的优越性,应该作为可疑硬膜下积脓病人的首选检查方法。首先,由于没有颅骨伪影,MR 对显示脑外少量脓液方面更灵敏,尤其是冠状位扫描对于小脑幕周围、脑底等部位病变的显示。其次,MR 可较容易区别硬膜下积脓和硬膜

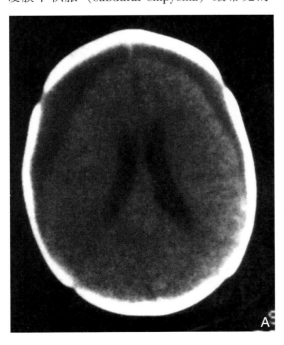

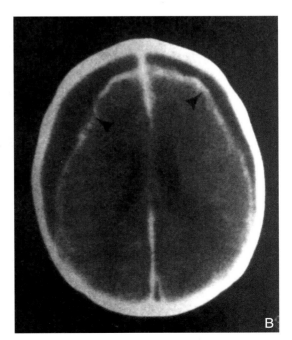

图 4-5　硬膜下积脓
CT 平扫(A)示双侧硬膜下积液,密度稍高于脑脊液。CT 增强扫描(B)示液体与脑表面之间呈带状强化(黑三角箭头)。

外积脓，硬膜外积脓时，低信号的硬膜位于脓液的内侧，硬膜下积脓时，脓液的内缘看不到低信号的硬脑膜。另外，MR 可更好的提供脑外液体的特征，T$_1$ 加权图脓液信号低于脑实质而高于脑脊液，T$_2$ 加权图脓液呈高信号，稍低于脑脊液或与脑脊液相似。增强 MR 扫描，硬膜下积脓的内侧面和外侧面均可见强化的脑膜。由于颅骨内板呈低信号，所以，强化的脑膜很突出，容易观察。MR 检查时，硬膜下积脓的形态学改变同 CT 检查，表现为新月形或豆状。

纵裂间硬膜下积脓多位于大脑镰前部，呈长条状或梭形（图 4-6），CT 密度、MR 信号及增强表现同半球凸面硬膜下积脓。

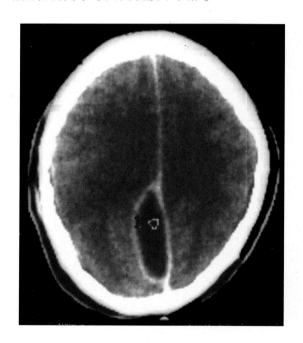

图 4-6　纵裂硬膜下积脓
CT 增强扫描示大脑镰后部右旁梭形低密度区，脓肿与脑表面间呈薄带状强化。

硬膜下积脓常合并邻近脑组织水肿、脑炎或白质脑梗死，CT 平扫时表现为邻近脑组织片状低密度区，水肿和脑炎严重时，积脓量不多但占位效应严重。

CT 平扫时，硬膜下积脓主要应与亚急性硬膜下血肿区别，两者密度和 CT 值可能相似，MR 检查两者区别容易，亚急性血肿在 T$_1$ 加权图呈高信号，而脓液呈中等信号或低信号。

4.3.2　硬膜下血肿

硬膜下血肿（subdural hematoma）分为急性硬膜下血肿和慢性硬膜下血肿 2 种。

（1）急性硬膜下血肿

急性硬膜下血肿（acute subdural hematoma）发生在急性颅脑外伤后，在外伤后数小时内出现，常合并有脑损伤，约 1/3 同时有颅骨骨折。

急性硬膜下血肿常位于半球凸面，以额顶部最常见，常沿大脑半球的凸面广泛扩展，范围广泛，可跨越颅缝，但不越过中线。

急性期 CT 平扫表现为颅骨内板下新月形或半月形高密度影（图 4-7），CT 值为 70~80Hu，如果有脑脊液进入血肿，则呈以高密度为主的高低混杂密度，血肿的范围可以很广泛，覆盖整个半球表面，占位效应通常明显，表现为大脑中线结构移位，同侧侧脑室受压变形移位。脑底和颅顶部的硬膜下血肿 CT 横切位可能难以显示。MR 可行冠状位和矢状位扫描，有利于显示脑底和颅顶部的硬膜外血肿。

亚急性早期 CT 扫描血肿仍呈高密度，此后血肿密度逐渐降低。

慢性期硬膜下血肿可呈等密度或低密度

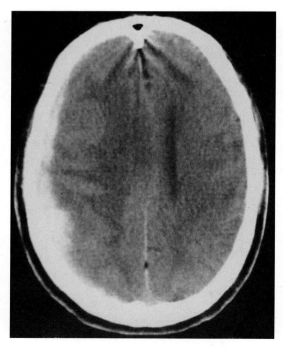

图 4-7　急性硬膜下血肿
CT 平扫示右侧半球与颅骨间带状高密度出血。

（图4-8，图4-9，图4-10），有不同时期出血时可呈等低混杂密度（图4-11）。

MR检查时硬膜下血肿的形态和范围同CT表现，MR对急性期血肿的诊断不如CT，由于新鲜硬膜下血肿内含氧血红蛋白为非顺磁性物质，故在T_1加权图和T_2加权图均呈等信号。随后，血肿内脱氧血红蛋白增加，脱氧血红蛋白可使T_2弛豫时间缩短，T_2加权图呈低信号，T_1加权图血肿可呈等信号，稍高信号或稍低信号。亚急性期，脱氧血红蛋白在红细胞内开始氧化

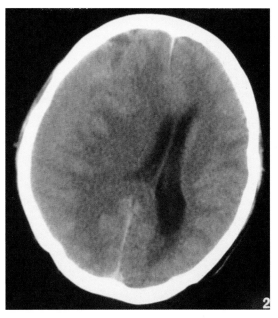

图4-8　急性硬膜下血肿慢性期

CT平扫示右侧半球与颅骨间等密度血肿，前部密度不均质，血肿压迫脑皮层内移。

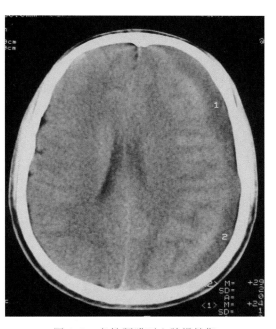

图4-9　急性硬膜下血肿慢性期

CT平扫示左侧半球与颅骨间硬膜下血肿呈低密度。

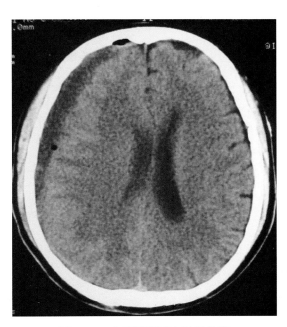

图4-10　急性硬膜下血肿慢性期

CT平扫示右侧半球与颅骨间硬膜下血肿呈低密度。

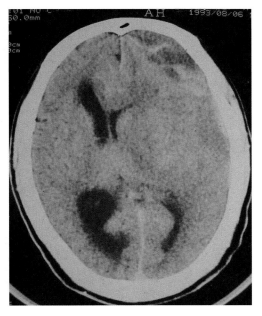

图4-11　急性硬膜下血肿慢性期

CT平扫示左侧半球与颅骨间硬膜下血肿呈等低不均质密度，占位效应明显。

为高铁血红蛋白，高铁血红蛋白可使 T_1 弛豫时间缩短，血肿在 T_1 加权图和 T_2 加权图均呈高信号（图 4-12，图 4-13）。晚期，血肿内血红蛋白分解为含铁血黄素，含铁血黄素为顺磁性物质，导致血肿在 T_2 加权图上呈低信号。与硬膜外血肿不同，血肿与脑组织间无低信号硬脑膜分隔。

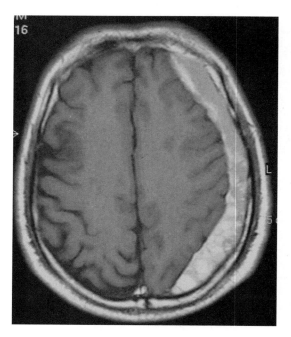

图 4-12　急性硬膜下血肿亚急性期
MR T_1 加权图示左侧硬膜下血肿呈高信号。

亚急性期硬膜下血肿在 CT 平扫时需要与硬膜下积脓区别，两者密度和 CT 值可能相似，但增强扫描时急性硬膜下血肿一般无包膜强化，而硬膜下积脓的内侧缘可见细带状强化，MR 检查两者区别容易，亚急性血肿在 T_1 加权图呈高信号，而脓液呈中等信号或低信号。

（2）慢性硬膜下血肿

慢性硬膜下血肿（chronic subdural hematoma）的原因不同于急性硬膜下血肿，一般认为，慢性硬膜下血肿是由于静脉血缓慢渗出到硬膜下间隙所致，所以，慢性硬膜下血肿不合并脑损伤，通常没有明显的颅脑外伤史。

慢性硬膜下血肿的 CT 表现取决于最近一次出血到影像学检查时的间隔时间，可以表现为低密度、等密度、高密度或混杂密度，但最常表现为低密度（图 4-14，图 4-15）。由于其内蛋白成分较多，密度通常高于脑脊液。再次出血后 CT 扫描可表现为血肿部分或全部密度增高，新鲜出血具有位于下垂部位的趋势。血肿也可因纤维间隔形成而变为多房性，新鲜出血可进入其中的 1 个房。

慢性硬膜下血肿呈等密度时，如果为一侧性，由于脑组织和脑室移位，诊断一般不难。如果为双侧性，可以同时压迫脑组织和脑室系统，脑室变小，但中线无移位，这种双侧慢性

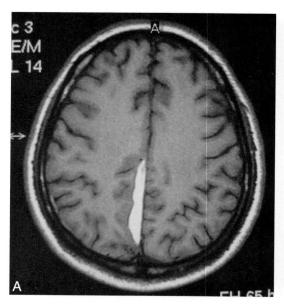
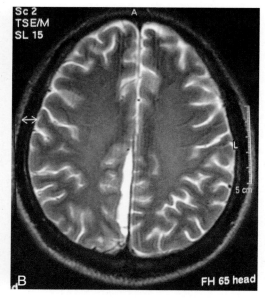

图 4-13　急性硬膜下血肿亚急性期
MR T_1 加权图（A）示大脑镰后部右旁少量硬膜下出血呈高信号，T_2 加权图（B）出血也呈高信号。

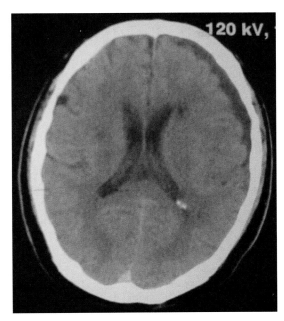

图 4-14 慢性硬膜下血肿
CT 平扫示左侧半球与颅骨间硬膜下血肿呈低密度。

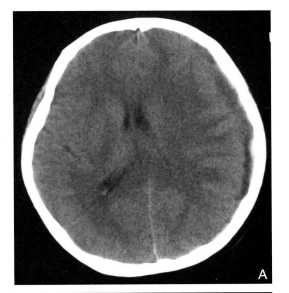

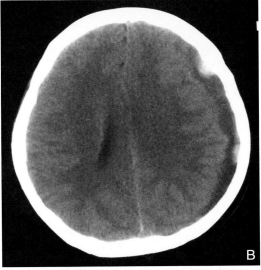

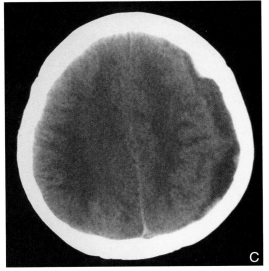

图 4-15 慢性硬膜下血肿
CT 平扫(A,B,C)示左侧半球与颅骨间硬膜下血肿呈低密度。

硬膜下血肿可能漏诊。下列征象提示诊断：①脑室和脑沟太小；②脑白质内移，远离颅骨内板；③增强扫描硬膜下血肿周围可有包膜强化，强化的皮层血管内移，远离颅骨内板；④注射造影剂数小时后，部分慢性硬膜下血肿病例可以看到造影剂分层现象。

MR 冠状位可以清楚显示脑组织与颅内板的关系，很容易确定慢性硬膜下血肿的诊断。慢性硬膜下血肿在 T_1 加权图上可以表现为高信号（正铁血红蛋白）或低信号（蛋白液），在质子加权图信号高于脑脊液。T_1 加权图呈高信号时诊断比较容易，呈低信号时需要与硬膜下积液区别，增强扫描显示硬膜下包膜强化可资鉴别，因为硬膜下积液不形成包膜，不出现强化。

4.3.3 硬膜下积液

硬膜下积液（subdural effusion）是指硬脑膜与蛛网膜之间出现液体聚积，液体为脑脊液或类似脑脊液，也可为渗出液。临床常见于颅脑外伤后或脑部手术后，也可见于脑膜炎患者，少数出现在无外伤史、无脑膜感染症状的老年人。由于硬膜下腔没有吸收功能，所以硬膜下积液很难自然吸收。

硬膜下积液的发生机理因病因不同而异：

发生于脑外伤和脑部手术后者，一般认为与蛛网膜损伤有关，可由于蛛网膜小的撕裂形成单向瓣膜，造成脑脊液聚积于硬膜下，此种原因造成的积液一般于损伤后迅速发生。也可由于蛛网膜损伤后通透性增高，脑脊液逐渐渗出于硬膜下，而蛛网膜并无真正的撕裂，此种原因造成的积液常于损伤后 3d 到 2 周之间出现，数月内可自行吸收。后一种情况常见，而真正的蛛网膜撕裂相对少见。亦有人将外伤后导致的硬膜下积液称为硬膜下水瘤。脑膜炎表现有硬膜下积液者，多见于婴幼儿，感染菌多为肺炎双球菌和嗜血流感杆菌，少数可见于结核性脑膜炎，因脑膜感染时蛛网膜同时广泛受累，扩张充血，液体渗出，渗出液聚积于硬膜下。无特殊病史的老年人发生硬膜下积液的机理尚不清楚。

CT 和 MR 检查时，硬膜下积液表现为颅内板与脑表面分离，其间为积液，积液可呈带状、新月状或梭形。半球凸面受压变平或轻度内陷，脑沟变平或消失，脑皮质内移，大量积液时可有明显的占位效应，中线移位。外伤、术后及老年人的硬膜下积液，因其完全为脑脊液，故 CT 上呈脑脊液样低密度（图 4-16，图 4-17，图 4-18，图 4-19），CT 值在 3~15 Hu 之间，密度均质。MR 各序列均呈脑脊液样信号。感染所致硬膜下积液，若其内蛋白较多时，CT 密度可稍高于脑脊液，CT 值可在 18~30Hu 之间（图 4-20），MRT$_1$ 加权图稍高于脑脊液信号。但也

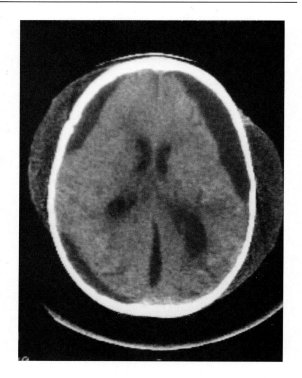

图 4-17　外伤后双侧多发硬膜下积液
CT 平扫积液密度类似脑脊液。

可呈脑脊液样密度和信号（图 4-21），硬膜下积液可为单侧或双侧，手术后及老年人的硬膜下积液多为单侧。外伤后者也多为单侧，但也可双侧或多发（图 4-17，图 4-18）。发生于脑膜感染者一般均为双侧性，且常比较对称。发生于结核性脑膜炎者脑膜可有线样钙化。

增强扫描时，感染所致硬膜下积液，积液的内缘可有很薄的带状强化，外伤、术后及老年人硬膜下积液无强化。

硬膜下积液主要应与各种原因所致的蛛网膜下腔增宽鉴别，后者为双侧性，比较对称，局部脑沟加深增宽，而硬膜下积液表现为脑表面受压变平内移、脑沟变平消失，两者显然不同。增强 CT 扫描，点状静脉血管位于液体内侧时说明积液位于硬膜下。

4.4　蛛网膜下腔积液

蛛网膜下腔积液指蛛网膜下腔液体增多，又称外部性脑积水。临床上主要见于婴幼儿。

CT 和 MR 主要表现为双侧额部或额顶部蛛网膜下腔增宽，常常比较对称。可同时有半球

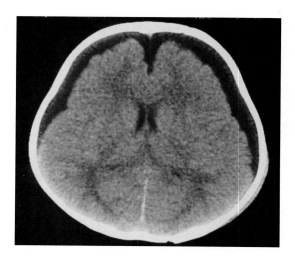

图 4-16　外伤后双侧硬膜下积液
CT 平扫示液体密度类似脑脊液。

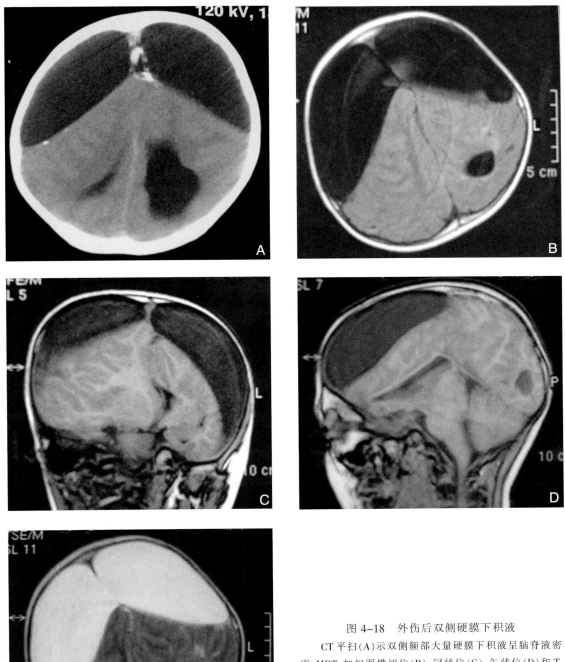

图 4-18　外伤后双侧硬膜下积液

CT 平扫(A)示双侧额部大量硬膜下积液呈脑脊液密度,MRT₁加权图横切位(B)、冠状位(C)、矢状位(D)和 T₂加权图(E)呈脑脊液信号。

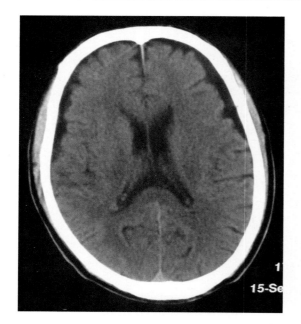

图 4-19 老年人硬膜下积液
CT 平扫示双侧少量硬膜下积液呈脑脊液密度。

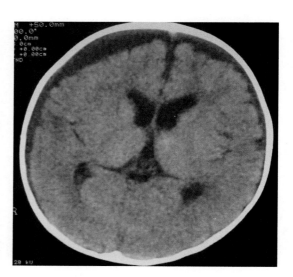

图 4-20 细菌性脑膜炎合并双侧硬膜下积液
CT 平扫示积液密度稍高于脑脊液。

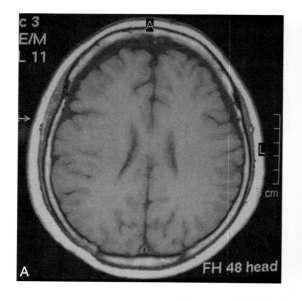

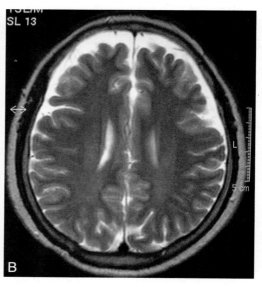

图 4-21 细菌性脑膜炎合并双侧硬膜下积液
MRT₁ 加权图(A)示积液呈低信号,T₂ 加权图(B)呈高信号。

间裂前部增宽。增宽的蛛网膜下腔在 CT 上呈脑脊液样低密度,MR 各序列呈脑脊液样信号（图 4-22）,相邻的脑沟及脑裂也增宽加深,多数同时表现有颅底池扩大。脑室大小正常或稍扩大。

蛛网膜下腔积液诊断的第 1 个难题是诊断标准,由于正常情况下蛛网膜下腔的宽度受年龄和部位的影响,个体间差异也较大,所以诊断主要依靠影像科医师的诊断经验和主观判断,明显的蛛网膜下腔增宽容易诊断。

由于蛛网膜下腔积液主要见于婴幼儿,所以当颅脑 CT 和 MR 检查发现蛛网膜下腔明显增宽时,还需要确定是大脑发育不良还是蛛网膜下腔积液,这也是诊断中最常遇到的难点之一,最有效的办法是通过测量头围、脑的径线或脑

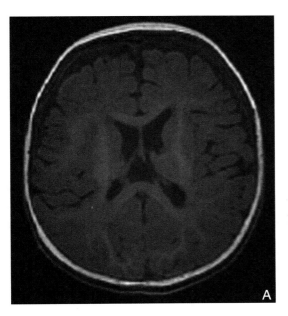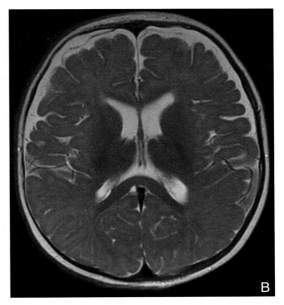

图 4-22　感染性蛛网膜下腔积液

MRT$_1$加权图（A）和 T$_2$加权图（B）示双额及纵裂前部蛛网膜下腔增宽,呈脑脊液信号。

体积测量确定大脑的形态学发育是否在正常范围。如果头围、脑径线或脑的体积明显小于同龄儿童,应该考虑蛛网膜下腔增宽为大脑发育不良。了解患儿临床智力和精神发育情况也是一个很好的办法,如果智力或精神发育迟滞,也应考虑为大脑发育不良。

　　另外,蛛网膜下腔积液还应与硬膜下积液鉴别:硬膜下积液可单侧或双侧,而蛛网膜下腔积液均为双侧性,比较对称;蛛网膜下腔积液表现为局部脑沟加深增宽,而硬膜下积液表现为脑表面受压变平内移、脑沟变平消失,两者显然不同;增强 CT 扫描,点状静脉血管位于液体内侧时说明积液位于硬膜下。

　　大脑普遍性萎缩时,CT 和 MR 也表现为蛛网膜下腔增宽。所以,蛛网膜下腔积液还需与普遍性脑萎缩鉴别,普遍性脑萎缩时,脑沟加深增宽,但通常不局限于额顶部,且一般不伴有纵裂前部增宽,鉴别有困难时,可结合临床情况,普遍性脑萎缩主要见于老年人,脑室周围白质常有斑片状腔梗或脱髓鞘病变存在。而蛛网膜下腔积液主要见于婴幼儿。

　　引起蛛网膜下腔积液的原因很多,多数出现在生长迅速期的婴幼儿,这些婴幼儿出生时头颅往往较大,而且在出生后最初几个月头围增大迅速,但无颅压增高表现,脑室大小也多正常,2 岁后,头颅常趋向于正常大小,智力和体格发育均正常,无需临床处理, 故通常将其称为良性蛛网膜下腔增宽或婴幼儿良性脑外脑积水。另外, 蛛网膜下腔积液也可出现在颅内感染患儿,尤其是脑膜感染者,这些患儿在临床上常表现有发烧、脑膜刺激征、抽搐和精神症状,腰穿脑脊液检查常有脑脊液压力增高和脑脊液细胞数增高。以上 2 种情况是蛛网膜下腔积液最常见的原因,两者的 CT 和 MR 表现完全相同,鉴别诊断主要应结合上述临床情况。蛛网膜下腔积液少见的原因还有特发性巨脑症、激素治疗过程中以及接受过化疗的患儿。

参考文献

1　尚京伟，戴建平，高培毅，等.颅内硬膜外积脓的影像诊断.实用放射性杂志，2002，18:660-662

2　张培功.婴儿感染性蛛网膜下腔增宽——一种特殊类型的脑积水.中华放射学杂志，1994，28:183-186

3　Brant-zawadzki M, Kelly W, Kjos B, et al.Magnetic resonance imaging and characterization of normal and abnormal intracranial cerebrospinal fluid (CSF) spaces:Initial observations.Neuroradiology, 1985, 27:3-8

4　Galbratth JF, Varr VW.Epidural abscess and subdural

empyema.Advan Neurol，1974，6:257-267

5　Maytal J，et al.External hydrocephaly:radiologic spectrum and differentiation from cerebral atrophy.AJR，1987，148:1223-1226

6　McCluney KW，et al.Subdural hygroma versus atrophy on MR brain scans:the cortical vein sign.Am J Neuroradiol，1992，13:1335-1338

7　Nathoo N，Nadvi，SS.Infratenterial empyema:analysis of 22 cases.Neurosurgery，1997，41:1263-1268

8　Nathoo N，Nadvi，SS.Cranial extradural empyema in the era of computed tomography:A review of 82 cases. Neurosurgery，1999，44:748-753

9　Sadhu VK，Handei SF，Pinto RS，et al.Neuroradiologic diagnosis of subdural empyema and CT limitation.A-JNR，1980，1:39-44

10　Schroth G，Kretzschmar K，Gawehn J，et al.Advantage of magnetic resonance imaging in the diagnosis of cerebral infections.Neuroradiology，1987，29:120-126

11　Weingarten K，Zimmerman RD，Becker RD，et al. Subdural and epidural empyemas:MR imaging.AJNR，1989，10：81-87

12　Weisberg L.Subdural empyema－clinical and computed tomography relations.Arch Neurol，1986，43:497-500

13　Zimmerman RD，Leeds NE，Danziger A.Subdural empyema CT findings.Radiology，1984，150:417-422

5 脑室异常

5.1　解剖

脑室包括侧脑室、三脑室和四脑室。

侧脑室位于大脑半球内，前部以室间孔与三脑室相通。侧脑室形状很不规则，大致与大脑半球的外形一致。按照侧脑室的形态和部位，可分为前角、体部、后角和下角 4 部分。前角为侧脑室室间孔以前的部分，向前外下方伸入额叶内，故也称额角，其顶壁及前壁由胼胝体形成，内侧壁为透明隔，外侧壁为尾状核头。体部为室间孔到胼胝体压部之间的部分，呈斜位的窄裂状，其内上壁由胼胝体和透明隔构成，外侧壁由穹隆、侧脑室脉络丛、丘脑背面的外侧部和尾状核构成。后角为侧脑室向后伸入枕叶的部分，也称枕角，后角发育变异较大，两侧常不对称，也可以缺如，也可以呈长管状。下角为侧脑室体部向前下方伸入颞叶的部分，也称颞角，呈弓状，由丘脑后端弯向前，再转向下内方，尖端距颞极约 2.5cm，下角长轴大致与颞上沟一致，其顶壁外侧大部由胼胝体构成，内侧小部由尾状核尾部构成，底壁外侧部是侧副隆起，底壁的内侧部为海马构成。侧脑室后角、下角和体部交界处呈三角形，故称侧脑室三角区。双侧侧脑室额角和体部被两侧透明隔分隔，在婴儿常见两侧透明隔间含有脑脊液，但绝大多数情况下两侧透明隔互相融合，偶尔也可未融合，其间充满脑脊液，形成透明隔腔，透明隔腔向后延伸超过室间孔，形成第六脑室（图5-1，图5-2）。透明隔腔的脑脊液通过室间孔进入脑脊液循环。另外一个正常变异的脑脊液腔是中间帆腔，位于第三脑室顶的后部，与四叠体池相通（图5-3）。

三脑室是两间脑间的窄裂，向后以中脑导水管与四脑室相通，其前部以室间孔与双侧侧脑室相通。三脑室的底斜向前下方，主要由下丘脑结构构成。自前向后分别是视交叉、漏斗、灰结节和乳头体。三脑室向下延伸入漏斗，形成漏斗状的漏斗隐窝。三脑室前壁下部由终板构成，上部由穹隆柱和前联合形成。前壁与下壁交界处，恰在视交叉的上方，有一角形隐窝，即视隐窝。三脑室后壁由松果体和后联合构成，三脑室伸入到松果体柄内，形成松果体隐窝，其上方还有松果体上隐窝。三脑室侧壁的上部

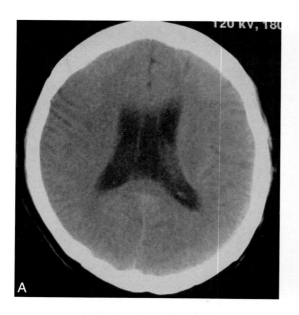

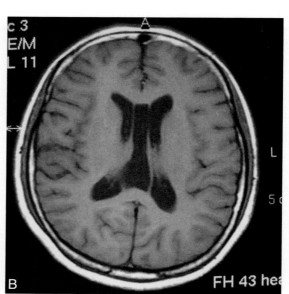

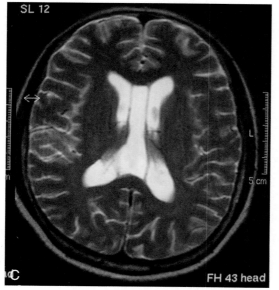

图5-1 透明隔腔

CT 平扫(A)示透明隔腔呈脑脊液密度，MRT_1加权图(B)呈脑脊液样低信号，T_2加权图(C)呈脑脊液样高信号。

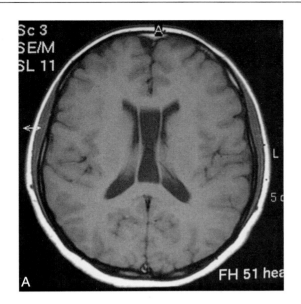
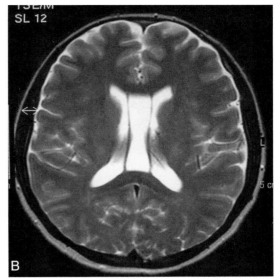

图 5-2　透明隔腔

MRT$_1$加权图(A)示透明隔腔呈脑脊液样低信号,T$_2$加权图(B)呈脑脊液样高信号。

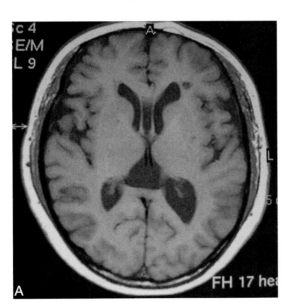
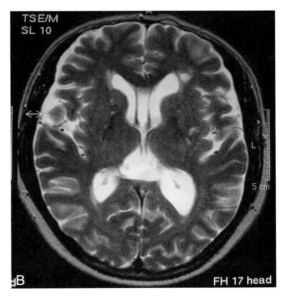

图 5-3　中间帆腔

MRT$_1$加权图(A)示三脑室后方中间帆腔呈脑脊液样低信号,T$_2$加权图(B)呈脑脊液样高信号。

由丘脑内侧面的前 2/3 构成，下部由下丘脑构成，两侧壁由中间块相连。

四脑室是菱脑的中央管扩展而成的菱形腔，位于桥脑延髓和小脑之间。上角借中脑导水管与三脑室相通，下角通入延髓下段的中央管，并经正中孔和脑干两侧外侧孔与蛛网膜下腔相通。四脑室的底由桥脑和延髓的背侧面形成。四脑室的顶呈帐篷状，尖指向小脑。

脑室内存在有脉络丛，为花边样结构，表面铺满绒毛样突起，突起内有小血管和毛细血管丛，并含有大量的结缔组织和神经纤维。脉络丛主要存在于侧脑室，少量位于三脑室和四脑室。脉络丛位于室管膜表面并包绕大的脉络膜动脉。脉络丛容易发生钙质沉积或钙化，在 CT 扫描时呈高密度，MRT$_1$加权图上呈低信号，T$_2$加权图呈低到高信号。由于脉络丛内含有丰富的小血管和毛细血管，增强 CT 扫描和增强 MR 扫描时明显强化，不应误认为病变。侧脑室脉络丛可呈球状，称脉络丛球，有时也可见于第四脑室，脉络丛球大小变化很大，从 3～23mm。两侧侧脑室脉络丛的大小和钙化程度可不对称，不可误为脉络丛乳头状瘤。脉络丛分泌脑脊液。

由于脉络丛主要存在于侧脑室，所以，约 95% 的脑脊液来源于侧脑室。脑脊液在脑室内的循环从头侧向尾侧方向流动，侧脑室产生的脑脊液，经室间孔进入三脑室，再经中脑导水管进入四脑室，再通过四脑室正中孔流入小脑延髓池，由外侧孔注入桥池，而后进入蛛网膜下腔。脑脊液进入蛛网膜下腔后则从尾侧向头侧流动。某些部位蛛网膜下腔较宽，含有大量脑脊液，根据所在脑的部位命名为相应的脑池。位于桥脑和延髓前方的是桥脑延髓池，它与两侧的桥小脑角池、后方的枕大池和后上方的小脑上池相交通。桥脑延髓池向上延续为脚间池和鞍上池，向后经四叠体池与中脑池相交通。鞍上池向两侧延续为侧裂池。这些脑池与位于脑凸面的脑沟裂相延续。脑脊液的吸收有 2 个途径：一是通过蛛网膜颗粒、脑脊髓的静脉和软膜，是脑脊液吸收的主要途径；二是通过脑脊髓神经鞘的淋巴间隙吸收。

脑脊液的主要功能是形成脑的水垫，以避免震动时颅骨直接压迫脑组织，脑脊液还可控制颅内压的波动，脑脊液容量增加时可引起颅压增高。

由于脑室内充满脑脊液，脑脊液在 CT 扫描时呈低密度，在 MRT$_1$ 加权图呈低信号，T$_2$ 加权图呈很高信号，在 T$_2$FLAIR 图像和描述加权成像上呈低信号，完全不同于脑实质密度和信号，所以 CT 和 MR 颅脑检查均可以很好地显示脑室的形态和大小。但 MR 对评估脑室系统的情况比 CT 更优越。MR 可进行多方位成像，尤其是矢状位 T$_1$ 加权图可以很清楚显示中脑导水管的情况。MR 可以利用三维相位成像序列对脑脊液动态流动的情况进行评估，在心电门控下可获得某一层面的系列图像，通过这些系列图像，观察脑脊液在脑室和脑池内的流动情况，更好的观察方法是电影图像。

由于正常人脑室大小随年龄变化而不同，个体间差异也较大，同一个体在不同生理状态下也有变化，所以，尽管许多学者做了关于脑室大小 CT 和 MR 测量的研究，但目前尚没有公认的关于 CT 和 MR 脑室大小的标准。比较简单的方法是线性测量和经验判断。CT 和 MR 横切位图像上线性测量的标准是：正常成年人两侧侧脑室前角尖端之间的最大距离平均为 35mm，大于 45mm 为扩大；两侧尾状核内侧缘之间的平均距离为 15mm，大于 25mm 为异常；三脑室宽度平均为 4mm，大于 6mm 为扩大；四脑室平均宽度为 11mm，大于 20mm 为异常。经验判断除观察脑室的大小外，还包括脑室角是否圆钝，脑室大小与蛛网膜下腔大小的比例，脑室各隐窝是否消失等。在诊断脑积水时还包括观察中脑导水管的形态及侧脑室周围有无间质性脑水肿等。在区别脑积水和脑萎缩引起的脑室扩大时，也可使用脑室指数测算。

5.2 侧脑室局部扩大

5.2.1 局限性脑萎缩

局限性脑萎缩（focal atrophy）是侧脑室局部扩大最常见的原因。CT 平扫时可见扩大的脑室部分附近脑实质呈片状低密度区，MRT$_1$ 加权图呈低信号，T$_2$ 加权图呈高信号（图 5-4）。同时脑沟及蛛网膜下腔增宽。局部脑萎缩的原因常需要结合临床病史分析。偶尔，也可根据局部脑萎缩的部位提示病因。

（1）外伤后脑萎缩

外伤后脑萎缩（post-traumatic encephalatrophy）通常于外伤后 3～6 个月时出现，另外，脑内较大血肿吸收或手术吸除术后也可造成局部脑萎缩。外伤后脑萎缩可以发生在脑内任何部位，但以额叶及颞叶前部多见。如果挫裂伤或血肿位于侧脑室旁或邻近蛛网膜下腔时，可呈脑穿通畸形囊肿的表现。

（2）感染后脑萎缩

感染后脑萎缩（post-infectious encephalatrophy）见于脑组织内细菌性感染、病毒性感染等，这些感染均可以造成脑组织的变性、坏死和液化，保守治疗吸收或切除后均可造成局部脑萎缩，诊断需要结合临床病史及以往检查资

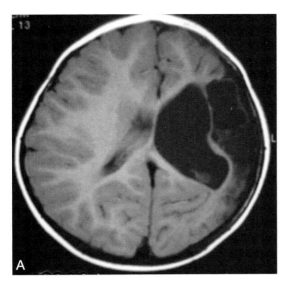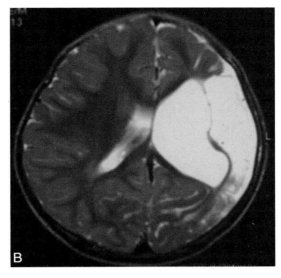

图 5-4 脑梗死后脑萎缩

MRT₁加权图（A）和 T₂加权图（B）示左侧侧脑室扩大。

料分析。

（3）脑梗死后脑萎缩

脑梗死后通常均遗留有局限性脑萎缩，一般于梗死后 3~6 个月出现，其特点为萎缩区域与脑内大血管分布一致，萎缩区或附近脑组织内常可见陈旧性梗死病灶。

5.2.2 侧脑室神经上皮囊肿

神经上皮囊肿（neuroepithelial cyst）是一组非肿瘤性囊肿性病变，这些囊肿的共同特点是衬有形态学与上皮类似的细胞，免疫组化研究常呈胶质纤维酸性蛋白强阳性。以往曾被称为室管膜囊肿、脉络膜丛囊肿、脉络膜上皮囊肿、蛛网膜下室管膜囊肿。胶样囊肿也曾被包括在这组囊肿内，但后来研究发现，胶样囊肿很可能起源于内胚层，而不是神经上皮。

对于神经上皮囊肿的起源尚有争议。这些囊肿的特点是具有原始室管膜或脉络丛，可能是由于神经外胚层在发育过程中隔离所致，脉络裂囊肿可能为内折的血管软膜所形成。

神经上皮囊肿可见于任何年龄，但绝大多数脉络丛囊肿于成年时发现，平均年龄 30 岁左右。有症状的室管膜囊肿男性稍多见。

不同部位的神经上皮囊肿，其发生率变化很大。小的无症状的脉络丛囊肿常在影像学检查时发现，尸检半数以上可见。有症状的神经上皮囊肿少见，主要位于侧脑室。

侧脑室内神经上皮囊肿临床上比较常见，通常位于侧脑室三角区，大的侧脑室神经上皮囊肿主要表现为侧脑室三角区扩大，通常为单侧。因囊肿内含脑脊液，囊壁很薄，CT 和 MR 图像有可能不能显示囊壁，而仅表现为局部脑室扩大（图 5-5）。局部扩大的脑室常具有一定的张力，边缘光滑、整齐、外凸。CT 扫描呈均匀的脑脊液密度，MRT₁加权图和 T₂加权图呈均匀的脑脊液信号，弥散加权成像呈脑脊液样低信号。位于脉络丛附近者可压迫脉络丛移位，附近脑实质内没有相应病灶存在，也无脑沟及蛛网膜下腔增宽的表现，容易与局限性脑萎缩造成的脑室扩大区别。若囊壁显示时容易诊断，囊壁在 MRT₁加权图和质子加权图容易显示，表现为脑实质样等信号。

5.2.3 解剖变异

侧脑室大小变异较常见，可以表现为一侧前角或后角明显大于对侧（图 5-6），此种变异无临床意义，但需要与其他原因造成的局限性脑室扩大区别。正常变异所显示的局限性脑室扩大，其特点为附近脑实质无病变存在，无脑沟及蛛网膜下腔扩大或脑结构异常的表现。

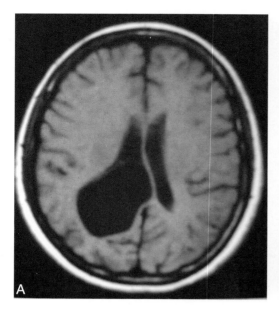
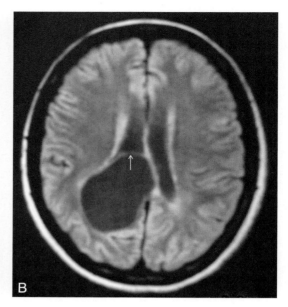

图 5-5　右侧侧脑室神经上皮囊肿

MRT₁加权图(A)示右侧侧脑室后部囊性扩大,张力很高,呈脑脊液信号,质子加权图(B)可见部分囊壁(箭头)。

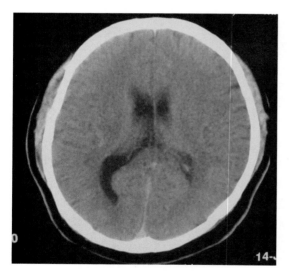

图 5-6　正常变异

CT 平扫示双侧侧脑室不对称,右侧枕角明显大于对侧。

5.2.4　孤立性侧脑室颞(下)角

孤立性侧脑室颞角(trapped temporal horn)是侧脑室颞角的脑脊液流动受阻所致,常因侧脑室三角区病变所致。可为侧脑室三角区脑室内病变,包括室管膜内出血、脑膜瘤和脉络丛乳头状瘤等,也可为侧脑室三角区周围病变压迫所致。颞角的迅速扩大可以引起沟回疝形成。CT 和 MR 见颞角明显扩大,可确定孤立性侧脑

室颞角的诊断(图 5-7)。增强扫描对确定颞角阻塞扩大的原因确定有帮助。

5.3　一侧侧脑室扩大

5.3.1　正常变异

正常人中,有相当一部分人群双侧侧脑室大小不一致,不对称,一侧侧脑室明显大于另一侧,可同时伴有或不伴有同侧脑体积的增大。但同侧半球脑结构正常,包括脑回、脑沟、脑裂及深部灰质结构,中线亦无移位。临床上精神及智力发育正常,无临床意义(图 5-8,图 5-9)。

5.3.2　一侧大脑半球萎缩

一侧大脑半球萎缩(cerebral hemiatrophy)可由许多原因引起,如脑梗死、外伤、出血及感染等。但最常见的原因是血管闭塞引起大面积脑梗死造成的结果。可分为先天性和后天性两种,先天性者发生于宫内或新生儿期,亦可称为一侧性大脑半球发育不全,临床表现包括头外形异常,患侧颅腔小、对侧肢体抽搐或瘫痪、可能伴有智力发育低下。CT 和 MR 表现为

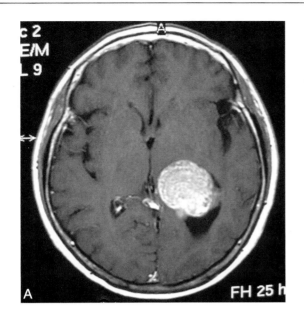
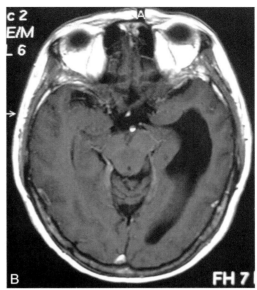

图 5-7　孤立性侧脑室颞角

MR 增强扫描(A,B)示左侧侧脑室三角区脑膜瘤显著均匀强化,左侧颞角明显扩大。

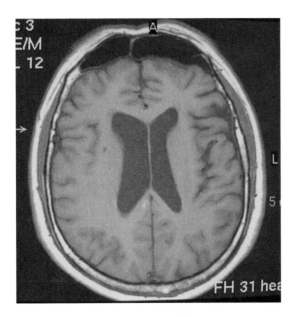

图 5-8　正常变异

MRT₁加权图示双侧侧脑室不对称,右侧大于左侧,透明隔无移位。

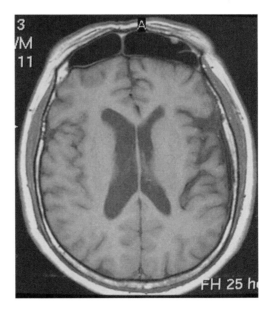

图 5-9　正常变异

MRT₁加权图示双侧侧脑室不对称,右侧大于左侧,透明隔无移位。

患侧侧脑室扩大、脑组织量减少、中线向患侧移位,同时常可见脑沟增宽 (图 5-10),严重者脑沟和脑回消失 (图 5-11,图 5-12)。患侧颅腔发育小、颅骨增厚、板障增宽、少数病例亦可表现有患侧眶顶抬高,副鼻窦及乳突气化较对侧显著。后天性者常见于 50~60 岁,偶可见

于 40 岁以下者,有明显的脑梗死病史,通常出现在脑梗死 4~5 周以后,CT 和 MR 表现为患侧脑室扩大,同时有脑沟、脑裂扩大和皮质萎缩,严重者脑实质可明显减少或消失,但不伴有颅骨、颅腔、眶顶、副窦乳突气化的异常,与先天性者不同。

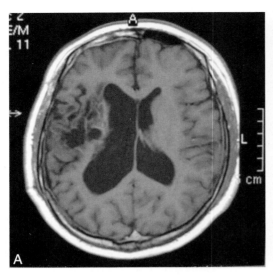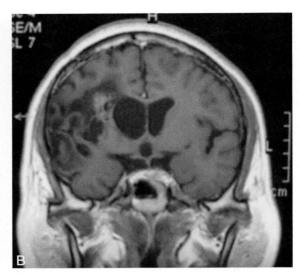

图 5-10　脑梗死后脑萎缩

MRT₁ 加权图横切位(A)和冠状位(B)示右侧侧脑室扩大,周围梗死区萎缩软化,呈脑脊液样低信号。

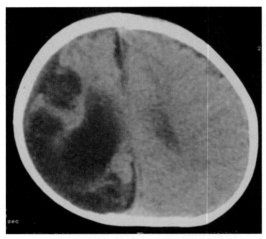

图 5-11　先天性右侧大脑半球萎缩

CT 平扫示右半颅腔小,右侧半球脑实质萎缩,体积明显小于对侧,部分脑实质消失,右侧侧脑室扩大。

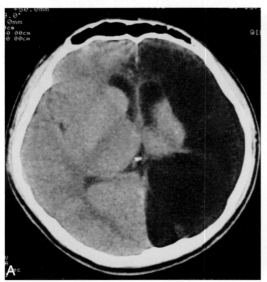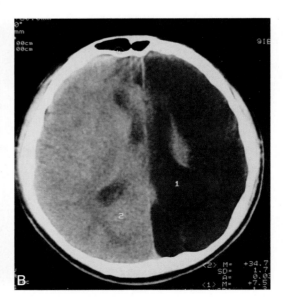

图 5-12　先天性左侧大脑半球萎缩

CT 平扫(A,B)示左侧大脑半球脑实质消失不见,仅有基底节部分存在,左侧侧脑室扩大。

5.3.3 脑三叉神经血管瘤病

脑三叉神经血管瘤病（encephalotrigeminal angiomatosis）又称为脑颜面血管瘤综合征或 Sturge-Weber 综合征，其临床及病理详见第2章。CT平扫以一侧半球脑实质内脑回样、轨道样、孤带状或锯齿状钙化为特征。由于受累侧血供障碍，常引起脑实质萎缩，所以可以表现有患侧侧脑室扩大、颅腔变小、颅板增厚。根据脑内典型钙化及临床三叉神经分布区有紫红色血管痣，很容易与其他原因引起的一侧大脑半球萎缩区别。

5.3.4 一侧室间孔阻塞

脑脊液主要产生于脑室的脉络丛，其中95%的脑脊液来源于侧脑室脉络丛。自此产生的脑脊液，经室间孔进入三脑室，再经中脑导水管进入四脑室，再通过四脑室正中孔流入小脑延髓池，由外侧孔注入桥池，而后进入蛛网膜下腔。

当一侧室间孔阻塞时，同侧侧脑室脉络丛产生的脑脊液不能进入三脑室，脑脊液在侧脑室内聚积。CT和MR检查表现为一侧侧脑室扩大，扩大明显时可有中线结构向对侧移位（图5-13）。

一侧室间孔阻塞的原因主要有室间孔附近的肿瘤、囊肿、囊虫及炎性粘连。多数病人阻塞为渐进性，达一定程度出现临床症状时行CT和MR检查才被发现。少数可也呈急性发生，后者主要见于脑室内囊虫及胶样囊肿位置的改变。粘连所致者多见于儿童，多由于脑内感染或出血后，中脑导水管可同时有粘连狭窄。

确定一侧侧脑室扩大为室间孔阻塞所致的要点包括：一侧侧脑室扩张明显，有张力，透明隔向对侧移位；扩大的侧脑室周围没有能够导致该侧侧脑室扩大的其他可以解释的原因。

5.3.5 脑室周围白质软化症

脑室周围白质软化症（periventricular leukomacia，PVL）主要与缺血缺氧及感染有关，常见于早产儿，是造成早产儿脑瘫的主要原因。常见于早产儿的原因与胚胎期脑部损害发生的

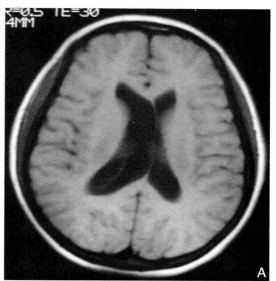

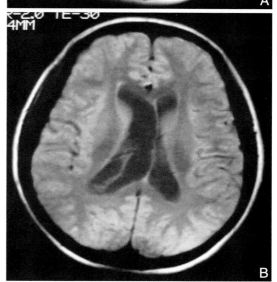

图 5-13　右侧孟氏孔阻塞
MRT₁加权图（A）及质子加权图（B）示右侧侧脑室扩大，中线左移。

时间有关，胚胎早中期脑损害主要引起发育畸形，晚期主要引起脑血管改变。由于脑室周围白质的血供分别来自脑室区和远脑室区的终动脉，未成熟儿终动脉深穿支的侧支循环尚未建立，而胚胎晚期脑室周围白质对缺血缺氧敏感，所以，脑室周围白质软化症多见于早产儿。

由于缺血缺氧，脑室周围白质发生水肿、凝固坏死，吸收后形成软化和胶质增生，脑白质减少。病变常主要发生在侧脑室周围，表现为侧脑室扩大，脑白质量明显减少，由于病灶常为双侧性，故双侧侧脑室多同时扩大，少数病例也可因病灶位于一侧或以一侧为主，表现

为单侧侧脑室扩大为主。由于侧脑室周围有软化萎缩，故扩大的侧脑室外缘常不规则、不光整（图 5-14，图 5-15，图 5-16），周围脑白质量明显减少，脑白质减少严重时表现为部分区域白质消失，脑皮层与脑室侧缘接近甚或相连。

脑白质内软化灶在 CT 扫描时表现为白质内斑片状低密度灶，MRT$_1$ 加权图呈低信号，T$_2$ 加权图呈高信号。这种脑白质软化灶需要与其他许多脑白质内病变鉴别（详见第 13 章）。

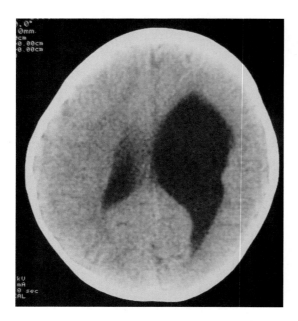

图 5-14　脑室周围白质软化症
CT 平扫示左侧侧脑室扩大，形态不规则，脑白质明显减少。

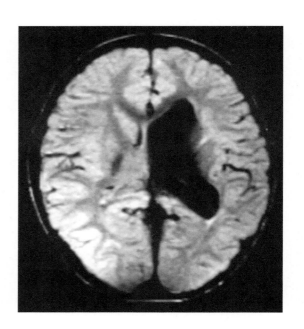

图 5-15　脑室周围白质软化症
MR 质子加权图示左侧侧脑室扩大，脑白质减少。

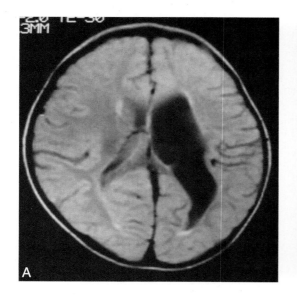

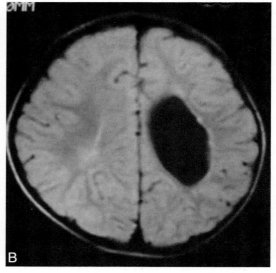

图 5-16　脑室周围白质软化症
MR 质子加权图(A,B)示左侧侧脑室扩大，形态不规则，脑白质明显减少。

5.4 双侧侧脑室扩大

5.4.1 普遍性脑萎缩

普遍性脑萎缩也称弥漫性脑萎缩（diffuse cerebral atrophy），在临床上比局部脑萎缩更常见。

普遍性脑萎缩常同时累及灰质和白质，可表现有双侧侧脑室扩大，而且是双侧侧脑室轻度对称性扩大最常见的原因，尤其是以脑白质萎缩为主的病人。

普遍性脑萎缩引起的侧脑室扩大通常比较对称，中线无移位。其特点是同时有脑沟、脑裂增宽等脑皮质萎缩的表现。

普遍性脑萎缩可见于正常老年人，也可以见于许多疾病，包括多种变性性疾病（如阿尔茨海默病、Huntington病、震颤性麻痹、匹克病、Jakob-Creutzfeldt病等）、脑缺氧、中毒、物理损伤及全身消耗性疾病等。诊断时常需密切结合临床。

（1）与年龄有关的脑萎缩

尸检和影像学检查已经证实，正常老年人可以发生脑萎缩。老年人发生脑萎缩的原因可能与慢性轻度脑缺血有关。在正常年龄增长过程中，通常于40岁以后，多数正常人的智力和认知能力发生轻微的变化，与这种临床表现相一致的是脑实质容积或有功能的神经元减少，脑脊液的量增多，即普遍性脑萎缩。由于这种脑萎缩与年龄有关，也称为与年龄有关的脑萎缩（age-related cerebral atrophy），主要见于50岁后出现的轻到中度脑室扩大。在临床上，正常老年人普遍性脑萎缩多呈轻度，少数可达中度。CT和MR检查可见脑室、脑池轻度扩大，脑沟轻度增宽，常以额叶和镰旁更明显（图5-17，图5-18）。侧脑室扩大以前角、下角明显，也可有三脑室扩大。同时，脑白质、基底节、桥脑和侧脑室周围常见斑点状低密度和T_2高信号病灶，这些病灶可能为扩张的血管周围间隙、腔隙性脑梗死、小的变性或脱髓鞘病变。随着老化过程的进展，MRT_2加权图在内囊后肢附近、侧脑室前角周围、前后联合血管进入处及

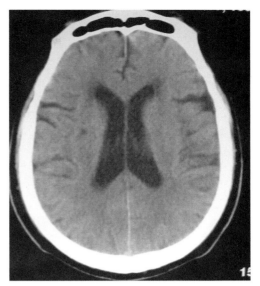

图5-17 与年龄有关的脑萎缩

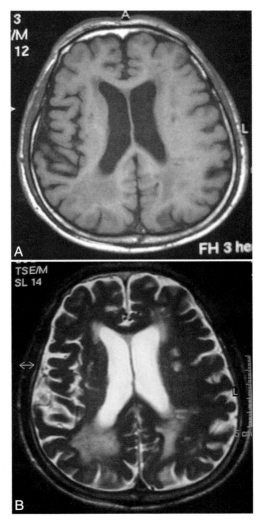

图5-18 与年龄有关的脑萎缩
MRT_1加权图（A）示双侧侧脑室扩大，T_2加权图（B）双侧白质脱髓鞘病变，呈斑片状高信号。

三角区内侧也可出现斑点状或斑片状高信号。

（2）阿尔茨海默病

阿尔茨海默病（Alzheimer disease）是老年前期以脑变性萎缩为特征的慢性进行性衰退性疾病，病因不明，可能与高龄、受教育水平低、头部外伤、病毒感染、免疫因素、遗传、精神因素等有关。临床发病年龄在 45~60 岁，女性多于男性，一般发病隐袭，早期可仅有记忆力减退，后逐渐发展，智力及人格呈进行性减退，最后发展为痴呆。发生在 50 岁以后者称为阿尔茨海默病型老年性痴呆，发生在 50 岁以前者称为早老性痴呆。本病常在 5~10 年内因合并症或衰竭而死亡。本病除具有普遍性脑萎缩的一般表现外，颞叶萎缩常很明显且出现较早（图 5-19），故侧脑室扩大以颞角更明显。有文献报告颞叶萎缩用于诊断阿尔茨海默病的敏感度达到 93%、特异性 84%、准确性 89%，对阿尔茨海默病与其他类型痴呆的鉴别诊断有重要意义。阿尔茨海默病在出现颞叶萎缩前，首先有海马和杏仁核萎缩，海马体积可以减少 20%~52%。尽管这种测量在统计学上意义重大，但仅测量海马体积尚不足以用于单个病例的诊断。MR 脑灌注成像，阿尔茨海默病的颞叶后部和顶叶表现异常灌注，但这种情况也见于其他病人。MR 氢质子波谱可以提供重要的诊断信息，应将兴趣区定位在扣带回后部，最早在波谱上表现的异常是 MI/Cr 的比值升高，该比例大于 0.7 时高度提示阿尔茨海默病的诊断。其后 Cho 波及 Cho/Cr 的比值升高，NAA 波和 NAA/Cr 的比值降低，提示神经元丧失和功能障碍。但 NAA 波降低不仅仅见于阿尔茨海默病，也可见于其他原因造成的痴呆，所以，并没有特异性，但阿尔茨海默病神经元丧失的严重程度从重到轻依次为海马、颞叶后部、额叶和顶叶，可利用多体素氢质子波谱反映这种特点。

（3）Huntington 病

Huntington 病（Huntington disease）又称 Huntington 舞蹈病、遗传性舞蹈病、慢性进行性舞蹈病。是一种常染色体显性遗传的基底节和大脑皮层变性性疾病，1841 年由 Waters 首先报告，1872 年 Huntington 进行了详细的描述和总结。

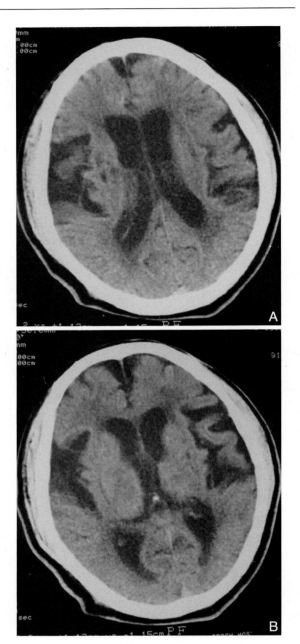

图 5-19 阿尔茨海默病

CT 平扫（A、B）示普遍性脑萎缩，颞叶显著，脑室扩大，脑沟增宽。

本病的发病机制尚不清楚，可能与多巴胺与乙酰胆碱失衡、r-氨基丁酸减少、兴奋性氨基酸毒性等因素有关。

主要损害基底节和大脑皮层，尾状核、壳核病变最明显，小神经节细胞严重破坏，大细胞也减少，尼氏体消失，核固缩，出现类淀粉小体，还有脱髓鞘改变和胶质增生。

通常发病于成年期，35~40 岁多见。约 5%

~10%为青少年发病，至今报道最早为 2 岁，最大为 80 岁。无性别差异。起病缓慢，呈进行性加重。绝大多数有家族史，但同一家族中不同患者的临床表现可差别很大。临床主要表现为舞蹈样动作和痴呆。舞蹈样动作为首发症状，开始于颜面部和上肢，逐渐扩展到全身。舞蹈样动作多较快速、幅度大、无目的，表现为不自主张口、撅嘴、伸舌、扮鬼脸、手足舞动等。情绪激动时加重，睡眠时消失。症状的产生是由于早熟的神经细胞变性死亡。

基底节部受累常最明显且发生最早，尤其是尾状核头及壳核，故 CT 和 MR 检查除具有普遍性脑萎缩的一般表现外，尾状核头及壳核出现萎缩，体积变小，侧脑室额角扩大常更明显（图 14-16）。

临床主要根据 3 大特征（舞蹈样动作、痴呆、家族史）进行诊断。

（4）帕金森病

帕金森病（Parkinson disease）又称震颤性麻痹，是一种常见的锥体外系疾病，是中老年人较常发生的脑部进行性变性性疾病。发生率在不同种族和地区有很大差异，白种人最高，黑种人最低，黄种人居中。亚州的发病率约为 10/10 万。

本病是由于中脑黑质的多巴胺能神经元退化、变性，使通过黑质纹状体束作用于纹状体的递质多巴胺减少，造成纹状体内多巴胺和乙酰胆碱平衡失调而发病。其致病因素可能有年龄老化、环境和遗传因素。

主要病理改变集中于脑干某些含色素的神经元，如黑质的多巴胺神经元、蓝斑的 NA 神经元、脑干的中缝核、迷走神经背核等，主要是细胞变性、消失，残缺的细胞浆内出现特征性的嗜酸性包涵体，伴有不同程度的胶质增生。

男性稍多于女性。临床以震颤、肌强直和运动障碍为特征。起病缓慢，症状常自一侧上肢开始，逐渐波及同侧下肢及对侧上下肢，双侧肢体症状不对称是震颤性麻痹的临床表现特点。震颤为首发症状，休息和安静时明显（静止性震颤）是本病的又一特点。肌强直同时发生于肢体肌群和躯干肌群。由于四肢、躯干、颈部、面部的肌肉均发生强直，患者呈一种特殊姿势，头前倾，躯干俯屈，前臂内收，肘关节屈曲，腕关节和指间关节伸直，拇指对掌，髋及膝关节稍屈曲。运动障碍表现为主动活动减少，动作变慢。

还有很多疾病和因素可导致临床酷似帕金森病，称帕金森综合征或继发性帕金森病，继发性者可由于感染、外伤、中毒、动脉硬化、药物和肿瘤等引起。

CT 除具有普遍性脑萎缩的一般表现外，有时可见基底节钙化。MR 除能显示脑室扩大等脑萎缩表现外，T_2 加权图在基底节区和脑白质内常有多发高信号斑点存在。

（5）匹克病

匹克病（Pick disease）又称脑叶硬化症。病因不明。女性多见，60 岁为发病高峰。临床也以进行性痴呆为主要表现，酷似阿尔茨海默病，但没有阿尔茨海默病常见。CT 和 MR 检查时，匹克病常以额叶和颞叶萎缩为主或为著（图 5-20），侧脑室额角和颞角扩大常较显著，因此有人将其归入局限性脑萎缩中。匹克病的另外一个特点是多数病人双侧萎缩不一致，左侧常较明显，上颞回的前半部萎缩，而后部常正常，MR 观察这些特点优于 CT。

（6）Jakob-Creutzfeldt 病

Jakob-Creutzfeldt 病（Jakob-Creutzfeldt disease）是一种以迅速进行性痴呆为特点的脑病。临床发生年龄比其他类型痴呆更早，常见于 40~60 岁。最初认为是由类似于库鲁病的特殊病毒感染所致，现在认为是由缓慢感染性病原体或可传播性蛋白物质引起。约 15% 有家族性。临床表现特点是迅速发展的进行性痴呆，常于发病后 1 年内死亡。病理检查主要见脑萎缩和脑室扩大，脑白质可有改变。CT 和 MR 表现为侧脑室对称性扩大，脑沟脑裂增宽，短期内复查可见萎缩程度明显加重，晚期可出现脑白质弥漫性脱髓鞘改变。临床上年轻人出现脑室迅速扩大，脑灰质减少，脑白质内弥漫性脱髓鞘改变时应高度怀疑本病，确定诊断需要脑穿刺活检。

（7）其他原因

能够引起普遍性脑萎缩的其他原因还很多，包括缺氧、中毒、物理损伤、营养不良等。

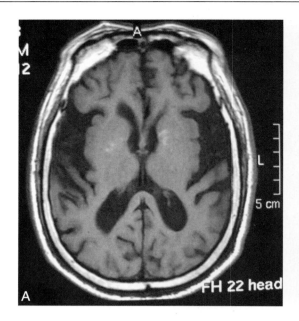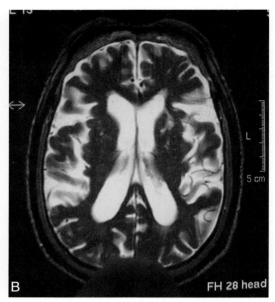

图 5-20 匹克病

MRT$_1$加权图(A)和 T$_2$加权图(B)示脑萎缩,以颞叶萎缩显著,外侧裂明显增宽,脑室扩大。

缺氧导致普遍性脑萎缩可见于任何年龄。萎缩的范围和程度与许多因素有关,包括缺氧和中毒发生的年龄、累及的血管分布范围、缺氧和中毒的持续时间等。胚胎头 6 个月发生的缺氧通常导致脑发育异常,如皮层缺失、灰质发育异常和脑穿通畸形囊肿等。胚胎 24~28 周发生的缺氧表现为侧脑室三角区扩大,不规则,脑室周围通常没有胶质增生。胚胎 28~36 周发生的缺氧不仅有脑室扩大,而且可见脑室周围白质软化,表现为侧脑室不规则扩大,MRT$_2$加权图可见脑室周围斑点状高信号,脑白质量减少。

中毒和物理损伤引起脑萎缩的诊断需要依靠临床病史。

神经系统以外肿瘤而没有脑转移的病人常表现有普遍性脑萎缩,一般认为这种脑萎缩是由于营养性原因所致。其他可以表现有普遍性脑萎缩的情况还包括厌食症、长期应用肾上腺皮质激素或类固醇、长期酗酒、慢性肾功能衰减、其他全身消耗性疾病等。

5.4.2 早产儿侧脑室扩大

在胚胎早期,侧脑室相对很大,随着发育的不断成熟,侧脑室逐渐变小,到胚胎 36 周时达到正常大小,故早产儿常表现有双侧侧脑室轻度对称性扩大,尤其是 30 周前出生的早产儿。可以同时合并有或不伴有早产儿的颅内出血。

5.4.3 巨脑畸形

巨脑畸形可同时表现有双侧侧脑室对称性扩大,通常呈轻度。这种巨脑畸形可以是许多疾病的伴发征象,如亚历山大病、海绵状变性、Sotos 综合征等。

Sotos 综合征又称脑性巨人症,在新生儿期即表现有身体发育显著增快,并有大头巨脑畸形、精神发育迟缓、面容特别、前额突出、睑裂向外下倾斜、眼距过宽、下颌细而突出,生长激素及内分泌检查正常。头颅 CT 和 MR 检查时主要表现为巨脑及侧脑室扩大。诊断主要结合上述临床其他情况。

但更常见的情况是,许多大头儿童临床智力发育及体格发育正常,无颅压增高表现,无神经系统体征及症状,此种情况可以称为良性巨脑畸形(benign megalocephaly)。此种儿童若行 CT 和 MR 检查时,可表现有侧脑室对称性扩大,可以同时表现有蛛网膜下腔增宽,此点有助于与儿童脑积水引起的侧脑室扩大鉴别。脑积水者表现为蛛网膜下腔变窄,如脑沟变窄或消失。

5.4.4 大脑先天发育异常

许多种大脑发育异常均可同时表现有侧脑室扩大，包括前脑无裂畸形、脑裂畸形、无脑回和巨脑回等。

（1）前脑无裂畸形

前脑无裂畸形（holoprosencephaly）是指一系列位于中线程度不同的畸形，累及大脑、面部、脑干和小脑，可能是由于在胚胎4~6周时前脑及面部颌前区诱导紊乱，前脑未能分开，呈不全性或完全性，端脑和间脑无法区分。以往研究也发现，有些前脑无裂畸形患者有染色体异常，包括13三体，第18对染色体短臂缺失、环状及不同程度的镶嵌等。根据脑及面部畸形程度将其分为无叶型、半叶型和单叶型。

无叶型前脑无裂畸形最严重，端脑半球间没有裂隙，呈马蹄形或新月形扩大的单脑室跨越中线，与背侧囊交通，丘脑互相融合，面部畸形从两眼距离过近到独眼畸形，往往死于胎儿或新生儿期。

半叶型前脑无裂畸形在前脑可见部分裂隙，形成不同发育程度的大脑纵裂及大脑镰（图5-21）。两侧大脑半球在前部未完全分开，但枕叶和双侧侧脑室体部分离，丘脑分开不完全，三脑室和海马发育不全，胼胝体仅可见到压部，而其他部分缺如，额叶和基底节前部分辨不清，

临床表现有两眼距离过近及唇裂、腭裂等面部畸形，侧脑室呈单一性，且明显扩大。

单叶型前脑无裂畸形与正常发育脑仅有一些很小的区别，如透明隔缺如或双侧额叶不完全分开。

（2）脑裂畸形

脑裂畸形（schizencephaly）可累及一侧或双侧大脑半球，多数脑裂畸形位于侧面，常累及中央前、后回区，偶尔位于大脑半球的其他部位。脑裂畸形的裂隙可以很窄，裂隙两侧灰质紧密相贴，称闭合型（图5-22，图5-23），

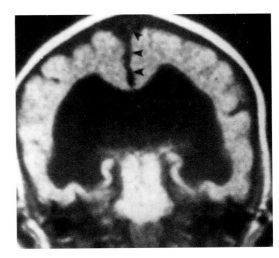

图5-21　半叶型前脑无裂畸形

MRT₁加权图冠状位示双侧侧脑室扩大，透明隔缺如，大脑镰存在（黑箭头）。

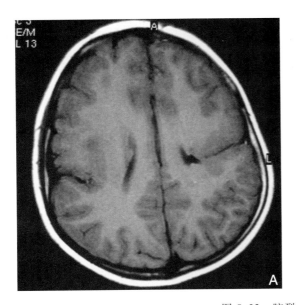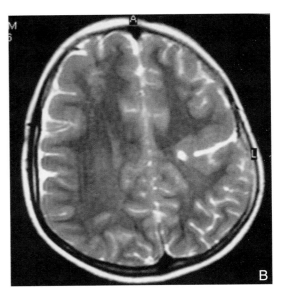

图5-22　脑裂畸形（闭合型）

MRT₁加权图（A）和T₂加权图（B）示左半球脑裂，呈线样脑脊液信号，裂两侧为脑灰质信号。

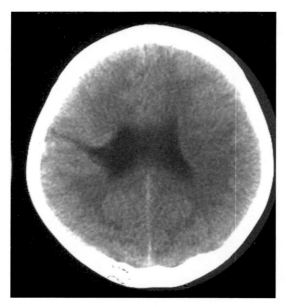

图 5-23 脑裂畸形(闭合型)
CT 平扫示右半球脑裂,呈脑脊液密度,近侧脑室处呈三角形,裂两侧为脑灰质密度。

裂隙也可以很宽,中间为脑脊液,称分离型(图 5-24,图 5-25)。脑裂畸形常合并透明隔缺如和侧脑室扩大,但根据半球裂隙存在及裂隙旁为灰质结构,通常不需要与其他原因造成的脑室扩大区别。

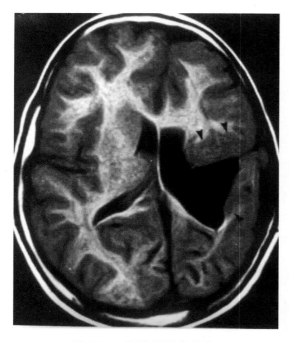

图 5-24 脑裂畸形(分离型)
MRT₁加权图横切位示左半球增宽的脑裂,裂内为脑脊液信号,裂旁为灰质结构(黑箭头)。

(3) 无脑回和巨脑回

无脑回(agyria)和巨脑回(pachygyria)是一组因神经元移行异常所致的脑回发育异常(见第 13 章)。无脑回也称平滑脑。巨脑回指有部分脑回存在,这些脑回异常增大增宽,脑沟变浅。完全无脑回罕见,多数为无脑回和巨脑回同时存在。

CT 和 MR 均能够很好显示无脑回和巨脑回畸形,表现为大脑半球表面几乎呈光滑状,仅可见少数宽阔、粗大、平坦的脑回,脑沟缺如,脑灰质增厚,脑白质变薄,灰白质分界面异常平滑,见不到白质向灰质内伸入的现象(图 5-26,图 5-27)。本病常合并透明隔缺如和侧脑室扩大,但根据半球裂隙存在及裂隙旁为灰质结

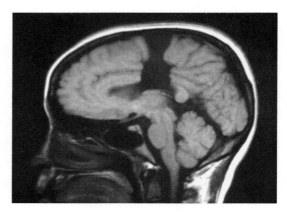

图 5-25 脑裂畸形(分离型)
MRT₁加权图矢状位示半球增宽的脑裂,裂间大量脑脊液。

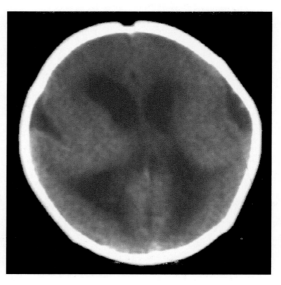

图 5-26 无脑回畸形
CT 平扫示半球脑沟回缺乏,侧脑室扩大。

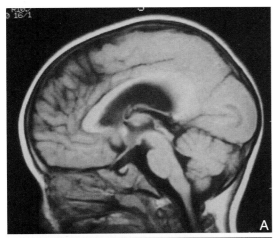

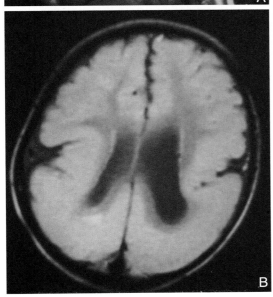

图 5-27　无脑回畸形

MRT₁加权图矢状位(A)和质子加权图横切位(B)示半球后部脑沟回缺乏,侧脑室扩大。

构,通常不需要与其他原因造成的脑室扩大区别。

5.4.5　双侧室间孔阻塞

　　与一侧室间孔阻塞一样,双侧室间孔阻塞后,可表现为双侧侧脑室对称性或不对称性扩大,脑室扩大通常很显著,脑室周围多伴有间质性脑水肿。双侧室间孔阻塞的原因与一侧室间孔阻塞相同。可同时伴有导水管狭窄。诊断要点是双侧侧脑室扩大很显著而三脑室大小正常。

5.4.6　脑室周围白质软化症

　　脑室周围白质软化症(periventricular leukomacia,PVL)主要与缺血缺氧及感染有关,常见于早产儿,是造成早产儿脑瘫的主要原因。常见于早产儿的原因与胚胎期脑部损害发生的时间有关,胚胎早中期脑损害主要引起发育畸形,晚期主要引起脑血管改变。由于脑室周围白质的血供分别来自脑室区和远脑室区的终动脉,未成熟儿终动脉深穿支的侧支循环尚未建立,而胚胎晚期脑室周围白质对缺血缺氧敏感,所以,脑室周围白质软化症多见于早产儿。

　　由于缺血缺氧,脑室周围白质发生水肿、凝固坏死,吸收后形成软化和胶质增生,脑白质减少。病变常主要发生在侧脑室周围,表现为侧脑室扩大,脑白质量明显减少,由于病灶常为双侧性,故双侧侧脑室多同时扩大,少数病例也可因病灶位于一侧或以一侧为主,表现为单侧侧脑室扩大为主。由于侧脑室周围有软化萎缩,故扩大的侧脑室外缘常不规则、不光整,这种不规则、不光整是本病引起脑室扩大的特征。另外,本病均表现有脑白质量减少及脑白质内斑片状软化病灶,脑白质减少严重时表现为部分区域白质消失,脑皮层与脑室侧缘接近甚或相连。脑白质内软化灶在CT扫描时表现为白质内斑片状低密度灶,MRT₁加权图呈低信号,T₂加权图呈高信号。这种脑白质软化灶需要与其他许多脑白质内病变鉴别。

5.4.7　视-隔发育不良

　　视-隔发育不良(septo-optic dysplasia)是一种比较少见的先天发育畸形。由De-Morsier于1956年首次描述,也称De-Morsier综合征。本病为前部中线结构畸形,主要包括:①透明中隔缺如或发育不全;②视神经、视交叉及漏斗部发育不良;③不同程度的下丘脑-垂体功能障碍。

　　临床表现不一,眼科检查发现视盘发育不良并结合患儿生长发育迟缓有助于诊断。

　　视-隔发育不良的影像学表现可能很轻微,包括透明中隔缺如,视神经及视交叉变细,视神经管小,三脑室视隐窝扩大,双侧侧脑室扩大，侧脑室前角呈方形（图 5-28）。

视-隔发育不良多见于女性，临床可以表现有尿崩症，视力障碍及丘脑下功能障碍。

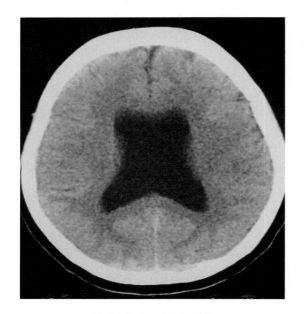

图 5-28　视隔发育不良
CT 平扫示透明中隔缺如，双侧侧脑室扩大呈单一脑室，双侧侧脑室前角呈方形。

5.4.8　胼胝体发育不良

胼胝体发育不良（dysgenesis of the corpus callosum）可以单独发生（孤立性胼胝体发育不良），但更常见的是伴有中枢神经系统的其他畸形，包括胼胝体周围脂肪瘤、脑膨出、交通性脑积水、Chiari 畸形、Dandy-Walker 囊肿、脑裂畸形等。

胼胝体缺失时，本应该在两大脑半球间交叉的轴突纤维在到达相应的大脑半球内侧面后转向后方，与大脑纵裂平行行走，沿侧脑室体侧缘和扣带回内侧纵向走行，这些纤维束压迫侧脑室内侧壁，使侧脑室前角在 MR 冠状位上呈新月形表现，侧脑室体部分离，呈垂直状平行走行，这一征象在横切位图像上表现最明显。侧脑室体后部和三角区呈特征性不规则且不对称性扩大，而前角较窄（图 5-29），但如果合并脑积水时，前角也可扩大。由于缺乏胼胝体的阻挡，三脑室升高，向上伸入两侧大脑半球间，使半球间裂增宽，升高的三脑室宽度可大于正

常。胼胝体发育不良常合并中线脂肪瘤，CT 和 MR 呈脂肪密度和信号（图 5-30）。MR 对胼胝体发育不良的观察优于 CT，矢状位图可直接显示胼胝体发育不全的程度（图 5-31）。

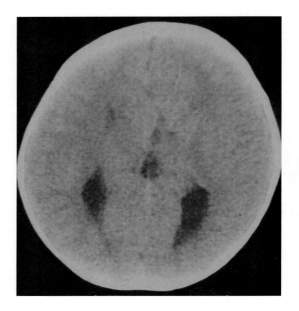

图 5-29　胼胝体发育不良
CT 平扫示双侧侧脑室后部扩大。

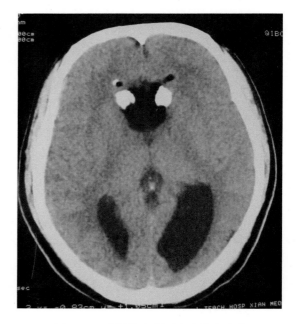

图 5-30　胼胝体发育不良合并脂肪瘤
CT 平扫示双侧侧脑室后部扩大，前部中线脂肪瘤呈很低密度，脂肪瘤边缘有团块状钙化。

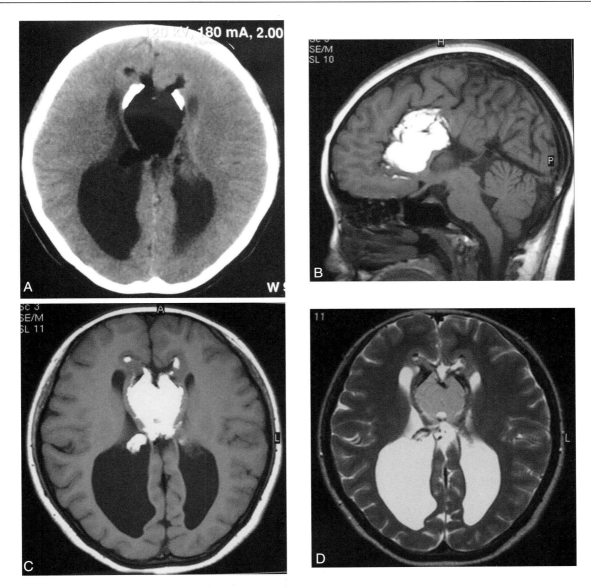

图 5-31　胼胝体发育不良合并脂肪瘤

CT 平扫(A)示双侧侧脑室后部扩大,前部中线脂肪瘤呈很低密度,脂肪瘤边缘有钙化,MRT₁ 加权图矢状位(B)示胼胝体几乎完全不发育,T₁ 加权图横切位(C)示脂肪瘤呈高信号,钙化呈低信号,T₂ 加权图(D)脂肪瘤信号有衰减。

5.5　三脑室及侧脑室同时扩大

5.5.1　导水管狭窄

中脑导水管是脑室系统最狭窄的通道,也是脑脊液循环受阻最常见的部位。导水管狭窄(aqueduct stenosis)在临床上比较常见,是三脑室、侧脑室同时扩大最常见的原因。导水管狭窄可以发生在宫内,也可以发生在生后。影像

学检查的目的是确定导水管是否狭窄,并除外导水管周围占位病变引起的继发性导水管狭窄。

导水管狭窄的病因比较复杂主要包括:①先天发育性狭窄;②导水管周围胶样变;③导水管粘连等。

先天发育性狭窄可呈线样狭窄、分叉样狭窄或横膈膜形成。胚胎 2~4 个月时,导水管口径很小,此后导水管口径迅速发育增大到正常大小,这一发育增大过程障碍,则造成导水管线样狭窄。分叉样狭窄是指导水管被正常脑组

织分隔成 2 个细小的管道，分叉样狭窄可合并 Chiari 畸形。横膈膜形成通常位于导水管出口处，由纤维性神经胶质构成，呈薄膜状。

导水管周围胶样变多为炎症所致，主要见于宫内先天感染后，尤其是弓形体感染。

导水管粘连主要见于颅内感染和出血后，可于胚胎期发生，也可见于生后任何年龄。

CT 平扫可以通过三脑室及侧脑室同时扩大而四脑室正常或缩小来推测可能有导水管狭窄，但并不能直接显示狭窄的部位。

MR 是显示导水管狭窄最好的检查方法，尤其是矢状位正中图可以清楚地显示狭窄的部位、范围、形态和程度。导水管粘连所致狭窄多位于导水管远端，狭窄段长度通常为 2~5mm，狭窄近端导水管可呈喇叭口样扩张（图 5-32，图 5-33），少数狭窄也可位于导水管近段或全程。横膈膜形成位于导水管出口处，呈薄膜状横置，因其为先天性，故近端导水管扩张很显著。扩张段导水管周围可以有明显的间质性水肿，在 T₂ 加权图呈很高信号（图 5-34）。要确定狭窄是否由胶样变引起，需要做横切位 T₂ 加权图，胶样变表现为狭窄段导水管周围高信号环。导水管狭窄患者多数表现有侧脑室周围间质性水肿，MR 对侧脑室周围有无间质性水肿及其程度的判断比 CT 优越，在 T₂ 加权图上表现为高信号带，此带在脑室分流后通常随脑室内压力降低而消失，但也可继续存在。导水管狭窄时，三脑室扩大常很显著，三脑室前部视隐窝和漏斗隐窝扩张或消失，三脑室后部松果体隐窝和松果体上隐窝明显后突，向小脑上池疝入，严

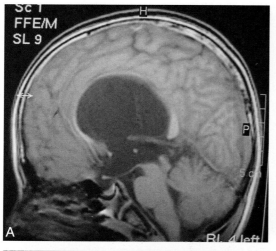

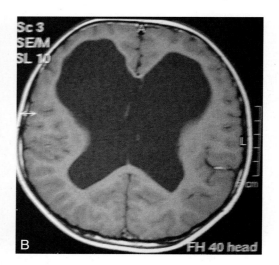

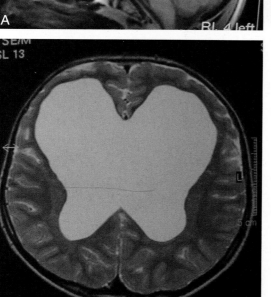

图 5-32　导水管狭窄

MRT₁ 加权图矢状位(A)示导水管远端狭窄，近端扩张，三脑室和侧脑室扩大，四脑室偏小，横切位 T₁ 加权图(B)和 T₂ 加权图(C)示侧脑室明显扩大，以额角显著。

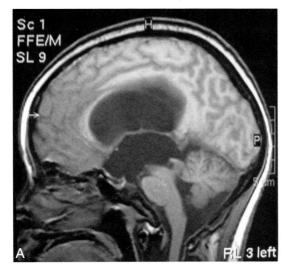

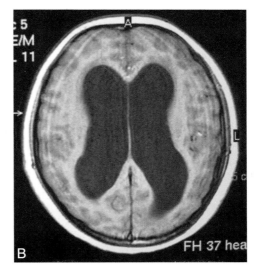

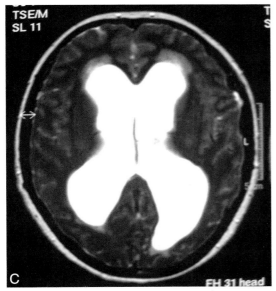

图 5-33 导水管狭窄

MR T₁ 加权图矢状位(A)示导水管远端狭窄,近端扩张,三脑室显著扩张,向前后疝出,横切位 T₁ 加权图(B)和 T₂ 加权图(C)示侧脑室扩大。

重者可压迫小脑。

导水管狭窄诊断不难,主要应与导水管周围占位性病变压迫导水管阻塞者区别,比较大的肿瘤,一般根据肿瘤之直接征象以及压迫导水管或其他结构移位等占位征象容易区别。但是,导水管周围(如顶盖)占位性病变在很小时即可压迫导水管引起狭窄,而并无导水管移位,CT 扫描难以发现,常误为单纯导水管狭窄,只有通过 MR 检查才能确诊。

5.5.2 小脑扁桃体下移畸形

小脑扁桃体下移畸形又称 Chiari 畸形(Chiari malformation),即小脑扁桃体下移到椎管内,延髓、四脑室延长并部分向下移位。可

分为 3 型,各型均常有脑积水表现,三脑室及侧脑室扩大。MR 矢状位可直接显示扁桃体下移的程度以及有无四脑室及延髓的下移,若仅有小脑扁桃体下移,扁桃体下缘低于枕大孔连线5mm 以上,无脑干及四脑室改变者为 Chiari Ⅰ型(图 5-35)。除小脑扁桃体下移外,同时有四脑室部分或全部降入枕大孔以下者为 Chiari Ⅱ型(图 5-36)。全小脑及四脑室疝入枕大孔以下者为 Chiari Ⅲ 型。

小脑扁桃体下移畸形在 MR 矢状位很容易诊断,一般无需与其他疾病进行鉴别,但若患者仅行常规头颅 CT 检查时,则难以诊断。故CT 扫描若发现三脑室和侧脑室扩大时应想到本病的可能性,必要时进行 MR 检查以明确诊断。

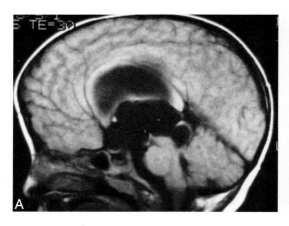

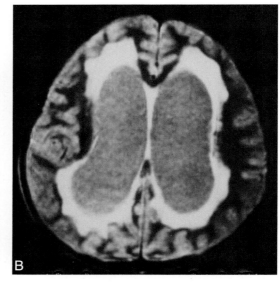

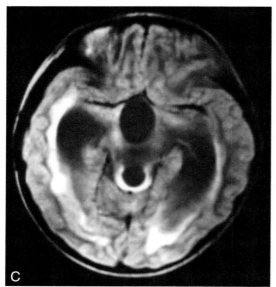

图 5-34　导水管远端隔膜形成

MRT$_1$加权图矢状位(A)示横隔膜位于导水管出口处,近端导水管呈球样扩张,横切位 T$_2$加权图(B,C)示侧脑室明显扩大,周围间质性水肿呈带状高信号,扩张的导水管周围显著间质性水肿呈高信号。

5.6　全部脑室扩大

5.6.1　交通性脑积水

交通性脑积水（communicating hydro-cephalus）又称脑室外梗阻性脑积水，是由四脑室出口以后脑脊液循环通路障碍所致的脑积水。阻塞常位于蛛网膜下腔，以基底池最常见。较高平面的阻塞也可位于矢状窦旁硬膜静脉窦的蛛网膜绒毛及硬膜窦内的主要静脉回流管腔。引起交通性脑积水的主要原因包括脑膜炎、蛛网膜下腔出血、脑膜转移、外伤、静脉窦血栓、颅脑手术后和脑脊液吸收功能障碍等。

交通性脑积水的临床表现主要由颅压增高所引起，可表现有头痛、呕吐、复视和视乳头水肿等。

交通性脑积水时，第四脑室扩大通常出现较晚，故早期时可仅表现有侧脑室和三脑室扩大。主要应与导水管狭窄的梗阻性脑积水区别，后者脑室扩大比较显著，常有脑室周围间质水肿存在，而早期交通性脑积水脑室扩张相对较轻，一般无脑室周围间质水肿，但鉴别的最好办法仍是 MR 矢状位 T$_1$加权图直接观察导水管有无狭窄。另外尚需要与普遍性脑萎缩区别，脑萎缩时，脑沟脑裂增宽，而脑积水时脑沟变

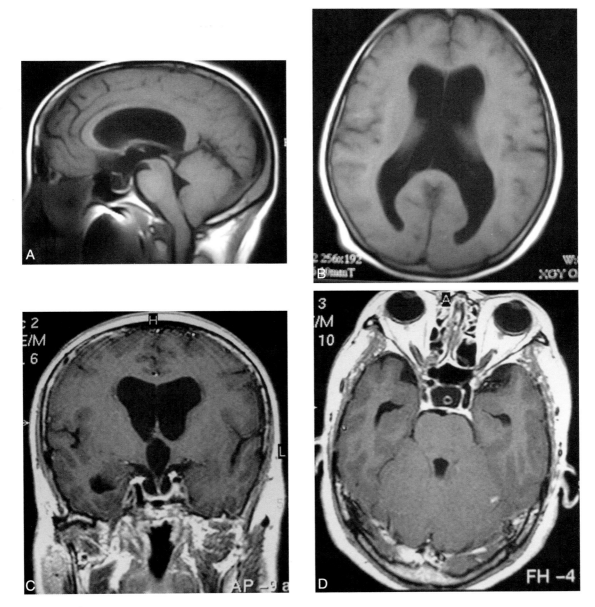

图 5-35 Chiari 畸形 I 型

MRT₁ 加权图矢状位(A)示小脑扁桃体下移,脑干和四脑室正常,T₁ 加权图横切位(B)示双侧侧脑室扩大,冠状位(C)和横切位(D)增强扫描示侧脑室和三脑室扩大,漏斗隐窝扩张。

窄、消失或正常。另外,脑萎缩时三脑室扩大不明显,而脑积水三脑室扩大比较明显。

到晚期,交通性脑积水出现整个脑室系统普遍扩大 (图 5-37),而脑沟正常或变窄消失。此时需要与四脑室出口粘连引起的梗阻性脑积水区别,后者脑室系统扩张通常较交通性脑积水显著,尤其是四脑室扩大出现早,且四脑室扩大非常显著,侧脑室周围间质性水肿多较明显。必要时可行脑室造影 CT 观察四脑室与蛛网

膜下腔的通畅情况确定诊断。

CT 和 MR 检查不仅能够确定交通性脑积水的存在,而且还可能发现导致脑脊液循环通路阻塞的原因。

脑膜炎在 CT 扫描时表现为脑底池密度增高,MRT₁ 加权图表现为脑底池信号升高,增强扫描可见脑底池脑膜明显强化。

蛛网膜下腔出血在 CT 扫描时呈高密度,MRT₁ 加权图呈高信号,蛛网膜下腔出血通常引

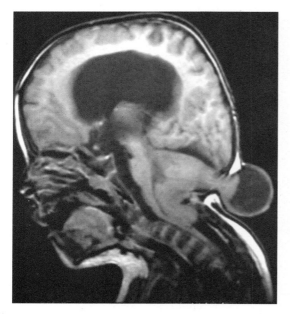

图 5-36　Chiari 畸形 Ⅱ 型

MRT$_1$ 加权图矢状位(A)示小脑扁桃体明显下移并后部脑膜脑膨出，侧脑室和三脑室扩大。

起急性交通性脑积水。

脑膜转移引起的交通性脑积水通常为隐匿性，可为颅内肿瘤脑膜播散，也可为神经系统以外肿瘤转移到脑膜所致，增强扫描可见脑膜强化。

静脉窦血栓形成可继发于局部血管异常，可由感染、外伤、肿瘤引起，或由于全身性原因，包括脱水、心脏病或高凝状态。以上矢状窦最常见。由于静脉窦血栓形成可阻碍蛛网膜颗粒吸收脑脊液，所以可表现有脑积水。CT 扫描见有血栓形成的静脉窦呈高密度，MR 检查见静脉窦正常流空征象消失，被高信号或等信号代替，信号的高低取决于血栓形成的时间和扫描所使用的序列。最显著的表现是在 MRT$_1$ 加权图呈高信号。

5.6.2　正常压力性脑积水

正常压力性脑积水（normal pressure hydrocephalus）实际上是交通性脑积水的一种特殊类型，又称隐匿性脑积水、低位性脑积水或慢性交通性脑积水。脑脊液压力正常的原因可能是由于：①脑脊液代偿性分泌减少，而吸收加强，使脑脊液压力处于相对正常状态；②脑脊液经室管膜吸收，使脑脊液压力保持正常；③脑实

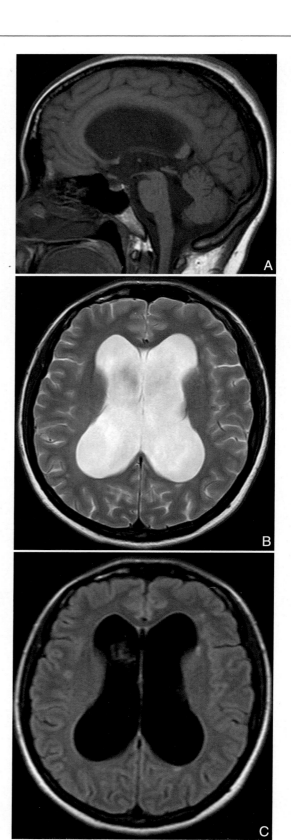

图 5-37　交通性脑积水

矢状位 MRT$_1$ 加权图(A)、横切位 T$_2$ 加权图(B)示侧脑室、三脑室和四脑室扩大，T$_2$FLAIR(C)侧脑室周围无间质水肿。

质的张力降低。实际上，正常压力性脑积水的脑脊液压力并不一定一直正常，长时间颅内压力监控已经发现该类患者的脑脊液压力有增高的波峰。

正常压力性脑积水可能由隐匿性蛛网膜下腔出血或感染所致，也可能继发于其他颅脑疾病，包括蛛网膜下腔出血、脑外伤、炎症、颅脑手术后粘连等。

正常压力性脑积水常见于50岁以后。临床表现实际上是慢性交通性脑积水的表现加上脑萎缩的表现，其典型临床表现为痴呆、步态异常和二便失禁，并呈进行性加重。另外，患者的精神症状较突出，包括神志淡漠、记忆障碍及精神运动迟缓。少数病例还可有发作性肢体无力、眩晕及短暂性意识障碍等。临床上对脑积水患者行腰穿脑脊液压力正常或偏低可确定正常压力性脑积水的诊断。

CT和MR检查表现为普遍性脑室扩大，但脑沟并不变窄或消失，或表现有脑沟脑裂增宽，与脑萎缩鉴别很困难。中脑导水管及相邻的三脑室和四脑室内出现脑脊液流空信号提示为正常压力性脑积水，而不是脑萎缩。使用三维相位对比心脏门控成像观察导水管脑脊液流动的动态情况，可见导水管脑脊液流动过速。使用交替速度敏感性快速小角度脉冲序列，可以观察中脑导水管脑脊液流动及幕上脑脊液产生的变化过程，表现为导水管脑脊液流动加速，而幕上脑脊液产生无明显变化。

正常压力性脑积水也可仅表现有脑萎缩，而没有脑室扩大，所以，临床症状典型时，仅有脑萎缩表现并不能除外正常压力性脑积水的诊断。

5.6.3 四脑室出口阻塞

单纯四脑室出口阻塞（outlet obstruction of the fourth ventricle）多由粘连引起。临床比较少见。其原因多由于炎症和出血后粘连所致。粘连后引起梗阻性脑积水，全部脑室均扩大，但通常以四脑室扩大最为显著（图5-38），CT和MR平扫常难以与四脑室内囊肿区别，最有效的鉴别办法是行脑室造影CT检查。若为囊肿时表现为四脑室内圆形充盈缺损，而四脑室出口粘

连阻塞时，四脑室内充满造影剂。

5.6.4 Dandy-Walker 综合征

Dandy-Walker综合征（Dandy-Walker syndrome）又称Dandy-Walker畸形、Dandy-Walker囊肿，或第四脑室中侧孔先天性闭锁。最早由Dandy于1914年首次报告。该综合征是在胚胎早期，第四脑室正中孔及侧孔闭塞，导致四脑室呈囊性扩张，并伴有小脑蚓部及半球发育不良，扩张的四脑室向后发展，并与枕大池相连，使后颅窝扩大，小脑幕抬高。

本病出现脑积水通常见于婴儿期，或者出生时即存在，但也有到成人期才发病的报告。

CT平扫时可见小脑蚓部缺如，四脑室向后扩张并与枕大池相连，小脑半球体积减小，严重者后颅窝扩大，大部被脑脊液样密度占据，脑干前移，桥前池及桥脑小脑角池消失，绝大部分病例第三脑室及侧脑室同时扩大。MR检查优于CT，多方位切层有利于显示上述改变，并明确其与四脑室之间的关系，矢状位扫描可见小脑幕明显上抬，窦汇升高（图5-39）。

比较轻型的病例又称为Dandy-Walker变异（图5-40，图5-41），四脑室上部形态接近正常，蚓部畸形较轻，仅有轻微的后颅窝扩大。在CT图像上区别Dandy-Walker畸形和Dandy-Walker变异比较困难，但两者是同一类与四脑室相通的囊性发育畸形性疾病，尽管冠以不同的名称。

Dandy-Walker综合征可合并胼胝体发育不全等脑发育异常及其他系统的畸形，包括并指（趾）、多指（趾）、腭裂、Klipper-Feil综合征和Walker-Warburg综合征等。

鉴别诊断主要包括后颅凹蛛网膜囊肿及巨枕大池畸形。后两者均不出现小脑蚓部发育异常。但后颅凹巨大蛛网膜囊肿可以推压小脑蚓部移位或不见，CT和MR上颇似小脑蚓部发育不良，但矢状位MR图观察可见四脑室基本形态仍存在，手术切除或分流囊肿后蚓部可再现，且形态正常。

5.6.5 四脑室内囊肿

四脑室存在囊肿时，可以引起整个脑室系

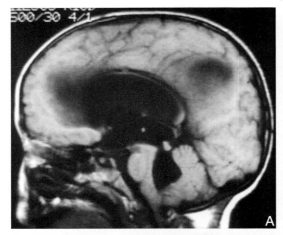

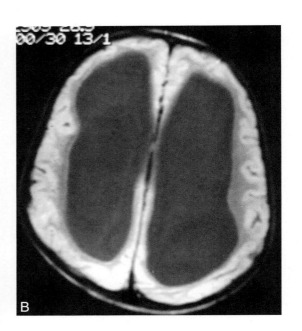

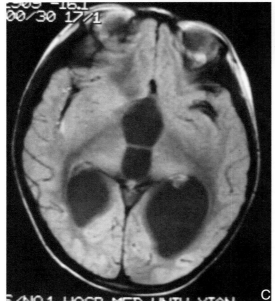

图 5-38　四脑室出口阻塞

MRT₁加权图矢状位(A)和质子加权图横切位(B,C)示全部脑室扩大,四脑室扩大显著,张力高,其内均为脑脊液信号,似四脑室囊肿存在。手术发现四脑室出口粘连不通。

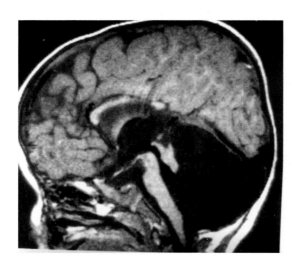

图 5-39　Dandy-Walker 畸形

MRT₁加权图矢状位示小脑下蚓部缺如,四脑室与后颅窝囊肿相连,呈脑脊液信号,小脑幕抬高上移。

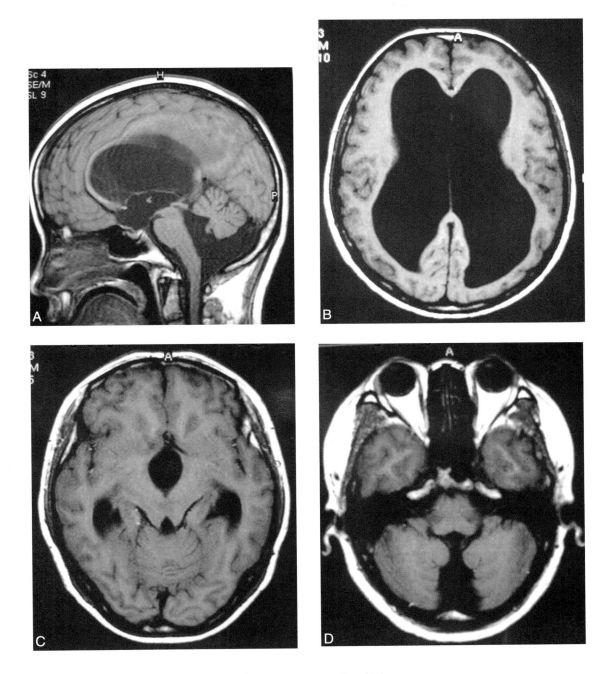

图 5-40　Dandy-Walker 变异

MRT$_1$ 加权图矢状位(A)和横切位(B,C,D)示下蚓部发育不良,四脑室与扩大的枕大池相连,呈脑脊液信号,全部脑室增大。

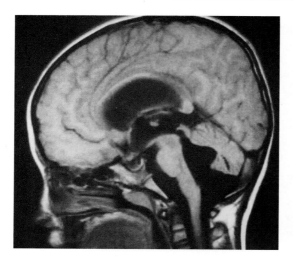

图 5-41　Dandy-Walker 变异

MRT₁加权图矢状位示下蚓部发育不良,四脑室与扩
大的枕大池相连,呈脑脊液信号,全部脑室系统增大。

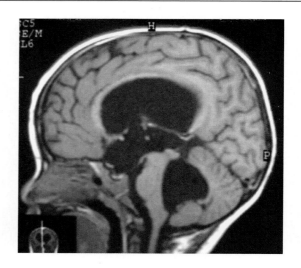

图 5-42　孤立性第四脑室

MRT₁加权图矢状位示导水管狭窄,四脑室球状扩大,
张力很高,侧脑室和三脑室扩大。

统梗阻扩大。囊内容物有可能在 CT 和 MR 上完全与脑脊液密度和信号相同,且囊壁太薄或紧贴脑室壁,难以确定四脑室内有囊肿存在,常误诊为四脑室出口阻塞。有效的检查办法为脑室造影 CT 扫描,有充盈缺损时可确定其内有囊肿存在。四脑室内可以存在多种囊肿性病变(见第 12 章)。

5.6.6　孤立性第四脑室

当导水管和第四脑室出口严重狭窄或完全阻塞时,四脑室则被孤立起来,这种情况称为孤立性第四脑室(isolated fourth ventricle)。这种四脑室两端的阻塞常为炎症所致,也可以是机械性的,侧脑室和三脑室扩张显著,由于四脑室脑脊液不断生成,四脑室也明显扩张。CT扫描常因为全部脑室扩大而诊断为单纯四脑室出口阻塞,脑室分流手术后仍然见四脑室显著扩张,MR 矢状位能够明确有无导水管狭窄而确定诊断(图 5-42)。

5.7　脑室缩小

5.7.1　弥漫性脑肿胀

弥漫性脑肿胀(diffuse brain swelling)主要见于外伤后,脑实质内可有多发点状出血和水肿,即弥漫性轴索损伤,偶可见于缺氧、中毒、过敏等情况。

CT 和 MR 检查可见双侧侧脑室对称性缩小,脑实质内有出血和水肿存在者结合临床颅脑外伤史容易发现,但如果没有脑实质病变存在,尤其是缺氧、中毒和过敏等原因引起者容易忽略。

5.7.2　缝隙状脑室

缝隙状脑室(slit ventricles)见于反复行脑室分流的儿童,由于过度分流造成脑室粘连和室管膜瘢痕,脑室张力消失,脑室很小。CT 和MR 检查表现为脑室很小,脑池闭塞,增强扫描可见室管膜和脑膜明显强化(图 15-46)。

参考文献

1　陈建,游瑞雄,倪希和.分离型脑裂畸形与先天性脑穿通畸形囊肿的 CT 鉴别诊断.中华放射学杂志,1997,31:516-519

2　范晓颖,肖江喜,蒋学祥,等.儿童脑室周围白质软化症的 MRI 与临床对比研究.中华放射学杂志,2003,37:268-271

3　李坤成,张念察.比较神经影像学.北京:科学技术文献出版社,2002

4　刘可夫,刘斌,张家文,等.脑裂畸形的 CT 表现.放射学实践,2003,18:566-567

5　龙晚生，罗学毛，梁长虹，等.儿童脑室周围白质软化症的临床和 MR 诊断.中华放射学杂志，1998，32：303-305

6　沈庆隆，詹阿来，余主花，等.脑裂畸形的 CT、MR 诊断价值（附 19 例分析）.医学影像学杂志，2001，11:230-232

7　吴建伟，宋兆祺，谭启富.脑裂畸形的 CT、MR 及临床意义.中华放射学杂志，1997，31:554-556

8　Deguchi K，Oguchi K，Matsuura N，et al.Periventricular leukomalacia:relation to gestational age and axonal injury.Pediatr Neurol，1999，20:370-374

9　Kadhim H，Tabarki B，Verellen G，et al.Inflammatory cytokines in the pathogenesis of periventricular leukomalacia.Neurology，2001，56:1278-1284

10　Lin Y，Okumura A，Hayakawa F，et al.Quantitative evaluation of thalami and basal ganglia in infants with periventricular leukomalacia.Dev Med Chil Neurol，2001，43:481-485

11　Melhem ER，Hoon AH Jr，Ferrucci JT，et al.Periventricular leukomalacia:relationship between lateral ventricular volume on brain MR images and severity of cognitive and motor impairment.Radiology，2000，214:199-204

12　Panigrahy A，Barnes PD，Robertson RL，et al.Volumetric brain differences in children with periventricular T_2-signal hyperintensities:a grouping by gestational age at birth.AJR，2001，177:695-702

13　Uggetti C，Egitto MG，Fazzi E，et al.Cerebral visualimpairment in periventricular leukomalacia:MR correlation.AJNR，1996，17:979-985

14　Zimmerman RA，Bilaniuk LT，Gallo E.CT of the trapped fourth ventricle.AJR，1978，130:503-506

6 大脑半球占位性病变

6.1 解剖

大脑半球占据幕上颅腔，由大脑纵裂将其分为左右两侧大脑半球。大脑纵裂前端达前颅窝，中间部止于胼胝体，后部分隔两侧枕叶。大脑镰伸入大脑纵裂内。大脑半球的后部借小脑幕与小脑相隔。

大脑半球的前端称为额极，后端称为枕极，颞叶前端称为颞极。

大脑半球有 3 个面，由 3 个缘分隔而成。上缘分隔内侧面和外侧面，下外侧缘分隔外侧面和下面，下内侧缘分隔内侧面和下面。

大脑半球的表面覆盖有脑灰质，称为脑皮质，深部是由出入皮质的纤维构成的脑白质，部分白质可深入到脑皮质内，称为皮质下白质。埋在白质内的灰质团块，称为基底神经节。

由于不同部位脑皮质的胚胎发育速度不同，发育快者隆起，形成脑回，发育慢者深陷，形成脑沟。出现较早的沟比较深，称为脑裂。

大脑外侧裂位于半球外侧中部，将颞叶与额叶和顶叶前部分开。中央沟是大脑半球最明显的脑沟，从内侧面上缘中点开始，沿外侧面向前下行走，在接近外侧裂处终止。顶枕裂位于半球内侧面，起自于枕极与中央沟上端的中点，沿内侧面向前下行走，与胼胝体压部附近的距状沟会合。

由上述沟裂和一些假想的连线，将大脑半球分为 4 个叶：额叶为中央沟以前、外侧裂以上的部分，内侧面为中央沟到胼胝体的假想线；枕叶为大脑半球后部的一小部分，其内侧面的前界为顶枕沟，外侧面的前界是 1 条假想线，该线起自半球上缘顶枕沟的上端，止于下外侧缘的枕前切迹；顶叶位于额叶和枕叶之间，外侧面的下界为外侧裂后部和外侧裂到枕叶前缘线的中点连线，内侧面后界为顶枕裂。外侧裂以下的部分为颞叶。

大脑半球的白质位于皮质的深部，在胼胝体上横断面上，白质呈半卵圆形，称为半卵圆中心。在婴儿特别是成人，半卵圆中心内常可见血管周围间隙，容易被误诊为局部缺血性改变。

两侧大脑半球由胼胝体连接。胼胝体分为 4 个部分，嘴、膝部、体部和压部。胼胝体嘴向下与终板连接，体部覆盖在侧脑室顶，并在中线后部形成圆钝的游离缘，即胼胝体压部，位于松果体及四叠体的上方。

基底神经节包括尾状核、豆状核、屏状核和杏仁核。尾状核为弓形棒状，依附在侧脑室旁，其前端肥大，称为尾状核头，位于侧脑室前角旁，形成前角的外侧壁。自尾状核头向后逐渐变细，称为尾状核尾。尾状核尾沿丘脑背外侧缘向后，继而弯向下，再沿侧脑室下角顶壁向前，到下角前端终于杏仁核。豆状核位于丘脑前外侧，形似双凸透镜，外侧较平，与外囊相邻，内侧面与内囊相邻。外层称为壳核，内层称为苍白球。屏状核是一薄层灰质板，位于壳核和脑岛皮质之间。杏仁核位于颞叶背内侧部、侧脑室下角尖端的前上方。

大脑半球的血液供应来自颈内动脉和椎动脉。

颈内动脉经颈动脉管入颅，在鞍背上方分为大脑前动脉和大脑中动脉。大脑前动脉沿终板的前方转向上，进入半球间裂，再沿胼胝体嘴向上，绕胼胝体膝部向后达顶枕裂前方。其皮质支主要有：①眶动脉。分布于额叶眶回、嗅球和嗅束。②额极动脉。分布于额叶前部和内侧面。③胼胝缘动脉。分布于额上回、扣带回和旁中央小叶。④胼胝周动脉。分布于旁中央小叶、楔前叶、胼胝体体和压部。大脑中动脉是颈内动脉的直接延续，也是最容易发生血液循环障碍的动脉。它向外前方，再转向后上方。其皮质支主要有：①额眶动脉。分布于额下回和额中回。②中央前动脉。分布于中央前回。③中央动脉。分布于中央前、后回。④顶前动脉。分布于顶叶前部。⑤颞后动脉。分布于颞上回和颞中回。⑥颞前动脉。分布于颞叶前部。⑦颞极动脉。分布于颞极。

两侧椎动脉经枕大孔入颅，在桥脑水平合成基底动脉。除发出很多分支分布于脊髓、小脑、脑干外，其终末支称为大脑后动脉。大脑后动脉的皮质支包括：①颞前动脉。分布于颞叶底面前部。②颞后动脉。分布于颞叶底面的后部和枕叶的底面。③距状动脉。分布于距状裂附近。④顶枕动脉。分布于楔前叶后部。

颈内动脉系统和椎动脉系统在脚间池互相交通，形成脑底动脉环，位于鞍上池内。两侧大脑前动脉间以前交通动脉相连，大脑中动脉和后动脉间以后交通动脉相连。

在大的动脉分布区之间，由许多吻合血管供血，称为分水岭区，位于大脑前、中动脉分布区之间者称前分水岭区，位于大脑中、后动脉之间者称后分水岭区。

脑的静脉系统包括深静脉和皮层静脉，均

引流入大的硬脑膜静脉窦。上矢状窦与直窦汇合形成窦汇，然后向两侧沿横窦、乙状窦出颅延续为颈内静脉。颅底前部最大的静脉窦是海绵窦，海绵窦通过岩上窦和岩下窦与后方的乙状窦和颈内静脉交通。两侧横窦、乙状窦和颈内静脉可不对称，通常右侧横窦大于左侧。

与其他器官相比，脑血管有如下特点：①脑动脉壁很薄，其内弹力膜只有一些弹力纤维，平滑肌也稀少。②静脉壁薄，缺乏平滑肌。③静脉和静脉窦内没有瓣膜，其回流是由于地心吸力的存在。④静脉不与动脉伴行。⑤静脉窦是独特的结构。⑥皮质支一般为终动脉，所以，每一皮质支发生阻塞时，就有小部的皮质坏死

软化。⑦血流与神经元间的物质交换，不是通过组织液的弥散，而是通过对物质有选择的血脑屏障。

6.2　中枢神经系统肿瘤分类（WHO，2007）

脑肿瘤的分类和分级曾十分紊乱，为此，世界卫生组织（WHO）先后于 1979 年、1993 年、2000 年和 2007 年 4 次修订和颁布了中枢神经系统肿瘤的分类，使分类和分级不断完善。

表 6-1　世界卫生组织中枢神经系统肿瘤分类（2007 年）

I 神经上皮组织肿瘤（tumours of neuroepithelial tissue）

1. 星形细胞肿瘤（astrocytic tumours）

毛细胞型星形细胞瘤 9421/1（pilocytic astrocytoma）

毛细胞黏液型星形细胞瘤 9425/3（pilomyxoid astrocytoma）

室管膜下巨细胞型星形细胞瘤 9384/1（subependymal giant cell astrocytoma）

多形性黄色瘤型星形细胞瘤 9424/3（pleomorphic xanthoastrocytoma）

弥漫性星形细胞瘤 9400/3（diffuse astrocytoma）

纤维型 9420/3（fibrillary）

原浆型 9410/3（protoplasmic）

肥胖细胞型 9411/3（gemistocytic）

间变性星形细胞瘤 9401/3（anaplastic astrocytoma）

胶质母细胞瘤 9440/3（glioblastoma）

巨细胞型胶质母细胞瘤 9441/3（giant cell glioblastoma）

胶质肉瘤 9442/3（gliosarcoma）

大脑胶质瘤病 9381/3（gliomatosis cerebri）

2. 少突胶质细胞肿瘤（oligodendroglial tumours）

少突胶质细胞瘤 9450/3（oligodendroglioma）

间变性少突胶质细胞瘤 9451/3（anaplastic oligodendroglial）

3. 少突星形细胞肿瘤（oligoastrocytic tumours）

少突-星形细胞瘤 9382/3（oligoastrocytoma）

间变性少突-星形细胞瘤 9382/3（anaplastic oligoastrocytoma）

4. 室管膜肿瘤（ependymal tumours）

室管膜下室管膜瘤 9383/1（subependymoma）

黏液乳头状型室管膜瘤 9394/1（myxopapillary ependymoma）

室管膜瘤 9391/3（ependymal）

细胞型 9391/3（cellular）

乳头型 9393/3（papillary）

透明细胞型 9391/3（clear cell）

伸长细胞型 9391/3（tanycytic）

间变性室管膜瘤 9392/3（anaplastic ependymoma）

续表

5. 脉络丛肿瘤（choroid plexus tumours）

脉络丛乳头状瘤 9390/0（choroid plexus papiloma）

非典型性脉络丛乳头状瘤 9390/1（atypical choroid plexus papiloma）

脉络丛癌 9390/3（choroid plexus carcinoma）

6. 其他神经上皮肿瘤（other neuroepithelialtumours）

星形母细胞瘤 9430/3（astroblastoma）

第三脑室脊索瘤样胶质瘤 9444/1（chordoid glioma of the 3rd ventricle）

血管中心型胶质瘤 9431/1（angiocentric glioma）

7. 神经元和混合性神经元-胶质肿瘤（neuronal and mixed neuronal-glial tumours）

小脑发育不良性神经节细胞瘤 9493/0（dysplastic gangliocytoma of cerebellum，Lhermitte-Duclos）

促纤维增生性婴儿星形细胞瘤/节细胞胶质瘤 9412/1（desmoplastic infantile astrocytoma/ganglioglioma）

胚胎发育不良性神经上皮肿瘤 9413/0（dysembryoplastic neuroepithelial tumors）

神经节细胞瘤 9492/0（gangliocytoma）

神经节细胞胶质瘤 9505/1（ganglioglioama）

间变性神经节细胞胶质瘤 9505/3（anaplastic ganglioglioma）

中枢神经细胞瘤 9506/1（central neurocytoma）

脑室外神经细胞瘤 9506/1（extraventricular neurocytoma）

小脑脂肪神经细胞瘤 9506/1（cerebellar liponeurocytoma）

乳头状型胶质神经元肿瘤 9509/1（papillary glioneuronal tumous）

第四脑室菊形团形成型胶质神经元肿瘤 9509/1（rosette-forming glioneuronal tumour of the fourth ventricle）

副神经节瘤（paraganglioma of the filum terminale）8680/1

8. 松果体区肿瘤（tumours of pineal region）

松果体细胞瘤 9361/1（pineocytoma）

中等分化的松果体实质肿瘤 9362/3（pineal parenchymal tumour ofintermediate differentiation）

松果体母细胞瘤 9362/3（pineoblastoma）

松果体区乳头状肿瘤 9395/3（papillary tumour of the pineal region）

9. 胚胎性肿瘤（embryonal tumours）

髓母细胞瘤 9470/3（medulloblastoma）

促纤维增生/结节型髓母细胞瘤 9471/3（desmoplastic/nodular medulloblastoma）

髓母细胞瘤伴广泛结节 9471/3（medulloblastoma with extensive nodularity）

间变性髓母细胞瘤 9474/3（anaplastic medulloblastoma）

大细胞髓母细胞瘤 9474/3（large cell medulloblastoma）

中枢神经系统原始神经外胚层肿瘤 9473/3（CNS primitive neuroectodermal tumour，CNS pnet）

中枢神经系统神经母细胞瘤 9500/3（CNS neuroblastoma）

中枢神经系统神经节神经母细胞瘤 9490/3（CNS ganglioneuroblastoma）

髓上皮瘤 9501/3（medulloepithelioma）

室管膜母细胞瘤 9392/3（ependymoblastoma）

非典型性畸胎瘤/横纹肌样肿瘤 9508/3（atypical teratoid /rhabdoid tumour）

Ⅱ 颅神经和脊旁神经肿瘤（tumours of cranial and paraspinal nerves）

1. 许旺细胞瘤（神经鞘膜瘤）9560/0 Schwannoma（neurilemmoma，neurinoma）

细胞型 9560/0（cellular）

丛状型 9560/0（plexiform）

黑色素型 9560/0（melanotic）

2. 神经纤维瘤 9540/0（neurofibroma）

丛状型 9550/0（plexiform）

3. 神经束膜瘤（perineurioma）

神经束膜瘤 9571/0（perineurioma）

续表

　　　恶性神经束膜瘤 9571/3 （malignant perineurioma）

4. 恶性外周神经鞘膜肿瘤 （malignant peripheral nerve sheath tumour，MPNST）

　　　上皮样型 9540/3 （epithelial）

　　　伴有间叶分化 9540/3 （with mesenchymal differentiation）

　　　黑色素型 9540/3 （melanotic）

　　　伴腺状分化 9540/3 （with glandular differentiation）

Ⅲ 脑膜肿瘤 （tumours of meninges）

1. 脑膜上皮细胞肿瘤 （tumours of meningothelial cells）

　　　脑膜瘤 9530/0 （meningioma）

　　　上皮型 9531/0 （meningiothelial）

　　　纤维型 9532/0 （纤维母细胞型） （fibrous，fibroblastic）

　　　过渡型 9537/0 （混合型） （transitional，mixed）

　　　砂粒型 9533/0 （psammomatous）

　　　血管瘤型 9534/0 （angiomatous）

　　　微囊型 9530/0 （microcystic）

　　　分泌型 9530/0 （secretory）

　　　淋巴浆细胞丰富型 9530/0 （lymphoplasmacyte-rich）

　　　化生型 9530/0 （metaplastic）

　　　透明细胞型 9538/1 （clear cell）

　　　脊索瘤样型 9538/1 （chordoid）

　　　非典型性 9539/1 （atypical）

　　　乳头状型 9538/3 （papillary）

　　　横纹肌样型 9538/3 （rhabdoid）

　　　间变性（恶性） 9530/3 （anaplastic meningioma）

2. 间叶肿瘤 （mesenchymal tumours）

　　　脂肪瘤 8850/0 （lipoma）

　　　血管脂肪瘤 8861/0 （angiolipoma）

　　　蛰状脂肪（冬眠瘤） 8880/0 （hibernoma）

　　　脂肪肉瘤（颅内） 8850/3 （liposarcoma，intracranial）

　　　孤立性纤维瘤 8815/0 （solitary fibrous tumour）

　　　纤维肉瘤 8810/3 （fibrasarcoma）

　　　恶性纤维组织细胞瘤 8830/3 （malignant fibrous histiocytoma）

　　　平滑肌瘤 8890/0 （leiomyoma）

　　　平滑肌肉瘤 8890/3 （leiomyosarcoma）

　　　横纹肌瘤 8900/0 （rhabdomyoma）

　　　横纹肌肉瘤 8900/3 （rhabdomyosarcoma）

　　　软骨瘤 9220/0 （chondroma）

　　　软骨肉瘤 9220/3 （chondrosarcoma）

　　　骨瘤 9180/0 （osteoma）

　　　骨肉瘤 9180/3 （osteosarcoma）

　　　骨软骨瘤 9210/0 （osteochondroma）

　　　血管瘤 9120/0 （haemangioma）

　　　上皮样血管内皮瘤 9133/1 （epithelial haemangioendothelioma）

　　　血管外皮细胞瘤 9150/1 （haemangiopericytoma）

　　　间变性血管外皮细胞瘤 9150/3 （anaplastic haemangiopericytoma）

　　　血管肉瘤 9120/3 （angiosarcoma）

　　　卡波济肉瘤 9140/3 （kaposi sarcoma）

续表

尤文肉瘤–原始神经外胚层肿瘤 9364/3（ewing sarcoma–PNET）

3. 原发性黑色素细胞病变（primary melanocytic lesions）

弥漫性黑色素细胞增生症 8728/0（diffuse melancytosis）

黑色素细胞瘤 8728/1（melanocytoma）

恶性黑色素瘤 8720/3（malignant melanocytoma）

脑膜黑色素瘤病 8728/3（meningeal melanomatosis）

4. 其他脑膜相关性肿瘤（other neoplasms related of the meninges）

血管母细胞瘤 9161/1（Haemangioblastoma）

IV 淋巴和造血系统肿瘤（lymphomas and haemopoietic neoplasms）

1. 恶性淋巴瘤 9590/3（malignant lymphoma）

2. 浆细胞瘤 9731/3（plasmacytoma）

3. 粒细胞肉瘤 9930/3（granulocytic sarcoma）

V 生殖细胞肿瘤（germ cell tumours）

1. 生殖细胞瘤 9064/3（germinoma）

2. 胚胎性癌 9070/3（embryonal carcinoma）

3. 卵黄囊瘤 9071/3（yolk sactumour）

4. 绒毛膜癌 9100/3（choriocarcinoma）

5. 畸胎瘤 9080/1（teratoma）

成熟型 9080/0（mature）

未成熟型 9080/3（immature）

伴有恶性转化 9084/3（with maglinant transformation）

6. 混合性生殖细胞肿瘤 9085/3（mixed germ cell tumours）

VI 蝶鞍区肿瘤（tumours of the sellar region）

1. 颅咽管瘤 9350/1（craniopharyngioma）

造釉细胞瘤型 9350/1（adamantinomatous）

乳头状型 9352/1（papillary）

2. 颗粒细胞瘤 9582/0（granular cell tumour）

3. 垂体细胞瘤（pituicytoma）

4. 垂体前叶梭形细胞嗜酸细胞瘤 8291/0（spindle cell oncocytoma of the adenohypophysis）

VII 转移性肿瘤（metastatic tumours）

注：肿瘤名称后 4 位数字为肿瘤学国际疾病分类肿瘤学部分和医学名词分类的形态学编码。肿瘤的行为编码中，/0 为良性肿瘤，/1 为低度恶性、恶性倾向不肯定或边界性恶性，/3 为恶性肿瘤。/2 为原位病灶，神经系统无原位病灶。

6.3 大脑半球肿瘤

6.3.1 星形细胞肿瘤

原发性脑肿瘤中，胶质瘤约占 50%，75% 的胶质瘤为星形细胞肿瘤。所以，星形细胞肿瘤是颅内最常见的原发性脑肿瘤。

星形细胞肿瘤包括弥漫性星形细胞瘤、间变性星形细胞瘤、胶质母细胞瘤、巨细胞型胶质母细胞瘤、毛细胞型星形细胞瘤、毛细胞黏液型星形细胞瘤、多形性黄色瘤型星形细胞瘤、室管膜下巨细胞星形细胞瘤、胶质肉瘤和大脑胶质瘤病。其中毛细胞型星形细胞瘤主要发生在小脑，室管膜下巨细胞星形细胞瘤发生于侧脑室。

（1）弥漫性星形细胞瘤

弥漫性星形细胞瘤（diffuse astrocytoma）包括纤维型星形细胞瘤、原浆型星形细胞瘤和肥胖细胞型星形细胞瘤。WHO2007 年恶性度分级为 II 级。

约 30% 有肿瘤抑制基因 P53 的畸变，也可有第 13、17 和 22 对染色体的异常。

弥漫性星形细胞瘤远没有间变性星形细胞

瘤和胶质母细胞瘤常见，其中以纤维型星形细胞瘤最常见。纤维型星形细胞瘤约占胶质瘤的10%~15%。临床多见于 20~40 岁。老年人少见。临床症状因肿瘤部位不同而异，多以局灶性或全身性癫痫、颅内压增高、运动障碍为主要表现。

绝大多数位于大脑半球白质，以额叶、颞叶及其相邻区域最多见，极少数也可发生在小脑和脑干。

病理上肿瘤呈胶冻状，较正常脑组织稍硬，肿瘤呈弥漫性浸润性生长，与正常脑组织境界常不清楚，肿瘤内可有囊变。可以转变为间变

型星形细胞瘤或胶质母细胞瘤。

CT 平扫，大多数肿瘤表现为脑白质内低密度病灶，均质或不均质。由于浸润性生长，境界多不清楚，少数境界也可较清楚（图 6-1）。15%~20%的病例，肿瘤内可有小的斑点状钙化（图 6-2）。肿瘤表现有不同程度的占位效应，肿瘤较大或肿瘤周围水肿明显者可有中线结构移位和脑室受压变形、移位、闭塞，小的肿瘤或肿瘤周围水肿轻者可仅表现有肿瘤区域脑沟、脑裂变窄或闭塞，需要仔细观察。肿瘤内一般无出血。增强 CT 扫描肿瘤多不强化或呈轻度斑片状强化，极少数也可出现明显的强化

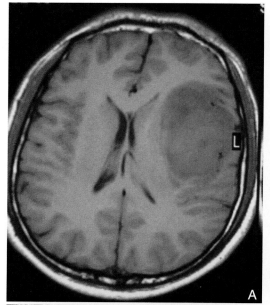

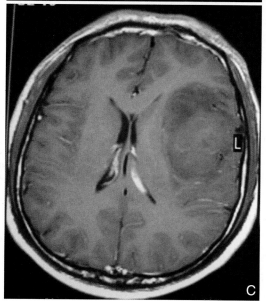

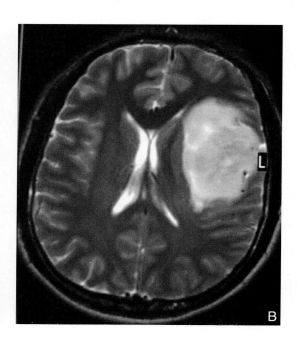

图 6-1　弥漫性星形细胞瘤

MRT$_1$ 加权图(A)示左侧额颞叶肿瘤呈低信号,T$_2$ 加权图(B)呈高信号,增强扫描(C)无明显强化,占位效应显著。

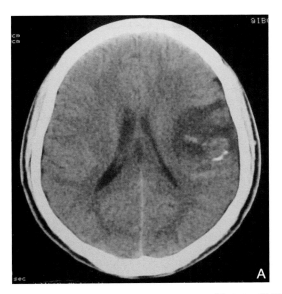
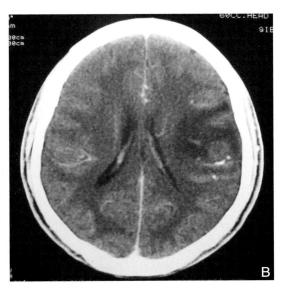

图 6-2 弥漫性星形细胞瘤

CT 平扫(A)示肿瘤呈低密度,肿瘤内有斑点状钙化,境界不清楚,CT 增强扫描(B)肿瘤内无明显强化。

(图 6-3)。肿瘤在 MRT₁ 加权图上多表现为低信号,也可表现为低等混杂信号,T₂ 加权图上肿瘤呈高信号。T₂ 加权图高信号可以非常均质(图 6-4),也可以不均质,不均质者常见于比较大的肿瘤,不均质的原因是因为部分肿瘤组织在 T₂ 加权图时信号增加不著,明显低于周围水肿,或因肿瘤内有钙化和囊变。MRT₁ 加权图对观察仅有脑沟、脑裂改变的轻微占位效应比 CT

优越。MR 增强扫描,肿瘤多不表现强化或仅有轻度斑点状强化,极少数也可出现较明显的强化。少数肿瘤可有明显囊变,呈大部囊性或完全囊性。也有少数肿瘤主要位于脑皮层,引起局部颅骨的侵蚀性改变。氢质子波谱检查典型表现为 NAA 波显著降低,Cr 波中度降低,Cho 波显著升高,Cho/Cr 比值通常大于 2 (图 6-5),但非常良性的星形细胞瘤氢质子波谱改变可以

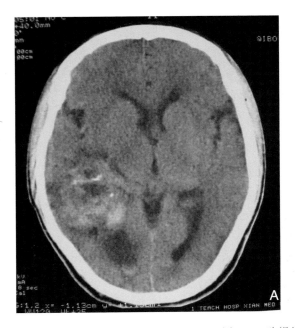
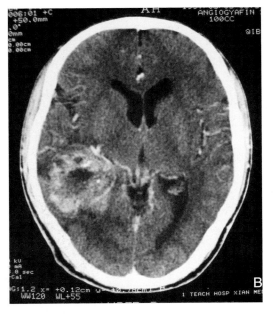

图 6-3 弥漫性星形细胞瘤

CT 平扫(A)示肿瘤呈等低混杂密度,肿瘤内有斑点状钙化,肿瘤境界不清楚,CT 增强扫描(B)肿瘤内较显著不均质强化。

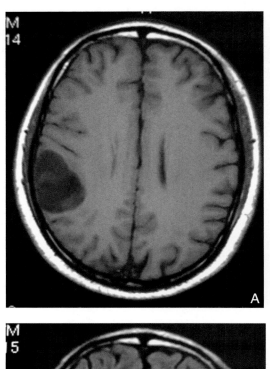

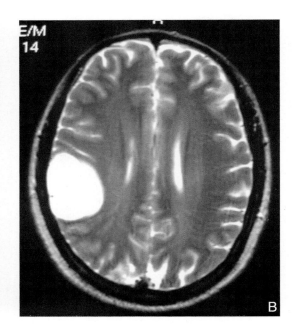

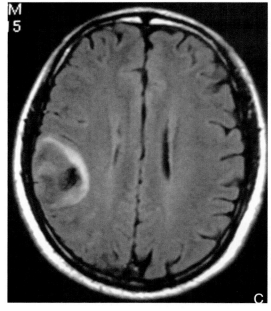

图 6-4 弥漫性星形细胞瘤

MRT_1 加权图（A）示右顶后肿瘤呈均质低信号，境界清楚，MRT_2 加权图（B）肿瘤呈很高信号，信号均质，T_2FLAIR 成像（C）呈不均质信号，说明非囊性病变。

类似于正常脑组织（图 6-6），由于髓鞘脱失，Cho 波也比对侧正常脑组织低，但 Cho/NAA 比值高于对侧。

鉴别诊断包括脑梗死、病毒性脑炎、间变性星形细胞瘤、少突胶质细胞瘤和室管膜瘤。

急性期大面积脑梗死 CT 扫描也表现为低密度，MRT_1 加权图呈低信号，T_2 加权图呈高信号，因水肿而有不同程度的占位效应，需要与弥漫性星形细胞瘤区别。区别要点包括：①脑梗死病变范围与脑血管分布区相一致，同时累及灰质和白质，而星形细胞瘤不具有血管分布特点；②脑梗死发病突然，老年人多见，而弥漫性星形细胞瘤起病缓慢；③脑梗死氢质子波谱出现明显的 Lac 波，而弥漫性星形细胞瘤一般不出现 Lac 波；④数周后复查 CT 或 MR，脑梗死者占位效应逐渐消失，境界变清，并可逐

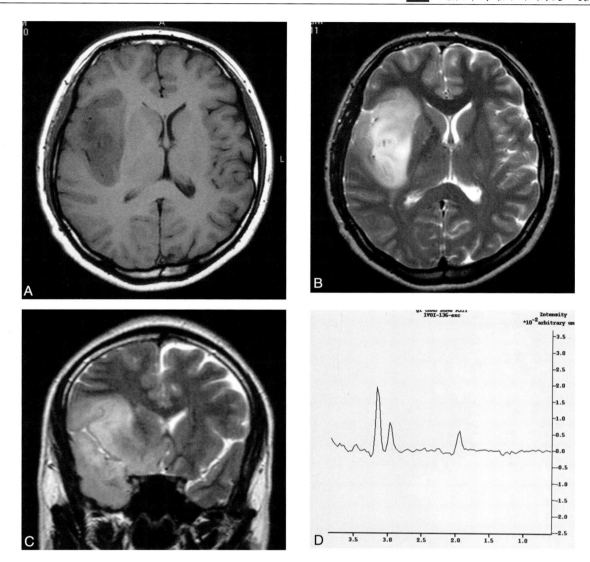

图 6-5　弥漫性星形细胞瘤

MRT₁加权图(A)示右额颞肿瘤呈较均质低信号,境界清楚,MRT₂加权图横切位(B)和冠状位(C)示肿瘤呈高信号,信号欠均质,氢质子波谱(D)示 NAA 波和 Cr 波降低,Cho 波升高,Cho/NAA 的比值为 2.9,Cho/Cr 的比值为 2.5。

渐出现局部脑萎缩的征象,而弥漫性星形细胞瘤占位效应持续存在并逐渐加重。

病毒性脑炎累及范围大者可引起明显的占位效应,需要与弥漫性星形细胞瘤鉴别,区别要点为:①病毒性脑炎患者,主病灶以外的其他部位脑回常同时受累,MRT₂加权图表现为脑回样高信号,散在或弥漫性分布,而弥漫性星形细胞瘤无此征象;②增强扫描时病毒性脑炎多不强化,而弥漫性星形细胞瘤可有强化;③临床情况对鉴别很重要,急性发热,病程短,脑脊液蛋白和细胞数增多也是诊断病毒性脑炎

的有力依据;④氢质子波谱检查,弥漫性星形细胞瘤表现为 Cho 波升高,NAA 波降低,Cho/NAA 比值大于 2,而病毒性脑炎 Cho 波不增高,Cho/NAA 比值通常小于 2,该比值在临界值(2左右)时,可与对侧半球相应部位比较,病毒性脑炎病变区 Cho 波不高于对侧,而弥漫性星形细胞瘤病变区 Cho 波比对侧高。

弥漫性星形细胞瘤与间变性星形细胞瘤的区别要点包括:①间变性星形细胞瘤强化显著,常呈很不规则环形强化,而弥漫性星形细胞瘤多不强化或仅有轻度强化;②氢质子波谱检查,

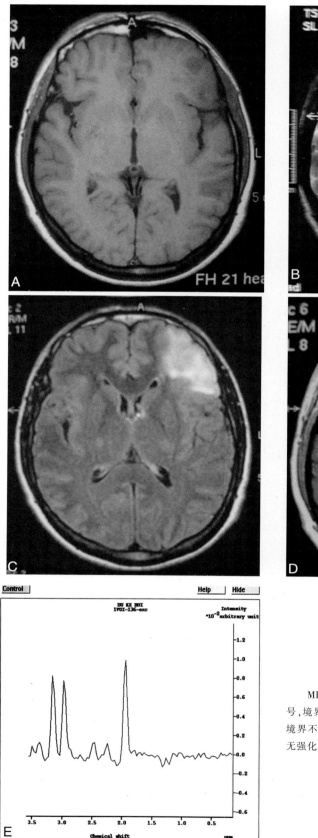
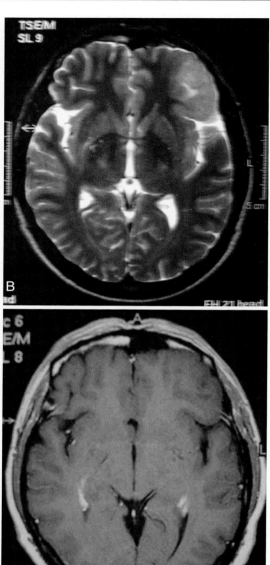

图 6-6　弥漫性星形细胞瘤

MRT₁ 加权图横切位(A)示左额叶近脑表面肿瘤呈稍低信号，境界不清楚，MRT₂ 加权图横切位(B)示肿瘤呈稍高信号，境界不清楚，T₂FLAIR(C)示肿瘤呈高信号，增强扫描(D)肿瘤无强化，氢质子波谱(D)无明显改变，仅 NAA 波稍降低。

弥漫性星形细胞瘤的 Cho/NAA 比值常在 2~4 之间，而间变性星形细胞瘤在 4 以上；③脑灌注成像，间变性星形细胞瘤呈明显高灌注，而弥漫性星形细胞瘤呈低灌注；④磁敏感加权成像，间变性星形细胞瘤内可见磁敏信号，而弥漫性星形细胞瘤无。

弥漫性星形细胞瘤出现钙化时需要与少突胶质细胞瘤区别：少突胶质细胞瘤常以脑皮层为基底，可累及脑皮层，而弥漫性星形细胞瘤位置较深；少突胶质细胞瘤钙化发生率高，且钙化更明显。但两者鉴别常有困难。

大脑半球弥漫性星形细胞瘤大部囊变或几乎完全囊变时需要与室管膜瘤区别：大脑半球囊变明显的室管膜瘤主要见于青少年，而弥漫性星形细胞瘤主要见于中年；室管膜瘤的实质部分位于囊的一侧，且常位于靠近脑表侧，其内常见钙化，而弥漫性星形细胞瘤无此特点；大脑半球囊变明显的肿瘤以室管膜瘤最常见，应首先考虑。

完全囊变的弥漫性星形细胞瘤还需要与脑实质内各种囊肿区别，区别的要点是增强扫描时脑实质内囊肿的囊壁不强化，而完全囊性的弥漫性星形细胞瘤的囊壁出现不同程度强化。

（2）间变性星形细胞瘤

间变性星形细胞瘤（anaplastic astrocytoma）是最常见的脑内原发恶性脑肿瘤，约占全部胶质瘤的 25%，其恶性程度介于弥漫性星形细胞瘤和胶质母细胞瘤之间，WHO2007 年的恶性度分级为Ⅲ级，多数由低级别星形细胞肿瘤转变而来。

肿瘤好发于大脑半球额叶、颞叶及与顶叶的交界区，也可见于丘脑和脑干，小脑罕见。病理大体标本上可见肿瘤呈弥漫性生长，境界多不清楚，肿瘤内常见小囊变区，可出血，但坏死罕见。镜下可见肿瘤内含有大量的细胞成分，并可见细胞或核多形性，有丝分裂和血管内皮增生常见。

间变性星形细胞瘤可见于任何年龄，但多发生于 40~50 岁，临床主要表现包括癫痫和局部定位症状。临床预后较差，平均存活时间为 2 年。间变性星形细胞瘤可以通过细胞外间隙和沿白质束扩散，也可通过室管膜和脑脊液扩散。

间变性星形细胞瘤在 CT 平扫时呈混杂密度（图 6-7，图 6-8），钙化罕见，增强 CT 扫描，典型者表现为显著不均质强化，以不规则环形强化最常见。肿瘤常有明显的占位效应，肿瘤周围水肿明显，肿瘤内也可有出血。少数也可因肿瘤呈浸润性生长，占位效应轻微。

间变性星形细胞瘤由于肿瘤坏死 MR 信号

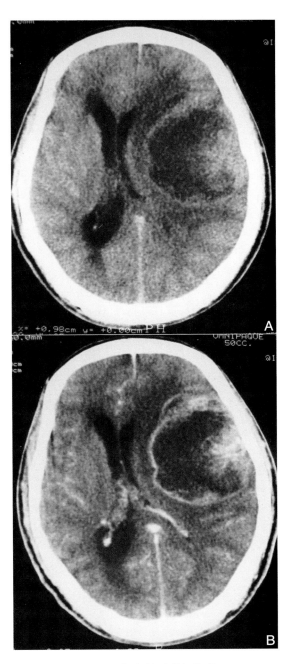

图 6-7　间变性星形细胞瘤

CT 平扫(A)示左侧半球巨大肿瘤呈等低混杂密度,占位效应显著,增强 CT 扫描(B)呈环形很不规则强化。

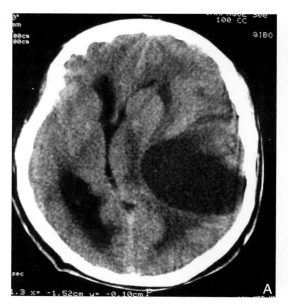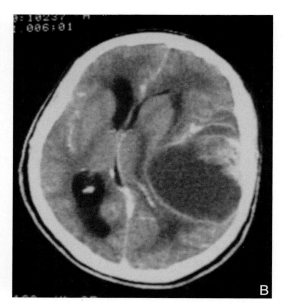

图 6-8　间变性星形细胞瘤

CT 平扫(A)示左侧半球巨大肿瘤呈等低混杂密度,大部囊变,占位效应显著,增强 CT 扫描(B)呈环形很不规则强化。

常不均质（图 6-9），在 T_1 加权图上呈等低混杂信号，有出血时，出血灶呈高信号。在 T_2 加权图上，中心常呈高信号，周围见等信号环，再向外为高信号水肿。弥散加权成像肿瘤坏死部分呈低信号（图 6-10）。肿瘤境界常不清楚，增强 MR 扫描常呈不规则环形强化（图 6-11，图 6-12）。典型者沿白质通道扩展。穿刺活检时，肿瘤周围高信号水肿区内也可见到肿瘤细胞。氢质子波谱能够对星形细胞瘤的分化程度提供重要的诊断信息，对良恶性星形细胞瘤鉴别的敏感性、特异性和准确性分别为 100%、86% 和 96%。表现为 Cho 波明显升高，Cr 波和 NAA 波明显降低。常用 Cho/NAA 比值和 Cho/Cr 比值判断星形细胞肿瘤的良恶性，间变性星形细胞瘤 Cho/NAA 比值和 Cho/Cr 比值通常大于 4（图 6-13），而良性星形细胞瘤通常在 2~4 之间。间变性星形细胞瘤的不典型表现包括肿瘤呈囊性不强化肿块，或者表现为皮层肿块，类似于脑梗死。

根据不均质密度和信号，不规则环形强化，典型的间变性星形细胞瘤通常在 CT 和 MR 检查时容易诊断。

鉴别诊断包括弥漫性星形细胞瘤、胶质母细胞瘤、病毒性脑炎和大面积脑梗死。

与弥漫性星形细胞瘤的区别要点为：①间变性星形细胞瘤强化显著，常呈很不规则环形强化，而弥漫性星形细胞瘤多不强化或仅有轻度强化；②氢质子波谱检查，弥漫性星形细胞瘤的 Cho/NAA 比值常在 2~4 之间，而间变性星形细胞瘤常大于 4；③脑灌注成像，间变性星形细胞瘤呈明显高灌注，而弥漫性星形细胞瘤呈低灌注；④磁敏感加权成像，间变性星形细胞瘤可见磁敏信号，而弥漫性星形细胞瘤无。

胶质母细胞瘤的典型表现是通过胼胝体、前联合和后联合扩展到双侧大脑半球，呈蝴蝶样形状，肿瘤内坏死常见，呈显著不规则环形强化。仅累及一侧半球的胶质母细胞瘤与间变性星形细胞瘤难以区别。

与病毒性脑炎的鉴别要点为：①病毒性脑炎的主病灶以外，常同时有其他部位脑回受累，T_2 加权图表现为脑回样高信号，散在或弥漫性分布，而间变性星形细胞瘤无此征象；②增强扫描时病毒性脑炎多不强化，而间变星形细胞瘤呈不规则环形强化；③临床情况对鉴别很重要，急性发热，病程短，脑脊液蛋白和细胞数增多也是诊断病毒性脑炎的有力依据；④氢质子波谱检查，间变性星形细胞瘤表现为 Cho 波明显升高，NAA 波明显降低，Cho/NAA 比值常大于 4，而病毒性脑炎 Cho 波不增高，Cho/NAA 比值通常小于 2。

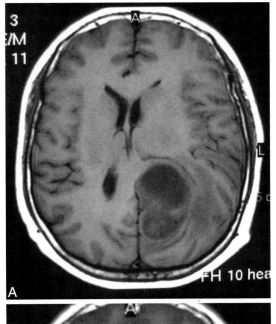

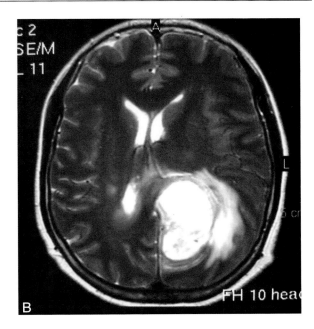

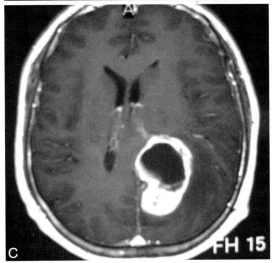

图6-9 间变性星形细胞瘤

MRT$_1$加权图(A)示左侧枕叶肿瘤呈等低混杂信号,占位效应显著,T$_2$加权图(B)呈高信号,增强扫描(C)呈环形不规则强化。

与急性大面积脑梗死的区别要点包括:①脑梗死病变范围与脑血管分布区相一致,同时累及灰质和白质,而间变性星形细胞瘤不具有血管分布特点;②脑梗死发病突然,老年人多见,而间变性星形细胞瘤起病缓慢;③脑梗死氢质子波谱检查出现明显的Lac波,而间变星形细胞瘤表现为Cho波明显升高。

(3)胶质母细胞瘤

胶质母细胞瘤(glioblastoma)又称多形性胶质母细胞瘤,是最常见的颅内原发性肿瘤。星形细胞肿瘤中约50%为胶质母细胞瘤。WHO2007年的恶性度分级为Ⅳ级,可以在发生时即为胶质母细胞瘤,也可由低级别星形细胞肿瘤、少突胶质细胞瘤和室管膜瘤转变而来。

病理上胶质母细胞瘤以坏死为主要特征,坏死率可高达90%。肿瘤通常较大,中心坏死明显,周围为不规则较厚的肿瘤壁,肿瘤内血管丰富,出血常见。

胶质母细胞瘤多发生在50岁以后,30岁以下罕见。因肿瘤进展快,诊断前病史常短于半年。肿瘤常位于深部脑白质,额叶为最常见的部位,其次是颞叶,少数可位于基底节区。CT平扫,肿瘤内多呈高、等、低同时存在的混杂密度(图6-14,图6-15),高密度区与出血有关,等密度区为肿瘤实质,中央低密度区常为坏死所致。肿瘤钙化罕见。肿瘤周围水肿常较

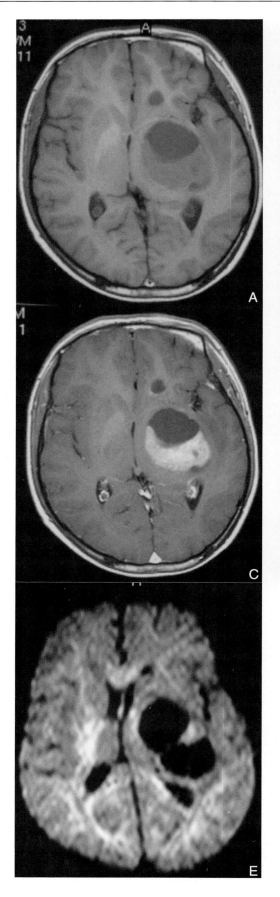

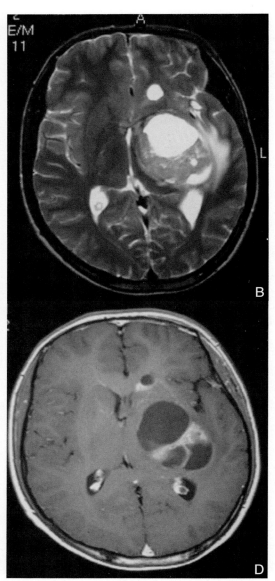

图 6-10 间变性星形细胞瘤

MRT$_1$ 加权图(A)示左侧基底节丘脑区肿瘤呈稍低和低信号,低信号为囊变坏死,稍低信号为肿瘤实质,占位效应显著,T$_2$ 加权图(B)囊变坏死区呈很高信号,肿瘤实质呈稍高信号,增强扫描(C,D)肿瘤实质显著强化,DWI(E)示肿瘤坏死囊变区呈低信号。

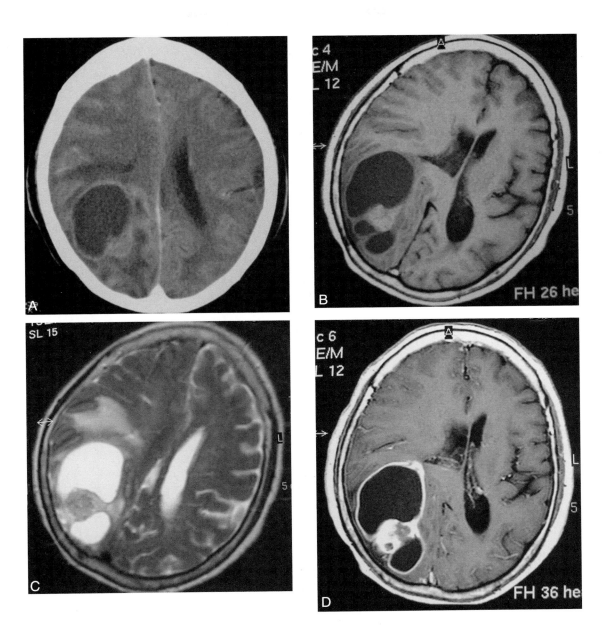

图 6-11　间变性星形细胞瘤

　　CT 平扫(A)示右顶后肿瘤呈等低混杂密度,MRT₁加权图(B)呈等低混杂信号,低信号为囊变坏死,等信号为肿瘤实质,占位效应显著,T₂加权图(C)囊变坏死区呈很高信号,肿瘤实质呈稍高信号,增强扫描(D)肿瘤实质显著强化,呈不规则环状。

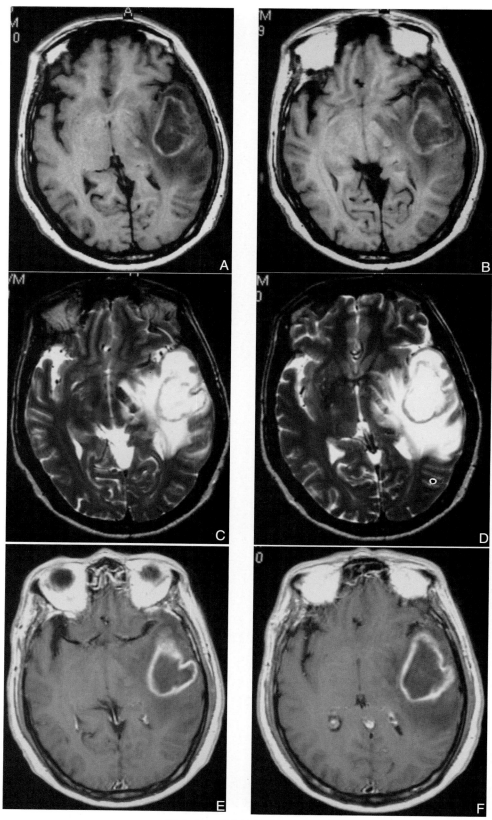

图 6-12　间变性星形细胞瘤

　　MRT₁加权图(A,B)示左侧颞叶肿瘤呈混杂信号,肿瘤实质呈环形等信号,低信号为囊变坏死,占位效应显著,T₂加权图(C,D)囊变坏死区和肿瘤周围水肿呈很高信号,肿瘤实质呈环形等信号,明显低于水肿和坏死信号,增强扫描(E,F)肿瘤实质呈环形显著强化。

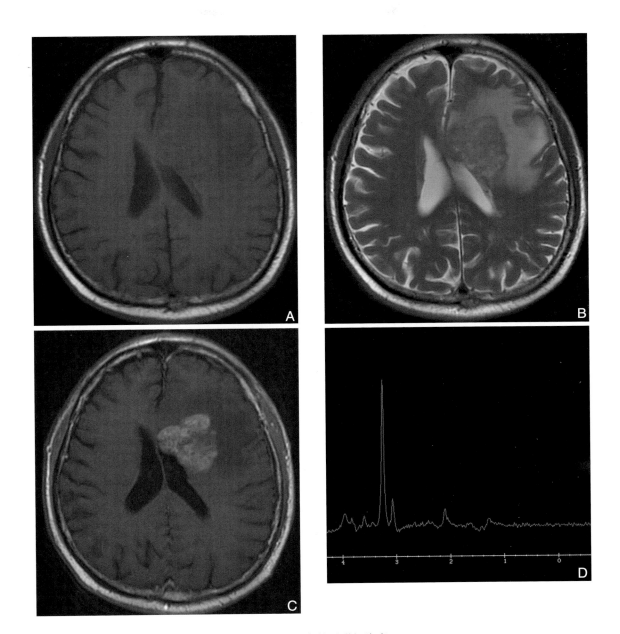

图 6-13 间变性星形细胞瘤

MRT₁加权图(A)示左侧额叶巨大占位病变,呈不均匀低信号。T₂加权图(B)呈不均匀高信号,周围水肿显著。增强扫描(C)病变区呈不均匀不规则强化。氢质子波谱(D)示 NAA 波和 Cr 波明显降低,Cho 波明显升高,Cho/NAA 比值为 7.8,Cho/Cr 比值为 6.2。

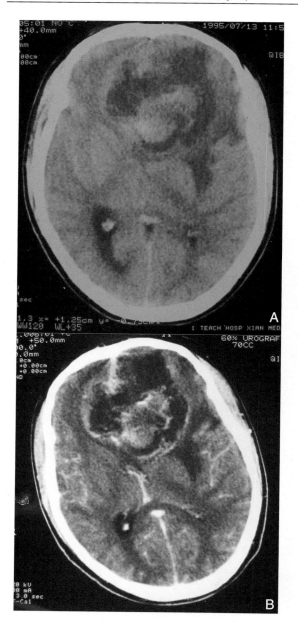

图 6-14　胶质母细胞瘤

　　CT 平扫(A)示肿瘤累及双侧额叶,呈混杂密度,CT 增强扫描(B)呈不规则强化。

明显，CT 增强扫描常呈显著不规则环形强化。肿瘤占位效应显著。MRT₁加权图肿瘤呈混杂信号，中心坏死囊变区呈低信号，周围见不规则厚壁的肿瘤实质，呈稍低信号，肿瘤实质信号在 T₁加权图高于中心坏死区。有出血时，出血区在 T₁加权图上呈高信号。T₂加权图上肿瘤信号也很不均质，中心坏死和周围水肿区呈高信号，肿瘤实质呈稍高信号，其信号低于坏死和

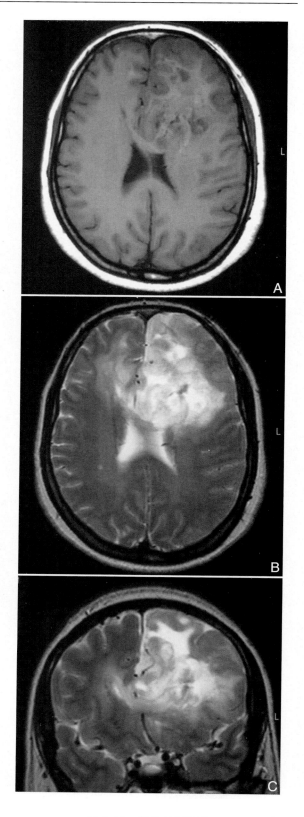

图 6-15　胶质母细胞瘤

　　MRT₁加权图横切位(A)示肿瘤累及双侧额叶,呈等低不均质信号,境界不清楚,T₂加权图横切位(B)和冠状位(C)示肿瘤呈不均质高信号。

水肿区。肿瘤占位效应明显，MR增强扫描常表现为显著的环形不规则强化。MR氢质子波谱表现与间变性星形细胞瘤类似，Cho波明显升高，Cr波和NAA波明显降低，Cho/NAA和Cho/Cr比值常大于6（图6-16），可以出现较明显的Lac波。

多数胶质母细胞瘤在后期沿白质束向周围扩散，可形成卫星病灶，即大的母体肿瘤周围出现一些小的肿瘤灶，在影像学上可与中心病灶相连，也可不与中心病灶相连，但实际上在镜下可见与母瘤灶间有联系。在镜下互相没有联系的多发性胶质瘤称为多中心性胶质瘤或多发性胶质瘤。

胶质母细胞瘤常沿白质束扩展，通过胼胝体、前联合和后联合扩展到双侧大脑半球，呈蝴蝶样形状为其典型表现。沿内囊和外囊扩展也很常见。肿瘤也可沿蛛网膜下腔脑脊液通道种植。

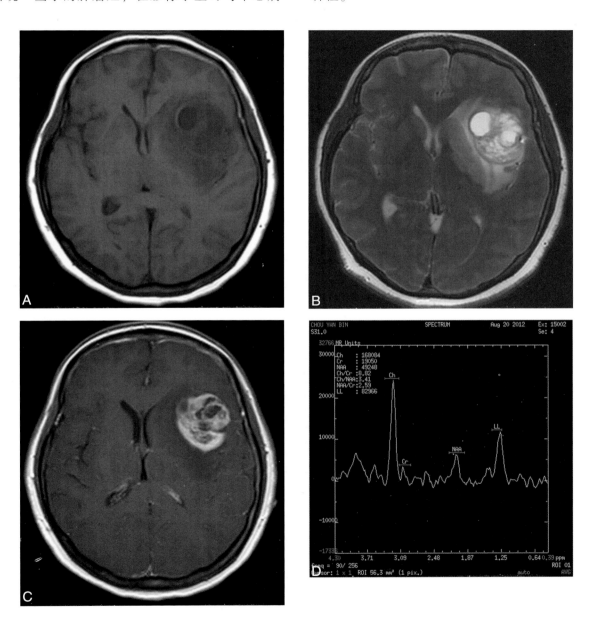

图6-16 胶质母细胞瘤

MRT$_1$加权图横切位(A)示肿瘤位于左侧额颞叶，呈等低不均质信号，有囊变坏死。T$_2$加权图横切位(B)示肿瘤呈不均质高信号，增强扫描(C)肿瘤呈显著不规则强化。氢质子波谱(D)示Cho波明显升高，Cr波和NAA波明显降低，Cho/Cr比值为8.8，Cho/NAA比值为3.4，出现明显Lac波。

鉴别诊断主要包括转移瘤、淋巴瘤、脑脓肿和脱髓鞘性假瘤。

转移瘤内常发生坏死，增强扫描呈环形强化，发病年龄与胶质母细胞瘤类似，两者的鉴别诊断要点包括：①转移瘤常为多发病灶，而胶质母细胞瘤多为单发病灶；②增强扫描时两者均呈环形强化，但转移瘤的环较规则，环壁外缘较光滑，而胶质母细胞瘤的环常很不规则，外缘不光滑；③转移瘤周围水肿常很显著，具有小病灶大水肿的特点，而胶质母细胞瘤周围水肿相对较轻；④氢质子波谱检查，转移瘤缺乏 NAA 波和 Cr 波，肿瘤周围水肿区 Cho 波正常，而胶质母细胞瘤 NAA 波和 Cr 波明显降低，但不消失，肿瘤周围水肿区 Cho 波升高；⑤转移瘤临床常有明确的恶性肿瘤病史。

脑内原发淋巴瘤常位于脑室周围，常可通过胼胝体累及双侧大脑半球，需要与胶质母细胞瘤鉴别。淋巴瘤在 MRT_2 加权图常呈等信号或稍低信号，而胶质母细胞瘤 T_2 呈高信号。氢质子波谱可以提供重要的鉴别诊断信息，肿瘤实质部分出现明显的 Lip 波，提示淋巴瘤可能性大。

脑脓肿是脑内环形强化的常见原因，鉴别诊断时也需要考虑，与胶质母细胞瘤的鉴别要点包括：①脑脓肿的强化环具有薄而均匀、内壁光滑、张力高的特点，而胶质母细胞瘤的强化环厚而不规则、壁不光滑和缺乏张力；②弥散加权成像上脑脓肿常呈高信号，而胶质母细胞瘤的坏死部分呈低信号；③氢质子波谱检查，脑脓肿可出现一些特殊的氨基酸波，包括 Aas 波（亮氨酸波，位于 0.9ppm（$\times10^{-6}$））、Ace 波（乙酸盐波，位于 1.9ppm（$\times10^{-6}$））和 SUCC 波（丁二酸盐波，位于 2.4ppm（$\times10^{-6}$））。

脱髓鞘性假瘤罕见，可出现明显的环形强化，需要与胶质母细胞瘤鉴别，鉴别要点包括：①脱髓鞘性假瘤多呈急性发病，病程短，随病程发展逐渐趋于稳定，而胶质母细胞瘤呈缓慢发病，呈进行性发展；②CT 和 MR 图像上脱髓鞘性假瘤的境界常较胶质母细胞瘤清楚；③脱髓鞘性假瘤脑脊液检查可有白细胞增高，对激素治疗敏感；④脱髓鞘性假瘤多见于青少年，而胶质母细胞瘤常见于 50 岁后，⑤增强扫描时

脱髓鞘性假瘤常呈马蹄样强化，马蹄开口指向脑皮层；⑥氢质子波谱检查对鉴别很有用，脱髓鞘性假瘤 NAA 波和 Cr 波仅轻度降低，Cho 波不升高，Cho/NAA 和 Cho/Cr 比值小于 2，而胶质母细胞瘤 NAA 波和 Cr 波明显降低，Cho 波明显升高，Cho/NAA 和 Cho/Cr 比值常大于 6。

（4）多形性黄色瘤型星形细胞瘤

多形性黄色瘤型星形细胞瘤（pleomorphic xanthoastrocytoma，PXA）是中枢神经系统少见的肿瘤，约占星形细胞肿瘤不足 1%。

多形性黄色瘤型星形细胞瘤最早由 Kepes 等于 1973 年分别对 3 例颞叶表浅肿瘤及 1979 年对 12 例脑肿瘤的组织学分析后，发现该肿瘤虽属星形细胞瘤，但其肿瘤细胞的多形性，缺乏有丝分裂及坏死等又不同于星形细胞瘤，并将其命名为多形性黄色瘤型星形细胞瘤，1993 年列入 WHO 星形细胞肿瘤的分类中，WHO2007 年的恶性度分级为 II 级。该肿瘤在列入 WHO 前命名较混乱，曾被称为未分类胶质瘤、巨细胞胶质母细胞瘤、怪细胞肉瘤和纤维黄瘤等，反映了该肿瘤细胞的多形性和怪异性。尽管该肿瘤少见，但手术切除后病人可长时间存活，所以准确诊断对临床很有意义。

肿瘤可发生于任何年龄，但主要发生在 30 岁以前，尤其常见于儿童，男女发病率无差异。临床病史常较长，主要表现为癫痫。

多形性黄色瘤型星形细胞瘤起源于软脑膜下的星形细胞，所以肿瘤常位于脑的表浅部位，肿瘤常累及软脑膜。肿瘤主要发生在大脑半球，以颞叶最常见，其次是顶叶、枕叶和额叶。肿瘤常表现为囊实性，即大囊性部分及壁结节。病理上肿瘤细胞密集且具多形性，但核分裂少见。

典型的多形性黄色瘤型星形细胞瘤在 CT 平扫时表现为低密度囊性病变，境界清楚，少量肿瘤实质（附壁结节）呈稍低密度或等密度，壁结节常紧邻软脑膜。MRT_1 加权图上，囊性部分呈低信号，附壁结节呈稍低信号，T_2 加权图上囊性部分呈高信号，附壁结节呈稍高信号，低于囊性部分信号。增强 CT 和增强 MR 扫描可见附壁结节明显强化（图 6-17），囊壁可强化或不强化，囊壁强化代表囊壁为肿瘤组织，囊壁

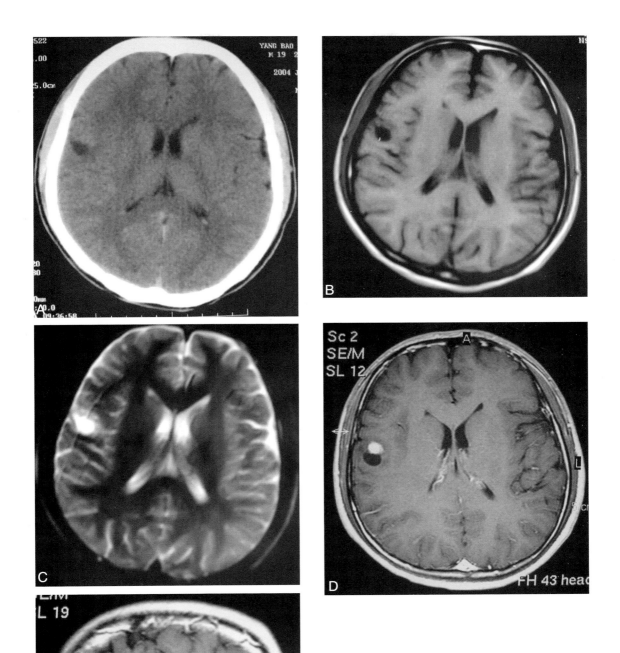

图 6-17　多形性黄色瘤型星形细胞瘤
　　CT 平扫(A)示肿瘤位于右侧颞叶,靠近脑表面,囊性部分呈局限性低密度,MRT$_1$加权图(B)呈脑脊液样低信号,T$_2$加权图(C)呈脑脊液样高信号,增强扫描横切位(D)和矢状位(E)示肿瘤实质呈结节状显著强化,囊性部分和囊壁不强化。

不强化说明囊壁为反应性增生的胶质细胞构成。

多形性黄色瘤型星形细胞瘤主要表现为大部囊性及壁结节，所以，鉴别诊断主要包括神经节细胞瘤和神经节细胞胶质瘤、毛细胞型星形细胞瘤、胚胎发育不良性神经上皮瘤肿瘤、室管膜瘤、发生囊变的低级别星形细胞瘤、促纤维增生性婴儿星形细胞瘤/神经节细胞胶质瘤、星形母细胞瘤。另外，多形性黄色瘤型星形细胞瘤位置表浅，与少突胶质细胞瘤有类似的位置，需要鉴别。

神经节细胞瘤和神经节细胞胶质瘤与多形性黄色瘤型星形细胞瘤的鉴别要点包括：①神经节细胞瘤和神经节细胞胶质瘤钙化常见，而多形性黄色瘤型星形细胞瘤钙化少见；②多形性黄色瘤型星形细胞瘤的壁结节紧邻软脑膜，而神经节细胞瘤和神经节细胞胶质瘤没有这种特点。

毛细胞型星形细胞瘤常表现为囊实性，类似于多形性黄色瘤型星形细胞瘤，但两者发生部位完全不同。毛细胞型星形细胞瘤主要发生在幕下小脑半球，发生在幕上者也多见于下丘脑和鞍上区，而多形性黄色瘤型星形细胞瘤主要发生在大脑半球靠近脑表。

胚胎发育不良性神经上皮肿瘤也好发于颞叶，病变位置表浅，呈结节状多囊性改变，与多形性黄色瘤型星形细胞瘤有很多类似点，鉴别诊断的要点包括：①胚胎发育不良性神经上皮肿瘤呈多囊状，肿瘤内有很多细小分隔，而多形性黄色瘤型星形细胞瘤通常为单囊；②胚胎发育不良性神经上皮肿瘤一般无明确的壁结节存在，而多形性黄色瘤型星形细胞瘤有壁结节，且紧邻软脑膜；③增强扫描，胚胎发育不良性神经上皮肿瘤通常不强化或仅表现轻度强化，而多形性黄色瘤型星形细胞瘤的壁结节呈显著强化；④胚胎发育不良性神经上皮肿瘤可向外膨出，压迫颅骨，而多形性黄色瘤型星形细胞瘤一般不引起颅骨改变。

大脑半球脑实质室管膜瘤也多表现为囊实性，需要与多形性黄色瘤型星形细胞瘤区别，区别要点包括：①多形性黄色瘤型星形细胞瘤位置表浅，紧邻软脑膜，而室管膜瘤位置不表浅；②室管膜瘤的实质部分钙化多见，而多形性黄色瘤型星形细胞瘤钙化少见；③增强扫描，室管膜瘤的实质部分强化常不如多形性黄色瘤型星形细胞瘤明显。

大脑半球弥漫性星形细胞瘤很少呈囊实性，呈囊实性时需要与多形性黄色瘤型星形细胞瘤区别，区别要点包括：①弥漫性星形细胞瘤位置深在，发生在脑白质，而多形性黄色瘤型星形细胞瘤位于脑的表浅部位，紧邻软脑膜；②弥漫性星形细胞瘤呈浸润性生长，境界不清楚，而多形性黄色瘤型星形细胞瘤境界清楚；③增强扫描，弥漫性星形细胞瘤通常不强化，而多形性黄色瘤型星形细胞瘤的壁结节显著强化。

促纤维增生性婴儿星形细胞瘤/神经节细胞胶质瘤也呈囊实性，位置表浅，增强扫描时实质显著强化，与多形性黄色瘤型星形细胞瘤的影像学非常类似，鉴别诊断要点包括：①促纤维增生性婴儿星形细胞瘤/神经节细胞胶质瘤多见于额叶，而多形性黄色瘤型星形细胞瘤主要见于颞叶；②促纤维增生性婴儿星形细胞瘤/神经节细胞胶质瘤的囊性部分可有分隔，而多形性黄色瘤型星形细胞瘤通常为单囊；③多纤维性婴儿星形细胞瘤和节细胞胶质瘤主要见于1岁前的婴儿，而多形性黄色瘤型星形细胞瘤发生在较大的儿童。

多形性黄色瘤型星形细胞瘤与少突胶质细胞瘤的鉴别诊断要点为：①多形性黄色瘤型星形细胞瘤常见于儿童，而少突胶质细胞瘤常见于成人；②多形性黄色瘤型星形细胞瘤钙化很少见，而少突胶质细胞瘤钙化很常见，且钙化明显，钙化形态有特点，呈弯曲条带状或脑回样；③多形性黄色瘤型星形细胞瘤表现为囊实性，实质部分（壁结节）位于脑膜侧，显著强化，而少突胶质细胞瘤无此特点。

6.3.2　多发性胶质瘤

脑内多中心发生的原发性胶质瘤，在显微镜下各肿瘤灶间没有联系，称为多发性胶质瘤。多发胶质瘤病灶可以分布在同侧大脑半球的不同脑叶，也可分别见于双侧大脑半球，或者同时分布于幕上和幕下。

因为生前确定诊断困难，多发性胶质瘤的真正发生率尚不清楚，但临床并不十分少见。

影像学表现同单发胶质瘤，但为多发病灶（图6-18）。主要应该与脑转移瘤鉴别。转移瘤

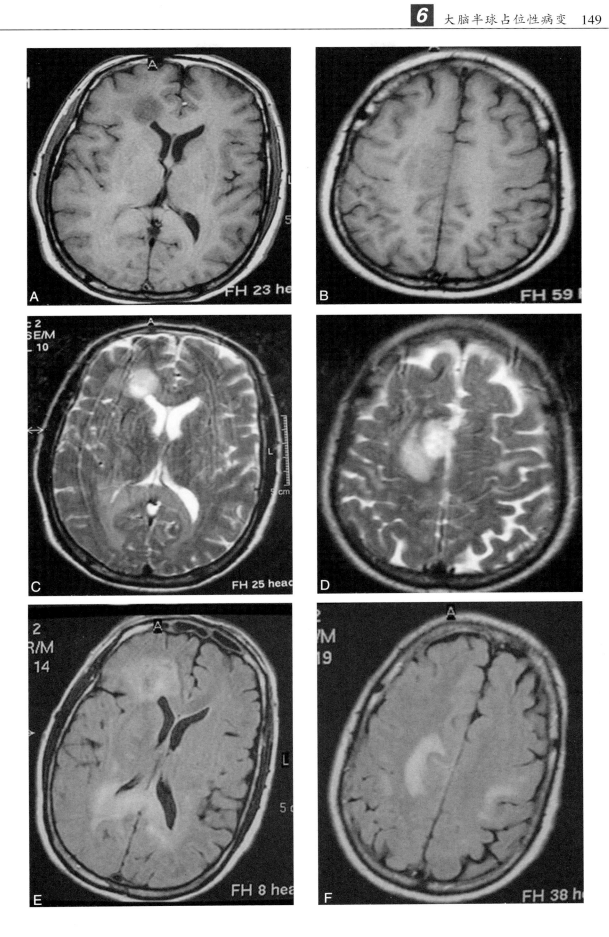

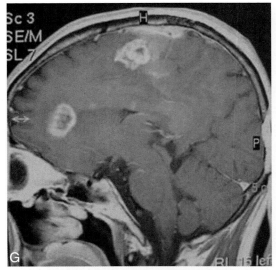

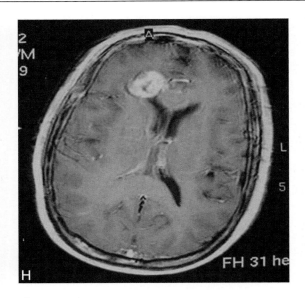

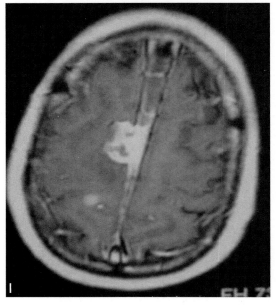

图 6-18 多发性胶质瘤

MRT₁加权图横切位(A,B)示右额角前方和大脑镰旁分别见低信号肿瘤,T₂加权图 (C,D) 肿瘤呈高信号,T₂FLAIR (E,F)肿瘤呈高信号,胼胝体压部呈弥漫性高信号,增强扫描矢状位(G)和横切位(H,I)示额叶和镰旁病变强化,胼胝体不强化,额叶肿瘤手术病理为胶质瘤Ⅱ级。

趋向于外围分布，水肿更显著，身体其他部位有原发恶性肿瘤存在。

另外，鉴别诊断还需要考虑多灶性脑原发淋巴瘤、脑内肉芽肿等。

6.3.3 少突胶质细胞肿瘤

少突胶质细胞肿瘤包括少突胶质细胞瘤（oligodendroglioma）和间变性少突胶质细胞瘤（anaplastic oligodendroglioma）。WHO2007 年对少突胶质细胞瘤的恶性度分级为Ⅱ级，对间变性少突胶质细胞瘤的恶性度分级为Ⅲ级。

由于少突胶质细胞瘤内常含有其他胶质成分，表现为混合性胶质瘤。所以，单纯的或者

真正的少突胶质细胞瘤很少见。

肿瘤起源于大脑白质的少突胶质细胞。病理上肿瘤没有包膜，但境界清楚，位于脑白质，可以向皮层和软脑膜扩展。极少数少突胶质细胞瘤也可境界不清楚，呈弥漫性浸润性生长。肿瘤质地较软，类似胶状，肿瘤内明显囊变、出血和坏死少见。肿瘤内钙化常见且明显。

少突胶质细胞瘤主要见于成人，好发年龄为 35~40 岁。成人与儿童的比例为 8:1。男性稍多于女性。肿瘤生长缓慢，在诊断前病史可能已有 3~5 年。病人常以局灶性癫痫为首发症状，其他症状因肿瘤部位而异。

肿瘤常发生于大脑半球，额叶最常见，其

次为顶叶、颞叶和枕叶。肿瘤位于脑白质，可向脑皮层扩展，少数可累及脑室，但完全位于脑室者少见。

CT平扫时，肿瘤多表现为有钙化的混杂密度，钙化的发生率可高达70%~90%。未钙化部分常表现为等密度或稍高密度，少数亦可为等密度混杂部分低密度。典型的表现是大脑半球内有钙化的混杂密度肿瘤向周围皮层扩展。颅骨内板可有侵蚀性破坏。肿瘤内明显出血少见。肿瘤周围水肿常轻微。增强CT扫描多数表现有轻到中度强化（图6-19）。MR T$_1$加权图常表现为低、等混杂信号，T$_2$加权图表现为高信号。

增强MR扫描多表现为斑片状轻度到中度强化。肿瘤境界比较清楚。占位效应相对较轻，但肿瘤较大时占位效应也可比较明显。MR对肿瘤内钙化的显示不如CT敏感。

少突胶质细胞瘤有明显囊变坏死、钙化轻微或强化很明显者应考虑为间变性少突胶质细胞瘤（图6-20，图6-21）。

鉴别诊断包括星形细胞瘤、胚胎发育不良性神经上皮肿瘤、多形性黄色瘤型星形细胞瘤和脑膜血管瘤病。

少突胶质细胞瘤与低级别星形细胞瘤在影像学上区别困难，以下4点有助于鉴别：①少

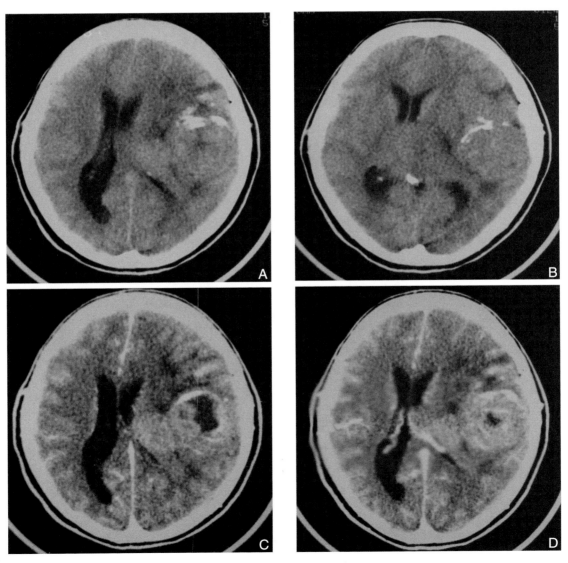

图6-19 少突胶质细胞瘤

CT平扫(A,B)示肿瘤位于左侧额颞叶，大部呈等密度，肿瘤内可见不规则斑片状钙化。增强CT扫描(C,D)示肿瘤实质中度强化，肿瘤内有坏死囊变，呈低密度。

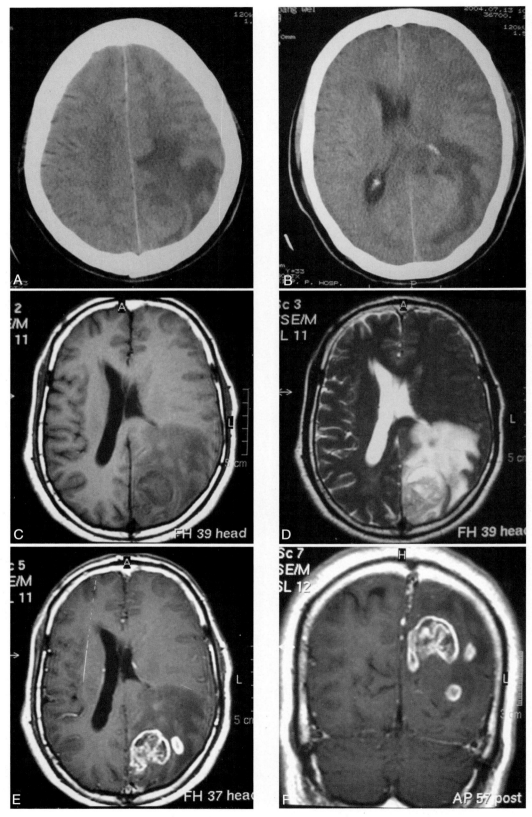

图 6-20　间变性少突胶质细胞瘤

CT 平扫(A,B)示肿瘤位于左侧枕叶,呈等低混杂密度,无钙化。MRT$_1$ 加权图(C)呈不均质低信号,T$_2$ 加权图(D)呈不均质高信号。增强扫描横切位(E)和冠状位(F)示肿瘤内不规则明显强化。

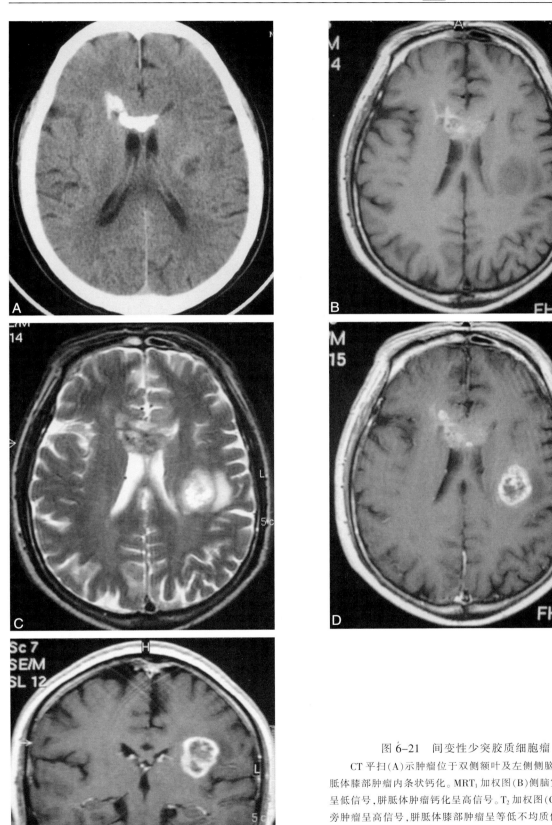

图 6-21 间变性少突胶质细胞瘤

CT 平扫(A)示肿瘤位于双侧额叶及左侧侧脑室体旁,胼胝体膝部肿瘤内条状钙化。MRT₁加权图(B)侧脑室体旁肿瘤呈低信号,胼胝体肿瘤钙化呈高信号。T₂加权图(C)侧脑室体旁肿瘤呈高信号,胼胝体膝部肿瘤呈等低不均质信号。增强扫描横切位(D)和冠状位(E)肿瘤内显著不均质强化。

突胶质细胞瘤钙化多见，且较明显，钙化常呈弯曲条带状或脑回样，而星形细胞瘤钙化少见，且不明显，无弯曲带状和脑回样钙化的特点；②少突胶质细胞瘤常向脑皮层扩展，位置表浅，可累及脑膜，而星形细胞瘤的位置较深在，多位于半球的白质区，一般不累及皮层表面；③少突胶质细胞瘤可侵蚀颅骨，而星形细胞瘤一般不引起颅骨改变；④少突胶质细胞瘤的未钙化部分在CT扫描时表现为等密度或稍高密度，而星形细胞瘤的未钙化实质部分表现为低密度。

胚胎发育不良性神经上皮肿瘤病变位置也表浅，呈多囊性，需要与发生囊变的少突胶质细胞瘤区别，区别要点为：①胚胎发育不良性神经上皮肿瘤钙化很少见，有钙化时多呈小点状或小斑片状，而少突胶质细胞瘤钙化很常见，且钙化明显，钙化形态有特点，呈弯曲条带状或脑回样；②胚胎发育不良性神经上皮肿瘤CT平扫为低密度，而少突胶质细胞瘤为混杂密度，未钙化的部分呈等密度或稍高密度。

多形性黄色瘤型星形细胞瘤发生部位与少突胶质细胞瘤类似，位置表浅。鉴别诊断要点为：①多形性黄色瘤型星形细胞瘤常见于儿童，而少突胶质细胞瘤常见于成人。②多形性黄色瘤型星形细胞瘤钙化很少见，而少突胶质细胞瘤钙化很常见，且钙化明显，钙化形态有特点，呈弯曲条带状或脑回样。③多形性黄色瘤型星形细胞瘤表现为囊实性，实质部分（壁结节）位于脑膜侧，显著强化，而少突胶质细胞瘤无此特点。

脑膜血管瘤病表现为脑皮层结节，钙化常见，结节也可发生囊变，与少突胶质细胞瘤鉴别困难，但脑膜血管瘤病可多发，而少突胶质细胞瘤为单发病灶。

6.3.4　少突星形细胞肿瘤

少突星形细胞肿瘤包括少突星形细胞瘤（oligoastrocytoma）和间变性少突星形细胞瘤（anaplastic oligoastrocytoma）。WHO对少突星形细胞瘤的恶性度分级为Ⅱ级。对间变性少突星形细胞瘤的恶性度分级为Ⅲ级。

少突星形细胞瘤与少突胶质细胞瘤的区别仅表现为组织学检查上，影像学表现类似，无法区别。

6.3.5　室管膜肿瘤

室管膜肿瘤包括室管膜瘤、间变性室管膜瘤、黏液乳头状型室管膜瘤和室管膜下室管膜瘤。黏液乳头状型室管膜瘤好发于椎管，室管膜下室管膜瘤主要见于侧脑室。

（1）室管膜瘤

室管膜瘤（ependymoma）约占颅内肿瘤的1%~4%，主要发生于脑室内，约1/3的室管膜瘤可发生于脑实质内，后者起源于室管膜的静止细胞，尽管这些细胞远离室管膜，但有1个室管膜组织带与之相连。WHO对室管膜瘤的恶性度分级为Ⅱ级。

脑实质室管膜瘤可发生在大脑半球或小脑半球，以大脑半球多见。幕上室管膜瘤的一个显著特点是以发生在脑实质居多。

大脑半球脑实质室管膜瘤常见于青少年，少数也可见于50岁左右的中老年人。

大脑半球脑实质室管膜瘤可以分为2种类型：部分囊性型和完全实质型。部分囊性型主要发生在青少年，肿瘤常见明显囊变，肿瘤大部由囊性构成。完全实质型主要发生在50岁左右，个别也可见于儿童，肿瘤呈完全实质性。临床以部分囊性型最多见

部分囊性型室管膜瘤最常见于顶叶，肿瘤通常较大，绝大多数肿瘤直径大于4cm，最大者直径可达10cm。肿瘤内囊变常很显著，肿瘤大部由囊性构成。实质部分相对较少，实质位于肿瘤的一侧，以位于脑表面侧多见。实质部分钙化常见，可高达62%，可呈条样、点状或不规则样，钙化常较明显。肿瘤内出血少见。CT平扫时肿瘤实质部分常呈等或稍高密度，囊变部分呈低密度。MRT$_1$加权图肿瘤实质稍低于脑白质或呈等信号，囊变部分呈低信号，T$_2$加权图实质部分呈不均质中等高信号或稍高于脑白质信号，不均质的原因与钙化、含铁血黄素沉积、出血及血管有关，囊变部分则呈很高信号。肿瘤周围通常无水肿或水肿轻微，水肿在CT扫描时呈低密度，MRT$_1$加权图呈低信号，T$_2$加权图呈高信号。肿瘤与周围正常脑实质分界比较清楚。CT及MR增强扫描，肿瘤的实质部

分和囊壁常同时出现强化，而囊性部分不强化（图6-22，图6-23），故整个肿瘤呈环形强化，但少数肿瘤囊壁不强化，仅实质部分或囊壁和实质部分均不强化。

完全实质型室管膜瘤常见于额叶，常累及双侧额叶，肿瘤表现为实质性，明显囊变少见，出血和钙化较多见。肿瘤与周围正常脑实质间分界常不清楚。CT平扫多呈稍高密度，因出血和钙化，密度常不均质。MR扫描时，因肿瘤内钙化常见，常呈不均质信号，T_1加权图呈不均质等低信号，有出血时可有高信号成分存在，T_2加权图呈不均质高信号。肿瘤周围水肿常较显著。CT和MR增强扫描，肿瘤常呈较显著的不均质强化（图6-24，图6-25）。

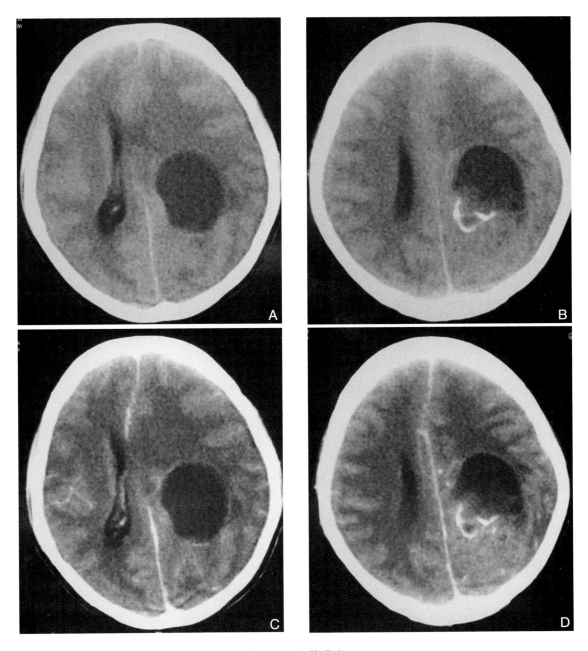

图6-22 室管膜瘤

CT平扫(A,B)示肿瘤大部为囊性,实质部分位于囊的后部,与正常脑实质境界不清楚,内有条状钙化。增强CT扫描(C,D)示肿瘤实质及囊壁轻度强化。

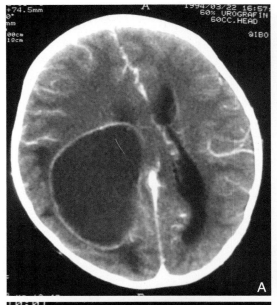

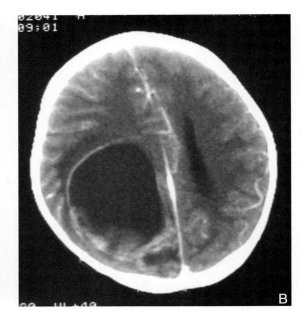

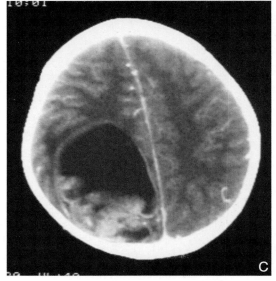

图 6-23 室管膜瘤

增强 CT 扫描(A,B,C)示肿瘤大部为囊性,张力较高,实质部分位于囊的一侧,内有钙化,实质及囊壁强化。

部分囊性型室管膜瘤主要应与有囊变的星形细胞瘤和脑室外神经细胞瘤鉴别,良性囊性星形细胞瘤主要见于小脑半球,发生在幕上脑实质囊变坏死明显的间变性星形细胞瘤与部分囊性型室管膜瘤鉴别困难,以下 3 点对两者的区别有重要的参考价值:①肿瘤实质部分有条状或点状钙化应该考虑室管膜瘤,因为部分囊性型室管膜瘤钙化很常见,而间变性星形细胞瘤钙化罕见;②部分囊性型室管膜瘤周围一般无水肿或水肿较轻微,而间变性星形细胞瘤常见较明显的水肿;③间变性星形细胞瘤临床发病年龄较大,常见于 40~50 岁,而部分囊性型

室管膜瘤多见于青少年。

脑室外神经细胞瘤也呈囊实性,与室管膜瘤的影像学表现类似,鉴别诊断应从以下几个方面考虑:大脑半球脑实质室管膜瘤发病年龄较脑室外神经细胞瘤小,主要见于青少年,而脑室外神经细胞瘤主要发生在中年人;脑室外神经细胞瘤多发生在额叶,而部分囊性型室管膜瘤多见于顶叶;部分囊性型室管膜瘤周围水肿轻微或无,而脑室外神经细胞瘤周围水肿呈较明显。

完全实质型室管膜瘤需要与弥漫性星形细胞瘤、少突胶质细胞瘤及胶质母细胞瘤鉴别。

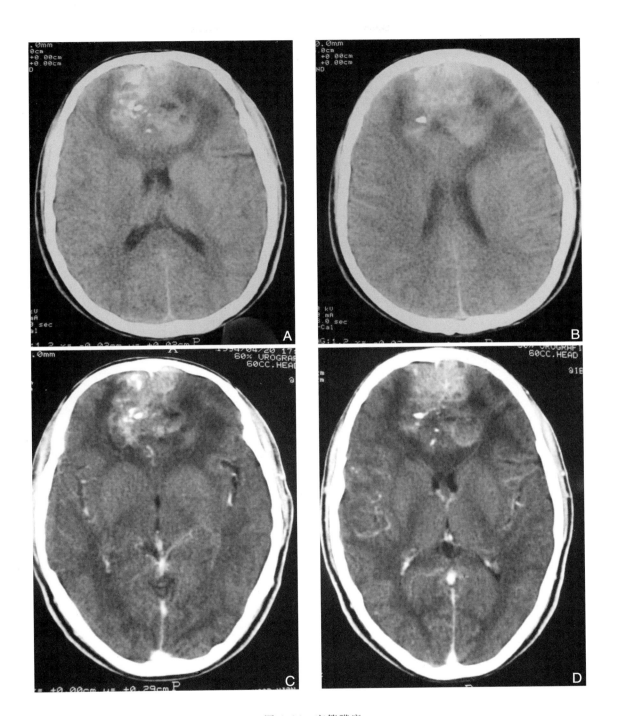

图 6-24 室管膜瘤

CT 平扫(A,B)示肿瘤累及双侧额叶,呈等高混杂密度,内有钙化和出血,与正常脑实质境界不清楚。增强 CT 扫描 (C,D)示肿瘤实质不规则强化。

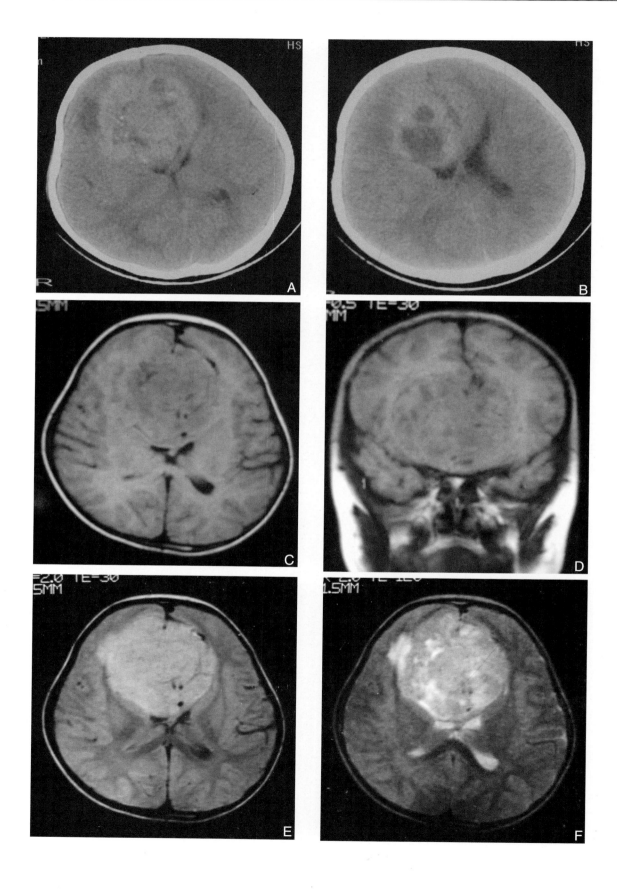

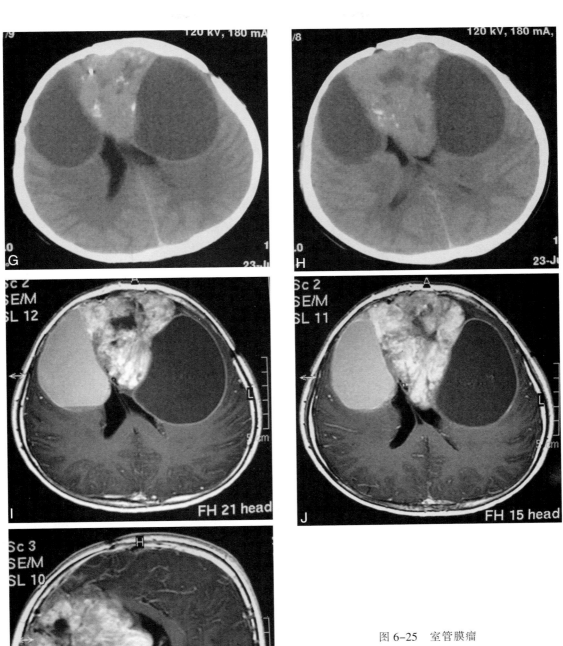

图 6-25 室管膜瘤

CT 平扫(A,B)示肿瘤累及双侧额叶,呈等高混杂密度,内有小点状钙化。MRT₁加权图横切位(C)和冠状位(D)示肿瘤呈不均质稍低信号。质子加权图(E)和 T₂加权图(F)示肿瘤呈不均质高信号。手术后 4 年 CT 平扫(G,H)见肿瘤复发,呈囊实性,实质内见散在斑点状钙化,囊性部分呈均质低密度。增强 MR 扫描横切位(I,J)和矢状位(K)示肿瘤实质不规则强化和囊壁强化。

与弥漫性星形细胞瘤的鉴别要点为：星形细胞瘤 CT 扫描常呈低密度，出血少见，而完全实质型室管膜瘤 CT 平扫呈稍高密度，出血多见；星形细胞瘤增强扫描通常不强化或呈轻度强化，而完全实质型室管膜瘤强化较显著。完全实质型室管膜瘤与少突胶质细胞瘤的相似点为钙化多见且常较明显，其不同点为少突胶质细胞瘤 CT 平扫钙化以外的部分常呈低密度，增强扫描时很少出现强化。胶质母细胞瘤常累及双侧额叶，出血较多见，CT 和 MR 表现与完全实质型室管膜瘤类似，鉴别诊断可能比较困难，如果肿瘤内出现较明显的钙化应该首先考虑室管膜瘤。

（2）间变性室管膜瘤

间变性室管膜瘤（anaplastic ependymoma）又称分化不良性室管膜瘤或恶性室管膜瘤。由于尚没有间变性室管膜瘤组织学诊断的统一标准，所以，其真正的发生率还难以确定。WHO 的恶性度分级为Ⅲ级。

间变性室管膜瘤的诊断主要是通过显微镜下组织学的判断，与良性室管膜瘤的区别是室管膜瘤的典型表现逐渐消失。良性室管膜瘤细胞通常呈菊花样排列，在血管周围呈假性菊花状排列，室管膜细管和裂隙消失。而间变性室管膜瘤代之以大量多角形镶嵌状上皮样细胞，细胞多形性明显，并可见非典型多核巨细胞。肿瘤内坏死常见。肿瘤与正常脑组织的分界不清楚。

间变性室管膜瘤主要见于后颅窝，也可见于大脑半球脑实质。大脑半球脑实质的间变性室管膜瘤与典型的良性室管膜瘤表现类似，也表现为囊实性，但实质常较多，实质内一般无钙化，而实质内出血多见，肿瘤实质常明显强化，肿瘤与正常脑实质的界限不清楚。

6.3.6 星形母细胞瘤

星形母细胞瘤（astroblastoma）是一种具有一定组织学特征的胶质瘤，临床罕见。发病率占胶质瘤的 0.45%~2.8%。由于该肿瘤兼具室管膜上皮细胞和星形细胞两者的超微结构特点，在起源方面一直存在争议，2000 年 WHO 神经系统肿瘤分类中将其归于来源未定的胶质肿瘤，

2007 年 WHO 中枢神经系统肿瘤分类将其归于其他神经上皮肿瘤。

大体标本见肿瘤境界清楚，包膜完整。镜下可见星形母细胞瘤结构较一致，以 GFAP 阳性星形细胞宽突起放射状围绕在血管周围为特征。富于细胞，由性质温和、胞质边界不清的多形细胞组成的乳头状突起新生物，瘤细胞相对小，胞体呈角状或立方状，核呈圆形、卵圆形或梭形。瘤细胞围绕在血管周围形成假菊形团结构，细胞突起较粗短，无明显血管周围的细胞突起区。瘤细胞松散充斥在血管周围的假菊形团之间。根据组织学特征可分为低级别星形母细胞瘤和高级别星形母细胞瘤两种。低级别星形母细胞瘤血管周围假菊形团形态较一致，低到中度核分裂象，几乎无细胞异型性，血管内皮细胞增生少或无，血管壁明显透明变性，可见坏死。高级别星形母细胞瘤又称为间变性星形母细胞瘤，表现为局灶或多灶瘤细胞密集区，血管周围假菊形团结构中的细胞增生成多层，细胞异型性显著，核分裂象可见。血管内皮细胞增生和肥大，无血管壁透明变性。

星形母细胞瘤常见于儿童和青少年，无明显性别差异。

星形母细胞瘤主要见于幕上大脑半球，肿瘤较表浅，多呈不规则分叶状，呈囊实性，肿瘤内常见点状钙化，肿瘤周围水肿常较轻，实质部分 CT 扫描呈稍高密度，T_2 加权图呈等信号，增强扫描呈不均质强化。上述改变并没有特征性，与大脑半球其他囊实性肿瘤区别困难，确定诊断主要依靠病理组织学检查。

6.3.7 大脑胶质瘤病

大脑胶质瘤病（gliomatosis cerebri，GC）是指胶质瘤细胞弥漫分布于神经组织之间，无明确边界，以往又称弥漫性胶质瘤病和弥漫性星形细胞瘤等，是一种罕见的胶质瘤类型。2000 年 WHO 神经系统肿瘤分类中，将大脑胶质瘤病归于来源未定的胶质肿瘤，2007 年 WHO 中枢神经系统肿瘤分类中将大脑胶质瘤病归于星形细胞肿瘤。

临床常呈亚急性起病，进行性发展。病程长短不一，平均生存 6~9 个月。任何年龄均可

发病。常以性格改变、精神异常、癫痫发作、颅内压增高、偏瘫为主要表现，无特异性。

病理上大脑胶质瘤病表现为肿瘤性胶质细胞弥漫性生长，多侵犯 2 个脑叶以上，或累及两侧大脑半球。病变区脑体积增大，变硬，但脑基本轮廓仍保持，解剖标志仍然正常，看不出局部有明显的肿块存在。显微镜下可见不同分化程度的肿瘤性胶质细胞弥漫性浸润脑组织，肿瘤细胞呈圆形或长条形，细胞在神经束间、神经细胞及血管周围生长，即肿瘤生长依赖于正常的神经结构。肿瘤浸润区域脑实质结构破坏不明显，脑细胞结构存在，坏死、囊变和出血少见。脑白质最常受累，很少累及灰质。

肿瘤可位于脑的任何部位，最常见的位置是白质通道和视神经，可累及胼胝体和脑穹隆。肿瘤沿软脑膜扩展也较常见。

CT 和 MR 检查可见病变呈弥漫性浸润性生长，一侧半球或半球的大部或双侧半球普遍性肿大，胼胝体弥漫性肿大常见，额颞叶侵犯较多见，也可累及基底节、顶枕叶、脑干、小脑等部位，以邻近中线结构对称性弥漫性浸润性生长为特点（图 6-26）。肿瘤至少累及 2 个脑叶以上。病变早期占位效应不明显或较轻，晚期可表现有占位效应。CT 平扫通常与正常脑组织呈等密度或稍低密度，境界不清，MRT$_1$ 加权图肿瘤区信号与正常脑组织相似或稍低，T$_2$ 加权图肿瘤区信号稍高于正常脑组织。增强 CT 和增强 MR 扫描，肿瘤区常不显示强化。在疾病晚期，也可出现灶样强化。

6.3.8 神经节细胞瘤

神经节细胞瘤（gangliocytoma）是一种单纯的神经元肿瘤，缺乏胶质成分。通常认为，神经节细胞瘤实际是一种发育异常，并没有肿瘤性改变。WHO 的恶性度分级为 Ⅰ 级。

病理上肿瘤常见囊变。显微镜下可见肿瘤含有大量新生神经细胞，细胞核呈大囊状，核仁明显，胞浆丰富，胞体肿大，细胞突发育不良，细胞排列杂乱。

神经节细胞瘤少见，占颅内肿瘤的 0.4~0.9%，常见于儿童及青年，发生于 30 岁以前。因肿瘤为良性，生长缓慢，病史通常较长。临床症状与肿瘤位置有关，但常以癫痫及头痛为主诉。颞叶是其好发部位，其次是额、顶叶交界区。肿瘤一般为单发，但个别亦可为多发。

CT 平扫时肿瘤常呈低密度，可不均质。境界清楚。钙化不到 35%，但常比较显著。周围一般无水肿，偶尔也可有轻度水肿存在。MRT$_1$ 加权图常表现为不均质混杂信号，出现短 T$_1$ 成分具有一定的特征性。T$_2$ 加权图一般为高信号。CT 和 MR 增强扫描半数以上表现有强化。

肿瘤常有囊变（约占 50%），完全囊变时肿瘤可仅由单个或多个囊组成（图 6-27），此时 CT 则呈均质低密度，MRT$_1$ 加权图呈稍高于脑脊液的低信号，T$_2$ 加权图呈很高信号。囊变内出现钙化常提示为该肿瘤。

尽管神经节细胞瘤影像学表现无特征性，与良性星形细胞瘤及少突胶质细胞瘤难以区别，但如果 CT 平扫呈低密度，肿瘤内有囊变，且囊变区内有钙化，增强扫描有强化表现，MR 有短 T$_1$ 成分存在，发生在年青人，且临床病史很长时应考虑到本病。

6.3.9 神经节细胞胶质瘤

神经节细胞胶质瘤（ganglioglioma）是一种生长缓慢的中枢神经系统原发肿瘤，由神经元和神经胶质细胞以不同比例组成。最早由 Courville 于 1930 年提出。尽管临床少见，但它是神经元和混合性神经元-神经胶质肿瘤中最常见的肿瘤。属良性肿瘤，WHO 的恶性度分类为 Ⅰ 级。

肿瘤通常境界清楚，常见单个大囊并伴有壁结节钙化。显微镜下可见肿瘤分化良好，由神经节细胞和胶质细胞混合构成，胶质细胞主要为星形细胞，偶尔可为少突胶质细胞。

神经节细胞胶质瘤主要见于儿童和青少年，绝大多数发生于 30 岁前。主要的临床症状为癫痫，后期可出现颅压增高症状。由于肿瘤生长缓慢，临床病史通常较长。

肿瘤主要见于幕上大脑半球，以颞叶最常见，其次是额叶和顶叶。

神经节细胞胶质瘤多呈类圆形，也可形态不规则，占位效应和瘤周水肿轻微或无，肿瘤境界较清楚，肿瘤多为囊实性，常表现为囊性

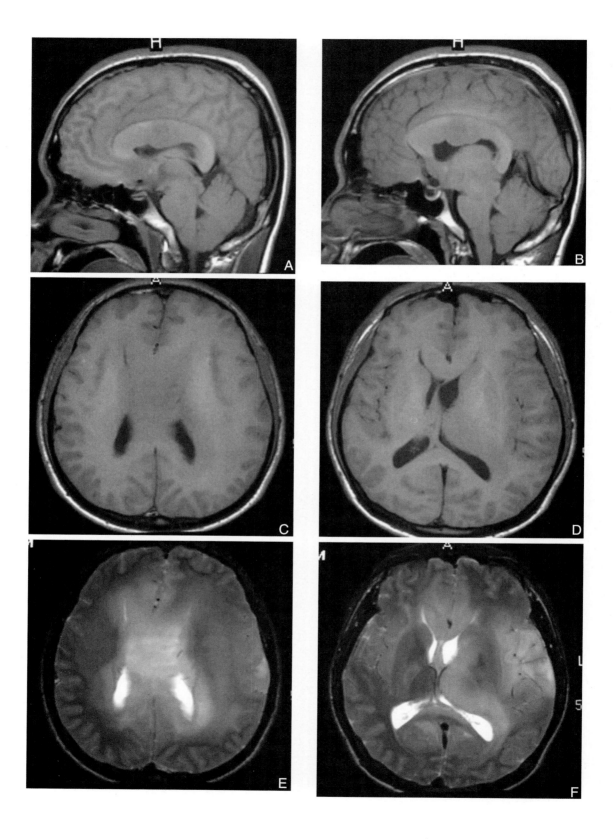

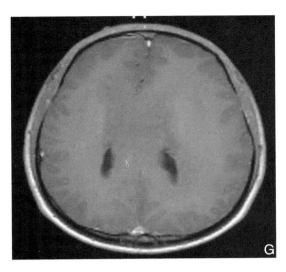
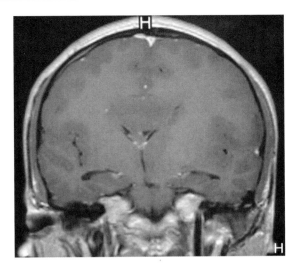

图 6-26 大脑胶质瘤病

MRT₁加权图矢状位(A,B)和横切位(C,D)示肿瘤累及胼胝体双侧半球脑室周围,稍低于白质信号,呈弥漫性。T₂加权图(E,F)呈稍高信号。肿瘤境界不清楚。增强 MR 扫描横切位(G)和冠状位(H)示肿瘤无强化。

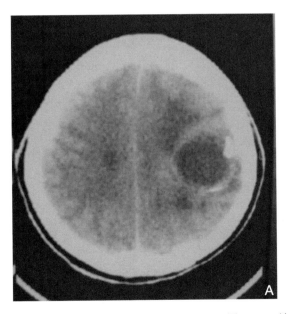
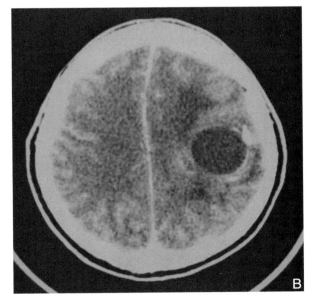

图 6-27 神经节细胞瘤

CT 平扫(A)示肿瘤位于左顶叶,呈囊性,囊壁有钙化。CT 增强扫描(B)肿瘤无明显强化。

病变伴有壁结节。壁结节常见钙化。囊性部分 CT 平扫呈低密度,MRT₁加权图呈低信号,T₂加权图呈很高信号。增强扫描变化很大,可不强化到明显强化,可呈结节强化、环形强化等(图 6-28,图 6-29)。

鉴别诊断包括神经节细胞瘤、多形性黄色瘤型星形细胞瘤、胚胎发育不良性神经上皮肿瘤、少突胶质细胞瘤和脑膜血管瘤病。

神经节细胞瘤和神经节细胞胶质瘤的发生部位和影像学表现类似,即囊加壁结节钙化,鉴别困难,出现短 T₁信号是神经节细胞瘤的特点。

神经节细胞胶质瘤与多形性黄色瘤型星形细胞瘤的鉴别要点包括:①神经节细胞瘤和神经节细胞胶质瘤钙化常见,而多形性黄色瘤型星形细胞瘤钙化少见;②多形性黄色瘤型星形

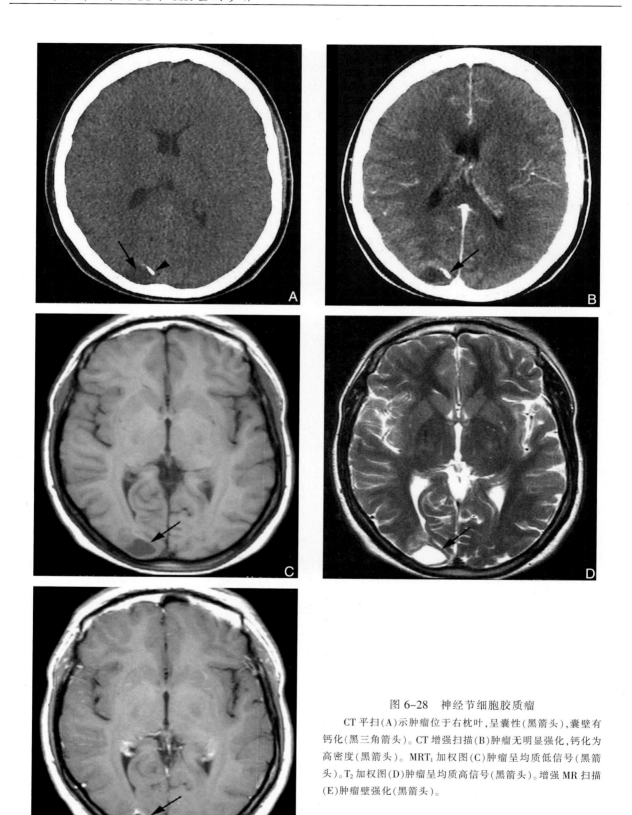

图 6-28　神经节细胞胶质瘤

　　CT 平扫(A)示肿瘤位于右枕叶,呈囊性(黑箭头),囊壁有钙化(黑三角箭头)。CT 增强扫描(B)肿瘤无明显强化,钙化为高密度(黑箭头)。MRT₁加权图(C)肿瘤呈均质低信号(黑箭头)。T₂加权图(D)肿瘤呈均质高信号(黑箭头)。增强 MR 扫描(E)肿瘤壁强化(黑箭头)。

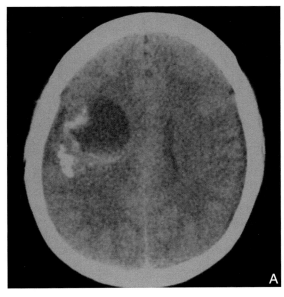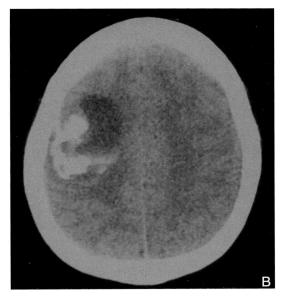

图 6-29 神经节细胞胶质瘤

CT 平扫(A,B)示肿瘤位于右额叶,部分呈囊性低密度,脑表面侧显著不规则钙化。

细胞瘤的壁结节紧邻软脑膜,而神经节细胞瘤和神经节细胞胶质瘤没有这种特点。

神经节细胞胶质瘤与胚胎发育不良性神经上皮肿瘤的区别要点为:①增强扫描时胚胎发育不良性神经上皮肿瘤一般不强化或轻度强化,而神经节细胞胶质瘤可出现明显强化和环形强化;②胚胎发育不良性神经上皮肿瘤可向外膨出,压迫颅骨,而神经节细胞胶质瘤一般不引起颅骨改变。

少突胶质细胞瘤与神经节细胞胶质瘤均容易出现钙化,且均发生在脑表浅位置,鉴别要点包括:①少突胶质细胞瘤囊变较少见,而典型的神经节细胞胶质瘤表现为囊加壁结节;②神经节细胞胶质瘤比较局限,境界清楚,而少突胶质细胞瘤比较弥散,境界没有神经节细胞胶质瘤清楚。

神经节细胞胶质瘤与脑膜血管瘤病也有类似的表现,即囊加钙化的壁结节,但两者发生位置不同,脑膜血管瘤病位置更表浅,位于脑表面。另外,脑膜血管瘤病可多发。

6.3.10 乳头状型胶质神经元肿瘤

乳头状型胶质神经元肿瘤 (papillary glioneuronal tumour, PGNT)是由 Komori 等于 1998 年首次报道并命名,2007 年 WHO 中枢神经系统肿瘤分类将其增补为神经元及混合性神经元-神经胶质起源的肿瘤,WHO 分级为Ⅰ级。

乳头状型胶质神经元肿瘤的组织学特点为,扁平或立方形的、GFAP 阳性的星形细胞呈单层或假分层状,围绕着透明变性的血管性假乳头;乳头间为突触素阳性的神经细胞、大神经元和中间大小的“神经节样”细胞层。

乳头状型胶质神经元肿瘤主要见于青年人,平均年龄 27 岁。临床主要表现包括头痛、癫痫和肢体运动障碍等。

肿瘤位于幕上大脑半球,颞叶最常见,其次是额叶和顶叶,枕叶少见。肿瘤常位于较表浅位置,皮层和皮层下白质。肿瘤多呈囊实性或囊加附壁结节。CT 平扫时肿瘤囊性部分呈低密度,实质部分呈等或稍低密度。MRT$_1$ 加权图实质部分呈稍低信号,囊性部分呈低信号,T$_2$ 加权图囊性部分呈高信号,实质部分呈稍高信号。增强扫描实质部分呈明显强化,囊性部分的壁可强化或不强化。肿瘤实质部分可以钙化和出血。

乳头状型胶质神经元肿瘤与大脑半球其他囊实性肿瘤在影像学很难区别。

6.3.11　胚胎发育不良性神经上皮肿瘤

胚胎发育不良性神经上皮肿瘤（dysembryoplastic neuroepithelial tumour，DNT）少见，为良性肿瘤。主要发生在儿童和青少年。

肿瘤好发于颞叶，位于皮层和皮层下白质，常累及脑表面并向外膨出，压迫颅骨，局部颅骨变薄，出现弧形压迹。

肿瘤呈结节状多囊性改变，典型者呈楔形。肿瘤周围通常无水肿，占位效应较轻。

CT 平扫呈低密度。约 20% 出现钙化，呈点状或小斑片状。MRT$_1$ 加权图呈低信号，T$_2$ 加权图呈高信号。可见肿瘤内有细小分隔（图 6-30）。增强 CT 和增强 MR 扫描病变不强化或轻度强化。CT 和 MR 灌注检查表现为肿瘤区血流量减低，灌注时间延长。氢质子波谱表现为 NAA 波降低，Cho 波不升高。

鉴别诊断包括皮层脑梗死、神经节细胞胶质瘤、多形性黄色瘤型星形细胞瘤和发生囊变的少突胶质细胞瘤。

胚胎发育不良性神经上皮肿瘤呈楔形者类似于皮层脑梗死，区别要点为：①脑梗死多发生在 50 岁以后，而胚胎发育不良性神经上皮肿瘤主要见于儿童和青年；②胚胎发育不良性神经上皮肿瘤可向外膨出，压迫颅骨，而脑梗死不引起颅骨改变；③复查 CT 和 MR，脑梗死可见局部脑萎缩，而胚胎发育不良性神经上皮肿瘤不出现萎缩。

胚胎发育不良性神经上皮肿瘤与神经节细胞胶质瘤的区别要点为：①增强扫描时胚胎发育不良性神经上皮肿瘤一般不强化或轻度强化，而神经节细胞胶质瘤可出现明显强化和环形强化；②胚胎发育不良性神经上皮肿瘤可向外膨出，压迫颅骨，而神经节细胞胶质瘤一般不引起颅骨改变。

多形性黄色瘤型星形细胞瘤也好发于颞叶，病变位置表浅，呈囊实性改变，与胚胎发育不良性神经上皮肿瘤有很多类似点，鉴别诊断要点包括：①胚胎发育不良性神经上皮肿瘤呈多囊状，肿瘤内有很多细小分隔，而多形性黄色瘤型星形细胞瘤通常为单囊；②胚胎发育不良性神经上皮肿瘤一般无明确的壁结节存在，而

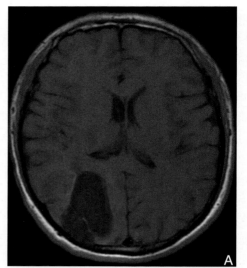
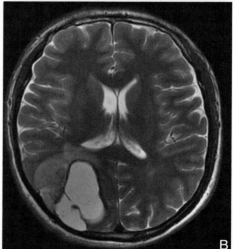
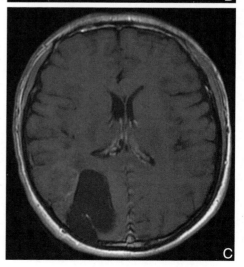

图 6-30　胚胎发育不良性神经上皮肿瘤

MRT$_1$ 加权图(A)示右侧枕叶靠近脑表面囊实性占位病变，囊性部分呈低信号，实性部分呈等信号。MRT$_2$ 加权图(B)囊性部分呈脑脊液样高信号，实性部分呈稍高信号。增强扫描(C)肿瘤实质轻度强化。

多形性黄色瘤型星形细胞瘤有壁结节，且紧邻软脑膜；③增强扫描，胚胎发育不良性神经上皮肿瘤通常不强化或仅表现轻度强化，而多形性黄色瘤型星形细胞瘤的壁结节呈显著强化；④胚胎发育不良性神经上皮肿瘤可向外膨出，压迫颅骨，而多形性黄色瘤型星形细胞瘤一般不引起颅骨改变。

少数少突胶质细胞瘤可以发生囊变，需要与胚胎发育不良性神经上皮肿瘤区别，区别要点为：①胚胎发育不良性神经上皮肿瘤钙化很少见，有钙化时多呈小点状或小斑片状，而少突胶质细胞瘤钙化很常见，且钙化明显，钙化形态有特点，呈弯曲条带状或脑回样；②胚胎发育不良性神经上皮肿瘤 CT 平扫为低密度，而少突胶质细胞瘤为混杂密度，未钙化的部分呈等密度或稍高密度。

6.3.12 促纤维增生性婴儿星形细胞瘤/神经节细胞胶质瘤

促纤维增生性婴儿星形细胞瘤/神经节细胞胶质瘤（desmoplastic infantile astrocytoma/ganglioglioma）罕见。为良性肿瘤。主要发生在 1 岁以下婴儿。

肿瘤最常见于额叶，也可累及顶叶和颞叶。肿瘤通常巨大，境界清楚，大部为囊性，少量肿瘤实质位于脑表侧。

CT 平扫，囊性部分呈脑脊液密度，实质部分呈等密度或稍高密度。MRT$_1$ 加权图囊性部分呈低信号，可有分隔，实质呈等和稍低混杂信号。T$_2$ 加权图囊性部分呈高信号，实质部分一般呈不均匀低信号（图 6-31）。增强 CT 和 MR 扫描囊性部分不强化，实质部分显著强化，常同时可见肿瘤实质邻近软脑膜和硬脑膜强化。

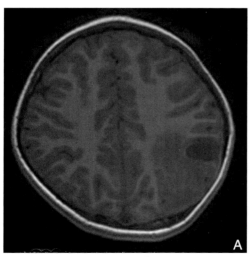

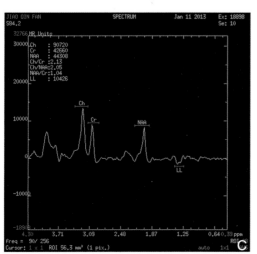

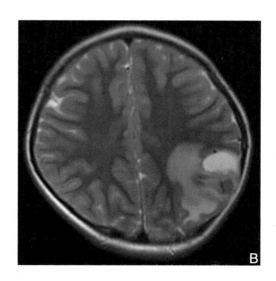

图 6-31　促纤维增生性婴儿星形细胞瘤

MRT$_1$ 加权图(A)示左侧顶叶靠近脑表面囊实性占位病变，囊性部分呈脑脊液样低信号，实性部分和周围水肿呈低信号。MRT$_2$ 加权图(B)囊性部分呈脑脊液样高信号，实性部分呈稍低信号，周围水肿呈高信号。MRS(C)示 Cho 波轻度升高，Cho/NAA 比值为 2.0，Cho/Cr 比值为 2.1。

鉴别诊断主要包括室管膜瘤和多形性黄色星形细胞瘤。

大脑半球脑实质室管膜瘤也具有大部囊性加少量实质的特点，与促纤维增生性婴儿星形细胞瘤/神经节细胞胶质瘤的影像学表现非常类似，区别要点为：①促纤维增生性婴儿星形细胞瘤/神经节细胞胶质瘤主要发生在 1 岁前的婴儿，而大脑半球脑实质内室管膜瘤多发生在青少年；②大脑半球脑实质内室管膜瘤的实质部分钙化常见；③增强扫描时促纤维增生性婴儿星形细胞瘤/神经节细胞胶质瘤的实质部分呈显著强化，而室管膜瘤的实质部分呈轻到中度强化；④增强扫描时促纤维增生性婴儿星形细胞瘤/神经节细胞胶质瘤的实质邻近脑膜常同时有强化，而室管膜瘤一般无此征象。

多形性黄色瘤型星形细胞瘤也呈囊实性，位置表浅，增强扫描时实质显著强化，与促纤维增生性婴儿星形细胞瘤/神经节细胞胶质瘤非常类似，鉴别诊断的要点包括：①促纤维增生性婴儿星形细胞瘤/神经节细胞胶质瘤多见于额叶，而多形性黄色瘤型星形细胞瘤主要见于颞叶；②促纤维增生性婴儿星形细胞瘤/神经节细胞胶质瘤的囊性部分可有分隔，而多形性黄色瘤型星形细胞瘤通常为单囊；③促纤维增生性婴儿星形细胞瘤/神经节细胞胶质瘤主要见于 1 岁前的婴儿，而多形性黄色瘤型星形细胞瘤发生在较大的儿童。

6.3.13　血管中心型胶质瘤

血管中心型胶质瘤（angiocentric glioma）是 2007 年 WHO 关于中枢神经系统肿瘤分类新增加的脑肿瘤，归于其他神经上皮肿瘤，恶性度分级为 I 级。

血管中心型胶质瘤主要发生在儿童和青少年，平均发病年龄约为 17 岁。主要临床表现为顽固性癫痫。

组织学特点为同态的双极细胞以血管为中心生长，EMA、GFAP、S-100、vimentin 免疫组化阳性，但神经元抗原阴性。肿瘤生长缓慢。

肿瘤发生部位以额叶最常见，靠近脑表面，肿瘤外侧常以脑皮层为基底，境界清楚。MR T_1 加权图肿瘤呈低信号，T_2 加权图呈高信号，增强扫描不强化。肿瘤可表现为不同程度的囊性。在 T_1 加权图肿瘤周围出现高信号环具有一定的特征性。肿瘤常呈蒂状向脑室方向延伸。

鉴别诊断主要包括胚胎发育不良性神经上皮瘤肿瘤、少突胶质细胞瘤和神经节细胞胶质瘤等以囊实性表现的肿瘤。

胚胎发育不良性神经上皮肿瘤以颞叶常见，占位效应常较血管中心型胶质瘤明显。少突胶质细胞瘤常见于成人，钙化常见。神经节细胞胶质瘤增强扫描时通常有强化。

6.3.14　幕上原始神经外胚层肿瘤

原始神经外胚层肿瘤（primitive neuroecto-dermal tumour，PNET）是来源于中枢神经系统不同部位室管膜下基质层的恶性肿瘤，此基质层具有多分化能力，可以分化成神经元、神经胶质及室管膜等成分，属于胚胎性肿瘤。原始神经外胚层肿瘤（PNET）最早由 Hart 和 Earle 于 1973 年提出，认为其形态学改变与髓母细胞瘤类似，是一组发生在小脑以外的胚胎性恶性肿瘤。1993 年 WHO 神经系统肿瘤分类将髓母细胞瘤归类于原始神经外胚层肿瘤。2000 年 WHO 神经系统肿瘤分类将髓母细胞瘤、髓上皮瘤、室管膜母细胞瘤与幕上原始神经外胚层肿瘤并列于胚胎性肿瘤中，并增加了节细胞神经母细胞瘤和非典型畸胎样/横纹肌样瘤，而将松果体母细胞瘤归属于松果体实质肿瘤。2007 年 WHO 中枢神经系统肿瘤分类将髓上皮瘤、室管膜母细胞瘤又归于原始神经外胚层肿瘤中。所以，2007 年中枢神经系统原始神经外胚层肿瘤中实际包括神经母细胞瘤、室管膜母细胞瘤、神经节神经母细胞瘤和髓上皮瘤。WHO 对其恶性度分级为 IV 级。

神经母细胞瘤是婴幼儿最常见的恶性肿瘤，主要发生在肾上腺和交感神经组织中。神经母细胞瘤位于颅内很少见，迄今为止文献报告不到 100 例。

颅内神经母细胞瘤主要位于幕上大脑半球。是幕上原始神经外胚层肿瘤的典型代表。常发生于 5 岁前。临床主要为颅压增高的表现。

肿瘤可侵犯大脑半球的任何部位，但以额、顶叶为好发部位，肿瘤位置常较深，邻近侧脑室。

神经母细胞瘤常较大，病理上肿瘤较硬化，呈灰白色，肿瘤内常有囊变、坏死、出血和钙化。组织学上肿瘤细胞密集，有纤维间隔。约半数肿瘤经脑脊液扩散，并可转移到脑外。

CT平扫，肿瘤实质部分常呈等密度或稍高密度，囊变及出血常见，囊变部分呈低密度，出血呈高密度。神经母细胞瘤钙化较常见且可很明显，常散在分布于整个肿瘤区，其至整个肿瘤呈团块状钙化。MR图像上，由于肿瘤常有囊变、出血及钙化，故 T_1 加权图像及 T_2 加权图像常呈高低混杂信号，T_1 加权图上的高信号代表出血，T_2 加权图的低信号代表钙化。肿瘤境界比较清楚。肿瘤周围可伴有不同程度的水肿，

水肿在CT上为低密度，在 MRT_2 加权图为很高信号。CT和MR增强扫描，肿瘤实质部分常呈中度到显著强化，均质或不均质（图6-32，图6-33，图6-34）。

因为肿瘤较大，靠近脑室，常可因为压迫导致脑脊液循环受阻发生脑积水，表现为脑室扩大。

本病主要应与间变性星形细胞瘤区别，以下几点有助鉴别：①本病常见于幼儿；②肿瘤常常比较大，据统计，约半数病例直径超过7.5cm；③肿瘤内囊变、坏死很常见，占40%~80%；④50%~70%的神经母细胞瘤内有钙化，且钙化常较明显，可散在分布于整个肿瘤；

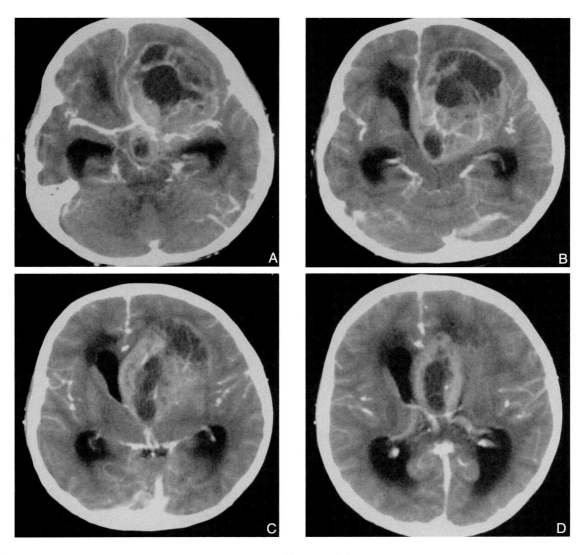

图6-32 神经母细胞瘤
增强CT扫描(A,B,C,D)示左侧半球巨大肿瘤,呈不均质强化,肿瘤内坏死囊变较明显,呈低密度。

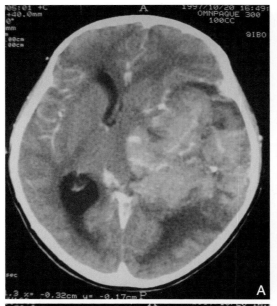

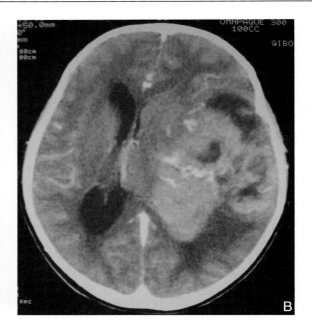

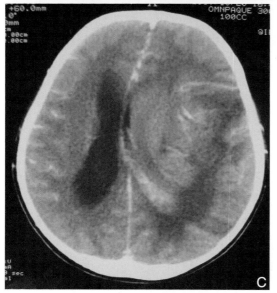

图 6-33　神经母细胞瘤
增强 CT 扫描(A,B,C)示左侧半球巨大肿瘤,呈不均质强化。

⑤血管造影多数为富血管性肿瘤。

髓上皮瘤 (medulloepithelioma) 可能起自原始髓板和神经管某种多能性干细胞。非常罕见,迄今为止,国内外仅有数十例报告。

肿瘤主要发生在婴幼儿,平均年龄为 2.5 岁。临床主要为颅内压增高的表现。

肿瘤好发于大脑半球深部近中线区。也可见于小脑、脑干和脑室。

病理上肿瘤质软、脆,呈灰红色。肿瘤内可有出血、囊变和坏死。

CT 平扫时肿瘤常呈不均质密度。MR T_1 加权图肿瘤呈低信号,T_2 加权图呈中等不均质信号。增强 CT 和增强 MR 扫描肿瘤实质可见不均匀强化。肿瘤周围可有不同程度的水肿。约 10% 的肿瘤可见沿脑脊液种植。也可出现颅外转移。

6.3.15　脑膜瘤

脑膜瘤 (meningioma) 是颅内最常见非胶质原发脑肿瘤,约占整个颅内肿瘤的 15%。

脑膜瘤主要起源于蛛网膜帽状细胞 (脑膜乳头细胞),少数脑膜瘤可来源于硬膜的成纤维细胞、蛛网膜和脉络膜。

绝大多数脑膜瘤为良性,生长缓慢,出现

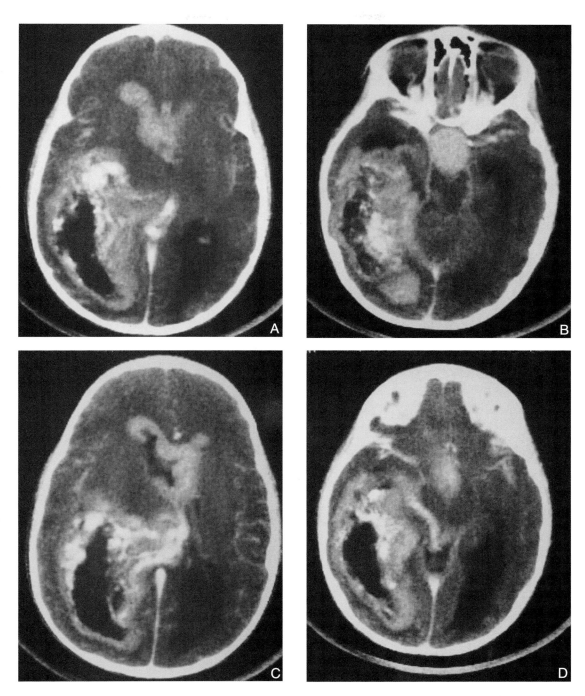

图 6-34　神经母细胞瘤

　　增强 CT 扫描(A,B,C,D)示右侧半球巨大肿瘤,并累及侧脑室和鞍上区,呈不均质显著强化,其内点状更高密度为钙化,肿瘤内坏死囊变较明显,呈低密度。

临床症状前常已存在多年。组织学上可分为许多亚型，但影像学上各亚型间常无法区别。

脑膜瘤多有完整的包膜。基底附着于脑膜，表现为圆形或类圆形肿块，少数可有分叶。位于大脑镰和小脑幕的脑膜瘤，可以穿过脑膜向另外一侧生长，表现为两侧较大中间较小的葫芦状。少数脑膜瘤也可呈扁平状生长。

脑膜瘤多见于中年人，40~60岁好发，女性稍多见，男女之比约为2:3。3%~4%发生于20岁以下的青少年。儿童脑膜瘤少见，多位于脑室。

幕上脑膜瘤好发于大脑半球凸面，大脑镰旁及额底部。

脑膜瘤为脑外肿瘤，典型者常呈圆形或类圆形，境界清楚。CT平扫多呈较均质等密度或稍高密度（图6-35，图6-36，图6-37）。MR

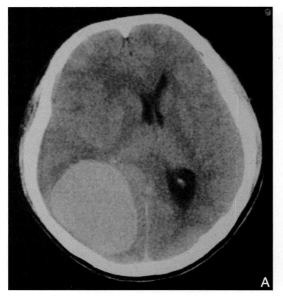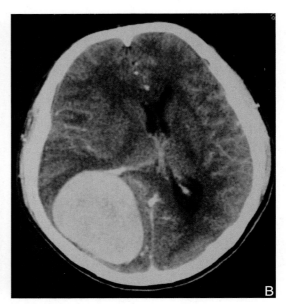

图6-35　脑膜瘤

CT平扫（A）示右顶枕部巨大肿瘤，与颅骨广基连接，呈均质高密度。CT增强扫描（B）示肿瘤显著均质强化。

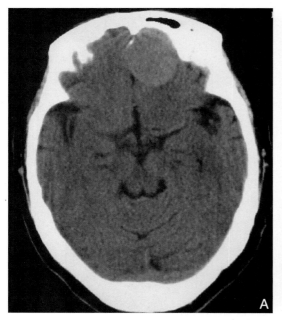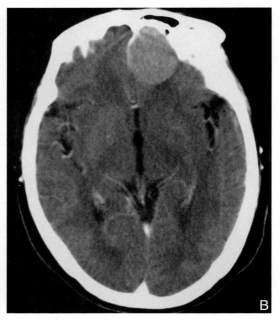

图6-36　脑膜瘤

CT平扫（A）示左额底部肿瘤，呈均质稍高密度。CT增强扫描（B）示肿瘤显著均质强化。

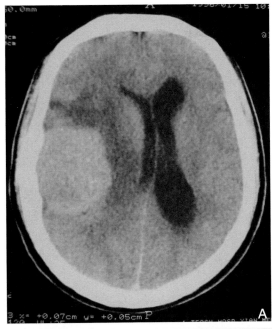

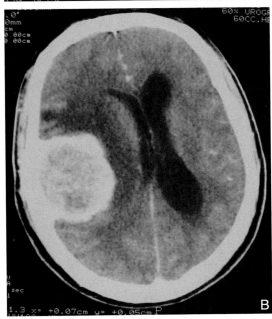

图 6-37　脑膜瘤
CT 平扫(A)示右侧巨大肿瘤,与颅骨广基连接,呈均质高密度。CT 增强扫描(B)示肿瘤显著均质强化。

检查,在低场强 MR 机器上,T_1 加权图及 T_2 加权图都趋向于与脑实质呈等信号,在高场强机器上,T_1 加权图常呈稍低信号,T_2 加权图呈稍高信号。肿瘤与脑表面之间常有低信号环带存在,如果此低信号环带在 T_2 加权图呈高信号,可能与周围脑组织受压缺血水肿有关(图 6-38,图 6-39,图 6-40),如果在 T_2 加权图也呈低信

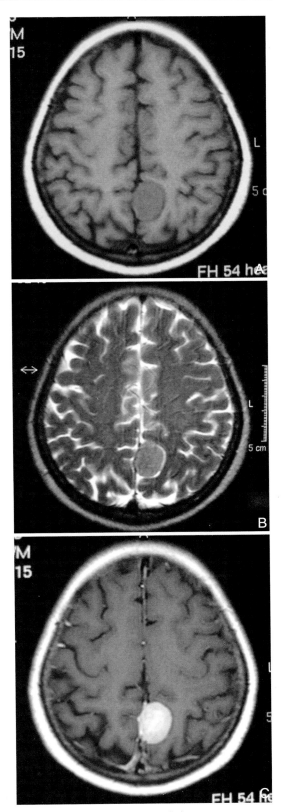

图 6-38　脑膜瘤
MRT_1 加权图(A)示左镰旁肿瘤呈灰质信号,信号均匀,肿瘤周围见低信号环。T_2 加权图(B)肿瘤呈等信号,与脑实质间有高信号环。MR 增强扫描(C)示肿瘤显著均质强化。

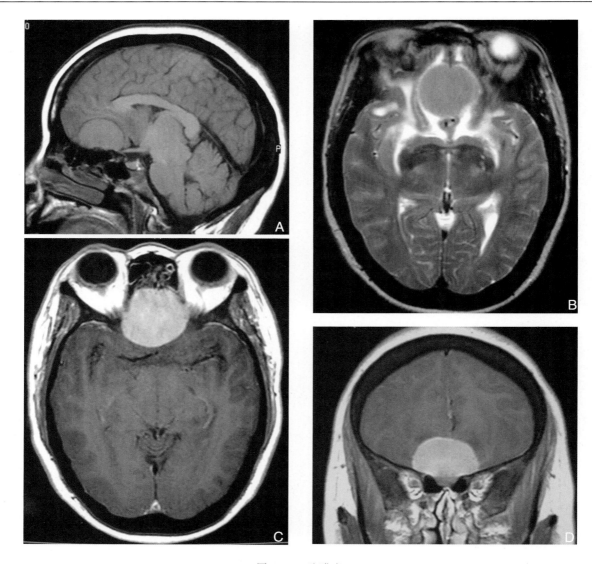

图 6-39 脑膜瘤

MRT₁加权图(A)示额底部肿瘤呈均质等信号，与脑实质间见低信号环。T₂加权图(B)肿瘤呈等信号，与脑实质间有高信号环。MR 增强扫描横切位(C)和冠状位(D)示肿瘤显著均质强化。

号环带，则可能为肿瘤周围的血管性包囊或纤维组织（图 6-41）。CT 和 MR 增强扫描见肿瘤呈均质显著强化。部分脑膜瘤由于邻近脑膜增生增厚，出现线条样强化，超出肿瘤与硬膜相连的范围，向周围延伸，称为脑膜尾征（图 6-42，图 6-43）。脑膜尾征的特点是肿瘤连接部最厚，向外逐渐变薄。脑膜尾征常见于脑膜瘤，但也可见于邻近脑膜的肿瘤或病变，所以，并非脑膜瘤所特有。少数脑膜瘤增强扫描时可显示粗大供血血管（图 6-44）。来自大脑镰的脑膜瘤可同时向两侧生长，呈哑铃状（图 6-45）。

确定肿瘤位于脑外对脑膜瘤的诊断是非常重要的。下列征象提示肿瘤位于脑外：①肿瘤与颅骨或硬膜面呈宽基底连接，位于额底、颅顶及起源于小脑幕者需要进行冠位 CT 扫描或 MR 多方位扫描确定肿瘤与硬膜间的这种关系；②肿瘤周围脑皮质受压变形移位及相邻的脑白质扭曲变形；③MR 图像上肿瘤与脑表面之间有脑脊液或点状或条状血管流空信号；④肿瘤周围低信号环带。另外肿瘤邻近颅骨的改变也有助于脑膜瘤的诊断，约 20% 的脑膜瘤可见相邻颅骨有骨质增生或硬化，少数也可表现有颅骨

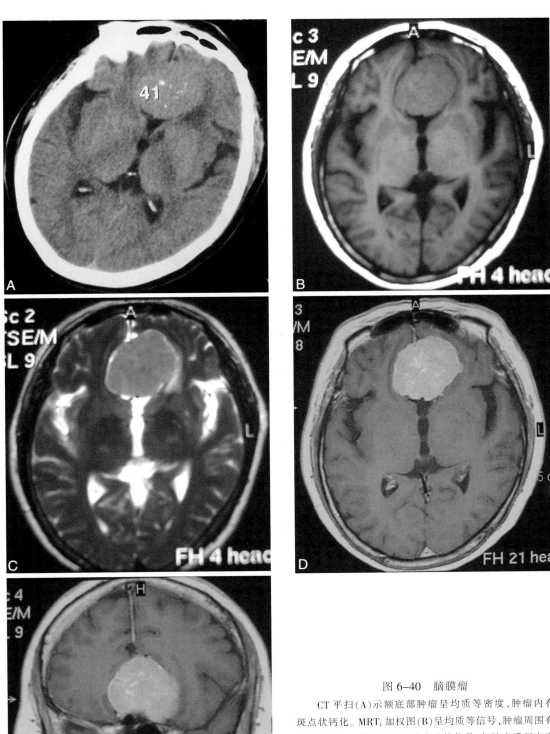

图 6-40　脑膜瘤

CT 平扫(A)示额底部肿瘤呈均质等密度,肿瘤内有斑点状钙化。MRT$_1$ 加权图(B)呈均质等信号,肿瘤周围有低信号环。T$_2$ 加权图(C)肿瘤呈等信号,与脑实质间有高信号环。MR 增强扫描横切位(D)和冠状位(E)示肿瘤显著均质强化。

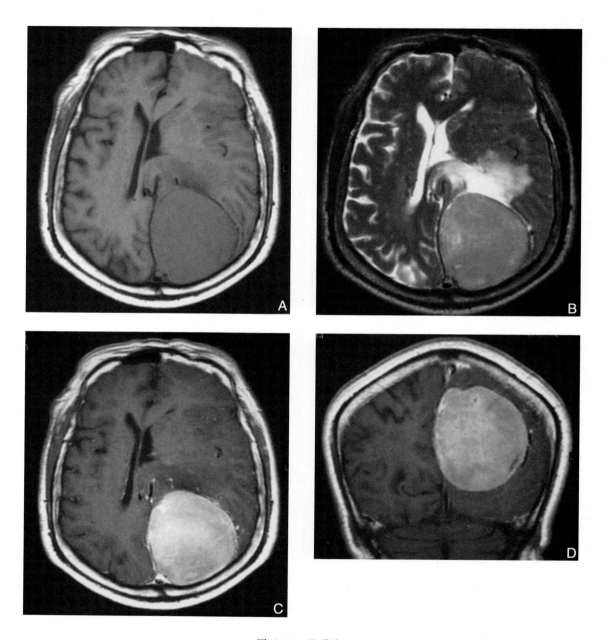

图 6-41　脑膜瘤

　　MRT₁ 加权图(A)示左顶后肿瘤呈均质等信号,与脑实质间见低信号环。T₂ 加权图(B)肿瘤呈等信号,与脑实质间仍然见低信号环。MR 增强扫描横切位(C)和冠状位(D)示肿瘤显著均质强化。

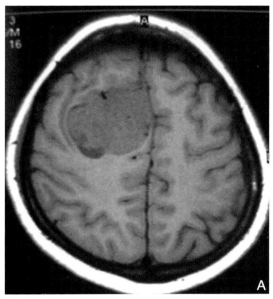

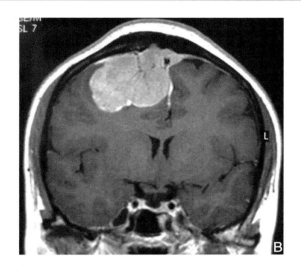

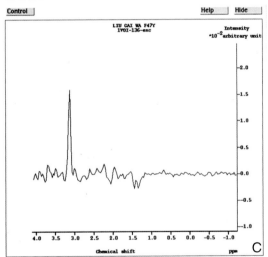

图 6-42 脑膜瘤

MRT$_1$ 加权图(A)示右顶部肿瘤呈均质等信号。MR 增强扫描冠状位(B)示肿瘤显著均质强化,可见脑膜尾征,氢质子波谱(C)示 Cho 波明显升高,无 NAA 波和 Cr 波,见倒置的 Lac 波。

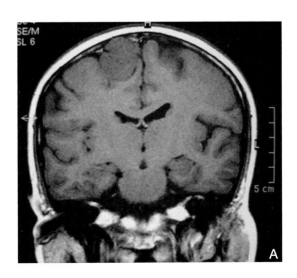

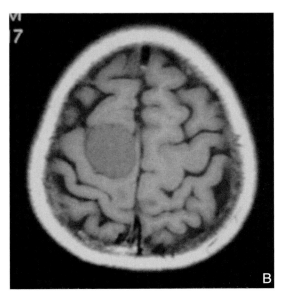

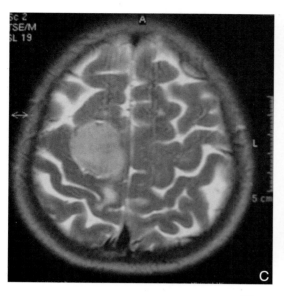
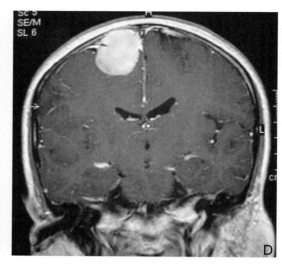

图 6-43　脑膜瘤

MRT$_1$ 加权图冠状位(A)和横切位(B)示右顶部肿瘤呈均质等信号，与脑实质间见低信号环。T$_2$ 加权图(C)肿瘤呈均质稍高信号。MR 增强扫描冠状位(D)示肿瘤显著均质强化，可见脑膜尾征。

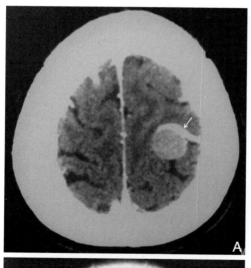
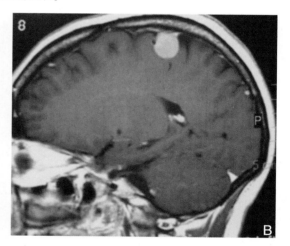

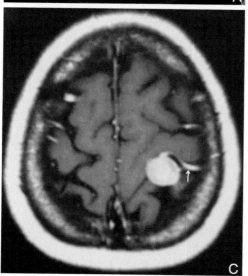

图 6-44　脑膜瘤

CT 增强扫描(A)和 MR 增强扫描(B,C)示左顶部脑膜瘤显著均质强化，可见粗大强化的血管影(箭头)。

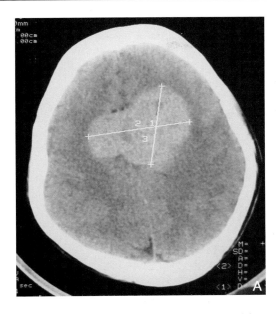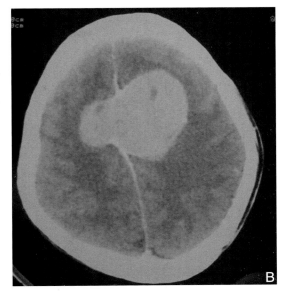

图 6-45 脑膜瘤

CT 平扫(A)示肿瘤由大脑镰向双侧生长,呈葫芦状,均质稍高密度。CT 增强扫描(B)肿瘤呈显著均质强化。

侵蚀破坏,颅骨的改变在 CT 扫描时容易观察。

约有 15% 的脑膜瘤内出现钙化,CT 上易于观察,钙化多呈结节状或斑片状,钙化也可位于肿瘤边缘呈弧线状。

脑膜瘤周围水肿变异很大,多数水肿较轻,但约 40% 的脑膜瘤周围可有中到显著的水肿存在,水肿的程度与肿瘤的大小、位置及类型均无直接关系。水肿明显的脑膜瘤有可能误诊为转移瘤。

间变性(恶性)脑膜瘤少见,CT 和 MR 表现有时与良性者相似,难以区别。以下几点提示恶性脑膜瘤:①恶性脑膜瘤因无包膜,可浸及脑组织内,所以,肿瘤境界常不清楚(图 6-46,图 6-47,图 6-48);②由于恶性脑膜瘤生长迅速,向各个方向生长不均匀,且呈侵袭性生长,所以,肿瘤形态不规则,可呈分叶状;③肿瘤内坏死囊变常见,坏死囊变区 CT 扫描呈低密度,MRT_1 加权图呈低信号,T_2 加权图呈高信号,增强扫描坏死囊变区不强化,整个肿瘤呈不均质强化;④肿瘤周围水肿区 MR 氢质子波谱显示 NAA 波降低和 Cho 波升高,提示肿瘤与周围脑组织境界不清楚,部分脑组织被肿瘤侵犯,也是间变性脑膜瘤的重要征象。另外,脑膜尾征短、粗、不规则,邻近颅骨破坏,肿瘤内出血也对提示脑膜瘤为恶性有一定的参考价值。

约有 15% 的脑膜瘤影像学表现不典型,主要包括以下几种表现:①少数脑膜瘤可表现为整个肿瘤钙化(图 2-28)。②囊性脑膜瘤。脑膜瘤因大量坏死、血管变性、液体渗出,大部肿瘤可呈囊性。囊性脑膜瘤需要与其他颅内囊性病变区别。③多发性脑膜瘤。多发性脑膜瘤常合并有神经纤维瘤病,即同时存在有听神经、三叉神经和视神经等部位神经鞘瘤或神经纤维瘤(图 6-49)。少见情况下,多发性脑膜瘤也可单独存在。

典型的脑膜瘤根据肿瘤位于脑外,并结合典型的 CT 密度和 MR 信号变化及显著均质强化和脑膜尾征,通常容易诊断。实际上,在 CT 和 MR 图像上,仔细观察肿瘤的密度、信号和强化,有相当一部分脑膜瘤密度、信号和强化并不十分均匀,但通常并不影响脑膜瘤的影像学诊断。

典型脑膜瘤主要应与脑外海绵状血管瘤鉴别。海绵状血管瘤常见于脑实质内,位于脑外罕见,位于脑外者常见于鞍旁,也可见于其他部位。脑外海绵状血管瘤与脑膜瘤相似之处包括:两者都位于脑外,CT 平扫都呈等密度或稍高密度,增强扫描两者均表现为显著均质或较均质强化。鉴别要点包括:①脑膜瘤与海绵状

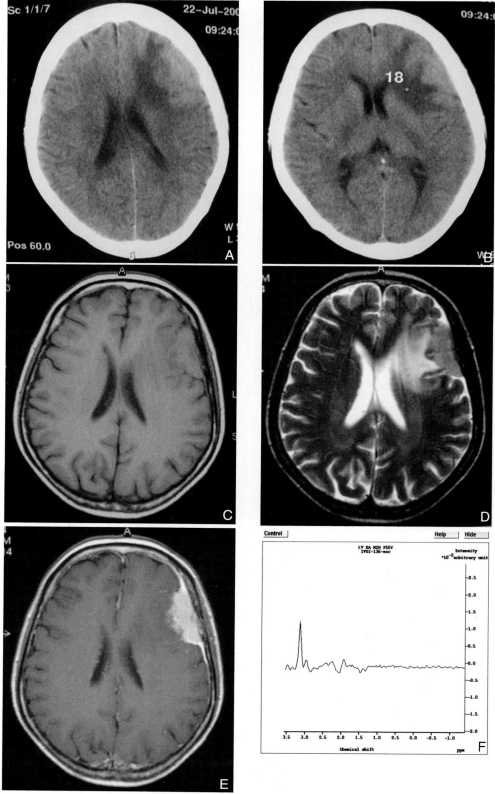

图 6-46　间变性脑膜瘤

　　CT 平扫(A,B)示左额部肿瘤,与脑膜关系密切,与脑实质间境界不清楚。MRT₁ 加权图(C)示肿瘤呈均质等信号,与脑实质间境界不清楚。T₂ 加权图(D)肿瘤呈等信号,周围水肿呈高信号。MR 增强扫描横切位(E)示肿瘤显著均质强化,脑实质侧形态不规则。氢质子波谱(F)示 Cho 波明显增高,无 NAA 波和 Cr 波。

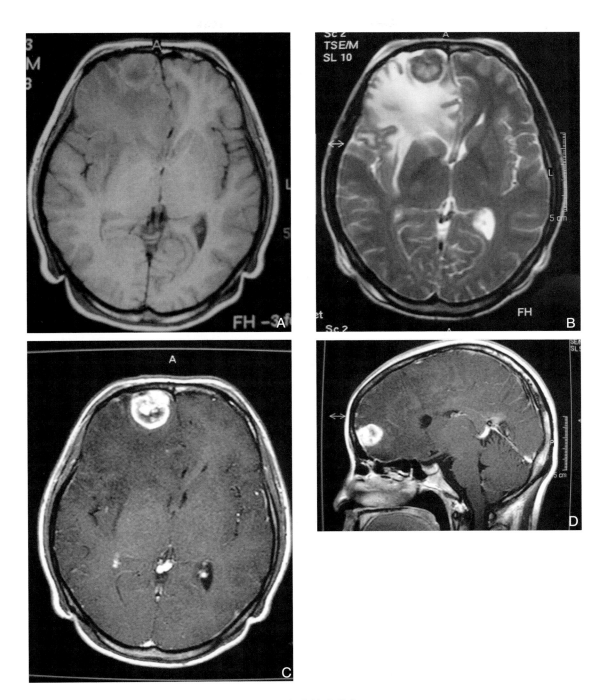

图 6-47　间变性脑膜瘤

　　MRT$_1$加权图(A)示右额部肿瘤,不均质信号,境界不清楚,周围水肿显著。T$_2$加权图(B)示肿瘤呈等信号,内有坏死,周围水肿呈高信号。MR增强扫描横切位(C)和矢状位(D)示肿瘤显著强化,肿瘤内坏死区不强化。

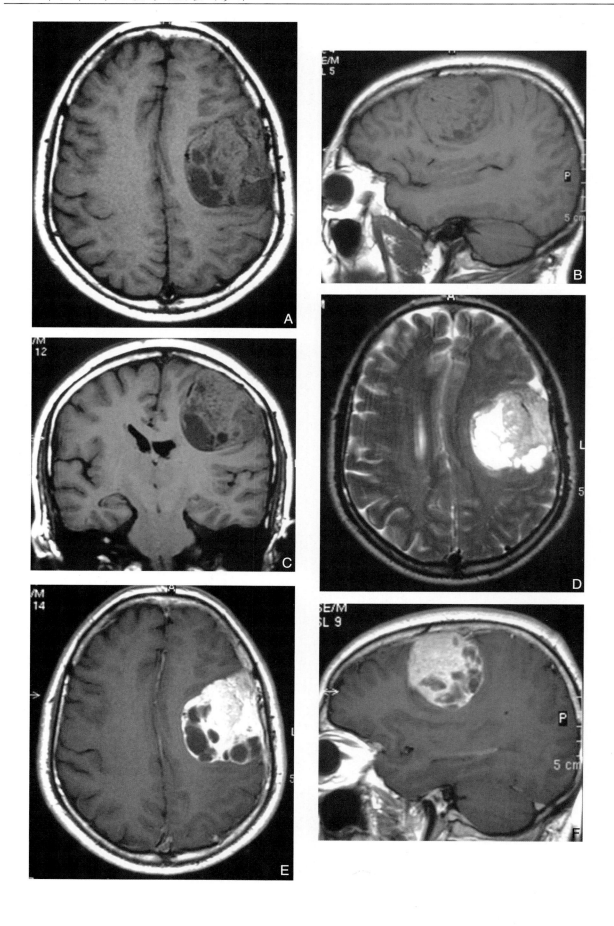

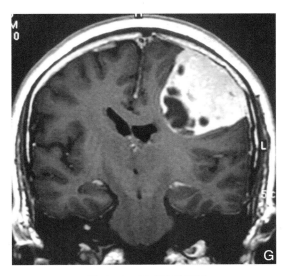

图 6-48　间变性脑膜瘤

MRT$_1$ 加权图横切位(A)、矢状位(B)和冠状位(C)示肿瘤位于左顶部,肿瘤内不规则囊变坏死,呈混杂信号,实质呈等信号和稍低信号,坏死部分信号稍高于脑脊液。T$_2$ 加权图(D)示肿瘤实质呈等信号,囊变坏死部分呈高信号。增强 MR 扫描横切位(E)、矢状位(F)和冠状位(G)示肿瘤实质部分显著强化,并可见附近脑膜强化。

血管瘤 MR 信号不同。脑外海绵状血管瘤与脑内海绵状血管瘤不同,通常较大,T$_1$ 加权图呈低信号,T$_2$ 加权图呈高信号或很高信号,而脑膜瘤常呈接近于等信号;②海绵状血管瘤可出血,出血沿硬膜下扩散,所以,同时有硬膜下出血时应该考虑脑外肿瘤为海绵状血管瘤;③MR 氢质子波谱可提供决定性的鉴别诊断依据。脑膜瘤不含神经元,所以氢质子波谱中检测不到 NAA 波和 Cr 波,而 Cho 波明显升高,

另外一个具有诊断价值的征象是可出现 Ala(丙氨酸)波,波峰在 1.47ppm(×10^{-6})处(图 6-42),而脑外海绵状血管瘤的波谱表现为 NAA波、Cr 波和Cho 波均缺如。

另外,小的典型脑膜瘤还需要与脑膜浆细胞瘤和硬脑膜转移瘤鉴别。发生在骨髓以外的浆细胞瘤罕见,累及脑膜者更为罕见,脑膜浆细胞瘤表现为与脑膜关系密切的肿块,显著均匀强化,但 CT 平扫时常呈低密度,MRT$_1$ 加权

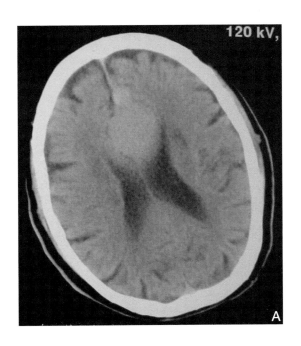

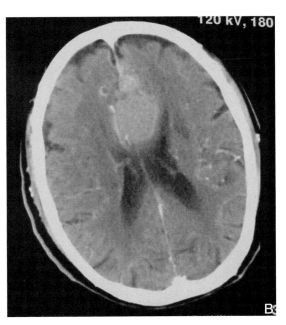

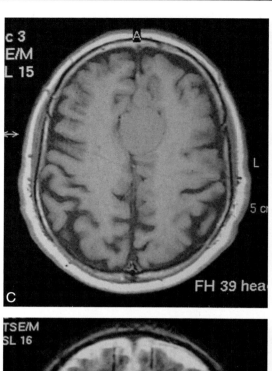

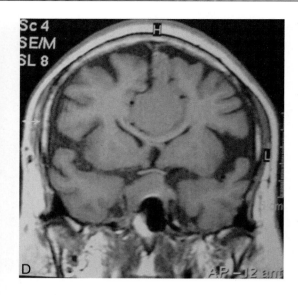

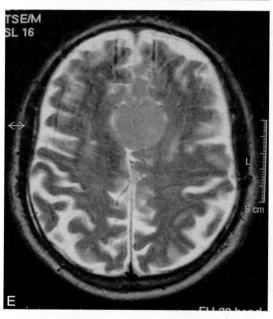

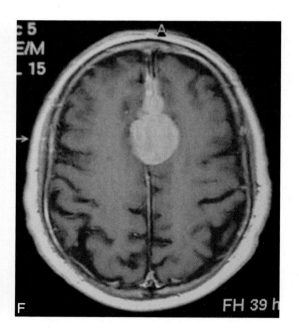

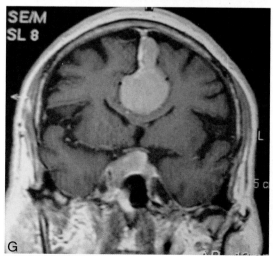

图 6-49　神经纤维瘤病

CT 平扫(A,B)示大脑镰前部肿瘤呈等密度,葫芦状。MRT$_1$加权图横切位(C)和冠状位(D)示肿瘤呈均质等信号。T$_2$加权图(E)肿瘤呈均质等信号。MR 增强扫描横切位(F)和冠状位(G)示肿瘤显著均质强化,鞍区同时有脑膜瘤存在。

图呈低信号，T$_2$加权图呈高信号，肿瘤内通常不钙化。

位于大脑半球凸面完全钙化的脑膜瘤需要与颅骨致密骨瘤鉴别。CT扫描骨窗观察是最简便最有效的办法。骨窗上与颅骨密度相同者为骨瘤，骨窗上显著低于颅骨密度或密度明显不均质者为脑膜瘤钙化。增强MR扫描对鉴别两者也有帮助，钙化的脑膜瘤在MR增强扫描时肿瘤通常表现强化，而骨瘤不强化。CT增强扫描对两者的鉴别意义不大，因为CT平扫两者均为很高密度，增强扫描无法判断有无强化。

囊性脑膜瘤（cystic meningioma）是指有坏死或囊变的脑膜瘤，坏死较囊变少见，仅发生在肿瘤内，坏死的原因可能是由于肿瘤过大或生长过快，而血供相对不足，肿瘤内坏死时可合并出血。囊变可发生在肿瘤内，也可发生在肿瘤周围，包括肿瘤与脑组织之间及脑组织内，肿瘤内囊变的原因包括：①肿瘤黏液性变；②肿瘤细胞分泌液体，即分泌型脑膜瘤；③坏死组织形成囊腔。肿瘤与脑组织之间发生囊变的原因是由于蛛网膜下腔夹在肿瘤与脑组织之间引流不畅，逐渐形成肿瘤周围囊腔。肿瘤周围脑组织内发生囊变的原因包括：①肿瘤周围增生的胶质细胞产生液体；②肿瘤周围水肿的脑组织或脱髓鞘变性的脑组织发生囊变，或者水肿组织的含液间隙融合成较大的囊腔。根据囊腔与肿瘤和脑组织的关系，可将囊性脑膜瘤分为4型：Ⅰ型为囊腔位于肿瘤深部或中心，囊腔周围均为肿瘤，常因为肿瘤内坏死所造成，故形态常不规则；Ⅱ型为囊腔位于肿瘤的边缘（常为远颅骨侧边缘），囊腔周围也均为肿瘤组织，单囊或多囊，规则或不规则，囊大时肿瘤组织可呈囊壁状；Ⅲ型为囊腔位于肿瘤周围脑组织内；Ⅳ型为囊腔位于肿瘤和脑组织之间。囊性脑膜瘤的囊腔大小差别很大，大者可与肿瘤实质相当或明显大于肿瘤的实质部分，成为脑膜瘤的主体，少数囊性脑膜瘤主要为囊腔，仅见少量实质存在。囊性脑膜瘤的囊腔部分在CT扫描时可稍高于脑脊液密度或类似脑脊液密度，增强CT扫描肿瘤实质部分明显强化，可清楚显示肿瘤、囊腔与脑组织的关系，确定囊性脑膜瘤的类型。MRT$_1$加权图囊腔信号明显低于

肿瘤实质信号，可稍高于脑脊液信号或类似脑脊液信号，T$_2$加权图呈很高信号，明显高于肿瘤实质，增强MR扫描肿瘤实质强化，囊性部分不强化，由于MR可多方位成像，对肿瘤、囊腔和脑组织的关系显示明显优于CT增强扫描。肿瘤实质为主体的囊性脑膜瘤仍然可以根据脑外肿瘤特点即实质部分密度、信号和强化等特点，通常不容易误诊为其他肿瘤。以囊性部分为主体尤其是仅有少量肿瘤实质的囊性脑膜瘤需要与颅内其他囊性病变鉴别（见第12章）。

6.3.16　血管外皮细胞瘤

颅内原发性血管外皮细胞瘤（haemangiopericytoma，HPC）少见，既往将其归类于脑膜瘤，但后来研究发现它并不是来源于脑膜上皮细胞，而是来源于脑膜间质毛细血管的外皮细胞，1993年WHO中枢神经系统肿瘤分类将其归类于脑膜间质，非脑膜上皮细胞肿瘤。

血管外皮细胞瘤起源于毛细血管的Zimmerman细胞，是紧贴毛细血管网状纤维膜排列的梭形细胞，具有多分化潜能。血管外皮细胞瘤可发生于身体的任何部位，最常见于骨骼系统，中枢神经系统少见。

颅内血管外皮细胞瘤多为单发病变。临床上可见于任何年龄，但以中年多见，平均年龄约45岁。男性稍多于女性。病程长短不一，数月到数年，通常较脑膜瘤病程短。

血管外皮细胞瘤好发于颅底、矢状窦或大脑镰旁、小脑幕等硬脑膜或静脉窦附近。肿瘤多呈分叶形或不规则形，少数可呈椭圆形或扁圆形。多数具有脑外肿瘤特点，与脑膜或大脑镰和小脑幕有广基底连接，少数与脑膜以窄基底连接，后者可能是由于肿瘤生长时间短而又生长体积较大。CT平扫呈稍高密度或等密度，多数境界清楚，少数与脑组织分界不清楚，肿瘤内囊变坏死较常见，但一般没有钙化，有囊变坏死者密度不均质，肿瘤邻近颅骨可引起颅骨破坏。增强CT扫描肿瘤呈均质显著强化，肿瘤内有囊变坏死者强化可不均质。MRT$_1$加权图肿瘤呈等信号，有囊变坏死时呈等低混杂信号，T$_2$加权图呈稍高信号或等信号，有囊变坏死者

呈等高混杂信号，增强 MR 扫描肿瘤显著强化，有囊变者强化不均质（图 6-50，图 6-51）。肿瘤周围水肿通常较轻微或无水肿。

血管外皮细胞瘤的影像学表现与脑膜瘤类似，常误诊断为脑膜瘤，下列征象对脑膜瘤和血管外皮细胞瘤的区别有价值：①典型的脑膜瘤呈圆形、椭圆形或扁圆形，而血管外皮细胞瘤多呈不规则分叶状；②脑膜瘤可钙化，而血管外皮细胞瘤通常不钙化，所以，类似脑膜瘤表现的颅内肿瘤有钙化时应考虑脑膜瘤；③脑

膜瘤引起颅骨改变多为增生硬化，而血管外皮细胞瘤邻近骨质多为破坏性改变；④增强扫描时血管外皮细胞瘤的强化程度和强化持续时间均较脑膜瘤更显著；⑤氢质子波谱血管外皮细胞瘤表现有肌醇波升高，可与脑膜瘤区别，脑膜瘤没有肌醇波出现。

6.3.17 脑室外神经细胞瘤

中枢神经细胞瘤是好发于侧脑室室间孔区的神经元肿瘤，由均一的圆细胞构成，免疫组

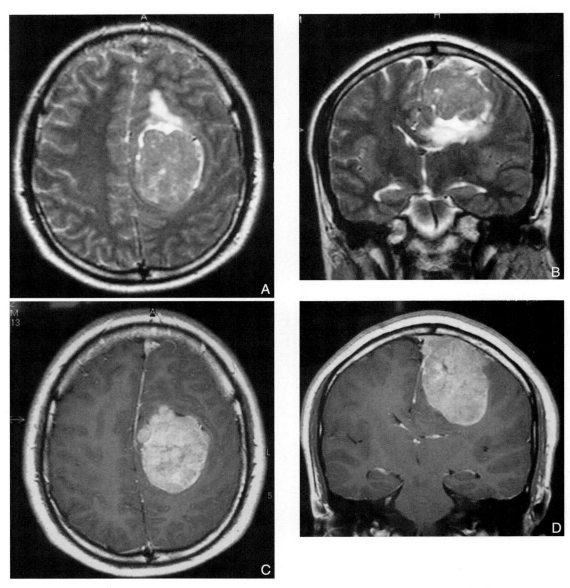

图 6-50 血管外皮细胞瘤

MRT$_2$ 加权图横切位(A)和冠状位(B)示肿瘤位于左顶部,呈不均质稍高信号。MR 增强扫描横切位(C)和冠状位(D)示肿瘤显著强化。

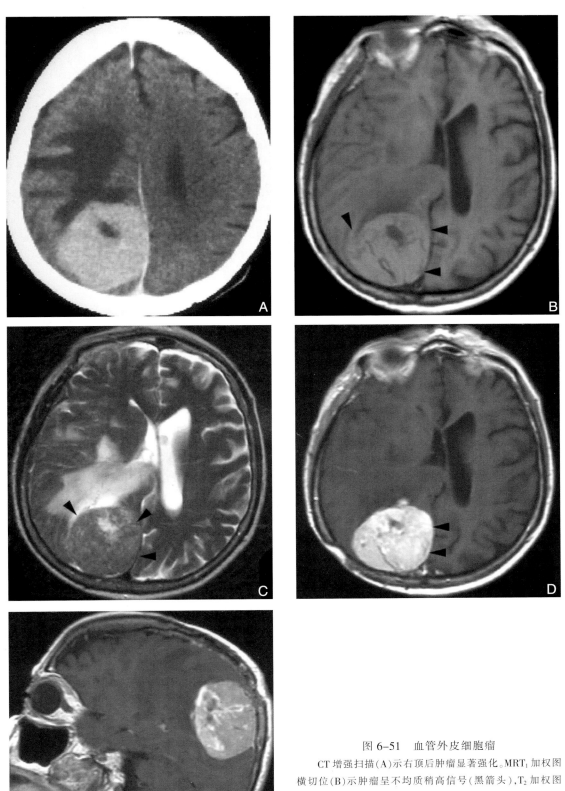

图 6-51　血管外皮细胞瘤

CT 增强扫描(A)示右顶后肿瘤显著强化。MRT₁加权图横切位(B)示肿瘤呈不均质稍高信号(黑箭头),T₂加权图(C)呈不均质等高信号(黑箭头)。MR 增强扫描横切位(D)和矢状位(E)示肿瘤显著强化。

织化学和超微结构特点表明具有神经元分化，原纤维区域类似于神经纤维网，细胞增殖率低。如果具有类似组织病理特点和生物学行为的肿瘤发生在侧脑室系统以外的脑实质内，称为脑室外神经细胞瘤（extraventricular neurocytoma，EVN）。

主要见于 20~40 岁的中年人，平均年龄 34 岁。早期临床症状常较轻微，容易忽略。随着肿瘤体积增大，可出现颅压增高症状。也可以癫痫为主要表现。

脑室外神经细胞瘤主要见于大脑半球额叶，也可发生在小脑、松果体和脊髓等部位。肿瘤呈囊实性，体积常较大，形态不规则。肿瘤缺乏浸润性，境界常较清楚，但肿瘤周围水肿常较明显。肿瘤内可有钙化和出血，MRT$_1$加权图呈不均匀低信号，T$_2$加权图呈不均匀高信号。肿瘤实质内可见血管流空影。增强扫描肿瘤实质部分呈不同程度斑片状强化。

鉴别诊断主要应考虑大脑半球脑实质部分囊性型室管膜瘤。大脑半球脑实质部分囊性型室管膜瘤发病年龄较脑室外神经细胞瘤小，主要见于青少年，而脑室外神经细胞瘤主要发生在中年人；脑室外神经细胞瘤多发生在额叶，而部分囊性型室管膜瘤多见于顶叶；部分囊性型室管膜瘤周围水肿轻微或无，而脑室外神经细胞瘤周围水肿较明显。

6.3.18　畸胎瘤

颅内畸胎瘤（teratoma）最常见于松果体区，其次是鞍区，发生在大脑半球者罕见。大脑半球的畸胎瘤多见与颞底部，肿瘤多位于脑外。临床上多见于 20 岁以前，尤以儿童多见。

多数畸胎瘤为部分囊性，囊内成分复杂，可含有脂质、毛发和牙齿等结构。肿瘤内亦常发生钙化（50%）和出血，故 CT 平扫时常为很不均质的混杂密度。有骨和牙齿出现时是畸胎瘤的特征性改变，有脂肪样低密度区存在也是诊断畸胎瘤的重要依据。但仅有脂肪成分而无骨和牙齿时难与皮样囊肿和脂肪瘤区别。肿瘤境界清楚，周围无水肿。MR 影像的最大特点是畸胎瘤呈很不均质信号，无论是 T$_1$ 加权图还是 T$_2$ 加权图。信号不均质的原因是由于肿瘤内钙

化、囊变、脂肪、出血等多种成分同时存在，尤其是有脂肪高信号存在时应该考虑畸胎瘤的可能（图 6-52）。CT 和 MR 增强扫描，肿瘤的囊性部分不强化，实质部分可轻度强化或不强化。若肿瘤以实质为主，且增强很显著时则应考虑恶性畸胎瘤。

6.3.19　黑色素细胞瘤和恶性黑色素瘤

2007 年世界卫生组织关于神经系统肿瘤分类中，原发性黑色素细胞性病变包括弥漫性黑色素细胞增生症（diffuse melancytosis）、黑色素细胞瘤（melanocytoma）、恶性黑色素瘤（malignant melanocytoma）和脑膜黑色素瘤病（meningeal melanomatosis）4 种，是一组从良性到恶性的少见肿瘤，可能还存在中间型或混合型病例，其中弥漫性黑色素细胞增生症在 CT 和 MR 上表现为脑膜病变，在第 15 章讨论，本章主要讨论黑色素细胞瘤和恶性黑色素瘤，脑膜黑色素瘤病是恶性黑色素瘤的弥漫性软脑膜病变型。

原发性黑色素细胞瘤是一种良性肿瘤，起源于软脑膜的黑色素细胞。正常人黑色素细胞分布于皮肤表层的基底层内、黏膜、脉络丛和眼葡萄膜，软脑膜上也有分布，尤其以脑底部、脑干和颈髓周围含有黑色素细胞最多，所以，颅内黑色素细胞瘤多数位于后颅窝，特别是以脑干腹侧、桥脑小脑池和枕大孔附近多见，通常发生于软脑膜，个别也可发生在硬脑膜。

病理大体标本上，黑色素细胞瘤表面光滑，境界清楚，中等硬度，呈黑色或深棕色。显微镜下见肿瘤细胞丰富，呈梭形条束状排列，细胞质内和细胞外有大量黑色素颗粒，并聚集于巨噬细胞内。

由于黑色素细胞瘤发生在脑膜，所以具有脑外占位的影像学表现特点，CT 平扫常呈等密度或稍高密度，不钙化，不累及邻近骨质，增强 CT 扫描常呈显著均匀强化。由于黑色素的顺磁性效应，MRT$_1$ 加权图呈高信号，T$_2$ 加权图呈低信号，是黑色素细胞瘤的典型 MR 表现，具有特征性。但少数黑色素细胞瘤可表现为其他信号变化，包括：在 T$_1$ 加权图呈高信号，T$_2$ 加权图呈高低混杂信号；T$_1$ 加权图呈等信号，T$_2$

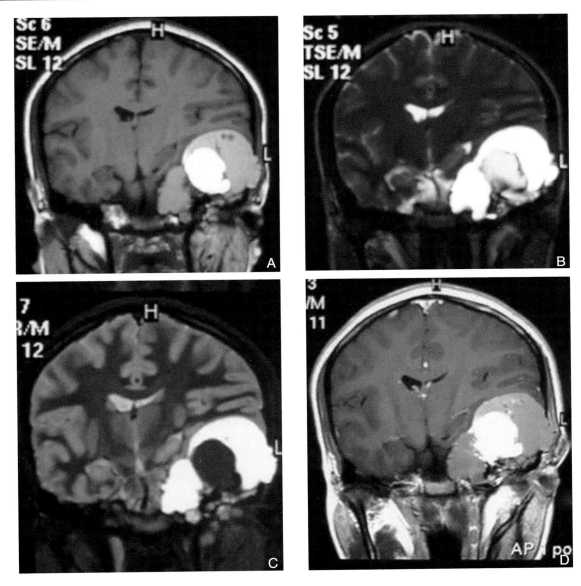

图 6-52　畸胎瘤

MR T₁ 加权图(A)示左颞底部肿瘤呈高和稍高混杂信号。T₂ 加权图(B)呈不均匀高信号。脂肪抑制成像(C)肿瘤中央呈低信号为脂肪。增强扫描(D)肿瘤无明显强化。

加权图呈高信号；T₁ 加权图呈等信号，T₂ 加权图呈低信号。上述不典型信号变化的原因主要与肿瘤内黑色素颗粒较少有关。

黑色素细胞瘤可以恶变形成恶性黑色素瘤，恶性黑色素瘤主要见于皮肤，发生在颅内者罕见。颅内原发性恶性黑色素瘤可分为局限性脑膜或脑实质病变和弥漫性软脑膜病变 2 种类型，弥漫性软脑膜病变又称为脑膜黑色素瘤病。

恶性黑色素瘤多为局限性，表现为结节或肿块，常伴邻近脑实质浸润。黑色素瘤病通常以软脑膜病变为主，呈弥漫性，波及整个脑的软膜，但以脑底部最显著，脑凸面较轻。

局限性恶性黑色素瘤多见于颞叶，特别是杏仁核，其次为小脑和脑干，个别也可见于鞍区、丘脑、额叶、顶叶等处。CT 扫描常呈高密度或稍高密度，增强扫描均质强化，肿瘤内有坏死者也可呈不均质强化或环形强化。MR 的典型信号变化为 T₁ 加权图呈高信号，T₂ 加权图呈低信号。少数也可因为黑色素颗粒含量少或无黑色素颗粒，表现为长 T₁ 长 T₂ 信号改变。

典型的黑色素细胞瘤和恶性黑色素瘤在 T_1 加权图呈高信号，T_2 加权图呈低信号，根据这种特征性信号改变，通常能够考虑到黑色素肿瘤。由于身体其他部位恶性黑色素瘤更多见，颅内常为转移性病变，所以必须明确皮肤和黏膜等部位有无黑色素瘤，如果有时，颅内病变应考虑为转移性黑色素瘤。但黏膜黑色素瘤有无的评估很困难，因此颅内病变是原发还是转移的判断也常不可能。不典型 MR 信号的黑色素细胞瘤和恶性黑色素瘤常误诊为脑膜瘤，弥漫性者常误诊为转移瘤、淋巴瘤或肉芽肿性脑膜炎。

6.3.20　淋巴瘤

中枢神经系统淋巴瘤（intracerebral lymphoma）分为原发性和继发性 2 种，原发性是指中枢神经系统外无淋巴瘤存在而仅存在于中枢神经系统内的淋巴瘤，多位于脑内，继发性中枢神经系统淋巴瘤实际上是系统性淋巴瘤（非霍奇金氏病和霍奇金氏病）的中枢神经系统侵犯。

脑原发淋巴瘤并不十分少见，约占原发性脑肿瘤的 1%~3%，近年来有增加趋势。关于脑淋巴瘤的组织起源尚不明了，多数人认为脑组织内没有淋巴细胞，脑内原发淋巴瘤可能来源于脑组织血管周围未分化的多潜能间叶细胞，即继发的淋巴组织。由于对其组织来源尚不清楚，以往曾将其称为淋巴肉瘤、网状细胞肉瘤、软脑膜肉瘤、小神经胶质细胞瘤、血管外皮肉瘤、血管周围肉瘤等。

脑内原发淋巴瘤几乎均为非霍奇金淋巴瘤，绝大多数为 B 淋巴细胞来源。常出现在有免疫缺陷的病人，如艾滋病患者、免疫抑制治疗后、遗传性免疫缺陷等。但近年来在无免疫系统缺陷的人群中，脑内原发淋巴瘤亦有增多的趋势。

任何年龄均可发病，国外资料显示 50~60 岁比较常见，而国内资料显示 50 岁以下青壮年及儿童多见。男性多于女性。

临床表现与其他颅内肿瘤类似，头痛、恶心、呕吐、颅压增高等，无特征性。病程较短，如不治疗，多在症状发生后 3~5 个月内死亡。及时放射治疗能明显改善病人的预后，故早期正确诊断有重要意义。

脑脊液生化检查对诊断有一定的帮助，糖含量降低，淋巴细胞增多，可能发现淋巴瘤细胞或异型淋巴细胞。

肿瘤以幕上分布为主，好发于额叶、颞叶、基底节、胼胝体及脑室周围白质。单发或多发，多发病灶较多见，在免疫正常人群占 11%~50%，而在艾滋病人多发病灶者可高达 40%~80%。淋巴瘤多起自血管周围间隙内的单核吞噬细胞系统，因为脑内靠近脑表面及脑室旁血管周围间隙较明显，故肿瘤常发生在近中线深部脑组织，其一侧常与脑室室管膜相连，或肿瘤靠近脑表面。淋巴瘤也容易累及胼胝体而侵犯对侧半球。肿瘤内一般无钙化。出血罕见。淋巴瘤亦可呈弥漫性浸润性生长，此种类型常发生于大脑深部或脑底部，肿瘤从中线部向双侧呈广泛浸润，累及双侧半球。由于肿瘤细胞排列密集，细胞间隙水分少，核浆比例高，故 CT 平扫时肿瘤多呈稍高密度或等密度，且密度常较均匀。肿瘤边缘常欠清楚，形态不规则，这可能与肿瘤细胞沿血管周围浸润生长有关。肿瘤周围水肿及占位效应一般较轻，即占位效应与肿瘤大小不成比例，尤其是弥漫性浸润性生长者病变范围广泛，而占位效应相对很轻。MR T_1 加权图呈等或稍低信号，T_2 加权图上常为与灰质相似的等信号或明显低于周围水肿的稍高信号，即脑膜瘤样信号改变（图 6-53，图 6-54）。少数淋巴瘤可在 CT 扫描呈低密度，MR T_1 加权图呈低信号（图 6-55），也可于 T_2 加权图时呈很高信号。由于肿瘤细胞密度较高，细胞间隙相对较少，肿瘤组织水分子扩散受限，DWI 多呈高信号。脑内原发淋巴瘤血供通常不丰富，但由于肿瘤以血管周围间隙为中心向外呈浸润性生长，容易破坏血脑屏障导致造影剂漏出，故 CT 和 MR 增强扫描时，多发和单发病灶均呈较均质显著强化。发生在免疫缺陷病人的淋巴瘤可呈环形强化，弥漫浸润性淋巴瘤可以呈不均质强化或部分强化。

鉴别诊断包括脑膜瘤、转移瘤、病毒性脑炎、胶质母细胞瘤、脑结核和进行性多灶性脑白质病。

位于大脑凸面靠近脑表面的原发淋巴瘤，由于均质显著强化，需要与脑膜瘤区别，区别

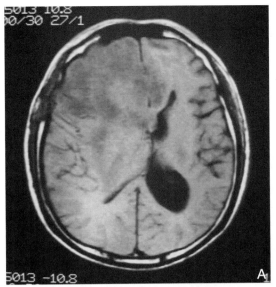

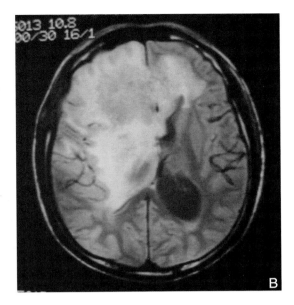

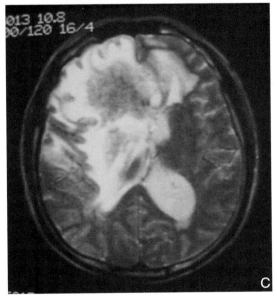

图 6-53　原发性淋巴瘤

MRT$_1$加权图(A)示肿瘤呈稍低信号,与侧脑室室管膜广泛连接,质子加权图(B)和 T$_2$ 加权图(C)肿瘤信号明显低于周围水肿信号。

的要点包括:①脑膜瘤与脑膜有广基连接,肿瘤周围皮层受压、变形、移位及相邻脑白质扭曲变形,而淋巴瘤为脑内肿瘤;②脑膜瘤内可有钙化,而原发淋巴瘤一般不钙化;③氢质子波谱检查,脑膜瘤无 NAA 波,Cho 波显著升高,可出现 Ala 波(丙氨酸波),而淋巴瘤 NAA 波降低并不消失。

多灶性脑内原发淋巴瘤需要与转移瘤区别,鉴别要点包括:①脑转移瘤瘤周水肿通常显著,占位效应明显,而淋巴瘤水肿和占位效应较轻;②脑转移瘤多呈环形强化,而淋巴瘤通常呈均质强化;③转移瘤好发于大脑中动脉供血范围的皮髓交界区,而淋巴瘤好发于近中线脑室周

围;④氢质子波谱缺乏 NAA 波和 Cr 波提示转移瘤,而淋巴瘤 NAA 波降低并不消失。

弥漫浸润性淋巴瘤主要应与病毒性脑炎区别,鉴别要点包括:①病毒性脑炎呈弥漫性分布时,常有灰质受累较严重或以脑回侵犯为主的表现,T$_2$WI 呈弥漫性脑回样高信号是其特征,而淋巴瘤不会表现为脑回样高信号;②淋巴瘤在 CT 平扫时多呈等密度或稍高密度,而病毒性脑炎呈低密度;③淋巴瘤增强扫描时显著均质强化,而病毒性脑炎一般不强化,或病灶周围仅有轻度线状强状。

累及胼胝体而侵犯双侧半球的原发淋巴瘤需要与胶质母细胞瘤区别,鉴别要点包括:①

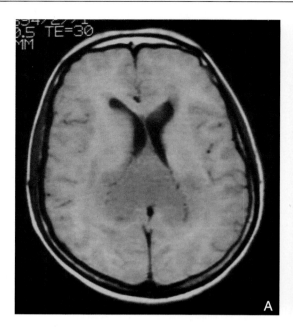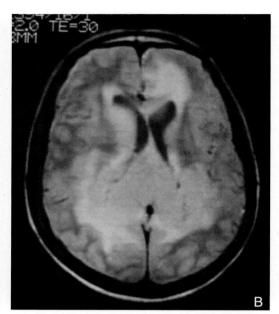

图 6-54 原发性淋巴瘤

MRT₁ 加权图(A)示肿瘤累及胼胝体压部,呈均质稍低信号,质子加权图(B)示肿瘤范围广泛,弥漫性累及脑室周围,呈较均质高信号。

原发淋巴瘤 CT 密度和 MR 信号较均匀,而胶质母细胞瘤 CT 密度和 MR 信号不均匀;②原发淋巴瘤通常呈均质显著强化,而胶质母细胞瘤通常呈不均质、不规则环形强化;③氢质子波谱检查,肿瘤实质部分出现明显的 Lip 波提示可能为淋巴瘤;④胶质母细胞瘤在磁敏感加权成像时可见明显的磁敏信号,而淋巴瘤无。

均质强化的脑原发淋巴瘤,有时需要与结核瘤鉴别,氢质子波谱对两者的鉴别有重要意义。结核瘤和淋巴瘤均可在 0.9~1.6ppm（×10⁻⁶）处出现明显的 Lip 波,但结核瘤脑正常代谢物质明显降低或缺乏,包括 NAA 波、Cr 波、Cho 波和 MI 波,而淋巴瘤表现为 Cho 波升高。

系统性淋巴瘤脑侵犯的发生率很低,主要见于非霍奇金氏病。病变常多发,少数单发。病变常位于脑白质内,呈大片状、小斑片状或结节状,CT 扫描常呈低密度,MRT₁ 加权图呈低信号,T₂ 加权图呈高信号,增强扫描多数不强化,少数病灶可呈结节状或环形强化。根据系统性淋巴瘤的临床病史,脑内继发淋巴瘤的诊断一般不难,但由于系统性淋巴瘤通常进行化疗,脑内出现病灶时很难区别是继发脑内淋巴瘤还是化疗引起的脑损伤,另外,系统性淋巴瘤病人可以合并进行性多灶性脑白质病,脑白质内出现病变时也很难确定是脑内继发淋巴瘤还是合并进行性多灶性脑白质病。

6.3.21 转移瘤

脑转移瘤（brain metastasis）约占颅内肿瘤的 40%。原发灶在男性以肺癌居首位,女性多来自乳腺癌,其他来源有肾癌、胃肠道癌肿、甲状腺癌、卵巢癌和前列腺癌等。

脑实质内转移瘤可发生于脑的任何部位,最常见于幕上大脑半球,尤其是大脑中动脉供血区的灰白质交界处,30%~40% 为单发,60%~70% 为多发。

脑实质内转移瘤可发生于任何年龄,但以 40~70 岁最为常见。临床症状主要由占位效应所引起,包括头痛、恶心、呕吐及视乳头水肿。少数病人临床发病可以很急,类似于急性脑梗死或脑出血,但仔细询问病史,常会发现在此次发病前病人常有过头痛发作。

根据转移瘤的 CT 和 MR 表现,可分为结节肿块型、环形强化型、囊型、出血型、钙化型和同时类型 6 种类型,多种表现类型可同时出现在同一病例。

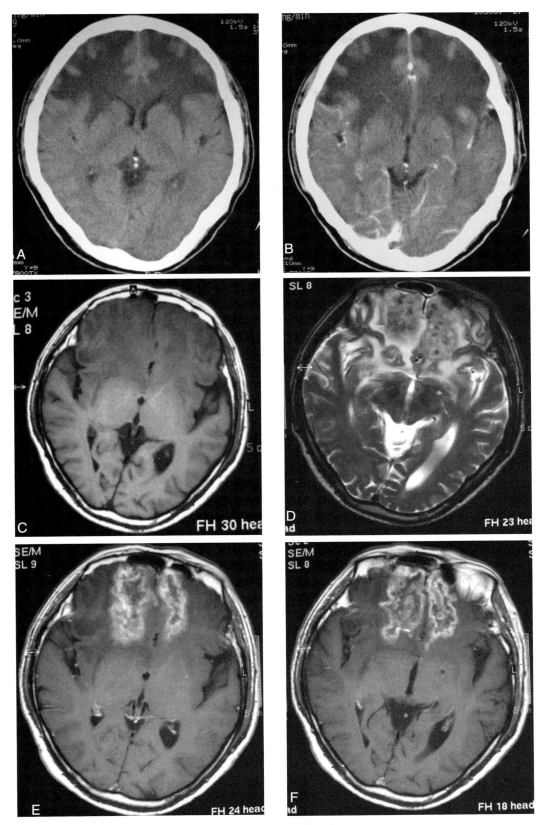

图 6-55　原发性淋巴瘤

CT 平扫(A)示肿瘤累及双侧额叶,呈低密度。CT 增强扫描(B)无明显强化。MRT₁ 加权图(C)呈低信号,T₂ 加权图(D)呈混杂信号,增强 MR 扫描(E,F)示肿瘤呈不均质显著强化。

　　（1）结节肿块型

　　转移瘤呈实质性结节或肿块，中心无坏死。CT 平扫时瘤灶呈等密度或稍高密度（图 6-56），MRT₁ 加权图呈稍低信号，T₂ 加权图瘤灶信号高于脑实质，但明显低于周围水肿。瘤灶也可在 T₁ 和 T₂ 加权图均与脑实质信号相似。瘤灶周围多有明显的水肿存在，占位效应显著。水肿在 CT 平扫时呈低密度，MRT₁ 加权图呈低信号，T₂ 加权图呈很高信号。水肿多沿白质伸延，灰质不被累及，故常呈指样。在周围水肿的衬托下，病灶常能清楚显示。但若水肿仅于病灶的一侧存在时，平扫确定病灶的确切位置可能有困难，尤其是比较小的病灶。此时则需要做增强扫描。增强扫描瘤灶多呈显著均质强化（图 6-57），但也可呈轻度或中度不均质强化，而水肿不强化。

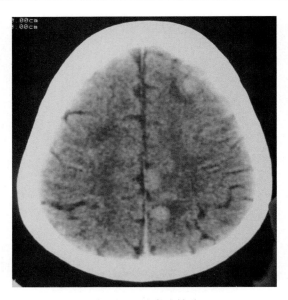

图 6-56　肺癌脑转移
CT 平扫示双侧脑实质内多发稍高密度结节病灶。

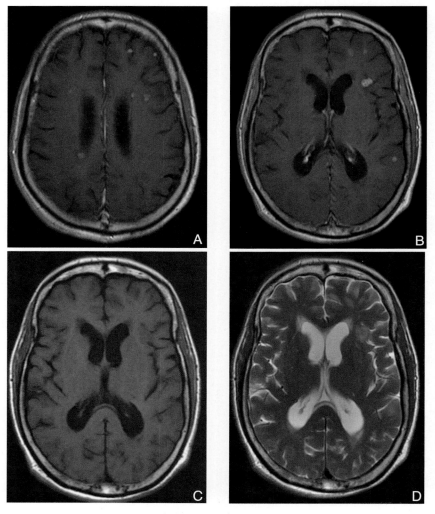

图 6-57　肺癌脑转移
MR 增强扫描(A,B)见脑实质多发散在结节样强化病灶。部分病灶平扫时可见,T₁ 加权图(C)呈低信号,T₂ 加权图(D)呈稍高信号。

上述实质性转移灶周围也可完全没有水肿存在，若瘤灶较大时，可根据占位效应来识别有肿瘤存在，但因肿瘤与周围脑实质可呈等密度或等信号，肿瘤的范围不易判断，需要做增强扫描确定。若瘤灶较小或很小时，因无周围水肿衬托，易漏诊，CT平扫呈稍高密度或MRT$_2$加权图呈稍高信号者，需要仔细观察才能发现，完全呈等密度或等信号者常不能够被发现，尤其是小的结节性转移瘤，需要增强扫描才能显示。此种类型的病灶并不少见，只不过常合并有其他表现的转移病灶（图6-58），一般并不影响诊断，这也正是许多病例增强扫描时转移病灶数目较平扫时多的原因。

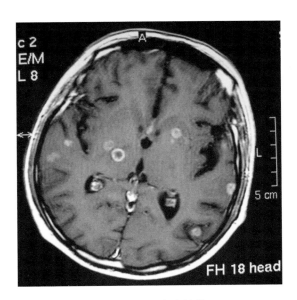

图6-58 肺癌脑转移
MR增强扫描示双侧脑实质内多发结节和环形强化病灶。

结节肿块型转移，不管是单发还是多发，均需要与脑内感染性肉芽肿区别。仅根据影像学表现，两者鉴别常很困难。出现钙化时应该考虑感染性病变，尽管转移瘤内偶尔也可出现钙化。结合临床对确定诊断很重要。

（2）环形强化型

结节肿块型转移病灶内出现坏死，则表现为环形强化。多发小灶性坏死时，CT平扫呈等低混杂密度，MRT$_1$加权图呈稍低混杂信号，T$_2$加权图呈等高混杂信号。增强扫描呈不均质强化。坏死灶进一步扩大，CT平扫坏死液化区呈低密度，周围实质部分呈类环样等密度或稍高密度，环壁厚且很不规则。MRT$_1$加权图坏死区呈很低信号，可类似于脑脊液或稍高于脑脊液信号，环壁呈等信号或稍低信号，T$_2$加权图坏死区呈很高信号，环壁则呈等信号或稍高信号，但因T$_2$加权图坏死区及瘤周水肿均呈很高信号，位于其间的环壁呈相对低信号。CT和MR增强扫描呈环形强化，环厚且不规则（图6-59）。

转移瘤内有坏死者主要需要与高级别星形细胞肿瘤区别，两者均常见于年龄较大的患者，肿瘤呈多发且周围水肿显著时应首先考虑转移瘤，病灶单发有时鉴别较困难，氢质子波谱对鉴别有帮助，转移瘤内坏死不严重时常表现为Cr波和NAA波消失不见，坏死严重时Cho波、Cr波、Cr波均可消失，可出现Lip波（图6-59，图6-60），而高级别星形细胞肿瘤Cr波和NAA波可明显降低，但仍然存在，Cho波通常升高。

（3）囊型

转移瘤灶内大部或者几乎完全坏死液化，仅剩一薄壁，即囊型脑转移。常见于肺癌脑转移，CT平扫时囊内液体呈稍高于脑脊液或脑脊液样均质低密度，囊壁呈等密度或稍高密度，囊壁薄而均匀，若周围有低密度水肿存在，囊壁可清楚显示（图6-61），若无水肿时，稍高密度的囊壁也能清楚显示，但等密度的囊壁常难以确定。MRT$_1$加权图囊内液体呈低信号，类似于脑脊液或稍高于脑脊液信号，也可因囊内液体含有较多蛋白而明显高于脑脊液信号，甚至接近于等信号（图6-62），或出现不同信号的液平面，囊壁呈等信号或稍低信号。T$_2$加权图囊内液体呈很高信号，与周围水肿的信号相似，但少数亦可呈中等高信号，即低于周围脑水肿信号，在水肿与囊内液体很高信号的衬托下，囊壁常呈相对低信号，实际上囊壁与周围白质信号相似。但少数囊壁也可呈高信号，无法辨认。CT和MR增强扫描呈环形强化，环壁薄而张力较高。此种囊型脑转移的平扫和强化表现都很像脑脓肿，但增强扫描常能显示囊壁的某一部分比较厚，或呈结节状（图6-63，图6-64），如果厚壁或结节部分位于囊的顶壁或下壁，横切位强化扫描可能显示为均匀薄壁且张

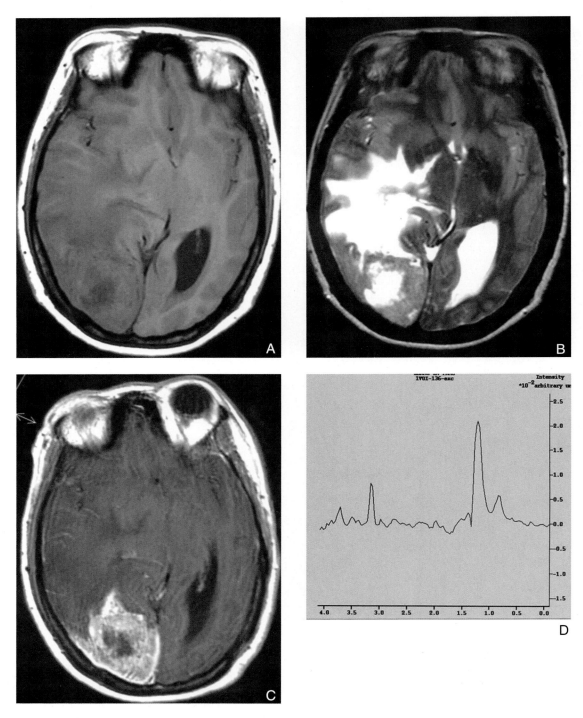

图 6-59　肺癌脑转移

MRT₁ 加权图(A)示右枕肿瘤,境界不清楚,T₂ 加权图(B)肿瘤实质为等信号,中心坏死和周围水肿呈高信号。MR 增强扫描(C)肿瘤实质呈不规则环形强化。MRS(D)示 NAA 波和 Cr 波消失,Cho 波增高,出现明显的 Lip 波。

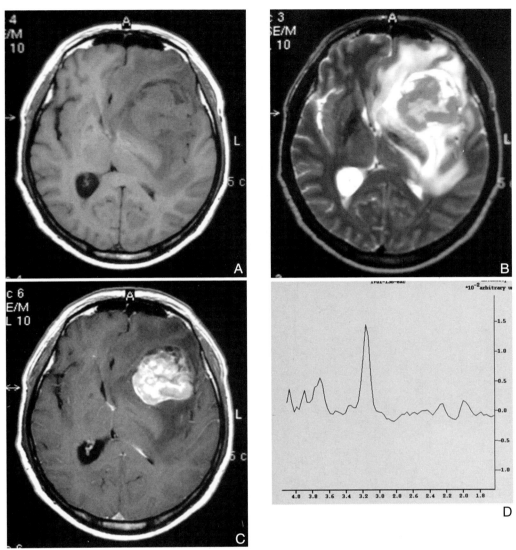

图 6-60　肺癌脑转移

MR T$_1$ 加权图(A)示左额叶肿瘤,境界不清楚,T$_2$ 加权图(B)肿瘤实质为等信号,中心坏死和周围水肿呈高信号。MR 增强扫描(C)肿瘤实质呈不规则强化。氢质子波谱(D)示 NAA 波和 Cr 波消失,Cho 波增高。

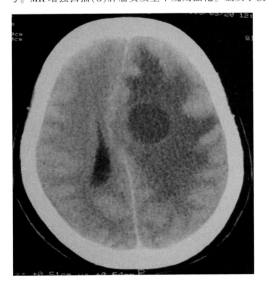

图 6-61　肺癌囊性脑转移

CT 平扫囊内液体类似脑脊液密度, 囊壁很薄, 囊有张力, 周围水肿显著。

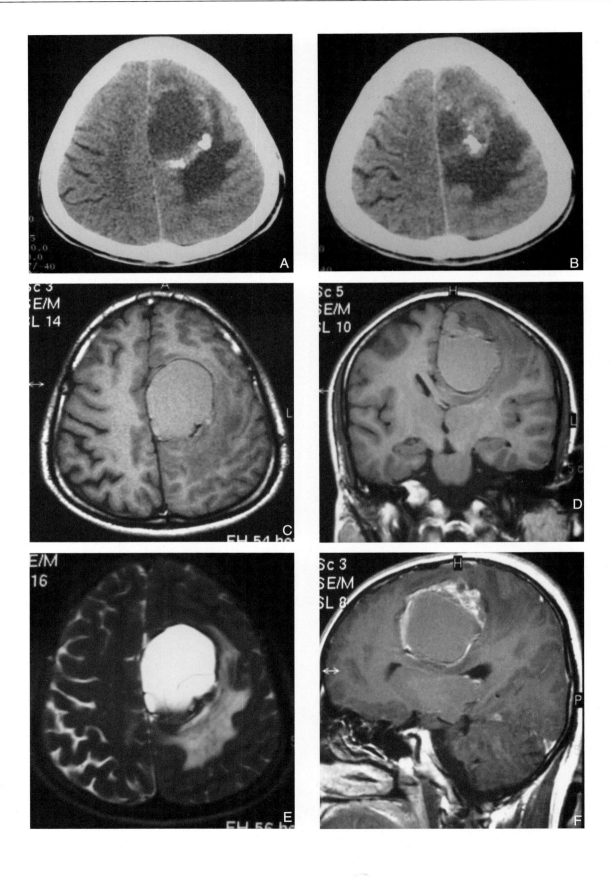

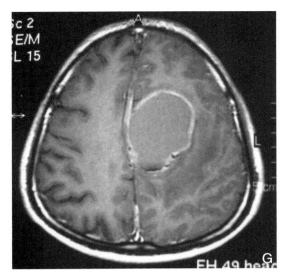

图 6-62　乳腺癌囊性脑转移

CT 平扫(A,B)示左顶囊性转移,囊壁钙化明显。MRT$_1$ 加权图横切位(C)和冠状位(D)示囊液呈等信号,T$_2$ 加权图 (E)囊液呈高信号。增强 MR 扫描矢状位(F)和横切位(G)示囊壁强化,顶壁不规则。

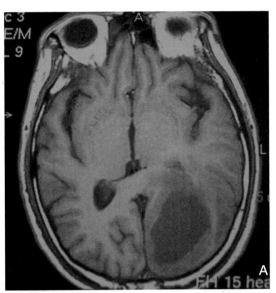

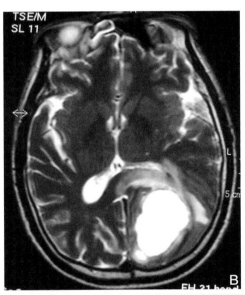

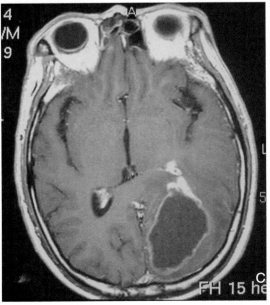

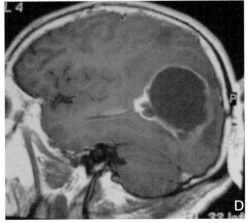

图 6-63　肺癌囊性脑转移

MRT$_1$ 加权图(A)示左枕囊性转移,囊液呈低信号,均质,T$_2$ 加权图(B)囊液呈高信号。增强 MR 扫描横切位(C)和矢状位(D)示囊壁强化,部分囊壁增厚不规则。

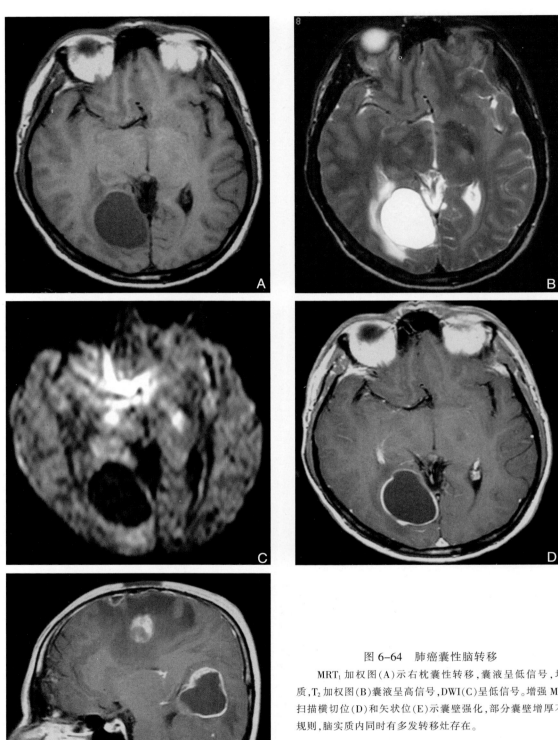

图 6-64　肺癌囊性脑转移

MR T₁ 加权图(A)示右枕囊性转移,囊液呈低信号,均质,T₂ 加权图(B)囊液呈高信号,DWI(C)呈低信号。增强 MR 扫描横切位(D)和矢状位(E)示囊壁强化,部分囊壁增厚不规则,脑实质内同时有多发转移灶存在。

力高的环形强化，容易误诊为是脑脓肿。因而对此种病例进行 MR 增强扫描，并进行冠状位、横切位及矢状位多方位成像是必要的，常会对鉴别诊断有帮助。

囊型脑转移如果瘤周水肿显著，因环壁太薄或环壁有水肿，环壁在 CT 扫描时可呈与周围水肿相似的低密度，MR 扫描时也与周围水肿信号相同，平扫无法显示瘤灶。CT 平扫时仅显示大片低密度水肿区，MRT_1 加权图呈大片状低信号，T_2 加权图呈大片状高信号。只有增强扫描才能显示水肿区内薄环样强化。

囊型转移瘤内可以出血，在出血亚急性晚期和慢性早期，CT 扫描出血呈低密度，出血周围的肿瘤壁呈等密度，增强扫描呈环形强化，MRT_1 加权图出血可呈高信号（图 6-65），与慢性扩展性脑内血肿及脑脓肿出血类似，很难区别，注意脑实质其他部位有转移瘤存在常可确定诊断。

实际上囊型脑转移也以环形强化为主要表现，由于环壁较薄，所以主要应与脑脓肿鉴别，鉴别的要点是：①环壁薄、厚薄均匀、张力高是脑脓肿环形强化的特点，囊型脑转移也可呈类似的环形强化，但多方位扫描常可见转移瘤环形强化的部分环壁较厚或呈结节状；②脑脓肿中心是由细菌、炎性细胞、黏蛋白、细胞碎屑组成的酸性液体，比较黏稠，使水分子的弥散受到限制，同时水与大分子的结合也限制了其弥散运动，因此，脑脓肿在弥散加权成像时表现为高信号，囊型转移内为肿瘤坏死囊变，为较清亮的液体，细胞成分少，黏稠度低，因此水分子的弥散运动受限小，在弥散加权成像表现为低信号；③氢质子波谱检查两者均可以有 Lac 波，NAA 波、Cr 波和 Cho 波均降低，但脑脓肿内可出现有特征性的氨基酸波，包括亮氨酸波（AAs，位于 0.9ppm（$\times10^{-6}$））、乙酸盐波（Ace，1.9ppm（$\times10^{-6}$））和丁二酸盐波（SUCC，2.4ppm（$\times10^{-6}$））。这些异常波不见于肿瘤坏死。

（4）出血型

转移瘤内出血并不十分少见。许多转移瘤有出血倾向，包括黑色素瘤、肾细胞癌、绒毛膜癌和甲状腺癌的脑转移。尽管肺癌脑转移的出血倾向并不高，但由于肺癌脑转移太常见，所以，实际临床工作中最常见到的脑转移瘤出血是肺癌脑转移。转移瘤出血的原因可能与许多因素有关，如高血压、凝血机制异常、肿瘤内末梢血管丰富，另外，化疗和放疗也可以造成肿瘤出血。出血在 CT 平扫时呈高密度，MRT_1 加权图呈高信号。出血如果发生在等密度且周围无水肿的转移瘤，出血可能为唯一能看到的征象。但多数情况下表现为转移瘤内出现灶样出血。转移瘤内大量出血时可造成瘤灶的迅速扩大。少数情况下，转移瘤内弥漫性出血，在急性期整个转移瘤在 CT 平扫时呈高密度，亚急性期 MRT_1 加权图呈高信号，但 CT 平扫的高密度及 MRT_1 加权图的高信号常远不如单纯性脑内出血高（图 6-66，图 6-67，图 6-68，图 6-69）。

由于黑色素瘤细胞容易侵袭血管，使其破裂出血，所以，黑色素瘤脑转移出血通常比较显著，呈团块状（图 6-70），出血间可夹杂有低密度水肿，很似脑挫裂伤或高血压性脑出血，常误诊为单纯性脑出血，但病人并无外伤史，且出血部位不在高血压脑出血的好发区。MR 表现较复杂，主要取决于肿瘤内黑色素的含量和出血量，其中出血成分对影像特点的影响要大于黑色素所产生的影响，典型者表现为 T_1 加权图呈高信号，T_2 加权图呈低信号（图 6-71）。

转移瘤内呈灶性出血者，主要应与间变性星形细胞瘤和胶质母细胞瘤内出血鉴别，间变性星形细胞瘤和胶质母细胞瘤常呈不规则厚壁环形强化，周围水肿不如转移瘤明显，肿瘤范围常较转移瘤大，常为单发肿瘤。氢质子波谱也可为两者的鉴别诊断提供重要的信息。缺乏 NAA 波和 Cr 波提示转移瘤。如果肿瘤周围区域 Cho 波增高，可能为恶性胶质瘤浸润性生长。

另外，淋巴瘤和白血病脑实质转移在 CT 扫描时也可表现为高密度，类似于出血，其原因是肿瘤细胞排列密集和核浆比例高。

（5）钙化型

即转移瘤内出现钙化。罕见。主要见于骨源性肿瘤和乳腺癌脑转移（图 2-29，图 6-62），也可见于肺癌脑转移（图 2-30），常呈散在斑点状钙化。钙化常见于中心有坏死的转移瘤的外围实质部分。病变周围明显水肿，询问或检查

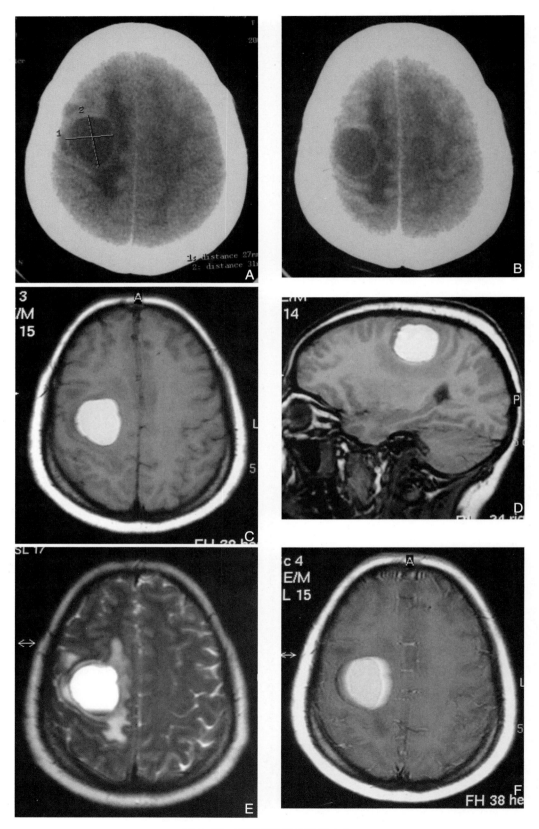

图 6-65　肺癌囊性脑转移瘤出血

　　CT 平扫(A)示右顶叶囊性病变,CT 增强扫描(B)环壁轻度强化。MRT₁加权图横切位(C)和矢状位(D)示囊内
为高信号,为出血征象。T₂加权图(E)也呈高信号。增强扫描(F)无明显强化。

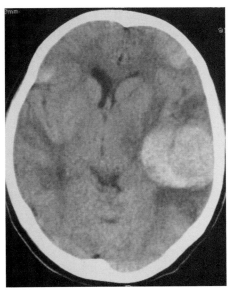

图 6-66　肺癌出血性脑转移
CT 平扫示脑实质内多发转移瘤呈高密度。

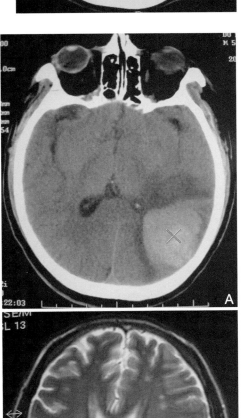

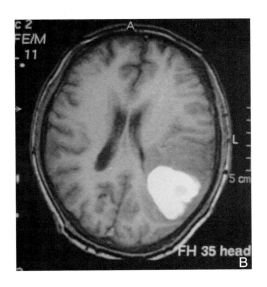

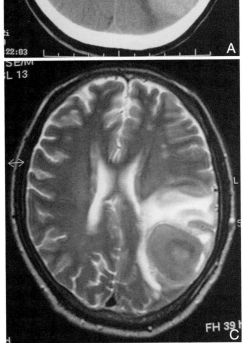

图 6-67　肺癌出血性脑转移
MRT$_1$ 加权图（A）示左顶后出血性转移瘤呈高信号，T$_2$ 加权图（B）呈等信号，周围水肿呈高信号。

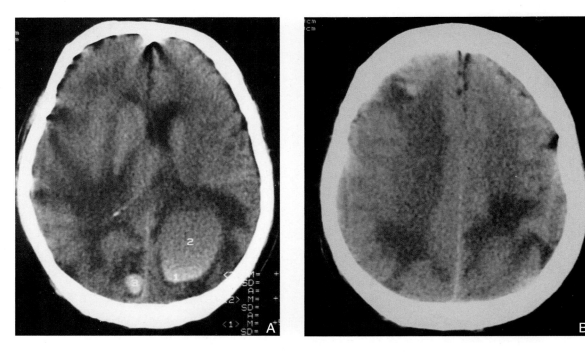

图 6-68　黑色素瘤脑转移

CT 平扫(A,B)示双侧半球后部多发高密度肿瘤,为黑色素瘤脑转移出血。

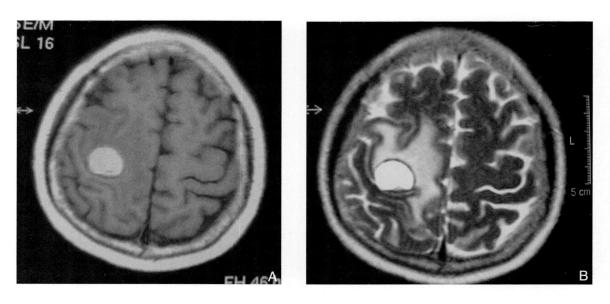

图 6-69　肺癌出血性脑转移

MR T₁ 加权图(A)示右顶后出血性转移瘤呈高信号,T₂ 加权图(B)也呈高信号,周围水肿呈高信号。

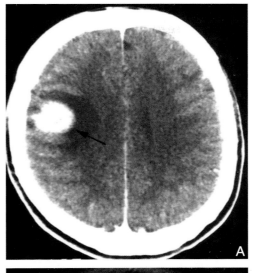

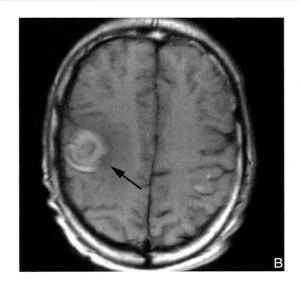

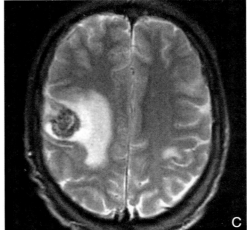

图 6-70　黑色素瘤脑转移

　　CT 平扫(A)示右额后高密度肿瘤,周围水肿呈低密度。MRT₁加权图(B)呈高信号(箭头)。T₂加权图(C)肿瘤为不均质低信号,周围水肿呈高信号。

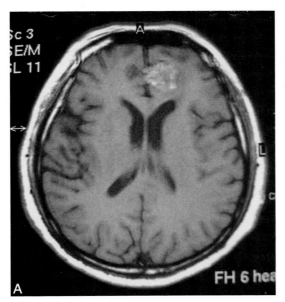

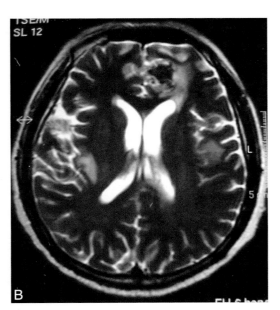

图 6-71　黑色素瘤脑转移

MRT₁加权图(A)示左侧额叶肿瘤呈高信号,T₂加权图(B)呈低信号。

病人有无骨的恶性肿瘤和乳腺有无肿瘤，一般不容易误诊。

（6）特殊类型

由于黑色素中含有的稳定的自由基使其表现出顺磁性，自由基中不配对的电子和水质子相互作用导致 T_1 和 T_2 弛豫时间缩短，所以，典型的恶性黑色素瘤脑转移表现为 MRT_1 加权图呈高信号，T_2 加权图呈低信号（图 6-71），这是恶性黑色素瘤脑转移的特征性改变。

胃肠道癌脑转移 MR 表现也可较特殊，T_1 加权图呈低信号或等信号，T_2 加权图也呈低信号（图 6-72），其原发癌为黏液腺癌，不合并出

血，病理上可见铁的沉积增多。T_2 加权图呈低信号的原因可能与病灶内蛋白黏液成分有关。

6.4 大脑半球非肿瘤性病变

许多非肿瘤性病变也可引起不同程度的占位效应，需要与肿瘤性病变鉴别。

6.4.1 化脓性脑炎

化脓性脑炎（pyogenic encephalitis）是由于化脓性细菌进入脑组织引起的炎性改变。

化脓性脑炎的致病菌多种多样，主要感染

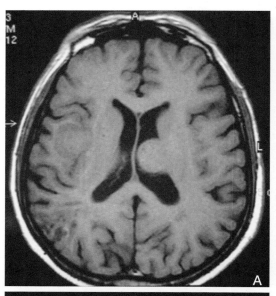

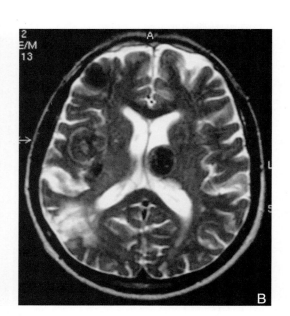

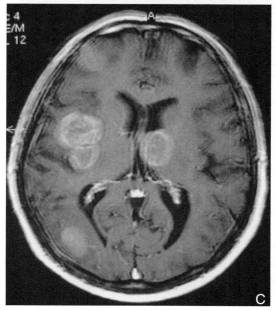

图 6-72 结肠腺癌脑转移

MRT_1 加权图（A）示脑内多发肿瘤呈等信号，T_2 加权图（B）呈低信号，增强扫描（C）显著强化。

途径包括：①脑外感染经血行播散到脑最常见；②中耳乳突和副鼻窦感染及颅骨骨髓炎直接扩散到脑实质；③颅脑穿通伤、颅骨开放骨折、颅脑手术后引起颅内感染；④硬膜先天或后天缺损引起颅内感染。

临床表现一般不典型，可表现有头痛、发热、乏力等全身症状，可出现抽搐、轻瘫和意识障碍等。

化脓性脑炎早期，CT 和 MR 均显示病变区水分增多，CT 平扫时呈低密度，境界不清。MR T_1 加权图呈低信号，T_2 加权图呈很高信号。由于病变区充血和水肿，常有轻到中度的占位效应，病灶大、水肿显著者可以有明显的占位效应。早期做增强扫描，病灶内通常无强化。炎症进一步发展，可造成脑软化、病灶内斑点状出血及血脑屏障的破坏，此时做增强扫描，病灶区内可显示斑点状不规则强化，强化多限局于灰质内，类似于脑梗死的强化表现。肿块效应的范围和程度明显超出脑灰质强化的范围和程度，是此期细菌性脑炎与脑梗死鉴别的重要根据。当然两者的鉴别，参考临床情况更为重要。

6.4.2 脑脓肿

化脓性脑炎未能得到及时有效的治疗，其病变中心坏死液化，则形成脑脓肿（brain abscess）。

脑脓肿以颅内占位性病变为主要临床表现。表现为颅内压增高。位置表浅的脓肿可引起癫痫发作，不同部位的脑脓肿可出现相应的局部定位体征。临床血常规检查可见白细胞增高，急性期以中性粒细胞为主，以后则以淋巴细胞为主。

CT 平扫，脓肿内的脓液表现为边缘清楚的低密度区，脓壁表现为高密度或稍高密度的环。MR 检查，脓肿内的脓液在 T_1 加权图上表现为低信号，在 T_2 加权图上呈很高信号，弥散加权图上也表现为高信号。脓肿形成初期，不管是 T_1 加权图还是 T_2 加权图，信号常表现为不均质性。在慢性期，脓液于 T_1 加权图可接近于等信号，常呈稍低信号。脓壁信号变化在不同时期可稍有所不同，脓肿形成早期，脓壁在 T_1 加权

图呈稍高信号，在 T_2 加权图为低信号，亚急性期，T_1 加权图及 T_2 加权图脓壁都为稍高信号，到慢性期，T_1 加权图脓壁为等信号，T_2 加权图为低信号。CT 和 MR 增强扫描，脓肿壁呈显著环状强化，环形强化的特点是环壁薄而厚度均匀，内壁光滑而有张力（图 6-73）。脓腔液体不强化。

不典型脑脓肿主要包括：少数脓壁环状强化也可厚薄不均，不规则或伴有结节性强化。母子脓肿形成时呈大小环重叠强化（图 6-74）。产气菌感染时脓肿内可出现气液平面。

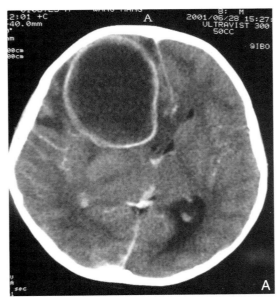

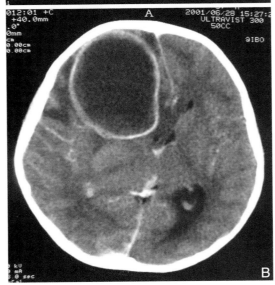

图 6-73 脑脓肿

CT 增强扫描（A,B）示右额叶脑脓肿呈环形强化，环壁薄而厚度均匀，张力高。

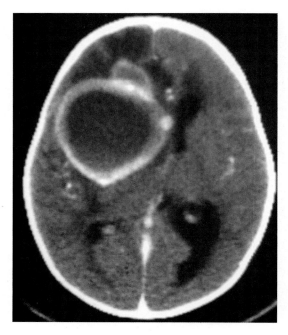

图 6-74　母子脓肿
CT 增强扫描示右半球巨大脑脓肿呈环形强化，环壁薄而厚度均匀，张力高，其前方有小脓肿与其相连，脓肿内密度稍高于脑脊液。

脑脓肿经抗炎治疗后脓壁逐渐增厚，脓腔渐缩小，直至最后消失，此时则呈结节样强化。

根据脑脓肿环形强化的特点，环壁薄且厚度均匀，内壁光滑而有张力，脑脓肿一般诊断不难。主要应与环形强化的囊型脑转移鉴别。弥散加权成像（DWI）对两者的鉴别很有用，脑脓肿中心是由细菌、炎性细胞、黏蛋白、细胞碎屑组成的酸性液体，比较黏稠，使水分子的弥散受到限制，同时水与大分子的结合也限制了其弥散运动，因此，脑脓肿在弥散加权成像时表现为高信号，囊型转移内为肿瘤坏死囊变，为较清亮的液体，细胞成分少，黏稠度低，因此水分子的弥散运动受限小，在弥散加权成像表现为低信号。囊型脑转移瘤环型强化的环壁常有局限性增厚或局部壁有结节。另外，结合临床病史常可明确诊断。

脑脓肿的环形强化还需要与其他感染性病变引起的环形强化鉴别。脑结核瘤的环形强化，其中央部分密度常较脑脓肿高，呈脑组织密度，可出现点状钙化或强化，称为靶样征，是结核瘤的特征性表现。脑肺吸虫病的环形强化常表

现为聚集在一起的多环样强化。脑囊虫的环形强化通常较小，环壁较厚者与小脓肿或保守治疗后的脓肿很难区别。

6.4.3　病毒性脑炎

随着病毒学和免疫学技术的进展，证实许多中枢神经系统的感染为病毒所致。病毒感染的发病机理，很大程度上取决于病毒和宿主细胞的相互作用。

病毒通过在皮肤或粘膜形成感染灶，先在局部淋巴细胞中增殖，然后进入血液形成病毒血症，通过血脑屏障进入中枢神经系统，形成脑内感染。

病毒感染后脑的病理改变主要包括病毒的直接损害和组织的病理反应，后者是宿主对病毒抗原免疫反应的结果。因病毒种类和株型不同，在脑内可引起各种不同的组织反应，且病变的范围和性质与病毒的种类及机体反应性有关。不同的病毒可以引起相似的临床症状和病理改变，而相同病毒又可有表现程度的差异。所以，一般认为，根据影像学表现来区别是何种病毒感染是非常困难的。但绝大多数病毒性脑炎的共同特点是容易累及脑灰质，这种特点在 MR 检查时可以很好显示，表现为 T_2 加权图脑灰质高信号，以累及皮层灰质最多见，在 T_2 加权图表现为脑回样高信号，另外一个特点是病灶多发，可见多处脑皮层受累及（图 6-75）。有几种病毒性脑炎影像学表现有一定的特点，包括：①乙型脑炎和腮腺炎病毒性脑炎有侵犯基底节丘脑的趋向，需要与基底节的其他病变鉴别（见第 14 章）；②亚急性硬化性全脑炎主要表现为皮层下、脑室周围和基底节多发斑点状和斑片状病灶，需要与其他脑白质病变鉴别（见第 13 章）；③急性单纯疱疹病毒性脑炎常侵犯颞叶；④发生在大脑半球的少数病毒性脑炎可以产生明显的占位效应，类似于脑胶质瘤，可称为肿瘤样病毒性脑炎。

（1）急性单纯疱疹病毒性脑炎

急性单纯疱疹病毒性脑炎（acute herpes simplex virus encephalitis）又称为急性坏死性脑炎或急性包涵体脑炎。近年来报告增多，约占病毒性脑炎的 10%，是病毒性脑炎最常见的一

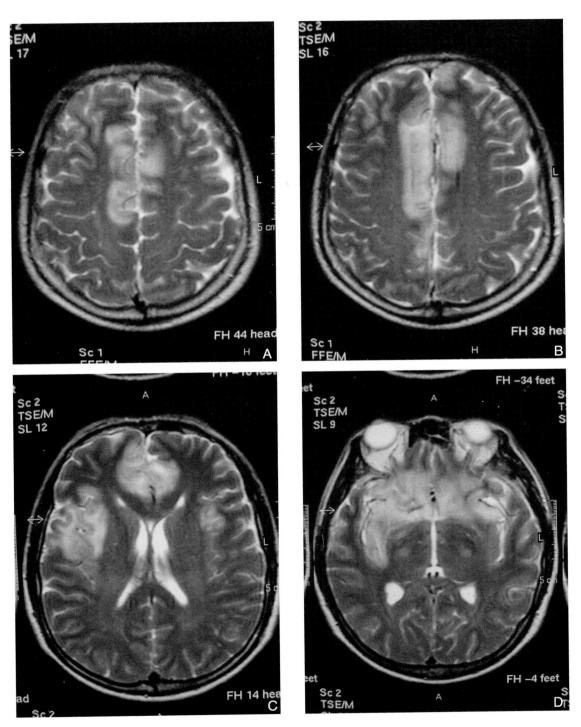

图 6-75　病毒性脑炎

MRT$_2$加权图(A,B,C,D)示双侧半球多发弥漫性高信号,主要累及脑灰质。

种，也是散发的急性致死性脑炎的最常见原因。

多数由Ⅰ型单纯疱疹病毒感染，在儿童和青年，病毒可能经嗅神经进入脑内，多数成人先引起黏膜、皮肤感染，再侵犯中枢神经系统。

临床呈急性发病，无明显的地区性和季节性。通常有一个前驱期，1d到数天，表现有头痛、头晕、肌痛、恶心、呕吐，也可有咽喉痛、全身不适等上呼吸道感染症状。体温升高，多在起病不久发生，也可在病程中才出现。早期症状主要是意识障碍及精神障碍，如嗜睡或昏迷、谵妄、精神错乱等。随疾病进展，意识障碍加深，最后昏迷。有时甚至是首先出现精神异常，反应迟钝、呆滞、言语动作减少，或激动不安、语言不连贯，定向障碍，有的出现错觉、幻觉、妄想及怪异行为。常有惊厥发作和颅压增高及脑膜刺激症状。以后出现明显的局部体征，如偏瘫、偏盲、失语、眼球偏斜、眼睑下垂、瞳孔不等大和不自主运动等，部分患者可于早期即出现去大脑皮层或去大脑强直状态。少数有黏膜或皮肤的局部疱疹（有助于诊断）。病情严重者可发生脑疝。本病死亡率高，可有后遗症。

病变可广泛分布于脑部，但常首先侵犯颞叶，单侧或双侧，可仅侵犯颞叶内侧，也可累及颞叶全部，部分病例可向额叶和枕叶发展。病灶大小不一，呈出血性坏死和血管周围炎症，病灶周围水肿。显微镜下见病灶中心正常结构消失，神经细胞变性、坏死、缺失，胶质细胞增生，神经细胞和胶质细胞可以发现 A 型核内包涵体，呈嗜酸性，呈圆形细颗粒状或不规则形，内含疱疹病毒颗粒和抗原，而胞浆内包涵体不如亚急性硬化性脑炎常见。晚期可找不到核内包涵体。急性期电镜下容易观察到神经细胞核内病毒颗粒。

脑脊液检查约 20% 正常，多数表现为压力增高，细胞数增多（数十数百或达 1000 以上，以淋巴细胞居多，有时可达数千，强烈提示诊断），蛋白轻到中度增高（多在 450mg/L 以内，偶可达 2000mg/L 以上），糖和氯化物正常。用 ELISA 单克隆抗体双夹心法测定脑脊液中单纯疱疹病毒抗原，P/N≥2.1 为阳性。早期测定脑脊液抗原可作为排除单纯疱疹病毒脑炎有价值

的依据之一。免疫学检查可以发现血清中和抗体或补体结合抗体滴度逐渐增加到 4 倍以上；脑脊液的单纯疱疹病毒抗体滴度，单分>1:80，双分则增加 4 倍以上；间接免疫荧光染色检查脑脊液特异细胞内特殊抗原。脑组织活检可发现神经细胞核内包涵体，在电镜下可见病毒颗粒，检测出荧光抗体或经免疫过氧化酶技术快速鉴定出单纯疱疹病毒抗原。

CT 平扫病变区表现为低密度区，但在病变早期 CT 扫描有可能表现为正常，而 MR 检查能够显示很早期的病变，T_1 加权图呈低信号，T_2 加权图呈高信号，豆状核常不受侵犯，病变区与豆状核之间常有非常清楚的界线，凸面向外，如刀切样，是本病较具特征性的表现（图 6-76，图 6-77）。由于病灶区水肿，约有半数以上可见占位效应，占位效应的有无及程度主要取决于病灶的大小，多数为轻到中度。占位效应一般可持续数周时间或更长。病变区内出血并不少见，通常为小灶状或线样出血，位于病灶的边缘部分，CT 上为高密度，MRT_1 加权图呈高信号，也有报告，出血可作为本病的主要征象，占据病变区的绝大部分。CT 和 MR 增强扫描变化很大，可以从不增强到弥漫性强化，但多数表现为不强化，或仅边缘部分有线状或脑回样强化。增强与否可能主要与病变的严重程度有关，另外可能与病程有关。进行性坏死期易出现强化。但也有报告，发病后数周病灶内仍有强化表现者。

急性单纯疱疹病毒脑炎在 CT 和 MR 表现上需要与颞叶脑梗死区别，临床资料对鉴别很有意义，两者的好发年龄和临床表现完全不同。出现占位效应时还需要与颞叶弥漫性星形细胞瘤区别。病毒性脑炎引起的占位效应与病变范围相比相对较轻，MR 冠位扫描可见颞叶各脑回普遍性肿大，而并非肿瘤推压移位变形。氢质子波谱对病毒性脑炎和弥漫性星形细胞瘤的鉴别很有意义，对两者鉴别诊断的准确性很高，可达到 95%~100%。弥漫性星形细胞瘤表现为 Cho 波升高，Cr 波降低，Cho/Cr 比值大于 2，而病毒性脑炎 Cho 波不增高，Cho/Cr 比值通常小于 2，少数病毒性脑炎该比值也可稍大于 2，但病变区 Cho 波不高于对侧相应部位，而肿瘤

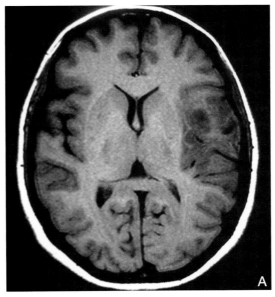

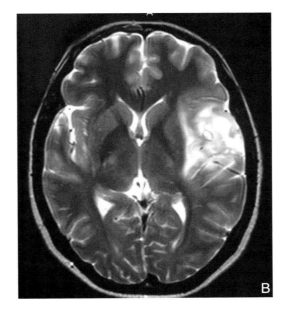

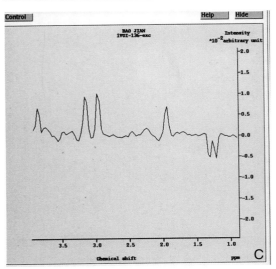

图 6-76　单纯疱疹病毒性脑炎

MRT₁ 加权图 (A) 示左侧颞叶大片状低信号，T₂ 加权图 (B) 呈高信号，基底节未受累。MRS(C) 示 NAA 波降低，Cho/NAA 比值和 Cho/Cr 比值小于 2，并有 Lac 波出现。

Cho 波比对侧高。另外，参考临床病史及相关的实验室检查对鉴别也很重要。

(2) 肿瘤样病毒性脑炎

少数发生于额叶和颞叶的病毒性脑炎、范围可以较大，直径可达 6~7cm，占位效应很显著，可引起中线明显移位，类似于肿瘤，称为肿瘤样病毒性脑炎 (tumor-like viral encephalitis)。CT 平扫时呈大片状低密度区，境界比较清楚或不清楚。MRT₁ 加权图病变区呈低信号，境界清楚。部分病变区内可发生广泛非液性坏死及液性坏死。非液性坏死部分在 T₂ 加权图呈中等高信号，很像肿瘤组织信号特点。液性坏死部分则呈很高信号。整个病变区信号不均质。

增强扫描病变区内常无强化表现。这种病毒性脑炎主要应与星形细胞瘤鉴别。以下几点常有助于病毒性脑炎的诊断：①病毒性脑炎患者，脑其他部位脑回常同时受累，在 MRT₂ 加权图表现为脑回样高信号，散在或弥漫性分布（图6-78、图 6-79），此种改变在 CT 检查时常难以显示，所以，鉴别有困难时做 MR 检查是必要的；②病毒性脑炎多不强化，而星形细胞瘤可有强化；③临床情况对鉴别很重要，急性发热，病程短，脑脊液蛋白和细胞数增多也是除外星形细胞瘤的有力依据；④MR 氢质子波谱检查时 Cho/Cr 比值小于 2 提示病毒性脑炎，但非常良性的星形细胞瘤该比值也可小于 2。

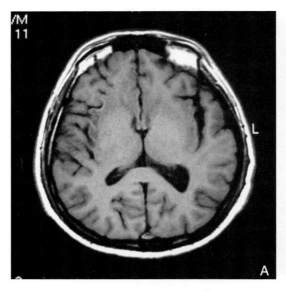

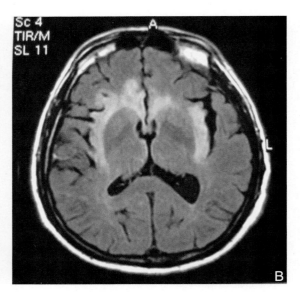

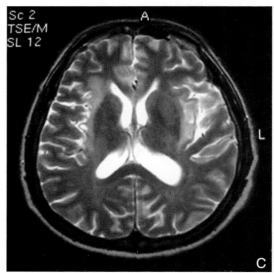

图 6-77　单纯疱疹病毒性脑炎

MRT$_1$ 加权图（A）示双侧颞叶深部条样稍低信号，T$_2$FLAIR 成像（B）和 T$_2$ 加权图（C）呈高信号，基底节未受累。

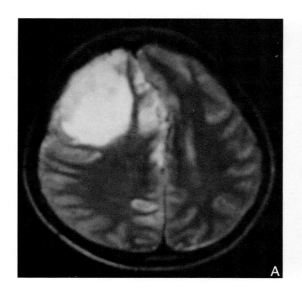

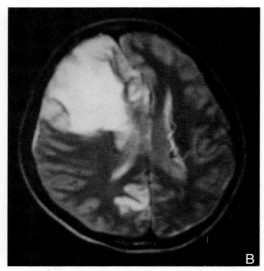

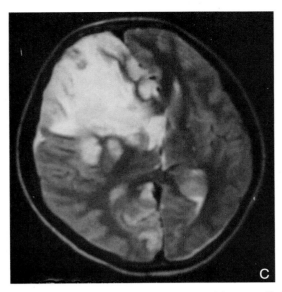
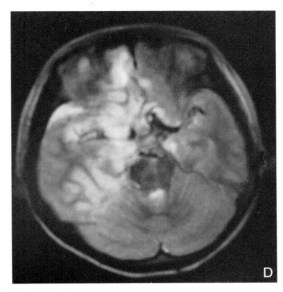

图 6-78　肿瘤样病毒性脑炎

MRT₂加权图(A,B,C,D)示右额叶大片病变呈很高信号,占位效应显著,大脑镰后部右旁及额颞底部可见脑回样高信号。

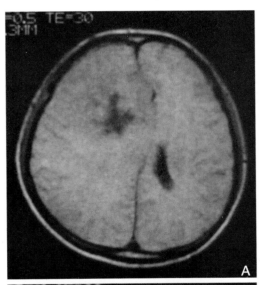
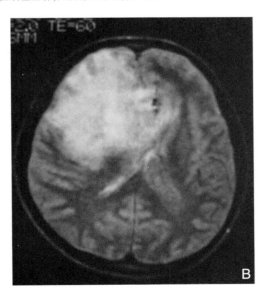

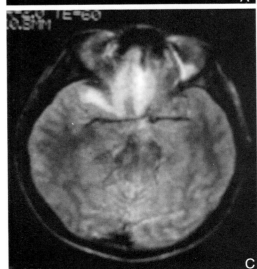

图 6-79　肿瘤样病毒性脑炎

MRT₁加权图(A)示右额叶大片病灶,呈稍低信号,境界不清楚,中央不规则更低信号为坏死区,占位效应显著,中线向对侧移位。T₂加权图(B)示病变呈高信号,不均质。下层面 T₂加权图(C)示双额叶直回及右颞叶脑回样高信号。

6.4.4　结核瘤及结核性脑脓肿

结核菌多数经血行侵入中枢神经系统。在高度敏感的个体，大量结核菌侵入可引起大片干酪样坏死。局限的干酪样病灶形成孤立性结核瘤。当干酪病灶软化，使多形核白细胞浸润，就能够形成脓肿。结核瘤（brain tuberculoma）和结核性脑脓肿（tuberculous brain abscess）主要见于儿童，临床主要表现为颅压增高和局限性神经缺少症状，包括局灶性癫痫、瘫痪、失语等。脑脊液检查主要是蛋白质增高。

结核瘤的直径可达 3~4cm，40% 为单发病灶，60% 为多发病灶，好发于半球皮质下区。CT 平扫可呈等密度、稍高密度或混杂密度。约 13% 的结核瘤可出现钙化。因结核瘤中央常有干酪性坏死，CT 增强扫描常呈环形强化，环壁通常厚薄均匀，边缘光滑，但也可不规则，环中心的密度常类似于脑组织密度（图 6-80），环内容物可以强化或钙化，环形强化加上中心强化或钙化称为靶样征，是典型的结核瘤表现（图 6-81）。结核瘤也可呈均质结节状强化，或表现为致密钙化的结节。结核瘤周围可有水肿，急性期水肿可很显著，晚期水肿程度多较轻。CT 扫描时呈低密度， 水肿较明显时可有占位效应。MR 平扫，结核瘤在 T_1 加权图呈等信号或低信号，在 T_2 加权图信号不定，新鲜病灶多呈稍高信号，老病灶常呈低信号。中心干酪性坏死的信号变化取决于坏死物内水的含量及蛋白质、脂质浓度，可呈长 T_1、长 T_2 信号、等 T_1、长 T_2 信号、等 T_1、短 T_2 信号改变。MR 强化表现同 CT 强化，呈环形强化或结节状强化（图 6-82）。

结核瘤影像学诊断比较困难。完全钙化者很难与颅内其他感染性病变引起的钙化区别。环形强化者需要与其他脑内环形强化病变区别。间变性星形细胞瘤和胶质母细胞瘤的环形强化通常较大，壁厚且很不规则。脑脓肿的环形强化特点是环壁薄且厚度均匀，内壁光滑而有张力，环内密度比结核瘤低。脑肺吸虫病的环形强化常表现为聚集在一起的多环样强化。脑囊虫的环形强化通常较小且多发，环内有头节为其典型表现，头节在 CT 上表现为稍高密度或高

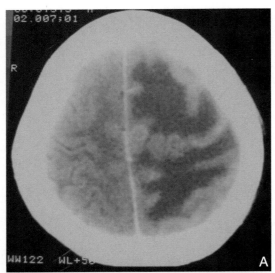

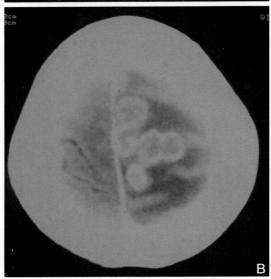

图 6-80　脑结核瘤

CT 增强扫描(A，B)示左侧顶叶内多发环形强化病灶，环内密度类似脑灰质。

密度点，MR T_1 加权图呈等信号或稍高信号。多发结核瘤病灶者需要与脑转移瘤区别，出现靶样征或者病灶内有钙化提示为结核瘤。均质强化的结核瘤，有时需要与脑原发淋巴瘤鉴别，氢质子波谱对两者的鉴别有重要意义。结核瘤在 0.9~1.6ppm（$\times 10^{-6}$）可出现明显的 Lip 波，脑正常代谢物质明显降低或缺乏，包括 NAA 波、Cr 波、Cho 波和 MI 波，而淋巴瘤表现为 Cho 波升高。

结核性脑脓肿的影像学表现与化脓性脑脓肿类似，鉴别困难。

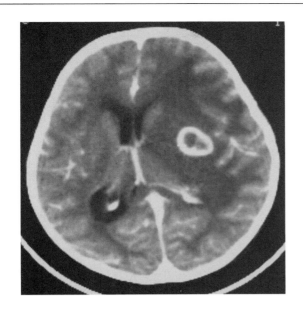

图 6-81 脑结核瘤

CT 增强扫描示左侧基底节区病灶呈环形强化，环内密度类似脑灰质，周围水肿明显。

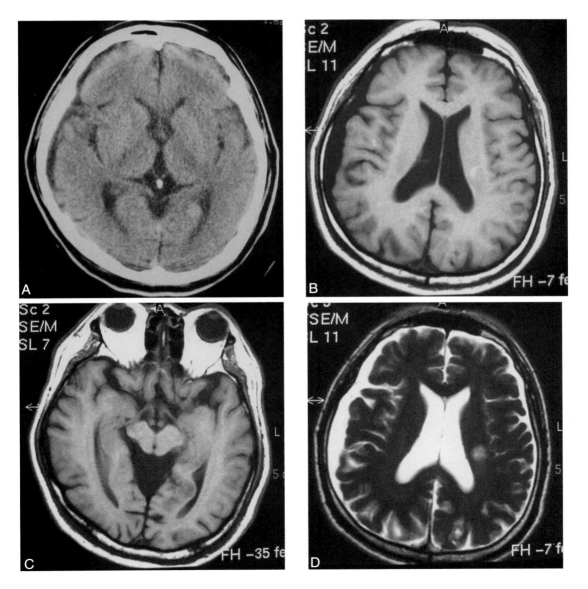

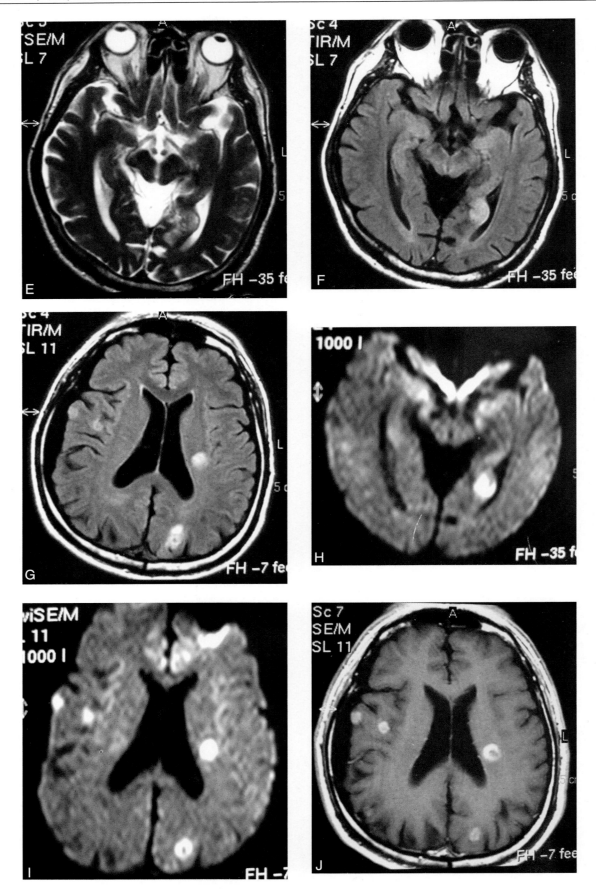

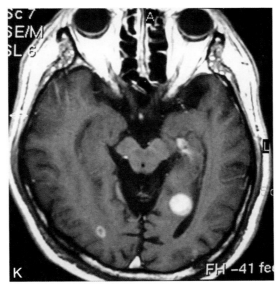

图 6-82　脑结核瘤

CT 平扫(A)示左铡枕角内侧稍高密度结节,MRT₁ 加权图(B,C)示病灶呈稍低信号,T₂ 加权图(D,
E)及 T₂FLAIR 成像(F,G)示脑实质内多发病灶呈稍高信号和高信号,DWI(H,I)示脑实质内多发病灶
呈高信号,增强 MR 扫描(J,K)示病灶显著强化,结节状或环状。

6.4.5　真菌感染

　　颅内真菌感染(fungal infection)可分为局灶性和弥漫性,局灶性感染引起真菌性肉芽肿和脓肿,弥漫性感染引起真菌脑膜炎。

　　真菌性肉芽肿和脓肿主要见于曲霉菌和毛霉菌感染,也可见于隐球菌和念珠菌。

　　临床上可以急性发病,呈暴发性。主要通过呼吸道并经血循环感染脑组织,也可由真菌性骨髓炎或淋巴结炎而致脑组织受累。

　　各种真菌感染的影像学表现变化很大,无特征性,确定诊断比较困难。

　　曲霉菌和毛霉菌颅内感染:是颅内真菌性肉芽肿最常见的原因。多由肺经血行播散侵犯脑,也可因耳、鼻、副鼻窦部直接扩散而引起。可引起颅内肉芽肿和脓肿。肉芽肿可位于脑内或脑外,巨大者可伸出颅外(图 6-83)。肉芽肿在 CT 平扫时表现为境界欠清楚的稍低密度,周围伴水肿,占位效应程度取决于肉芽肿的大小。MRT₁ 加权图呈不均匀稍低信号,T₂ 加权图呈不均匀高信号。增强扫描呈不均匀强化。脓肿在 CT 平扫表现为边缘清楚的低密度区,脓壁呈高密度或稍高密度的环。MR 检查,脓肿内的脓液在 T₁ 加权图呈低信号,T₂ 加权图呈很高信号,

弥散加权图也表现为高信号,增强扫描时脓肿壁呈显著环状强化(图 6-84)。

　　放线菌颅内感染:CT 平扫可表现为多发广泛低密度区,增强扫描低密度区内见环形强化病灶。增强的环可以很大,壁很薄,与脑脓肿相似,弥散加权图也呈高信号(图 6-85)。

　　颅内隐球菌感染:隐球菌感染颅内可在脑实质内形成大的肉芽肿,称为隐球菌瘤。CT 平扫呈等或稍高密度。周围伴有低密度的水肿,可产生不同程度的占位效应。MRT₁ 加权图,隐球菌瘤呈等信号或稍低信号,T₂ 加权图其信号强度变化很大,可呈稍低信号,也可呈明显的高信号。周围水肿在 T₂ 加权图呈很高信号。增强扫描可呈均质强化或环形强化。连续随诊观察,隐球菌瘤内也可出现钙化。钙化在 CT 上易识别,MR 不易显示。

　　隐球菌瘤可单发也可多发,单发较大时需要与脑肿瘤区别,较小多发时,需要与结核瘤及结节型转移瘤鉴别。

　　颅内念珠菌感染:主要见于糖尿病患者或因使用广谱抗菌素、激素等药物导制免疫功能低下者。念珠菌感染后,主要引起脑实质散在的肉芽肿性小脓肿、软脑膜炎及多发的小血管栓塞。发生于免疫功能低下者,CT 常表现为片

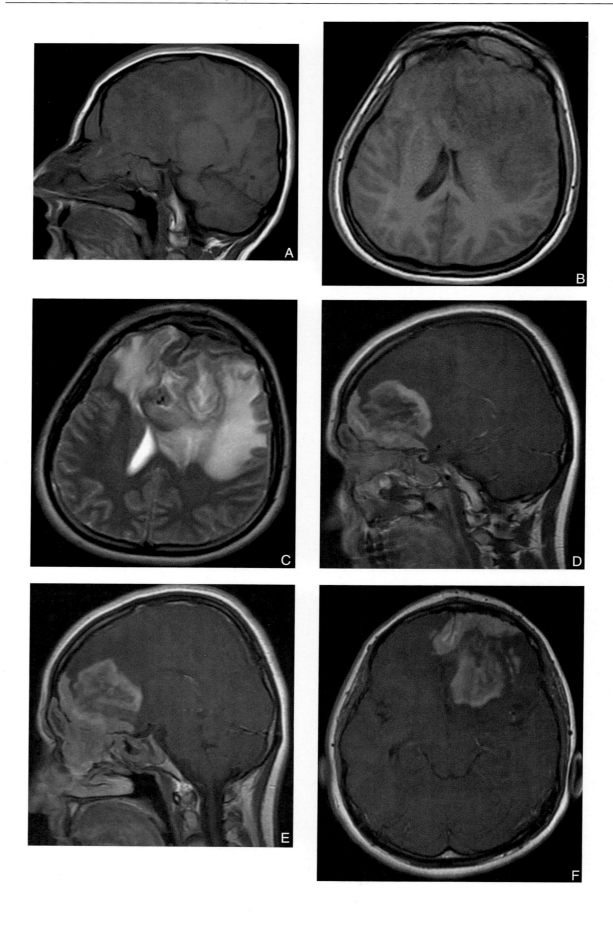

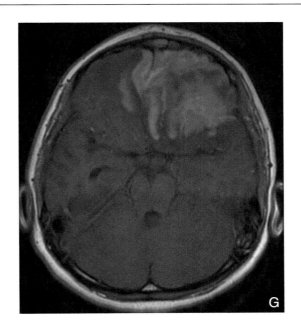

图 6-83　真菌肉芽肿(毛霉菌和曲霉菌混合感染)
　　MRT_1加权图矢状位(A)和横切位(B)示大脑半球前部巨大占位病变,向下出颅进入鼻窦,呈不均匀低信号。T_2加权图(C)见病变中央部分呈稍高不均匀信号,周围水肿呈很高信号。增强 MR 扫描矢状位(D,E)和横切位(F,G)示病变显著不均匀强化,额底部脑膜明显增厚,进入鼻窦的病变强化与颅内病变强化一致。

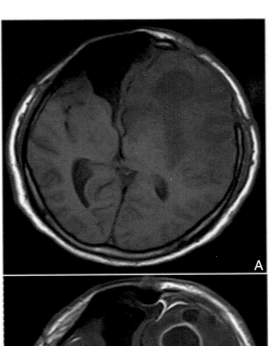

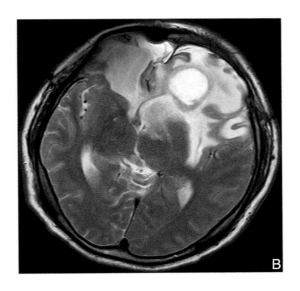

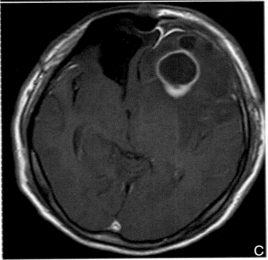

图 6-84　真菌性脓肿 (脑外伤术后毛霉菌和曲霉菌混合感染)
　　MRT_1加权图(A)示左侧额叶大片低信号,中央见圆形更低信号区为脓肿。T_2加权图(B)示脓肿壁呈等信号,脓液和周围水肿呈高信号。增强扫描(C)呈环形强化。

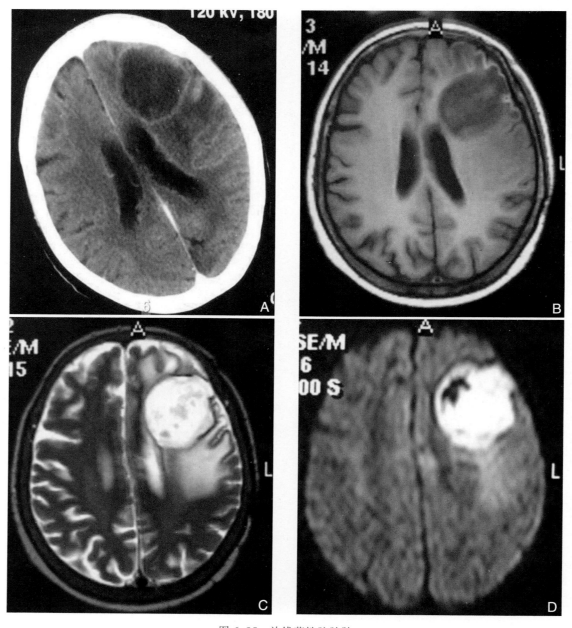

图 6-85　放线菌性脑脓肿

CT 增强扫描(A)示左额叶病灶呈环形强化,MRT₁加权图(B)脓液呈低信号,脓肿壁呈等信号,T₂加权图(C)脓液呈高信号,脓肿壁呈等低信号,周围水肿呈高信号,DWI(D)脓肿呈高信号。

状境界不清的低密度区，不强化。发生于一般病人时，则常呈脓肿表现，壁可厚可薄，脓腔内密度较一般脑脓肿高，呈等或稍低密度，此点有助于与细菌性脓肿区别。增强扫描呈环形强化。

6.4.6　脑囊虫病

囊虫病是猪绦虫的幼虫（囊尾蚴）寄生于人体的各种组织所引起的疾病，幼虫经血循环播散，寄生于脑内者称为脑囊虫病（cerebral cysticercosis）。

吞食猪绦虫的虫卵，经小肠消化液作用，六钩蚴脱囊逸出，穿过肠壁，经血循环至脑，逐渐发育成囊尾蚴，在脑内寄生。

脑囊虫病是最常见的脑部寄生虫感染性疾病，在我国西北、东北、华北和华东地区属很常见的疾病。

病理上，囊虫的囊壁上有一小结，即头节，囊内有少量清亮液体及囊尾蚴。死亡的囊虫可钙化，表现为钙化的小结节。

脑囊虫病临床表现复杂多样，主要表现有癫痫、颅压增高、脑膜刺激症状等。临床生化检查没有特征性，脑脊液检查可见嗜酸细胞增多。囊虫免疫试验（包括血凝、补体结合、和酶联免疫吸附试验）对诊断仅有参考作用，表现为阳性者不能确定诊断，表现为阴性者也不能排除诊断。所以，脑囊虫病的影像学诊断对临床非常重要。

根据脑囊虫累及的部位分为脑实质型、脑室型、蛛网膜下腔型和混合型。

脑实质型脑囊虫病多位于大脑皮质，也可见于脑白质，但基底节区和小脑少见。

脑实质内脑囊虫的演变过程可以分为4期：①囊泡期。见于活囊虫。②胶样囊泡期。见于囊虫刚死后，囊壁增厚蜕变，并释放出某些代谢产物引起周围脑组织水肿。③结节期。死亡的囊虫进一步收缩，囊壁增厚，头节钙化，周围水肿减轻。④钙化期。可于急性期后8个月内出现，也可发生在10年后或更长的时间，仅遗留钙化点。钙化仅见于脑实质型，不见于脑室型和蛛网膜下腔型。

急性期脑实质囊虫主要表现为脑实质内囊性病灶或者大片状水肿，前者称为囊泡型，后者类似于脑炎，称为脑炎型。囊泡型又根据囊泡大小分为大囊型和小囊型，以小囊型最多见。

脑炎型见于脑囊虫感染的急性期，CT平扫表现为半球脑实质内低密度区（图6-86）。MR T_1 加权图呈低信号，T_2 加权图呈很高信号区（图6-87）。病灶广泛时，可引起明显的占位效应。病灶也可散在位于脑皮质，病变区脑组织水肿，肿胀，有占位效应时，表现为脑沟、脑裂、脑池变小或消失，侧脑室也可有受压变形，但一般无中线移位。增强扫描病变区无强化。与其他脑炎区别困难，主要应结合病史及临床有关化验。若为单发较大病灶，占位效应明显时，还应与良性星形细胞瘤鉴别。

大囊型脑囊虫病，常表现为半球脑实质内单个大囊性病变，通常呈类圆形，如果为多个囊尾蚴融合生长而形成时可呈轻度分叶状，CT平扫囊内密度接近于脑脊液，境界比较清楚。MR T_1 加权图及 T_2 加权图囊内容物均似脑脊液信号。囊肿较大或周围水肿显著时，可有明显的占位效应。增强扫描囊壁及囊内容均不强化。大囊型多同时有多发小囊型病灶存在，CT平扫时表现为脑实质内多发散在小的囊性低密度区，圆形，境界清楚，直径多在3~10mm。典型者囊性低密度病灶内可见高密度小结节影，为囊虫头节，但也可看不到头节，少数病灶周围可有

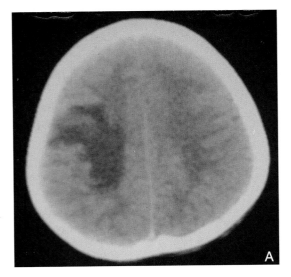

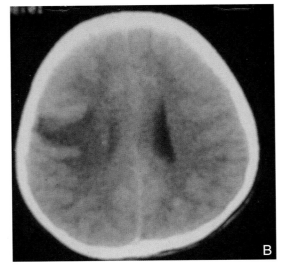

图6-86 脑炎型脑囊虫病
CT平扫(A，B)示右侧顶叶大片水肿，呈低密度。

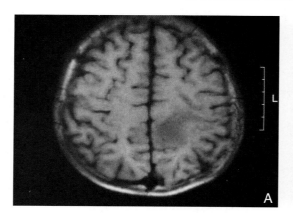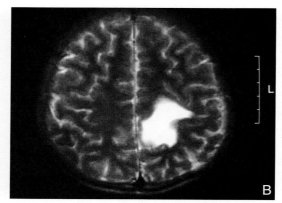

图 6-87　脑炎型脑囊虫病
MRT₁ 加权图（A）示左侧顶后大片水肿呈低信号，T₂ 加权图（B）呈高信号。

低密度水肿存在。MR 对病灶的显示优于 CT，T_1 加权图呈圆形低信号，境界清楚，头节呈一点状中等信号影，附于囊壁上或位于囊肿中心，T_2 加权图信号增高，与脑脊液信号相近似。小囊型脑囊虫病的 CT 和 MR 表现通常比较典型，囊内出现头节为其特征，表现特殊，容易诊断。大囊型脑囊虫病也常与囊虫钙化灶同时存在。

小囊型脑囊虫病周围没有水肿时不引起占位效应，主要表现为小囊性病变。胶样囊泡期的小囊型脑囊虫病常可出现明显的周围水肿，引起明显的占位效应。病灶可以单发或多发。CT 平扫见大片低密度区水肿，境界较清楚，常位于大脑皮层下及邻近脑白质，MRT_1 加权图呈低信号，T_2 加权图呈高信号。占位效应主要表现为局部脑沟脑裂闭塞和消失，严重者也可有脑室受压移位、变形或闭塞及大脑中线结构的移位。小囊型脑囊虫病灶位于水肿区内，CT 和 MR 平扫可能显示。病灶呈厚壁小环样，环壁在 CT 平扫为等密度，MRT_1 加权图类似脑灰质信号，T_2 加权图类似灰质信号或信号更低，类似白质信号，病灶内可以显示头节，呈小点状高密度或高信号，也可以看不到头节。如果水肿区内的囊虫病灶靠近一侧脑实质，CT 和 MR 平扫可能很难显示，需要行增强扫描。增强 CT 和增强 MR 扫描时，水肿区内的囊虫病灶表现为环形强化。环形强化的特点是：①环小。通常为数毫米。②壁厚。相对于环的大小来说，环壁很厚，环壁的厚度常大于环内腔。③位于脑表。这种环形强化常位于皮层或皮层下白质。

④头节。环内可能见到高密度或高信号小点状头节，但也可见不到。根据上述特点，有明显水肿并出现占位效应的脑囊虫病一般不难诊断。但如果看不到头节时与皮层下小脓肿鉴别较困难。没有经过治疗的小脓肿环壁通常没有脑囊虫病的环壁厚，但小脓肿经过保守治疗后，环壁也增厚，两者常难以区别。弥散加权成像对鉴别有帮助。在弥散加权成像上脓肿呈高信号，而脑囊虫呈低信号。

6.4.7　脑包虫病

人体感染细粒棘球绦虫后，少数幼虫经血循环侵入脑内形成囊肿，称为脑包虫病（brain hydatid disease）或脑包虫囊肿。脑包虫病少见，仅占包虫病的 1%~2%。主要见于畜牧区，我国西北、华北、西藏等地均有散发。

脑包虫囊肿的囊壁分内外 2 层，外层为纤维膜，内层为微白色半透明包膜，内层为棘球蚴本身形成的胚层，可产生囊液和子囊，每个子囊含有 3~5 个头节，每个头节可发展成 1 个完整的包囊。囊内充满无色透明液体，外观与脑脊液类似。囊内液体含有毒蛋白，溢出后可导致组织变态反应。包虫囊内含有游离于囊液的育囊、子囊（脱落的育囊）和原状蚴，子囊数可达数百以上。包囊破裂后，原子蚴可在邻近形成新的囊肿。包虫数年后死亡，囊液变混浊，囊壁钙化。

临床主要表现为癫痫和颅压增高症状。

脑包虫病的影像学表现包括 2 种形式：原

发性脑包虫囊肿通常为单发，常累及顶叶和额叶，表现为巨大的脑实质内囊肿。囊肿呈类圆形、境界清楚。囊壁外侧往往接近脑表面，占位效应显著。囊内容物的 CT 密度及 MR 信号类似于脑脊液。囊壁常有钙化，钙化呈完整或不完整的壳状或结节状，增强扫描囊壁一般不强化，囊周围一般无水肿（图 11-1，图 11-2）。大囊内含多个小囊是脑包虫的特征，即囊内囊，大囊和小囊的 CT 密度和 MR 信号可能有差别，或者可见大囊内小囊的壁，据此可确定脑包虫病的诊断。继发性脑包虫常表现为多发囊肿，囊肿可大可小，可呈圆形、卵圆形或略不规则，周围可有水肿，囊壁可钙化（图 11-3），增强扫描囊壁可强化。

根据流行病史和上述影像学表现，脑包虫病通常容易诊断。临床免疫学检查也是确定诊断的重要方法。包括卡松尼（Rqsoni）皮内过敏试验和血清免疫学试验，前者方法简单，阳性率在 90% 以上，但假阳性反应较高。后者多选用间接血凝试验和酶联免疫吸附试验检测病人血清抗体，阳性率约为 90%。

6.4.8 脑肺吸虫病

肺吸虫病是一种人畜共患的自然源性寄生虫病，是由于人吞食半生或生的带有囊蚴的河蟹而感染。成虫虫体呈肥胖扁形，棕红色，平均大小为 10.0mm×5.0mm×4.2mm，雌雄同体，因卵巢与子宫并列于腹部吸盘之后，故称并殖吸虫，常寄生于肺部发病，故称肺吸虫病。若成虫或虫卵进入颅内导致脑组织损坏即称为脑肺吸虫病或脑型肺吸虫病（cerebral paragonimiasis）。是最常见的肺外病变。约占肺吸虫病的 20%~30%。

吞食的活囊蚴在小肠内膜脱出，穿透肠壁进入腹腔并继续向四周组织穿行。在移行过程中，蚴虫逐渐发育为成虫。虫体沿纵隔向上，经颈动脉和破裂孔入颅，首先侵犯颞、枕叶，然后向上向前累及额叶。

肺吸虫侵犯脑实质后，主要引起 3 种改变：①虫体在脑实质内游走穿行，造成脑组织机械性损伤和破坏，呈小孔洞状，即"隧道"征。CT 平扫时表现为条状低密度，MRT$_1$ 加权图呈条状低信号，T$_2$ 加权图呈高信号。MR 对"隧道"征的观察明显优于 CT。隧道内常见少量出血，CT 扫描时难以显示，MRT$_1$ 加权图表现为不规则小条样高信号。增强扫描时呈不规则条样强化影，以 MR 增强扫描显示效果好。②虫体在脑组织内长时间停留或较多虫卵聚集，浸润和破坏脑组织，形成肺吸虫性脑脓肿。CT 平扫时，肺吸虫性脑脓肿的壁呈等密度环或高密度环，腔内密度常较细菌性脓肿稍高，而与结核性脓肿相似。MRT$_1$ 加权图上环壁可呈高信号，代表脓肿壁有出血，脓液在 T$_1$ 加权图呈低信号，在 T$_2$ 加权图呈高信号。增强 CT 和增强 MR 扫描时呈环形强化，脓肿大者环壁较薄，脓肿小者环壁较厚。肺吸虫性脑脓肿常为多房性，或数个小脓肿互相聚集于一起，具有一定的特征性。脓肿周围可有不同程度的水肿，水肿明显者可引起明显的占位效应。③肺吸虫性肉芽肿，肉芽肿在 CT 平扫时呈等密度结节肿块，增强扫描时呈均质结节状强化。脑肺吸虫病常为多发性，上述几种改变可同时出现在同一病人。病变后期，病灶内可发生钙化，斑点状或壳状，以多发壳状钙化聚集于一起最为典型。

脑肺吸虫病主要应与脑结核、脑脓肿及脑转移瘤鉴别，"隧道"征、隧道内或脓肿壁有出血和多发环形强化聚集在一起是其典型的表现。结合流行病学资料，有生食河蟹史，肺部有感染，一般诊断不难。临床其他有诊断价值的方法还包括脑脊液检查发现虫卵，肺吸虫皮内试验阳性，血及脑脊液 ELISA 和补体结合试验阳性。

6.4.9 脑血吸虫病

血吸虫病是指血吸虫寄生于门静脉系统，排出大量虫卵，阻塞肝及肠系膜静脉而引起的一系列临床症状。若成虫或虫卵由静脉系统随血流进入脑内，造成脑组织病变，称为脑血吸虫病（brain schistosomiasis），是血吸虫病常见的异位病变。脑血吸虫病约占血吸虫病的 3%。

血吸虫病流行于我国长江流域以南，以青壮年多见。

脑血吸虫病的基本病理改变是以虫卵为中心的炎性肉芽肿。多发布于脑皮层深部，大小不等，与结核瘤十分类似。病灶周围脑白质明显水肿。

急性期主要以脑水肿为主要表现，类似于脑炎或脑梗死。CT 平扫，脑实质内见大小不一、程度不同的低密度水肿区，境界模糊，有占位改变，脑室可受压变形。MR T_1 加权图呈低信号，T_2 加权图呈高信号。一般无强化表现。

慢性期脑血吸虫病主要在脑实质内形成局灶性肉芽肿，可表现为多发小结节或单发大结节，或两者同时存在于同一个体。CT 平扫呈等密度或稍高密度，周围有水肿，有占位表现。小结节也可被水肿掩盖不能显示。MR T_1 加权图结节与脑灰质等信号或稍低信号，T_2 加权图呈高信号，与周围水肿信号类似或稍低于水肿信号。增强扫描对显示肉芽肿病灶很重要，结节呈明显均质强化，也可呈环形强化。小结节直径 0.2~0.9cm，大结节直径 1.5~3.6cm。多发小结节多聚集在脑的局部或分布于 1~2 个脑叶，大结节多由慢性肉芽肿结节互相融合而成，可引起明显的占位效应。

影像学确诊本病困难，急性期与脑炎、脑梗死及其他原因所致脑水肿很难区别，慢性期表现为多发小结节病灶者则需要与脑内的多发结核瘤和转移瘤区别。多发结核瘤常弥漫性分布于双侧半球，多合并有结核性脑膜炎或伴有其他部位结核，而脑血吸虫病的多发小结节一般局限于 1~2 个脑叶，有聚集的现象。转移瘤周围水肿更明显。单发大结节有时需要与胶质瘤区别。流行病史对鉴别诊断非常重要。临床有用的诊断方法包括大便中找到虫卵或孵化阳性，免疫学检查包括环卵沉淀试验（COPT），冻干血细胞间接血凝试验（IHA）和酶联免疫吸附试验（ELISA）等。必要时可试验性治疗后动态复查，对抗血吸虫治疗有良好效果者，可诊断为脑血吸虫性肉芽肿。

6.4.10 神经梅毒

神经梅毒（neurosyphilis）是由苍白密螺旋体引起的一种晚期梅毒。在梅毒感染数周或数月后，中枢神经系统即可受到侵犯。绝大多数患者往往经过数年甚至数十年，由于机体对梅毒螺旋体的免疫反应，才出现神经症状。据统计约半数的梅毒患者都有神经梅毒，有的症状很轻微，有的症状很严重。

临床将神经梅毒分为 5 型：无症状型梅毒、脑膜梅毒、脑膜血管梅毒、实质性神经梅毒和梅毒树胶肿。无症状型指病人无症状，仅脑脊液呈轻度脑膜反应，梅毒血清反应阳性。脑膜梅毒又称梅毒性脑膜炎，主要侵犯脑膜，引起脑膜炎症反应，脑膜增厚粘连，主要累及脑底池脑膜，可引起交通性脑积水或梗阻性脑积水，CT 和 MR 表现与其他肉芽肿性脑膜炎类似，受累脑膜增厚并显著强化。血管梅毒又称梅毒性血管炎，梅毒螺旋体主要侵犯较大的血管，如脑底动脉环、豆纹动脉、基底动脉，引起动脉内膜增厚，管腔变窄，导致缺血和梗死，CT 和 MR 常表现为多发小片状脑梗死，与其他原因造成的缺血性脑梗死一样。实质性神经梅毒又称麻痹性痴呆和全身性麻痹，系大脑皮层弥漫性损害所致，临床表现为进行性痴呆。麻痹性痴呆是由于梅毒螺旋体直接侵犯脑实质和脑膜，引起脑细胞变性坏死，脑回萎缩，脑膜增厚，白质脱髓鞘改变，CT 和 MR 表现为皮层萎缩，以额部为著，脑室对称性扩大，MR T_2 加权图可见白质内多发斑片状高信号，需要与其他脑白质病变区别。梅毒树胶肿是由于感染梅毒后硬脑膜和软脑膜强烈的局限性炎性反应而形成肿块样病变，可以出现不同程度的占位效应，需要与大脑半球的其他占位性病变鉴别。

梅毒树胶肿可以于感染后任何时期发生，由于硬脑膜或软脑膜强烈的局限性炎症反应而形成肿块。病理改变与结核肉芽肿相似，由脑膜结缔组织和血管构成，中心为干酪性坏死，但坏死不彻底。周围常有明显水肿或因血管炎引起的片状梗死。临近脑膜常因为炎症反应而增厚。病变可以单发也可多发，常位于大脑凸面，靠近脑表，皮层或皮层下，直径 2.0~2.5cm。CT 平扫呈等密度或稍高密度，中心坏死区呈低密度。MR T_1 加权图呈等信号或等低混杂信号，低信号为坏死区。MR T_2 加权图为高信号或等、高、低混杂信号，其低信号是由于巨噬细胞产生顺磁性游离基非均匀地分布在干酪性肉芽肿内所致。周围水肿区在 T_2 加权图为片状高信号。病变常引起不同程度的占位效应。增强扫描病灶呈环形强化，环不规则，环壁较厚；临近脑膜常有强化，代表脑膜受累。

如上所述，梅毒树胶肿的 CT 和 MR 表现与其他脑内肉芽肿病变（如结核性肉芽肿、霉菌性肉芽肿）、小脓肿、囊虫等的环形强化类似，鉴别诊断有一定的困难，但梅毒树胶肿多起源于脑膜，靠近脑表面，与脑膜关系密切，且常有临近脑膜强化。鉴别有困难时应追问有关病史，并行血清和脑脊液的梅毒反应试验进行确诊。在 CT 和 MR 上，梅毒树胶肿与脑膜转移瘤及脑膜瘤的区别比较容易。脑膜转移瘤通常较小，中心无坏死。脑膜瘤通常较梅毒树胶肿大，如果脑膜瘤较小，中心一般也无坏死。

6.4.11　结节病

结节病（sarcoidosis）是一种慢性全身性肉芽肿病变，可累及多个系统，包括肺、皮肤、横纹肌、淋巴结、肝、脾、腹膜后、眼、骨骼和中枢神经系统。结节病的病因不明，曾认为是结核病的一种，目前认为可能是一种自身免疫性疾病。可见于任何年龄，但以 20~30 岁多见。较常见于女性。

结节病累及中枢神经系统少见，约占结节病的 2%~15%。罕见情况下，中枢神经系统受累可以是结节病的唯一表现。

结节病的典型病理改变是非干酪性坏死，Langhans 多核巨细胞或异物巨细胞，约 60% 的结节病例多核巨细胞浆内可以看到 2 种相对特征性的包涵体：一种是强嗜酸性的放射状星状小体，另外一种是含铁钙的蛋白质形成的层状小体。

结节病侵犯颅内时有 2 种类型：①累及脑膜或室管膜，表现为肉芽肿性脑膜炎。通常呈弥漫性或局限性分布于脑底部，尤其是鞍上最易受累，包括视交叉、垂体和下丘脑，表现为鞍上病变。②脑实质受累。包括脑实质非干酪坏死性肉芽肿和脑瘤样单发巨大肿块。第 1 种类型多见，第 2 种类型少见。

脑内结节病性肉芽肿或肿块常弥漫性分布于脑实质，也可单发，在脑实质内形成单个较大的肿块，类似于脑肿瘤。在 CT 平扫时呈稍高密度，MRT$_1$ 加权图呈等或稍低信号，T$_2$ 加权图呈高信号。肿块境界比较清楚。周围可有轻度水肿。增强扫描可以强化或不强化。在已知为结节病的患者，发现脑实质内肿块，应考虑到结节病性肉芽肿可能。若无其他系统结节病时，与其他 CT 平扫呈等密度或稍高密度均质强化的肿瘤和肉芽肿鉴别困难，激素治疗后肿块缩小，有助于诊断。

6.4.12　脑梗死

脑梗死（brain infarction）又称缺血性脑卒中，是缺血性脑血管病中最常见的一种疾病。

临床上将脑缺血分为 3 种情况：①一过性脑缺血发作。也称短暂性脑缺血发作（TIA）。表现为突然发作的局部神经功能短暂性缺失，持续时间小于 24h，可完全恢复，不遗留神经功能障碍。②可复性脑缺血。突然发作的局部神经功能缺失，持续时间可超过 24h，可缓慢恢复到正常，不遗留神经功能障碍。③完全性脑缺血。即缺血性脑梗死。

颅内外大中动脉及其主要分支因为血栓形成或栓子阻塞而造成的脑梗死称为动脉闭塞性脑梗死，脑内大血管的毛细血管分布的交界区发生的脑梗死称为分水岭性脑梗死，脑深部穿通动脉闭塞引起的小梗死灶称为腔隙性脑梗死。特殊部位的梗死也可给予特殊的命名，如脑干梗死、小脑梗死、基底节梗死、丘脑梗死、皮层脑梗死等。梗死区有出血时称为出血性脑梗死。

动脉闭塞性脑梗死以大脑中动脉最常见，也可出现在其他较大的血管，常造成半球较大面积的梗死，于梗死发生后 2~15d 内，可因病变区脑组织肿胀显著，出现明显的占位效应，有时需要与大脑半球其他有占位效应的病变区别。

脑梗死可分为超急性期（6h 内），急性期（6h 至 3d），亚急性期（3d 至 3 周）和慢性期（3 周至 3 月）。

脑梗死后的最初数小时，在 CT 扫描时可能表现有基底节及其周围结构模糊不清，灰白质分界模糊或消失，局部脑皮层肿胀，脑沟闭塞消失，大脑中动脉或受累动脉呈高密度，也可能没有异常表现。MR 检查对观察皮层肿胀和脑沟闭塞比 CT 更好，以 T$_1$ 加权图显示最好，梗死后 2h 即可看到。梗死后 2~4h，部分病例 T$_2$ 加权图就有可能见到梗死区信号升高。

梗死后 8~24h，CT 扫描可见梗死区密度进行性降低，范围扩大，累及灰质和白质，低密度区边缘逐渐清晰（图 6-88，图 6-89）。通常在梗死后 24h，MRT$_2$ 加权图均呈阳性表现，即梗死区呈高信号，而此时，T$_1$ 加权图仅约半数表现出梗死区低信号。

梗死后 3~5d，由于细胞毒性水肿和血管性水肿加重，可出现明显的占位效应，大面积脑梗死的占位效应可以非常严重，可以表现有脑室受压移位、变形或闭塞，也可表现有大脑镰等中线结构的移位。1 周后，占位效应开始逐渐减轻，一般于梗死后 3 周，脑水肿及占位效应基本消退，少数也可持续更长时间。

脑梗死进入慢性期，CT 扫描时密度更加均匀和降低，逐渐接近于脑脊液密度，MR 信号也逐渐接近于脑脊液信号，形成脑软化，出现脑萎缩。

病变区形态和范围主要取决于动脉闭塞的部位及侧枝循环形成的情况，可呈以皮层为基底的楔形、大片不规则状、类圆形等，多与动

脉分布的范围一致。

CT 增强扫描，在梗死后第 2~4 周，有约 90% 的梗死区出现强化，偶尔，注射造影剂后梗死区低密度变成等密度，如果没有 CT 平扫，可能造成漏诊。梗死区强化常不均匀，可呈多灶性、线样、带状、周边性和环形强化。

MR 增强扫描，在梗死后 1~3d 常可见到梗死区脑膜强化，其原因尚不清楚，可能与反应性血管充血有关。梗死后 2d，MR 增强扫描即可显示梗死区强化，梗死后 1~2 周，几乎所有病例在 MR 增强扫描时均出现强化。通常皮层比白质更容易强化，表现为脑回样强化，是脑梗死的特征性强化表现。当强化出现在发病后 3d 内，强化区的范围超过 T$_2$ 加权图高信号的范围时，提示病人可能为可复性脑缺血，在 1~2d 内，T$_2$ 高信号和异常强化可消失。

弥散加权成像比常规 MR 检查能更早地发现脑梗死。脑梗死后数分钟到数小时，梗死区弥散速度下降，弥散加权成像呈高信号（图 6-90）。通常在梗死后 3h，弥散加权成像均可清楚显示病变。脑梗死后数日内，血管性水肿加重，细胞外间隙水增多，弥散速度逐渐加快，直到与脑组织相同（约在脑梗死后 10d），但仍低于纯水和脑脊液，此时，弥散加权成像呈等信号。慢性期及脑软化时，产生快速弥散，其速度接近脑脊液，弥散加权成像呈脑脊液样低信号。由于梗死不同时期弥散速度和弥散加权成像信号完全不同，所以，弥散加权成像也可以用于区别新旧梗死病灶。新鲜梗死在弥散加权成像上呈高信号，亚急性期梗死呈等信号或者稍低信号，陈旧梗死呈低信号，脑软化灶呈脑脊液样低信号。

MRA 可显示闭塞的血管，梗死区血管分支消失或明显减少（图 6-91，图 6-92）。

灌注加权成像可以明确脑血流灌注减少的区域和程度，梗死中心区几乎没有灌注或完全无灌注。与弥散加权成像对照，可以确定缺血半影区。急性期脑梗死，灌注异常区常较弥散异常区大，非常接近最终脑梗死的范围，超出弥散异常区的灌注异常区为缺血半影区，缺血半影区常为低于正常脑组织灌注的低灌注，是可以恢复的缺血区，紧急介入治疗最有效。

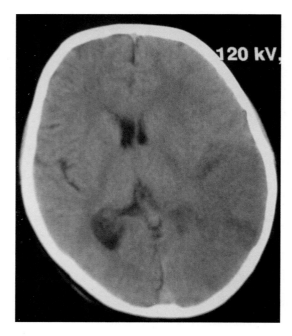

图 6-88　脑梗死

CT 平扫示左颞枕叶大片低密度，占位效应显著，左侧侧脑室枕角消失。

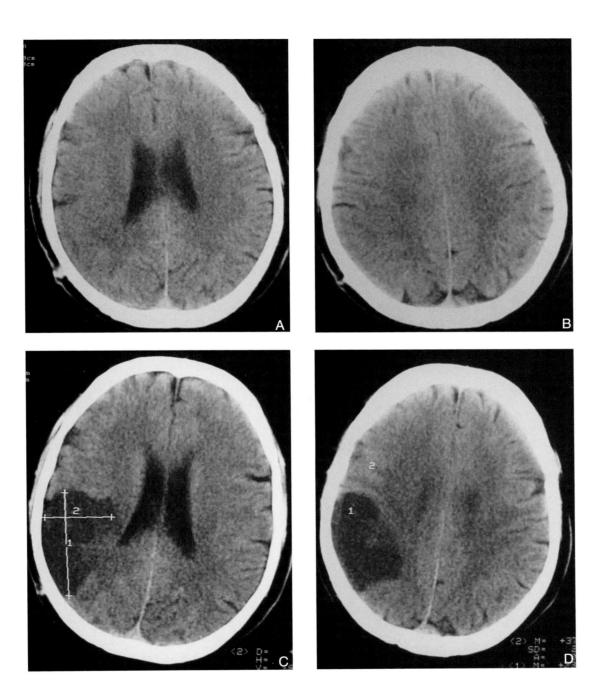

图 6-89　脑梗死

发病后 10hCT 平扫(A,B)示右侧顶后脑组织肿胀,脑沟消失,1 天后 CT 平扫(C,D)示梗死区呈大片低密度。

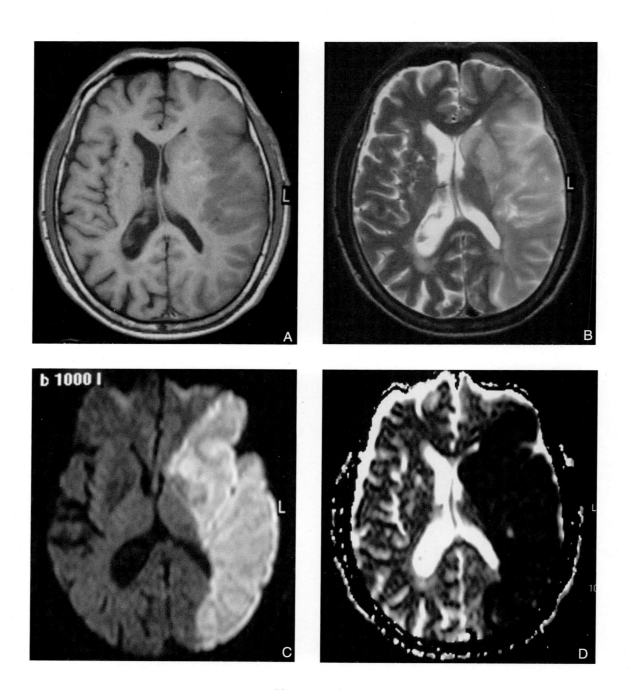

图 6-90 脑梗死

MRT$_1$加权图(A)示左侧半球大片低信号,T$_2$加权图(B)及 DWI(C)呈高信号,同时累及灰质和白质,ADC 图(D)呈低信号。

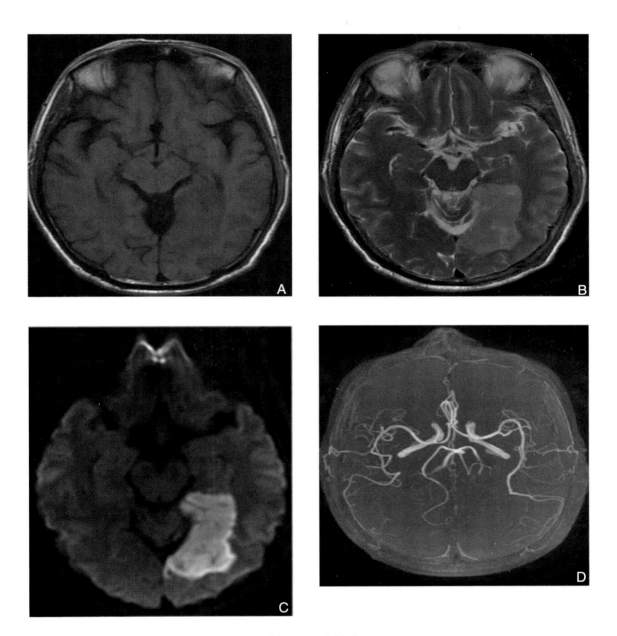

图 6-91　脑梗死

MRT₁加权图(A)示左侧枕叶部分肿胀,信号降低,T₂加权图(B)和DWI(C)呈高信号。MRA(D)见左侧大脑后动脉远段闭塞。

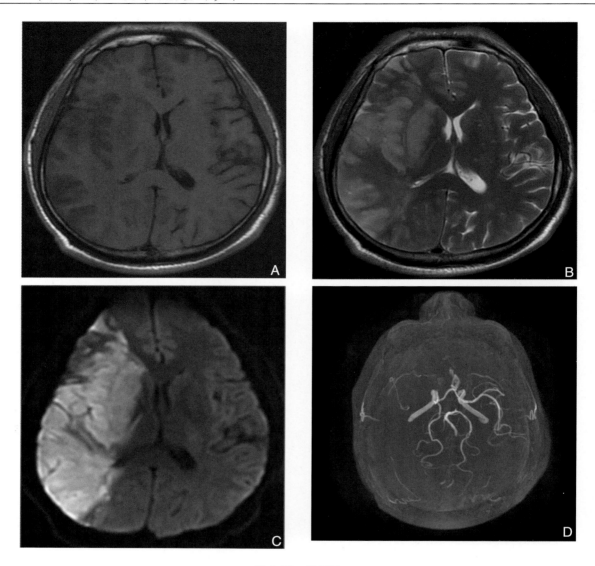

图 6-92　脑梗死

MRT_1加权图(A)示右侧大脑半球肿胀,信号降低,T_2加权图(B)和DWI(C)呈高信号。MRA(D)见右侧大脑中动脉远段闭塞。

　　MR 氢质子波谱对脑梗死的诊断也有重要意义。在脑缺血后 90min 即可显示 Lac 波升高,早于弥散加权成像的 ADC 降低 (图 6-93)。另外还可为脑梗死预后的判断提供重要的信息,可恢复的缺血区 Lac 波中度升高、NAA 波无变化或仅轻度降低,而 Lac/Cho 比值升高、NAA/Lac 比值降低区将发展为完全梗死,慢性期梗死 Lac 波降低,NAA 波也明显降低。

　　影像学表现特点并结合临床发病情况,动脉闭塞性脑梗死诊断通常不难。有些临床表现不典型的脑梗死需要与低级别的星形细胞肿瘤区别,区别的要点包括:①脑梗死常同时累及

灰质和白质,且常以灰质受累为主,这种特点在 CT 平扫时有时难以显示,而 MR 多方位扫描确定比较容易,而星形细胞瘤起源于脑白质,且以累及白质为主或仅累及白质;②位于皮质的较大范围脑梗死,虽可同时累及其下的白质,但梗死区形态多较特殊,呈楔形,底位于脑表皮质,尖指向脑室;③脑梗死的范围常与脑动脉分布区一致,而星形细胞肿瘤的水肿沿白质扩散,肿瘤本身呈浸润性生长,多无明显分布规律;④增强扫描对鉴别意义重大,尤其是 MR 增强扫描,明显的脑回样强化提示脑梗死的诊断;⑤脑梗死发病突然,常于睡眠后或休息情

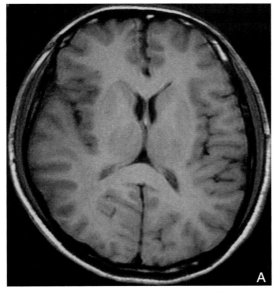

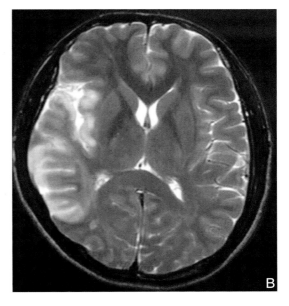

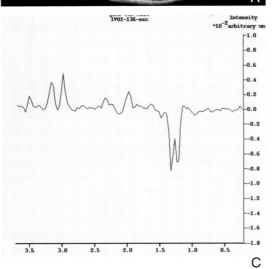

图 6-93　脑梗死

MRT$_1$ 加权图（A）示右侧颞叶肿胀，信号降低，T$_2$ 加权图（B）呈高信号。MRS（C）示 Lac 波显著。

况下突然发生，1~2d 内达高峰，而星形细胞肿瘤发病缓慢，呈进行性加重，病程长；⑤急性脑梗死和星形细胞肿瘤在氢质子波谱上的表现完全不同。星形细胞肿瘤表现为 NAA 波明显降低，Cr 波中度降低，Cho 波升高，急性脑梗死 NAA 波也降低，但急性脑梗死的特征性波谱改变为出现明显的 Lac 波。

　　分水岭性脑梗死病变部位特别，位于大脑前动脉与大脑中动脉交界区者称为前分水岭性脑梗死，位于大脑中动脉与大脑后动脉交界区者称为后分水岭性脑梗死（图 6-94），通常诊断不难。

　　腔隙性脑梗死主要分布于深部脑白质，表现为脑白质斑片状或斑点状病灶，主要应与其

他脑白质病变鉴别（详见第 13 章），发生在基底节和丘脑者需要与其他基底节和丘脑病变区别（详见第 14 章），发生在脑干者需要与脑干其他病变区别（详见第 17 章），发生在胼胝体者需要与胼胝体其他病变区别（详见第 10 章）。出血性脑梗死需要与其他脑实质内出血鉴别（详见第 3 章）。皮层脑梗死需要与其他脑皮层病变区别（详见第 13 章）。

6.4.13　放射性坏死

　　放射治疗是颅内肿瘤、头颈部肿瘤及脑血管畸形常用的治疗方法，放射治疗后可以引起脑的损伤，主要包括放射性坏死和放射性脑白质病。

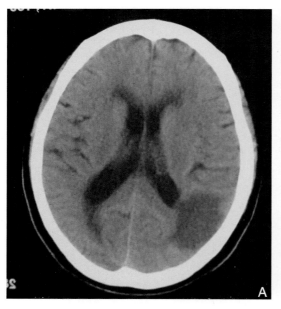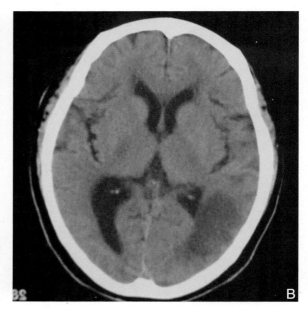

图 6-94　分水岭性脑梗死

CT 平扫(A,B)示左侧大脑中、后动脉供血交界区片状低密度。

放射性坏死（radiation necrosis）并不十分少见，是放射治疗后的一种亚急性并发症，通常出现在放射治疗后半年内，可发生在照射野内的任何部位，单发或多发。

放射性坏死在病理上主要表现为脑白质的凝固性坏死，急性期伴有血管纤维素样坏死，慢性期坏死灶周围为新生的血管。

CT 平扫放射性脑坏死区呈大片状低密度，周围为不同程度的水肿，也表现为低密度，MRT$_1$ 加权图放射性脑坏死区呈低信号，T$_2$ 加权图呈高信号或稍高信号，通常在 T$_2$ 加权图上坏死灶信号明显低于周围水肿信号，周围水肿区呈很高信号。增强 CT 和增强 MR 扫描呈环状、花环状或不规则斑片状强化，周围水肿不强化（图 6-95）。根据坏死灶大小和水肿的范围和程度不同，表现有不同程度的占位效应，严重者

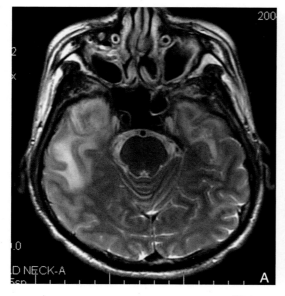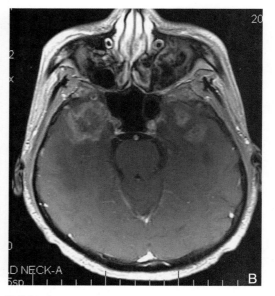

图 6-95　放射性坏死

鼻咽癌放射治疗后 MRT$_2$ 加权图(A)示双侧颞叶底部大片水肿,MR 增强扫描(B)示双颞叶不规则多发强化病灶。

可以表现有中线结构的明显移位。

　　脑内肿瘤放射治疗后发生的放射性脑坏死主要应与肿瘤复发鉴别，脑外头颈部肿瘤放射性脑坏死主要应与脑转移区别，常规 CT 和 MR 平扫和增强扫描鉴别常较困难。氢质子波谱能够提供有用的鉴别诊断信息。放射性脑坏死无 Cho 波，NAA 波和 Cr 波明显降低或消失，可以出现明显的 Lip 波（图 6-96），肿瘤复发表现有 Cho 波增高，转移瘤表现为 NAA 波和 Cr 波消失。

　　放射性脑白质病是放射治疗后的一种迟发性并发症，主要表现为脑白质弥漫性脱髓鞘，需要与其他脑白质病变鉴别。

6.4.14　其他非肿瘤性占位病变

　　其他一些非肿瘤性病变也偶尔会出现占位

效应，需要与大脑半球的肿瘤和非肿瘤性占位病变鉴别，如脱髓鞘性假瘤、Kufs 病等。

　　典型的脱髓鞘病变表现为脑白质内多发散在斑片或斑点状 CT 低密度和 MRT$_2$ 高信号，通常无明显的占位效应。表现为占位性肿块的脱髓鞘病变罕见，此类病变在病理学上与多发性硬化和急性播散性脑脊髓炎有相似之处，但又不完全等同，称为脱髓鞘性假瘤。脱髓鞘性假瘤在光镜下可见大量密集的淋巴细胞在血管周围呈套袖状浸润，髓鞘破坏区有大量单核及巨噬细胞，其细胞质内为吞噬的髓鞘组织，同时伴有较多的肥胖型星形细胞增生，而轴索相对保留。随着病程延长，巨噬细胞和肥胖型星形细胞逐渐减少，纤维型星形细胞增生明显。脱髓鞘性假瘤在 MR 上主要表现为局灶性肿块，

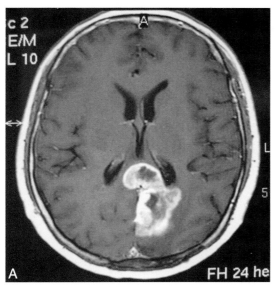

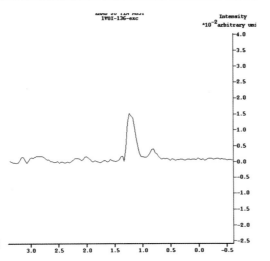

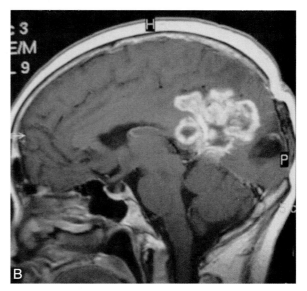

图 6-96　胶质瘤放射治疗后放射性坏死

MR 增强扫描横切位(A)和矢状位(B)示胼胝体压部和左顶枕部不规则强化，MRS (C) 示 NAA 波、Cr 波和 Cho 波均消失，出现明显的 Lip 波。

通常单发，MR 信号均质或混杂，可有囊变，多有占位效应和周围水肿，出血少见，增强 MR 扫描呈条状、环形或均质显著强化。脱髓鞘性假瘤与强化的星形细胞瘤鉴别困难，容易误诊，甚至冰冻病理切片也有可能将急性期病变误诊为肥胖型星形细胞瘤，将慢性期病变误诊为纤维型星形细胞瘤，需要进行特殊染色区别。

少数 Kufs's 病例（见第 14 章），病变可以累及双侧额叶白质并横贯胼胝体，出现明显的占位效应，需要与胶质母细胞瘤等肿瘤鉴别。

参考文献

1　曹连义，刘昕.线粒体脑肌病一例.临床放射学杂志，1999，18：260

2　陈长青，陈晨，陈常勇，等.原发性脑内恶性淋巴瘤的 CT、MRI 诊断.临床放射学杂志，2004，23：283-286

3　陈谦，戴建平，高培毅，等.颅内血管外皮细胞瘤的磁共振影像研究.实用放射学杂志，2003，19：289-292

4　陈孝柏.脑内神经节胶质瘤的 MRI 诊断.实用放射学杂志，2003，19：980-983

5　陈星荣，沈天真.原发性黑素细胞病变.中国医学计算机成像杂志，2003，9：201-207

6　董江宁，施增儒，吴寒梅，等.脑血吸虫性肉芽肿 CT 和 MRI 表现与分型探讨.中华放射学杂志，2004，38：144-148

7　董兆虎，赵辉，许继宁，等.颅内包虫病的 CT 诊断.实用放射学杂志，2001，17：450-452

8　邓克学，沈天真，陈星荣.恶性脑膜瘤 CT 与 MRI 诊断的比较研究.临床放射学杂志，1997，16：136-138

9　方松华，胡建斌，章士正，等.大脑胶质瘤病的 MRI 诊断.中华放射学杂志，1999，33：227-229

10　方松华，邓丽萍，金梅，等.颅内神经元肿瘤的影像诊断.中华放射学杂志，2001，35：205-208

11　高培毅，林燕，孙波，等.脑内原发恶性淋巴瘤的 MRI 研究.中华放射学杂志，1999，33：749-752

12　葛鹏飞，罗毅男，付双林，等.颅内黑色素瘤的 CT 和 MRI 诊断.中华放射学杂志，2004，38：581-583

13　关长群，刘剑立，郭平，等.颅内血管外皮细胞瘤的 CT、MRI 诊断.中国医学影像技术，1999，15：178-181

14　耿承军，陈君坤，卢光明，等.原发性中枢神经系统淋巴瘤的 CT MRI 表现与病理对照研究.中华放射学杂志，2003，37：246-249

15　耿道颖，沈天真，陈星荣，等.星形胶质细胞瘤 MRI 与病理对照研究.中华放射学杂志，1999，33：79-81

16　耿道颖，沈天真，陈星荣，等.颅脑血管外皮细胞瘤的 CT、MRI 与病理对照研究.中国医学计算机成像杂志，2000，6：304-306

17　韩本谊，沈天真，冯晓源.颅内血管外皮细胞瘤的 CT 和 MRI 表现.中华放射学杂志，1999，33：287-290

18　黄胜，耿道颖，巴奇，等.脑内原发淋巴瘤的 MRI 诊断价值.放射学实践，2004，19：23-25

19　靳松，戴伟英，闫世鑫，等.颅内血管外皮细胞瘤的 CT、MRI、DSA 诊断.临床放射学杂志，2002，21：340-343

20　康立清，张敬，张云亭.额叶星形母细胞瘤一例.临床放射学杂志，2003，22：616

21　李文方，马立公，鲍海华，等.脑结核瘤的磁共振成像.临床放射学杂志，2001，20：905-907

22　李文华，孙莲萍，薛建平，等.儿童脑多形性黄色星形细胞瘤的 MRI 分析.放射学实践，2004，19：491-493

23　李建军，王兆熊.大脑胶质瘤病.中国医学计算机成像杂志，1997，3：276-279

24　梁文倩，成官迅，阎静，等.脑室外神经细胞瘤的 MRI 表现.放射学实践，2012，27：735-738

25　林炳权，许乙凯，曹晶，等.颅内神经元及混合性神经元-胶质瘤的 MRI 表现及病理对照.中国临床医学影像杂志，2010，21：457-460

26　刘军波，郭勇，高建英.新型隐球菌肺脑合并感染一例.中华放射学杂志，1999，33：862-863

27　刘亚武.缺血性脑中风的影像学表现：国外医学临床放射学分册，2004，27：129-135

28　刘智惠，王涛，谢立旗.颅内黑色素瘤一例.临床放射学杂志，2000，19：465

29　马林，蔡幼铨，高元桂，等.中枢神经系统脱髓鞘性假瘤的 MRI 表现.中华放射学杂志，2002，36：601-604

30　马隆佰.幕上脑实质室管膜瘤 5 例 CT 诊断分析.临床放射学杂志，2000，19：736-737

31　潘功茂，刘光彦.脑膜孤立性髓外浆细胞瘤一例.临床放射学杂志，2000，19：342

32　毛启玉，何小鹏.新型隐球菌性脑脓肿 CT 误诊一例.放射学实践，2003，18：376

33　沈伟文，陈爽，高伟民，等.颅内淋巴瘤的 MRI 诊断.临床放射学杂志，2000，21：422-426

34　石从艳，郭双平，李青，等.高级别星形母细胞瘤 1 例临床病理分析.临床与实验病理杂志，2008，24：696-698

35　孙骏谟，田志雄，张在鹏，等.脑血吸虫病CT分型探讨.临床放射学杂志，1999，18：523-525

36　王承缘，周义成，王文辉，等.脑血吸虫病的CT诊断.中华放射学杂志，1988，22（增刊）：21-24

37　王晓东，郭玉林，冶秀鹏.恶性脑膜瘤MR诊断.实用放射学杂志，2004，20：407-409

38　王小宜，寥伟华，姜新雅，等.神经梅毒的磁共振成像表现.中华放射学杂志，2002，36：348-350

39　文明，缪体宗，郑履平，等.树胶肿型神经梅毒的影像学表现（附三例报告）.中华放射学杂志，2003，37：117-119

40　伍建林，沈天真，陈星荣，等.脑内神经节细胞瘤一例.中华放射学杂志，1995，29：352

41　夏爽，倪红艳，祁吉.MR弥散加权成像在鉴别颅内环形强化病变的价值临床放射学杂志，2004，23：375-378

42　谢淑萍，李冬华，曹家康，等.脑胶质瘤病的临床和MRI研究.中华放射学杂志，2001，35：277-281

43　谢学斌，方昆豪，桑林毅.颅内少突胶质细胞瘤CT病理对照研究.中华放射学杂志，1996，30：562-563

44　邢海芳，戴建平，艾林，等.MELAS型线粒体脑肌病长期误诊一例.中华放射学杂志，2003，37：374-375

45　杨小平，张念察，李坤成，等.中枢神经系统原发淋巴瘤——影像学与病理对照分析.临床放射学杂志，1997，16：12-16

46　杨小平，李坤成，卢洁，等.线粒体脑肌病的影像诊断价值.中华放射学杂志，2004，38：414-417

47　杨秀军，彭仁罗，陈登明，等.颅内黑色素瘤的CT和MRI特征.中华放射学杂志，1995，29：45-46

48　余永强，余长亮，刘斌，等.免疫状态正常人脑原发淋巴瘤的CT MRI特征（附9例报告）.中华放射学杂志，1999，33：520-524

49　姚立新，姚春杨，钱万科，等.脑型肺吸虫病的MRI表现.放射学实践，2004，19：274-276

50　鱼博浪，王泽忠，杨广夫，等.病毒性脑炎的CT和MRI诊断.中华放射学杂志，1995，29：837-840

51　鱼博浪，王世捷，张明，等.幕上脑实质室管膜瘤CT和MR.诊断中华放射学杂志，1997，31：765-769

52　张权，李威，张云亭，等.累及皮层的脑内外肿瘤MRI定位诊断.临床放射学杂志，2004，23：371-374

53　张权，张敬，张云亭.乳头状胶质神经元肿瘤的影像学特点（4例报告及文献复习）.临床放射学杂志，2010，29：1304-1307

54　朱明旺，戴建平，陆荣庆，等.颅脑孤立性浆细胞瘤的MR影像学表现.中国医学影像技术，1998，14：572

55　Adachi Y，Yagishita A，Gangliogliaomas：characteristic imaging findings and role in the temporal lobe epilepsy.Neuroradiology，2008，50：829-834

56　Andreula CF，Tarantino A，Ladisa P.MR study of herpes simplex meningoence phalitis.Rivista Di Neuroradiogia，1996，9：261-263

57　Arbelaez A，Castillo M，Armac DM.Imaging features of intraventricular melanoma.AJNR，1999，20：691-693

58　Armington WG，Osborn AG，Cubberley DA，et al.Supratentorial ependymoma：CT appearance.Radiology，1985，157：367-341

59　Berger JR，Waskin H，Pall L，et al.Syphilitic cerebral gumma with HIV infection.Neurology，1992，42：1282-1287

60　Bergui M，Zhong J，Bradac GB，Sales S.Diffusion-weighted images of intracranial cyst-like lesions.Neuroradiology，2001，43：824-829

61　Bertoletto M.Hemangiopericytoma of great omentum and CT appearance.Eur Radio，1996，6：454-458

62　Brightbill TC，Ihmeidan IH，Post MJ，et al.neurosyphilis in HIV-positive and HIV-negative patients：Neuroimaging findings.AJNR，1995，16：703-711

63　Brigtte D，Tadeuz S，Guus K，et al.Use of diffusion-weighted MR imaging in differential diagnosis between intracerebral necrotic tumors and cerebral abscess.AJNR，1999，20：1252-1257

64　Bulakbasi N，Kocaoglu M，Ors F，et al.Combination of single-voxel proton MR spectroscopy and apparent diffusion coefficient calculation in the evaluation of common brain tumors.AJNR，2003，24：225-233

65　Butzen J，Prost R，Chetty V，et al. Discrimination between neoplastic and nonneoplastic brain lesions by use of proton MR spectroscopy. The limits of accuracy with a logistic regression model. AJNR，2000，21：1213-1219

66　Castillo M，Davis PC，Taker Y，et al.In tracranial gangliogliomas：MR，CT and clinical findings in 18 patients.AJNR，1990，11：109-114

67　Castillo M，Smith JK，Kwoch L. Correlation of myoinositol levels and grading of cereval astrocytomas.AJNR，2000，21：1645-1649

68　Chang KH，Lee JH，Han MH，et al.The role of contrast-enhanced MR imaging in the diagnosis of neurocysticercosis.AJNR，1991，12：509-512

69　Chang KH，Han MH，Roh JK.Gd-DTPA enhanced

MR imaging in intracranial tuberculosis.Neuroradiology, 1991, 238: 340-344

70 Chiechi MV, Smirniotopoulos JG, Mena H.Intracranial hemangiopericytoma: MR and CT features. AJNR, 1996, 17: 1365-1371

71 Ching HT, Clark AE, Hendrix VJ, et al.MR imaging appearance of intracerebral schistosomiasis.AJR, 1994, 162: 693-694

72 Coates R, Von sinner W, Rahm R.MR imaging of an intracerebral hydatid cyst.AJNR, 1990, 11: 1249-1250

73 Devi BI, Bhatia S, Kak VK, et al.Spontaneous haemorrhage associated with a brain abscess.Childs Nev Syst, 1993, 9: 481-482

74 Davidson HD, Steiner.Magnetic resonance imaging in infections of the central nervous system.AJR, 1985, 6: 499-504

75 Dejesus O, Rifkinson N, Negron B.Cystic meningiomas: a review.Neurosurgery, 1995, 36: 489-492

76 Del Carpio-O Donovan R, Korah I, Salazar A, et al. Gliomatosis cerebri.Radiology, 1996, 198: 831-835

77 Demir K, Karsli AF, Kaya T, et al.Cerebral hydatid cysts: CT finding.Neuroradiology, 1991, 33: 22-24

78 Desprechins B, Stadnik T, Boerts G, et al.Use of diffusion-weighted MR imaging in differential diagnosis between intracerebral necrotic tumors and cerebral abscesses. AJNR, 1999, 20: 1252-1256

79 Draout S, Abdenabi B, Ghanem M, et al.CT of cerebral tuberculoma.J Comput Assist Tomogr, 1987, 11: 594-597

80 Ei-Fiki M, Ei-Henawy Y, Abdel-Rahman N.Cystic meningioma.Acta Neurochir (Wien), 1996, 138: 811-817

81 Enzmann D, Chang Y, Augustyn G.MR findings in neonatal herpes simplex encephalitis type II.J Comput Assist Tomogr, 1990, 14: 453-457

82 Ebisu T, Tanaka C, Umeda M, et al.Discrimination of brain abscess from necrotic or cystic tumors by diffusion-weighted echo planar imaging.Magn Reson Imaging, 1996, 14: 1113-116

83 Essig M, Von kummer R, Eglehof T, et al.Vascular MR contrasy enhancement in cerebrovascular disease. AJNR, 1995, 16: 223-226

84 Fellciani M, Ruscalleda J, Rovira A, et al.Cystic meningiomas in adults, computed tomographic and magnetic resonance imaging features in 15 cases.Intern J Neuroradiol, 1998, 4: 21-32

85 Felsberg HJ, Glass JP, Tien RD, et al.Gliomatosis cerebri presenting with optic nerve involvement: MRI. Neuroradiology, 1996, 38: 774-777

86 Good CD, Jager HR. Contrast enhancement of the cerebrospinal fluid on MRI in two cases of spirochaetal meningitis. Neuroradiology, 2000, 42: 448-450

87 Gordillo I, Milla JM, Escudero L, et al.Multiple intracranial hydatid cysts.Neuroradiology, 1986, 28: 285-287

88 Goyal M, Sharma A, Mishra N, et al.Imaging appearance of pachymeningeal tuberculosis. A JR, 1997, 169: 1421-1424

89 Grevo Crasto S, Soffietti R, Bradac GB, et al.Primitive cerebral melanoma: case report and review of the literature (Review) .Surg Neurol, 2001, 55: 163-168

90 Guo SP, Zhang F, Li QL, et al.Papillary glioneuronal tumor-contribution to a new tumor entity and literature review.Clin Neuropathol, 2008, 27: 72

91 Gupta RK, Jena A, Sharma A, et al.MR imaging of intracranial tuberculomas.J Comput As sist Tomogr, 1988, 12: 280-285

92 Gupta RK, Jena A, Singh AK, et al.Role of MR in the diagnosis and management of intracranial tuberculomas.Clin Radiol, 1990, 41: 120-127

93 Gupta RK, Pandey R, Khan EM, et al.intracranial tuberculomas. MRI signal intensity cor relation with histopathology and localized proton spectroscopy.Magnetic Resonance Imaging, 1993, 11: 443-446

94 Gupta R, Singh Ak, Bishnu P, et al. intracranial aspergillus granuloma simulating menin gioma on MR imaging.J Comput Assist Tomogr, 1990, 14: 457-469

95 Haddad SF, Moore SA, Menezes AH, et al.Gangliogliomas: 13 years of experience.Neurosurgery, 1992, 31: 171-178

96 Haimes AB, Zimmerman RD, Morgello S, et al.MR imaging of brain abscesses.AJNR, 1989, 10: 279-291

97 Hammersen S, Brock M, Cervos-Navarro J. Adult neuronal ceroid lipofuscinosis with clinical findings consistent with a butterfly glioma. Case report. J Neurosurg, 1998, 88: 314-318

98 Harris DE, Enterline DS.Fungal infections of the CNS. Neuroimaging Cli N Am, 1997, 7: 187-198

99 Hayes SW, Sherman GL, Stern BJ, et al.MR and CT evaluation of intracranial sarcoidosis.AJR, 1987, 149:

1043-1049

100　Hwang JH, Egnaczyk GF, Ballard E, et al.Proton MR spectroscopy characteristics of pediatric pilocytic astrocytomas. AJNR, 1998; 19: 535-540.

101　Isikar I, Ieeds NE, Fuller GN, et al.Intracranial metastatic melanoma: correlation between MR imaging characteristics and melanin content. AJR, 1995, 165: 1503-1512

102　Isimbaldi G, Sironi M, Tonnarelli GP, et al.Ganglioglioma: a clinical and pathological study of 12 cases, Clin Neuropathol, 1996, 15: 192-199

103　Iyuki Takasu, Toshio Kajima, Katsuhide Ito, et al.A case of MELAS: Hyperperfused lesion detected by non-invasive perfusion-weighted MR imaging. MRMS, 2002, 1: 50-53

104　Izerbram EK, Hesselink JR.Viral infections.Neuroimaging Clin N Am, 1997, 7: 261-280

105　Jenkins CN, Colquhoun IR.Characterization of primary intracranial lymphoma by computed tomography: an analysis of 36 cases and a review of the literature with particular reference to calcification haemorrhage and cyst formation.Clin Radiol, 1998, 53: 428-432

106　Jennings MT, Frenchman M, Shehab T, et al.Gliomatosis cerebri presenting as intractable epilepsy during early childhood.J Chi; d Neurol, 1995, 10: 37-45

107　Jinkins JR, Bazan C, Rauch R, et al.MRI of the cranium: infectious disease.MRI Decisions, 1991, 5: 18-21

108　Jinkins JR, Gupta R, Chang KH, et al.MR imaging of CNS tuberculosis.Radiol Clin Am, 1995, 33: 771-786

109　Johnson BA, Fram EK, Johnson PC, et al.The variable MR appearance of primary lymphoma of the central nervous system: comparison with histopathologic feature.AJNR, 1997, 18: 563-572

110　Kepes JJ, Rubinstein LJ, Eng LF.Plemorphic xanthoastrocytoma: a distinctive meningocerebral glioma of young subjects with relatively favorable prognosis: a study of 12 cases.Cancer, 1979, 44: 1839-1852

111　Kim DG, Yang HJ, Park IA, et al.Gliomatosis cerebri: clinical features, treatment, and prognosis. Acta Neurochir (Wein), 1998, 140: 755-762

112　Kim SH, Chang KH, Song IC, et al.Brain abscess and brain tumor: Discrimination with in vivo H-1 MR spectroscopy.Radiology, 1997, 204: 239-245

113　Kim TK, Chang KH, Kim CJ, et al.Intracranial tuberculoma: comparison of MR with pathologic findings.AJNR, 1995, 16: 1903-1908

114　Kim YJ, Chang KH, Song IC, et al.Brain abscess and necrotic or cystic brain tumor: Discrimination with signal intensity on diffusion-weighted MR imaging.Am J Roentgenol, 1998, 171: 1487-1490

115　Kioumehr F, Dadsetan MR, Rooholamini SA, et al.Central nervous system tuberculosis: MRI.Neuroradiology, 1994, 36: 93-96

116　Lanfermann H, Heindel W, Schaper J, et al.CT and MR imaging in primary non-Hodgkin 抇 lymphoma. Acta Radiol, 1997, 38: 259-267

117　Lorigan JC, David CL, Evans HL, et al.The clinical and radiologic manifestations of hemangiopericytoma. AJR, 1989, 153: 345-348

118　Louis DN, Ohgaki H, Wiestler OD, et al.The 2007 WHO classification of tumours of vthe central nervous system.Acta Neuropathol, 2007, 114: 97

119　Matsumoto K, Tamiya T, Ono Y, et al.Cerebral gangliogliomas: clinical characteristics, CT and MRI.Acta Neurochir (Wien), 1999, 141: 135-141

120　McGeachie RE, Nelson MJ.Infectious disease of the brain.Top Magn Reson Imaging, 1989, 2: 25-29

121　Negendank WG, Sauter R, Brown TR, et al.proton magnetic resonance spectroscopy in patients with glial tumors.a multicenter study.J Neurosurg, 1996, 84: 449

122　Newton HB, Dalton J, Ray-Chaudhury A, et al.Aggressive papillary glioneuronal tumor: case report and literature review.Clin Neuropathol, 2008, 27: 317

123　Ostrow T, Hudgins P.MRI of intracranial fungal infections.Top Magn Reson Imaging, 1994, 6: 22-31

124　Parsons MV, Lit T, Barber PA, et al.Combined 1HMR spectroscopy and diffusion-weighted MRI improves the prediction of stroke outcome.Neurology, 2000, 55: 498-506

125　Peeling J, Sutherland G.High-reasolution ^{1}H NMR spectroscopy studies of extracts of human cerebral neoplasms.Mgna Reson Med, 1992, 24: 123-136

126　Pizer BL, Moss T, Oakhill A, et al.Congenital astroblastoma: an immunohistochemical study.case report.J Neurosurg, 1995, 83: 550-551

127　Ponce P, Alvarez-Santullano WV, Otermin E, et al.Gliomatosis cerebri: findings with computed tomography and magnetic resonance imaging.Eur J Radiol, 1998, 28: 226-229

128　Popovich MJ, Arthur RH, Helmer E.CT of intracranial cryptococcosis.AJR，1990，154：603-606

129　Port JD，Brat DJ，Burger PC，et al.Astroblastoma：radiologic-pathologic correlation and distinction from ependymoma.AJNR，2002，23：243-246

130　Pyhtinen J，Paakko EA.A difficult diagnosis of gliomatosis cerebri.Neuroradiology，1996，38：444-448

131　Rana S，Albayram S，Lin DDM，et al.Diffusion-weighted imaging and apparent diffusion co efficient maps in a case of intracerebral abscess with ventricular extention.AJNR，2002，23：109-113

132　Ricci PE.Proton MR spectroscopy in ischemic stroke and other vascular disorders in proton MR spectroscopy of the brain.Neuroimag Clin North Am，1998，8：881-900

133　Riccio TJ，Hesselink JR.Gd-DTPA-enhanced MR of multiple crytococcal brain abscesses.AJNR，1989，10：565-566

134　Rudwan MA，Khaffaji S.CT of cerebral hydatid disease.Neuroradiology，1988，30：496-499

135　Ruscalleda J，Feliciani M，Avila A，et al.Neuroradiological feature of intracranial and intraorbital meningeal hemangiopericytomas. Neuroradiology，1994，36：440-443

136　Shakur SF，McGirt MJ，Johnson MW，et al.Angiocentric glioma：a case series.J Neurosurg Pediatr，2009，3：197-202

137　Shaw DW，Cohen WA.Viral infections of the CNS in children：imaging features.AJR，1993，160：125-133

138　Shimizu H，Kumabe T，Tominaga T，et al.Noninvasive evaluation of malignancy of brain tumors with proton MR spectroscopy.AJNR，1996，17：37

139　Shin YM，Chang KH，Han MH，et al.Gliomatosis cerebri：comparison of MR and CT feature.AJR，1993，161：859-862

140　Spoto GP，Press GA，Hesselink JR，et al.Intracranial ependymoma and subependymoma：MR manifestions.AJR，1990，154：837-841

141　Sumioka S，Kajihawa H，Yamamura K，et al. Putaminal abscess occurring at the site of hemorrhage：a case report.No Shinkei Geka，1996，24：859-863

142　Tae KK，Kee HC，Chong JK，et al.Intracranial tuberculoma：comparison of MR with pathologic findings.AJNR，1995，16：1903-1906

143　Takahiro Lizuka，FumihikoSakai. Pathogenesis of stroke-like episodes in MELAS：analysis of neurovascular cellular mechanisms.Current Neurovascular Reseach，2005，2：29-45

144　Teitelbaum GP，Otto RJ，Lin M，et al.MR imaging of neurocysticercosis.AJNR，1989，10：709-718

145　Terasaki KK，Zee CS.Evolution of central necrosis in a meningioma：CT and MR features.J Comput Assist Tomogr，1989，14：464-466

146　Thiessen B，Finlay J，Kulkami R，et al.Astroblastoma：does histology predict biologic behavior？ J Neurooncol，1998，40：59-61

147　Tien RD，Cardenas CA，Rajagopalan S.Pleomorphic xanthoastrocytoma of the brain：MR findings in six patients.AJR，1992，159：1287-1290

148　Tien RD，Felsberg GJ，Osumi，AK.Herpes virus infections of the CNS：MR findings.AJR，1993，16：167-176

149　Wasenko JJ，Hochhauser L，Stopa EG，et al.Cystic meningiomas；MR characteristics and surgical correlation.AJNR，1994，15：1959-1966

150　Woodruff WW Jr，Djang WT，Mclendon RE，et al. Intracerebral malignant melanoma：high-field-strength MR imaging.Radiology，1987，165：209-211

151　Zee CS，Chen T，Hinton DR，et al.Magnetic resonance imaging of cystic meningiomas and its surgical implications.Neurosurgery，1995，36：482-488

152　Zentner J，Wolf HK，Ostertun B，et al.Gangliogliomas：clinical, radiological, and histopathological findings in 51 patients.J Neurol Neurosurg Psychiatry，1994，57：1497-1502

153　Zhang D，Henning TD，Zou LG，et al. Intracranial ganglioglioma clinicopathological and MRI findings in 16 patients.Cin Radiol，2008，63，80-91

154　Zifko U，Wimberger D，Lindner K. MRI in patients with general pareis. Neuroradiology，1996，38：120-123

7 鞍区病变

7.1 解剖

鞍区是指蝶鞍及其周围的区域。是颅内很多病变最好发的区域之一。

蝶骨体的上面呈马鞍状，称为蝶鞍。蝶鞍的中部凹陷，称为垂体窝，容纳垂体。窝底有血管孔。窝后方的方形骨板称为鞍背，鞍背与

蝶骨体部和枕骨底部构成斜坡。斜坡在 MRT_1 加权图矢状位观察最好，其信号与年龄密切相关。婴幼儿斜坡内充满红骨髓，T_1 加权图呈均匀低信号，与桥脑信号类似，随年龄增长，黄骨髓逐渐替代红骨髓，呈高低混杂信号，24 岁后，95%的正常人斜坡在 T_1 加权图上呈均匀高信号。鞍背两外侧缘呈结节状，称为鞍背突或后床突。垂体窝的前方有圆形的隆起，称为鞍结节或前

床突。两侧前床突间距大于后床突。鞍结节前方有一横沟，其两端与视神经孔相通。

硬脑膜在蝶鞍处分为 2 层，一层紧贴于鞍底，一层紧贴于鞍结节与鞍背之间，称为鞍隔。鞍隔在 MR 冠状位质子加权图上表现为横行的薄层低信号影。鞍隔中部有 1 孔，有漏斗和垂体的血管通过，也称漏斗孔。

垂体分为腺垂体和神经垂体两部分。腺垂体分为垂体前叶、漏斗部及中间部。神经垂体分为正中隆起、漏斗蒂及神经部。正中隆起和漏斗蒂合称为垂体柄，垂体柄横径在视交叉处约 3mm，插入处约 2mm。腺垂体的中间部及神经垂体的神经部合称垂体后叶。

垂体前叶为垂体的主要部分，体积较大，占垂体的 75%。腺细胞聚集成团，由于腺细胞胞浆染色反应不同，可分为嗜色细胞合嫌色细胞两种。嗜色细胞体积大，但数目较嫌色细胞少。在一般苏木精-伊红染色切片中，胞浆中显有红色颗粒的，称嗜酸性细胞，胞浆中显有紫蓝色颗粒的，称嗜碱性细胞。嗜酸性细胞占细胞总数的 40%，可分为 2 种，分泌生长素的称生长素细胞，分泌催乳素的称催乳素细胞。嗜碱性细胞占细胞总数的 10%，分为 3 种，分泌促性腺激素的称促性腺细胞，分泌促甲状腺激素的称为促甲状腺激素细胞，分泌促肾上腺皮质激素的称为促肾上腺皮质激素细胞。促性腺细胞又分为卵泡刺激素细胞和黄体生成素细胞 2 种。嫌色细胞占细胞总数的 50%，没有分泌功能，可能为一种准备细胞，当生理需要时可转变为嗜酸性细胞和嗜碱性细胞。

垂体后叶具有多种激素，如抗利尿素，加压素和催产素。这些激素是否为垂体后叶所分泌，尚不能证明，因为在组织结构上，垂体后叶细胞不具备分泌功能，所以，这些激素可能与神经分泌有关。

供应垂体的血管主要是垂体上动脉和垂体下动脉。垂体上动脉来源于脑底动脉环，垂体下动脉为两侧颈内动脉行经海绵窦后部时发出。

在 CT 和 MR 冠状位图像上，正常垂体的上缘平直或稍凹陷，少数可稍向上凸，或在漏斗插入部见 1 小凸起。青春期或经期女性可稍凸，但对称。垂体腺高度 3~9mm（男性平均 3.5mm，

女性平均 4.8mm）。CT 平扫和增强扫描时，垂体密度通常均质，但在青春期和经期女性，CT 增强扫描可稍不均质，其内高密度强化区代表致密的腺体或血管。MR 矢状位和冠状位显示垂体最好。MRT$_1$ 加权图上，垂体前叶呈等信号，而后叶信号高于前叶，呈高信号，这是由于含抗利尿激素的神经分泌颗粒使垂体后叶 T$_1$ 值下降所致，也可能还与下丘脑神经分泌细胞轴突覆盖的磷脂、垂体柄至垂体后叶静脉血流速度缓慢有关。有 10%~15% 的正常人垂体后叶高信号不显示，可能与蝶鞍小、垂体周围低信号结构的容积效应和扫描技术不当有关。在新生儿，垂体在 T$_1$ 加权图可呈高信号，腺垂体和神经垂体没有信号差别。MR 增强扫描垂体呈显著均质强化。

蝶鞍的两侧为海绵窦。海绵窦是硬脑膜两层间的间隙。该间隙中由许多包有内皮的纤维小梁分隔成许多互相交通的小腔，形似海绵状，故称海绵窦。海绵窦的前方可达眶上裂的内侧部，向后可达颞骨岩部的尖端，长约 2cm。海绵窦外侧壁内有 3 支脑神经通过，自上而下为动眼神经、滑车神经及三叉神经的第 1 支和第 2 支。颈内动脉和外展神经位于海绵窦腔内。海绵窦下方与蝶窦间仅以薄层骨板相隔，故蝶窦炎可引起海绵窦的血栓形成。

在 CT 和 MR 冠状位图像上，海绵窦呈三角形，外侧壁平直或稍内陷，在 T$_1$ 加权图和 T$_2$ 加权图均呈低信号。海绵窦内的颈内动脉也呈流空低信号。增强 MR 扫描时，海绵窦显著强化，其内的颅神经不强化，呈相对低信号。

蝶鞍上方主要是下丘脑的一些结构，自前向后分别为视交叉、漏斗、灰结节和乳头体。灰结节为 1 锥状隆起，向下延伸为漏斗。乳头体为灰结节后方的 1 对圆形隆起。

视交叉在 MR 矢状位上可清楚显示，位于鞍结节上方，从后上向前下行走，约呈 45°角，视交叉与鞍结节之间的平均距离为 3.8mm（女性平均为 2.6mm，男性平均为 4.3mm）。视交叉之后为漏斗，增强扫描时强化，约 10% 的正常人漏斗位于视交叉的前方，即后置视交叉。漏斗隐窝为裂隙状，尖端朝下，位于漏斗的正上方。乳头体位于漏斗后方。在横切位图像上，

鞍上池呈五边形或六边形（扫描层面通过中脑时为六边形）。

根据解剖部位可将鞍区病变分为鞍内病变、鞍旁病变及鞍上病变。

7.2 鞍内病变

鞍内病变的影像学表现主要包括以下几种：①以垂体腺增大为主要表现；②鞍内囊性病变；③垂体发育异常。

7.2.1 垂体腺增大

（1）垂体腺瘤

垂体腺瘤（pituitary adenoma）是引起垂体腺增大最常见的原因。

垂体腺瘤起源于垂体前叶，是最常见的垂体肿瘤，约占所有颅内肿瘤的15%。

根据肿瘤生物学行为可分为膨胀性、侵袭性和癌3种。膨胀性最多见，约占垂体瘤的2/3，肿瘤生长缓慢，通常维持其球形，主要向鞍上突出，但也可向两侧推压海绵窦，引起颈内动脉外移，肿瘤切除后可恢复正常，与海绵窦之间的间隙重新出现。侵袭性垂体瘤少见，约占垂体瘤的1/3。侵袭性垂体瘤是指肿瘤生长超过垂体窝，并向颅底、海绵窦、邻近脑实质内浸润性生长，侵犯破坏周围硬脑膜及骨组织，肿瘤与周围组织关系密切，刮除难度大，肿瘤可包绕颈内动脉。癌非常少见。

根据光镜下细胞学改变将垂体腺瘤分为嗜酸性细胞腺瘤、嗜碱性细胞腺瘤、嫌色细胞腺瘤和混合性腺瘤。根据有无内分泌异常分为功能性腺瘤和非功能性腺瘤2种。70%的垂体腺瘤有分泌功能，以泌乳素腺瘤（PRL）最多见，其次为生长激素腺瘤（GH）、促肾上腺皮质激素腺瘤（ACTH）及多激素腺瘤（分泌2种或2种以上激素，又称混合性功能性垂体瘤）。促性腺激素腺瘤（GnH）和促甲状腺激素腺瘤（TSH）罕见。30%的垂体腺瘤无分泌功能。

影像学根据肿瘤大小将其分为2种：肿瘤直径大于1cm者称垂体巨腺瘤；肿瘤直径小于1cm者称垂体微腺瘤。垂体巨腺瘤一般无分泌功能，肿瘤相当大时，肿瘤压迫邻近结构产生

临床症状才被发现，最常见的临床症状为肿瘤向上压迫视交叉造成视力障碍。垂体微腺瘤多有分泌功能，因很早出现内分泌功能异常而在肿瘤很小时即被发现。

泌乳素腺瘤约占功能性腺瘤的40%~60%，好发于青年女性，主要表现为闭经、泌乳、性功能减退及不育等。但男性泌乳素腺瘤也可因忽视临床症状，直到肿瘤很大时才被发现。临床通过血清测定可准确诊断泌乳素腺瘤，但有些药物（如甲基多巴、酚噻嗪、丁酯苯、口服避孕药）或累及下丘脑及垂体的其他疾病（如结节病、郎罕细胞组织细胞增生症、肿瘤、甲状腺功能低下、肾衰及严重的精神压力）均可引起血清泌乳素增高。

生长激素腺瘤约占功能性腺瘤的20%~30%，青春期前发病者表现为巨人症，成人后发病者表现为肢端肥大症。

促肾上腺皮质激素腺瘤约占功能性腺瘤的5%~15%，多见于青年女性，肿瘤体积常较小，直径多在2~4mm，临床表现为Cushing综合征或Nelson综合征。Cushing综合征表现为向心性肥胖，以面颈、躯干部最明显，称满月脸、水牛背。Cushing综合征行双侧肾上腺切除术后发生垂体腺瘤称为Nelson综合征，可于肾上腺切除术后数月至数年发生，临床主要表现为皮肤和黏膜黑色素沉着，并进行性加重。

促性腺激素腺瘤起病缓慢，主要表现为性功能障碍，因症状无特异性，早期诊断困难。

促甲状腺激素腺瘤罕见，主要表现为甲状腺功能亢进的症状。

垂体大腺瘤

垂体大腺瘤（macroadenoma）主要表现为垂体腺明显增大，呈圆形或不规则形，肿瘤多为实质性。在CT平扫多与正常垂体腺呈等密度，MRT_1加权图及T_2加权图与正常垂体腺呈等信号，故肿瘤与正常垂体腺部分并无明显分界，仅表现为垂体腺及蝶鞍明显扩大。肿瘤可朝各个方向发展，以向鞍上生长最多见，冠状位CT或矢状位及冠状位MR图观察最满意（图7-1，图7-2，图7-3）。肿瘤首先占据鞍上池，继之压迫视交叉甚或三脑室前下部。向鞍上生长的肿瘤可以居中对称，也可偏向一侧，很不对称。

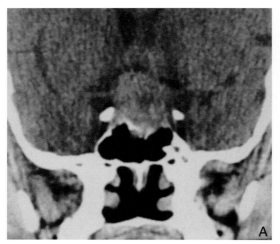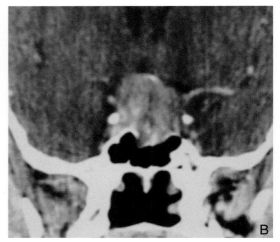

图7-1　垂体巨腺瘤

CT平扫冠状位(A)示垂体腺明显增大,向上突入到鞍上,呈等信号。CT增强扫描(B)肿瘤显著强化。

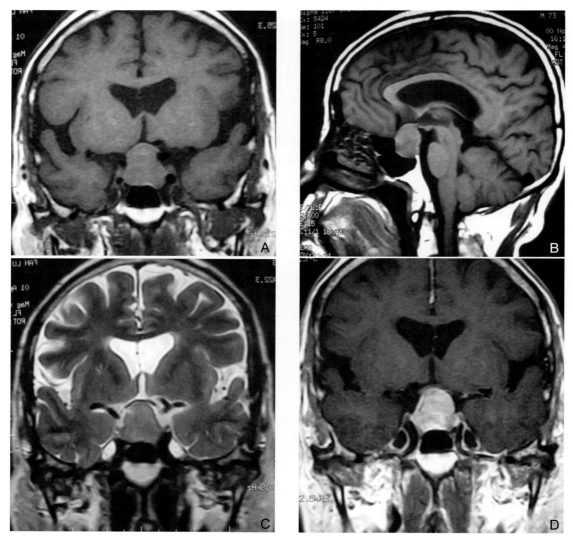

图7-2　垂体巨腺瘤

MRT₁加权图冠状位(A)和矢状位(B)示垂体腺明显增大,向上突入到鞍上,呈等信号。MRT₂加权图(C)肿瘤仍呈等信号,增强MR扫描(D)肿瘤呈均质显著强化。

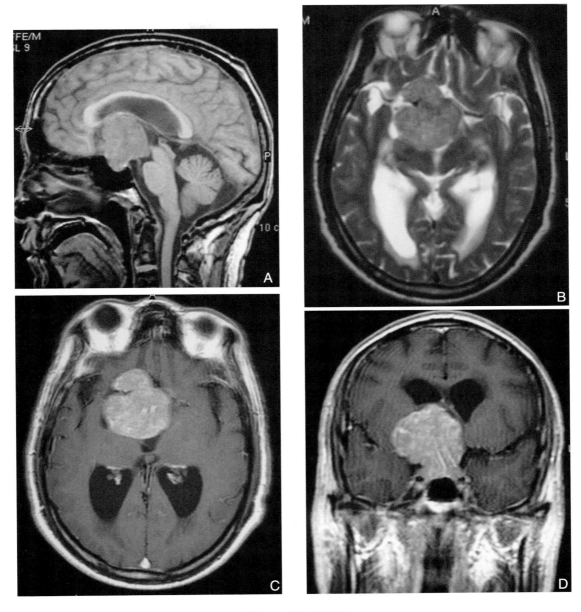

图7-3　垂体巨腺瘤

MRT₁加权图矢状位(A)示垂体腺明显增大,向上突入到鞍上,鞍上肿瘤部分大于鞍内,肿瘤呈等信号。MRT₂加权图横
切位(B)肿瘤仍呈等信号,增强MR扫描横切位(C)和冠状位(D)肿瘤呈均质显著强化。

肿瘤向上生长时，可因鞍隔束缚，肿瘤局部内陷，冠状位扫描图上易于识别。垂体瘤可向下生长，通过破坏的鞍底，肿瘤可伸入到蝶窦内，冠状位或矢状位 MR 图观察最好（图 7-4），在各序列 MR 图像上，伸入到蝶窦内的肿瘤均与鞍内肿瘤信号相同，可与同时存在的蝶窦内囊肿或积液区别。少数垂体瘤以向下发展为主，颅底骨质破坏明显，常常误诊为颅底骨源性肿瘤。冠状位 CT 和 MR 扫描可以判断肿瘤向鞍旁发展的情况，向鞍旁发展是侵袭性垂体瘤的重要征象，但是否侵及海绵窦较难确定，只有当海绵窦内的血管被肿瘤推压移位并被包裹 2/3 以上时，才可确定肿瘤已累及海绵窦（图 7-4）。肿瘤亦可继续向侧旁发展，累及颞叶及中颅窝等处。肿瘤向后可破坏后床突及斜坡，压迫脑干，在矢状位 MR 扫描易于确定。

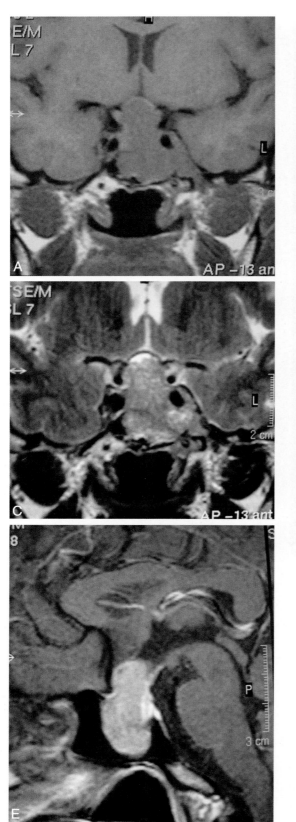

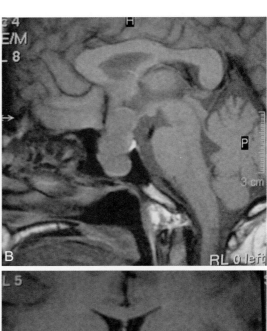

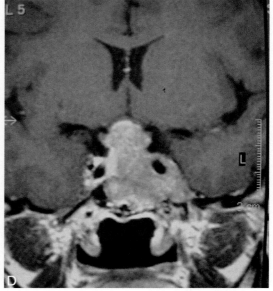

图7-4　侵袭性垂体巨腺瘤

MRT$_1$加权图冠状位(A)和矢状位(B)示垂体腺明显增大,向上突入到鞍上,向左侧侵犯鞍旁海绵窦,包绕颈内动脉海绵窦段,肿瘤呈等信号。MRT$_2$加权图(C)肿瘤呈不均质稍高信号,增强MR扫描冠状位(D)和矢状位(E)示肿瘤呈均质显著强化。

垂体瘤钙化罕见，多呈点状，也可呈沿肿瘤周边的环状，偶尔整个肿瘤实质呈均质块状钙化。钙化在 CT 上易于辨认。

肿瘤压迫鞍隔开口处，可造成血供障碍，导致肿瘤内梗死、坏死、囊变和出血。坏死和囊变在 CT 平扫时呈稍高于脑脊液密度的低密度，MRT$_1$加权图呈稍高于脑脊液信号的低信号，T$_2$加权图呈高信号（图 7-5）。在 MR 图像上，坏死囊变区内也可出现不同信号的液平。垂体瘤出血的发生率较高，为 20%~30%。垂体瘤出血发生的机制除与鞍隔压迫血管造成血供中断有关外，还可能与肿瘤血管的基膜不连续或肿瘤快速生长导致其血供不足有关。出血在 CT 平扫时呈高密度，MR 信号变化与出血的期龄密切相关，亚急性期在 MRT$_1$加权图和 T$_2$加权图呈高信号（图 7-6，图 7-7），出血时间长者可见分层，T$_1$加权图和 T$_2$加权图上层为高信号，下层为低信号（图 7-8），上层的高信号为出血后红细胞破裂释放其内容物所致，下层为液化的出血成分。发生梗死和出血时，常出现鞍内肿瘤迅速增大的临床症状，包括急性头痛、复视和视力下降。偶尔也可出现脑膜刺激症状。CT 和 MR 增强扫描、实质性肿瘤呈均质性显著强化，发生坏死囊变时，坏死囊变部分不强化，周围实质部分可呈环形强化（图 7-9）。

根据肿瘤位于鞍内，有蝶鞍扩大，垂体大腺瘤通常容易诊断。但应该注意，还有一些疾病也表现为垂体腺增大，包括垂体脓肿、淋巴细胞性垂体腺炎、垂体腺良性增生和垂体转移瘤。垂体脓肿典型的表现为环形强化，与其他脑组织内脓肿表现类似，与垂体腺瘤容易区别。而淋巴细胞性垂体腺炎、垂体腺良性增生与垂体腺瘤的区别主要是结合临床表现，这两种疾病少见，但临床表现很有特点。淋巴细胞性垂体腺炎仅出现在女性，通常发生于分娩后一年内，临床上以垂体腺或甲状腺功能低下为主要表现。垂体腺良性增生是由于垂体腺靶腺的长期功能低下，反馈性刺激垂体腺，引起垂体腺的增大，如甲状腺功能低下、性腺功能低下等，所以，临床特点为有长期的甲状腺功能低下、性腺功能低下等病史，此种原因导致的垂体腺增大，经临床对原发病治疗后可恢复正常。垂

体转移瘤的影像学表现可与垂体腺瘤完全一样，鉴别诊断需要结合临床原发癌病史或其他脑组织同时有转移瘤存在。

垂体大腺瘤侵犯鞍旁海绵窦时，需要与鞍旁脑膜瘤侵犯垂体腺区别。以下几点有助于两者的鉴别：①鞍旁脑膜瘤侵犯垂体腺时常可见肿瘤包裹同侧颈内动脉海绵窦段并使其狭窄，而垂体大腺瘤侵犯鞍旁常引起颈内动脉海绵窦段推压外移；②鞍旁脑膜瘤常同时沿脑膜向周围发展，向前可沿硬膜伸延达眶尖部，向后发展可达斜坡及小脑幕，而垂体大腺瘤一般没有这种生长特点；③肿瘤内有钙化或邻近骨质有硬化时应考虑脑膜瘤。

垂体瘤向鞍上发展且鞍上病变较大者需要与颅咽管瘤鉴别：颅咽管瘤常见于儿童及青少年，病变位于鞍上，常表现为囊实性且以囊性为主或完全囊性，成分复杂，信号混杂，CT 常见钙化，增强扫描呈多环样不规则强化，蝶鞍不扩大，通常鉴别诊断不难。鉴别有困难时可行 MR 氢质子波谱检查，出现明显的脂质波提示颅咽管瘤。

向下发展为主、破坏颅底骨质的垂体瘤与颅底骨源性肿瘤鉴别较困难，颅底骨源性肿瘤主要为脊索瘤，以下几点对鉴别诊断有帮助：①脊索瘤常见钙化，而垂体瘤钙化罕见；②T$_2$加权图脊索瘤常呈很高信号，且不均质，而向颅底发展的垂体瘤呈稍高信号，其内可有小泡状更高信号存在；③MR 动态增强扫描，垂体瘤表现为快速强化和快速消退的强化特点，而脊索瘤在动态增强扫描中表现为信号缓慢升高，不断强化。

垂体微腺瘤

高分辨 CT 和 MR 检查是诊断垂体微腺瘤（microadenoma）的最好方法，但仍有约 30% 到 40% 的病例，由于肿瘤很小，不引起垂体形态和邻近解剖结构的异常，加之肿瘤的密度和信号可与正常垂体腺相同，在 CT 和 MR 检查时不能被发现。故参考临床及内分泌化验情况对诊断很有益处。

CT 平扫时，典型的垂体微腺瘤表现为垂体腺增大，高度大于 9mm，其内见低密度区，垂体腺上缘对称性或不对称性膨隆。也可表现为

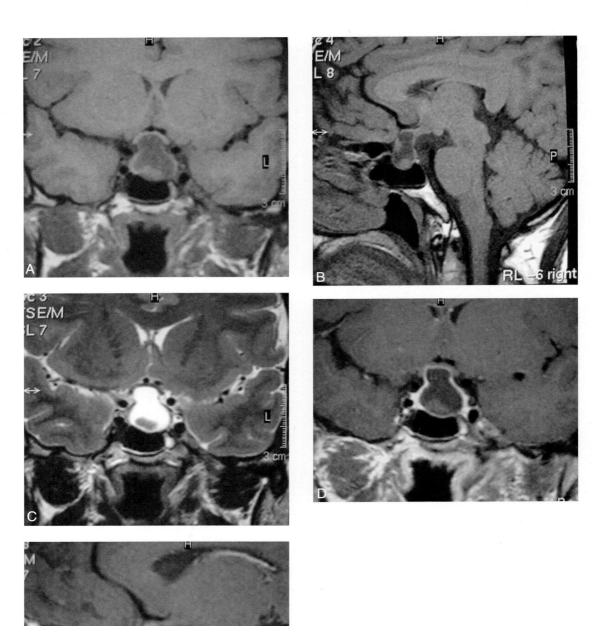

图7-5 垂体巨腺瘤

MRT$_1$加权图冠状位(A)和矢状位(B)示垂体腺明显增大,向上突入到鞍上,肿瘤内囊变,呈低信号,少量实质位于肿瘤底部呈等信号。MRT$_2$加权图冠状位(C)示肿瘤囊变部分呈很高信号,实质部分呈等信号。增强MR扫描冠状位(D)和矢状位(E)示肿瘤壁呈环形强化。

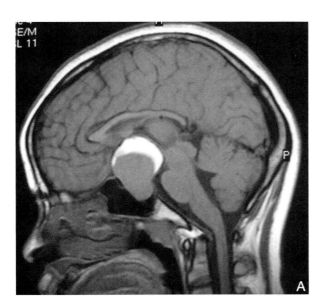
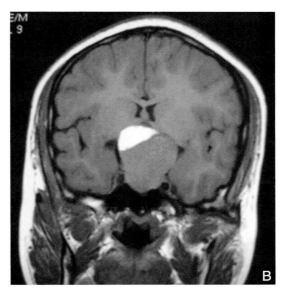

图7-6　垂体巨腺瘤出血
MRT₁加权图矢状位(A)和冠状位(B)示垂体腺明显增大,向上突入到鞍上,肿瘤大部呈等信号,肿瘤上部出血呈高信号。

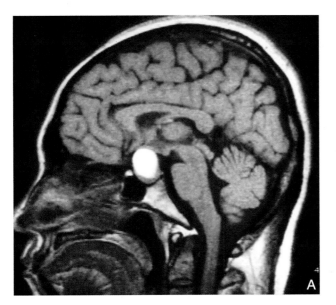
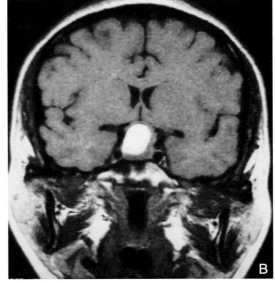

图7-7　垂体巨腺瘤出血
MRT₁加权图矢状位(A)和冠状位(B)示垂体腺明显增大,向上突入到鞍上,肿瘤大部出血呈高信号。

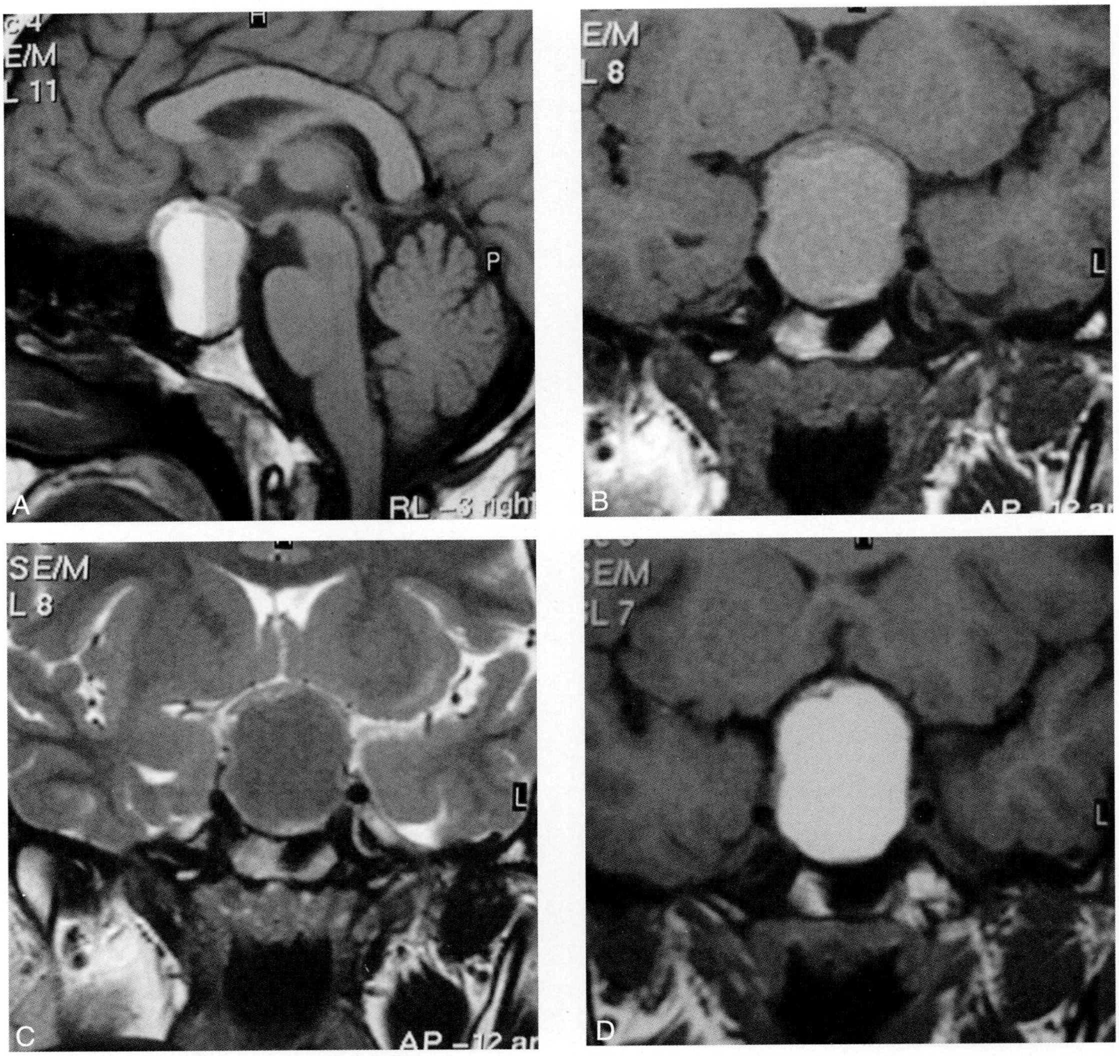

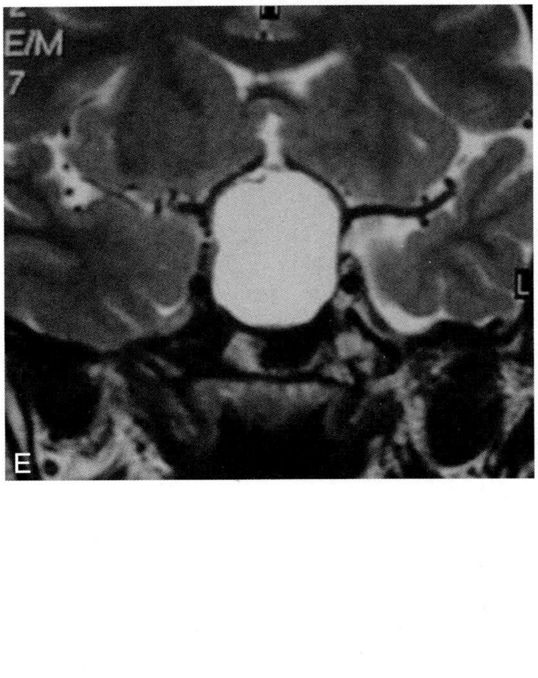

图7-8　垂体巨腺瘤出血

MRT$_1$加权图矢状位(A)示垂体腺明显增大,向上突入到鞍上,肿瘤内出血,形成不同信号液平面,前部呈高信号,后部呈稍高信号。后部层面冠状位T$_1$加权图(B)呈均质稍高信号,T$_2$加权图(C)呈稍低均质信号。前部层面冠状位T$_1$加权图(D)和T$_2$加权图(E)均呈高信号。

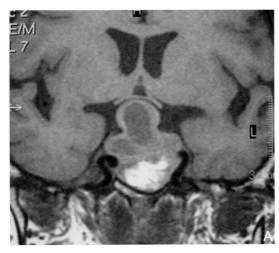
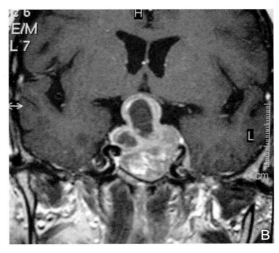

图7-9 垂体巨腺瘤出血囊变

MRT₁加权图冠状位(A)示垂体腺明显增大,向上突入到鞍上,肿瘤上部囊变区呈低信号,下部有出血呈斑片状高信号。

增强MR扫描冠状位(B)示肿瘤实质强化,囊变区不强化。

垂体腺大小、形态正常,仅见垂体腺内有低密度区存在。低密度区常为偏侧性,呈圆形、卵圆形或不规则形。低密度垂体微腺瘤多为泌乳素腺瘤。CT 增强扫描时,周围正常垂体腺明显强化,肿瘤仍呈低密度区。少数情况下,垂体微腺瘤可呈等密度,以促肾上腺皮质激素腺瘤最多见,肿瘤很小时可无异常表现。MR 检查可呈各种信号变化,但典型者在 T₁ 加权图呈低信号,T₂ 加权图呈高信号。MR 冠状位图像不仅能清楚显示垂体上缘的膨隆情况,而且对垂体柄的左右移位也能清楚显示。矢状位 MR 图像还能判断垂体柄有无前后移位或弯曲缩短,这些都是垂体微腺瘤诊断的重要间接征象。垂体微腺瘤强化高峰的出现时间较正常垂体腺晚,在团注造影剂后 3min 内为显示这种差别的最佳时间,所以,MR 增强扫描应于注射造影剂后迅速进行,此时,正常腺体部分较肿瘤增强显著,肿瘤呈相对弱强化区低信号(图 7-10,图 7-11)。若扫描太晚,肿瘤与正常垂体腺可能呈等信号。但垂体微腺瘤强化的持续时间通常比正

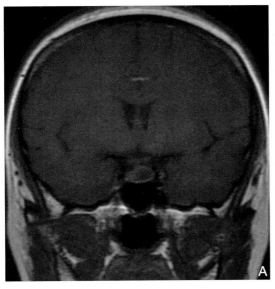
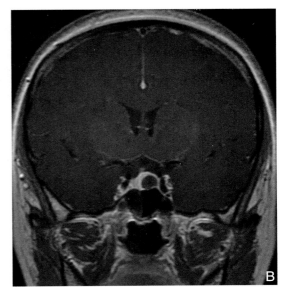

图7-10 垂体微腺瘤

MRT₁加权图冠状位(A)示垂体腺不对称性增大,左侧肿瘤呈低信号,增强MR扫描冠状位(B)示肿瘤呈低信号,境界清楚。

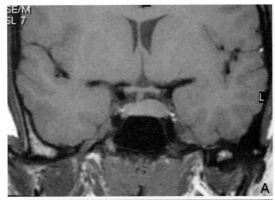

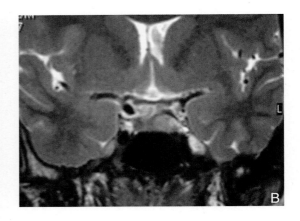

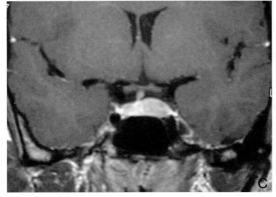

图7-11　垂体微腺瘤

MRT$_1$加权图冠状位(A)示垂体腺不对称性向上增大,肿瘤位于左侧,信号稍低,漏斗向右移位。MRT$_2$加权图冠状位(B)示左侧肿瘤呈稍高信号。增强MR扫描冠状位(C)示肿瘤强化不如正常垂体腺明显,呈稍低信号,境界清楚。

常垂体腺长,故延迟扫描有时是需要的,在延迟增强扫描时,肿瘤比正常垂体腺增强显著,信号高于正常垂体腺。小的垂体微腺瘤需要行MR 动态增强扫描才可显示,主要为促皮质激素细胞腺瘤。

约 15% 的垂体微腺瘤病人,溴麦角环肽治疗可导致肿瘤内出血,表现为鞍内肿瘤迅速增大,出现动眼神经、滑车神经、外展神经受压,视力障碍,头痛等症状。垂体微腺瘤出血在 CT 平扫时呈高密度,MR 显示垂体微腺瘤出血比 CT 更敏感,在出血亚急性期,MRT$_1$加权图和 T$_2$加权图均表现为高信号。垂体腺出血也可以是产后的一种并发症,称为席汉氏综合征,CT 和 MR 表现为无腺瘤的垂体腺内出血。

垂体微腺瘤的 CT 和 MR 诊断应注意以下几点:①MR 显示垂体微腺瘤比 CT 优越,应作为首选;②小的垂体微腺瘤需要行动态 MR 增强扫描;③鞍内小的囊肿可能与泌乳素细胞腺瘤的表现类似,所以,没有高泌乳素的病人不能诊断泌乳素细胞腺瘤;④对于青春期、经期女性和妊娠期间表现的垂体腺轻度增大或密度和信号不均质,不能诊断垂体微腺瘤;⑤促肾上

腺皮质激素腺瘤直径仅 2~4mm,CT 和 MR 检查可不显示,所以,对有明显临床症状和相应的实验室检查结果者,即使垂体腺形态、密度、信号及增强扫描均正常,仍然不能除外垂体微腺瘤。

垂体微腺瘤的鉴别诊断主要包括:①垂体微腺瘤内出血在 MR 检查时需要与鞍内 Rathke 囊肿区别,两者在 MRT$_1$加权图和 T$_2$加权图均表现为高信号。最可靠的区别办法是定期 MR 复查,如果在数月后仍然表现为高信号,可认为是 Rathke 囊肿。②泌乳素腺瘤需要与鞍内囊肿鉴别。鞍内蛛网膜囊肿和多数 Rathke 囊肿的密度和信号可类似于泌乳素腺瘤,常误认为垂体微腺瘤。仔细观察病变的密度和信号,如果与脑脊液完全一样,应考虑为囊肿。临床没有泌乳素异常者也应首先考虑囊肿。

(2)　垂体前叶梭形细胞嗜酸细胞瘤

垂体前叶梭形细胞嗜酸细胞瘤 (spindle cell oncocytoma of the adenohypophysis) 是发生于成人垂体前叶嗜酸细胞的非分泌性肿瘤。大体标本观察与无功能性垂体腺瘤不能区别,呈良性临床经过,WHO 恶性度分级 I 级。嗜酸细胞肿

瘤的细胞中包含大量的线粒体，抗线粒体抗体 113-I 以及 S-100 和 EMA 免疫反应阳性，但垂体激素阴性。

临床多见于成人，平均年龄 56 岁。MR 检查表现为鞍内肿块并向鞍上突出，接近于等信号，均匀强化。影像学表现和临床与垂体大腺瘤无法区别。

（3）垂体脓肿

垂体脓肿（pituitary abscess）罕见，约占垂体占位性病变的 0.2%。可急性发病或慢性发病。感染途径包括：①垂体其他病变合并感染，如垂体腺瘤、颅咽管瘤、Rathke 囊肿等；②血行性化脓感染或其他部位感染直接扩散而来，如脑膜炎、蝶窦炎、海绵窦血栓和动静脉瘘感染等；③经蝶窦手术后感染。

垂体脓肿可分为原发性和继发性 2 种，原发性多见，约占 2/3，继发性少见，约占 1/3，后者是在垂体原有病变的基础上发生的。

垂体脓肿的病原菌主要有葡萄球菌、链球菌、肺炎球菌、棒状杆菌等。

临床表现包括发热、颈强直、慢性头痛、眼球活动受限、视力障碍、垂体功能不全症状。

CT 平扫常表现为鞍内或鞍内和鞍上区低密度肿块，密度低的程度与脓肿内脓液的黏稠度有关，脓液稀者密度很低，可稍高于脑脊液密度，脓液黏稠者密度较高，可明显高于脑脊液，呈稍低于脑实质密度的低密度，密度均匀。MR 对垂体脓肿的显示优于 CT，表现为垂体腺增大。脓液稀薄者 T_1 加权图呈均质低信号，T_2 加权图呈脑脊液样均质高信号。脓液黏稠者 T_1 加权图可呈接近于脑实质的均质稍低信号或等信号，T_2 加权图呈均质稍高信号。增强扫描呈环形强化，环壁通常较薄，且均匀，有时环壁可较厚，薄厚稍不均匀（图 7-12，图 7-13）。MR 对显示垂体脓肿的这种环形强化比 CT 清楚，所以，怀疑垂体脓肿时最好行 MR 增强扫描。垂体脓肿常同时累及海绵窦，表现为海绵窦明显强化。

垂体脓肿与垂体瘤缺血性卒中在影像学表现类似，有时很难区别，两者在增强扫描时均呈环形强化，垂体瘤卒中环形强化的环壁代表的是肿瘤未坏死的残留部分，所以，环形强化

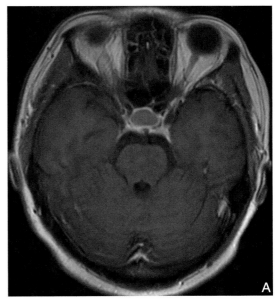

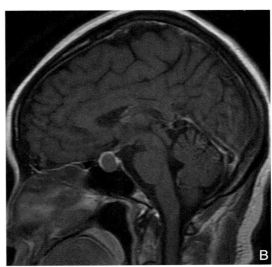

图7-12　垂体脓肿

MR增强扫描横切位（A）和矢状位（B）示垂体腺增大，呈环形强化，环壁薄而均匀。

的壁往往不规则，厚薄不均匀，而垂体脓肿环形强化的环壁为脓肿壁，薄而均匀。

（4）淋巴细胞性腺垂体炎

淋巴细胞性垂体腺炎（lymphocytic hypophysitis）是一种以垂体腺自体免疫性炎症为特点伴有不同程度垂体功能低下的神经内分泌性病变，原因不明。近年来有增多趋势。

病理上可见垂体腺为淋巴细胞、浆细胞及散在嗜酸细胞浸润，伴有弥漫性纤维化，淋巴细胞和浆细胞可形成一些结节。电镜下可见淋

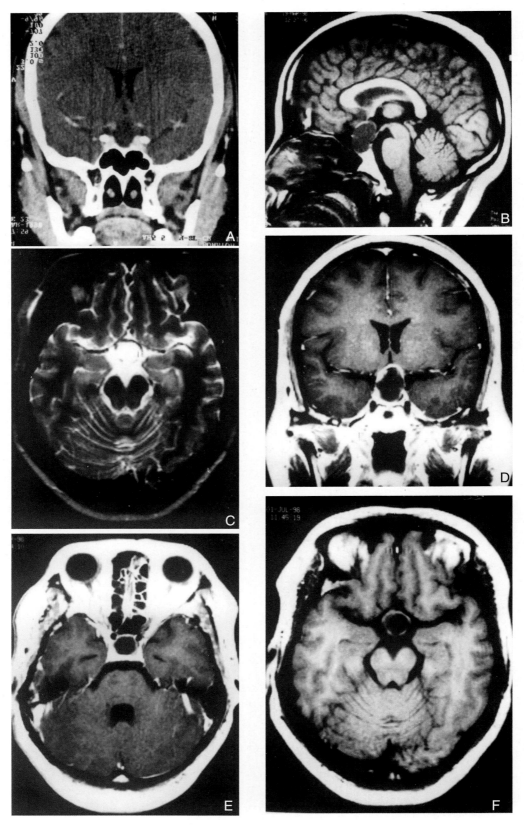

图7-13　垂体脓肿

CT增强扫描冠状位(A)示垂体腺增大,向鞍上突出,呈低密度,未见明显强化,MRT₁加权图矢状位(B)示增大的垂体腺呈低信号,信号均质,T₂加权图横切位(C)呈很高信号,增强MR扫描冠状位(D)和横切位(E,F)呈环形强化。

巴细胞及浆细胞与垂体前叶细胞交互存在。特殊染色见不到细菌、真菌或嗜酸杆菌。

根据病变累及的部位，可将淋巴细胞性垂体腺炎分为3种类型：淋巴细胞性腺垂体炎（lymphocytic adenohypophisitis）、淋巴细胞性漏斗及神经垂体炎（lymphocytic infundibulo–neu-rohypophysitis）和淋巴细胞性漏斗及全垂体炎（lymphocytic infundibulo–panhypophysitis）。

淋巴细胞性腺垂体炎主要发生在女性（80%~90%），尤其是绝经前（50岁前）的女性（90%），约半数到3/4出现在分娩前后。平均年龄34.5岁。男性罕见，男性发病年龄较大，平均年龄为44.7岁。淋巴细胞性漏斗及神经垂体炎性别差异不明显，以往报告的病例最小年龄3岁，最大年龄77岁，平均年龄（47.3±17.4）岁。淋巴细胞性漏斗及全垂体炎多见于儿童和青少年。

典型的淋巴细胞性腺垂体炎发生在妊娠第7~9个月和分娩后，少数可发生在妊娠第4~6个月。临床症状主要包括头痛和颅内占位症状及腺垂体功能低下症状，少数可出现高泌乳素血症和神经垂体受累症状。头痛常常是淋巴细胞性腺垂体炎的首发症状，且常表现为突然发作。66%~97%的病人表现有部分或完全性垂体功能低下，促肾上腺皮质激素分泌不足最常见（60%~65%），其次是促甲状腺素激素（47%）、促性腺激素（42%）、生长激素（36.7%）和泌乳素（33.7%）分泌不足。20%~38%可出现高泌乳素血症，主要见于妊娠期间和分娩后的病人。14%~20%可突然出现尿崩症，即神经垂体受累。淋巴细胞性垂体腺炎的病人如果以尿崩症为主要和突出的临床症状，则应考虑为淋巴细胞性漏斗及神经垂体炎。淋巴细胞性漏斗及神经垂体炎同时有明显的腺垂体受累则为淋巴细胞性漏斗及全垂体炎，除表现有腺垂体和神经垂体受累的临床症状外，常有体重降低、乏力和骨龄延迟等表现。

淋巴细胞性腺垂体炎主要表现为垂体腺不同程度增大。CT和MR平扫可见垂体腺增大，增大显著时可向鞍上突出，典型者呈伸舌样（图7-14）。增强扫描垂体腺呈均质性强化（图7-15）。有些病例在首次行影像学检查时可以表

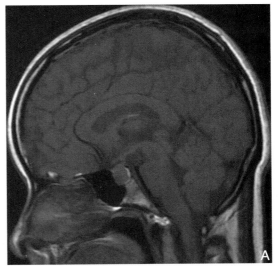

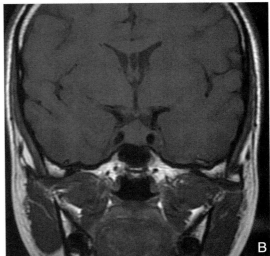

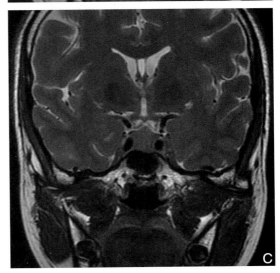

图7-14 淋巴细胞性腺垂体炎

MR T₁加权图矢状位（A）示垂体腺增大，向鞍上突出，上缘呈伸舌样，冠状位T₁加权图（B）和T₂加权图（C）示垂体腺增大，信号均匀。

现为垂体腺大小正常，影像学复查可见垂体腺增大。所以，可疑病例，复查影像学是有必要的。个别病例，垂体腺可发生坏死囊变，表现为囊性垂体腺，增强扫描时呈环形强化。

淋巴细胞性腺垂体炎与垂体大腺瘤的影像学表现非常类似，影像学区别困难，需要结合临床：淋巴细胞性腺垂体炎头痛常为首发症状，起病突然，而垂体大腺瘤头痛为首发症状少见，起病缓慢；淋巴细胞性腺垂体炎主要见于妊娠和分娩后的女性，临床表现有不同程度的腺垂体功能低下，而功能性垂体腺瘤表现为垂体相关功能升高。发生在分娩后的淋巴细胞性腺垂体炎需要与垂体腺卒中引起的 Sheehan 综合征区别，后者出现在产后大出血，因泌乳素低临

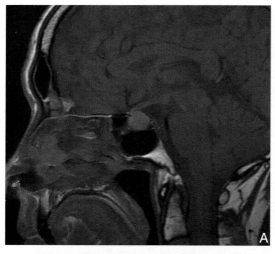

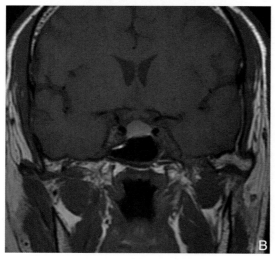

图7-15　淋巴细胞性腺垂体炎

MR增强扫描矢状位(A)和冠状位(B)示垂体腺增大，向鞍上突出，均匀强化。

床表现有无乳汁分泌，急性期 MR 检查可表现为垂体腺增大，垂体腺信号不正常，T_1 加权图增大的垂体腺呈低信号者为垂体腺梗死，表现为高信号者为垂体腺出血，数月后随访可见垂体腺明显缩小，而淋巴细胞性腺垂体炎垂体腺 MR 信号正常。淋巴细胞性腺垂体炎不应进行手术治疗，保守治疗后随访观察可见本病一般不发展，部分患者腺垂体功能可自行恢复正常。

淋巴细胞性漏斗及神经垂体炎 (lymphocytic infundibulo-neurohypophysitis) MR 主要表现为 T_1 加权图垂体后叶高信号消失和漏斗增粗，需要与其他表现为漏斗增粗的疾病鉴别 (见本章后述)。淋巴细胞性漏斗及全垂体炎同时具有淋巴细胞性腺垂体炎和淋巴细胞性漏斗及神经垂体炎的影像学表现。

(5) 垂体腺良性增生

妊娠期间，由于垂体内产生催乳素的催乳素细胞增加，垂体腺暂时性增生增大属于正常。病理性增生常由于某些疾病造成垂体腺靶腺功能低下，反馈性刺激垂体腺，造成垂体腺增生增大，如甲状腺功能低下、性腺功能低下等。此种原因导致的垂体腺增生，经临床对原发病治疗后可恢复正常，故称为良性增生。CT 及 MR 平扫时可见垂体腺增大 (图 7-16)，均质强化。病史长者可能引起蝶鞍扩大。CT 和 MR 表现类似于淋巴细胞性垂体腺炎和较小的垂体巨腺瘤，其区别的关键在于临床内分泌检查及病史。

(6) 垂体转移瘤

垂体转移瘤 (pituitary metastasis) 罕见，主要见于已广泛转移的恶性肿瘤患者。占恶性肿瘤患者尸检的 1%~5%。原发灶常见为肺癌和乳腺癌。其次为肾癌、消化道癌和鼻咽癌。垂体转移瘤常先发生于垂体后叶，这与后叶血供直接由颈内动脉海绵窦段发出的垂体下动脉供应有密切关系。CT 平扫见鞍内圆形或不规则结节状肿块，等密度或稍高密度，与正常垂体腺境界不清楚，表现为垂体腺增大。MR T_1 加权图呈等或稍低信号，T_2 加权图呈高信号。CT 和 MR 增强扫描呈均质或不均质强化 (图 7-17)。垂体转移瘤生长较缓慢，破坏鞍隔后可向鞍上发展，仅依靠影像学表现难与垂体腺瘤区别，但几乎

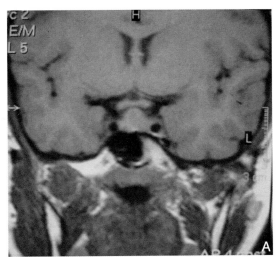

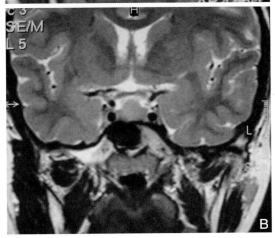

图7-16 垂体腺良性增生

女性，38岁，甲状腺功能低下9年。MRT₁加权图冠状位（A）和T₂加权图冠状位（B）示垂体腺对称性向上增大，呈等信号。

所有垂体转移瘤患者脑其他部位或肝、肺等其他脏器均已有转移灶。

7.2.2 鞍内囊性病变

（1）空泡蝶鞍

空泡蝶鞍（empty sella）是指蝶鞍内充满不同数量的脑脊液，分原发性和继发性2种。原发性者指蛛网膜憩室通过扩大的漏斗孔从鞍上池突入到垂体窝内，其原因可能与鞍隔发育不全、鞍隔局部薄弱，或妊娠期垂体腺增大压迫鞍隔造成局部缺损有关。本病常于偶然行CT和MR检查时发现，最多见于女性。CT和MR检查可见蝶鞍扩大，冠状位CT扫描和冠状位、矢状位MR扫描，可见垂体腺高度很小，呈扁平

状紧贴鞍底分布，漏斗居中，可轻度向后移位，但仍伸入到鞍内，插入到垂体前后叶之间。漏斗仍插入垂体前后叶之间，没有移位，称为漏斗征（图7-18），此征可作为空泡蝶鞍与其他鞍内囊性病变鉴别的重要依据。当鞍内大部为脑脊液信号占据时，若漏斗有明显移位，说明为鞍内囊肿或囊性肿瘤，而不是空泡蝶鞍。多数情况下，MR检查均能清楚显示漏斗的位置。若漏斗不能显示，空泡蝶鞍与其他鞍内囊性病变鉴别比较困难，需要借助鞍上池造影CT确定诊断。另外，部分空泡蝶鞍患者，MR有可能看不到垂体后叶正常的高信号。继发性空泡蝶鞍指的是因鞍内病变术后或放疗后，过大的蝶鞍被鞍上的蛛网膜疝入充填。

绝大多数空泡蝶鞍患者在临床上没有内分泌异常的表现，少数也可以表现有泌乳素增高。

（2）非肿瘤性鞍内囊肿

鞍内非肿瘤性囊肿通常境界清楚，若病变小，无内分泌功能异常，鞍外结构无受压时常被忽略。有症状者常见于女性，主要症状包括月经紊乱和泌乳。

根据囊肿的起源及部位，可将鞍内非肿瘤性囊肿分为3种：①蛛网膜囊肿；②中间部囊肿；③Rathke囊肿。

单纯的鞍内蛛网膜囊肿（intrasellar arachnoid cyst）非常少见。CT表现为脑脊液样很低密度，圆形，境界清楚，不增强，无钙化。MR扫描，囊内液体信号在各序列图像上均与脑脊液相同（图7-19，图7-20）。与空泡蝶鞍的区别在于囊肿可以椎压漏斗移位。与深入到鞍内的鞍上池蛛网膜囊肿区别较困难，但后者出现在儿童，而鞍内蛛网膜囊肿仅见于成人。

中间部囊肿起源于垂体腺前后叶之间的薄层组织，又称鞍内胶样囊肿。此种囊肿一般较小，直径多小于3mm，CT和MR诊断困难。也有人将其包括于Rathke囊肿内。

Rathke囊肿（Rathke cleft cyst，RCC）比较常见。1913年由Goldzieher首先报告，1943年Frazier和Alpers首次提出其起源于Rathke囊。人胚胎第4周时，原口外胚层上皮向背侧突出1囊，称Rathke囊。此囊迅速扩大，并与漏斗相连，囊前壁的上皮细胞分化成垂体前叶，后壁

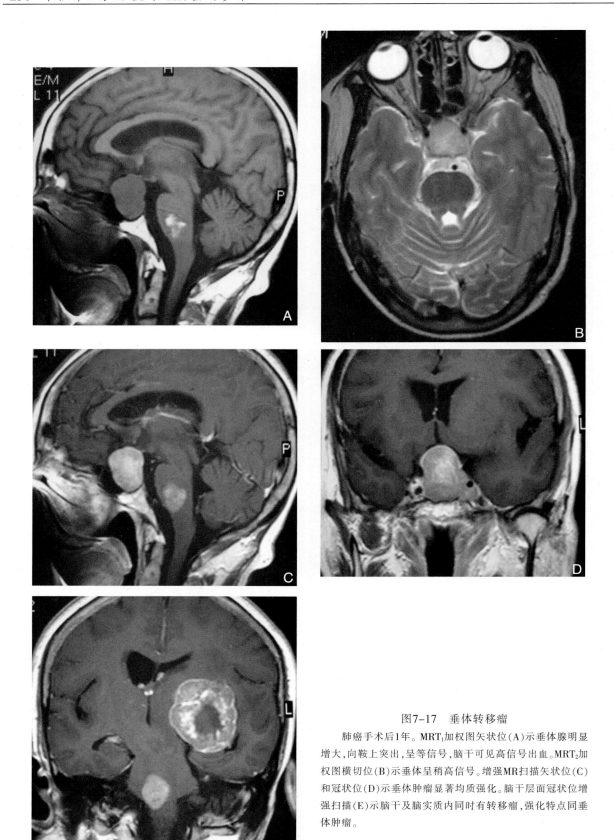

图7-17 垂体转移瘤

肺癌手术后1年。MRT₁加权图矢状位(A)示垂体腺明显增大,向鞍上突出,呈等信号,脑干可见高信号出血。MRT₂加权图横切位(B)示垂体呈稍高信号。增强MR扫描矢状位(C)和冠状位(D)示垂体肿瘤显著均质强化。脑干层面冠状位增强扫描(E)示脑干及脑实质内同时有转移瘤,强化特点同垂体肿瘤。

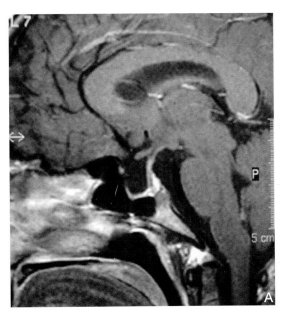
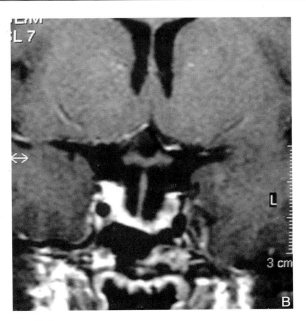

图7-18 空泡蝶鞍

增强MR扫描矢状位(A)和冠状位(B)示蝶鞍扩大,垂体腺扁平,紧贴鞍底分布,漏斗无移位。

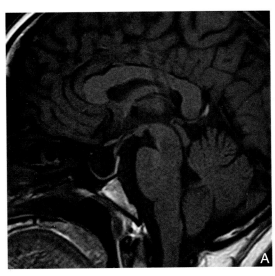
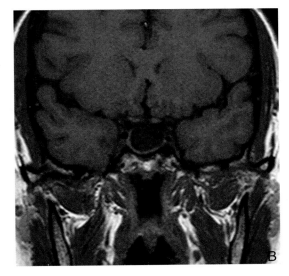

图7-19 鞍内蛛网膜囊肿

MR增强扫描矢状位(A)和冠状位(B)示蝶鞍扩大,鞍内囊肿呈脑脊液样低信号,漏斗向后移位。

与后叶相连,生长较慢,形成中间部,囊腔为前叶细胞充满而逐渐退化,但在幼年仍有1裂隙存在于其间,至成年才完全消失。少数人该裂隙终生存在。当此裂隙内出现液体聚积时,则形成Rathke cleft囊肿,通常简称Rathke囊肿。

组织学上,Rathke囊肿的壁为单层柱状上皮、纤毛柱状上皮或立方上皮,上皮内可含有纤毛上皮细胞、杯状细胞、鳞状细胞和基底细胞,少数囊壁混有假复层鳞状上皮。当囊肿合并炎症时,单层上皮可转变为复层上皮,并常伴有鳞状上皮化生。上皮下方为一层结缔组织。囊内的液体可为黏液、浆液、胶样物质或血清,常含有黏多糖、胆固醇、坏死的细胞碎片和含铁血黄素。

Rathke囊肿很常见,常规尸检发现率13%~

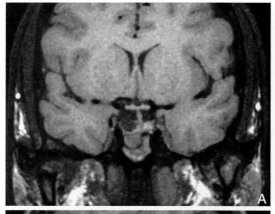

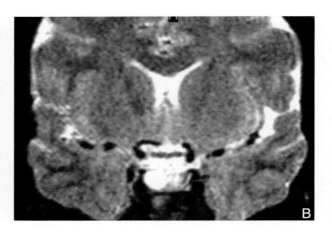

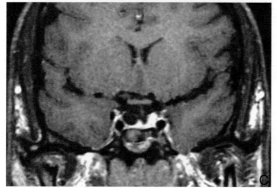

图7-20 鞍内蛛网膜囊肿

MRT$_1$加权图冠状位(A)示垂体腺右侧囊性病变,呈脑脊液样低信号,漏斗左移,T$_2$加权图冠状位(B)呈很高信号,圆形,境界清楚,边缘光滑。增强MR扫描(C)囊肿不强化,呈圆形脑脊液样低信号。

22%。绝大多数 Rathke 囊肿患者无临床症状,有症状的 Rathke 囊肿仅占颅内肿瘤样病变的 1%。女性多见,发病年龄常在 20~40 岁。临床症状多为囊肿压迫周围结构(视交叉、下丘脑、垂体、垂体柄等)所产生,常表现为视力障碍、垂体功能不全及头痛、尿崩症等。

Rathke 囊肿直径多在 3~10mm 之间,境界清楚,圆滑,绝大多数完全位于垂体窝内,直径>10mm 的 Rathke 囊肿可向鞍上发展,同时累及鞍内和鞍上,但 Rathke 囊肿完全位于鞍上罕见,偶见于个案报告。

CT 平扫时多数鞍内 Rathke 囊肿呈脑脊液样低密度,所以,脑池造影 CT 扫描最容易显示,表现为低密度充盈缺损(图 7-21,图 7-22)。Rathke 囊肿的 MR 信号变化呈多样化,在 MRT$_1$ 加权图可表现为与脑实质信号相比的低信号、等信号或高信号,T$_2$ 加权图多表现为高信号,也可呈低信号或者等信号。最常见的表现为囊肿在 T$_1$ 加权图呈低信号,在 T$_2$ 加权图呈高信号,即长 T$_1$ 长 T$_2$ 信号,其次是短 T$_1$ 长 T$_2$ 信号(图 7-23),其他信号变化包括等 T$_1$ 等 T$_2$ 信号、等 T$_1$ 短 T$_2$ 信号、等 T$_1$ 长 T$_2$ 信号、短 T$_1$ 短 T$_2$ 信

号等,囊肿内也可同时呈多种信号变化(图 7-24,图 7-25)。Rathke 囊肿 MR 信号的多样化主要与囊内容物有关,囊内黏多糖含量高是造成 T$_1$ 加权图高信号的主要原因。增强扫描囊肿本身不强化,囊肿周围正常的垂体腺组织强化,囊壁及囊内不钙化。有认为 Rathke 囊肿内有与

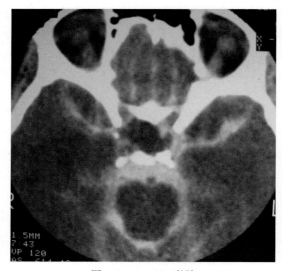

图7-21 Rathke囊肿

脑池造影横切位CT扫描示鞍内囊肿呈低密度充盈缺损,形态不规则。

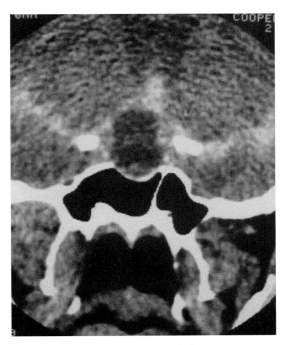

图7-22 Rathke囊肿
脑池造影冠状位CT扫描示鞍内囊肿呈低密度充盈缺损,向上突入到鞍上,形态规则。

囊液信号不同的小结节,是 Rathke 囊肿的特征性表现,但这种小结节常难以显示和辨认。

较小的 Rathke 囊肿完全位于鞍内,呈长T_1长T_2信号变化者需要与垂体泌乳素瘤区别,通常 Rathke 囊肿边缘更圆滑更锐利,T_1加权图信号较垂体瘤更低。在 MRT_1加权图呈高信号的 Rathke 囊肿,与垂体微腺瘤内出血鉴别较困难,两者在 MRT_1加权图和T_2加权图均可表现为高信号。通常 Rathke 囊肿的T_1高信号非常均匀,而垂体瘤出血可以不均匀,但最可靠的区别办法是定期 MR 复查,如果在数月后仍然表现为高信号,可认为是 Rathke 囊肿。在矢状位T_1加权图小的高信号 Rathke 囊肿与垂体后叶高信号紧密相连时,需要确定是否有 Rathke 囊肿存在,简单的办法是行脂肪抑制序列扫描,脂肪抑制时原T_1高信号呈低信号说明为垂体后叶,仍然呈高信号说明为 Rathke 囊肿(图 7-26)。

向鞍上发展的 Rathke 囊肿需要与颅咽管瘤鉴别,鉴别的要点包括:①颅咽管瘤钙化率很高,而 Rathke 囊肿通常不钙化,所以,出现钙化应该考虑颅咽管瘤;②颅咽管瘤常同时有一定量的肿瘤实质存在,增强扫描时实质部分强

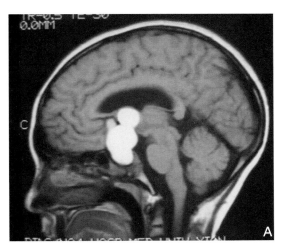
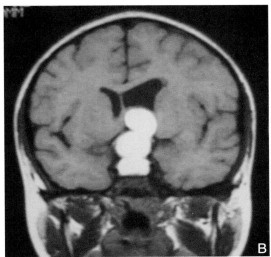
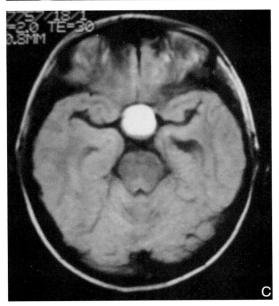

图7-23 Rathke囊肿
MRT_1加权图矢状位(A)、冠状位(B)和T_2加权图横切位(C)示囊肿呈高信号,累及鞍内和鞍上。

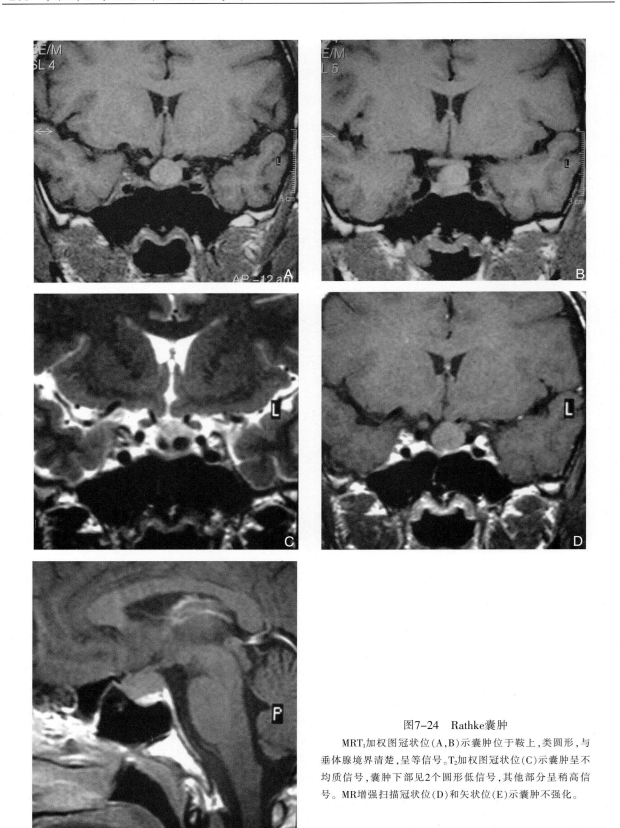

图7-24 Rathke囊肿

MRT₁加权图冠状位(A,B)示囊肿位于鞍上,类圆形,与垂体腺境界清楚,呈等信号。T₂加权图冠状位(C)示囊肿呈不均质信号,囊肿下部见2个圆形低信号,其他部分呈稍高信号。MR增强扫描冠状位(D)和矢状位(E)示囊肿不强化。

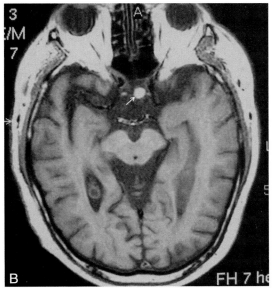

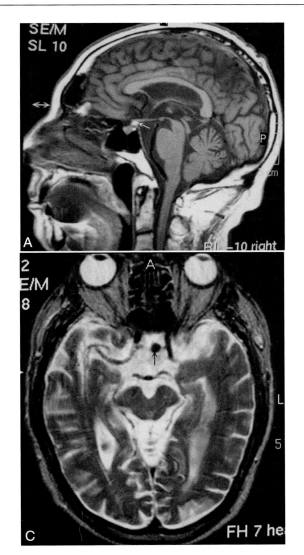

图7-25　Rathke囊肿

MRT₁加权图矢状位(A)和横切位(B)示囊肿位于鞍上，呈等信号，T₂加权图横切位(C)示囊肿呈低信号(箭头)。

化，而 Rathke 囊肿没有实质存在；③向鞍上发展的 Rathke 囊肿，其主体仍然在鞍内，而颅咽管瘤主体在鞍上，常向更上方发展，压迫三脑室底部。

Rathke 囊肿与蛛网膜囊肿通常容易区别，因为 Rathke 囊肿信号多与蛛网膜囊肿不同，在 T₁ 加权图呈低信号、T₂ 加权图呈高信号的 Rathke 囊肿，其 T₁ 加权图信号也常较脑脊液信号稍高，而蛛网膜囊肿呈脑脊液信号。

7.2.3　垂体发育异常

垂体发育异常包括垂体腺发育不良、双重垂体和异位神经垂体。

垂体腺发育不良（pituitary hypoplasia）临床上主要表现为体格发育低下，通常于幼年期

因个子低而就诊。垂体 MR 扫描时主要有 3 种异常表现：垂体腺小、垂体柄不连续和垂体后叶 T₁ 高信号缺乏或异位（图 7-27）。也可同时有颅面发育异常。冠状位垂体腺高度常小于 2mm。矢状位 T₁ 加权图可见垂体柄不连续和垂体后叶高信号缺乏或异位。垂体柄不连续也称为垂体柄阻断综合征，原因不明，可能与下丘脑-垂体区的损伤有关。垂体柄不连续造成下丘脑分泌的激素无法输送到垂体后叶，也无法通过垂体门脉系统作用于垂体前叶，是生长激素缺乏导致垂体性侏儒的重要原因之一。异位的垂体后叶 T₁ 高信号可出现在漏斗隐窝或正中隆起处。

双重垂体（duplication of the pituitary gland）是一种罕见的垂体腺发育异常，常合并有中线

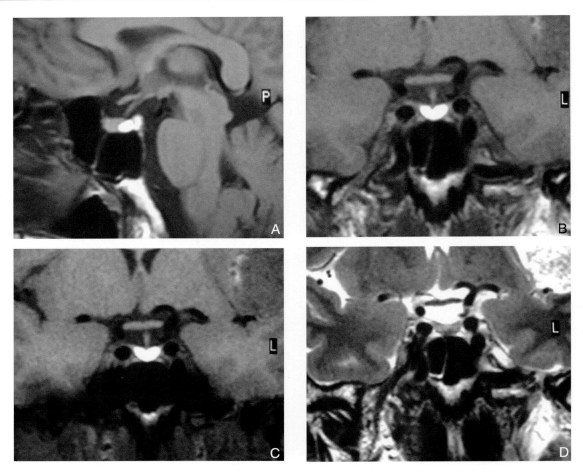

图7-26 Rathke囊肿

MRT₁加权图矢状位(A)和冠状位(B)示垂体后部囊肿呈高信号。脂肪抑制T₁加权图(C)囊肿仍然呈高信号。T₂加权图冠状位(D)示囊肿呈等信号。

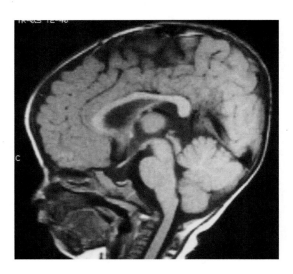

图7-27 垂体腺发育不良

MRT₁加权图矢状位示垂体腺小，垂体腺高度小于2mm,漏斗部不见,垂体后叶缺乏高信号。

颜面部发育异常，少数可表现有生长激素缺乏。MR 检查可见 2 个垂体腺由 1 层薄的隔膜分开，每个垂体腺通过各自的垂体柄与下丘脑相连。蝶鞍通常不扩大。

异位神经垂体（ectopic neurohypophysis）是指神经垂体位置异常，不位于蝶鞍内，可同时伴有身材矮小和生长激素缺乏。有人认为这种改变是由于产伤引起神经垂体和腺垂体的分离，也有认为是由于神经垂体向下发育障碍，神经垂体与腺垂体未能在鞍内融合所致，也可能是中线颅面发育异常的一部分。异位神经垂体在矢状位 MRT₁ 加权图上表现为垂体后部高信号消失，近端垂体柄不见，漏斗近侧或灰结节部位可见高信号的异位神经垂体。

垂体后叶高信号不显示可见于正常人，也常为中枢性尿崩症的特征，由于垂体后叶在

MRT$_1$加权图呈高信号的原因主要是由于垂体后叶内含有分泌抗利尿激素的神经分泌颗粒,当神经垂体通道破坏或中断时,含抗利尿激素的神经分泌颗粒减少,临床出现尿崩症,MRT$_1$加权图表现为垂体后叶高信号不见。但中枢性尿崩症患者垂体后叶高信号可存在,这种病例可能为垂体后叶抗利尿激素释放环节有损害或缺陷,导致下丘脑垂体功能不足。

7.3　鞍旁病变

7.3.1　脑膜瘤

　　约15%的脑膜瘤发生在鞍旁海绵窦。较小的鞍旁脑膜瘤可呈圆形或类圆形,大的鞍旁脑膜瘤形态常不规则,CT平扫呈等密度或稍高密度,肿瘤内可有钙化,但较其他部位脑膜瘤少见。约2/3的鞍旁脑膜瘤表现有邻近骨质硬化,此种骨质硬化不见于其他鞍旁肿瘤,因而是确定脑膜瘤诊断的重要征象。MRT$_1$加权图肿瘤信号与周围脑组织信号相同或稍低,T$_2$加权图信号变化不定,约1/3的病例表现为等信号,2/3病例肿瘤信号稍高于脑组织信号。鞍旁脑膜瘤常沿脑膜向周围生长,向前可达眶尖,向后可达斜坡及小脑幕,向外可沿中颅窝底扩展,向内可累及鞍内垂体腺。CT和MR增强扫描呈均质显著强化(图7-28,图7-29)。MR增强扫描多方位成像有利于观察脑膜瘤沿脑膜向周围生长的特点。

　　小的鞍旁脑膜瘤形态较圆,CT密度及显著强化均类似于鞍旁动脉瘤,两者常很难区别。MR检查区别鞍旁动脉瘤和脑膜瘤很容易,动脉瘤呈流空低信号,而脑膜瘤在T$_1$加权图呈等信号或稍低信号,T$_2$加权图呈等信号或稍高信号。

　　大的鞍旁脑膜瘤,根据其沿周围脑膜生长扩展的特点及CT密度、MR信号和强化表现,一般不难诊断。大的鞍旁脑膜瘤向内侵犯垂体腺时需要与垂体腺瘤侵犯海绵窦区别,区别的要点包括:①肿瘤内有钙化或邻近骨质有硬化时应考虑脑膜瘤;②鞍旁脑膜瘤常包裹同侧颈内动脉海绵窦段并使其狭窄,而垂体巨腺瘤侵犯鞍旁常引起颈内动脉海绵窦段推压外移,但

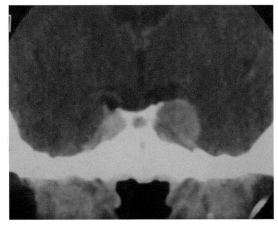

图7-28　鞍旁脑膜瘤
CT增强扫描示左侧鞍旁肿瘤呈类圆形,均质显著强化。

侵袭性垂体腺瘤也可包绕颈内动脉海绵窦段;③鞍旁脑膜瘤常同时沿脑膜向周围发展,向前可沿硬膜伸延达眶尖部,向后发展可达斜坡及小脑幕,而垂体巨腺瘤一般没有这种生长特点。

7.3.2　三叉神经瘤

　　在颅神经肿瘤中,三叉神经瘤(trigeminal neuroma)的发生率仅次于听神经瘤。肿瘤多发生在三叉神经半月神经节处,该神经节紧邻海绵窦后部,并发出眼神经(第1支)和上颌神经(第2支)行走于海绵窦外侧壁内,故发生肿瘤时可表现为鞍旁肿块。肿瘤常可同时向三叉神经根部延伸,表现为鞍旁及桥小脑角同时有肿瘤存在,呈哑铃状,是三叉神经瘤的特征性表现。

　　三叉神经瘤以青壮年多见,男性稍多于女性。临床症状主要包括三叉神经痛,面部麻木,咀嚼肌萎缩等。肿瘤较大时可同时累及第Ⅵ、Ⅶ、Ⅷ对颅神经,出现复视、耳鸣、听力障碍和面神经麻痹。

　　CT平扫时肿瘤多呈等密度或稍低密度,少数可因肿瘤内囊变而呈混杂密度。MRT$_1$加权图多呈均质等信号或稍低信号,T$_2$加权图呈较均质的高信号,肿瘤境界清楚。增强扫描多呈均质显著强化,发生囊变时亦可呈环形或不规则强化(图7-30)。肿瘤可以椎压颈内动脉移位,但很少包裹之。肿瘤较大时也可椎压颞叶或相邻结构移位,CT骨窗观察常可见岩椎尖端骨质吸收或破坏。肿瘤的形态及分布具有沿三叉神

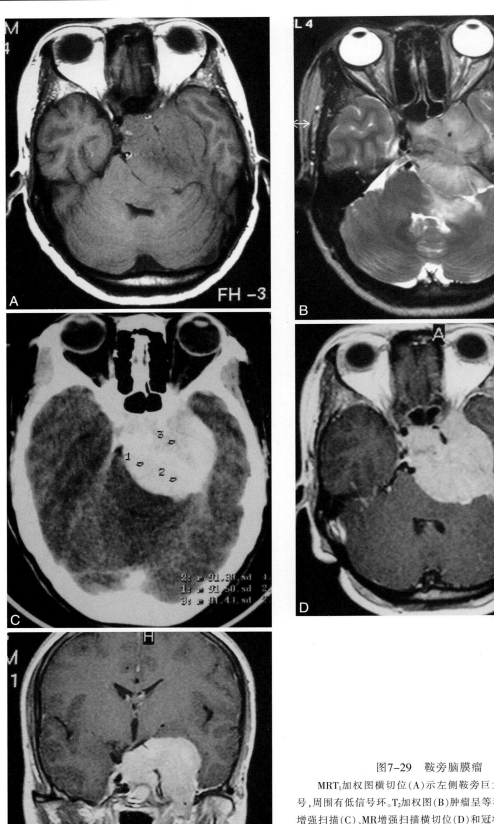

图7-29 鞍旁脑膜瘤

MRT$_1$加权图横切位(A)示左侧鞍旁巨大肿瘤,呈等信号,周围有低信号环。T$_2$加权图(B)肿瘤呈等和稍高信号。CT增强扫描(C)、MR增强扫描横切位(D)和冠状位(E)示肿瘤显著强化,其内见流空血管,为包绕狭窄的颈内动脉海绵窦段。

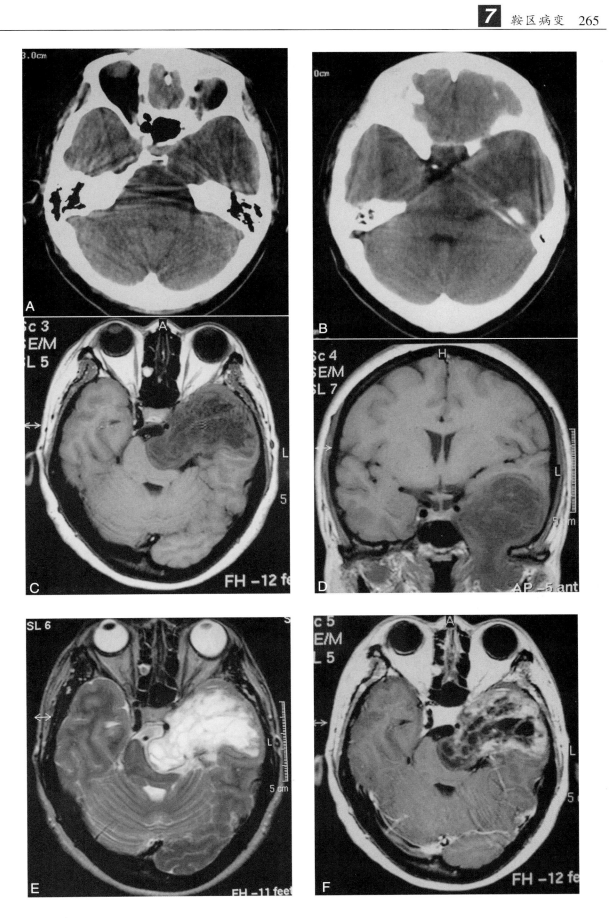

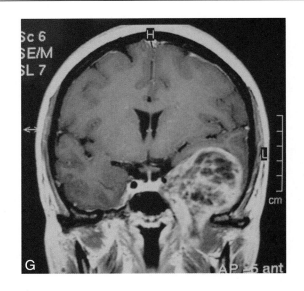

图7-30 三叉神经瘤

CT平扫(A,B)示左侧桥小脑角和鞍旁低密度病变,境界不清楚。MRT$_1$加权图横切位(C)和冠状位(D)示肿瘤呈稍低信号,累及鞍旁和桥小脑角,并向下伸出颅外。T$_2$加权图(E)肿瘤呈高信号。增强扫描横切位(F)和冠状位(G)肿瘤呈不均质强化。

经走行的特点,根据这一特点,三叉神经瘤通常容易诊断。少数肿瘤也可沿三叉神经走行延伸到颅底孔甚或颅外,是三叉神经瘤与其他肿瘤鉴别的又一重要依据,如沿第2支生长可造成圆孔扩大,肿瘤经圆孔进入翼腭窝,沿第3支生长导致卵圆孔扩大,肿瘤经卵圆孔延伸到颅外。

7.3.3 转移瘤

可由其他器官恶性肿瘤经血道转移到鞍旁海绵窦,原发灶同垂体腺转移瘤。但鞍旁转移瘤更常见的是邻近肿瘤直接侵犯而来,最常见者为鼻咽癌颅内侵犯。

CT平扫可见海绵窦内肿块,均质等密度或稍低密度。MRT$_1$加权图呈均质等信号或稍低信号,T$_2$加权图呈均质稍高信号或等信号(图7-31,图7-32)。CT和MR增强扫描多呈均质明显强化。

鞍旁转移瘤的CT和MR表现没有特征性,与绝大多数其他海绵窦肿瘤相似,难以区别,但鞍旁转移瘤约近半数可有邻近骨质破坏,在CT骨窗上容易确定,此点有助于与其他鞍旁良性肿瘤鉴别。此外,仔细观察鼻咽部有无肿瘤,脑其他部位或其他脏器有无原发灶或转移灶,常可确定鞍旁转移瘤的诊断。

7.3.4 痛性眼肌麻痹

痛性眼肌麻痹(painful ophthalmoplegia)

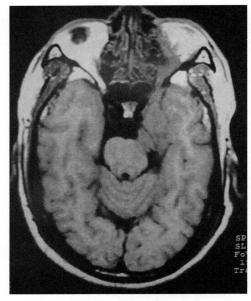

图7-31 肺癌鞍旁转移

MRT$_1$加权图横切位示左侧鞍旁肿瘤呈等信号,形态不规则。

最早由 Tolosa 于 1954 年报告,Hunt 于 1961 年又报告 6 例手术病例,故又称 Tolosa-Hunt 综合征(Tolosa-Hunt syndrome)。

痛性眼肌麻痹为海绵窦的非特异性炎症,病因不明,可能与免疫机制有关。也有人认为是眶内炎性假瘤的一种变异。病理上可见海绵窦内有大量肉芽组织形成,并累及海绵窦内血管及神经。

临床多见于青壮年,常以球后眶区持续跳

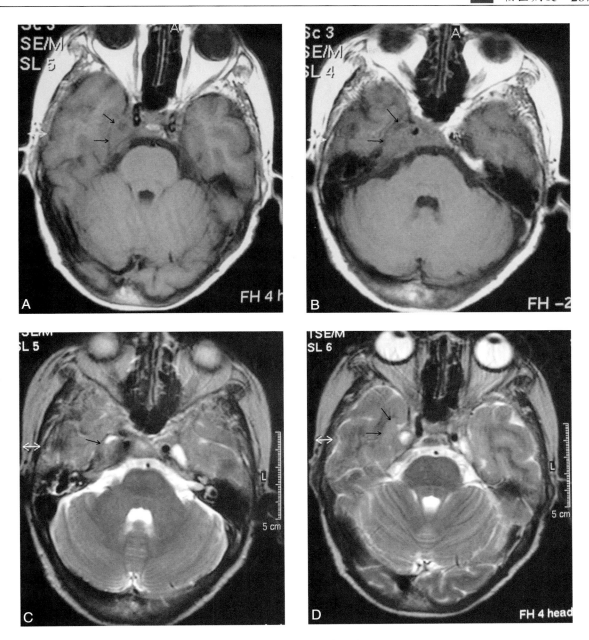

图7-32 乳腺癌鞍旁转移

MRT$_1$加权图横切位(A,B)示右侧鞍旁肿瘤呈等信号(箭头),形态不规则,T$_2$加权图横切位(C,D)肿瘤呈不均质信号(箭头)。

痛为首发症状、重者可伴有恶心呕吐,很快出现后眼肌(第Ⅲ、Ⅳ、Ⅵ对颅神经)麻痹,其中以动眼神经麻痹最常见,相应的症状包括上睑下垂、瞳孔扩大和调节麻痹。病情常有反复,血沉快,其他全身症状少。激素治疗效果奇特,常于24h内症状得到迅速改善。

痛性眼肌麻痹宜行 MR 检查,多数轻型患者可无异常影像学表现。少数患者可见一侧海绵窦轻度增大。冠状位增强扫描,做双侧海绵窦对比观察,易于确定海绵窦有无增大(图7-33)。动眼神经可明显强化(图7-34)。由于本病临床及影像学表现特殊,一般无需与其他鞍旁病变鉴别。

7.3.5 颈动脉海绵窦瘘

海绵窦内有颈内动脉通过,是人体中唯一

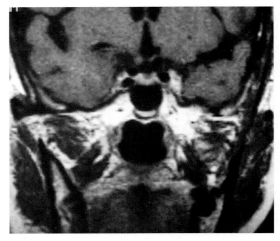

图7-33　痛性眼肌麻痹

MR增强扫描冠状位T₁加权图示左侧海绵窦增大,均质强化。

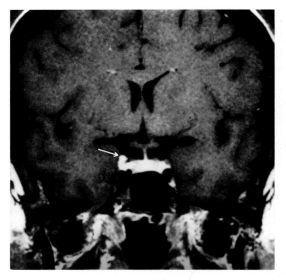

图7-34　痛性眼肌麻痹

MR增强扫描冠状位T₁加权图示右侧海绵窦稍增大,动眼神经增粗,明显强化(箭头)。

一处动脉穿过静脉窦的结构。

颈动脉海绵窦瘘 (carotid cavernous fistula) 是指颈内动脉海绵窦段与海绵窦之间有不正常通道存在。可分为直接性和间接性两种,直接性者多见,指颈内动脉海绵窦段与周围海绵窦之间有直接的高血流、高压性分流发生,颈内动脉血液直接注入海绵窦内,通常是由于海绵窦内动脉瘤破裂或由于海绵窦内颈内动脉外伤性撕裂所致,临床上病人有突然发生的麻痹性突眼,受累侧眼内有血管杂音,静脉充血怒张,

球结膜水肿以及眼环运动障碍等。间接性者是指颈内动脉海绵窦段与海绵窦间自发性的低血流低压性分流,多见于中年人,通常出现在颈内动脉的硬膜支与海绵窦之间,间接性者一般较直接者预后好,许多病例可以自行减轻或自愈。

由于动脉血进入海绵窦,使海绵窦内压力增高,使海绵窦扩大。CT增强扫描可见患侧海绵窦扩大,外缘膨出,境界清楚或不清楚。早期进行 MR 检查对诊断帮助很大,因海绵窦内分流的血流速度快,故仍呈信号流空,表现为海绵窦扩大,海绵窦内血管信号影增多,且迂曲、粗大、不规则,正常颈内动脉海绵窦段断面结构消失,很易与其他鞍旁实质性肿瘤鉴别。由于海绵窦接受来自眼眶内眼上静脉和眼下静脉的血液,海绵窦内压力的增高,使眼上静脉及眼下静脉压力增高,由于眼静脉内没有静脉瓣,海绵窦内的血液逆流入眼上静脉和眼下静脉使其扩张,CT增强扫描和 MR 扫描可清楚显示这种征象,是诊断本病的重要依据。由于眼静脉回流受阻,可出现眼外肌及视神经因充血水肿而增粗,眼球突出。另外,少数病例可同时表现有鞍上池肿块。

7.3.6　动脉瘤

起源于颈内动脉海绵窦段的动脉瘤约占颅内动脉瘤的 3%~11%。因其与其他鞍旁肿瘤的治疗方法完全不同,诊断及鉴别诊断尤为重要。

鞍旁动脉瘤的病因包括外伤性、鞍区术后、海绵窦血栓形成的并发症、自发性。其中以自发性最多见。

CT平扫对小的动脉瘤常不能发现。大的无血栓形成的动脉瘤表现为鞍旁圆形或分叶状血管密度样均质肿块,均质显著增强 (图 7-35)。与鞍旁脑膜瘤鉴别有困难时,应做 CT 动态增强扫描或者 MR 检查,动脉瘤的强化曲线不同于脑膜瘤,上升更快,MR 扫描对两者的鉴别更简单更方便。此外,弧线样或薄环样钙化有助于动脉瘤的确定,血栓形成时,CT 平扫血栓部分为等密度,有血流的部分密度稍高,增强扫描时血栓部分不强化,而血流部分及血管壁显著强化。依血栓形成的程度,可呈现各种形态的

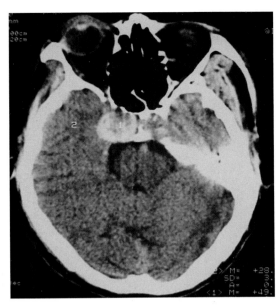

图7-35　鞍旁动脉瘤

CT增强扫描示动脉瘤位于右侧鞍旁，圆形，显著均质强化。

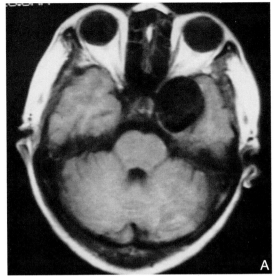

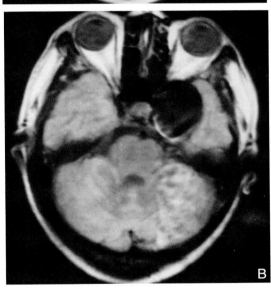

图7-36　鞍旁动脉瘤

MRT$_1$加权图（A）和T$_2$加权图（B）示动脉瘤位于左侧鞍旁，圆形，呈流空低信号。

强化，环形强化，半月形强化，靶征强化等。MR检查对无血栓形成的鞍旁动脉瘤很易通过血管流空现象来识别（图7-36），但若动脉瘤内有蜗流时，也可产生轻微的不均质信号。有血栓形成者，MR表现比较复杂，因瘤内血栓形成的程度及时间不同而有不同的表现。在血栓形成的亚急性期，血栓部分在各种序列均呈高信号强度，陈旧性血栓形成者，T$_1$加权图及T$_2$加权图均呈等信号，血栓未形成部分仍呈低信号流空（图7-37），后者有助于与其他病变的鉴别。

7.3.7　海绵状血管瘤

　　海绵状血管瘤（cavernous hemangioma）是一种特殊的脑血管畸形，病灶由海绵状血管腔隙组成，无粗大的供血动脉和引流静脉，其血管壁由胶原纤维组成，并衬有扁平内皮细胞。

　　海绵状血管瘤可位于脑内或脑外。脑实质内海绵状血管瘤病灶通常较小，而脑外海绵状血管瘤病灶多较大，直径可达5cm以上。鞍旁海绵窦区是脑外海绵状血管瘤最好发的部位，40岁左右为发病高峰，主要见于女性。由于脑外海绵状血管瘤与硬膜关系密切，又称为硬膜型海绵状血管瘤。

　　鞍旁海绵状血管瘤表现为鞍旁肿块，通常

比较大，平均直径接近5cm，肿块形态通常类似哑铃状，靠外侧大，靠内侧小，病变内通常没有钙化。CT扫描时呈等密度或稍高密度（图7-38），MRT$_1$加权图呈稍低信号或低信号，信号均匀或稍不均匀，T$_2$加权图呈高信号，信号通常均匀。病灶境界清楚，通常没有血管流空现象。增强CT扫描和增强MR扫描呈显著较均质强化（图7-39）。由于显著均质强化，CT增强扫描需要与鞍旁动脉瘤鉴别，MR增强扫描需要与脑膜瘤鉴别。CT平扫和强化，海绵状血管瘤与动脉瘤表现类似，但MR表现完全不同，

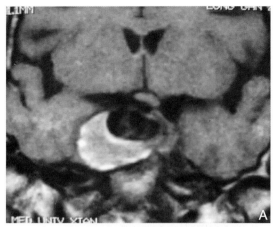

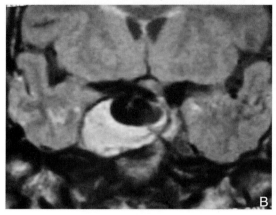

图7-37 鞍旁动脉瘤

MRT₁加权图(A)示右侧鞍旁巨大动脉瘤,血栓形成部分呈高信号,无血栓部分呈流空低信号。T₂加权图(B)无血栓部分中心有轻微信号为涡流所致,大部仍然为流空低信号,血栓形成部分为高信号。

鞍旁海绵状血管瘤在 T₁ 加权图呈低信号,在 T₂加权图呈高信号,而动脉瘤呈血管流空影像,容易区别。鞍旁海绵状血管瘤和鞍旁脑膜瘤在 CT 平扫和 CT 增强扫描可以表现类似,但 MR 扫描时信号不同,脑膜瘤呈接近于等信号改变,而海绵状血管瘤在 T₁ 加权图呈低信号,在 T₂ 加权图呈高信号。鉴别困难时,可行氢质子波谱检查,脑膜瘤表现为 Cho 波增高,没有 Cr 波和 NAA 波,而海绵状血管瘤表现为 NAA 波、Cr 波和 Cho 波全部消失 (图 7-39),可有 Lip 波。

7.3.8 畸胎瘤

畸胎瘤 (teratoma) 属于生殖细胞肿瘤。颅内畸胎瘤主要发生在松果体区,约 20% 发生在鞍上区,少数也可见于鞍旁。与松果体区畸胎瘤一样,多数为部分囊性,囊内成分复杂,可含有脂质、毛发和牙齿等结构。肿瘤内亦常发生钙化和出血,故 CT 平扫时常为很不均质的混杂密度。有骨和牙齿出现是畸胎瘤的特征性改变,有脂肪样低密度区存在也是诊断畸胎瘤的重要依据。但仅有脂肪成分而无骨和牙齿时难与皮样囊肿和脂肪瘤区别。肿瘤境界清楚,周围无水肿。MR 影像的最大特点是畸胎瘤呈很不均质信号,T₁ 加权图有脂肪高信号存在 (图 7-40)。信号不均质的原因是由于肿瘤内钙化、囊变、脂肪、出血等多种成分同时存在。增强扫描时囊性部分不强化,实质部分轻度强化或不强化。肿瘤内出现骨和牙齿时可确诊本病。

7.3.9 软骨瘤和软骨肉瘤

软骨瘤 (chondroma) 属于进行性软骨内化骨发育不良或增生紊乱的良性骨肿瘤,发生在颅内罕见。由于颅底为软骨内化骨,可以有胚胎残留的软骨细胞,所以,颅内软骨瘤主要见于颅底,起源于软骨结合部,其中鞍旁蝶骨是较常见的发生部位。2007 年 WHO 中枢神经系统肿瘤分类将其归于脑膜肿瘤中的间叶肿瘤,分级为 I 级。

CT 扫描时见鞍旁肿瘤,不规则分叶状,境界较清楚,密度不均匀,其内常见斑点状钙化或骨化 (图 7-41),MRT₁ 加权图常表现为不均质低信号,T₂ 加权图呈等、低、高混杂信号,增强扫描呈很不均质颗粒状显著强化,似石榴子样 (图 7-42)。颅内软骨肉瘤更罕见,影像学表现与颅内软骨瘤类似 (图 7-43),主要依靠病理区别。软骨瘤和软骨肉瘤可引起临近骨质破坏,严重者肿瘤可沿骨破坏处伸出颅外。

由于软骨瘤内常见钙化或骨化,所以主要应与鞍旁畸胎瘤鉴别,出现脂肪密度和信号提示为畸胎瘤。

7.4 鞍上病变

鞍上病变种类很多,根据影像学表现特点,可将其分为 4 大类:①鞍上囊实性病变。②鞍上实质性病变。③鞍上囊性病变。④鞍上含有

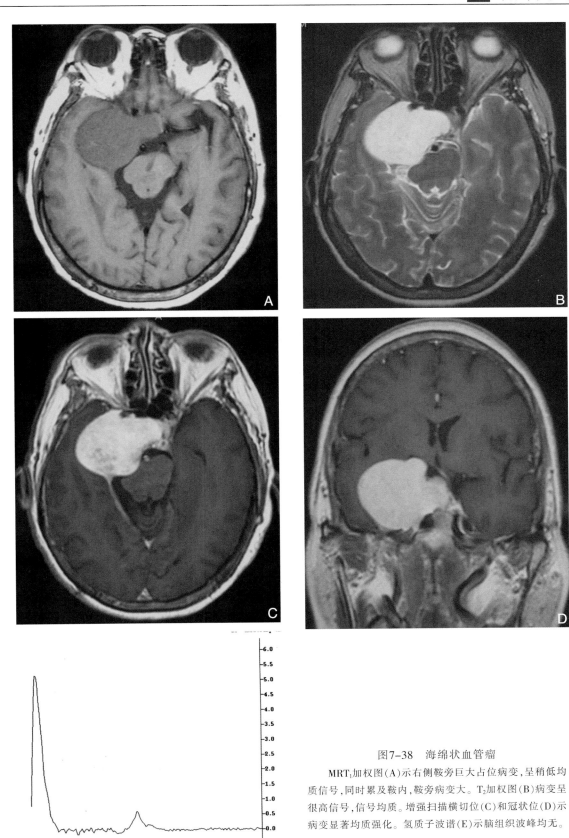

图7-38　海绵状血管瘤

MRT₁加权图(A)示右侧鞍旁巨大占位病变,呈稍低均质信号,同时累及鞍内,鞍旁病变大。T₂加权图(B)病变呈很高信号,信号均质。增强扫描横切位(C)和冠状位(D)示病变显著均质强化。氢质子波谱(E)示脑组织波峰均无。

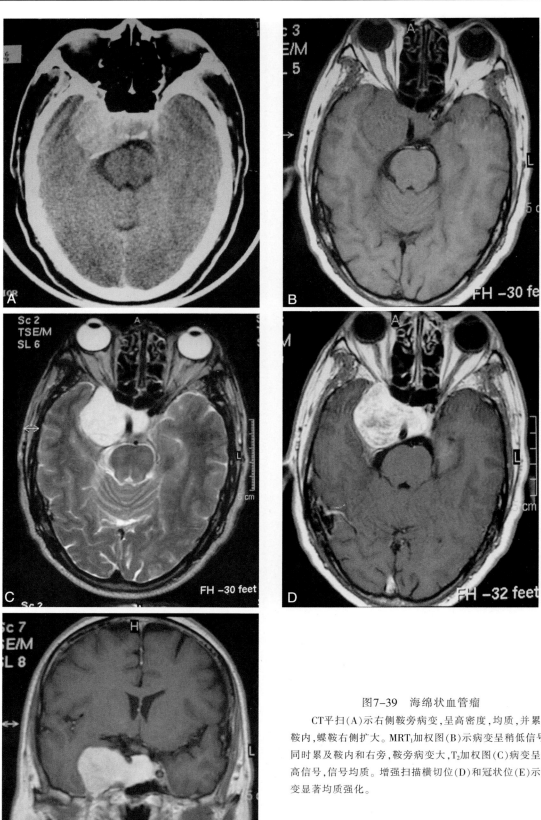

图7-39　海绵状血管瘤

　　CT平扫(A)示右侧鞍旁病变,呈高密度,均质,并累及鞍内,蝶鞍右侧扩大。MRT₁加权图(B)示病变呈稍低信号,同时累及鞍内和右旁,鞍旁病变大,T₂加权图(C)病变呈很高信号,信号均质。增强扫描横切位(D)和冠状位(E)示病变显著均质强化。

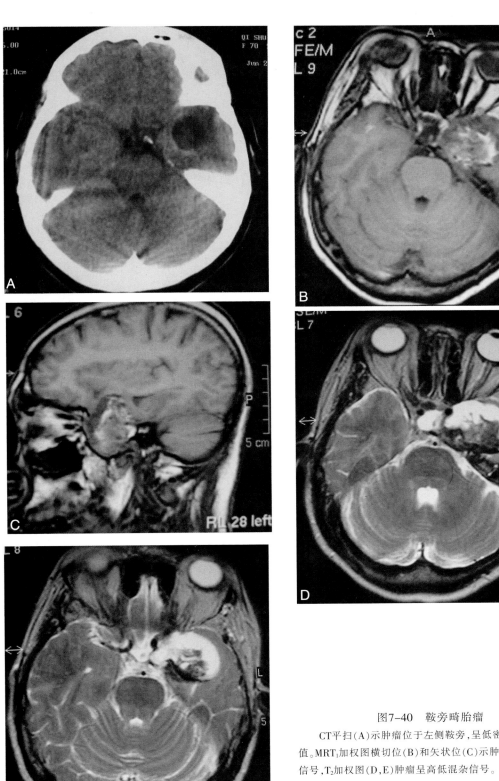

图7-40　鞍旁畸胎瘤

　　CT平扫(A)示肿瘤位于左侧鞍旁,呈低密度,CT值有负值。MRT$_1$加权图横切位(B)和矢状位(C)示肿瘤内有脂肪高信号,T$_2$加权图(D,E)肿瘤呈高低混杂信号。

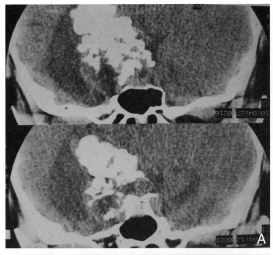

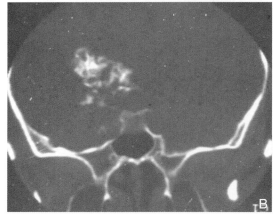

图7-41 鞍旁软骨瘤

CT平扫脑窗(A)和骨窗(B)示右侧鞍旁巨大肿瘤,大量钙化。

脂质的病变。

7.4.1 囊实性病变

尽管鞍上实质性病变均有可能发生坏死囊变,表现为囊实性,鞍内垂体瘤突到鞍上也可发生坏死囊变,但实际上鞍上表现为囊实性的病变主要为颅咽管瘤,鞍上其他实质性病变发生囊变非常罕见。

颅咽管瘤

在胚胎期,Rathke囊与原始口腔连续的细长管道称为颅咽管,随胚胎发育此管逐渐退化消失,但可残留一些鳞状上皮细胞,颅咽管瘤即起源于这些残留的鳞状上皮细胞。但亦有人认为,这些上皮细胞并非颅咽管退化时所残留,而是垂体腺细胞的鳞状化生。

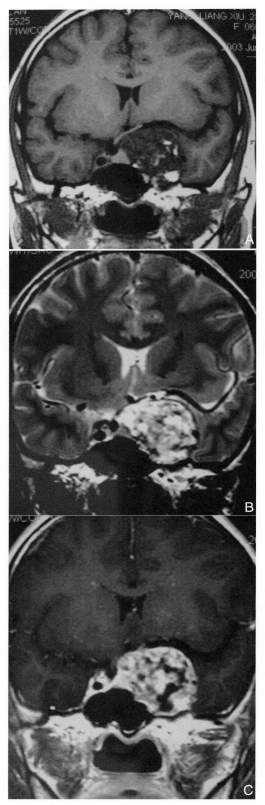

图7-42 鞍旁软骨瘤

MRT₁加权图(A)示肿瘤位于左侧鞍旁,呈低高混杂信号,以低信号为主,T₂加权图(B)肿瘤呈高低混杂信号,以高信号为主,MR增强扫描(C)肿瘤显著强化,其内见弥漫性低信号。

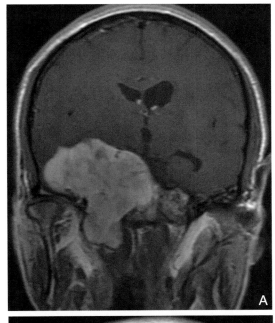

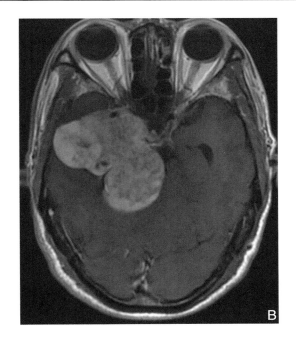

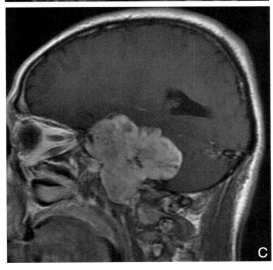

图7-43 鞍旁软骨肉瘤

MR增强扫描冠状位(A)、横切位(B)和矢状位(C)示右侧鞍旁巨大肿瘤,显著强化,向后达桥小脑角,向下伸出颅外。

　　根据2007年WHO中枢神经系统肿瘤分类,组织学上颅咽管瘤分为造釉细胞瘤型和乳头状型2种类型。

　　颅咽管瘤(craniopharyngioma)为颅内较常见的肿瘤,约占颅内肿瘤的3%,可以出现于任何年龄,但半数以上发生于20岁以前,约占儿童幕上肿瘤的15%,是儿童鞍区最常见的肿瘤,约占儿童鞍区肿瘤的50%以上。颅咽管瘤的另一个高峰年龄为40岁左右,主要为鳞状乳头型。男性多于女性。儿童颅咽管瘤以发育障碍及颅压增高症状为主要表现,成人则多以视力障碍、垂体功能低下和精神异常为主要表现,

垂体功能低下在男性主要表现为性功能降低,女性则表现为闭经或月经不规律。

　　CT平扫表现为鞍上区肿块,圆形,类圆形或不规则分叶状。CT密度因肿瘤内成分不同而变异很大。肿瘤以完全囊性和部分囊性多见,尤其是儿童颅咽管瘤,少数肿瘤也可完全呈实质性。囊性部分常呈脑脊液样低密度,也可因含有较多胆固醇而呈很低密度,或因囊内含有较多钙质和角蛋白而接近于等密度或稍高密度(图7-44)。肿瘤实质部分多呈等密度,也可因其内含有较多的胆固醇结晶而呈低密度。肿瘤的钙化率较高,尤其是成釉质细胞型的钙化发

生率远远高于鳞状乳头型，所以，钙化尤其容易发生在儿童患者，钙化可高达 80%。钙化的形态多种多样，可沿肿瘤边缘呈壳状钙化、肿瘤实质部分点状、斑片状不规则钙化或团块状钙化（图 7-44，图 7-45）。

MR 平扫，颅咽管瘤信号变化很大。囊性部分可因含有胆固醇和蛋白呈短 T_1 表现，在 T_1 加权图和 T_2 加权图上均呈高信号（图 7-45，图 7-46），这种信号变化以造釉细胞瘤型常见，乳头状型也可发生。但若不含上述物质或仅含少量蛋白时，T_1 加权图则呈略高于脑脊液的低信号，T_2 加权图则呈高信号（图 7-47），囊性病变内含蛋白较多时也可在 T_1 加权图呈均质等信号，在 T_2 加权图呈均质高信号（图 7-48，图 7-49）。若含较多钙化、角蛋白时，则在 T_1 加权图和 T_2 加权图上均呈低信号区。肿瘤实质部分在 T_1 加权图常呈等信号，在 T_2 加权图上呈稍高信号。实质部分也可有许多小的囊腔形成，在 T_2 加权图实质部分成等高混杂信号。因肿瘤常同时有实质、囊性和钙化存在，故在 MR 图像上整个肿瘤常表现为很不均质信号。CT 和 MR 增强扫描，因肿瘤实质及囊壁部分均可呈中度或显著不均质强化，故强化形态不一，斑片状、不规则团块状或环状强化，或多种形态的强化同时并存。如上所述，典型的颅咽管瘤常呈完全囊性或部分囊性，钙化多见，CT 呈低或低、等混杂密度，MR 检查信号变化大，且很不均质，实质及囊壁均可强化，再加上肿瘤的位置，一般诊断并不困难。

若肿瘤完全为囊性时，主要应与表皮样囊肿和皮样囊肿鉴别，后两者增强扫描时囊壁无强化。若肿瘤完全为实质性，强化显著时，需要与窦出到鞍上的垂体瘤、生殖细胞瘤鉴别，后两者无钙化，且垂体瘤同时有蝶鞍扩大等改变。

7.4.2 实质性病变

（1）脑膜瘤

约有 8% 的脑膜瘤发生于鞍上区。多数起源于鞍结节，少数起源于鞍隔。头痛及视力障碍为主要临床表现。

CT 平扫表现为鞍上区等密度或稍高密度肿块（图 7-50），形态常不规则，境界清楚，比较均质，钙化较其他部位脑膜瘤少见，局部骨质可有硬化表现。MR T_1 加权图和 T_2 加权图接近于等信号，境界清楚。CT 和 MR 增强扫描多呈均质显著强化。肿瘤有沿脑膜向前、向后及向两侧生长的趋势，可出现脑膜尾征（图 7-51），也可多发或合并神经纤维瘤病（图 7-52）。

主要应与突出到鞍上的垂体巨腺瘤鉴别，下列征象提示为鞍上脑膜瘤：①鞍结节有骨硬化表现；②无蝶鞍扩大；③肿瘤的基底附着于鞍结节，矢状位 MR 图显示肿瘤的中心位于鞍结节上方而不是垂体腺上方；④鞍隔位置正常。

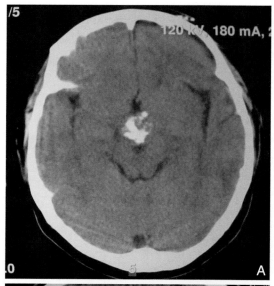

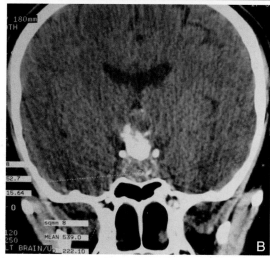

图7-44　颅咽管瘤
CT平扫横切位(A)和冠状位(B)示鞍上肿瘤内钙化显著,呈不规则斑点状。

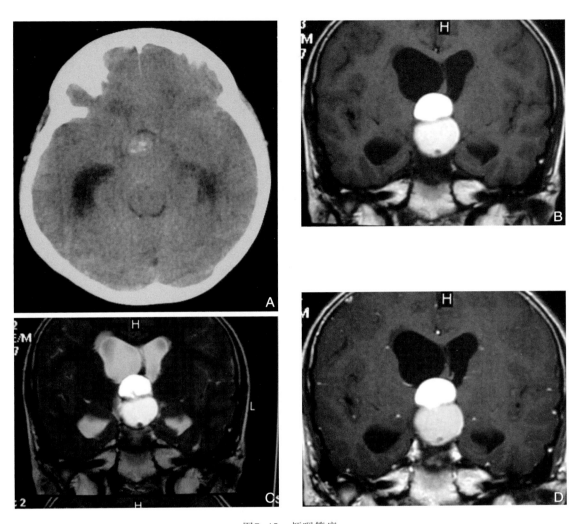

图7-45 颅咽管瘤

CT平扫(A)示鞍上肿瘤呈等密度,内有斑点状高密度钙化,MRT₁加权图(B)示肿瘤大部为囊性,呈高信号,T₂加权图(C)肿瘤仍呈高信号,增强扫描(D)不容易判断有无强化。

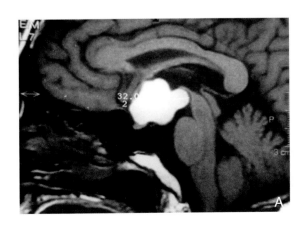
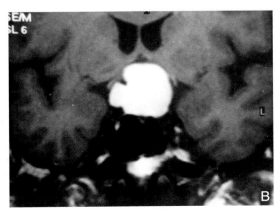

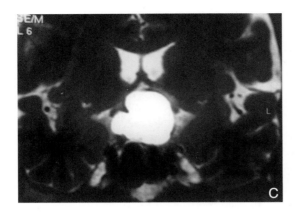

图7-46 颅咽管瘤

MRT$_1$加权图矢状位(A)、冠状位(B)和T$_2$加权图(C)
示鞍上囊性病变,形态不规则,呈高信号。

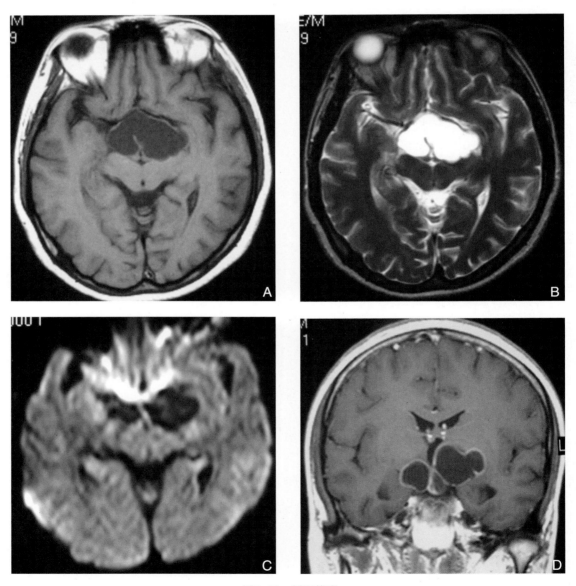

图7-47 颅咽管瘤

MRT$_1$加权图(A)示鞍上肿瘤形态不规则,大部为囊性,呈低信号,T$_2$加权图(B)呈很高信号,DWI(C)呈低信号,增强扫描(D)肿瘤囊壁强化。

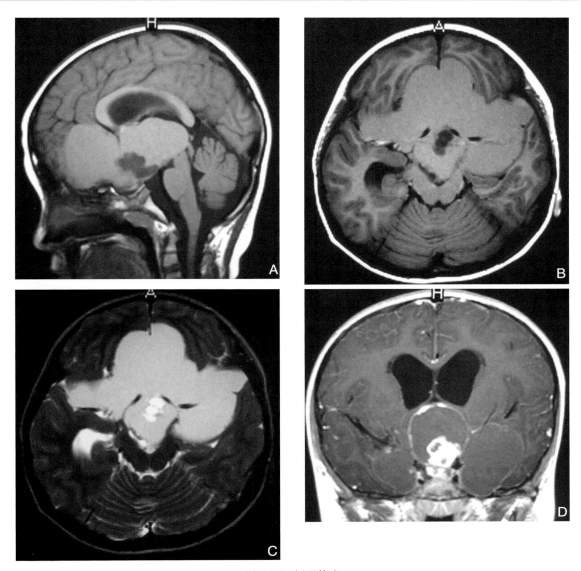

图7-48　颅咽管瘤

MRT₁加权图矢状位(A)和横切位(B)示鞍上巨大肿瘤,肿瘤形态不规则,大部为囊性,与脑白质信号类似,少量肿瘤实质呈等信号,T₂加权图(C)呈很高信号,增强扫描(D)肿瘤囊壁及实质部分强化。

（2）生殖细胞瘤

绝大部分生殖细胞瘤（germinoma）位于松果体区，约 20%发生于鞍上池或三脑室底部。临床症状较轻，主要表现为下丘脑和视交叉受累的症状，如糖尿病、视野缺损、垂体功能不全等。与松果体区生殖细胞瘤不同，鞍上生殖细胞瘤以女性多见。

肿瘤多呈类圆形，也可呈不规则形，境界清楚。CT 平扫呈等密度或稍高密度，显著均质强化（图 7-53）。肿瘤一般无钙化。MRT₁加权图多呈等或低信号，T₂加权图呈高信号（图 7-54，图 7-55）。肿瘤可伸入鞍内引起蝶鞍扩大，但冠状位或矢状位 MR 检查多能与垂体腺分开。MR 增强扫描多呈均质性强化。部分患者松果体或基底节区同时有生殖细胞瘤存在（图 7-55）。

鞍上生殖细胞瘤的 CT 密度和 MR 信号改变没有特征性，在 CT 扫描时可与视交叉胶质瘤相似，鉴别诊断有赖于 MR 冠状位及矢状位肿瘤的精确定位。此外还需要与鞍上脑膜瘤区别，后者与鞍结节关系密切，可有局部骨质硬化。松果

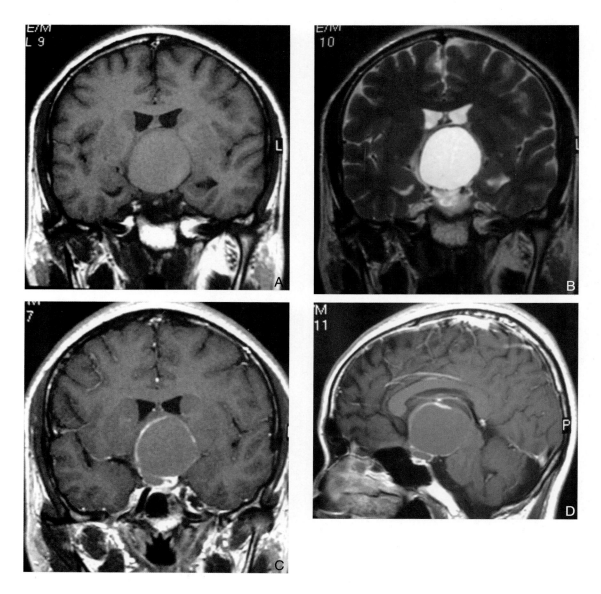

图7-49　颅咽管瘤

MRT$_1$加权图冠状位(A)示鞍上肿瘤,类圆形,为囊性,呈等信号,T$_2$加权图冠状位(B)呈很高信号,下部少量肿瘤实质呈稍高信号,增强扫描冠状位(C)和矢状位(D)肿瘤囊壁及实质部分强化。

体区同时有肿瘤存在时首先应考虑生殖细胞瘤。

（3）转移瘤

多由血道转移或脑脊液种植而来。可位于鞍上池、漏斗或视交叉，CT 和 MR 表现无特征性，CT 一般表现为均质等密度、均质强化的肿块。MRT$_1$加权图可呈等或低信号（图 7-56），T$_2$加权图多呈高信号，较均质。转移瘤一般无钙化，但原发灶若为易钙化的恶性肿瘤时，转移瘤也可有钙化（图 7-57）。

早期较小的鞍上转移 CT 难以发现，MR 矢状位和冠状位能清楚显示转移到视交叉的早期病变，但很难与发生于这些部位的其他病变区别，必须结合病史。

（4）脊索瘤

脊索瘤（chordoma）起源于胚胎残存脊索组织，可以发生在斜坡和鞍区，需要与鞍区的其他病变鉴别。

脊索是人体脊柱的原基，形成于胚胎期的

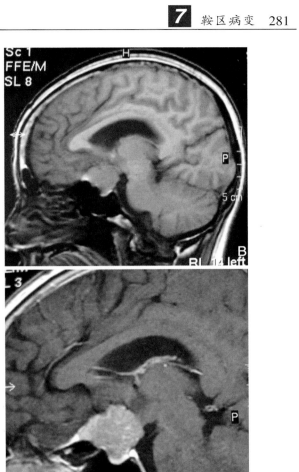

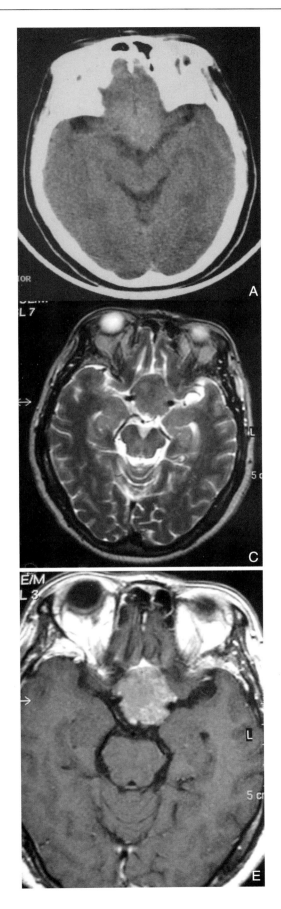

图7-50 鞍上脑膜瘤

CT平扫(A)示鞍上肿瘤呈稍高均质密度,MR T_1 加权图(B)和 T_2 加权图(C)均呈等信号,增强MR扫描(D、E)肿瘤显著均质强化,前方可见脑膜尾征。

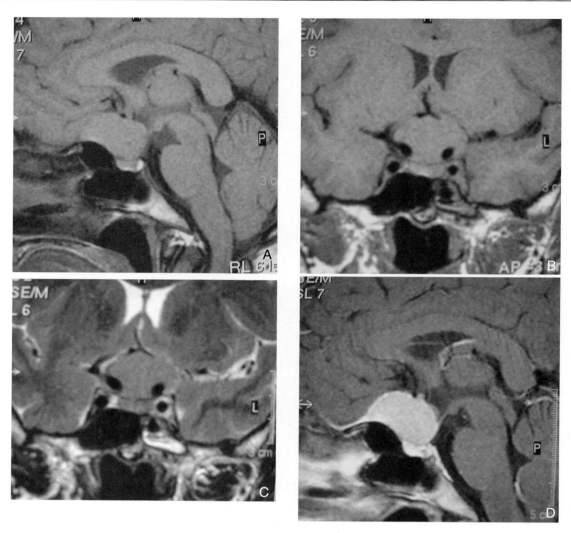

图7-51　鞍上脑膜瘤

MRT₁加权图矢状位(A)和冠状位(B)示鞍上肿瘤呈均质等信号,沿脑膜向前发展,MRT₂加权图(C)也呈等信号,增强MR扫描(D)肿瘤显著均质强化,前方可见脑膜尾征。

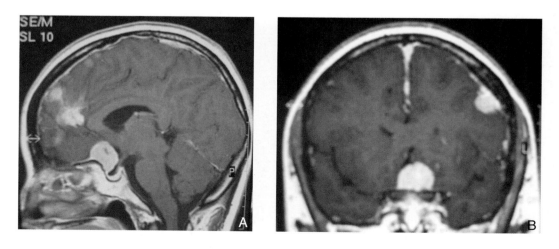

图7-52　神经纤维瘤病

MR增强扫描矢状位(A)和冠状位(B)示鞍上和半球表面多发脑膜瘤呈显著均质强化,并见脑膜广泛强化。

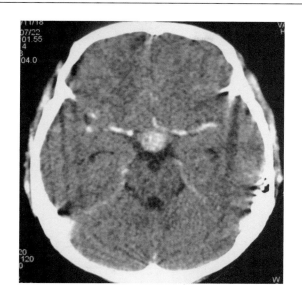

图7-53　生殖细胞瘤

CT增强扫描示鞍上圆形肿瘤呈显著均质强化。

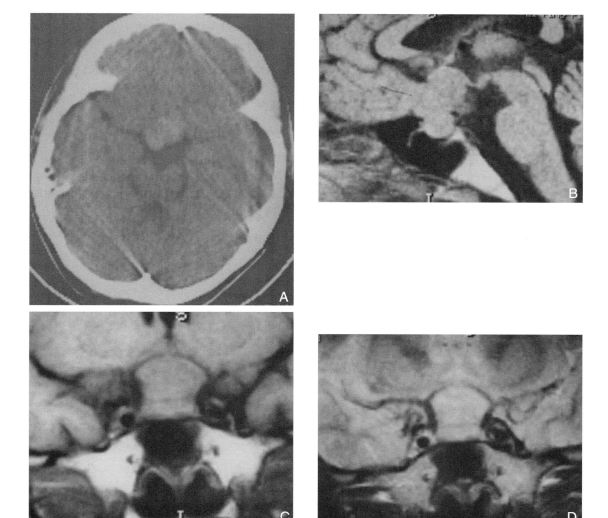

图7-54　生殖细胞瘤

　　CT平扫(A)示鞍上类圆形肿瘤,呈等密度,MRT$_1$加权图矢状位(B)和冠状位(C)呈等信号,T$_2$加权图(D)呈稍高均质信号,肿瘤与垂体腺之间可见低信号带。

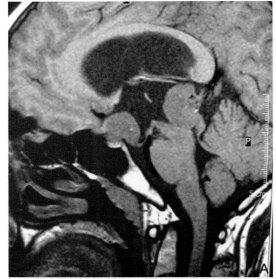

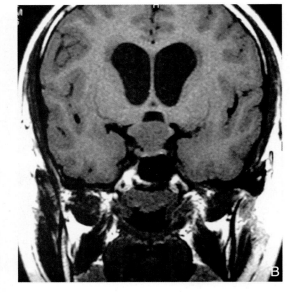

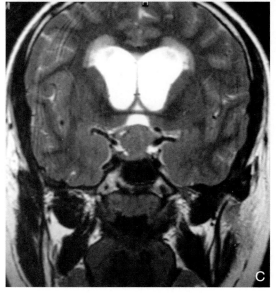

图7-55 生殖细胞瘤

MRT$_1$加权图矢状位(A)见鞍上和松果体区均有肿瘤存在,呈等信号,冠状位T$_1$加权图(B)和T$_2$加权图(C)肿瘤均呈等信号,与垂体腺分界清楚。

第17d,至胚胎第7周左右脊索退化。原始脊索在胚胎早期代表中轴骨,后期被软骨基质所包绕。当软骨骨化时,脊索突入椎间区发育成椎间盘的髓核。在脊索退化过程中,如果有正常或异位的脊索组织残留,即可增殖发展成脊索瘤。原始脊索组织的残留可见于神经轴线的任何部位,所以,脊索瘤可发生在这些部位,但以骶尾部最多见,颅内次之。颅内脊索瘤主要发生在斜坡和鞍区。

在临床上,骶尾区脊索瘤发病年龄较大,平均约56岁,而鞍区和斜坡脊索瘤较年轻,平均年龄约38岁。男女发病率无差异或男性稍多。

脊索瘤可呈类圆形、分叶状或不规则状,境界清楚,大小不一,斜坡脊索瘤通常较小,直径<3cm,鞍区脊索瘤通常较大,肿瘤直径>3cm。CT平扫肿瘤呈等密度或稍高密度,常见斑片状或斑点状钙化(图7-58),并可见斜坡、蝶鞍骨质破坏。MRT$_1$加权图肿瘤通常呈低信号,T$_2$加权图呈高信号。由于肿瘤内钙化、出血和坏死囊变,信号常不均质,钙化在T$_1$加权图和T$_2$加权图上均表现为低信号,出血在T$_1$加权图呈高信号,坏死部分在T$_1$加权图上为低信号,T$_2$加权图呈很高信号。T$_1$加权图上斜坡、鞍背、后床突正常骨髓高信号被中等肿瘤信号代替(图7-59),T$_1$加权图脂肪抑制成像能够清楚显示病变范围。增强扫描肿瘤实质可有不

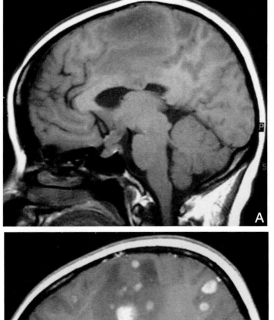

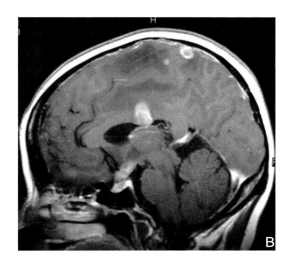

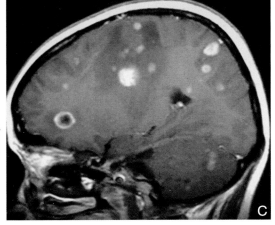

图7-56 肺癌视交叉转移

MRT₁加权图矢状位(A)见视交叉明显增粗,脑实质内有大片低信号,增强MR扫描(B,C)示增粗的视交叉显著强化,脑实质内可见多发环形强化和结节样强化。

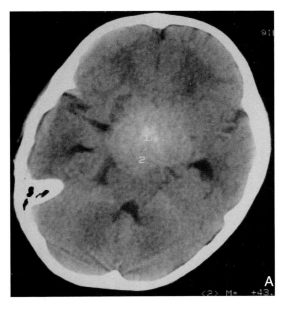

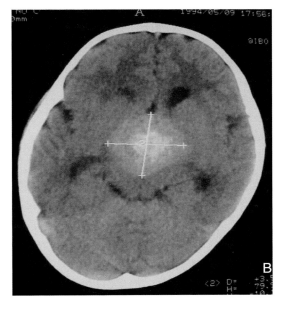

图7-57 视网膜母细胞瘤鞍上转移

CT平扫(A,B)示鞍上巨大肿瘤,呈稍高密度,中心可见散在小斑点状钙化。

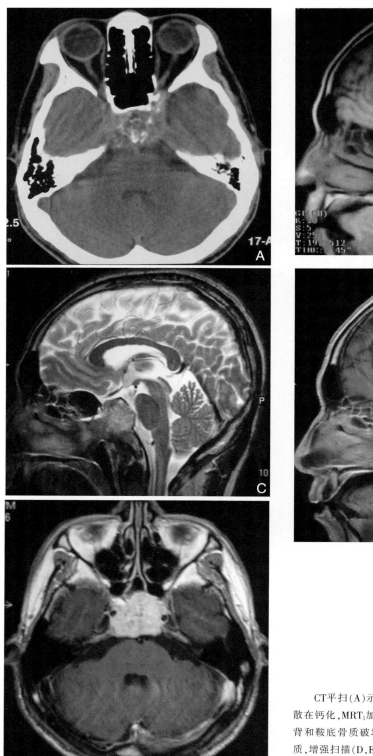

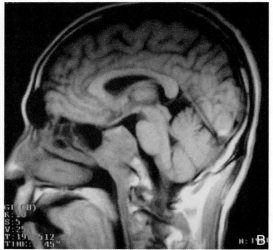

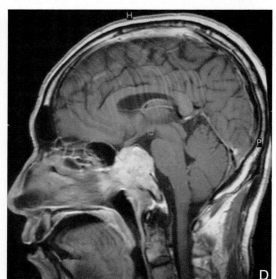

图7-58 脊索瘤

　　CT平扫(A)示后床突骨质破坏,鞍区不均质肿瘤,内有散在钙化,MRT₁加权图矢状位(B)示鞍区肿瘤呈等信号,鞍背和鞍底骨质破坏,T₂加权图(C)肿瘤均呈稍高信号,不均质,增强扫描(D,E)肿瘤显著强化。

同程度的强化，强化多不均匀（图7-58，图7-60），典型者呈蜂房样不均质强化。MR动态增强扫描表现为缓慢逐渐持续强化，缓慢强化说明脊索瘤血供不丰富，持续强化可能与肿瘤细胞和黏蛋白有吸附聚积Gd-DTPA分子的作用有关。

根据鞍区和斜坡骨质破坏、肿瘤内钙化、蜂房样不均匀强化等CT和MR表现特点，脊索瘤通常不难诊断，但需要与向下发展为主、破坏颅底骨质的垂体瘤鉴别，以下几点对鉴别诊断有帮助：①脊索瘤常见钙化，而垂体瘤钙化罕见；②T_2加权图脊索瘤常呈很高信号，且不均质，而垂体瘤呈稍高信号，其内可有小泡状更高信号存在；③MR动态增强扫描，垂体瘤表现为快速强化和快速消退的强化特点，而脊索瘤在动态增强扫描中表现为信号缓慢升高，不断强化。

（5）视交叉胶质瘤

视交叉胶质瘤（chiasmal glioma）最常见于青春期女性。临床以视神经萎缩、视力障碍为主要表现，约1/3为神经纤维瘤病。

CT平扫表现为鞍上区球形或横置的椭圆形或稍不规则肿块，境界清楚，边缘锐利光整，均质等或稍高密度。MRT_1加权图呈均质等信号或稍低信号，T_2加权图呈均质稍高信号。因周围有脑脊液对比，T_1加权图观察最好。CT和MR增强扫描多呈均质显著增强（图7-61，图7-62）。MR矢状位和冠状位可精确确定鞍上肿块位于视交叉，再加之临床症状特殊，一般诊断不难。

早期的视交叉胶质瘤CT诊断困难，可仅表现为视交叉密度稍增高和轻度强化。可以在冠状位MRT_1加权图上测量视交叉的垂直径，有人认为该径线大于6mm时提示为肿瘤。少数视交叉胶质瘤可沿视神经弥漫性生长，MR检查时见视交叉普遍性粗大，不规则。

视交叉胶质瘤主要应与视交叉神经炎区别，后者发病急，进展快，视交叉仅轻度肿胀，MR增强扫描不强化或轻度强化。而胶质瘤发病缓，进展慢，视交叉增粗著，强化明显。部分病例眶内视神经同时有结节状增粗。鉴别有困难时，可行激素试探治疗，视交叉神经炎用激素后视力可迅速改善。

（6）毛细胞星形细胞瘤和毛细胞黏液型星形细胞瘤

鞍上毛细胞型星形细胞瘤（pilocytic astrocytoma）主要发生在下丘脑和三脑室底部，临床常见于20岁以下的儿童或青少年，以男性居多。发生在儿童者主要表现为发育低下，发生在青少年者则常表现为视力障碍，其他临床表现包括头痛、呕吐、视乳头水肿等颅压增高表现，与肿瘤生长较大引起压迫症状有关。绝大多数不伴有垂体或下丘脑内分泌症状。

鞍上毛细胞星形细胞瘤通常较大，平均直径约4cm，表现为轮廓不规则的分叶状肿块，CT平扫呈稍低密度或低密度，肿瘤内可钙化。MRT_1加权图呈等信号、低信号或等低混杂信号，T_2加权图呈高信号或等高混杂信号（图7-63），肿瘤内小囊变较多见，明显囊变和出血少见，肿瘤周围通常没有水肿。部分肿瘤可突入鞍内，在鞍内和鞍上同时生长，与垂体相连，无法辨认垂体腺。增强扫描多呈显著或非常显著强化，这与肿瘤为实质性且肿瘤内血管丰富有关，强化多较均质，少数也可稍不均质，不均质强化的原因是因为肿瘤内有小的囊变。

主要应与颅咽管瘤、侵袭性垂体瘤和生殖细胞瘤区别。颅咽管瘤多为囊实性或囊性肿瘤，实质性颅咽管瘤少见，体积常不大，由于钙化、囊变及出血信号常不均质，颅咽管瘤强化多不均质，临床上常表现有垂体或下丘脑内分泌异常症状。侵袭性垂体瘤生长较大时，中心常见出血、坏死、囊变，临床上常有内分泌异常症状。鞍上生殖细胞瘤以女性多见，而毛细胞型星形细胞瘤以男性多见，生殖细胞瘤通常较小，常有下丘脑内分泌异常症状。

毛细胞黏液型星形细胞瘤（pilomyxoid astrocytoma）无论是从临床还是组织病理上均不同于毛细胞型星形细胞瘤，组织学特点为同态的双极细胞位于富含黏液的基质中，并常以血管为中心排列，WHO的恶性度分级为Ⅱ级。容易复发和沿脑脊液播散，临床预后差于毛细胞星形细胞瘤。

毛细胞黏液型星形细胞瘤主要发生在婴幼儿，平均发病年龄为10个月。主要见于鞍上下

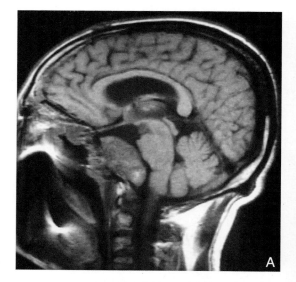

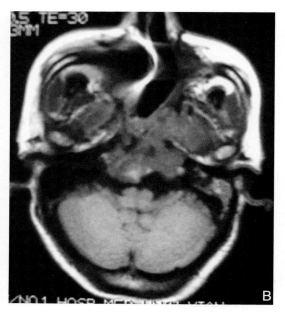

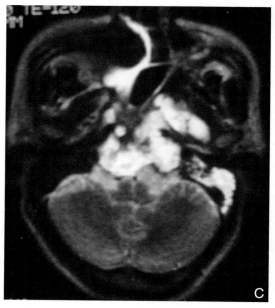

图7-59 脊索瘤

MRT₁加权图矢状位(A)示鞍区肿瘤呈稍低信号,斜坡和鞍底骨质广泛破坏,T₁加权图横切位(B)示肿瘤形态不规则,T₂加权图(C)肿瘤呈高信号,不均质。

丘脑和视交叉区。肿瘤较大,常向临近颞叶方向延伸,CT 和 MR 表现与毛细胞型星形细胞瘤类似,但毛细胞黏液型星形细胞瘤容易出血,约 1/4 的病例肿瘤内有出血。

婴幼儿鞍上显著强化的实质性肿瘤有出血应首先考虑毛细胞黏液型星形细胞瘤的可能性。

(7) 灰结节错构瘤

灰结节错构瘤 (hamartoma of the tuber cinereum) 并非真性肿瘤,而是一种少见的先天性脑组织发育异常所造成的、由异位脑组织形成的良性肿块。肿块由异位的、类似灰结节的、分化良好而形态各异并呈不规则分布的神经元

构成,其纤维间质内有正常的星形胶质细胞和神经节细胞。肿瘤多起自灰结节或乳头体,向后下方脚间池内生长,有时可突入第三脑室底部。肿瘤广基或有蒂与脑组织相连。可独立存在或同时伴有其他畸形,如胼胝体发育不全、视-隔发育不良、灰质异位、小脑回畸形和大脑半球发育不良等。

灰结节错构瘤多在儿童早期发病,通常于 6 岁前即出现症状,女性稍多于男性。临床表现分为 2 类:一类以性早熟为主要临床表现,占 35%~70%,表现有乳房发育、腋毛及阴毛生长、外生殖器官增大、骨龄提前等,可能是由于错

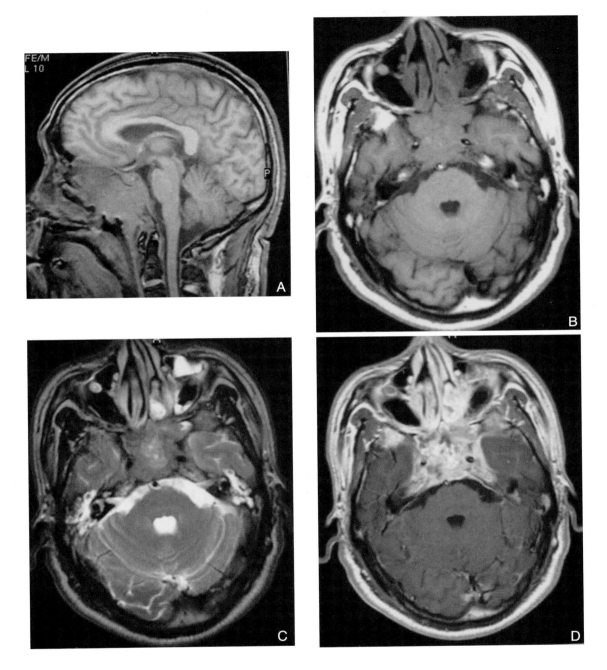

图7-60 脊索瘤

MRT₁加权图矢状位(A)示鞍区巨大肿瘤呈稍低信号,斜坡和鞍底骨质广泛破坏,肿瘤向前发展,T₁加权图横切位(B)示肿瘤形态不规则,T₂加权图(C)肿瘤呈等和稍高信号,不均质。增强扫描(D)肿瘤显著强化。

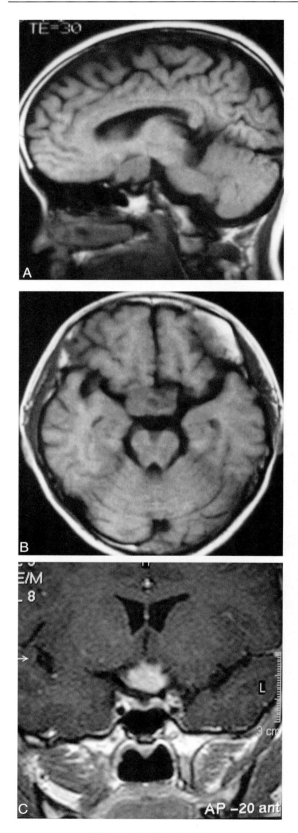

图7-61　视交叉胶质瘤

MRT₁加权图矢状位(A)和横切位(B)示视交叉不规则肿瘤,增强扫描(C)显著强化。

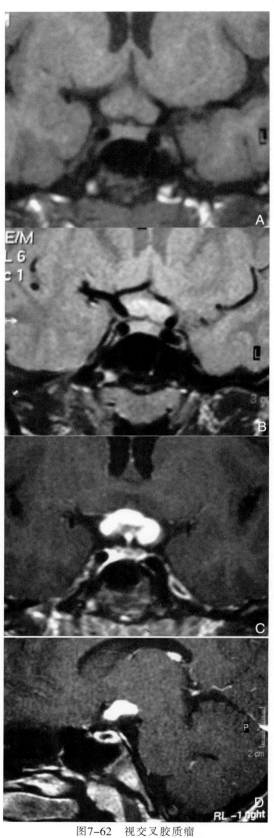

图7-62　视交叉胶质瘤

MRT₁加权图冠状位(A)示视交叉不规则肿瘤,呈等信号,T₂加权图(B)呈稍高信号,增强扫描(C,D)肿瘤显著强化。

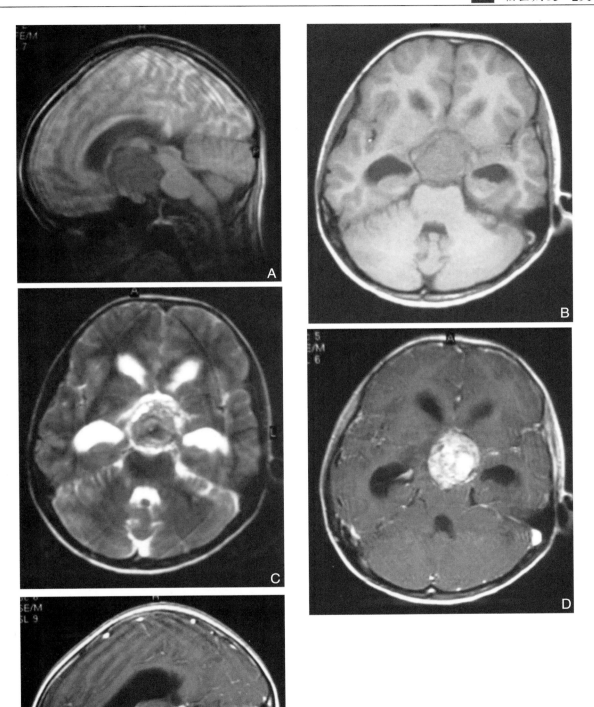

图7-63 鞍上毛细胞型星形细胞瘤

MRT₁加权图矢状位(A)和横切位(B)示鞍上肿瘤,呈低信号。T₂加权图横切位(C)肿瘤呈稍高不均匀信号。增强扫描横切位(D)和矢状位(E)肿瘤显著强化。

构瘤的神经元有促性腺激素释放激素颗粒；另一类没有性早熟表现，但以癫痫、智力障碍、精神异常等症状为主，约占 48%，其原因可能与错构瘤神经元与边缘系统有联系及合并中线结构或半球的异常和畸形有关。

典型者 CT 平扫可见鞍上肿块，圆形或卵圆形，直径多在 0.2~4cm，境界清楚，轮廓较光整，可有轻度分叶，与脑组织呈等密度，密度均质。增强扫描不强化。MR 矢状位扫描可见病变位置特殊，肿块位于漏斗后方，灰结节或乳头体，向下突入脚间池及鞍上池，在 T_1 加权图类似于灰质信号，T_2 加权图稍高于灰质信号。增强扫描时无强化（图 7-64，图 7-65，图 7-66）。影像学复查可见肿瘤大小、形态和位置不变化。

灰结节错构瘤也可合并其他颅内异常，如胼胝体发育不全，视路畸形，大脑半球发育不良等。

根据肿瘤特殊位置、CT 密度和 MR 信号特点、增强扫描不强化、随访无变化及临床发病年龄和特殊临床表现，灰结节错构瘤通常容易诊断，不需要与其他鞍上病变鉴别。

少见情况下，灰结节错构瘤内可见大块致密钙化，而类似于颅咽管瘤。但一般无囊变，实质部分不强化，且位置和临床表现特殊，可资鉴别。

（8）结节病

结节病（sarcoidosis）是一种慢性全身性肉芽肿病变，可累及多个系统，包括肺、皮肤、横纹肌、淋巴结、肝、脾、腹膜后、眼、骨骼和中枢神经系统。结节病的病因不明，曾认为是结核病的一种，目前认为可能是一种自身免疫性疾病。可见于任何年龄，但以 20~30 岁多见。较常见于女性。

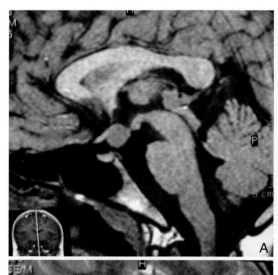

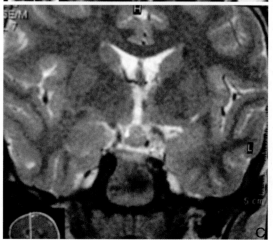

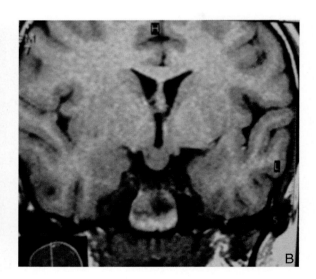

图 7-64　错构瘤

MRT_1加权图矢状位(A)和横切位(B)示视交叉后方肿瘤，呈等信号，T_2加权图(C)也呈等信号。

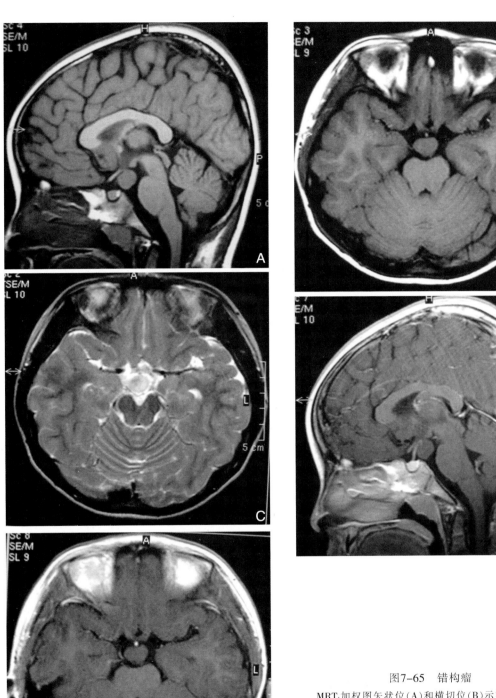

图7-65 错构瘤

MRT$_1$加权图矢状位(A)和横切位(B)示漏斗后方肿瘤,呈等信号,T$_2$加权图(C)也呈等信号,增强扫描(D,E)肿瘤不强化。

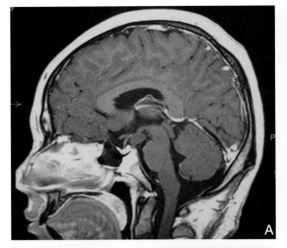

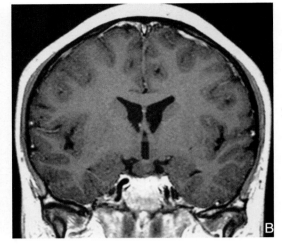

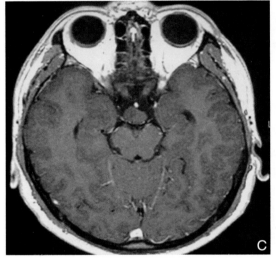

图7-66 错构瘤

MR增强扫描矢状位(A)、冠状位(B)和横切位(C)示漏斗后方肿瘤,呈等信号,不强化。

结节病累及中枢神经系统少见,约占结节病的 2%~15%。罕见情况下,中枢神经系统受累可以是结节病的唯一表现。

结节病侵犯颅内时有 2 种类型:①累及脑膜或室管膜,表现为肉芽肿性脑膜炎。通常呈弥漫性或局限性分布于脑底部,尤其是鞍上最易受累,包括视交叉、垂体和下丘脑,表现为鞍上病变;②脑实质受累。包括脑实质非干酪坏死性肉芽肿或脑瘤样单发巨大肿块。第 1 种类型多见,第 2 种类型少见。

鞍上结节病在 CT 平扫时表现为鞍上池等或稍高密度结节肿块。MRT$_1$ 加权图与脑灰质呈等信号,T$_2$ 加权图呈稍高信号。均质性或不均质性强化(图7-67)。若仅累及漏斗,可仅表现为漏斗部增粗,此征象无特征性,对已知肺或其他部位有结节病存在者诊断不难,否则,与漏斗转移瘤,胶质瘤、郎罕细胞组织细胞增生症等区别困难,确定诊断需依靠穿刺活检。激素试探性治疗病变缩小也是诊断的重要依据。

(9) 郎罕细胞组织细胞增生症

郎罕细胞组织细胞增生症(Langerhans cell histiocytosis)也称组织细胞增生症 X(histiocytosis X),是一种网状内皮系统反应性疾病,少见。有关其病因学及病理学目前尚不清楚,预后亦不肯定。

郎罕细胞组织细胞增生症可以单发,也可累及骨、皮肤、肾上腺、肺等多个系统,累及中枢神经系统者罕见。中枢神经系统郎罕细胞组织细胞增生症主要位于鞍上,最常侵犯漏斗部,也可同时累及视交叉、下丘脑和鞍上池脑膜。临床上可以表现为隐匿性糖尿病、尿崩症,在儿童病例,也可以有生长激素缺乏等症状。

MR检查对鞍上郎罕细胞组织细胞增生症的显示和发现明显优于CT检查，尤其是MR增强扫描，应该作为本病的首选检查方法，矢状位和冠状位增强扫描尤为重要。表现为漏斗部增粗，直径大于4.5mm，显著均质强化（图7-68）。随着病变的发展，可以在局部形成结节肿块样病灶。

本病的特点是侵犯鞍上漏斗，引起漏斗部增粗，MR矢状位和冠状位增强扫描精确的定位有助于与鞍上脑膜瘤、生殖细胞瘤、错构瘤的鉴别，但与漏斗部转移瘤、结节病、淋巴细胞性垂体腺炎的MR表现类似，很难区别，确定诊断需要穿刺活检。

（10）垂体细胞瘤

垂体细胞瘤（pituicytoma）为发生于成人垂体后叶或漏斗的星形细胞肿瘤，罕见，WHO的恶性度分级为I级。临床表现为视野缺损，头痛，垂体功能低下。组织学表现为致密的细胞构筑形式，由伸长的梭形细胞组成，交织排列成束状或席纹状，有丝分裂无或少有，vimentin，S-100蛋白和不同程度的GFAP阳性。

如果肿瘤发生于漏斗，则完全位于鞍上，并围绕漏斗生长。如果肿瘤发生于垂体后叶，则表现为也可鞍内肿瘤向鞍上突出，少数肿瘤也可完全位于鞍内。MR检查时，约1/4的病例肿瘤与正常垂体腺存在清楚的分界线。T_1加权图肿瘤呈等信号，T_2加权图肿瘤呈稍高信号，增强扫描肿瘤显著均匀强化。鞍上肿瘤或鞍上和鞍内肿瘤伴有垂体功能低下，应想到本病的可能性。

（11）垂体颗粒细胞瘤

垂体颗粒细胞瘤（granular cell tumour）发生于垂体后叶或漏斗部，是一种良性肿瘤，WHO的恶性度分级为I级。临床主要表现包括内分泌功能紊乱、头痛和视野缺损等。多见于中年人，平均年龄49岁。

肿瘤多发生于漏斗部，表现为鞍上肿块，少数肿瘤发生于垂体后叶，表现为鞍内肿瘤向鞍上突出。肿瘤境界清楚，MRT_1加权图呈等信号，T_2加权图呈稍高信号，增强扫描显著均匀强化。垂体颗粒细胞瘤也可完全囊变，MR表现类似于Rathke囊肿。

（12）淋巴细胞性漏斗及神经垂体炎和淋巴细胞性漏斗及全垂体炎

淋巴细胞性垂体腺炎主要累及腺垂体，见于妊娠期间和分娩后的女性，表现有不同程度的腺垂体功能低下，称为淋巴细胞性腺垂体炎。少数淋巴细胞性垂体腺炎主要累及神经垂体和

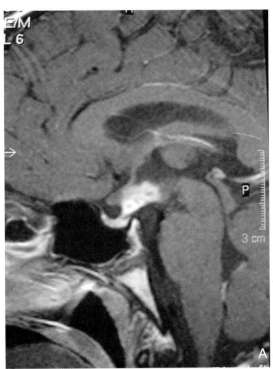

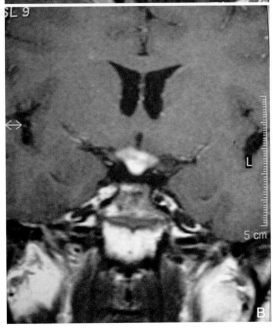

图7-67　结节病
MR增强扫描（A、B）示鞍上漏斗部显著强化结节，形态不规则。

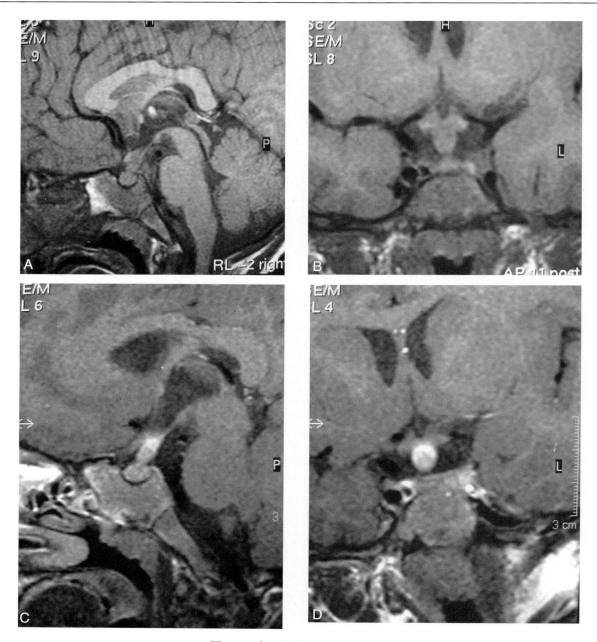

图7-68　郎罕细胞组织细胞增生症

MRT₁加权图矢状位(A)和冠状位(B)示漏斗明显增粗,增强扫描(C,D)显著强化。

漏斗,称为淋巴细胞性漏斗及神经垂体炎,少数可同时累及腺垂体、神经垂体和周围结构,称为淋巴细胞性漏斗及全垂体炎。

淋巴细胞性漏斗及神经垂体炎(lymphocytic infundibulo-neurohypophysitis)以尿崩症为主要临床症状,也可有头痛、恶心和呕吐等颅内占位病变的症状。垂体前叶功能多正常。当腺垂体被累及时也可表现有腺垂体功能低下的症状,但通常比较轻微或呈短暂性和一过性,主要影响生长激素分泌,也可影响促性腺激素和促甲状腺激素的分泌,泌乳素常正常或轻微升高。

淋巴细胞性漏斗及全垂体炎(lymphocytic in-fundibulo-panhypophysitis)除以尿崩症为主要临床表现外,同时有明显的腺垂体受累症状,多发生在儿童和青少年。可有体重减轻、乏力和骨龄延迟。

淋巴细胞性漏斗及神经垂体炎和淋巴细胞性漏斗及全垂体炎在 MR 扫描时主要表现为漏

斗弥漫性增粗，增强扫描时显著强化，T_1加权图表现为神经垂体高信号消失。淋巴细胞性漏斗及全垂体炎同时表现有垂体腺增大，也可同时累及视交叉和鞍旁海绵窦，表现为视交叉增粗，海绵窦扩大（图7-69）。

MR扫描时表现有漏斗增粗的疾病还有郎罕细胞组织细胞增生症、结节病、漏斗转移瘤等，需要结合临床情况进行区别。

7.4.3 囊性病变

（1）表皮样囊肿

颅内表皮样囊肿（epidermoid cyst）又称胆脂瘤，是起源于外胚层组织的先天性病变。

表皮样囊肿的发生很可能是在妊娠3~5周神经管闭合时，神经与皮肤外胚层不完全分离，以致在神经沟内残留外胚层细胞。肿瘤由这些异位的外胚层细胞发展而来。

组织学上，表皮样囊肿由内层层状的鳞状上皮和外层的纤维囊构成。囊肿通过不断的上皮细胞脱屑转变成角质和胆固醇结晶而逐渐长大。肿瘤质地柔软，外形类似珍珠，故也称珍珠瘤。

尽管表皮样囊肿为先天性肿瘤，但由于生长非常缓慢，常在30~50岁才发现。

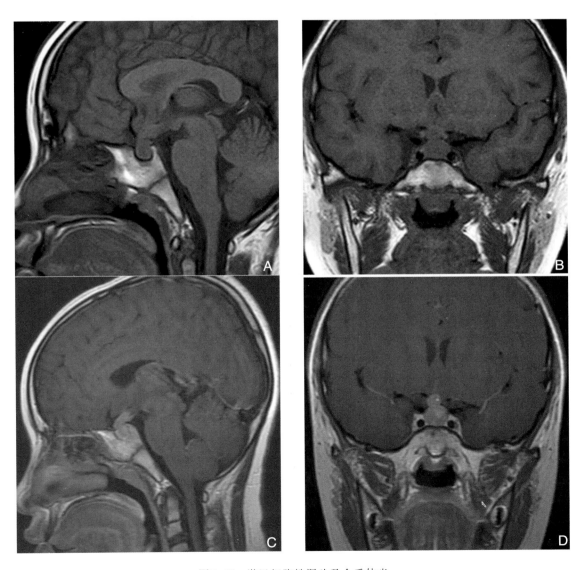

图7-69　淋巴细胞性漏斗及全垂体炎

MRT_1加权图矢状位（A）和冠状位（B）示垂体腺增大，漏斗增粗，垂体后叶高信号消失。增强扫描矢状位（C）和冠状位（D）示垂体腺增大向鞍上突出，漏斗增粗明显强化。

表皮样囊肿临床上比较常见，90%位于脑外，以桥小脑角处最常见（图8-22，图8-23，图8-24），也较常见于鞍区，包括鞍上或鞍旁。表皮样囊肿常有沿脑池裂隙生长的趋势，因而形态常很不规则，境界不清楚。CT平扫时囊内容物多呈脑脊液样低密度，MRT$_1$加权图呈低信号，信号稍高于脑脊液，或与脑脊液相同，T$_2$加权图呈很高信号（图7-70）。囊壁在CT平扫时多呈等密度或稍高密度。囊壁可发生钙化，呈弧线状或壳状。增强扫描时囊内及囊壁不强化。若表皮样囊肿较小，不引起鞍区其他结构移位，囊壁太薄不能显示时则难以发现。

表皮样囊肿主要应与鞍上蛛网膜囊肿区别，后者形态比较规则，圆滑，囊壁无钙化，弥散加权成像对两者的鉴别很有价值，蛛网膜囊肿在弥散加权成像上呈脑脊液样低信号，而表皮样囊肿在弥散加权成像上呈高信号。少数表皮样囊肿囊内可含较多胆固醇，CT可呈很低密度，CT值可达-80~-16Hu。MRT$_1$加权图可呈高信号，此时则需要与完全囊变的颅咽管瘤区别，后者囊壁可强化，两者在DWI上的信号也不同，颅咽管瘤在弥散加权成像上呈低信号，而表皮样囊肿在弥散加权成像上呈高信号。囊内有较多蛋白或陈旧出血堆积时，CT上也可呈等密度或高密度，此时与鞍上其他实质性肿瘤的区别要点是表皮样囊肿不强化，在弥散加权成像上呈高信号。

（2）皮样囊肿

鞍上区是皮样囊肿（dermoid cyst）在颅内的第2好发部位，仅次于小脑蚓部。因囊内含有较多的液性脂质，故CT扫描时密度很低，CT值为负值，最低可达-100Hu左右。MR各序列信号也均与脂肪类似（图7-71）。肿瘤多呈圆形或卵圆形，境界清楚。皮样囊肿囊壁较厚，且容易钙化，但增强扫描时一般不强化，此点有助于与完全囊性的颅咽管瘤区别。

（3）鞍上池蛛网膜囊肿

颅内蛛网膜囊肿的15%出现在鞍上池。儿童期常因合并脑积水、视力障碍或内分泌功能紊乱而行影像学检查。如果脑积水较轻，可能到20~30岁才能发现。囊肿较大时，也可表现有视力障碍和内分泌功能紊乱。

囊肿在CT平扫时呈脑脊液样低密度。MR各序列呈脑脊液信号。由于囊壁通常很薄，CT和MR常无法显示，只有通过视交叉、漏斗部及其他相邻结构的受压移位和鞍上池扩大来推测有囊肿存在（图7-72），或通过鞍上池造影CT直接显示出囊肿（图7-73）。与鞍上表皮样囊肿的区别在于后者形态常不规则，而蛛网膜囊肿比较圆滑，弥散加权成像对两者的鉴别很有价值，蛛网膜囊肿在弥散加权成像上呈脑脊液样低信号，而表皮样囊肿在弥散加权成像上呈高信号。此外在儿童，鞍上蛛网膜囊肿要比表皮样囊肿常见的多，巨大的鞍上池蛛网膜囊肿，因其壁不能显示，也可误为扩大的第三脑室，MR矢状位根据相关结构的受压移位方向有助区别。与囊性颅咽管瘤的鉴别要点在于蛛网膜囊肿无钙化，不强化，无肿瘤实质。

7.4.4 含有脂质的病变

（1）畸胎瘤

畸胎瘤（teratoma）属于生殖细胞肿瘤。

颅内畸胎瘤中，半数以上出现在松果体区，约20%出现在鞍上区，因而鞍上是畸胎瘤的第2好发部位。与松果体区畸胎瘤一样，多数为部分囊性，囊内成分复杂，可含有脂质、毛发和牙齿等结构。肿瘤内亦常发生钙化和出血，故CT平扫时常为很不均质的混杂密度。有骨和牙齿出现时是畸胎瘤的特征性改变，有脂肪样低密度区存在也是诊断畸胎瘤的重要依据（图7-74，图7-75）。但仅有脂肪成分而无骨和牙齿时难与皮样囊肿和脂肪瘤区别。肿瘤境界清楚，周围无水肿。MR影像的最大特点是畸胎瘤呈很不均质信号，无论是T$_1$加权图还是T$_2$加权图。信号不均质的原因是由于肿瘤内钙化、囊变、脂肪、出血等多种成分同时存在。增强扫描时囊性部分不强化，实质部分轻度强化或不强化。肿瘤内出现骨和牙齿时可确诊本病。否则与皮样囊肿难以鉴别。

（2）脂肪瘤

脂肪瘤（lipoma）常见于胼胝体周围，发生于鞍上区者少见。一般无临床症状，绝大多数为偶尔检查时发现，但也有报告脂肪瘤可压迫漏斗部或丘脑引起内分泌功能失调。

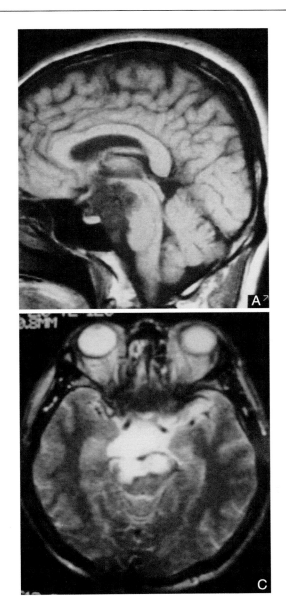

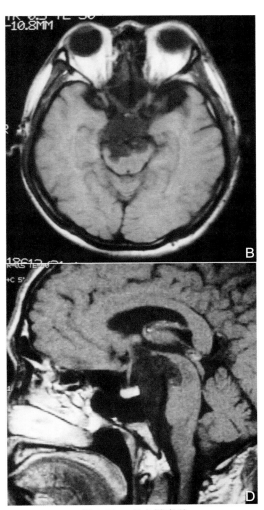

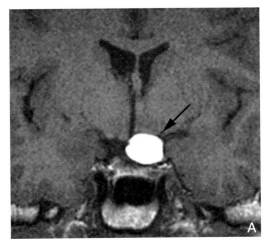

图7-70 表皮样囊肿

MRT₁加权图矢状位(A)和横切位(B)示鞍上囊性病变,形态不规则,向后压迫脑干呈波浪状压迹,信号稍高于脑脊液,信号不均质。T₂加权图(C)囊肿呈很高信号,增强扫描(D)囊肿壁及囊液不强化。

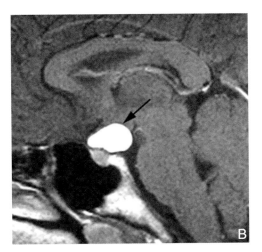

图7-71 皮样囊肿

MRT₁加权图冠状位(A)和矢状位(B)示鞍上囊性病变(黑箭),呈高信号。

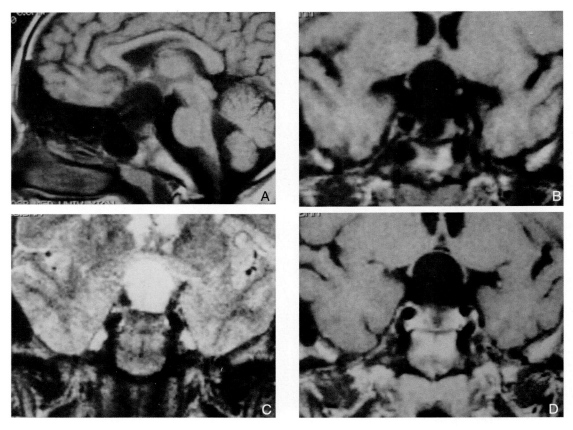

图7-72 蛛网膜囊肿

MRT₁加权图矢状位(A)和冠状位(B)示鞍上囊性病变,推压视交叉和三脑室底部上移,呈光滑的弧状,囊肿壁不能显示,囊液同脑脊液信号。T₂加权图(C)囊肿呈很高信号,圆滑,境界清楚,增强扫描(D)囊肿壁及囊液不强化。

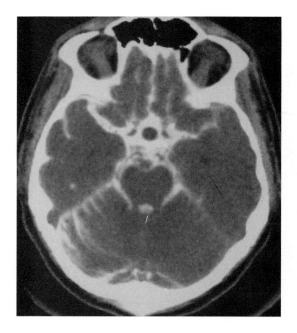

图7-73 鞍上小蛛网膜囊肿

脑池造影CT示囊肿呈圆形低密度充盈缺损。

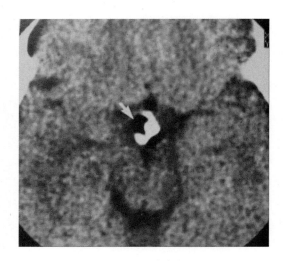

图7-74 畸胎瘤

CT平扫示鞍上肿瘤内含有很低密度脂肪(白箭)及高密度骨成分。

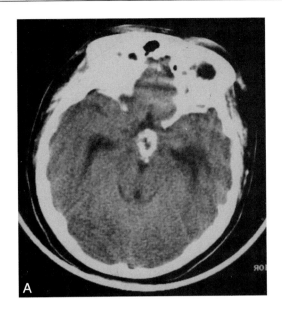

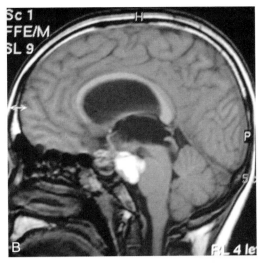

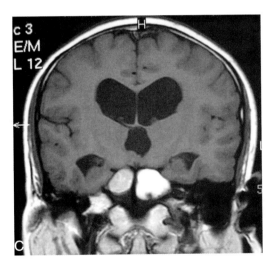

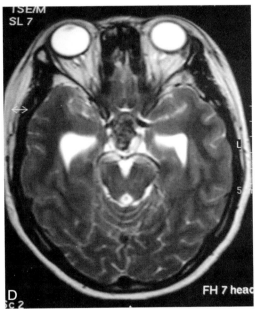

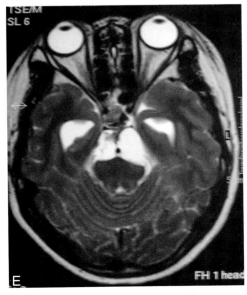

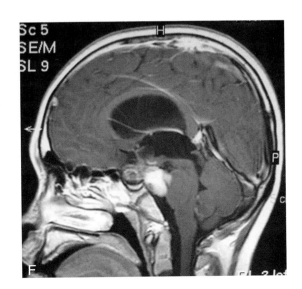

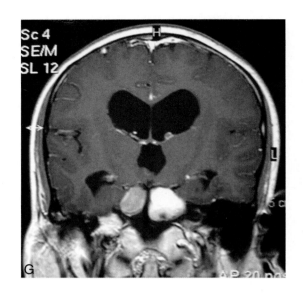

图7-75 畸胎瘤
CT平扫(A)示鞍上肿瘤内含有团状钙化,MRT₁加权图矢状位(B)和冠状位(C)示肿瘤内大量脂肪高信号,T₂加权图(D,E)示肿瘤呈高低混杂信号,增强MR扫描(F,G)肿瘤无明显强化。

CT 平扫表现为鞍上脂肪密度肿块，可以有蛋壳样钙化。MR 各序列为脂肪信号特点（图 7-76，图 7-77）。脂肪瘤一般诊断容易。有时与皮样囊肿和含脂质多的畸胎瘤区别有困难。

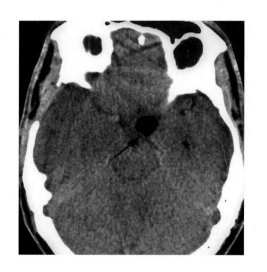

图7-76 鞍上脂肪瘤
CT平扫示鞍上病变,呈很低密度(黑箭)。

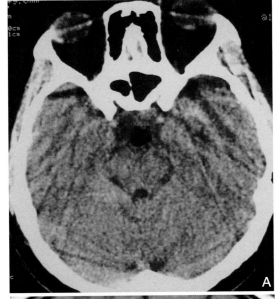

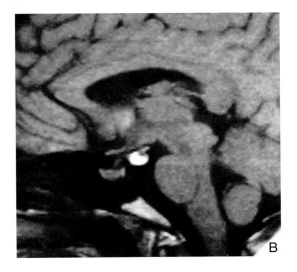

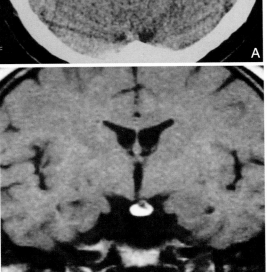

图7-77　鞍上脂肪瘤

CT平扫(A)示鞍上病变，呈很低密度，MRT₁加权图矢状位(B)和冠状位(C)呈高信号。

参考文献

1　包颜明，Albert Lam.中枢神经系统郎罕细胞组织细胞增生症一例.中华放射学杂志，2002，36：187-188

2　陈杰云，陈向荣，杨子江，等.颅内皮样囊肿的MRI诊断（附3例报告）.临床放射学杂志，2000，19：193-194

3　陈谦，戴建平，高培毅，等.鞍区青少年毛细胞星形细胞瘤的MRI诊断.中华放射学杂志，2000，34：184-186

4　陈伟君，姚庆华.儿童中枢性尿崩症垂体后叶MRI表现与神经垂体功能相关性探讨.中华放射学杂志，1997，31：557-558

5　陈伟君，姚庆华.垂体后叶磁共振成像试验研究.中华放射学杂志，1996，30：689-693

6　陈伟君，姚庆华.儿童正常垂体腺的MRI研究.中国医学计算机成像杂志，1996，2：117-120

7　邓利猛，廖伟华，王小宜，等.鞍区毛细胞星形细胞瘤的MRI诊断.放射学实践，2011，26：709-713

8　高培毅，林燕.下丘脑神经元错构瘤的MR影像诊断.中华放射学杂志，1999，33：223-226

9　关长群，李爱娟，薛洪利，等.鞍隔脑膜瘤的CTMRI诊断（附18例报告）.中华放射学杂志，2000，34：178-180

10　江波，孟悛非，陈应明，等.颅底脊索瘤的MR影像研究（论动态增强扫描的意义）.中华放射学杂志，2000，34：95-98

11　康立清，张云亭.颅内三叉神经瘤的影像学诊断。临床放射学杂志，2003，22：353-356

12 江波，孟悛非，陈应明，等.颅底型垂体瘤 CT、MRI 影像分析.中华放射学杂志，2004，38：565-569

13 江波，孟悛非，陈应明，等.颅底脊索瘤的 MR 影像研究（论动态增强扫描的意义）.中华放射学杂志，2000，34：95-97

14 刘翔，戴建平，詹炯，等.颅内海绵状血管瘤的影像学诊断.中华放射学杂志，1999，33：230-234

15 李钧，王弘，尹建军.孤立性垂体柄组织细胞增生症 X 一例.中华放射学杂志，2003，37：111

16 李萍，张云亭，刘松龄，等.垂体腺瘤侵袭海绵窦时颈内动脉的 MRI 表现.临床放射学杂志，2004，23：279-282

17 李强，徐海波，孔祥泉.左蝶骨嵴硬膜外巨大海绵状血管瘤一例.临床放射学杂志，2003，22：83-83

18 李书家，胡喜斌，高克克，等.下丘脑错构瘤的 MRI 诊断（附 4 例分析）.放射学实践，2003，18：801-802

19 黎雪琴，王巧兮，线万科，等.空蝶鞍伴高催乳素血症（附 6 例报告）.临床放射学杂志，1999，18：127

20 林燕，张喜国，高培毅.颅底脊索瘤的 CT、MR 影像诊断.中国医学影像技术，2000，16：254-256

21 柳曦，周承海，孔祥泉，等.外伤性颈动脉海绵窦瘘的综合影像评价.临床放射学杂志，2003，22：740-744

22 陆菁菁，张涛，李明利，等.鞍区 Rathke 囊肿的 MRI 表现.中华放射学杂志，2003，37：809-812

23 任大卫，张德利.垂体柄阻断综合征的 MRI 诊断价值.中国临床医学影像杂志，2010，21：499-450

24 施莺燕，沈天真，陈星荣.垂体大腺瘤的 MRI 诊断.中国医学计算机成像杂志，2004，10：73-80

25 孙楠，高培毅，周婕.鳞状乳头型颅咽管瘤的临床、病理及 MRI 对比分析.中华放射学杂志，1999，33：758-761

26 王东，张挽时，熊明辉，等.斜坡肿瘤的 MR 诊断.临床放射学杂志，2000，19：336-338

27 魏锐利，周韵球，陶晓峰.眼上静脉扩展的 MRI 表现分析.中华放射学杂志，1996，30：761-764

28 吴宝水，何雁，赵志莲，等.下视丘胶质瘤的影像诊断.临床放射学杂志，2003，22：909-912

29 徐锐，贺能树，徐志宣，等.颅底脊索瘤的 MRI 诊断.临床放射学杂志，2003，22：913-915

30 徐文坚，张云亭，白人驹，等.灰结节错构瘤一例.临床放射学杂志，1999，18：21

31 燕飞，梁熙虹，丁宁，等.MRI 对颈动脉海绵窦瘘的诊断价值.实用放射学杂志，2004，20：394-397

32 杨广夫，王泽忠，王莉君，等.正常垂体腺的 MRI 研究.实用放射学杂志，1993，9：456-458

33 杨义，任祖渊，苏长保，等.垂体脓肿的诊断和经蝶窦显微手术治疗.中华神经外科杂志，1998，14：300-302

34 鱼博浪，王斐，孙亲利.鞍旁海绵状血管瘤的 CT 和 MRI 诊断.临床放射学杂志，2007，26：117-120

35 于风凯，朱俭.垂体转移瘤一例.临床放射学杂志，2003，22：520-520

36 于风凯，马军，张瑶，等.鞍区毛细胞型星形细胞瘤的 MRI 特征.中国医学影像技术，2010，26：1230-1233

37 张铎，孟姮，韩向君.颅内海绵状血管瘤 1 例报告.实用放射学杂志，1999，15：505

38 张岗，刘树学，刘风霞.垂体脓肿 1 例报告.实用放射学杂志，2001，17：571

39 张燕明，王振常，兰宝森，等.颈动脉海绵窦瘘的眼眶 CT 表现（附 23 例报告）.中华放射学杂志，1998，32：253-255

40 郑贤应，李银官，倪希和，等.海绵窦病变的 MRI 诊断.中国临床医学影像杂志，2002，13：153-156

41 周俊林.垂体脓肿误诊一例.临床放射学杂志，2002，21：474

42 周俊霖，李玉华，李士建.儿童典型与不典型下丘脑错构瘤的 MRI 诊断.临床放射学杂志，2010，29：1229-1232

43 周莺，唐旭峰，李玉华，等.儿童下丘脑错构瘤的 MRI 诊断.中国医学计算机成像杂志，2002，8：50-52

44 朱芳，周义成，王承缘，等.侵袭性垂体瘤的 MRI 和病理研究.临床放射学杂志，2001，20：653-656

45 Acano T, Godo Y, Kida S, et al.Isolated histiocytosis X of the pituitary stalk.J Neuroradiol, 1999, 26: 277-280

46 Ahmadi J, Destian S, Apuzzo ML, et al.Cystic fluid in craniopharyngiomas: MR imaging and quantative analysis.Radiology, 1992, 182: 783-785

47 Arai K, Sato N, Arai J, et al.MR signal of the solid portion of the pilocytic astrocytoma on T_2—weighted images: is it useful for differentiation from medulloblastoma.Neuroradiology, 2006, 48: 233

48 Bazan C, Kathleen KH, Rauch RA, et al.Sellar andjuxtasellar neoplasms.Top Magn Reson Imaging 1992, 4: 78-90

49 Bianconcini G, Gobbi F. Primary empty sella syndrome: clinical observations on 20 cases.Minerva Med, 1990, 81: 355-358

50 Boyko OB, Curnes JT, Oakes WJ, et al.Hamartomas

of the tuber cinereum: CT, MR, and pathologic findings.AJNR, 1991, 12: 309-314

51　Brook BS, EI Gammal T, Allison JD, et al. Frequency and variation of the posterior piyuitary bright signal on MRI images.AJNR, 1989, 10: 943-946

52　Burton EM, Ball WS Jr, Crone K, et al.Hamartoma of the tuber cinereu: a comparison of MR and CT findings infour cases.AJNR, 1989, 10: 497-501

53　Byun WM, Kim OL, Kim D, et al.MR imaging findings of Rathke cleft cysts: significance of intracystic nodules.AJNR, 2000; 21: 485-488

54　Cappabianca P, Cirillo S, Alfieri A, et al.Pituitary macroadenoma and diaphragma sellae meningioma: differential diagnosis on MRI.Neuroradiology 1999, 41: 22-26

55　Civit T, Marchal JC, Pinelli C, et al.Meningiomas of the sellar diaphragm: apropos of 4 cases.Neurochirurgie, 1997, 43: 21-26

56　Cottier JP, Destrieux C, Brunereau L, et al. Cavernous sinus invasion by pituitary adenoma: MR imaging.Radiology, 2000, 215: 463-469

57　Craig DW, Itty A, Panganiban C, et al.Identification of somatic Chromosomal Abnormalities in Hypothalamic Hamartoma Tissue al the GLI3 Locus.AJHG, 2008, 82: 366

58　De Coene B, Gilliard C, Grandin C, et al.Unusual location of an intracranial chondroma.AJNR Am Neuroradiol, 1997, 18: 573-575

59　Eldevik OP, Blaivas M, Gabrielsen TO, et al. Craniopharyngioma: Radiologic findings and recurrence. AJNR, 1996, 17: 1427-1430

60　Elster AD.Modern imaging of the pituitary.Radiology 1993, 187: 1-4

61　Goto Y, Yamabe K, Aiko Y, et al.Cavernous hemangioma in the cavernous sinus.Neurochirurgia (Stuttg) 1993, 36: 93-95

62　Gudincher F, Bruncher F, Barth MO, et al.MR imaging of the posterior hypiphysis in children.AJR 1989, 153: 351-354

63　Hagiwara A, Inoue Y, Wakasa K, et al.Comparision of growth hormone -producing and non -growth hormone -producing pituitary adenomas: imaging characteristics and pathologic correlation.Radiology 2003, 228: 533-538

64　Hammoud DA, Munter FM, Brat DJ, et al.Magnetic resonance imaging features of pituicytomas: analysis of 10 cases.J Comput Assist Tomogr, 2010, 34: 757

65　Hanna E, Weissman J, Janecka IP.Sphenoclival Rathkecleft cysts: embryology, clinical appearance and management.Ear Nose Throat J, 1998, 77: 396-399

66　Hayashi Y, Tachibana O, Muramatsu N, et al. Rathke cleft cyst: MR and biomedical analysis of cyst content.J Comput Assist Tomogr, 1999, 23: 34-38

67　Hayes SW, Sherman GL, Stern BJ, et al.MR and CT evaluation of intracranial sarcoidosis.AJR, 1987, 149: 1043-1049

68　Horowitz MB, Hall WA.Central nervous system germinomas: a review.Arch Neurol, 1991, 48: 652-657

69　Hubbard AM, Fgelhoff JC.MR imaging of large hypothalamic hamartomas in two infants.AJNR 1989, 10: 1277-1279

70　Hungerford GD, Biggs J, Levine JH, et al.lymphoid adenohypophysitis with radiologic and clinical findings resembling a pituitary tumor.AJNR, 1982, 3: 444-446

71　Ikushima I, Korogi Y, Hirai T, et al.Chordomas of the skull base: dynamic MRI.J Comput Assist Tomogr 1996, 20: 547-549

72　Kherjee JJ, Islam N, Kaltsas G, et al.Clinical, radiological and pathological features of patients with Rathke cleft cysts: tumors that may recur.J Clin Endocrinol Metab, 1997, 82: 2357-2362

73　Kimura F, Kim KS, Fridman H, et al.MR imaging of the normal and abnormal clivus.AJR, 1990, 155: 1285-1287

74　Kotil K, et al.Primary pituitary abscess mimicking an adenoma.A rare entity.Turkish Journal of Endocrinology and Metabolism, 2004, 3: 125-127

75　Kurisaka M, Fukui N, Sakamoto T, et al.A case Rathke cleft cyst with apoplexy.Childs Nerv Syst 1998, 14: 343-347

76　Legido A, Packer RJ, Sutton LN, et al.Suprasellar germinomas in childhood: a reappraisal.Cancer 1989, 63: 340-344

77　Levy RA, Quint DJ.Giant pituitary adenoma with unusual orbital and skull base extension.AJR 1998, 170: 190-196

78　Linscott LL, Osborn AG, Blaser S, et al.Pilomyxoid astrocytoma: expanding the imaging spectrum.AJNR Am J Neuroradiol, 2008, 29: 1961-1866

79　Luo CB, Teng MM, Chen SS, et al.Imaging of

invasiveness of pituitary adenomas.J Med Sci, 2000, 16: 26–31

80　Maghnie M, Villa A, Arico M, et al.Correlation between magnetic resonance imaging of posterior pituitary and neurohypophyseal function in children with diabetes insipidus.J Clin Endocrinol Metab, 1992, 74: 795–799

81　Max MB, Dock MD, Rottenberg DA.Pituitary metastasis: incidence in cancer patients and clinical differentiation from pituitary adenoma.Neurology, 1981, 31: 998–1001

82　Minniti G, Jaffrain-Rea ML, Santoro A, et al.Giant prolactinomas presenting as skull base tumors.Surg Neurol, 2002, 57: 99–103

83　Momoshima S, Shiga H, Yuasa Y, et al.MR findings in extracerebral cavernous angiomas of the middle cranial fossa: report of two cases and review of the literature.AJNR, 1991, 12: 756–760

84　Mumert ML, Walsh MT, Chin SS, et al.Cystic granular cell tumor mimicking Rathke cleft cyst.J Neurosurg, 2011, 114: 325–328

85　Nakasu Y, Nakasu S, Nakajima M, et al.Atypical Rathke cleft cyst associated with ossification.AJNR, 1999, 20: 1287–1289

86　Oishi M, Iida T, Koide M, et al.Primary intrasellar microgerminoma detected by magnetic resonance imaging: case report.Neurosurgery, 1989, 25: 458–462

87　Okada Y, Aoki S, Barkovich AJ, et al.Cranial bone marrow children assessment of normal development with MR imaging.Radiology, 1989, 171: 161–164

88　Pompli A, Calvosa F, Appetechia M.Evaluation of primary empty sella syndrome.Lancet, 1990, 336: 1249–1251

89　Quencer RM. Lymphocytic adenohypophysis: autoimmune disorder of the pituitary gland.AJNR, 1980, 1: 343–345

90　Rami B, Schneider U, Wandl-Vergesslich K et al. Primary hypothyroidism, central diabetes insipidus and growth hormone deficiency in multisystem Langerhans cell histiocytosis: a case report. Acta Paediatr, 1998, 87: 112–114

91　Rennert J, Doerfler A.Imaging of sellar and parasellar lesions.Clin Neurol Neurosurg, 2007, 109: 111–124

92　Sartoretti-Sohefer S, Werner W, Adriano A, et al. MR differentiation of adamantinous and squamous-papillary craniopharyngioma.AJNR, 1997, 18: 77–87

93　Scanarini M, Cervellini P, Rigobello L, et al. Pituitary abscesses: report of two cases and review of the literature.Acta Neurochir (Wien), 1980, 51: 209–217

94　Schwartrbrg DG, et al.Imaging of pituitary gland tumors. Semin. Ultrasound CT MR, 1992, 13: 207

95　Scotti G, Yu C, Dillon WP, et al.MR imaging of cavernous sinus involvement by pituitary adenomas. AJNR, 1988, 9: 657–659

96　Shin JL, Asa SL, Woodhouse IL, et al.Cystic lesions of the pituitary: clinicopathological features distinguishing craniopharyngioma, Rathke cleft cyst, and arachnoid cyst.J Clin Endocrinol Metab, 1999, 84: 3972–3982

97　Sumida M, et al.Displacement of the normal pituitary gland by sellar and juxtasellar tumors: Surgical MRI correlation and use in differential diagnosis. Neuroradiology, 1994, 36: 372

98　Takao H, et al.Diffusion-Weighted magnetic resonance imaging in pituitary abscess.J Comput Assist Tomogr, 2006, 30: 514–516

99　Takayasu T, et al.A pituitary abscessshowing high signal intensity on diffusion weighted imaging. Neurosurg Rev, 2006, 29: 246–248

100　Tanaka oka H, Kawano N, et al.Juvenile symptomatic Rathke cleft cystic-case report.Neurol Med Chir, 1998, 38: 578–582

101　Timmer FA, Sluzewshi M, Treskes M, et al. Chemical analysis of an epidermoid cyst with unusual CT and MR characteristics.AJNR, 1998, 19: 1111–1112

102　Uchino A, Hasuo K, Matsumoto S, et al.MRI of dural carotid-cavernous fistulas.comparisons with postcontrast CT.Clininal Imaging, 1992, 16: 262–265

103　Utsuki S, et al.Blurred vision caused by inflammation of the optic nerves due to a pituitary abscess.Neurol Med Chir, 2005, 45: 327–330

104　Valdueza JM, Cristante L, Dammann O, et al. Hypothalamic hamartomas: with special reference to gelastic epilepsy and surgery.Neurosurgery, 1994, 34: 949–958

105　Vogler R, Castillo M.Dural cavernous angioma: MR feature.AJNR, 1995, 16: 773–775

106　Y Anik, et al.Diffusion weighted MRI of primary pituitary abscess.Neuroradiology Journal, 2007, 20:

282-286

107 Yokoyama S, Hirano H, Moroki K, et al.Are nonfunctioning pituitary adenomas extending into the cavernous sinus aggressive and/or invasive? Neurosurgery, 2001, 49: 857-862

108 Zeller JR, Cerletty JM, Rabinovitch RA, et al. Spontaneous regression of a post-partum pituitary mass demonstrated by computed tomography.Arch Intern Med, 1982, 142: 373-374

8 桥小脑角区占位病变

8.1 解剖

桥脑位于中脑和延髓之间，两侧借桥臂与小脑相连接。桥臂又称小脑中脚。桥脑和小脑交界的区域称为桥小脑角区。内听道和三叉神经是桥小脑角区最重要的解剖结构。

内听道位于骨质十分致密的岩骨内，内听道口部略宽，在岩骨内中 1/3 交界处，后缘呈唇样突起，前壁平直光滑，后壁略呈凹面。在横切位 CT 图像上，内听道呈内端宽外端狭小的锥形，两侧大致对称。内听道内有脑膜、神经束和血管，神经束内包括面神经和听神经。面神经和听神经从脑干发出后通过桥小脑角池进入内听道，在内听道中，神经束粗细约 3mm，呈束状，在 MRT$_1$ 加权图和质子加权图均呈等信号，周围脑脊液在 T$_1$ 加权图呈低信号，在 T$_2$ 加权图呈高信号，与神经束形成良好的自然对比。内听道内的动脉主要为小脑前下动脉，在 MR 上不能显示。

三叉神经束从桥脑腹侧面近桥脑上缘处出脑，粗细约 2mm，略呈弧形在桥池内呈前后方向行走，此段位于硬膜下，两侧对称，向前越过岩尖入 Meckel 腔为硬膜间位并连于三叉神经节，三叉神经节及其下颌支位于海绵窦外，下颌支经卵圆孔出颅，三叉神经的眼支和上颌支向前行于海绵窦外侧壁内分别进入眶上裂和圆孔。三叉神经桥池段在 T$_1$ 加权图和 T$_2$ 加权图均呈等信号，与桥池内的脑脊液有良好的自然对比。

8.2 实质性肿瘤

8.2.1 听神经瘤

听神经瘤 (acoustic neurinoma) 是桥小脑角区最常见的肿瘤，约占该区肿瘤的 80%。通常起源于前庭部分的神经鞘细胞，故绝大多数为神经鞘瘤。

肿瘤常发生于听神经的内听道段，向内侧脑池方向生长，少数发生于内听道口与脑干之间的脑池内。发生于内听道内者，由于骨管的限制，肿瘤很小时即可压迫神经，出现听神经损害症状。发生于脑池内者症状出现晚。临床表现主要包括耳鸣、听力障碍、眩晕、面神经麻痹以及脑干症状等。

听神经瘤早期未引起内听道扩大时，CT平扫难以发现。MR检查由于无骨伪影，分辨率高，能显示早期的病变。表现为听神经局部增粗，T_2加权图信号增高。但有时仍然需要做增强扫描才能确定，肿瘤呈显著均质强化（图8-1）。

肿瘤继续生长，常首先引起内听道口部扩大，继之在内听道口附近形成肿块，肿块常呈圆形略不规则，在CT平扫时常呈均质等密度或稍高密度（图8-2）。MRT_1加权图呈等信号或稍低信号，T_2加权图呈稍高信号。肿瘤小时信号常较均质，增强扫描呈均质显著强化（图8-3）。

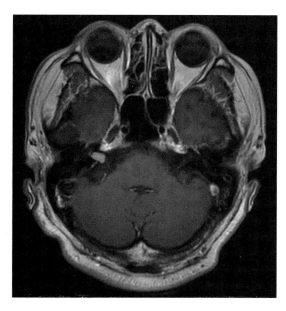

图8-1　右侧听神经瘤
MR增强扫描示右侧听神经局部增粗，显著强化。

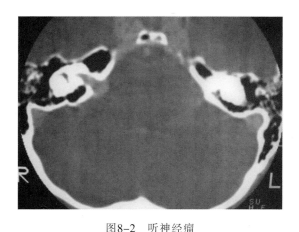

图8-2　听神经瘤
CT平扫示右侧内听道口扩大，局部见稍高密度软组织肿瘤。

随着肿瘤生长，肿瘤内常出现坏死，增强扫描呈不均质强化（图8-4）。

较大的听神经瘤，瘤内常出现囊变或大部呈囊性，囊性部分在CT平扫时呈低密度，MRT_1加权图呈低信号，T_2加权图呈很高信号，弥散加权图呈低信号。增强扫描，囊变部分不强化，但实质部分仍呈显著强化，表现为肿瘤呈单环或多环不规则强化（图8-5，图8-6，图8-7）。这种强化表现有助于与该区其他囊性病变鉴别，包括表皮样囊肿和蛛网膜囊肿，后两者均不出现强化。听神经瘤较大时，邻近脑组织结构可受肿瘤压迫，发生移位和变形。患侧桥小脑角池扩大或被肿瘤填塞。第四脑室受压变形，向对侧后方移位。当第四脑室及导水管受压时，可引起梗阻性脑积水。

听神经瘤内可有出血（图8-8），但钙化罕见。听神经瘤可以双侧同时发生，应诊断为神经纤维瘤病Ⅱ型。也可与其他颅神经瘤、脑膜瘤等同时存在。

主要应与该区的脑膜瘤区别。区别的要点包括：①听神经瘤和桥小脑角区脑膜瘤在CT平扫时的密度及强化表现可以类似，但脑膜瘤不以内听道口为中心，不引起内听道扩大；②大的听神经瘤常见囊变，且常较明显，而脑膜瘤囊变少见；③脑膜瘤内可钙化，可有局部颅骨硬化增生，而听神经瘤通常不钙化，没有局部骨质改变；④在MRT_1加权图上，脑膜瘤与小脑之间有低信号带存在，并与脑膜有宽基底连接，起源于小脑幕向桥小脑角生长的脑膜瘤，观察这种与脑膜的关系以冠状位增强扫描最佳。

囊变明显的听神经瘤与表皮样囊肿的鉴别要点包括：①增强扫描时表皮样囊肿不强化，而听神经瘤的实质部分强化；②弥散加权成像表皮样囊肿呈高信号，而听神经瘤的囊性部分呈低信号。

在儿童和少年，听神经瘤常常伴有神经纤维瘤病，可为双侧性或其他部位同时肿瘤存在（如脑膜瘤）。

8.2.2　神经纤维瘤病

神经纤维瘤病（neurofibromatosis）为源于神经嵴细胞异常导致的多系统损害的常染色体

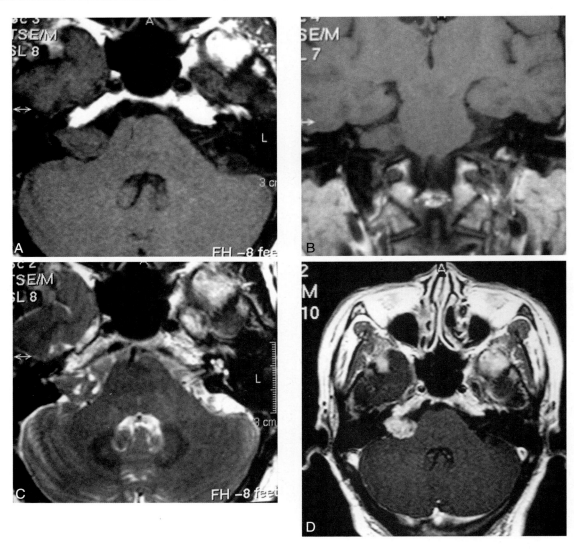

图8-3 听神经瘤

MRT$_1$加权图横切位(A)和冠状位(B)示肿瘤位于右侧桥小脑角,并向内听道内生长,呈稍低信号,不均质,T$_2$加权图(C)肿瘤呈高信号,不均质,增强扫描(D)肿瘤显著强化。

显性遗传病。根据临床表现、细胞生物学和分子生物学特点将其分为 I 型神经纤维瘤病和 II 型神经纤维瘤病。 I 型为第 17 对染色体异常, II 型为第 22 对染色体异常。 I 型占绝大多数,约为 II 型的 10 倍。

I 型神经纤维瘤病由 Von Recklinghausen 于 1882 年首先报道, 故也称 Von Recklinghausen 病。发病率约为 1/(3000~5000)。主要临床特点为皮肤牛奶咖啡斑和周围脊神经及颅神经的多发神经纤维瘤。皮肤牛奶咖啡斑多在幼年或出生时即可看到, 故可于儿童期确定诊断,但多数在 20 岁左右因皮下肿瘤而就诊。多数有家族

遗传史, 少数为散发病例。 I 型神经纤维瘤病属常染色体显性遗传。病理特征为外胚层结构的神经组织过度增生和肿瘤形成,并伴有中胚层结构的过度增生。多发性神经纤维瘤主要分布于周围神经远端。神经纤维瘤大小不一。 I 型神经纤维瘤病容易合并胶质瘤, 尤其是视交叉胶质瘤。

美国国内卫生研究院在制定神经纤维瘤病的诊断标准中指出, 如果病人有双侧听神经瘤应诊断为 II 型神经纤维瘤病。 II 型神经纤维瘤病并不少见, 约占听神经瘤的 1%~2%。两侧听神经瘤大小常不对称 (图 8-9), CT 和 MR 表现

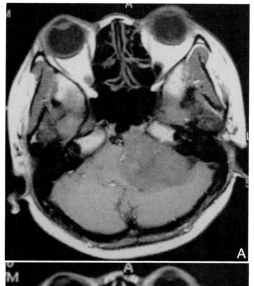
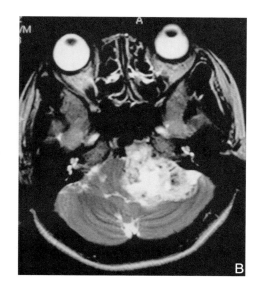
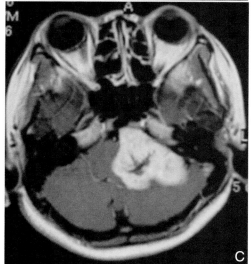

图8-4　听神经瘤

　　MRT₁加权图横切位(A)示肿瘤位于左侧桥小脑角,呈稍低信号,不均质,T₂加权图(B)肿瘤呈高信号,不均质,增强扫描(C)肿瘤显著强化,其内有少量坏死区不强化。

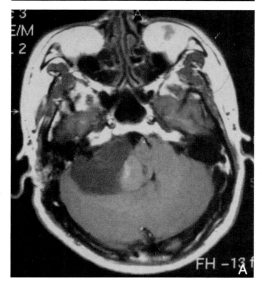
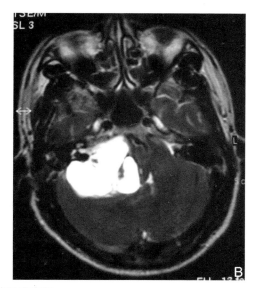

图8-5　听神经瘤囊变

　　MRT₁加权图横切位(A)示肿瘤位于右侧桥小脑角,大部呈囊性,均质低信号,T₂加权图(B)肿瘤呈很高信号,内侧少量肿瘤实质呈稍高信号。

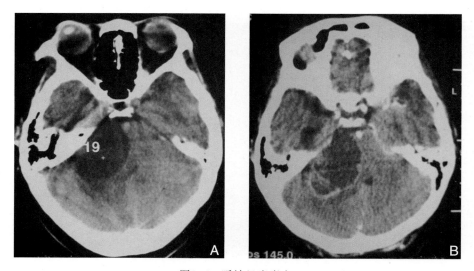

图8-6 听神经瘤囊变

CT平扫(A)示右侧桥小脑角区低密度囊性病变,CT增强扫描(B)示囊性病变周围薄环样强化。

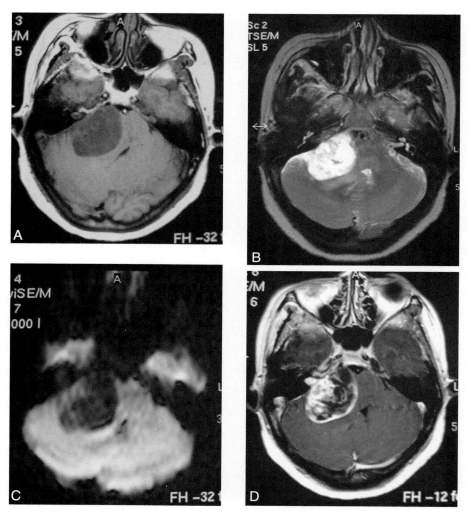

图8-7 听神经瘤囊变

MRT₁加权图横切位(A)示肿瘤位于右侧桥小脑角,呈均质低信号,T₂加权图(B)示囊变区呈很高信号,其内低信号为肿瘤实质,DWI(C)示囊变区呈低信号,增强扫描(D)肿瘤实质显著强化,囊变部分不强化。

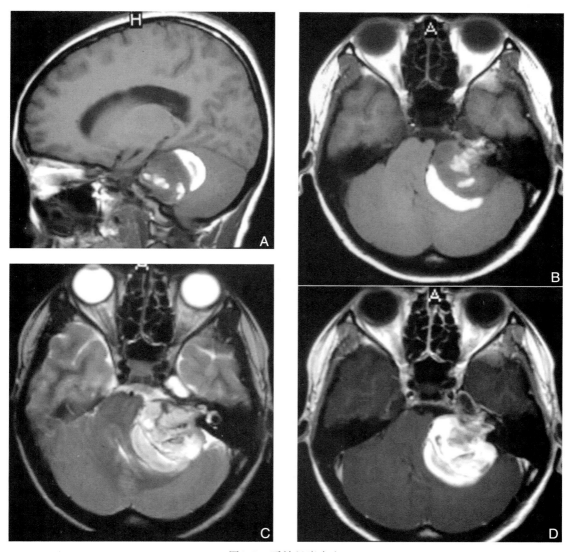

图8-8　听神经瘤出血

　MRT₁加权图矢状位(A)和横切位(B)示左侧桥小脑角巨大肿瘤,大部为稍低信号,肿瘤内斑片状高信号为出血,T₂加权图(C)肿瘤呈不均质高信号,增强扫描(D)肿瘤显著不均质强化。

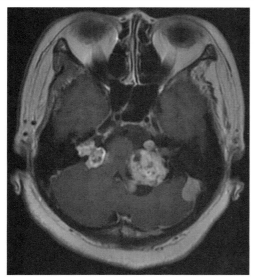

图8-9　神经纤维瘤病

　增强MR扫描示双侧听神经瘤和左侧小脑半球脑膜瘤显著强化。

特点同听神经瘤。其他颅神经也可受累，以三叉神经受累位于其次。Ⅱ型神经纤维瘤病常合并有脑膜瘤、脊膜瘤、星形细胞瘤、脊旁后根神经鞘瘤，偶见皮肤神经纤维瘤。皮肤色素斑可以是很淡的色素斑，也可以是典型的牛奶咖啡斑。这种色素斑常较Ⅰ型神经纤维瘤病病人大。Ⅱ型神经纤维瘤病属常染色体显性遗传，但至少有半数以上为新突变者。

根据神经纤维瘤多发及皮肤色素斑，神经纤维瘤病通常不难诊断。

8.2.3 脑膜瘤

桥小脑角区脑膜瘤起源于岩锥尖部后面的脑膜，极少数亦可起源于颞骨的异位蛛网膜颗粒。是桥小脑角比较常见的肿瘤之一。

CT 平扫，脑膜瘤常呈等密度或稍高密度，密度比较均质，境界清楚，与岩锥或小脑幕间有宽基底相连，与小脑幕的宽基底连接以冠状位 MR 增强扫描观察最佳。脑膜瘤常引起局部骨质硬化增生，肿瘤内钙化也较多见。MRT$_1$ 加权图呈等信号或稍低信号，T$_2$ 加权图呈等信号或稍高信号（图 8-10），肿瘤与小脑间常有低信号环带存在，MR 对观察肿瘤范围及脑组织受压移位情况明显优于 CT，但对局部骨硬化和瘤内钙化的确定不如 CT。脑膜瘤多呈均质显著强化（图 8-11，图 8-12）。肿瘤内明显囊变者罕见，

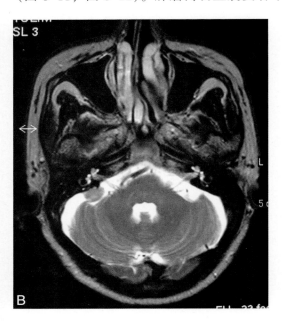

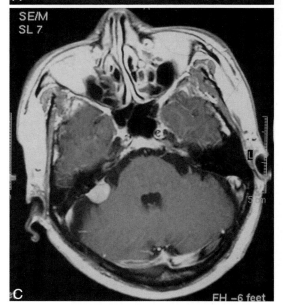

图8-10　脑膜瘤

MRT$_1$加权图横切位(A)示肿瘤位于右侧桥小脑角听神经后方，呈等信号，均质，T$_2$加权图(B)肿瘤也呈等信号，信号均质，增强扫描(C)肿瘤显著均质强化。

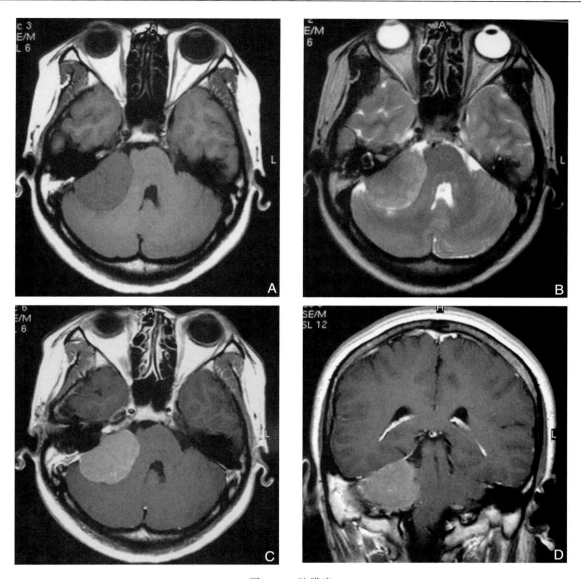

图8-11 脑膜瘤

MRT$_1$加权图横切位(A)示肿瘤位于右侧桥小脑角,呈等信号,与脑实质间可见低信号环带,T$_2$加权图(B)肿瘤也呈等信号,信号较均质,增强扫描横切位(C)和冠状位(D)肿瘤显著均质强化,肿瘤与小脑幕广基底连接。

瘤内有小的囊变时增强扫描强化也可不均质。

主要应与听神经瘤鉴别,鉴别要点包括:①听神经瘤常以内听道口为中心生长,肿瘤的中心与内听道相对应,并常见内听道口扩大,而脑膜瘤不以内听道口为中心,不引起内听道扩大;②大的听神经瘤常见囊变,且常较明显,增强扫描时呈不规则或环形强化,而脑膜瘤明显囊变少见,增强扫描常呈均质显著强化;③听神经瘤通常不钙化,没有局部骨质改变,而脑膜瘤内可钙化,可有局部颅骨硬化增生;④在MRT$_1$加权图上,脑膜瘤与小脑之间有低信号

带存在,并与脑膜有宽基底连接,而听神经瘤没有这种特点。

8.2.4 三叉神经瘤

三叉神经瘤(trigeminal neuroma)约占颅内肿瘤的0.20%~0.45%,占颅神经肿瘤的4%~7%,三叉神经瘤的发生率仅次于听神经瘤,为良性肿瘤,病理上分为神经鞘瘤和神经纤维瘤,分别起源于神经鞘膜的雪旺细胞和神经纤维。肿瘤多发生在三叉神经半月神经节处。

三叉神经瘤以青壮年多见,男性稍多于女

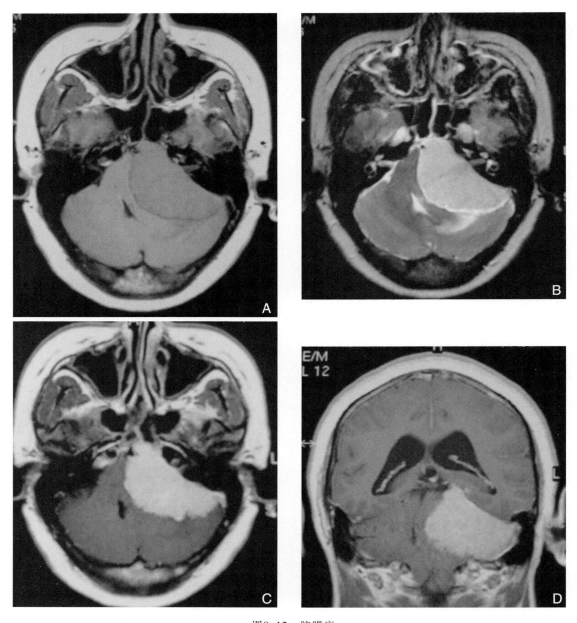

图8-12 脑膜瘤

MRT₁加权图横切位(A)示肿瘤位于左侧桥小脑角,呈等信号,与脑实质间可见低信号环带,T₂加权图(B)肿瘤呈稍高
信号,信号较均质,增强扫描横切位(C)和冠状位(D)肿瘤显著均质强化,肿瘤与小脑幕广基底连接。

性。临床症状主要包括三叉神经痛,面部麻木,咀嚼肌萎缩等。肿瘤较大时可同时累及第Ⅵ、Ⅶ、Ⅷ对颅神经,出现复视、耳鸣、听力障碍和面神经麻痹。

起源于三叉神经根部或起源于三叉神经半月神经节但向根部生长的三叉神经瘤,可表现为桥小脑角区肿块。肿瘤常可同时沿三叉神经向前生长,跨中后颅窝,表现为桥小脑角及鞍旁同时有肿瘤存在,呈哑铃状,是三叉神经瘤的特征性表现(图8-13)。三叉神经瘤沿下颌支生长可引起卵圆孔明显扩大,肿瘤可经扩大的卵圆孔向颅外生长(图8-14)。CT平扫肿瘤呈等密度或稍低密度,也可因瘤内囊变坏死而呈不均质密度。MRT₁加权图多呈均质等信号或稍低信号,T₂加权图呈较均质的高信号。增强扫描多呈均质显著强化,发生囊变者亦可呈环状

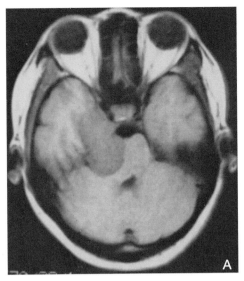
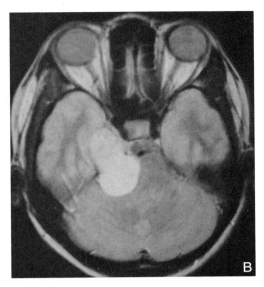

图8-13　三叉神经瘤

MRT₁加权图横切位(A)示肿瘤位于右侧桥小脑角,向前延伸到鞍旁,呈稍低信号,境界清楚,T₂加权图(B)肿瘤呈均质高信号。

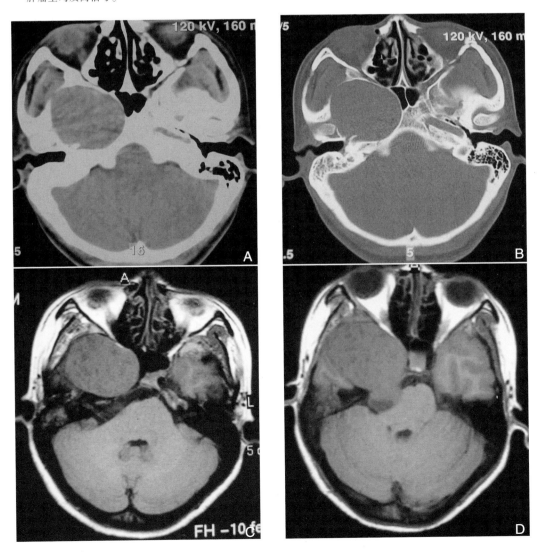

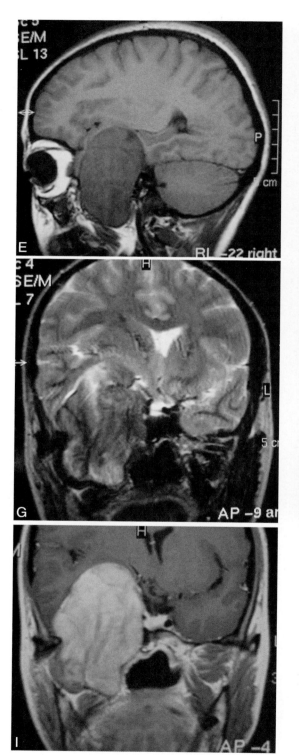

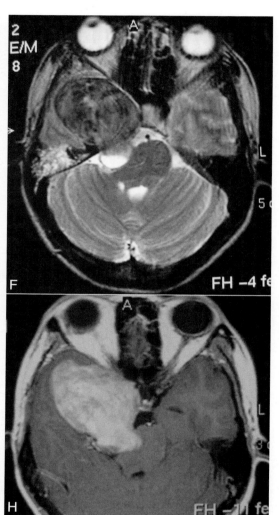

图8-14　三叉神经瘤

CT平扫脑窗(A)和骨窗(B)示右中颅窝巨大肿瘤,压迫骨质明显,MRT₁加权图(C,D)肿瘤呈较均质等信号,向后达桥小脑角,矢状位T₁加权图(E)见肿瘤向下生长到颅外,T₂加权图横切位(F)和冠状位(G)示肿瘤呈不均质信号,增强扫描横切位(H)和冠状位(I)肿瘤显著较均质强化。

或不规则强化。三叉神经瘤也可合并神经纤维瘤病（图8-15）。

与该区听神经瘤和脑膜瘤的鉴别要点是，三叉神经瘤多同时沿神经走行方向向前达鞍旁，呈哑铃状骑跨中后颅窝，也可向下延伸到颅底孔甚至颅外，可以伴有岩骨尖部骨质破坏或吸收。

桥小脑角区表皮样囊肿也可以跨中后颅窝生长，但为囊性病变，CT密度和MR信号与三叉神经瘤完全不同，增强扫描不强化，通常容易区别。

8.2.5　面神经瘤

面神经于桥脑下部离开桥脑后，向前外侧，与听神经伴行，进入内听道，再穿过蛛网膜和硬脑膜，于内听道底进入颞骨内的面神经管，经茎乳孔出颅。面神经行程很长，可分为脑池段（颅内段）、内听道段、颞内段及颅外段。多层CT曲面重建技术可以很好显示面神经管的全程，对于颞内段面神经可借助面神经管来识别。

面神经瘤（facial nerve neuroma）少见，可

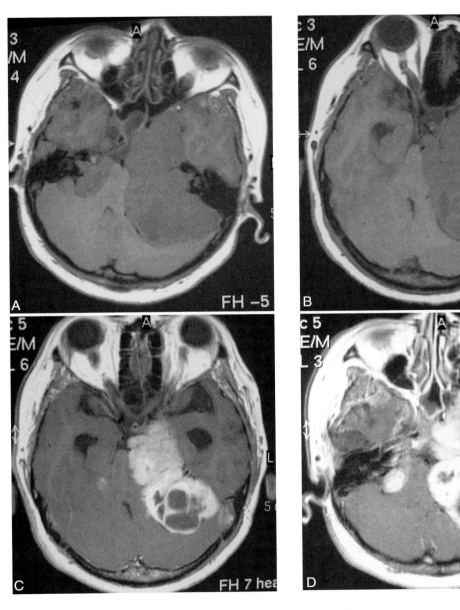

图8-15　神经纤维瘤病

右侧听神经瘤和左侧巨大三叉神经瘤，MRT₁加权图（A,B）示肿瘤接近等信号，大部信号均质，左侧三叉神经瘤后部信号不均质，增强扫描（C,D）肿瘤实质显著强化，不强化区为囊变。

发生在面神经走行过程中的任何部位，但以膝状神经节为最好发部位。发生在面神经管内的面神经瘤在 CT 扫描时最具有特征性，表现为面神经管扩张和破坏及局部软组织肿块。

发生在脑池段及内听道段的面神经瘤表现为桥小脑角区肿瘤，内听道可扩大，其临床症状、CT 和 MR 表现均与内听道和桥小脑桥角的听神经瘤相似，区别要点为面神经瘤可沿面神经扩展到膝状神经节窝及面神经水平段等处（图 8-16）。面神经瘤的发生率远远低于听神经瘤。

8.2.6 颈静脉球瘤

颈静脉球瘤（glomus jugulare tumor）属于非嗜铬副神经节瘤，原发于颈静脉外膜分布的副交感神经节，又称为副神经节瘤和非嗜铬性副神经节瘤，副神经节瘤起源于分散在全身各处的副神经嵴细胞，也称为化学感受器瘤，90% 起源于肾脏，称为嗜铬细胞瘤，约 0.3% 起源于头颈部，包括位于颈动脉分叉部的颈动脉体瘤、位于迷走神经结状神经节的迷走神经节瘤，位于颈静脉窝的颈静脉球瘤和位于鼓室的鼓室球瘤。

本病为常染色体基因异常引起，部分有遗传性，中年妇女多见，女性是男性的 6 倍，绝大多数为良性，恶性仅占 4%。临床常见症状有博动性耳鸣和听力障碍。该肿瘤通常为良性，但约有 10% 在组织学上表现呈恶性。

CT 平扫，早期仅表现为患侧颈静脉孔扩大，但此征象不能说明有肿瘤存在，因为正常人也可表现有双侧颈静脉孔不对称。但如果扩大的颈静脉孔很不规则时，应高度怀疑有肿瘤存在。肿瘤在 CT 平扫时呈等密度或稍高密度，均质显著强化。颈静脉球瘤的 MR 表现有一定的特征性，MRT_1 加权图肿瘤实质呈稍低信号或等信号，由于颈静脉球瘤具有极丰富的血管结构，故肿瘤内常见迂曲的低信号血管影。病变大于 2cm 时，T_2 加权图常形成所谓的"黑胡椒盐"征，盐代表慢流速的血管和肿瘤组织，黑胡椒代表高流速血管的流空低信号。所以，整

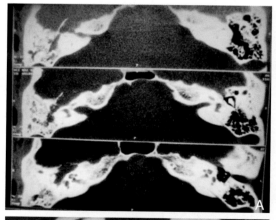

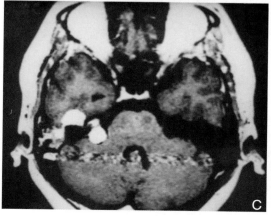

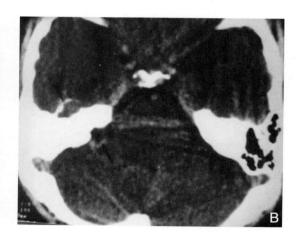

图8-16　面神经瘤
颞骨CT扫描骨窗（A）和脑窗（B）示右侧内听道扩大，膝状神经节部位骨质破坏，MR增强扫描（C）示桥小脑角及膝状神经节处肿瘤显著强化。

个肿瘤在 T_1 加权图呈等低混杂信号，T_2 加权图呈高低混杂信号。MR 增强扫描肿瘤呈显著不均匀强化。晚期，肿瘤可沿颈静脉孔入颅内，达桥小脑角区，可表现为桥小脑角区肿瘤（图 8-17，图 8-18），需要与桥小脑角区其他肿瘤鉴别。通常根据同侧颈静脉孔扩大和周围骨质破坏及 MR 显示肿瘤特征性的表现，确定诊断不难。

8.2.7 室管膜瘤

室管膜瘤起源于室管膜细胞，多属较良性肿瘤，WHO 对室管膜瘤的恶性度分类为 II 级。主要发生于脑室内，也可发生在幕上和小脑脑实质内，发生在小脑脑实质内的室管膜瘤可以位于桥小脑角区（图 8-19，图 8-20），肿瘤内常有多发小囊变区存在，CT 平扫时肿瘤常呈混

杂密度，肿瘤实质部分呈稍高或等密度，囊变部分呈低密度，MRT_1 加权图肿瘤呈混杂低信号，T_2 加权图呈混杂高信号，增强扫描时实质部分强化显著，呈不规则多环样强化，与大听神经瘤囊变的影像学表现类似，观察肿瘤与内听道或听神经的关系可能对鉴别有帮助，如果桥小脑角区肿瘤不以内听道或听神经为中心生长且有明显多发囊变时应考虑到室管膜瘤的可能性。

8.2.8 脉络丛乳头状瘤

脉络丛乳头状瘤起源于脉络丛上皮，绝大多数为良性（I 级），主要发生在脑室，好发部位依次为四脑室、侧脑室和三脑室。少数也可位于桥小脑角区。

桥小脑角区脉络丛乳头状瘤多为四脑室侧

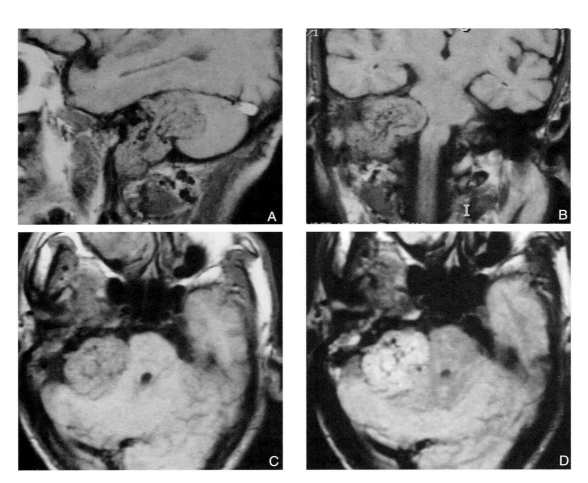

图8-17 颈静脉球瘤

MRT_1加权图矢状位(A)、冠状位(B)和横切位(C)示右侧桥小脑角肿瘤，信号不均质，等信号内有广泛性低信号血管流空，并向下延伸到颅外，T_2加权图(D)肿瘤呈稍高信号，其内仍可见低信号。

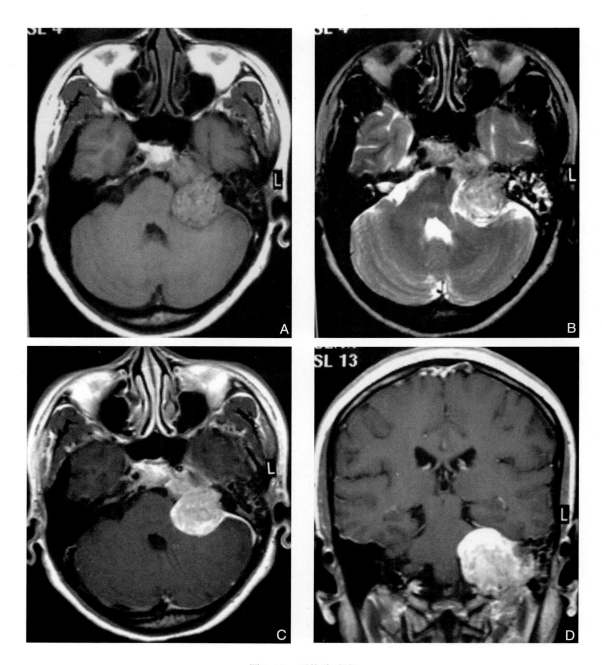

图8-18 颈静脉球瘤

MRT$_1$加权图(A)示左侧桥小脑角肿瘤,信号不均质,等信号内有低信号血管流空,T$_2$加权图(B)肿瘤呈稍高不均质信号,增强扫描横切位(C)和冠状位(D)肿瘤显著强化,肿瘤向下发展到颅外。

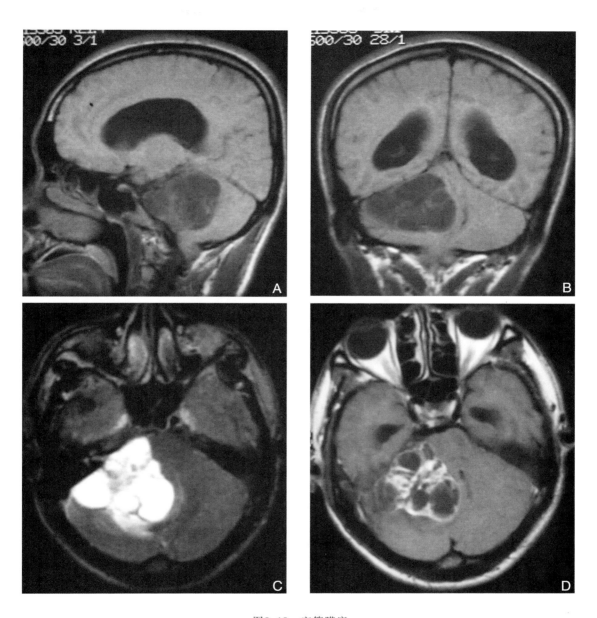

图8-19　室管膜瘤

　　MRT₁加权图矢状位(A)和冠状位(B)示右侧桥小脑角肿瘤,呈不均质低信号,T₂加权图(C)呈不均质信号,很高信号为囊变,等信号为肿瘤实质,增强MR扫描(D)呈不规则显著强化。

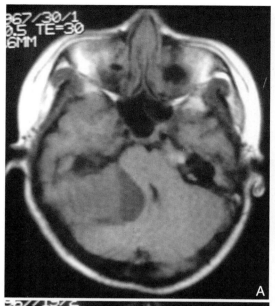

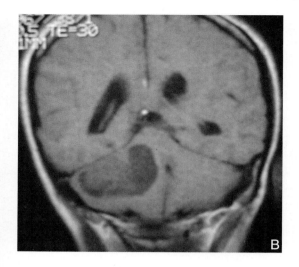

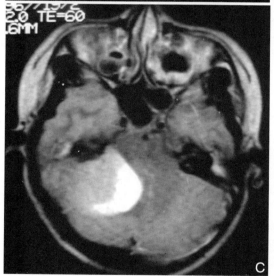

图8-20 室管膜瘤

MRT₁加权图横切位(A)和冠状位(B)示右侧桥小脑角肿瘤,呈不均质低信号,T₂加权图(C)呈不均质信号,很高信号为囊变,等信号为肿瘤实质。

隐窝内脉络丛乳头状瘤经侧孔向外生长而来,但也可与四脑室无任何联系,为单纯的桥小脑角区脉络丛乳头状瘤,这种情况少见。单纯的桥小脑角区脉络丛乳头状瘤可能起源于胚胎脉络组织的残余,也可能为四脑室内脉络丛乳头状瘤经脑脊液向外种植转移而来。

肿瘤质软,无包膜,多呈乳头状、小结节状、绒毛颗粒状,出血、囊变、坏死少见。显微镜下肿瘤细胞与正常脉络丛细胞相似。肿瘤由乳头状突起构成,乳头的轴心由血管或纤维结缔组织构成,表面为排列整齐的立方或柱状上皮。

CT 平扫肿瘤多呈等密度或稍高密度,少数也可呈稍低密度。MRT₁ 加权图肿瘤多呈等信号或稍低信号,T₂ 加权图多呈高信号,少数可接近于等信号,信号多稍不均质,肿瘤境界较清楚,肿瘤内可发生钙化,增强扫描呈稍不均质显著强化 (图 8-21)。

桥小脑角区脉络丛乳头状瘤需要与听神经瘤和脑膜瘤区别:听神经瘤较大时常发生明显囊变,密度和信号很不均质,囊性部分 CT 平扫时则呈低密度,MRT₁ 加权图呈低信号,T₂ 加权图呈很高信号,增强扫描仅实质部分呈不规则强化,而脉络丛乳头状瘤通常没有明显囊变,

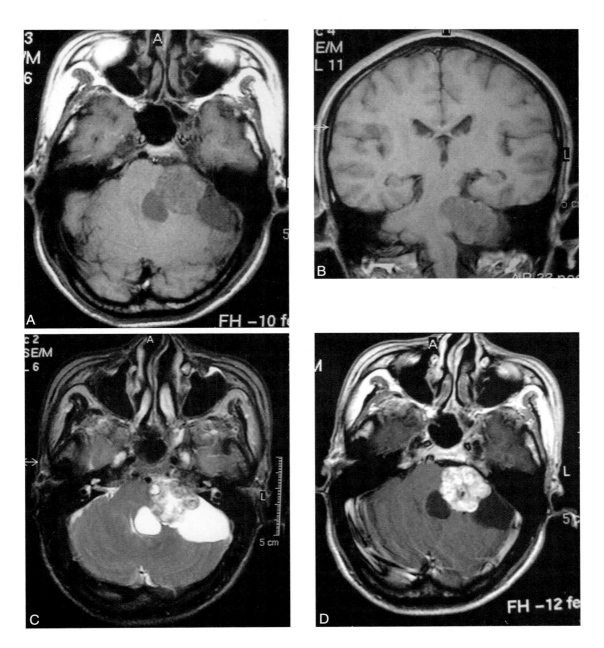

图8-21　脉络丛乳头状瘤

MRT1加权图横切位(A)和冠状位(B)示左侧桥小脑角肿瘤,呈不均质低信号,T2加权图(C)呈不均质信号,很高信号为囊变,等信号为肿瘤实质,增强MR扫描(D)肿瘤实质显著强化,囊变区不强化。

另外，听神经常见内听道扩大；脑膜瘤边缘光滑、密度和信号均质，增强扫描呈均质显著强化，而脉络丛乳头状瘤密度和信号通常稍不均质，增强扫描呈稍不均质显著强化。从发病情况来说，桥小脑角区听神经瘤和脑膜瘤远比脉络丛乳头状瘤常见。

桥小脑角脉络丛乳头状瘤与室管膜瘤均属少见肿瘤，两者影像学表现类似，很难区别，但脉络丛乳头状瘤强化程度比室管膜瘤明显。

8.2.9 转移瘤

小脑四脑室区转移瘤是成人该区最常见的肿瘤。多数转移瘤位于小脑半球，少数也可靠近桥小脑角，需要与桥小脑角的其他占位病变鉴别。

与小脑半球的转移瘤相似，靠近桥小脑角的转移瘤的影像学表现亦多种多样。单发转移瘤通常比较大，其内通常有多发不规则坏死灶。CT 平扫时呈等低混杂密度，等密度区为转移瘤实质部分，低密度区为坏死。MRT$_1$ 加权图呈等信号或等低混杂信号，呈混杂信号的原因是肿瘤内坏死，T$_2$ 加权图肿瘤实质呈等信号或稍高信号，坏死部分呈高信号，有坏死者信号不均质，呈等高混杂信号，无坏死者呈均质等信号或稍高信号。转移瘤周围常有较明显的水肿存在，水肿在 CT 扫描呈低密度，MRT$_1$ 加权图呈低信号，T$_2$ 加权图呈高信号。CT 和 MR 增强扫描时肿瘤实质部分呈显著强化，强化区可呈厚壁环状、结节状或不规则斑片状（图 8-22），周围水肿不强化。转移瘤坏死严重时可呈囊性表现，增强扫描时呈环形强化。

转移瘤若为多发或幕上大脑半球同时有转移瘤存在时，诊断不难。若为单发且其他部位无转移灶存在时，则需要考虑与其他肿瘤鉴别。

尽管靠近桥小脑角，但转移瘤仍然为脑实质内肿瘤，一般容易与听神经瘤、三叉神经瘤、脑膜瘤等脑外肿瘤鉴别。其他可以发生在桥小脑角的脑实质内肿瘤包括血管母细胞瘤和室管膜瘤。血管母细胞瘤的典型表现为囊性加上附壁结节，需要与坏死严重的囊性转移瘤区别。增强扫描时转移瘤囊壁强化，而血管母细胞瘤囊壁不强化。转移瘤囊变时一般无附壁结节存

在，仅见某一部分壁厚，不规则强化，而血管母细胞瘤附壁结节呈显著结节状强化。与发生在桥小脑角的室管膜瘤的区别比较困难，鉴别诊断时应考虑以下几点：①肿瘤实质部分有钙化时应考虑室管膜瘤，因为转移瘤钙化罕见；②转移瘤患者小脑半球或幕上多同时有转移瘤存在，应注意观察，另外，检查肺或其他部位有无原发灶常能够提供决定性信息；③转移瘤发病年龄比较大，多见于 50 岁以上的老年人，而室管膜瘤发病年龄较轻，多见于中青年；④转移瘤与室管膜瘤均呈不规则斑片状强化，但室管膜瘤强化程度常较轻，而转移瘤常呈显著强化。

听神经转移瘤非常罕见，CT 和 MR 表现类似听神经瘤，诊断需要结合临床（图 8-23）。

8.2.10 血管母细胞瘤

血管母细胞瘤（hemangioblastoma）在中枢神经系统肿瘤分类中归属于脑膜肿瘤项下组织来源不明确的肿瘤，组织学上肿瘤为良性。可发生于任何年龄，但主要见于 30~40 岁。肿瘤主要位于中线旁小脑半球，少数也可靠近桥小脑角，需要与桥小脑角的其他肿瘤鉴别。

肿瘤为局限性生长，小者无包膜，大者有包膜。肿瘤大小不一，小者如针头大或绿豆大，大者可达胡桃大或更大。囊性变是血管母细胞瘤的突出特点，囊性部分的体积可以远远超过肿瘤本身，巨大的囊肿将肿瘤本身推向一侧，此时称其为附壁结节。肿瘤由密集不成熟的血管组织结构构成，其中主要是类似毛细血管的纤细血管，细胞成分包括内皮细胞、外皮细胞和间质细胞，可以间质细胞为主，或内皮细胞为主，也可以肿瘤细胞内含丰富的网状纤维为特征，故也称为血管网状细胞瘤。

大囊小结节是血管母细胞瘤的典型表现，也是最常见的表现类型。肿瘤由大囊和附壁结节构成，境界清楚，CT 平扫时囊性部分呈均质低密度，多接近于脑脊液密度。但也可因囊液内含有较多的蛋白或少量出血，密度明显高于脑脊液。附壁结节通常较小，直径 5~10mm。一般为单个，但也可呈多发，表现为等密度或稍高密度。附壁结节常附着于一侧囊壁，少数也

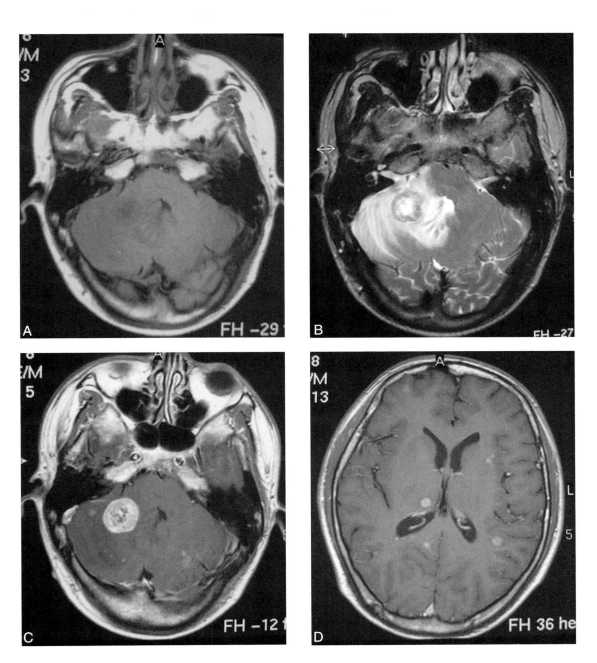

图8-22　肺癌桥小脑角转移瘤

MRT₁加权图横切位（A）示右侧桥小脑角区大片低信号，有占位效应，四脑室向左移位、变形，T₂加权图（B）示肿瘤实质呈厚环样等信号，中央坏死和周围水肿呈高信号，增强MR扫描（C,D）示桥小脑角肿瘤呈厚壁环形强化，半球脑实质内多发结节状强化病灶。

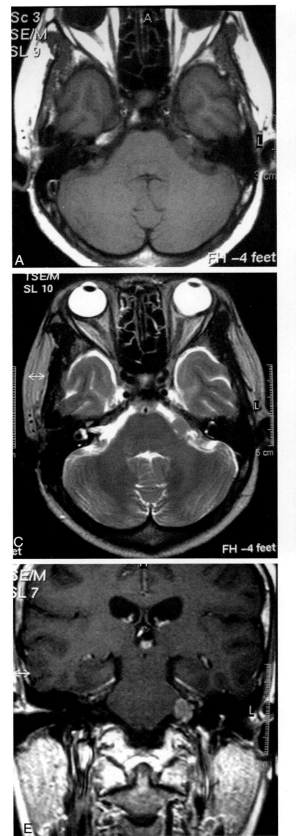

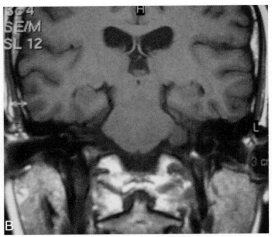

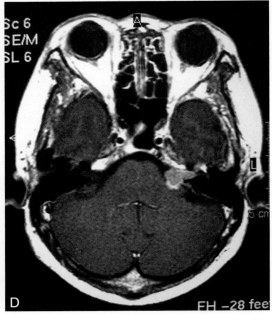

图8-23　骨髓瘤听神经转移

MRT$_1$加权图横切位(A)和冠状位(B)示左侧桥小脑角区听神经根部等信号肿瘤,T$_2$加权图 (C) 示肿瘤也呈等信号,增强MR扫描(D,E)示肿瘤位于听神经,并沿听神经向内听道内生长,显著强化。

可位于囊外。MR 检查，囊性部分在 T_1 加权图时呈稍高于脑脊液的低信号，T_2 加权图呈高信号，似脑脊液或稍低于脑脊液。附壁结节在 T_1 加权图时信号高于囊性部分，T_2 加权图时低于囊性部分，呈中等信号（图 8-24）。有时 MR 图上可以看到附壁结节内或肿瘤周围有流空血管影存在。增强扫描时附壁结节呈显著均质强化，而囊液及囊性部分的边缘无强化。肿瘤周围水肿较轻。

单纯囊型少见，可能是由于附壁结节很小而不能显示，整个肿瘤呈现囊性占位，所以，MR 增强扫描多方位观察是非常重要的。

实质肿块型也少见，即血管母细胞瘤表现为完全实质性肿块，形态常不规则。CT 平扫时呈等密度，或因其内有小的坏死而呈低等混杂密度。在 MR 上信号常很不均质，MRT_1 加权图呈稍低和很低混杂信号，稍低信号为肿瘤实质，很低信号为异常肿瘤血管，T_2 加权图肿瘤实质呈高信号，而异常肿瘤血管仍然呈低信号。实质肿块型血管母细胞瘤实际上是仅有结节而无囊腔，肿瘤为大的结节，由高度丰富的幼稚血管组成，所以，增强扫描呈非常显著强化，常不均质，周围水肿常较显著。

由于血管母细胞瘤影像学表现很有特点，尽管靠近桥小脑角，通常诊断不难。

8.3 囊性占位病变

8.3.1 表皮样囊肿

表皮样囊肿（epidermoid cyst）比较少见，约占颅内肿瘤的 0.2%~1.8%。各年龄均可发病，以 25~60 岁多见。男性略多于女性，男女比为 2:1。

表皮样囊肿呈分叶状，灰白色，类似珍珠，故又称珍珠瘤。可以位于硬膜下、硬膜外、脑室或脑实质，但以硬膜下最多见。约半数的表皮样囊肿发生于桥小脑角，是桥小脑角最常见的占位病变之一。

由于桥小脑角有较大的空间，表皮样囊肿常沿周围脑池缓慢生长，可包裹脑池内基底动脉和穿行的颅神经，边缘多较平滑，但形态常很不规则，具有见缝就钻的生长特点。CT 平扫的密度和 MR 的信号改变主要与囊内容成分有关。通常 CT 平扫呈脑脊液样低密度，MR 各序列似脑脊液信号，弥散加权图呈高信号

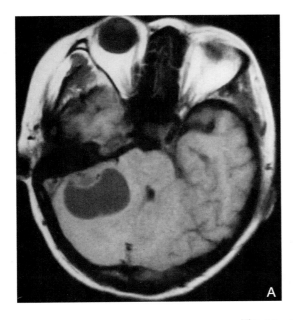
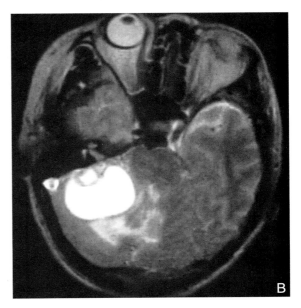

图8-24　血管母细胞瘤

MRT_1加权图横切位(A)示右侧桥小脑角区大囊小结节占位病变,囊性部分呈低信号,实质结节呈稍低信号,T_2加权图(B)示肿瘤实质呈环样等信号,囊性部分呈很高信号。

（图 8-25，图 8-26）。罕见情况下，表皮样囊肿内含有较多胆固醇，CT 平扫可呈很低密度，CT 值最低可达-80Hu 左右，如果表皮样囊肿内含有较多蛋白，CT 平扫时则可呈等密度或高密度，这两种情况在 MRT$_1$加权图均呈高信号，在 T$_2$ 加权图可呈高信号或低信号，T$_2$ 低信号的原因可能与囊液的高黏滞度有关。桥小脑角表皮样囊肿囊壁钙化罕见。因囊壁很薄，CT 和 MR 常难以显示，故若囊肿很小，未推压周围结构，密度和信号又类似于脑脊液时，CT 和 MR 则很难发现，需要做脑池造影 CT、FLAIR 序列成像或 MR 弥散加权成像（DWI）才能显示。在脑池造影 CT 上，囊肿表现为低密度充盈缺损。T$_2$FLAIR 序列上，脑脊液高信号被抑制，而表皮样囊肿信号不被抑制，仍然呈高信号。在弥散加权成像上囊肿呈高信号，而周围脑脊液呈低信号。在囊肿较大时，则主要根据脑干和小脑等结构移位变形来确定囊肿的存在和范围。增

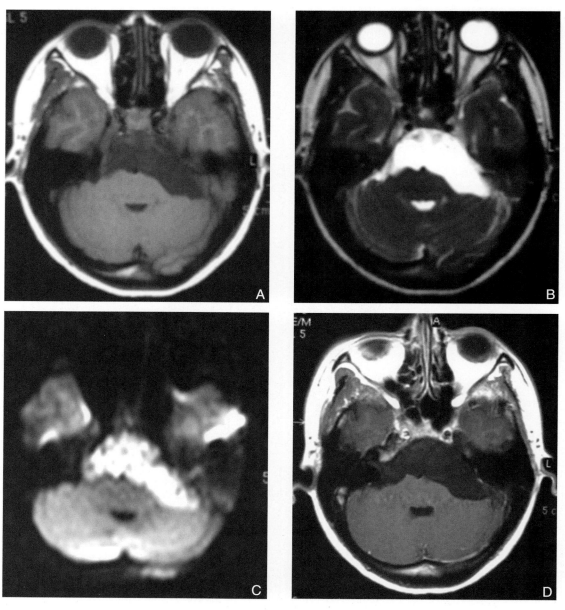

图8-25 表皮样囊肿

MRT$_1$加权图横切位(A)示左侧桥小脑角和脑干前方囊性病变,形态不规则,呈均质低信号,T$_2$加权图(B)呈很高信号,DWI(C)呈很高信号,增强MR扫描(D)不强化。

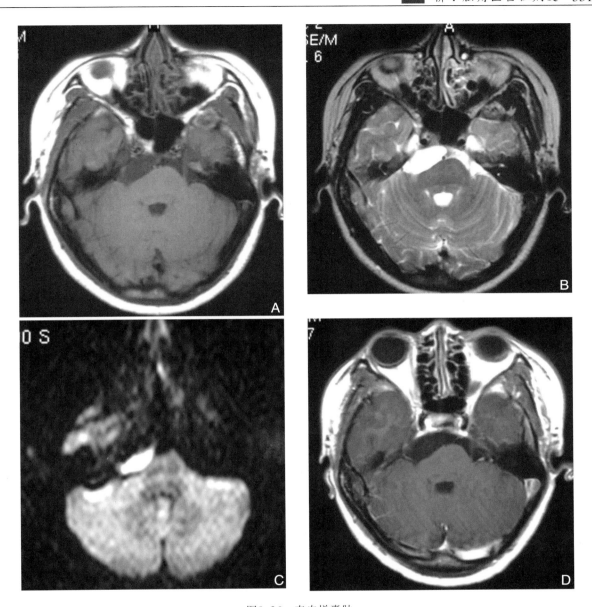

图8-26　表皮样囊肿

MRT$_1$加权图横切位(A)示右侧桥小脑角小的囊性病变,呈均质低信号,T$_2$加权图(B)呈很高信号,DWI(C)呈很高信号,
增强MR扫描(D)不强化。

强扫描囊内容及囊壁均不强化,但若合并感染时囊壁可强化。

主要应与该区的蛛网膜囊肿和明显囊变的听神经瘤区别。桥小脑角区蛛网膜囊肿少见,形态规则,弥散加权成像上呈低信号,而表皮样囊肿形态不规则,沿周围脑池生长,在弥散加权成像上呈高信号。明显囊变的听神经瘤在增强扫描时囊壁和残留的肿瘤实质强化,而表皮样囊肿不强化。弥散加权成像对区别明显囊变的听神经瘤和表皮样囊肿也很有效,听神经瘤的囊性部分在弥散加权成像上呈低信号,而表皮样囊肿呈高信号。

8.3.2　蛛网膜囊肿

蛛网膜囊肿偶可发生于桥小脑角区。其特点是CT和MR均为脑脊液密度或信号。小的蛛网膜囊肿需要做脑池造影CT才能显示囊肿存在。大的蛛网膜囊肿常推压桥脑及小脑移位变形。与表皮样囊肿的区别是:蛛网膜囊肿形态比较规则,而表皮样囊肿沿脑池生长,形态不规则；在弥散加权成像上蛛网膜囊肿呈低信号（图 8-27），而表皮样囊肿呈高信号。

8.3.3　脑脓肿

　　桥小脑角区脓肿多由化脓性中耳乳突炎扩散而来。单发或多发，可同时累及颞叶。CT 和 MR 表现与其他部位脑脓肿类似。CT 平扫时脓腔呈均质低密度区，脓肿壁呈等密度环，但可因颅底骨伪影影响，脓肿壁不能显示，仅表现为大片状低密度区。MR 检查，脓液在 T_1 加权图呈低信号，T_2 加权图呈高信号，急性期信号常欠均质，此后逐渐向均质信号发展。脓壁信号在 T_1 加权图稍高于脓液，在 T_2 加权图低于脓液，但也可与脓液相似，无法辨认。脓肿通常比较大，周围都有不同程度的水肿，占位效应可很显著。增强扫描时脓壁显著强化，呈环形，环壁薄厚均匀，有张力（图 8-28）。但也可表现为环壁不规则，缺乏张力，与其他部位脑脓肿不同。结合临床化脓性中耳乳突炎病史诊断不难。鉴别诊断主要应考虑呈环形强化的转移瘤。转移瘤环形强化的环壁厚度常不均匀，部分环壁较厚或呈结节状。弥散加权成像对两者的鉴

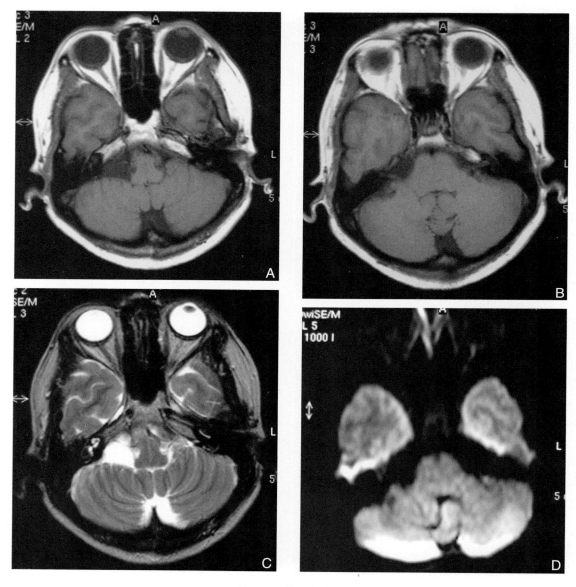

图8-27　蛛网膜囊肿

MRT_1加权图横切位(A,B)示右侧桥小脑角小的囊性病变，呈均质低信号，T_2加权图(C)呈很高信号，DWI(D)呈低信号。

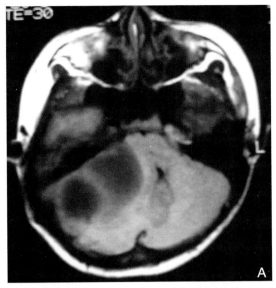

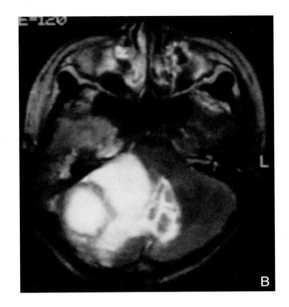

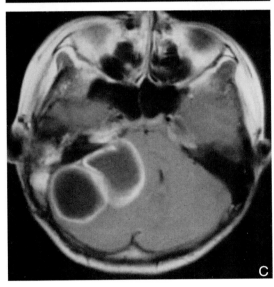

图8-28 脑脓肿

起源于中耳炎。MRT$_1$加权图横切位(A)示脓液呈低信号,脓肿壁呈等信号,T$_2$加权图(B)脓液和周围水肿呈高信号,脓肿壁呈相对低信号,增强MR扫描(C)脓肿壁呈显著环形强化。

别很有用,转移瘤内坏死液化区在弥散加权成像上呈低信号,而脑脓肿的脓液在弥散加权成像上呈高信号。另外,结合临床病史常可明确诊断。

8.3.4 肠源性囊肿

中枢神经系统肠源性囊肿(enterogenous cyst)少见,80%位于椎管内。10%~15%位于颅内。颅内肠源性囊肿的典型位置是后颅窝硬膜下,桥小脑角和颅颈联合处脑干前方是最常见的位置。

肠源性囊肿壁薄,境界清楚,囊内液体变化很大,可从类似于脑脊液到牛奶样或黏液样

分泌物。肠源性囊肿仅含内胚层成分。囊壁由纤维结缔组织并覆盖上皮构成,该上皮类似于呼吸道和消化道的黏膜。

颅内肠源性囊肿可见于任何年龄,从2岁到70岁。平均年龄21岁,高峰龄为10岁前。男性稍多见。

CT平扫表现为囊性病变,囊壁不钙化,不强化,可有分叶,密度明显低于脑实质,接近脑脊液。MR信号变化很大,与囊内成分有关,多数在T$_1$加权图呈脑脊液信号或高于脑脊液信号,T$_2$加权图呈高信号。根据信号与脑脊液不同,可与桥小脑角蛛网膜囊肿鉴别,增强扫描壁不强化可与听神经瘤囊变区别。与表皮样囊

肿很难区别，但桥小脑角区表皮样囊肿比肠源性囊肿常见得多。

参考文献

1 龚美琳，陈爽，耿道颖.成血管细胞瘤的 MRI 诊断.临床放射学杂志，2001，20：657-659

2 何雁，陈谦，戴建平，等.颅内表皮样囊肿的 MRI 表现.中华放射学杂志，1999，33：762-765

3 宦怡，荆自芳，张和国，等.颞内段面神经瘤的 CT 诊断.中华放射学杂志，1995，29：409-410

4 康立清，张云亭.颅内三叉神经瘤的影像学诊断.临床放射学杂志，2003，22：353-356

5 李建军，王兆熊，杨海鹰.桥小脑角区肠源性囊肿一例.中华放射学杂志，1997，31：501

6 缪飞，沈天真，陈星荣，等.桥小脑角区 MRI 解剖研究.中华放射学杂志，1997，31：520-523

7 缪飞，沈天真，陈星荣，等.听神经瘤的 MRI 诊断.中华放射学杂志，1994，28：525-528

8 缪飞，沈天真，陈星荣，等.三叉神经瘤的 MRI 诊断.中华放射学杂志，1996，30：387-390

9 杨广夫，王泽忠，刘继汉，等.颈静脉球瘤的 MRI 诊断现代医用影像学，1994，3：210-213

10 杨秀军，彭仁罗.颈静脉孔区肿瘤的 MRI 和 MRA 诊断.中华放射学杂志，1996，30：333-336

11 鱼博浪，张明，罗琳，等.后颅凹非典型室管膜瘤的 CT 和 MR 诊断.中华放射学杂志，2000，34：33-36

12 朱明旺，戴建平，何志华，等.脉络丛乳头状瘤的 MR、CT 诊断.中华放射学杂志，1997，31：690-693

13 王连进，益福明，鲁守龙.桥小脑角肠源性囊肿一例报告.上海医学，1984，7：182

14 Asari S, Tsuchida S, Fujiwara A, et al.Trigeminal neurinoma presenting with intratumoral hemorrhage：report of two cases.Clin Neurol Neurosurg, 1992, 94：219-223

15 Bages C, Revel MP, Gaston A, et al.Trigeminal

neuromas：assessment of MRI and CT.Neuroradiology, 1992, 34：179-183

16 Harris CP, Dias MS, Brockmeyer DL, et al. Neurenteric cysts of the posterior fossa：recognition, management, and embryogenesis. Neurosurgery, 1991, 29：893-894

17 Ikushima I, Korogi Y, Hirai T, et al.MR of epidermoids with a variety of pulse sequence.AJNR, 1997, 18：1359-1363

18 Inoue Y, Tabuchi T, Hakuba A, et al.Facial nerve neuromas：CT findings.JCAT, 1987, 11：942-945

19 Ito S, Fujiwara S, Mizoi K, et al. Enterogenous cyst of the cerebello-pontine angle cistern：case report. Surg Neurol, 1992, 37：366

20 Ken JG, Sobel DF, Copeland B, et al.Choroid plexus papillomas of the foramen of luschka：MR appearance. AJNR, 1991, 12；1201-1204

21 Lesion F, Rousseaux M, Villette L, et al.Neurinomas of the trigeminal nerve.Acta Neurochir (Wien), 1986, 82：118-121

22 Ochi M, Hayashi K, Hayashi T, et al.Unusual CT and MR appearance of an epidermoid tumor of the cerebellopontine angle.AJNR, 1998, 19：1113-1115

23 Sevick RJ, Dillon WP, Engstrom J, et al.Trigeminal neuropathy：Gd -DTPA enhanced MR imaging.J Comput Assist Tomogr, 1991, 15：605-608

24 Timmer FA, Sluzewshi M, Treskes M, et al.Chemical analysis of an epidermoid cyst with unusual CT and MR characteristics.AJNR, 1998, 19：1111-1112

25 Umezu H, Aiba T.Enterogenous cyst of the cerebello-pontine angle cistern：case report.Neurosurgery, 1991, 28：462

26 Yokota N, Yokoyama T, Nishizawa S, et al.Facial nerve schwannoma in the cerebellopontine cistern：findings on high resolution CT and MRI cisternography. Br J Neurosurg, 1999, 13：512-515

9 小脑及四脑室区病变

9.1　解剖

小脑位于后颅窝，占据后颅窝的大部分。上面较平坦，借小脑幕与大脑半球相隔，后面紧贴枕骨内板，前外侧面贴于颞骨内板。中部称为蚓部，向两侧连接小脑半球，向下连接小脑扁桃。小脑以 3 对脚与脑干相连接：小脑中脚（即桥臂）连于桥脑，上脚连于中脑，下脚连于延髓。

小脑表面覆盖有薄层灰质，即小脑皮质。内部由白质形成髓体，自髓体发出白质板，深入各叶。髓体中每侧有 4 个核，即顶核、球状核、齿状核和栓状核。顶核位于四脑室的顶壁，靠近中线。球状核位于顶核的外侧。齿状核位于髓体中部，呈皱褶袋状，袋口称齿状核门。栓状核位于齿状核门。

小脑的血供来源于椎动脉的分支：①小脑下后动脉。是椎动脉的最大分支，分为内侧支和外侧支，内侧支分布于下蚓部，外侧支分布于小脑半球下面的后部。②小脑下前动脉。起自基底动脉尾侧 1/3 部，分布于蚓部和小脑半球下面的前部。③小脑上动脉。分内侧支和外侧支，内侧支分布于上蚓部，外侧支分布于小脑半球的上面。

四脑室是菱脑的中央管扩展而成的菱形腔。位于桥脑延髓和小脑之间。上角借中脑导水管与三脑室相通，下角通入延髓下段的中央管，并经正中孔和及脑干两侧外侧孔与蛛网膜下腔相通。四脑室的底由桥脑和延髓的背侧面形成。四脑室的顶呈帐篷状，尖指向小脑。室顶头侧由前髓帆组成，室顶尾侧由后髓帆组成。四脑室内含有脉络膜丛。

9.2　小脑及四脑室区肿瘤

9.2.1　星形细胞肿瘤

发生在小脑的星形细胞肿瘤主要为毛细胞型星形细胞瘤（pilocytic astrocytoma），2007 年

WHO 的恶性度分类为 I 级，即良性星形细胞瘤。极少数小脑星形细胞肿瘤为非毛细胞型星形细胞瘤，包括弥漫性星形细胞瘤和间变性星形细胞瘤。

小脑毛细胞型星性细胞瘤主要发生于儿童，是儿童后颅凹最常见的肿瘤，约占儿童期全部脑肿瘤的 10%~20%。高峰龄在 10 岁前。少数可发生于成人，但也多为年青人。

肿瘤可发生于小脑的任何部位，但在儿童绝大多数起源于小脑蚓部，可继发性地侵犯小脑半球，仅有约 15% 发生于小脑半球，而成人则常发生于小脑半球。

肿瘤生长缓慢，诊断时直径多大于 5cm。病理上肿瘤境界多清楚，肿瘤内常有黏液变性而形成大的囊腔，囊腔内可见典型的壁结节形成。肿瘤实质部分较坚硬。

小脑毛细胞型星形细胞瘤在影像学上主要有以下 3 种表现。

约半数小脑毛细胞型星形细胞瘤完全为囊性（图 9-1），或大部为囊性伴有附壁结节（图9-2），

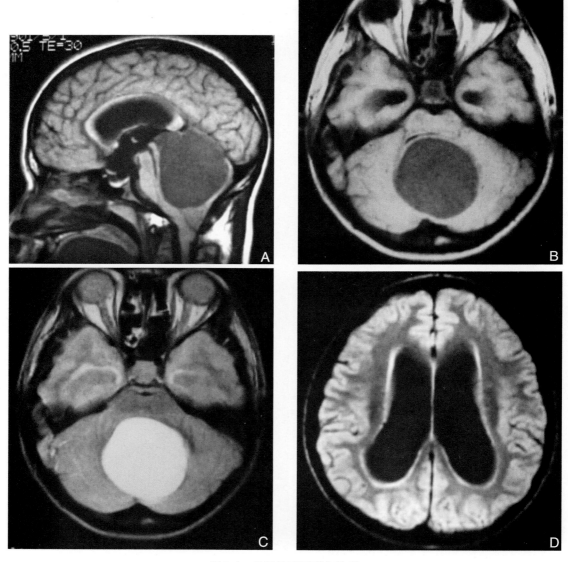

图9-1　毛细胞型星形细胞瘤

　　肿瘤完全为囊性。MRT$_1$加权图矢状位(A)和横切位(B)示小脑实质巨大肿瘤，呈均质低信号，信号高于脑脊液,占位效应显著,四脑室闭塞,脑干变形。T$_2$加权图(C)呈均质很高信号,侧脑室层面质子加权图(D)示侧脑室显著扩大,脑室周围有间质性水肿呈带状高信号。

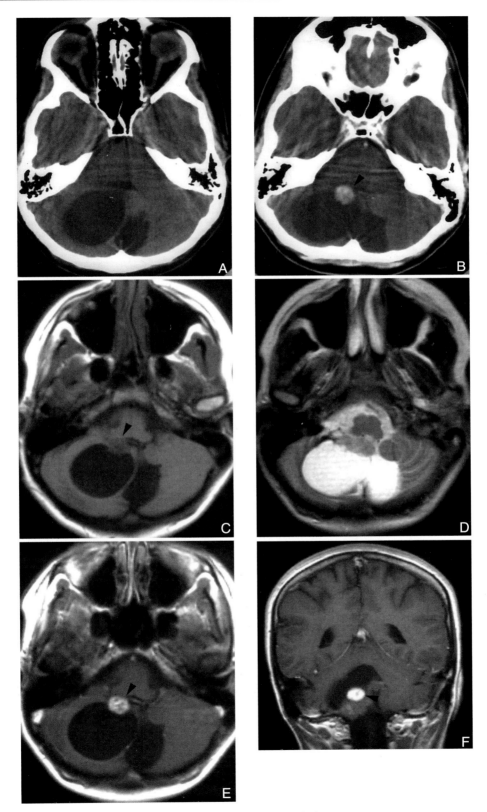

图9-2　毛细胞型星形细胞瘤

CT平扫(A)示右侧小脑半球囊性占位,呈低密度。增强CT扫描(B)示囊性部分不强化,前方囊壁见显著强化结节。MRT₁加权图(C)肿瘤结节呈稍低信号(黑箭头),囊性部分呈低信号,T₂加权图(D)示肿瘤结节呈等信号,囊性部分呈很高信号,增强MR扫描横切位(E)和冠状位(F)示肿瘤结节显著强化。

通常为单发大囊。囊内液体含有较多蛋白，故在CT平扫时呈高于脑脊液的低密度。MRT$_1$加权图囊液信号高于脑脊液，T$_2$加权图信号与脑脊液相似或稍低于脑脊液。附壁结节境界清楚，多呈圆形或不规则性，附着于囊壁，CT平扫时附壁结节呈稍低密度，MR扫描附壁结节信号可与囊液信号相似，难以区别，也可在T$_1$加权图稍高于囊液信号，在T$_2$加权图稍低于囊液信号。肿瘤境界清楚，通常呈圆形或类圆形，增强扫描时，附壁结节呈均质性明显强化，而囊液囊壁均不强化。此种星形细胞瘤均为良性，手术时只需将囊液抽出，切除附壁结节即可，因为囊壁由不含肿瘤细胞的小脑组织所构成。

约40%的小脑毛细胞型星形细胞瘤尽管不表现为囊性，但肿瘤内有坏死囊变区，此种囊变常为多中心性，其间隔为肿瘤组织（图9-3）。CT平扫时肿瘤常以低密度为主，间有等或稍高密度区，低密度区为坏死囊变，等或稍高密度区为肿瘤实质或伴有出血。MRT$_1$加权图呈低信号，T$_2$加权图呈高信号，囊变内因含有较多蛋白，有时可能与肿瘤实质部分信号相似，需要做增强扫描才能区别。此种星形细胞瘤若坏死囊变明显仅残留少量肿瘤实质时，可类似于上述的囊性星形细胞瘤的附壁结节，区别两者对临床确定手术方式是非常重要的，后者残留的肿瘤实质境界一般不清，增强扫描时囊壁及残留之肿瘤实质均显示强化，手术时必需将整个肿瘤切除。

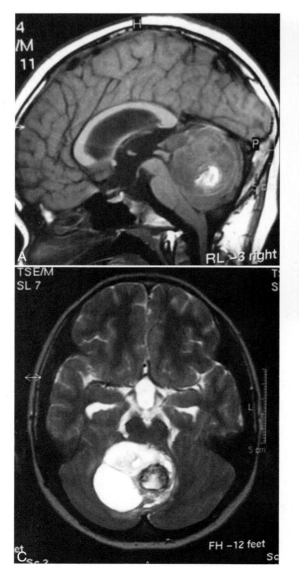

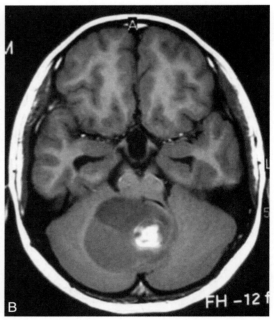

图9-3　毛细胞型星形细胞瘤

MRT$_1$加权图矢状位(A)和横切位(B)示小脑实质巨大肿瘤,呈不均质信号,高信号为出血,低信号为囊变,T$_2$加权图(C)示囊变区为很高信号,肿瘤实质为等低混杂信号。

约 10% 的小脑毛细胞型星形细胞瘤完全表现为实质性，境界比较清楚，CT 平扫呈稍低于正常小脑组织的低密度，比较均质，圆形、类圆形或呈轻度分叶状，MRT_1 加权图呈均质低信号，T_2 加权图呈均质高信号。增强扫描呈均质显著强化（图 9-4）。

无论是上述哪一种表现形式，瘤周通常都伴有轻度的水肿，CT 平扫时呈低密度，MRT_2 加权图呈很高信号，少数水肿也可较显著。钙化发生率约为 20%，但一般都不明显，无特征性。少数星形细胞瘤实质内可以出血（图 9-3）。

囊性毛细胞型星形细胞瘤主要应与血管母细胞瘤区别，后者也呈一囊性病变，有附壁结节存在。但血管母细胞瘤的附壁结节通常较星形细胞瘤小，且其内为血管结构，增强扫描时附壁结节强化非常显著，MR 检查有时可见其内有血管流空现象。血管母细胞瘤囊内液体更接近于脑脊液密度或信号，囊周水肿无或很轻。另外，发病年龄对鉴别诊断也很重要，囊性毛细胞型星形细胞瘤主要见于儿童，而血管母细胞瘤主要见于成人。鉴别困难时可行血管造影确诊，附壁结节由异常血管团构成可确诊为血管母细胞瘤，而囊性毛细胞型星形细胞瘤附壁结节内一般无异常血管显示。

髓母细胞瘤也是儿童小脑常见的肿瘤，肿瘤常向四脑室生长并充填之，肿瘤常呈实质性，CT 平扫呈稍高密度，MRT_2 加权图趋向于等信号或稍高信号。一般与毛细胞型星形细胞瘤容易区别，但少数髓母细胞瘤也可发生囊变，此时两者难以区别，常误诊为毛细胞型星形细胞瘤。

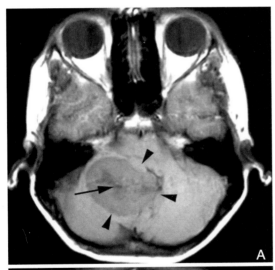

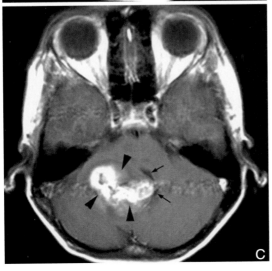

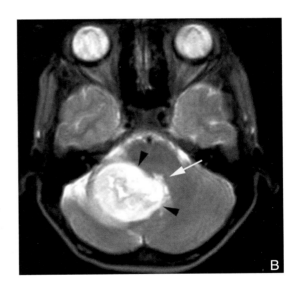

图 9-4　毛细胞型星形细胞瘤

MRT_1 加权图 (A) 示右侧小脑半球巨大肿瘤（黑箭头），呈等低不均质信号，中心少量低信号为囊变（黑箭），T_2 加权图 (B) 肿瘤（黑箭头）呈混杂信号，四脑室（白箭）向左移位，增强 MR 扫描 (C) 肿瘤实质显著强化（黑箭头），受压变形的四脑室位于肿瘤左侧（黑箭）。

9.2.2 髓母细胞瘤

髓母细胞瘤（medulloblastoma）最早列属于神经上皮组织肿瘤。但后来进一步研究发现，它可能来源于中枢神经系统不同部位室管膜下基质层，此层具有多分化能力，可以分化成神经元、神经胶质及室管膜等成分，属于胚胎性肿瘤。原始神经外胚层肿瘤最早由 Hart 和 Earle 于 1973 年提出，认为其形态学改变与髓母细胞瘤类似，是一组发生在小脑以外的胚胎性恶性肿瘤。包括神经母细胞瘤、室管膜母细胞瘤、松果体母细胞瘤和髓上皮瘤。1993 年 WHO 脑肿瘤分类将髓母细胞瘤归类于原始神经外胚层肿瘤。2000 年 WHO 神经系统肿瘤分类将髓母细胞瘤、髓上皮瘤、室管膜母细胞瘤与幕上原始神经外胚层肿瘤并列于胚胎性肿瘤中，并增加了节细胞神经母细胞瘤和非典型畸胎样/横纹肌样瘤，而将松果体母细胞瘤归属于松果体实质肿瘤。2007 年 WHO 中枢神经系统肿瘤分类将髓上皮瘤、室管膜母细胞瘤又归于原始神经外胚层肿瘤中，对髓母细胞瘤的亚型也进行了修订，新分类认为，髓母肌母细胞瘤和黑色素型髓母细胞瘤是由于分化差异所造成的组织学不均一表现，没有独特的临床和遗传学特征，不再作为独立的病理亚型，可相应描述为"髓母细胞瘤伴肌原性分化"和"髓母细胞瘤伴黑素细胞分化"。并在原大细胞型髓母细胞瘤和促纤维增生/结节型髓母细胞瘤 2 个亚型的基础上增加了间变性髓母细胞瘤和髓母细胞瘤伴广泛结节 2 个亚型。WHO 对髓母细胞瘤的恶性度分级为Ⅳ级。

髓母细胞瘤是后颅凹第 2 常见的肿瘤，仅次于星形细胞肿瘤。主要见于 15 岁以前，尤其是 4~8 岁间最常见。男性明显多于女性，男女之比为 4:1。另一个高峰龄在 25 岁左右。肿瘤属高度恶性，发展快，诊断前病史短多在 3 个月以内，常在早期沿脑室系统及蛛网膜下腔播散。

儿童髓母细胞瘤常发生于小脑上蚓部，即四脑室顶的中线部。肿瘤常迅速生长突入和充满四脑室，可引起梗阻性脑积水。而发生于成人者常位于小脑半球。

大体病理标本可见肿瘤呈灰红色或粉红色，边界清楚，但无包膜，柔软易碎，出血、钙化及坏死少见。显微镜下肿瘤细胞密集，胞浆少，核大且浓染，肿瘤细胞可排列成菊花团状。髓母细胞瘤伴广泛结节（medulloblastoma with extensive nodularity）亚型与促纤维增生/结节型髓母细胞瘤（desmoplastic/nodular medulloblastoma）亚型在组织学上关系密切，但不同的是缺乏网硬蛋白的区域大且富含神经纤维样组织，结节结构明显扩大。结节间网硬蛋白成分明显减少。间变性髓母细胞瘤（anaplastic medulloblastoma）亚型其间变尤为突出和广泛。高度恶性的大细胞型髓母细胞瘤（large cell medulloblastoma）和间变性髓母细胞瘤亚型可以有重叠的细胞学表现。

CT 平扫时肿瘤多呈稍高密度或等密度实质性肿块，境界清楚，多数比较均质，周围小脑有不同程度的低密度水肿环，肿瘤突入和充满四脑室很常见。肿瘤内钙化少见，呈散在点状或小片状。约 10% 的肿瘤内可有囊变，常呈小点状或小斑片状，明显的囊变少见。MR 矢状位扫描对肿瘤的确切定位明显尤于 CT。T_1 加权图时肿瘤呈等或低信号，T_2 加权图呈高信号。CT 和 MR 增强扫描多呈均质显著强化。有小囊变存在时，强化也可不均质（图 9-5，图 9-6）。氢质子波谱表现为 Cho 波明显升高，NAA 波和 Cr 波明显降低（图 9-7）。

髓母细胞瘤沿脑脊液通道转移比较常见，需要增强扫描才能显示，表现为脑膜增厚强化，或有增强小结节存在。MR 增强扫描对于确立此种转移明显优于 CT 增强。另外，此种转移的显示有助于髓母细胞瘤与四脑室区其他肿瘤的鉴别。

髓母细胞瘤的发病年龄、肿瘤部位及影像学表现多数比较典型，一般诊断不难。无论髓母细胞瘤位于四脑室或小脑半球，均需要与四脑室和小脑半球的室管膜瘤区别，区别要点为：①髓母细胞瘤常起源于四脑室顶部，而室管膜瘤多起源于四脑室底部，所以，横切位图像上肿瘤前方有脑脊液环绕时，应考虑髓母细胞瘤；②室管膜瘤钙化常见，而髓母细胞瘤钙化罕见，所以，发现有钙化时应考虑室管膜瘤；③髓母细胞瘤呈显著强化，而室管膜瘤强化没有髓母

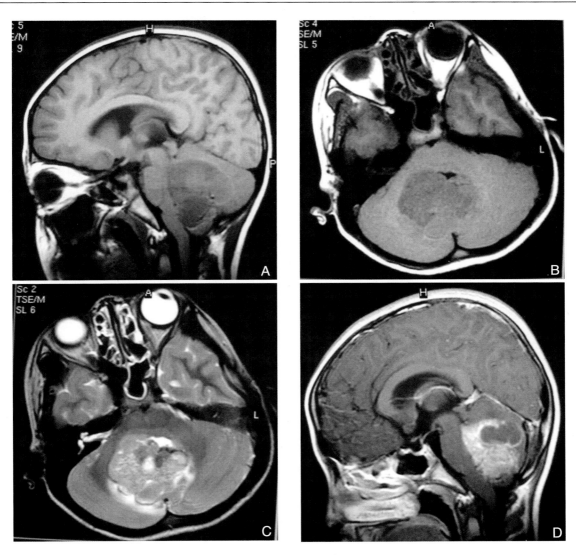

图9-5　髓母细胞瘤

MRT₁加权图矢状位(A)和横切位(B)示肿瘤充满四脑室,呈稍不均质信号,T₂加权图(C)呈不均质高信号,增强MR扫描(D)肿瘤部分显著强化。

细胞瘤明显,常呈轻度强化;④氢质子波谱对两者的鉴别也有帮助,髓母细胞瘤恶性程度高,NAA波和Cr波明显降低,Cho/NAA的比值常大于6,而室管膜瘤多为较良性肿瘤,NAA波和Cr波的降低程度没有髓母细胞瘤明显,Cho/NAA的比值多在2~4之间。

髓母细胞瘤囊变明显时,还需要与毛细胞型星形细胞瘤区别:一般情况下,髓母细胞瘤囊变不明显或呈多灶性,而毛细胞型星形细胞瘤囊变显著,呈大囊小结节或几乎完全囊变;毛细胞型星形细胞瘤的实质部分一般没有髓母细胞瘤强化显著;氢质子波谱对两者的鉴别也

有帮助,髓母细胞瘤恶性程度高,NAA波和Cr波明显降低,Cho/NAA的比值常大于6,而毛细胞型星形细胞瘤为良性肿瘤,NAA波和Cr波的降低程度没有髓母细胞瘤明显,Cho/NAA的比值多2左右。

成人发生在小脑半球的髓母细胞瘤靠近脑表面时,很类似脑膜瘤,氢质子波谱鉴别两者很有价值,髓母细胞瘤可见NAA波和Cr波,而脑膜瘤Cr波和NAA波消失不见(图9-8)。

根据影像学表现并结合临床对判断髓母细胞瘤的亚型有一定的帮助。髓母细胞瘤伴广泛结节亚型和促纤维增生/结节型髓母细胞瘤亚型

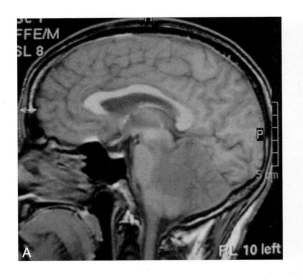

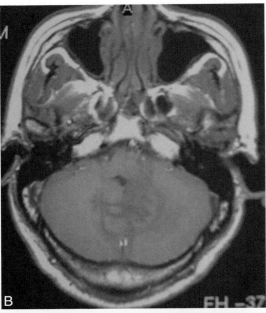

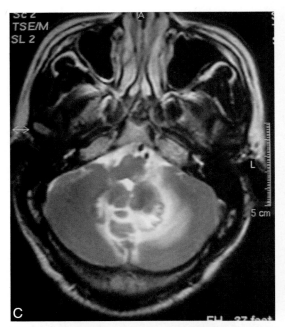

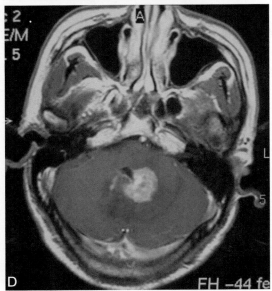

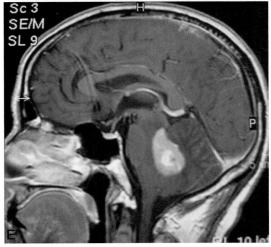

图9-6 髓母细胞瘤

MRT₁加权图矢状位(A)和横切位(B)示肿瘤位于小脑实质,横切位图像于肿瘤前方见四脑室影,肿瘤呈稍不均质信号,T₂加权图(C)呈不均质稍高信号,增强MR扫描横切位(D)和矢状位(E)肿瘤部分显著强化。

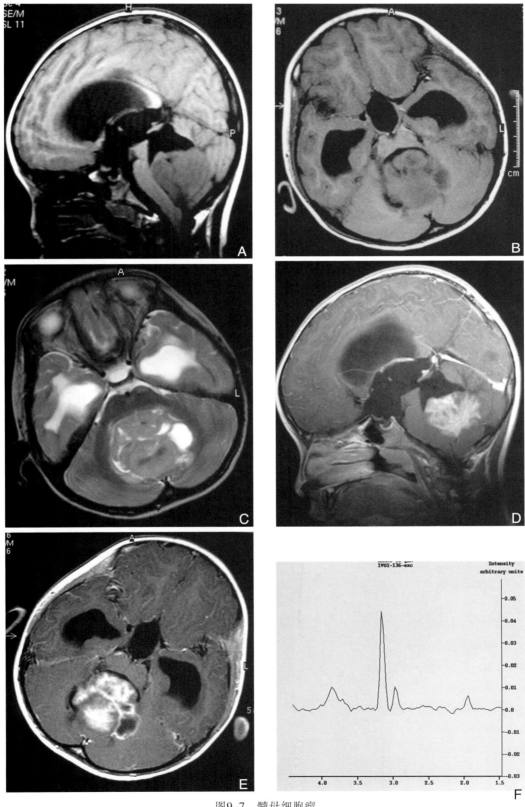

图9-7 髓母细胞瘤

MRT₁加权图矢状位(A)和横切位(B)示肿瘤位于四脑室,呈稍不均质信号,T₂加权图(C)呈不均质稍高信号,增强MR扫描矢状位(D)和横切位(E)肿瘤显著强化,氢质子波谱(F)示NAA波和Cr波明显降低,Cho波明显升高,Cho/NAA比值为6.5,Cho/Cr比值为4.6。

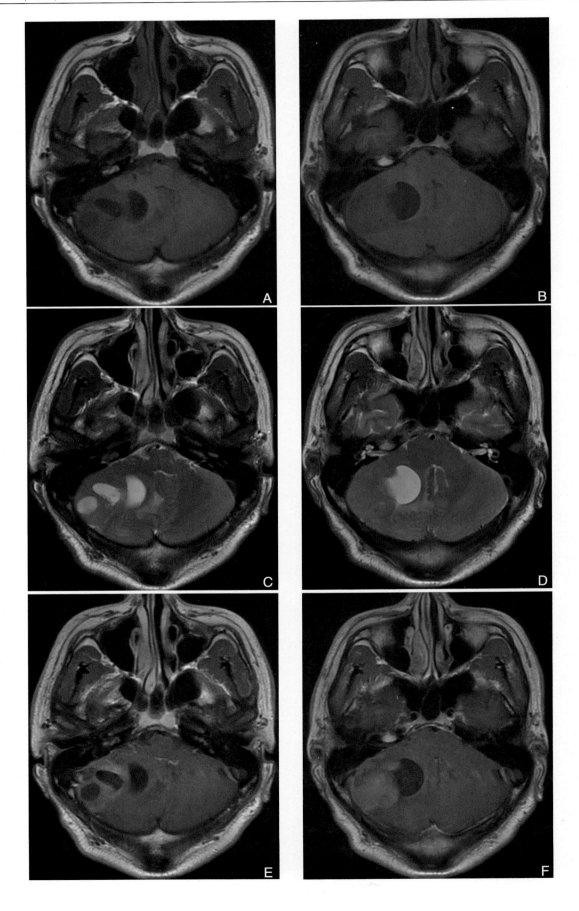

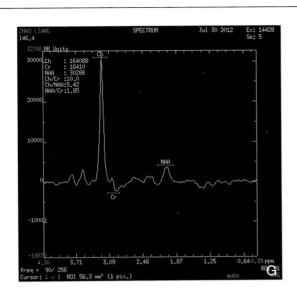

图9-8 髓母细胞瘤

MRT₁加权图（A，B）示肿瘤位于右侧小脑半球脑表，呈囊实性，囊性部分呈低信号，实质部分呈稍低信号。T₂加权图（C，D）囊性部分呈很高信号，实质部分呈稍高信号。增强MR扫描（E，F）肿瘤实质部分显著强化，氢质子波谱（G）示NAA波和Cr波明显降低，Cho波明显升高，Cho/NAA比值为5.4，Cho/Cr比值为10。

更常见于年龄小的儿童，平均年龄4.2岁，而间变性髓母细胞瘤亚型和典型的髓母细胞瘤见于较大儿童，平均年龄9.1岁。典型的髓母细胞瘤主要见于中线，位于四脑室，而髓母细胞瘤亚型尤其是髓母细胞瘤伴广泛结节亚型和促纤维增生/结节型髓母细胞瘤亚型常发生在非中线位置，即小脑半球，非中线位置的髓母细胞瘤常见于成人。典型的髓母细胞瘤在MRT₂加权图呈高信号，而T₂加权图呈等或低信号常见于髓母细胞瘤伴广泛结节亚型。约1/3的典型髓母细胞瘤呈轻度强化，而所有的髓母细胞瘤亚型均呈显著强化。髓母细胞瘤伴广泛结节亚型可以表现为肿瘤明显分叶或整个肿瘤呈多发结节样（图9-9）。弥散加权成像时髓母细胞瘤伴广泛结节亚型和促纤维增生/结节型髓母细胞瘤亚型的ADC值低于典型的髓母细胞瘤和间变性髓母细胞瘤。

9.2.3 室管膜瘤

室管膜瘤（ependymoma）约占颅内肿瘤的1%~4%，起源于室管膜细胞，主要发生于脑室内，以第四脑室最为常见，约占近半数。

四脑室室管膜瘤有2个高峰年龄，5岁前和40岁左右的成人。在四脑室区肿瘤中，室管膜瘤比星形细胞肿瘤和髓母细胞瘤要少见得多。

室管膜瘤多属较良性肿瘤，WHO对室管膜瘤的恶性度分级为Ⅱ级。但发生于四脑室者，因容易引起梗阻性脑积水，故病史通常较短。

四脑室室管膜瘤多起自四脑室底部，肿瘤首先向四脑室生长，可充满四脑室腔。CT平扫时肿瘤多呈等密度或稍高密度，肿瘤后方和侧方常围绕有脑脊液，使肿瘤的形态和轮廓非常清楚，但前方与脑干境界常不清楚。肿瘤进一步生长，常经四脑室侧孔或正中孔进入桥小脑角及枕大池，肿瘤可侵犯周围脑组织，周围小脑组织可以有水肿存在。钙化发生率居四脑室区肿瘤首位，约近半数有钙化，且常较该区其他肿瘤显著，斑点状分布于肿瘤的全部或大部，因为该区室管膜瘤比星形细胞瘤和髓母细胞瘤少见的多，所以并不能说，有钙化的四脑室区肿瘤，室管膜瘤可能性最大。MRT₁加权图肿瘤呈等或稍低信号，T₂加权图呈高信号。因钙化坏死等原因，肿瘤密度和信号常欠均质（图9-10），CT和MR强化扫描肿瘤常呈轻度不均质强化。间变性室管膜瘤增强扫描时可呈显著强化（图9-11）。

四脑室室管膜瘤与髓母细胞瘤的CT密度及MR信号类似，鉴别要点包括：①髓母细胞瘤常起源于四脑室顶部，而室管膜瘤多起源于四脑室底部，所以，横切位图像上肿瘤前方有脑脊液环绕时，应考虑髓母细胞瘤；②室管膜瘤钙化常见，而髓母细胞瘤钙化罕见，所以，发现有钙化时应考虑室管膜瘤；③髓母细胞瘤呈显著强化，而室管膜瘤强化没有髓母细胞瘤明显，

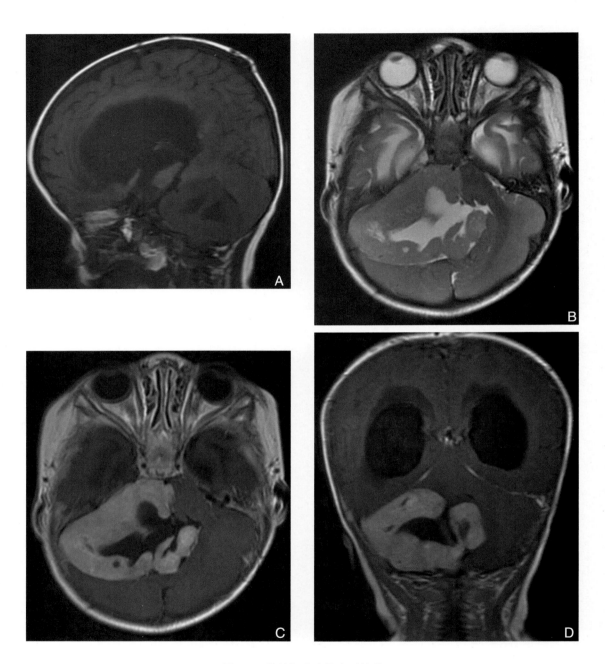

图9-9　髓母细胞瘤伴广泛结节

MRT₁加权图矢状位(A)示小脑四脑室区巨大肿瘤,实质部分呈等信号,内有囊变区。T₂加权图横切位(B)示肿瘤位于右侧,肿瘤实质呈等信号,囊变区呈高信号。增强扫描横切位(C)和冠状位(D)示肿瘤实质显著均匀强化,内侧边缘有多发结节。

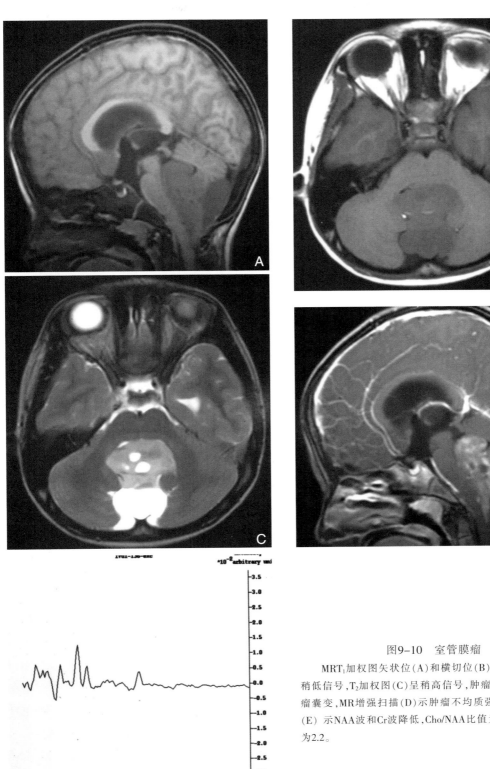

图9-10 室管膜瘤

MRT$_1$加权图矢状位(A)和横切位(B)示四脑室肿瘤呈稍低信号,T$_2$加权图(C)呈稍高信号,肿瘤内很高信号为肿瘤囊变,MR增强扫描(D)示肿瘤不均质强化,氢质子波谱(E)示NAA波和Cr波降低,Cho/NAA比值为2.7,Cho/Cr比值为2.2。

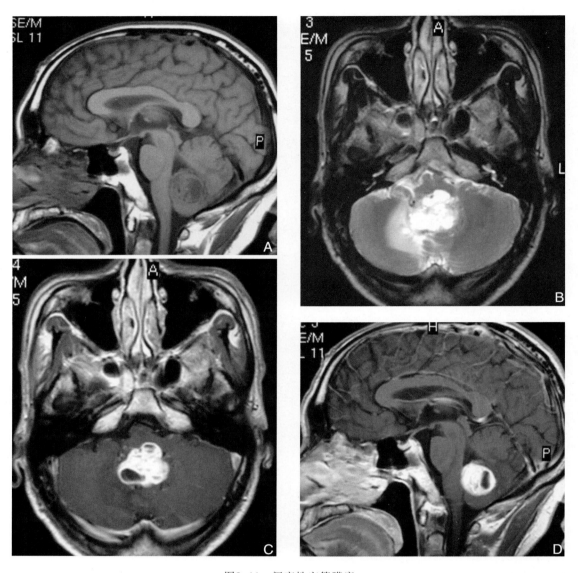

图9-11 间变性室管膜瘤

MR T₁加权图矢状位(A)示四脑室肿瘤呈等低混杂信号,T₂加权图(B)呈不均质高信号,MR增强扫描横切位(C)和矢状位(D)示肿瘤显著强化。

常呈轻度强化，但间变性室管膜瘤强化也可很明显；④氢质子波谱对两者的鉴别也有帮助，髓母细胞瘤恶性程度高，NAA 波和 Cr 波明显降低，Cho/NAA 的比值常大于 6，而室管膜瘤多为较良性肿瘤，NAA 波和 Cr 波的降低程度没有髓母细胞瘤明显，Cho/NAA 的比值多在 2~4 之间。

少见情况下，室管膜瘤可发生于小脑半球、蚓部脑实质内，可称为非典型性室管膜瘤，且常靠近脑的表面，与硬膜或小脑幕有较长的连接面。小脑脑实质内室管膜瘤好发于中青年。肿瘤内常有多发小囊变区存在，钙化也较常见，

且钙化可较显著（图 9-12）。CT 平扫时肿瘤常呈混杂密度，肿瘤实质部分呈稍高或等密度，囊变部分呈低密度。MR T₁加权图肿瘤呈混杂低信号，T₂加权图呈混杂高信号。肿瘤境界模糊不清。肿瘤周围常见轻度到中度水肿，少数水肿可较显著。增强扫描时实质部分呈轻到中度强化，强化区常呈斑片状不规则状（图 9-13），少数强化显著，呈不规则多环样强化（图 9-14）。

小脑脑实质室管膜瘤与脑膜瘤的相似之处是，位于小脑半球的室管膜瘤常靠近小脑表面，与硬膜或小脑幕有较长的连接面，肿瘤以实质

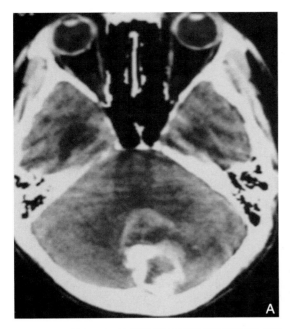

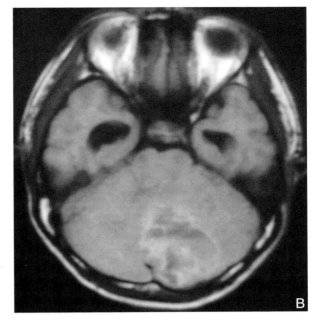

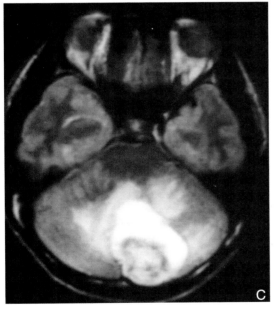

图9-12　小脑脑实质室管膜瘤

CT平扫(A)示肿瘤内显著钙化,呈类环状。MRT$_1$加权图(B)呈高低混杂信号,部分高信号可能为钙化,T$_2$加权图(C)呈高信号,钙化为低信号。

性为主,肿瘤实质部分的密度和信号与脑膜瘤类似。两者的鉴别要点是:①脑膜瘤在 CT 和 MR 扫描时密度和信号常比较均匀,而室管膜瘤因多发小灶性坏死囊变,肿瘤密度和信号不均质;②脑膜瘤在 MR 扫描时,肿瘤周围常可见低信号环,该低信号环可仅见于 T$_1$ 加权图或 T$_1$ 加权图和 T$_2$ 加权图均可见到,而室管膜瘤周围无低信号环存在;③增强扫描时,脑膜瘤常呈均质显著强化,可能出现脑膜尾征,而室管膜瘤常呈轻度斑片状不均质强化,囊变显著者可呈多环样不规则强化。

转移瘤是成人小脑半球最常见的肿瘤,其影像学表现多种多样,单发性小脑转移瘤,瘤内常见多发灶性坏死,CT 扫描呈等低混杂密度,MR 扫描呈不均质混杂信号,增强扫描可以呈不规则斑片状强化,与室管膜瘤鉴别较困难,以下 4 点对两者鉴别有参考价值:①肿瘤实质部分有钙化时应考虑室管膜瘤,因为转移瘤钙化罕见;②小脑转移瘤患者幕上多同时有转移瘤存在,应注意观察,另外,检查肺或其他部

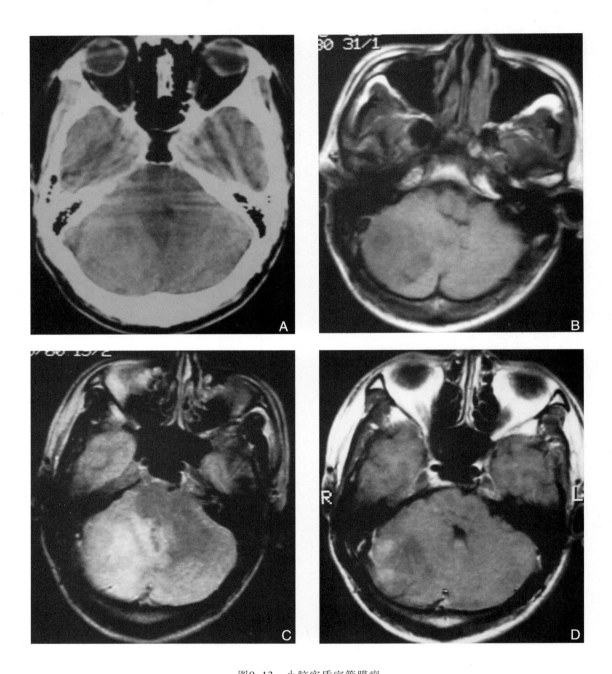

图9-13 小脑实质室管膜瘤

CT平扫(A)示肿瘤位于右侧小脑半球,呈稍高密度。MR T₁加权图(B)呈不均质低信号,T₂加权图(C)呈高信号,MR增强扫描(D)示肿瘤内轻度斑片状强化。

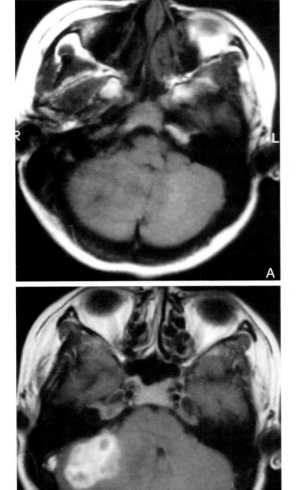

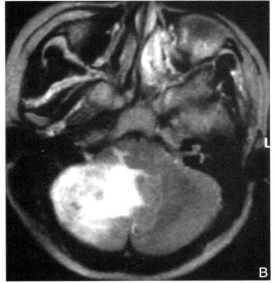

图9-14 小脑实质室管膜瘤

MRT$_1$加权图(A)示肿瘤位于右侧小脑半球,呈稍低不均质信号,MRT$_2$加权图 (B) 呈不均质高信号,MR增强扫描(C)示肿瘤内显著强化。

位有无原发灶常能够提供决定性信息;③转移瘤发病年龄比较大,多见于50岁以上的老年人,而室管膜瘤发病年龄较轻,多见于中青年;④转移瘤与室管膜瘤均呈不规则斑片状强化,但室管膜瘤强化程度常较轻,而转移瘤常呈显著强化。

9.2.4 室管膜下室管膜瘤

室管膜下室管膜瘤 (subependymoma) 又称亚室管膜瘤,是一种少见的、生长缓慢的良性肿瘤,WHO对室管膜下瘤的恶性度分级为Ⅰ级。

室管膜下室管膜瘤可发生在任何年龄,但多见于中年男性。主要发生在四脑室,其次是侧脑室和三脑室。

四脑室室管膜下室管膜瘤多呈类圆形、椭圆形或分叶状,境界清楚。

CT 平扫时肿瘤常呈等密度或稍低密度。MRT$_1$加权图呈等信号或稍低信号,肿瘤内常有小囊样更低信号区。T$_2$ 加权图肿瘤呈高信号,信号较均质。CT 和 MR 增强扫描肿瘤通常不强化,少数第四脑室室管膜下瘤可表现为明显强化。

四脑室室管膜下室管膜瘤主要应该与室管膜瘤和脉络丛乳头状瘤鉴别。

四脑室室管膜瘤主要见于儿童,少数可发生在中年人,需要与室管膜下室管膜瘤区别,区别的要点是室管膜下室管膜瘤在增强扫描时通常不强化，而室管膜瘤常呈轻度不均匀强化。

四脑室脉络丛乳头状瘤也常见于成人，与室管膜下室管膜瘤有相似的好发年龄，两者的鉴别要点包括：①脉络丛乳头状瘤边缘常为颗粒状凹凸不平，而室管膜下室管膜瘤边缘光滑，无凹凸不平的特点。②室管膜下室管膜瘤在增强扫描时通常不强化，而脉络丛乳头状瘤呈均匀或不均匀显著强化。

9.2.5 脉络丛乳头状瘤

脉络丛乳头状瘤（choroids plexus papiloma）起源于脉络丛上皮。不常见。绝大多数为良性（Ⅰ级），偶尔为恶性（脉络丛癌，Ⅲ级）。男性稍多见，好发部位依次为四脑室、侧脑室和三脑室。四脑室脉络丛乳头状瘤常见于成人，而儿童则常发生于侧脑室三角区。

肿瘤大体标本呈灰红色，质软，无包膜，但与脑组织分界清楚，肿瘤多呈乳头状、小结节状、绒毛颗粒状，出血、囊变、坏死少见。显微镜下肿瘤细胞与正常脉络丛细胞相似。肿瘤由乳头状突起构成，乳头的轴心由血管或纤维结缔组织构成，表面为排列整齐的立方或柱状上皮。肿瘤细胞可脱落，并沿脑脊液循环种植播散。

CT 平扫见四脑室内肿块，圆形或类圆形，边缘常为颗粒状或凹凸不平，是脉络丛乳头状瘤的一个特点，肿瘤多呈等密度或稍高密度（图 9-15），少数也可呈稍低密度。MR T$_1$ 加权图肿瘤多呈等信号或稍低信号，T$_2$ 加权图多呈高信号，少数可接近于等信号，信号较均质，但仔细观察肿瘤内常可见颗粒状混杂信号，是脉络丛乳头状瘤的 MR 表现特点，反映了这种肿瘤的病理特点。肿瘤境界清楚，周围常见脑脊液包绕。肿瘤内可发生钙化。肿瘤常因阻塞四脑室出口引起梗阻性脑积水，也可因肿瘤分泌大量脑脊液，肿瘤周围脑脊液较多，表现为肿瘤完全浸泡在脑脊液中。增强扫描呈均质显著强化或稍不均质显著强化。肿瘤沿脑脊液播散时其他部位脑室或蛛网膜下腔可见多发肿瘤存在（图 9-17）。

四脑室脉络丛乳头状瘤的 CT 和 MR 表现与室管膜瘤相似，但四脑室室管膜瘤主要见于儿童，钙化常见，由于囊变、坏死、钙化，MR 信号更为混杂，增强扫描常呈很不均质强化。另外，四脑室脉络丛乳头状瘤还需要与髓母细胞瘤区别，髓母细胞瘤也主要见于儿童，增强扫描通常没有脉络丛乳头状瘤强化明显，肿瘤内常见小的囊变。

少数发生在四脑室侧隐窝脉络丛的乳头状瘤可经侧孔向外生长，扩展到桥小脑角区，表现为桥小脑角区肿瘤，需要与桥小脑角区其他肿瘤进行鉴别（见第 8 章）。

9.2.6 血管母细胞瘤

血管母细胞瘤（hemangioblastoma）在中枢神经系统肿瘤分类中归属于脑膜肿瘤项下组织来源不明确的肿瘤，组织学上肿瘤为良性。

血管母细胞瘤约占颅内肿瘤的 1%，但占后颅窝肿瘤的 7%，是后颅窝较常见的肿瘤。可发生于任何年龄，但主要见于 30~40 岁，是成人小脑四脑室区最常见的肿瘤。常发生于中线旁小脑半球，圆形。

肿瘤为局限性生长，小者无包膜，大者有包膜。肿瘤大小不一，小者如针头大或绿豆大，大者可达胡桃大或更大。囊性变是血管母细胞瘤的突出特点，囊性部分的体积可以远远超过肿瘤本身，巨大的囊肿将肿瘤本身推向一侧，此时称其为附壁结节。肿瘤由密集不成熟的血管组织结构构成，其中主要是类似毛细血管的纤细血管，细胞成分包括内皮细胞、外皮细胞和间质细胞，可以间质细胞为主，或内皮细胞为主，也可以肿瘤细胞内含丰富的网状纤维为特征，故也称为血管网状细胞瘤。

根据小脑血管母细胞瘤的影像学表现，可将其分为 3 种类型：大囊小结节型、单纯囊型和实质肿块型。

大囊小结节型是血管母细胞瘤的典型表现，也是最常见的表现类型。肿瘤由大囊和附壁结节构成，境界清楚，CT 平扫时囊性部分呈均质低密度，多接近于脑脊液密度。但也可因囊液内含有较多的蛋白或少量出血，密度明显高于脑脊液。附壁结节通常较小，直径 5~10mm。一般为单个，但也可呈多发，表现为等密度或稍高密度。附壁结节常附着于一侧囊壁，少数也

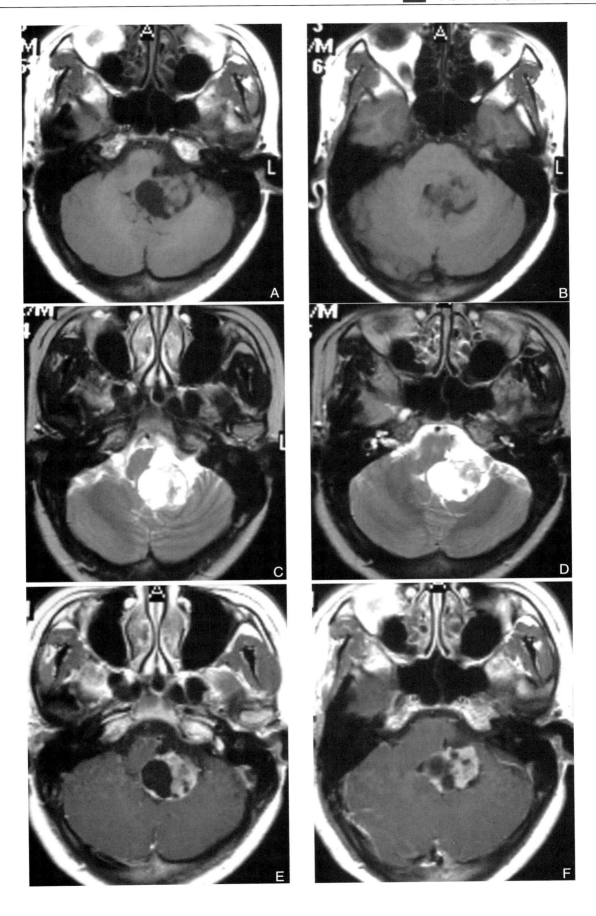

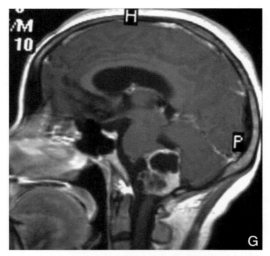

图9-15　脉络丛乳头状瘤

MRT$_1$加权图(A,B)示肿瘤呈等低混杂信号,低信号为囊变,等信号为肿瘤实质,MRT$_2$加权图(C,D)囊变区呈很高信号，肿瘤实质为等信号,MR增强扫描(E,F,G)示肿瘤实质显著强化。

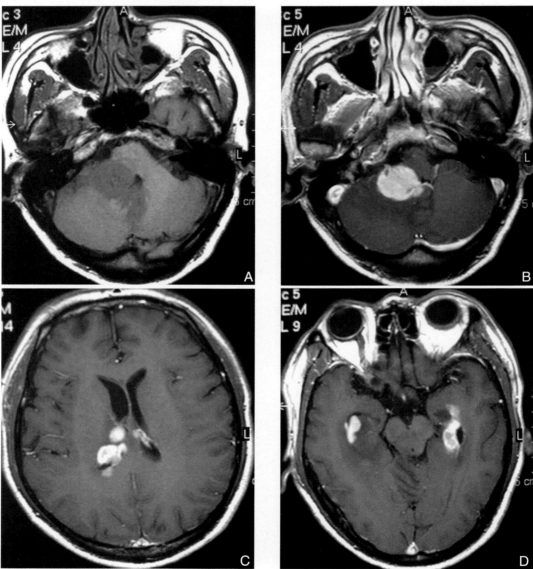

图9-16　脉络丛乳头状瘤

MRT$_1$加权图(A)示肿瘤呈稍低信号,MR增强扫描(B,C,D)示肿瘤显著强化,双侧侧脑室内有多发种植病灶。

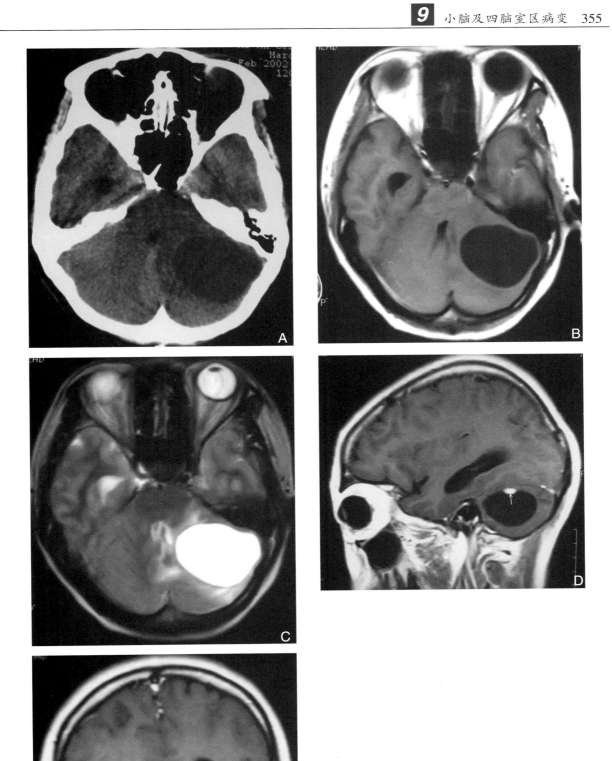

图9-17 血管母细胞瘤

CT平扫(A)示左侧小脑半球囊性病变,边缘光滑,境界清楚,呈低密度,MRT₁加权图(B)呈脑脊液样低信号,T₂加权图(C)呈脑脊液样高信号,周围有水肿,增强MR扫描矢状位(D)和冠状位(E)示显著强化的壁结节位于囊的顶部(箭头)。

可位于囊外。MR 检查，附壁结节在 T_1 加权图时信号高于囊性部分，T_2 加权图时低于囊性部分，呈中等信号。囊性部分在 T_1 加权图时呈稍高于脑脊液的低信号，T_2 加权图呈高信号，似脑脊液或稍低于脑脊液（图 9-17，图 9-18，图 9-19，图 9-20），弥散加权图囊性部分呈低信号（图 9-21）。有时 MR 图上可以看到附壁结节内或肿瘤周围有流空血管影存在。增强扫描时附壁结节呈显著均质强化，而囊液及囊性部分的边缘无强化。肿瘤周围水肿较轻。

单纯囊型少见，可能是由于附壁结节很小而不能显示，整个肿瘤呈现囊性占位，所以，MR 增强扫描多方位观察是非常重要的。

实质肿块型也少见，即血管母细胞瘤表现为完全实质性肿瘤，形态常不规则。CT 平扫时呈等密度，或因其内有小的坏死而呈低等混杂

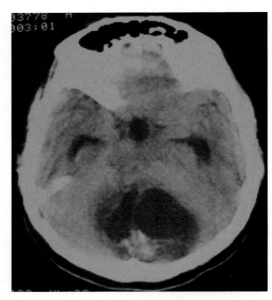

图9-18　血管母细胞瘤

CT平扫(A)示小脑中线部巨大囊性病变，边缘光滑，境界清楚，呈脑脊液样低密度，附壁结节位于后部，呈等密度。

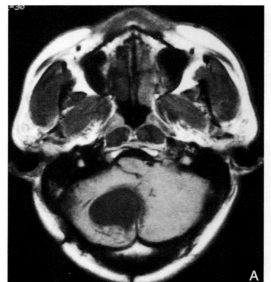

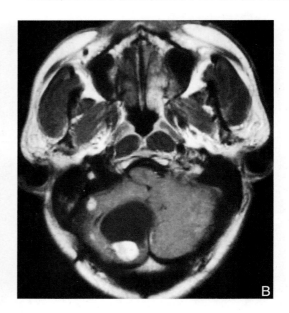

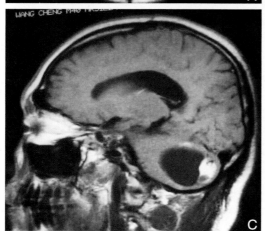

图9-19　血管母细胞瘤

MRT₁加权图(A)示右侧小脑半球囊性病变，呈脑脊液样低信号，囊后部见等信号附壁结节，增强MR扫描横切位(B)和矢状位(C)示附壁结节显著强化。

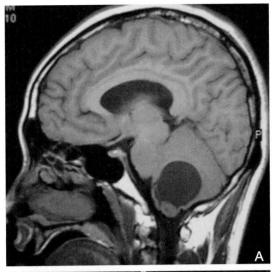

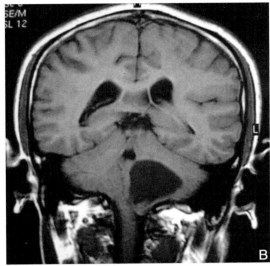

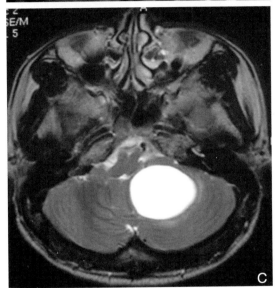

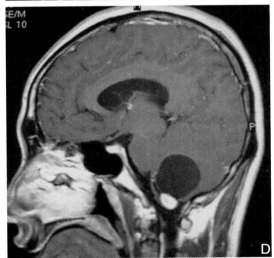

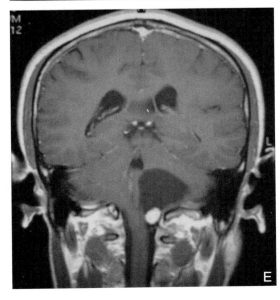

图9-20　血管母细胞瘤

MRT₁加权图矢状位(A)和冠状位(B)示左侧小脑半球囊性病变,边缘光滑,境界清楚,呈低信号,等信号附壁结节位于囊的底部。T₂加权图(C)囊液呈脑脊液样高信号。增强MR扫描矢状位(D)和冠状位(E)示显著强化的壁结节位于囊的底部。

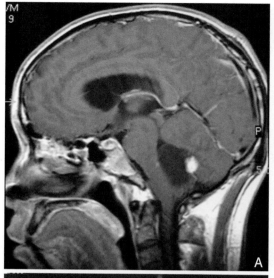

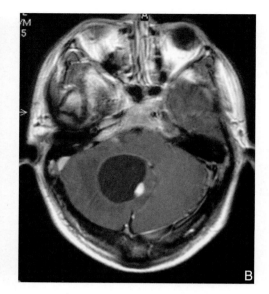

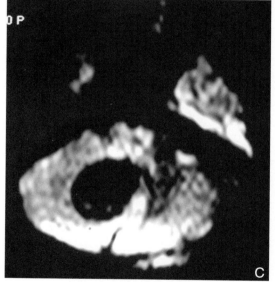

图9-21　血管母细胞瘤

增强MR扫描矢状位(A)和横切位(B)示右侧小脑半球囊性病变,显著强化的壁结节位于囊的内侧,DWI(C)囊液呈低信号。

密度。在 MR 上信号常很不均质，MRT$_1$ 加权图呈稍低和很低混杂信号，稍低信号为肿瘤实质，很低信号为异常肿瘤血管，T$_2$ 加权图肿瘤实质呈高信号，而异常肿瘤血管仍然呈低信号。实质肿块型血管母细胞瘤实际上是仅有结节而无囊腔，肿瘤为大的结节，由高度丰富的幼稚血管组成，所以，增强扫描呈非常显著强化（图9-22，图9-23），常不均质，周围水肿常较显著。

血管母细胞瘤可合并出血，大量出血时可充满整个囊腔，CT 平扫呈高密度，MRT$_1$ 加权图呈高信号，似小脑血肿。

有 10%~20% 的小脑血管母细胞瘤患者有家族史。少数病人眶内可有类似的病变，或胰、肾、肺可有多发囊肿及其他肿瘤存在，称为 Von Hippel-lindau 综合征。

典型的小脑血管母细胞瘤一般诊断不难，大囊小结节型主要应与囊性毛细胞型星形细胞瘤和囊性转移瘤区别。与囊性毛细胞型星形细胞瘤区别要点为：①囊性毛细胞型星形细胞瘤的实质部分或附壁结节通常较大，而血管母细胞瘤的附壁结节较小；②囊性毛细胞型星形细胞瘤的实质部分或附壁结节内血供不丰富，增强扫描时强化远不如血管母细胞瘤显著；③囊性毛细胞型星形细胞瘤囊内液体的密度和在 MRT$_1$ 加权图时的信号强度常较血管母细胞瘤囊性部分高；④年龄对两者的鉴别非常重要，囊

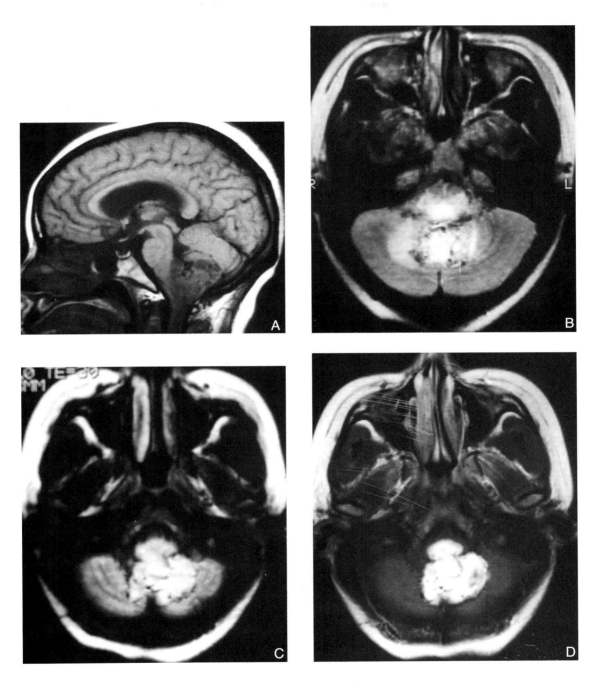

图9-22　血管母细胞瘤

MRT$_1$加权图矢状位(A)肿瘤呈不均质信号,很低信号为血管流空,T$_2$加权图(B,C)肿瘤呈高信号,其内见大量血管流空低信号,增强MR扫描(D)示肿瘤显著强化。

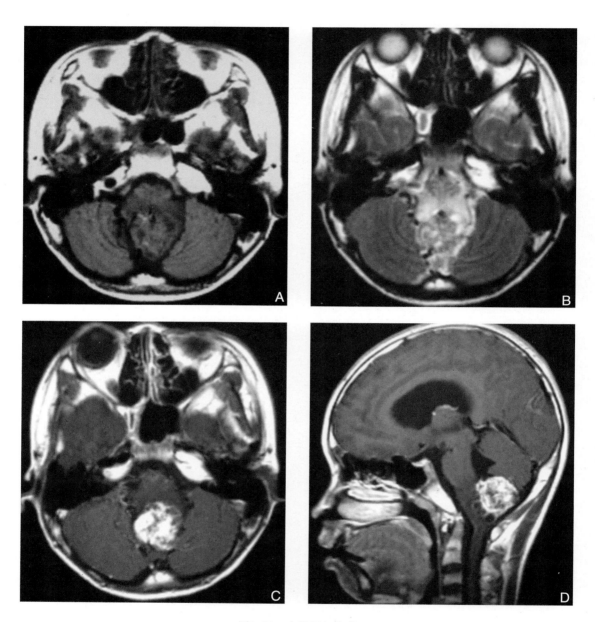

图9-23　血管母细胞瘤

MRT₁加权图(A)示肿瘤呈不均质等低信号,T₂加权图(B)呈高信号,内有低信号流空血管影,增强MR扫描横切位(C)和矢状位(D)示肿瘤显著强化。

性毛细胞型星形细胞瘤主要见于儿童，而血管母细胞瘤常见于成人；⑤囊性毛细胞型星形细胞瘤钙化较血管母细胞瘤多见；⑥确定诊断需要行血管造影检查，血管母细胞瘤的附壁结节为大量异常血管团构成，而囊性毛细胞型星形细胞瘤附壁结节内通常无异常血管显示。与小脑囊性转移瘤的区别要点为：①增强扫描囊性转移瘤的囊壁强化，而血管母细胞瘤囊壁通常不强化；②转移瘤的发病年龄通常比血管母细胞瘤大，转移瘤常见于 50 岁后，而血管母细胞瘤常见于 30~40 岁；③转移瘤有原发恶性肿瘤或幕上同时有转移瘤存在。

单纯囊型小脑血管母细胞瘤需要与小脑单纯性囊肿区别，两者部位和形态类似，但单纯性小脑囊肿囊内液体完全为脑脊液密度或信号，而血管母细胞瘤在 MRT$_1$ 加权图上信号常可稍高于脑脊液，囊周有异常血管流空影支持血管母细胞瘤的诊断，囊周有水肿存在也应考虑血管母细胞瘤，MR 增强扫描多方位成像有可能显示很小的附壁结节强化可以确定血管母细胞瘤的诊断。

实质肿块型血管母细胞瘤主要应与高级别星形细胞肿瘤鉴别，肿瘤内出现明显的血管流空影应考虑血管母细胞瘤，肿瘤呈非常显著不均质强化是实质肿块型血管母细胞瘤与高级别星形细胞肿瘤鉴别的重要征象，虽然高级别星形细胞肿瘤也可呈显著不规则环形强化，但强化程度远不如血管母细胞瘤明显。

9.2.7　小脑发育不良性神经节细胞瘤

小脑发育不良性神经节细胞瘤（dysplastic cerebellar gangliocytoma）是一种罕见的错构瘤性病变，最早由 Lhermitter 和 Duclos 于 1920 年报告，故又称 Lhermitter-Duclos 病，也曾有人称为小脑错构瘤、小脑皮层弥漫性神经节细胞瘤、小脑颗粒细胞增生、髓神经细胞瘤、弥漫性有髓神经节细胞瘤等，WHO 将其归于神经元和混合性神经元-神经胶质肿瘤，分级为 I 级。

大体病理表现为病变区小脑脑叶明显增粗、增厚。镜下见内颗粒层有大量的异常增大的神经节细胞，浦肯野细胞体消失。病变小脑白质呈结构疏松状或有空腔形成。

本病多发生于 20~40 岁。无性别差异。常因颅压增高或小脑症状行影像学检查。病程数月到数年不等。

可伴发巨脑畸形、小脑回畸形、多发性血管瘤等畸形。

病变位于一侧小脑半球，呈弥漫性分布，病变范围较大，常表现有不同程度的占位效应，可压迫第四脑室引起梗阻性脑积水。

CT 平扫多呈低密度或等密度。钙化罕见。

MR 对病变的显示优于 CT，应首选。可见病变区由很多粗大的类似小脑叶形态的结构构成，呈纵向或斜向层状或条纹状排列，T$_1$ 加权图呈等信号和低信号相间的条纹状，T$_2$ 加权图呈高信号间有等低信号相间的条纹状。CT 和 MR 增强扫描通常不强化。MRS 表现为 NAA 波降低，Cho 正常，可出现 Lac 波（图 9-24）。

条纹状结构是小脑发育不良性神经节细胞瘤的特征性表现，据此特点可与小脑肿瘤区别，但与假肿瘤型小脑梗死影像学表现有很多类似之处，需要鉴别。鉴别要点包括：①小脑梗死的异常信号条纹呈横向，而小脑发育不良性神经节细胞瘤呈纵向或斜向。②小脑梗死多发生在 50 岁以后，而小脑发育不良性神经节细胞瘤主要发生在青年。③增强扫描，小脑发育不良性神经节细胞瘤一般不强化，而小脑梗死可出现脑回样强化。④氢质子波谱检查，小脑梗死出现明显的 Lac，而小脑发育不良性神经节细胞瘤不会出现明显的 Lac。

9.2.8　脑膜瘤

后颅凹脑膜瘤除常见于桥小脑角处外，也可以见于小脑半球的其他部位。但仍具有脑外肿瘤的特点。肿瘤与颅内板或小脑幕有广基底连接。CT 平扫呈等密度或稍高密度，密度较均质。MRT$_1$ 加权图及 T$_2$ 加权图趋向于等信号，也可在 T$_2$ 加权图可呈稍高信号。肿瘤境界清楚，水肿通常轻或无水肿。肿瘤周围常有低信号环带存在。CT 和 MR 增强扫描呈明显的均质强化（图 9-27），有时可见脑膜尾征。

典型的脑膜瘤通常诊断不难。有时需要与小脑半球脑实质的室管膜瘤区别，两者的相似之处是，位于小脑半球的室管膜瘤常靠近小脑

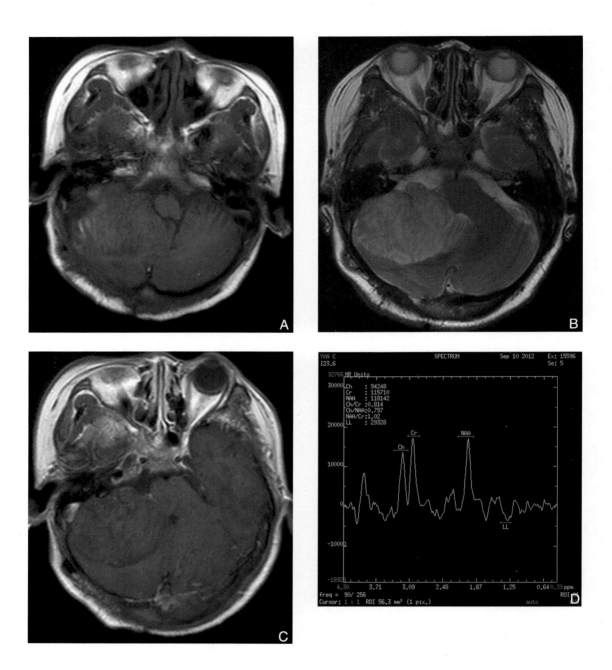

图9-24 小脑发育不良性神经节细胞瘤

MRT₁加权图(A)示右侧小脑半球巨大肿瘤呈纵向等、低信号相间的条纹状,T₂加权图(B)呈纵向高、等信号相间的条纹状,增强扫描(C)肿瘤无强化,MRS(D)示Cho波不高,NAA波降低。

表面，与硬膜或小脑幕有较长的连接面，肿瘤以实质性为主，肿瘤实质部分的密度和信号与脑膜瘤类似。两者的鉴别要点是：①脑膜瘤在CT和MR扫描时密度和信号常比较均匀，而室管膜瘤因多发小灶性坏死囊变，肿瘤密度和信号不均质；②脑膜瘤在MR扫描时，肿瘤周围常可见低信号环，而室管膜瘤周围无低信号环存在；③增强扫描时，脑膜瘤常呈均质显著强化，可能出现脑膜尾征，而室管膜瘤常呈轻度斑片状不均质强化，囊变显著者可呈多环样不规则强化。

另外，发生于小脑幕向下生长的脑膜瘤，横切位扫描可以表现为脑实质内肿瘤，需要矢状位或横切位增强扫描显示肿瘤与小脑幕的密切关系（图9-28），所以，这种脑膜瘤MR增强扫描明显优于CT增强扫描。

9.2.9 转移瘤

小脑四脑室区转移瘤是成人该区最常见的肿瘤。幕上大脑半球可同时有转移病灶存在，但相当一部分病例，小脑转移瘤为单发病灶。

多数转移瘤位于小脑半球。与大脑半球的转移瘤相似，小脑转移瘤的影像学表现亦多种多样。单发转移瘤通常比较大，其内通常有多发不规则坏死灶。CT平扫时呈等低混杂密度，等密度区为转移瘤实质部分，低密度区为坏死。周围水肿呈低密度。MRT$_1$加权图呈等低混杂信号，T$_2$加权图呈高信号，信号不均质。CT和MR增强扫描时肿瘤实质部分呈显著强化，强化区呈不规则环状或斑片状（图9-32）。少数较大转移瘤也可无明显坏死，增强扫描时呈较均质显著强化（图9-33）。小脑转移瘤也可坏死严重，呈囊性表现，CT平扫时呈脑脊液密度，MR各序列接近于脑脊液信号，即T$_1$加权图呈低信号，T$_2$加权图呈高信号。病灶可单发，也可多发，周围常有不同程度水肿存在。增强扫描时呈环形强化，轻度或显著强化，常有部分环壁强化较厚，且不规则。

少数转移瘤也可完全位于四脑室内，CT平扫时见四脑室内实质性肿块，等密度、稍高密度或稍低密度。MRT$_1$加权图呈等或稍低信号，

T$_2$加权图呈高信号。CT和MR增强扫描常呈较显著强化。肿瘤内无钙化，坏死囊变较少见。

小脑半球转移瘤若为多发或幕上大脑半球同时有转移瘤存在时，诊断不难。若为单发且其他部位无转移灶存在时，则需要考虑与其他肿瘤鉴别。

转移瘤主要见于40岁以后，而成人小脑四脑室区最常见的肿瘤之一是血管母细胞瘤，后者典型表现为囊性加上附壁结节，需要与坏死严重的囊性小脑转移瘤区别。增强扫描时转移瘤囊壁强化，而血管母细胞瘤囊壁不强化。转移瘤囊变时一般无附壁结节存在，仅见某一部分壁厚，不规则强化，而血管母细胞瘤附壁结节呈显著结节状强化。

小脑转移瘤还需与室管膜瘤区别。发生于小脑实质的室管膜瘤在CT平扫时也常表现为等低混杂密度，境界不清，MRT$_1$加权图呈混杂低信号，T$_2$加权图呈混杂高信号，CT和MR增强扫描呈不规则强化，与多发坏死灶存在的转移瘤很难区别，鉴别诊断时应考虑以下几点：①肿瘤实质部分有钙化时应考虑室管膜瘤，因为转移瘤钙化罕见；②小脑转移瘤患者幕上多同时有转移瘤存在，应注意观察，另外，检查肺或其他部位有无原发灶常能够提供决定性信息；③转移瘤发病年龄比较大，多见于50岁以上的老年人，而室管膜瘤发病年龄较轻，多见于中青年；④转移瘤与室管膜瘤均呈不规则斑片状强化，但室管膜瘤强化程度常较轻，而转移瘤常呈显著强化；⑤氢质子波谱检查对两者的鉴别有帮助，转移瘤表现为缺乏Cr波和NAA波，可出现Lip波。

小脑转移瘤内无坏死存在时，需要与脑膜瘤鉴别。转移瘤与脑膜关系不密切，不像脑膜瘤与脑膜有广基底相接。MR扫描时肿瘤周围无低信号环存在。肿瘤周围水肿比脑膜瘤显著。

四脑室内转移瘤的CT和MR表现类似室管膜瘤或髓母细胞瘤，但后两者主要见于儿童。四脑室内转移瘤与四脑室内脉络丛乳头状瘤鉴别较困难，后者也常见于成人，但脉络丛乳头状瘤易发生钙化和囊变，在CT和MR图像上易呈不均质密度和信号。

9.2.10 第四脑室菊型团形成型胶质神经元肿瘤

第四脑室菊型团形成型胶质神经元肿瘤 (rosette-forming glioneuronal tumous of the fourth ventricle) 少见，组织病理学为神经细胞和神经胶质的双相构筑形式。神经元成分呈神经细胞菊形团和（或）血管周围的假菊形团排列。胶质成分在肿瘤中占优势，具有毛细胞型星形细胞瘤的组织学特点。WHO 恶性度分级为 I 级。

临床上第四脑室菊型团形成型胶质神经元肿瘤主要见于青年人，平均发病年龄 33 岁。肿瘤生长缓慢，梗阻性脑积水和共济失调是最常见的临床表现。

肿瘤常占据第四脑室和（或）中脑导水管，可以向小脑延伸生长。肿瘤境界清楚，肿瘤内常见多灶性坏死和囊变，肿瘤内出血和钙化也较常见。MRT$_1$ 加权图呈不均匀低信号，T$_2$ 加权图呈不均匀高信号。增强扫描呈不均匀强化。

鉴别诊断主要包括室管膜瘤和脉络丛乳头状瘤。四脑室室管膜瘤主要发生在儿童，偶尔可见于成人，成人四脑室室管膜瘤与第四脑室菊型团形成型胶质神经元肿瘤的影像学表现类似，很难区别，但室管膜瘤容易沿侧孔和正中孔向桥小脑角和枕大池延伸。四脑室脉络丛乳头状瘤主要发生在成人，与第四脑室菊型团形成型胶质神经元肿瘤比较，信号较均匀，强化更显著。

9.3 小脑及四脑室区囊肿

9.3.1 表皮样囊肿

颅内表皮样囊肿（epidermoid cyst）又称胆脂瘤，是起源于外胚层组织的先天性病变。

表皮样囊肿的发生很可能是在妊娠 3~5 周神经管闭合时，神经与皮肤外胚层不完全分离，以致在神经沟内残留外胚层细胞。肿瘤由这些异位的外胚层细胞发展而来。

组织学上表皮样囊肿由内层层状的鳞状上皮和外层的纤维囊构成。囊肿通过不断的上皮细胞脱屑转变成角质和胆固醇结晶而逐渐长大。肿瘤质地柔软，外形类似珍珠，故也称珍珠瘤。

尽管表皮样囊肿为先天性肿瘤，但由于生长非常缓慢，常在 30~50 岁时才发现。

表皮样囊肿临床上比较常见，90%位于脑外，以桥小脑角处最常见（图 8-22，图 8-23，图 8-24），也较常见于鞍区（图 7-68）、松果体区（图 10-9）和脑室。脑室内表皮样囊肿以第四脑室最常见。囊肿较小时不容易发现，行脑室造影 CT 检查时表现为四脑室内充盈缺损。囊肿较大时常使四脑室扩大，扩大的四脑室形态常不规则，脑干受压前移，脑干背部常呈蚕食状不规则。CT 平扫时囊肿呈脑脊液样低密度。MRT$_1$ 加权图呈脑脊液样或稍高于脑脊液样低信号，信号常欠均质，T$_2$ 加权图呈很高信号（图 9-25）。囊肿内可发生钙化。增强扫描囊肿壁通常不强化。

四脑室表皮样囊肿主要应与四脑室蛛网膜囊肿鉴别，鉴别要点包括：①在 MR 检查时，蛛网膜囊肿完全呈脑脊液信号，信号均匀，而表皮样囊肿在 T$_1$ 加权图常稍高于脑脊液信号，且信号常不均质；②蛛网膜囊肿比较圆滑，使四脑室扩大时，形态比较圆，而表皮样囊肿形态常不规则；③DWI 上蛛网膜囊肿呈低信号，而表皮样囊肿呈高信号。

表皮样囊肿也可位于小脑实质内。CT 密度和 MR 信号与四脑室内表皮样囊肿相同，囊壁可发生钙化。与小脑半球星形细胞瘤、血管母细胞瘤、囊性转移瘤等囊性肿瘤的鉴别要点是表皮样囊肿不强化，而这些肿瘤的实质部分或附壁结节强化，DWI 上表皮样囊肿呈高信号，而这些肿瘤的囊性部分呈低信号（图 9-26）。

9.3.2 小脑单纯性囊肿

小脑单纯性囊肿为脑实质内囊肿。少见。原因不清楚，有人认为可能是小脑囊性星形细胞瘤退变的结果，也有人认为本病为先天性。

囊肿多位于小脑半球。圆形或椭圆形。CT 平扫囊内容为脑脊液样低密度。囊壁看不见。MR 检查囊内液体在各序列均为脑脊液样信号。囊肿境界清楚，轮廓光滑，可以推压四脑室变形移位。囊壁无钙化，周围无水肿（图 9-29，图 9-30）。CT 和 MR 增强扫描不强化，看不到

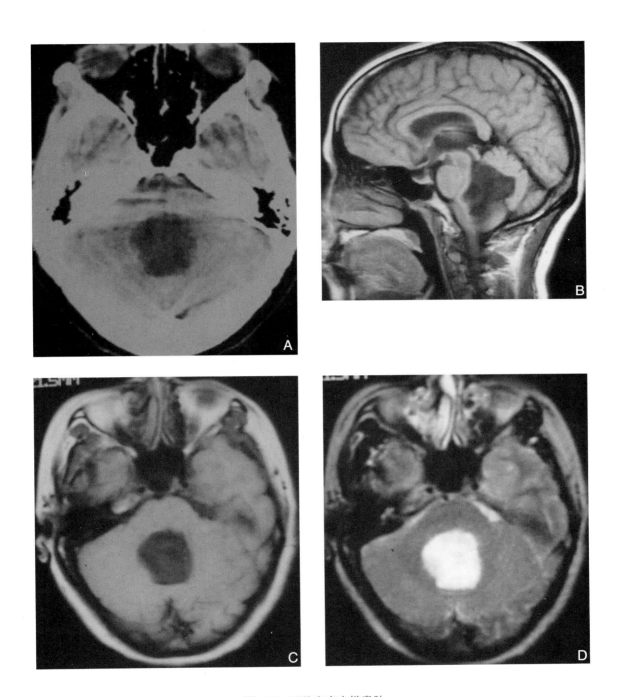

图9-25 四脑室表皮样囊肿

CT平扫(A)示四脑室明显扩大,呈脑脊液密度。MRT₁加权图矢状位(B)和横切位(C)信号稍高于脑脊液,信号不均质,形态不规则,T₂加权图(D)呈高信号。

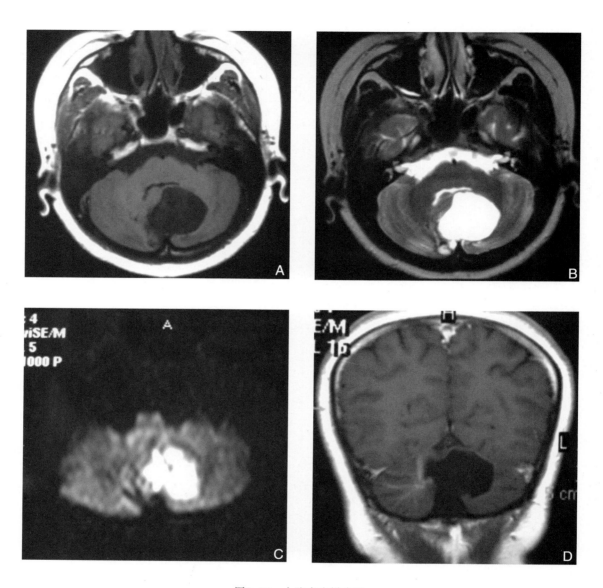

图9-26　小脑表皮样囊肿

　　MRT$_1$加权图(A)囊肿呈均质低信号,四脑室受压前移、变形,T$_2$加权图(B)囊肿呈高信号,DWI(C)呈高信号,增强扫描(D)无强化。

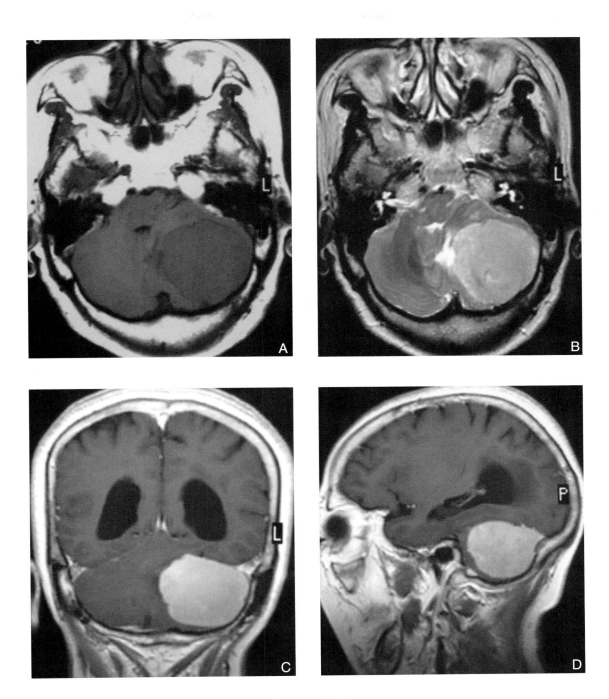

图9-27　脑膜瘤

MRT₁加权图(A)示左侧脑膜瘤呈稍低均质信号,与小脑间有低信号环存在,T₂加权图(B)肿瘤呈稍高较均质信号,增强
MR扫描冠状位(C)和矢状位(D)肿瘤显著均质强化,肿瘤与小脑幕和周围脑膜有广基连接。

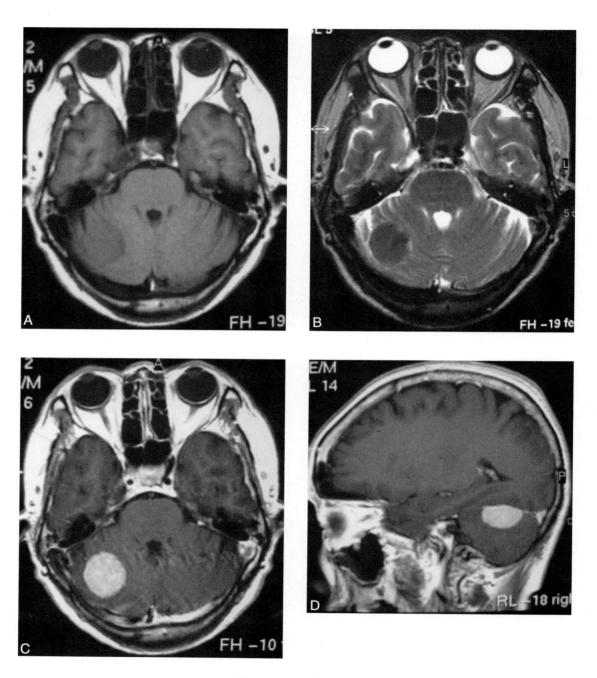

图9-28 小脑幕脑膜瘤

MRT₁加权图横切位(A)类似小脑半球实质肿瘤,呈稍低均质信号,周围有低信号环存在,T₂加权图(B)肿瘤呈等信号,增强MR扫描横切位(C)和矢状位(D)肿瘤显著均质强化,矢状位增强扫描显示肿瘤与小脑幕有广基连接。

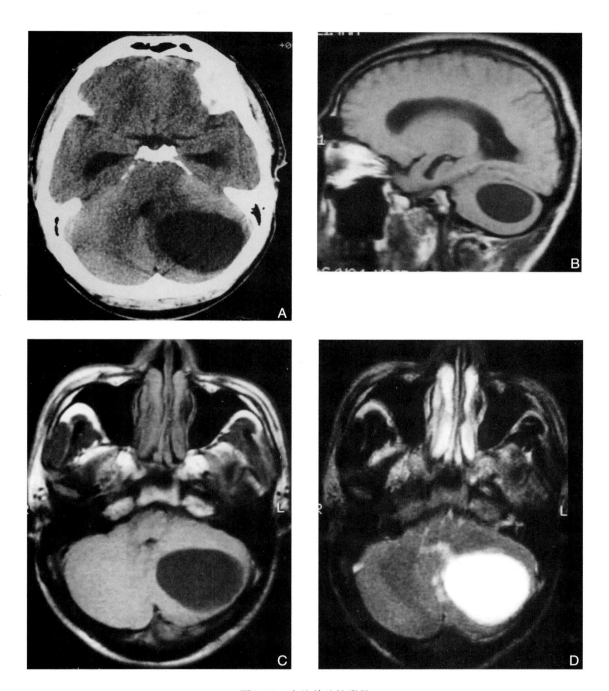

图9-29　小脑单纯性囊肿

CT平扫(A)示左侧小脑半球囊性病变,边缘光滑,境界清楚,呈低密度,MRT₁加权图矢状位(B)和横切位(C)呈脑脊液样低信号,T₂加权图(D)呈脑脊液样高信号。

强化的附壁结节是单纯性囊肿与血管母细胞瘤和囊性星形细胞瘤区别的关键。但少数血管母细胞瘤附壁结节太小未能显示时，与单纯性囊肿区别困难，若囊肿周围有水肿存在时应考虑血管母细胞瘤。

9.3.3　皮样囊肿

颅内皮样囊肿（dermoid cyst）比表皮样囊肿少见。可发生于任何年龄，但以 20 岁以下多见。

四脑室是皮样囊肿在颅内的第 1 好发部位，常发生于蚓部而突入到四脑室内。因皮样囊肿

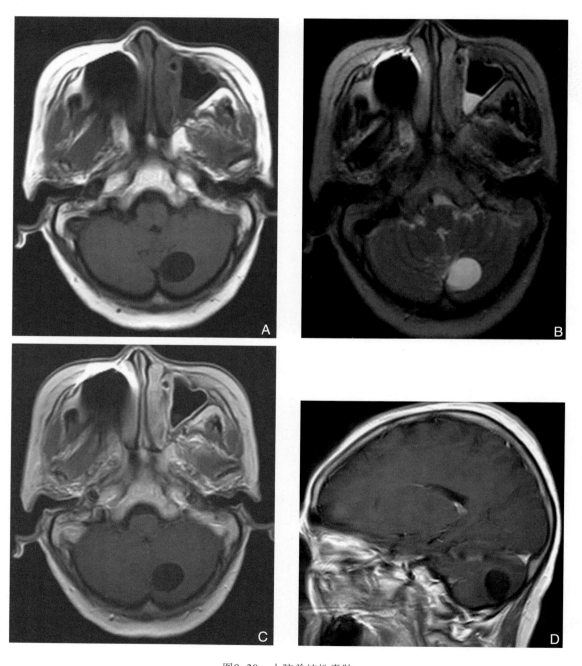

图9-30　小脑单纯性囊肿

MRT₁加权图(A)示左侧小脑半球囊性病变,境界清楚,边缘光滑,信号稍高于脑脊液,信号均质,T₂加权图(B)呈脑脊液样高信号。增强扫描(C,D)囊壁无强化。

是由皮肤外胚层剩件包埋于神经沟内发展而成，故囊内常有皮肤的各种成分存在，皮脂腺、毛发、毛囊及汗腺等结构。囊内含有脂肪物质，偶可见牙齿及钙化。

CT 和 MR 检查可见四脑室扩大。若囊肿内含有较多液性脂肪且均匀分布于囊内时，CT 呈均质很低密度，CT 值为负值，MRT_1 和 T_2 加权图均表现为高信号，尤以 T_1 加权图为高信号是皮样囊肿的特征。若囊肿内含有多种成分且未混匀时，CT 平扫则呈不均质低密度，但此种密度不均质需要在控制台上调节窗位或测囊肿各个部位的 CT 值才能发现，MR 扫描呈现不均质信号，T_1 加权图可呈高低混杂信号，高信号代表脂肪成分颇具特征（图9-31），但此种脂肪高信号容易被认为是肿瘤内出血而误为其他肿瘤，结合 CT 扫描或使用脂肪抑制程序可以区别，T_2

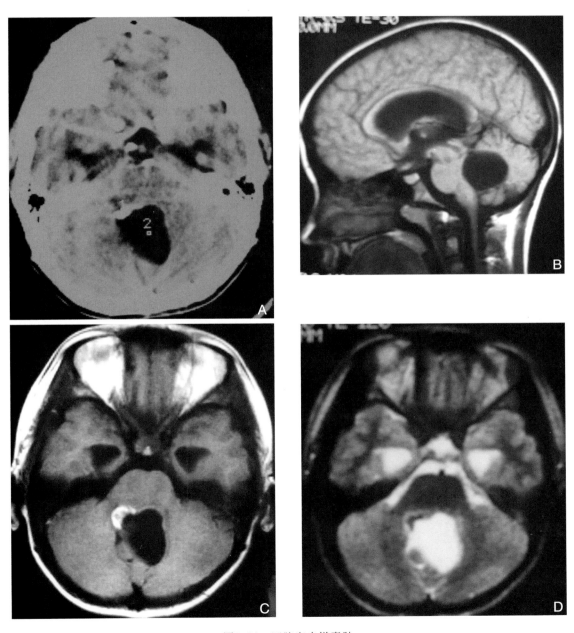

图9-31　四脑室皮样囊肿

CT平扫(A)示四脑室显著扩大，囊壁有不规则条样钙化，MRT_1加权图矢状位(B)和横切位(C)示囊肿呈脑脊液样低信号，囊肿壁有脂肪高信号，T_2加权图(D)呈脑脊液样高信号。

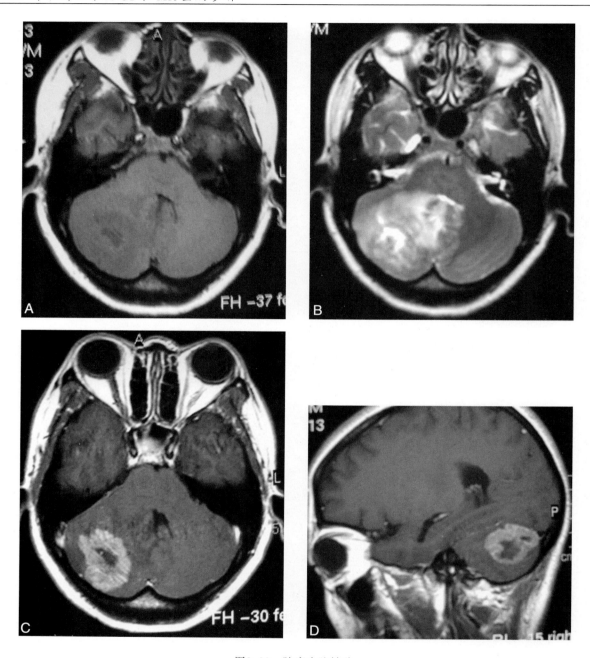

图9-32 肺癌小脑转移

MRT₁加权图(A)示右侧小脑半球肿瘤,呈稍低信号,境界不清楚,T₂加权图(B)呈不均质高信号,增强MR扫描横切位(C)和矢状位(D)呈厚壁环样强化。

加权图呈高低混杂信号,其低信号部分可能为毛发团块、钙化或牙齿,参考 CT 扫描可区别之。但不管是何成分,它们都是支持本病的有力依据。CT 和 MR 增强扫描时囊液和囊壁均无强化。

9.3.4 蛛网膜囊肿

小脑四脑室区蛛网膜囊肿以小脑延髓池最多见,也称枕大池蛛网膜囊肿。也见于第四脑室和小脑背面的大脑大静脉池,但少见。CT 平

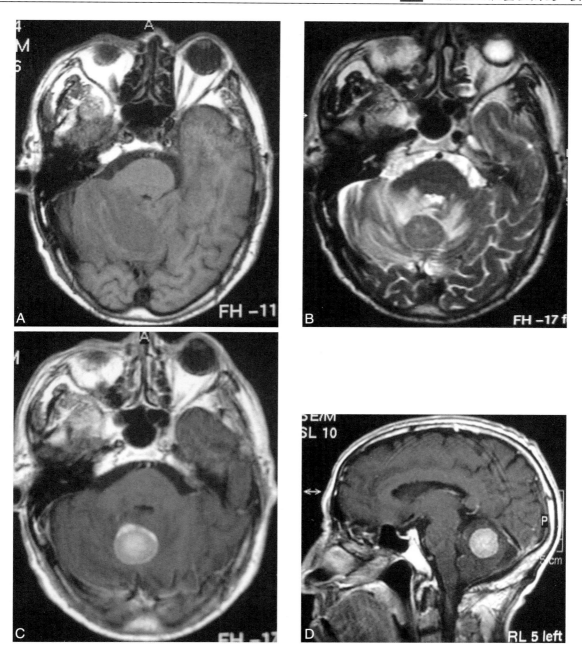

图9-33　乳腺癌小脑转移

MRT₁加权图(A)示右侧小脑半球肿瘤,呈稍低信号,境界不清楚,T₂加权图(B)示肿瘤呈等信号,周围水肿呈高信号,增强MR扫描横切位(C)和矢状位(D)呈显著结节样强化。

扫时囊肿呈脑脊液样低密度（图 12-51，图 12-52）。MR 各序列呈脑脊液样信号，弥散加权图也呈脑脊液样低信号（图 12-53，图 12-54）。增强扫描时囊壁无强化。枕大池蛛网膜囊肿较小时很难与大枕大池区别。较大时可出现以下征象提示有囊肿存在：①囊壁较厚，CT 和

MRT₁加权图可显示部分囊壁，呈不完整的弧线状；②囊肿压迫小脑后缘变直、微凹或有明显压迹，小脑幕上移，MRT₁加权图矢状正中图易于观察（图 12-56，图 12-57）。③少数大囊肿可因长期压迫，使后颅凹变大，枕内粗隆消失，出现弧样压迹（图 12-58），局部板障内脂肪高

信号消失。枕大池囊肿很少能压迫四脑室移位变形。

9.4 小脑梗死

小脑梗死（cerebellar infarction）发生率较低，约占脑梗死的 1.5%，其中 11%~25% 表现为大片梗死，具有明显的占位效应。小脑梗死多发生在 50 岁以后，高血压、动脉硬化和糖尿病是小脑梗死的重要病因和危险因素。

根据临床和影像学表现将小脑梗死分为 3 种类型：良性型、假肿瘤型和昏迷型。良性型最常见，CT 和 MR 表现为小脑小的梗死病灶（图 9-34），单发或多发，临床上可不出现症状或出现单一症状，如步态不稳、眩晕等，常为小脑上动脉和下后动脉的部分性梗死。大范围小脑梗死时伴有明显的占位效应称为假肿瘤型，常为小脑上动脉或下后动脉完全阻塞所致，早期以小脑症状为主，数小时至数天逐渐出现颅内高压征和继发性意识障碍。小脑大范围梗死伴脑干梗死者，短期内即出现昏迷，称昏迷型，预后不良。

CT 扫描梗死区呈低密度，但因颅骨伪影影响，图像质量常不满意，MRT$_1$加权图呈低信号，T$_2$加权图呈高信号（图 9-35），弥散加权成像上呈高信号（图 9-36），ADC 值降低，在 ADC 图上呈低信号。急性期梗死区脑组织肿胀，大范围梗死可出现占位效应，四脑室可受压移位变形。MR 增强扫描，梗死后 2h 可出现血管强化，表现为线样强化，梗死后 16h，梗死区脑实质可出现强化，以梗死后 8~18d 最为典型，表现为脑回样强化（图 9-37）。小脑梗死也可以合并出血，T$_1$加权图梗死区内可见脑回样或斑片状高信号（图 9-38）。

良性型小脑梗死容易诊断，通常不需要与其他小脑病变区别。假肿瘤型小脑梗死需要与小脑半球肿瘤性病变鉴别，鉴别诊断的关键是熟悉小脑的血供分布：小脑上动脉闭塞时见小脑半球的上半部受累，在矢状位和冠状位 MRT$_1$加权图上可见小脑半球上半部呈低信号，T$_2$加权图上呈高信号；小脑下前动脉闭塞时见小脑半球的下半前部受累，在矢状位 MRT$_1$加权图上可见小脑半球下半部的前部呈低信号，T$_2$加权图上呈高信号；小脑下后动脉闭塞时见小脑半球的下半后部受累，在矢状位 MRT$_1$加权图上可见小脑半球下半部的后部呈低信号，T$_2$加权图

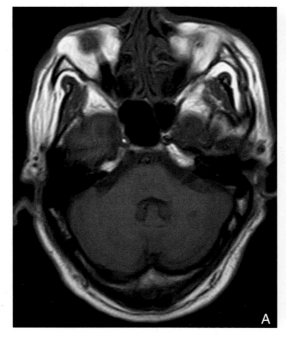
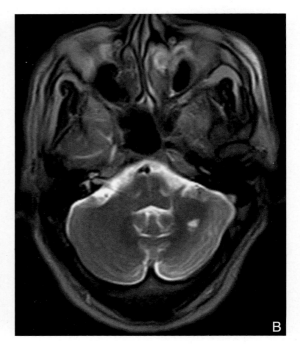

图9-34 小脑小梗死灶

MRT$_1$加权图(A)示左侧小脑半球斑点状低信号，T$_2$加权图(B)呈高信号。

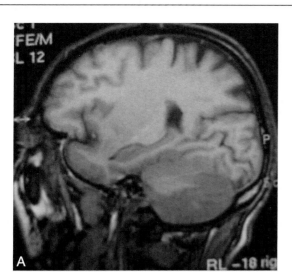

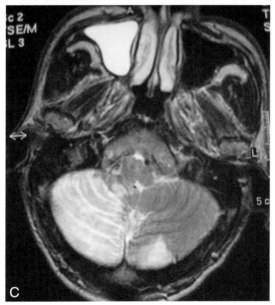

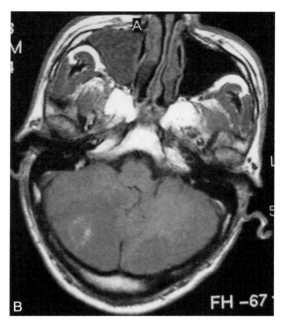

图9-35 小脑梗死

MRT₁加权图矢状位（A）和横切位（B）示右侧小脑半球大片状低信号，位于小脑半球下部，T₂加权图（C）呈高信号。

上呈高信号。病变区皮层同时受累，即病变的脑表侧没有正常脑组织存在，是小脑梗死与肿瘤鉴别的又一重要征象。

　　昏迷型伴有脑干梗死。由于小脑下后动脉还分布于延髓的外侧，所以，小脑下后动脉梗死时，延髓外侧部可同时有梗死灶存在。小脑下前动脉还分布于桥脑的外侧面，所以，小脑下前动脉梗死时桥脑外侧部可同时有梗死灶。另外，小脑梗死也可为双侧或双侧多发性。

　　根据小脑梗死病灶的分布特点，诊断一般不难。与小脑半球肿瘤性病变鉴别有困难时，可行 MR 氢质子波谱检查。小脑梗死的特征性波谱改变表现为出现明显的 Lac 波。

9.5　先天发育异常

9.5.1　小脑扁桃体下移畸形

　　小脑扁桃体下移畸形又称 Chiari 畸形（Chiari maformation），即小脑扁桃体下移到椎管内，延髓、四脑室延长并部分向下移位。根据下移的程度可分为 3 型，若仅有小脑扁桃体下移，扁桃体下缘低于枕大孔连线 5mm 以上，无脑干及四脑室改变者为 Chiari Ⅰ 型（图 5-35）。除小脑扁桃体下移外，同时有四脑室部分或全部降入枕大孔以下者为 Chiari Ⅱ 型（图 5-36）。

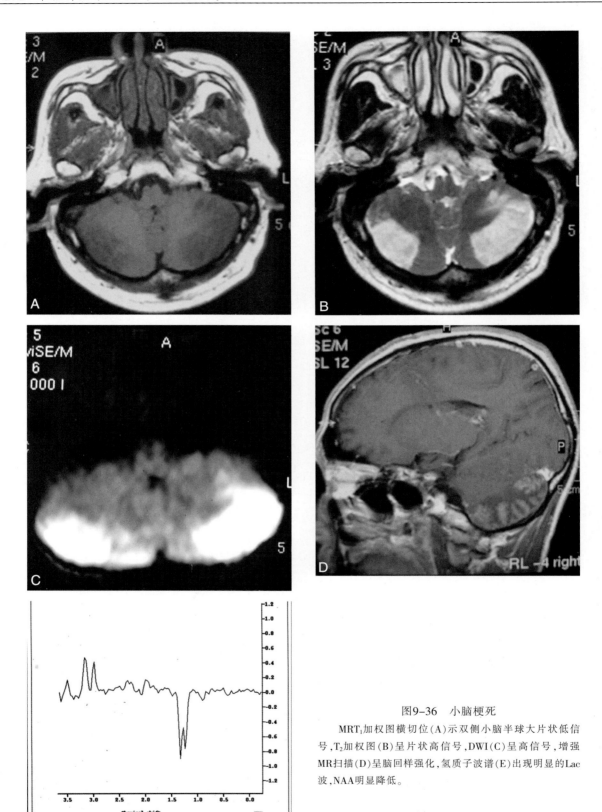

图9-36 小脑梗死

MRT$_1$加权图横切位(A)示双侧小脑半球大片状低信号,T$_2$加权图(B)呈片状高信号,DWI(C)呈高信号,增强MR扫描(D)呈脑回样强化,氢质子波谱(E)出现明显的Lac波,NAA明显降低。

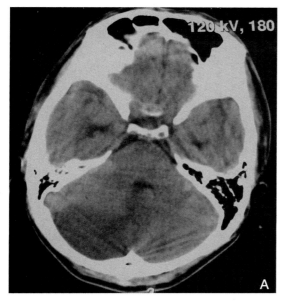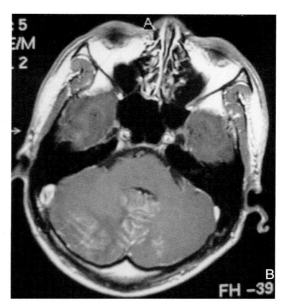

图9-37 小脑梗死

CT平扫(A)示右侧小脑半球大片状低密度,增强MR扫描(B,C)呈脑回样强化。

全小脑及四脑室疝入枕大孔以下者为 Chiari Ⅲ型。

本病常合并脑积水和脊髓积水空洞（图18-26，图18-27）。

小脑扁桃体下移畸形在 MR 矢状位图很容易诊断，一般无需与其他疾病进行鉴别。

9.5.2 Dandy-Walker 畸形

Dandy-Walker 综合征 （Dandy-Walker syndrome）又称 Dandy-Walker 畸形、Dandy-Walker 囊肿，或第四脑室中侧孔先天性闭锁。最早由 Dandy 于 1914 年首次报告。该综合征是在胚胎早期，第四脑室正中孔及侧孔闭塞，导致四脑室呈囊性扩张，并伴有小脑蚓部及半球发育不良，扩张的四脑室向后发展，并与枕大池相连，使后颅窝扩大，小脑幕抬高。

本病出现脑积水通常见于婴儿期，或者出生时即存在，但也有到成人期才发病的报告。

CT 平扫时可见小脑蚓部缺如，四脑室向后扩张并与枕大池相连，小脑半球体积减小，严重者后颅窝扩大，大部被脑脊液样密度占据，脑干前移，桥前池及桥脑小脑角池消失，绝大部分病例第三脑室及侧脑室同时扩大。MR 检查优于 CT，多方位切层有利于显示上述改变，并

明确其与四脑室之间的关系，矢状位扫描可见小脑幕明显上抬，窦汇升高 （图 9-39，图 5-39）。

比较轻型的病例又称为 Dandy-Walker 变异（图 5-40，图 5-41），四脑室上部形态接近正常，蚓部畸形较轻，仅有轻微的后颅窝扩大。在 CT 图像上区别 Dandy-Walker 畸形和 Dandy-Walker 变异比较困难，但两者是同一类与四脑室相通的囊性发育畸形性疾病，尽管冠以不同的名称。

Dandy-Walker 综合征可合并胼胝体发育不全等脑发育异常及其他系统的畸形，包括并指（趾）、多指（趾）、腭裂、Klipper-feil 综合征和 Walker-Warburg 综合征等。

鉴别诊断主要包括后颅凹蛛网膜囊肿及巨枕大池畸形。后两者均不出现小脑蚓部发育异常。但后颅凹巨大蛛网膜囊肿可以推压小脑蚓部移位或不见，CT 和 MR 上颇似小脑蚓部发育不良，但矢状位 MR 图观察可见四脑室基本形态仍存在，手术切除或分流囊肿后蚓部可再现，且形态正常。

9.5.3 先天性小脑蚓部发育不全

最早由 Joubert 于 1969 年报告，此后 Boltshauser 将此征与单纯性小脑蚓部和 Dandy-

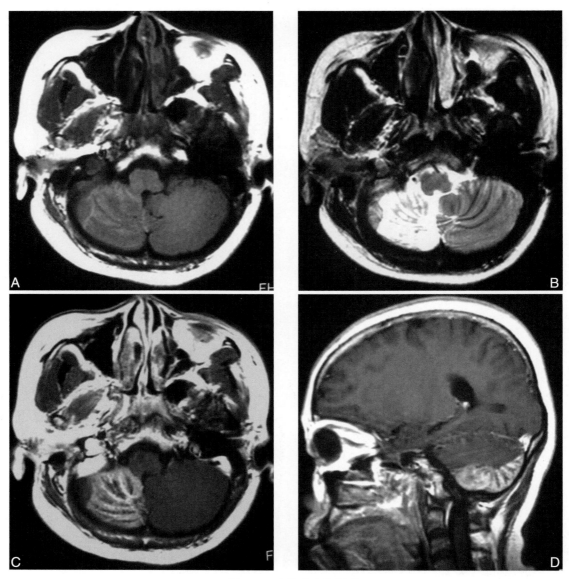

图9-38　小脑出血性梗死

MRT₁加权图(A)示右侧小脑半球斑片状高信号出血,T₂加权图(B)梗死区呈大片状高信号,增强MR扫描(C,D)呈脑回样强化。

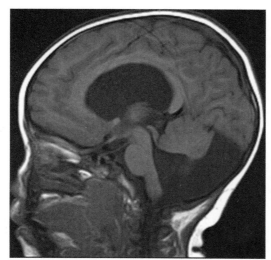

图9-39　Dandy-Walker畸形

MRT₁加权图矢状位示小脑下蚓部缺如,四脑室与后颅窝囊肿相连,呈脑脊液信号,小脑幕抬高上移。

Walker 综合征区别，故本征又称 Joubert 综合征和 Joubert-Boltshauser 综合征。

病因不明，可能与家族性或先天性发育异常有关。临床主要表现为发作性呼吸深快，可有发作性无呼吸、不规则眼球运动、无定向眼球震颤。上述症状可能与延髓中枢异常有关。部分患者可伴有其他畸形，如多指、趾畸形，腭裂，唇裂等，还可有癫痫发作。预后差，多数生存期短。

横切位小脑蚓部见纵行裂隙，四脑室呈张开的伞状，脑干呈磨牙状。

9.5.4　菱脑结合异常

为小脑半球、齿状核和小脑上脚的先天融合。

CT 和 MR 表现：小脑半球部分或完全融合，横切和冠位表现为脑沟横贯左右，四脑室变窄或呈"匙孔"状，小脑横径变小，蚓部发育不全或缺乏。

9.5.5　巨大小脑延髓池

巨大小脑延髓池也称大枕大池，是指小脑后方蛛网膜下腔明显扩大（图9-40），第四脑室位置和形态正常，小脑发育正常，没有占位效应，对小脑半球、小脑幕和枕骨板障不产生压迫。根据没有占位效应可与枕大池囊肿区别。

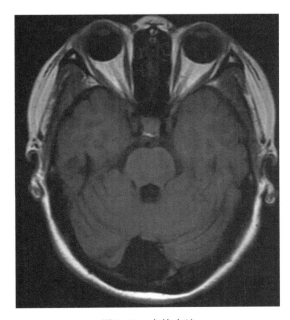

图9-40　大枕大池
MRT₁加权图示枕大池增大，呈脑脊液信号。

参考文献

1 杜晓平，赵建新，唐笑先.小脑幕下肿瘤的 CT 诊断.山西医药杂志，1997，26：226-227

2 龚美琳，陈爽，耿道颖.成血管细胞瘤的 MRI 诊断.临床放射学杂志，2001，20：657-659

3 关长群，周丽娟，杨本强，等.Von Hippel-Lindau 病的 CT、MRI 诊断（附 3 例报告）.中国临床医学影像杂志，2004，15：57-58

4 何雁，陈谦，戴建平，等.颅内表皮样囊肿的 MRI 表现.中华放射学杂志，1999，33：762-765

5 李建生，张建良，禹晖，等.后颅窝占位性病变 CT 影像学探讨.中国肿瘤临床，1995，22：880-883

6 李敏，胡振民.占位性小脑梗死的 MRI 诊断.中国医学计算机成像杂志，2002，8：303-306

7 李文华，朱铭，耿道颖，等.儿童期小脑星形胶质细胞瘤的 MRI 特征.实用放射性杂志，2002，18：511-513

8 舒锦尔，李惠民，盛三兰，等.成人第四脑室肿瘤的 MRI 表现及诊断价值.中华放射学杂志，2000，34：181-183

9 文明，张克随，程耀炎，等.后颅窝肿瘤的 CT 诊断和鉴别（附 153 例分析）.实用放射学杂志，1995，11：203-207

10 鱼博浪，张明，罗琳，等.后颅凹非典型室管膜瘤的 CT 和 MR 诊断.中华放射学杂志，2000，34：33-36

11 张明，鱼博浪，王世捷，等.小脑血管母细胞瘤的 MR 诊断.中华放射学杂志，1997，31：632-634

12 朱明旺，戴建平，何志华，等.脉络丛乳头状瘤的 MR、CT 诊断.中华放射学杂志，1997，31：690-693

13 朱明旺，戴建平，高培毅，等.髓母细胞瘤的 CT 和 MR 诊断.中华放射学杂志，1996，30：163-166

14 Amarenco P.The spectrum of cerebellar infarction.Neurology，1991，41：973-979

15 Anik Y，Anik I，Koc K，et al.MR Spectroscopy findings in Lhermitte-Duclos disease.Neuroradiology Journal，2007，20：278-281

16 Canaple S，Bogousslavsky J.Multiple large and small cerebella infarction.J Neurol Neurosurg Psychiatry，1999，66：739-745

17 Choyke PL，Glenn GM，Walther MM，et al.Von Hipple-Lindau disease：genetic，clinical and imaging features.Radiology，1995，194：629-631

18 Coates TL，Hinshw DB Jr，Peckman N，et al.Pediatric choroids plexus neoplasms：MR，CT and pathologic correlation.Radiology，1989，173：81-85

19 Conway JE，Chou D，Clatterbuck RE，et al.

Hemangioblastomas of the central nervous system in von Hippel–Lindau syndrome and sporadic disease. Neurosurgery, 2001, 48：55–62

20 Cormier PJ, Long ER, Russell EJ.MR imaging of posterior fossa infarctions：vascular territories and clinical correlates.Radiographics, 1992, 12：1079–1096

21 Fruehward–Pallamar J, Puchner SB, Rossi A, et al. Magnetic resonance imaging spectrum of medulloblastoma. Neuroradiology, 2011,53：387–396

22 Girardot C, Boukobza M, Lamoureux JP, et al. Choroid plexus papillomas of the posterior fossa in adults：MR imaging and gadolinium enhancement：report of four cases and review of the literature.J Neuroradiol, 1990, 17：303–307

23 Ho VB, Smirniotopoulos JG, Murphy FM, et al. Radiologicpathology correlation：hemangioblastoma. AJNR, 1992, 13：134–138

24 Hornig CR, Rust DS, Busse O, et al.Space–occupying cerebellar infarction.clinical course and prognosis.Stroke, 1994, 25：372–374

25 Ikushima I, Korogi Y, Hirai T, et al. MR of epidermoids with a variety of pulse sequence.AJNR, 1997, 18：1359–1363

26 Kase CS, Nooving B, Levine SR. Cerebellar infarction：clinical and anatomic observations in 66 cases.Stroke, 1993, 24：76–83

27 Ken JG, Sobel DF, Copeland B, et al.Choroid plexus papillomas of the foramen of luschka：MR appearance. AJNR, 1991, 12；1201–1204

28 Lee SE, Sanches J, Mark AS, et al. Posterior hemangioblastomas：MR imaging. Radiology, 1989, 171：463–466

29 Luan S, Zhuang D, Sun L, et al.Rosette–forming glioneuronal tumor（RGNT）of the fourth ventricle：case report and review of literature.Clin Neurosurg, 2010, 112：362–364

30 Martin N, Thron HM, Grote EH, et al.Primary choroids plexus papilloma of the cerebellopontine angle：MR imaging. Neuroradiology, 1990, 31：541–545

31 Matsumoto K, Kammuki S.Hemangioblastoma and von Hippel–Lindau disease. Nippon Rinsho, 1995, 53：2672–2677

32 Meyer SP, Brayn S, Scott A, et al.MR imaging features of medulloblastoma.AJR, 1992, 158：859–862

33 Moonis G, et al.Diffusion weighted MRI in Lhermitte–

Duclos disease：report of two cases.Neuroradiology, 2004, 46：351–354

34 Nagarajia S, et al.MR imaging and spectroscopy in Lhermitte–Duclos disease. Neuroradiology, 2004, 46：355–358

35 Neumann HP, Eggert HR, Scheremet R, et al. Central nervous system lesions in Von Hippel–Lindau syndrome.J Neurol Neurosurg Psychiatry, 1992, 55：898–901

36 Padma MV, et al.Functional imaging in Lhermitte–Duclos disease.Mol Imaging Biol, 2004, 6：319–323

37 Pencalet P, Maixner W, Sainte–Rose C, et al.Benign cerebellar astrocytomas in children.J Neurosurg, 1999, 90：265–273

38 Peter LC, Gladys MG, McClellan, et al.Von Hippel–Lindau disease：genetic, clinical, and imaging feature.Radiology, 1995, 194：629–642

39 Rieke K, Krieger D, Adams HP, et al.Therapeutic strategies in space–occupying cerebellar infarction based on clinical, neuroradiological and neurophysiology data.Cerebrovasc Dis, 1993, 3：45–55

40 Schijiman E, Monges J, Cragnaz R, et al.Congenital dermoid sinuses, dermoid and epidermoid cysts of the posterior fossa.Chids Nerv Syst, 1986, 2：83–85

41 Spaargaren L, et al. Contrast enhancement in Lhermitte–Duclos disease of the cerebellum：correlation of imaging with neuropathy in two cases. Neuroradiology, 2003, 45：381–385

42 Spoto GP, Preess GA, Hesselink JR, et al. Intracranial ependymoma and subependymoma：MR manifestations.AJR, 1990, 154：837–845

43 Tien RD.Intraventricular mass lesions of the brain：CT and MRI findings.AJR, 1991, 157：1283–1290

44 Wagle V, Melanson D, Ethier R, et al. Choriod plexus papilloma：magnetic resonance, computered tomography, and angiographic observation.Surg Neurol, 1987, 27：466–469

45 Wanebo JE, Lonser RR, Glenn GM, et al. The natural history of hemangioblastomas of the central nervous system in patients with Von Hippel–Lindau disease.J Neurosurg, 2003, 98：82–94

46 Wu CH, et al. Assessment with magnetic resonance imaging and spectroscopy in Lhermitte–Duclos disease. J Chin Med Assoc, 2006, 69：338–342

47 Y Anik I, et al. MR spectroscopy findings in Lhermitte–Duclos disease.Neuroradiolgy Journal, 2007,20：278–281

10 松果体区及胼胝体病变

10.1　解剖

松果体是从间脑上后部突出形成的结构，形似圆锥形松籽样，位于三脑室后方，胼胝体压部前下方，后联合、中脑导水管和上丘的上方。松果体较细的基底向前借由白质构成的松果体柄与丘脑相连。柄向前分上下 2 板，两板间为第三脑室的松果体隐窝，其上方为松果体上隐窝。松果体后方为四叠体池。松果体长 0.8~1.0cm，宽约 0.6cm，厚约 0.4cm。女性的松果体通常大于男性。

松果体周围包有结缔组织被膜，并深入松果体实质，将实质分为若干不规则小叶，各小叶的细胞集聚呈团。松果体细胞分为主细胞和支柱细胞 2 种。主细胞数目较多，苏木精-伊红染色呈嗜碱性。支柱细胞数量较少，约占 5%。松果体内还见有大量的凝固体，凝固体内含有羟磷灰石和碳酸钙磷灰石，称为脑沙，脑沙的作用不详，幼年很少见，脑沙在 CT 扫描上表现为钙化。

松果体区指的是松果体及其周围的结构，包括前方的三脑室后部、下方的中脑导水管和四叠体、后方的四叠体池、上方的胼胝体压部，小脑幕切迹位于松果体后上方，大脑内静脉和大脑大静脉紧靠松果体。

胼胝体位于两侧大脑半球之间，是神经纤维在两半球中间形成的弧形板，前方弯曲部为膝部，膝部向下弯曲变薄称嘴部，中间为体部，后端为压部。连接左右两侧大脑半球横行神经纤维束，也是大脑半球中最大的连合纤维，绝大多数连接大脑皮层相对区域，膝部连接两侧额叶，体部主要联系两侧额叶的运动前区和中央前回、顶叶和颞叶，压部两侧颞枕叶皮层。

胼胝体血供丰富，主要由前后循环的 4 只大血管重叠供血，大脑前动脉发出的胼周动脉和中央内侧动脉供应胼胝体膝部和体部，也有中央内侧动脉来自前交通动脉，大脑后动脉和后脉络膜动脉发出分支供应胼胝体压部。

10.2 松果体区病变

松果体区病变包括肿瘤和非肿瘤性病变，松果体区肿瘤包括2组：第1组为起源于松果体腺的肿瘤；第2组为起源于松果体腺周围组织结构的肿瘤。第1组包括由多潜能胚胎生殖细胞分化而来的肿瘤（如生殖细胞瘤和畸胎瘤）和松果体主质细胞分化而来的肿瘤（如松果体细胞瘤和松果体母细胞瘤）。第2组包括胶质瘤、脑膜瘤、转移瘤等。

松果体区肿瘤不常见，约占所有颅内肿瘤的0.5%~2%，在儿童这种比率要高，为3%~8%。

松果体区肿瘤的鉴别诊断要同时考虑影像表现和临床2个方面：①影像学表现特点方面。尽管仅仅根据CT和MR表现常常不能准确判断肿瘤的细胞类型，精确诊断通常需要活检，但某些CT和MR征象常常具有一定的特征性，或者能够为诊断提供有用的信息，在阅片过程中应该注意这些征象是否存在，如：三脑室后部呈三角形狭窄提示为生殖细胞瘤；鞍区或脑其他部位同时有肿瘤存在时应首先考虑生殖细胞瘤，其次还有转移瘤；肿瘤内同时有脂肪和钙化或骨存在应考虑畸胎瘤；松果体区囊性病变呈短 T_1 信号者应该考虑松果体囊肿出血和皮样囊肿，呈类似脑脊液信号者应该考虑松果体囊肿，大的脑脊液信号囊肿应考虑蛛网膜囊肿，弥散加权图呈高信号者应该考虑表皮样囊肿。②临床方面。松果体区肿瘤以生殖细胞瘤最常见，应该首先考虑；生殖细胞瘤主要见于男性，而松果体细胞瘤多见于女性；血清和脑脊液检查也可提示特殊组织学类型的肿瘤（见表10-1）。

表 10-1　松果体肿瘤实验室检查

肿瘤	HCG	AFP
生殖细胞瘤	—	—
内胚窦癌	—	↑
绒毛膜癌	↑	—
胚胎性癌	↑	↑

10.2.1　生殖细胞肿瘤

2007年WHO关于脑肿瘤的分类，生殖细胞肿瘤包括生殖细胞瘤、胚胎性癌、卵黄囊瘤、绒毛膜癌、畸胎瘤和混合性生殖细胞肿瘤。

（1）生殖细胞瘤

生殖细胞瘤（germinoma）是生殖细胞肿瘤中最常见的一种类型，颅内生殖细胞瘤最好发于松果体区，也是松果体区最常见的肿瘤，约占松果体肿瘤的50%左右，且亚洲国家发病率明显高于欧美国家。

关于生殖细胞瘤的发生机制尚有不同的观点。一种观点认为，原始生殖细胞在胚胎发育到3cm时才出现，此后从卵黄囊经原始系膜向生殖泌尿迁移，沿途残留细胞巢，即成为生殖细胞肿瘤的来源。残留的原始生殖细胞是一种原始的能分化细胞，可向多个方向分化，向不同方向分化形成不同的肿瘤，向上皮分化时形成胚胎性癌，向卵黄囊分化形成卵黄囊瘤或内胚窦瘤，向绒毛膜细胞方向分化则形成绒毛膜上皮癌，向3个胚层分化形成畸胎瘤，而原始的未分化生殖细胞增殖形成生殖细胞瘤。另外一种观点认为，生殖细胞肿瘤不是来源于单一的原始生殖细胞，而是来源于原始生殖细胞同一方向分化过程中的不同阶段，如果由处于较早发育阶段的细胞构成，则恶性程度高，由处于较晚发育阶段的细胞构成，恶性程度较低。

松果体区生殖细胞瘤主要发生在30岁以前的青少年，15岁为最高峰龄。男性明显多于女性，约80%出现在男性。临床以颅内压增高症状为最常见的表现，其原因是由于肿瘤压迫三脑室后部阻塞导水管上口或肿瘤向前下发展使导水管狭窄，引起梗阻性脑积水。其他临床症状包括眼球运动障碍、尿崩症、视力下降、小脑症状等。眼球运动障碍是由于肿瘤压迫了神经纤维-皮质顶盖束，尿崩症是丘脑下部受损的结果。

肿瘤位于松果体区，呈圆形、类圆形或稍不规则有轻度分叶，轮廓光整，绝大多数境界清楚。肿瘤多为完全实质性，CT平扫时呈均质稍高密度或等密度，MR T_1 加权图上常呈较均质的等信号或稍低信号，T_2 加权图呈较均质稍高

信号 (图 10-1，图 10-2)，常接近脑灰质信号。三脑室后部受压变形，肿瘤亦可向前沿三脑室两侧壁浸润性生长，使三脑室后部呈 "V" 形狭窄，其尖端向后，位于肿瘤内，使整个肿瘤呈蝴蝶状，这是松果体区生殖细胞瘤较具特征性的表现。生殖细胞瘤本身钙化少见，但患者常有松果体早期钙化，钙化的松果体常被生殖细胞瘤压向一侧，偏离中线，也是提示肿瘤为生殖细胞瘤的重要征象。肿瘤也可将钙化的松果体包埋在肿瘤中心。少数松果体区生殖细胞瘤可以出现小的囊变和出血，有囊变和出血者 CT 密度和信号不均质。MR 对于肿瘤向邻近结构侵犯的情况及肿瘤范围的确定优于 CT，尤其是肿

瘤累及中脑顶盖及压迫导水管的情况，在矢状位 T_1 加权图很易观察。多数生殖细胞瘤富含血管，因此，CT 和 MR 增强扫描时肿瘤多数呈均质显著强化，肿瘤内有囊变者呈不均质强化，少数生殖细胞瘤血管分布较少，强化可不显著。

生殖细胞瘤可多发，鞍上池、基底节区、脑室或脑实质其他部位可同时有生殖细胞瘤存在，其 CT 密度、MR 信号及增强特点与松果体区瘤灶相同 (图 10-3，图 7-55)。

松果体区生殖细胞瘤主要应与松果体细胞瘤区别：①松果体细胞瘤的 CT 密度和 MR 信号与生殖细胞瘤相似，但增强扫描时强化常不如生殖细胞瘤显著；②松果体细胞瘤内可出现散在多发钙化斑点，而生殖细胞瘤常推压钙化的松果体移位；③松果体细胞瘤多见于女性，松果体区生殖细胞瘤多见于男性；④肿瘤沿三脑室两侧壁向前生长，造成三脑室后部呈 "V" 形狭窄，尖指向肿瘤内，是生殖细胞瘤较具特征性的征象，不见于松果体细胞瘤；⑤鞍上池、基底节区、脑室或脑实质其他部位同时有肿瘤病灶存在时应考虑生殖细胞瘤。

生殖细胞瘤若为多发时需要与转移瘤区别。转移瘤多见于 40 岁以上的成人，而生殖细胞瘤儿童多见。松果体区转移瘤与松果体区生殖细胞瘤的 CT 和 MR 表现可能很相似，难以区别，但脑其他部位的转移瘤与生殖细胞瘤容易区别。转移瘤周围水肿明显，而生殖细胞瘤一般无水肿。转移瘤病灶中心常有坏死囊变，强化时呈环形强化，而生殖细胞瘤坏死囊变少见。

（2）畸胎瘤

畸胎瘤 (teratoma) 是松果体区第 2 个常见的肿瘤，仅次于生殖细胞瘤，约占松果体肿瘤的 15%。从另一方面讲，颅内畸胎瘤最常见于松果体区（半数以上）。与生殖细胞瘤相似，松果体区畸胎瘤主要见于男性。发病年龄通常较生殖细胞瘤为早，主要见于 20 岁以前，尤以儿童多见，平均年龄约为 12 岁。偶可见于 1 岁以下幼儿。

多数畸胎瘤为部分囊性，囊内成分复杂，可含有脂质、毛发和牙齿等结构。肿瘤内亦常发生钙化 (50%) 和出血，故 CT 平扫时常为很不均质的混杂密度 (图 10-4)。有骨和牙齿出现

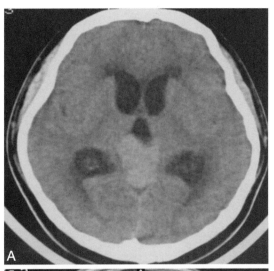

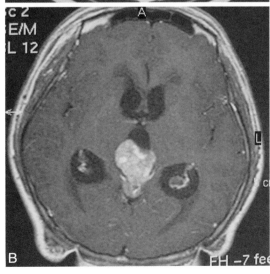

图 10-1　生殖细胞瘤

CT 平扫(A)示松果体肿瘤呈稍高密度，MR 增强扫描(B)肿瘤显著强化。

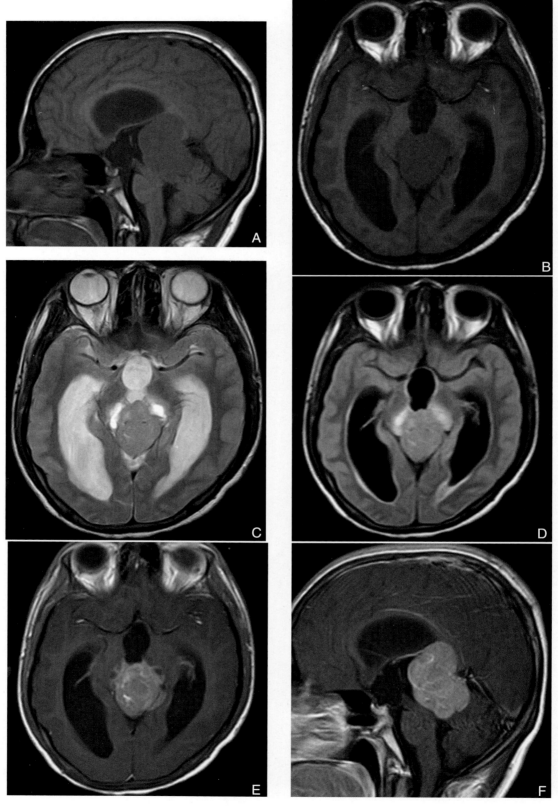

图 10-2　生殖细胞瘤

MRT$_1$ 加权图 (A,B) 示松果体巨大肿瘤,呈等信号,T$_2$ 加权图 (C) 和 T$_2$FLAIR(D) 肿瘤呈等信号,增强 MR 扫描 (E,F) 肿瘤显著强化。

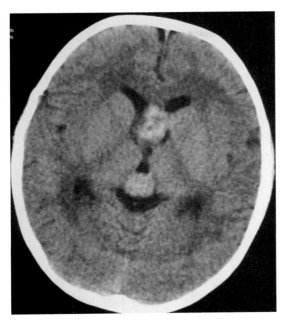

图 10-3 生殖细胞瘤

CT 平扫示松果体和透明隔同时有肿瘤,呈稍高密度。

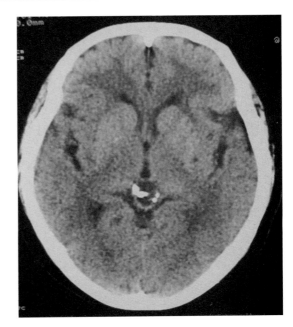

图 10-4 松果体畸胎瘤

CT 平扫示松果体肿瘤,密度不均质,不规则斑点状钙化。

时是畸胎瘤的特征性改变,有脂肪样低密度区存在也是诊断畸胎瘤的重要依据。但仅有脂肪成分而无骨和牙齿时难与皮样囊肿和脂肪瘤区别。肿瘤境界清楚,周围无水肿。MR 影像的最大特点是畸胎瘤呈很不均质信号,无论是 T_1 加权图还是 T_2 加权图。信号不均质的原因是由于肿瘤内钙化、囊变、脂肪、出血等多种成分同时存在,尤其是有脂肪高信号存在时应该考虑畸胎瘤的可能 (图 10-5)。由于松果体区其他两个常见肿瘤 (生殖细胞瘤和松果体细胞瘤) 通常是较均质信号,故一般认为,松果体区若出现很不均质混杂信号的肿瘤时则提示畸胎瘤的诊断。CT 和 MR 增强扫描,肿瘤的囊性部分不强化,实质部分可轻度强化或不强化。若肿瘤以实质为主,且增强很显著时则应考虑恶性畸胎瘤。

(3) 绒毛膜癌和胚胎性癌

绒毛膜癌 (choriocarcinoma) 和胚胎性癌 (embrynal carcinoma) 罕见。常见于松果体区及鞍上池。CT 平扫时密度不定、稍低密度、等密度或稍高密度。少有钙化。因肿瘤内易于发生出血、坏死、囊变,密度常不均质。MRT_1 加权图呈低等混杂信号,T_2 加权图呈不均质高信号。肿瘤常向周围浸润生长,形态不规则,境界不

清楚。CT 和 MR 增强扫描时呈显著强化。两种癌的影像学表现类似,无法区别。与松果体母细胞瘤也很难鉴别。与生殖细胞瘤的鉴别可借助于实验室化验检查 (见表 9-1)。

10.2.2 松果体细胞瘤和松果体母细胞瘤

松果体细胞瘤 (pineocytoma) 和松果体母细胞瘤 (pineoblastoma) 起源于松果体主质细胞,是真正的松果体本身的肿瘤。松果体细胞瘤较生殖细胞瘤和畸胎瘤少见,但多见于青年女性,是青年女性松果体区最常见的肿瘤。松果体母细胞瘤为恶性肿瘤,在 WHO 组织学恶性度分类中属Ⅲ级。松果体母细胞瘤较松果体细胞瘤常见,发生率大约为松果体细胞瘤的 2 倍,约占所有松果体肿瘤的 15%~25%。少数情况下,松果体细胞瘤和松果体母细胞瘤可以发生在同一肿瘤。

CT 平扫,松果体细胞瘤呈稍高密度或等密度,比较均质。圆形或类圆形,轮廓较光整,境界清楚,周围无水肿。肿瘤内可出现散在性钙化,肿瘤向前可压迫三脑室后部变形扩大。MRT_1 加权图呈稍低信号或等信号,T_2 加权图呈稍高信号或接近等信号。因肿瘤内很少发生出血、坏死和囊变,故信号一般很均质,但有明

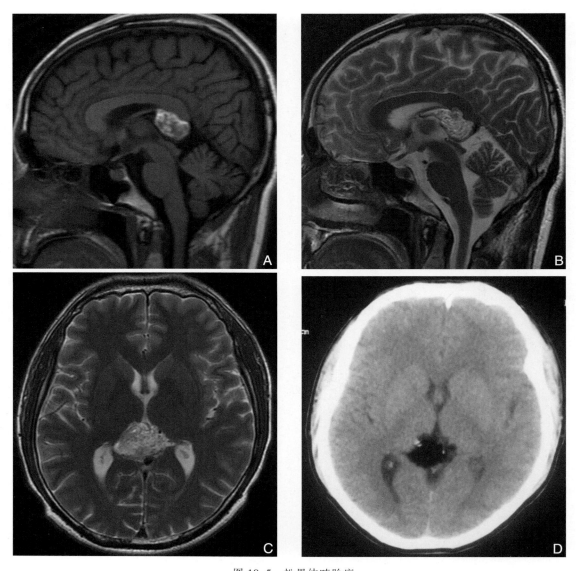

图 10-5 松果体畸胎瘤

MRT$_1$ 加权图矢状位(A)、T$_2$ 加权图矢状位(B)和横切位(C)示松果体肿瘤呈不均匀高信号。CT 扫描(D)呈很低密度,边缘点状钙化。

显钙化时也可不均质。多方位扫描可见肿瘤较小,常仅局限于松果体区,一般不累及邻近结构。CT 和 MR 增强扫描肿瘤多呈轻度或中度均质强化(图 10-6,图 10-7,图 10-8)。

松果体细胞瘤主要应与生殖细胞瘤区别:①松果体细胞瘤的 CT 密度和 MR 信号与生殖细胞瘤相似,但增强扫描时强化常不如生殖细胞瘤显著;②松果体细胞瘤内可出现散在多发钙化斑点,而生殖细胞瘤常推压钙化的松果体移位;③松果体细胞瘤多见于女性,生殖细胞瘤多见于男性;④生殖细胞瘤可多发,鞍上池、基底节区、脑室或脑实质其他部位同时有肿瘤病灶存在时应考虑生殖细胞瘤。

松果体母细胞瘤体积常较大,向周围结构浸润性生长。肿瘤形状常不规则,可有明显的分叶,境界欠清楚。肿瘤内坏死出血常见。CT 平扫时肿瘤多呈等密度或稍高密度,常因坏死、囊变、出血、钙化表现为肿瘤区密度不均质,坏死囊变区呈低密度,钙化和出血区呈高密度。在 MRT$_1$ 加权图和 T$_2$ 加权图,松果体母细胞瘤常表现为与脑灰质接近的等信号。CT 和 MR 增强扫描时肿瘤显著强化(图 10-9)。

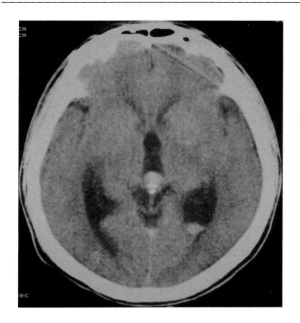

图 10-6　松果体细胞瘤
CT 平扫示松果体肿瘤，圆形，稍高密度，后部散在点状钙化，三脑室后部呈杯口状压迹。

松果体母细胞瘤有早期沿蛛网膜下腔、软脑膜和室管膜种植播散的趋势。儿童松果体母细胞瘤预后差。

松果体母细胞瘤可以与双侧视网膜母细胞瘤并存，称为三侧性视网膜母细胞瘤综合征。三侧性视网膜母细胞瘤综合征见于遗传性视网膜母细胞瘤的病人。遗传性视网膜母细胞瘤与

第 13 号染色体的部分缺少有关，可以由患病的双亲遗传而来，也可以在父母未患病情况下起因于基因突变，然后再遗传到下一代。松果体母细胞瘤可以与视网膜母细胞瘤并存的原因，可能是因为视网膜细胞和松果体细胞具有共同的种系发生和胚胎起源，它们均为光感受细胞。在低进化物种，松果体的光感受细胞直接通过皮肤感受光，帮助每天生理周期的建立和维持。人的松果体腺不再有这种光感受能力，人是通过下视丘通道间接接受有关日夜周期的信息，松果体腺释放 N-乙烯-5-甲氧基色胺，对这种信息作出反应，建立本体的日夜节律。

松果体母细胞瘤与松果体区癌很难区别。

10.2.3　中等分化的松果体实质肿瘤

中等分化的松果体实质肿瘤（Pineal parenchymal tumour of intermediate differentiation）是介于松果体细胞瘤和松果体母细胞瘤之间的一种恶性肿瘤，WHO 的恶性度分级为 Ⅱ~Ⅲ级。可发生在任何年龄，但以中老年人多见。

中等分化的松果体实质肿瘤较常见，约占松果体实质肿瘤的 20%。肿瘤通常较大，容易累及周围结构，出血和囊变常见，增强扫描呈不均匀强化。中老年人松果体区较大不均匀强化的肿瘤提示本肿瘤。

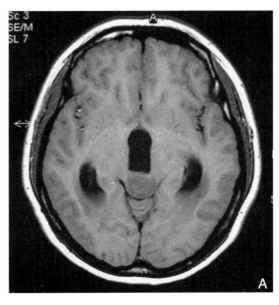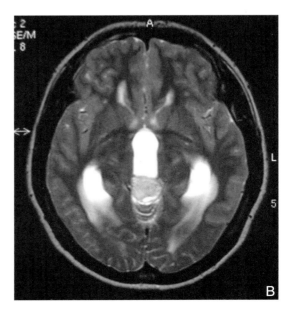

图 10-7　松果体细胞瘤
MRT$_1$ 加权图（A）示松果体肿瘤，类圆形，稍低信号，信号均质，T$_2$ 加权图（B）呈均质稍高信号。

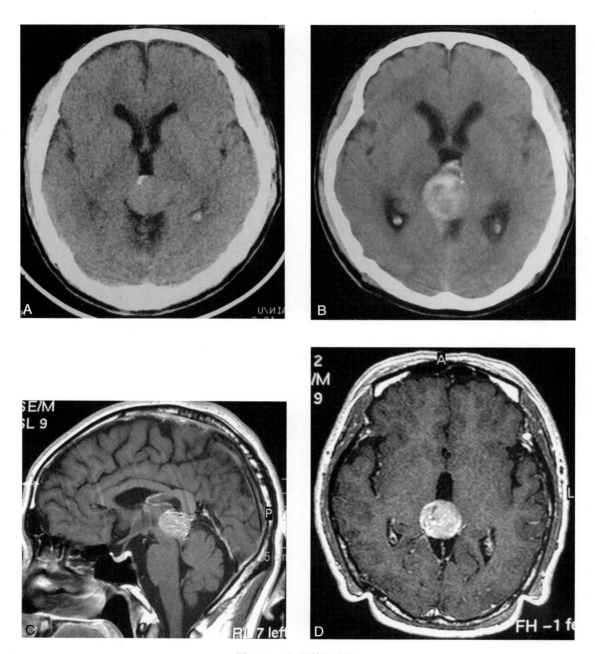

图 10-8 松果体细胞瘤

CT 平扫(A)示松果体肿瘤,圆形,等密度,边缘部点状钙化,三脑室后部呈杯口状压迹,CT 增强扫描(B)和 MR 增强扫描(C,D)肿瘤显著不均质强化。

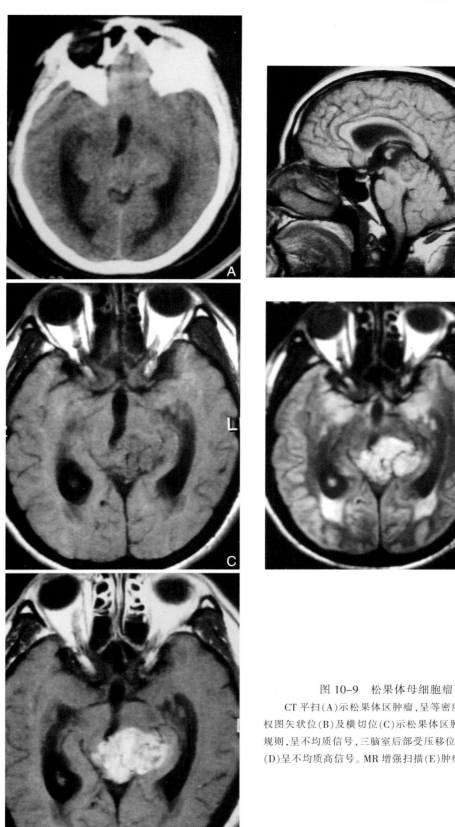

图 10-9　松果体母细胞瘤

CT 平扫(A)示松果体区肿瘤,呈等密度。MRT₁加权图矢状位(B)及横切位(C)示松果体区肿瘤,形态不规则,呈不均质信号,三脑室后部受压移位。T₂加权图(D)呈不均质高信号。MR 增强扫描(E)肿瘤显著强化。

10.2.4 松果体区乳头状肿瘤

松果体区乳头状肿瘤（papillary tumours of the pineal region）少见，WHO 的恶性度分级为 Ⅱ~Ⅲ 级。组织学为乳头状结构，乳头区肿瘤细胞呈柱状或成立方体，具有上皮组织特点，细胞角蛋白和局部 GFAP 阳性。超微结构提示室管膜分化并可能起源于连合下器专化的室管膜细胞。

松果体区乳头状肿瘤可发生在儿童或成人，平均发病年龄为 32 岁。

肿瘤体积相对较大，2.5~4cm，境界清楚，部分囊变。MRT$_1$ 加权图呈低信号，T$_2$ 加权图呈高信号，增强扫描显著不均匀强化。T$_1$ 加权图肿瘤内出现高信号有一定的特征。

10.2.5 表皮样囊肿和皮样囊肿

颅内表皮样囊肿（epidermoid cyst）又称胆脂瘤，是起源于外胚层组织的先天性病变。表皮样囊肿的发生很可能是在妊娠 3~5 周神经管闭合时，神经与皮肤外胚层不完全分离，以致在神经沟内残留外胚层细胞。肿瘤由这些异位的外胚层细胞发展而来。

组织学上，表皮样囊肿由内层层状的鳞状上皮和外层的纤维囊构成。囊肿通过不断的上皮细胞脱屑转变成角质和胆固醇结晶而逐渐长大。肿瘤质地柔软，外形类似珍珠，故也称珍珠瘤。

尽管表皮样囊肿为先天性肿瘤，但由于生长非常缓慢，常在 30~50 岁才发现。

表皮样囊肿在临床上比较常见，90% 位于脑外，以桥小脑角处最常见（图 8-22，图 8-23，图 8-24），也较常见于松果体区。

表皮样囊肿在 CT 平扫时多呈脑脊液样低密度。少数也可因含有较多胆固醇而呈很低密度，CT 值可低到 -80~-16Hu。偶然也可因囊内含有较多陈旧出血和角蛋白而呈现稍高密度。因为表皮样囊肿具有在脑池内沿裂隙生长的特点，故形态多不规则，但多与周围境界清楚，占位效应相对较轻，周围无水肿。囊壁及囊内可有散在点状钙化。MRT$_1$ 加权图呈低信号，T$_2$ 加权图呈高信号，信号变化似脑脊液（图 10-10）。少数也可因含有较多胆固醇在 T$_1$ 加权图呈较高信号，类似于皮样囊肿和脂肪瘤。CT 和 MR 增强扫描时，囊壁及囊内容物不强化。典型的表皮样囊肿，根据其为囊性、CT 密度和 MR 信号似脑脊液，形态不规则，不强化等特点，一般容易诊断。弥散加权成像时，表皮样囊肿呈高信号是其特征性表现，可以与松果体囊肿、蛛网膜囊肿鉴别。

皮样囊肿常呈圆形或类圆形，边缘光整，境界清楚。CT 平扫时呈很低密度，因囊内含有较多脂质，CT 值可低达 -80Hu。囊壁可有钙化，周围无水肿。MRT$_1$ 加权图呈高信号，但少数可因囊内成分变化而 MR 信号变异很大，CT 和 MR 增强扫描时无强化表现。主要应与脂肪瘤区别。皮样囊肿呈圆形，形态规则。脂肪瘤可位于松果体区，但常为其中一部分，MR 矢状位 T$_1$ 加权图可见整个脂肪瘤常呈不规则带状，沿胼胝体周围分布。

10.2.6 胶质瘤

松果体区胶质瘤主要为星形细胞肿瘤，主要起源于松果体周围脑实质结构，如顶盖、胼胝体压部、三脑室后部、丘脑等。少数也可起源于松果体腺的纤维星形细胞。

随着肿瘤生长，肿瘤向松果体区突出，形成松果体区肿块。

顶盖胶质瘤由于容易压迫中脑导水管，引起梗阻性脑积水，常在肿瘤很小时就被发现，肿瘤多为局限性，表现为顶盖增厚增大，境界清楚，MRT$_1$ 加权图矢状位可清楚地显示这种形态变化，而此时 CT 扫描难以发现异常。这种小的胶质瘤在 T$_1$ 加权图上常呈等信号或稍低信号，在 T$_2$ 加权图上呈中等高信号或高信号，增强扫描多不强化。松果体区胶质瘤较大时，在 CT 平扫时多呈低密度，也可表现为等密度或混杂密度。MRT$_1$ 加权图呈低信号，T$_2$ 加权图呈中等高信号或高信号。CT 和 MR 增强扫描，根据肿瘤的良恶性程度不同而异，良性者可不强化，恶性者可出现显著强化。

单纯根据 CT 密度、MR 信号及强化表现很难与松果体本身实质性肿瘤区别。与松果体实质性肿瘤鉴别的要点是确定肿瘤的起源，MR 多方位图像观察，若发现肿瘤来自胼胝体、顶盖

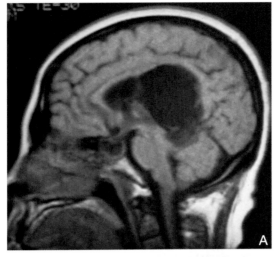

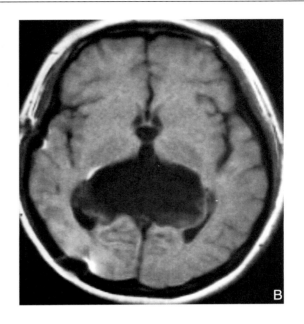

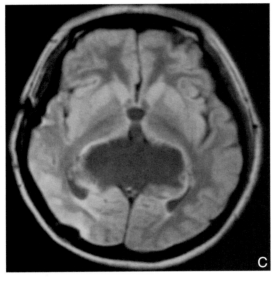

图 10-10　松果体区表皮样囊肿术后复发
MR T_1 加权图矢状位(A)和横切位(B)及质子加权图
(C)示松果体区巨大囊性病变,呈脑脊液信号。

等松果体周围结构时，应考虑松果体胶质瘤的可能 (图 10-11)。但实际上，松果体区胶质瘤很大时，很难确定肿瘤来自松果体还是来自松果体周围结构 (图 10-12)，另外，松果体区胶质瘤也可起源于松果体本身。

10.2.7　脑膜瘤

　　松果体区脑膜瘤实际上起源于大脑镰与小脑幕切迹交界处附近的脑膜，向松果体池内突出。与其他部分的脑膜瘤一样，影像学表现较具特征。CT 平扫多呈等密度或稍高密度，密度较均质，境界清楚，瘤内可有钙化。MR T_1 加权图呈等信号或稍低信号，在 T_2 加权图呈稍高信号或等信号，肿瘤周围常有低信号环带。CT 和 MR 增强扫描时呈均质显著强化 (图 10-13)。松

果体区脑膜瘤也可为多发性脑膜瘤或者神经纤维瘤病的一部分 (图 10-14)。MR 矢状位 T_1 加权图增强扫描是确定肿瘤来自小脑幕切迹的最好办法。

10.2.8　转移瘤

　　松果体区转移瘤少见，在 CT 平扫时常呈等密度或稍高密度肿块。境界清楚，圆形或类圆形，密度较均质。MR T_1 加权图呈均质稍低信号，T_2 加权图呈均质高信号 (图 10-15)。肿瘤体积不大，境界清楚，一般无囊变，不钙化。CT 和 MR 增强扫描时呈均质强化。

　　松果体区转移瘤常为脑广泛转移的一个部分，但也可单独存在。若其他部位脑实质无转移灶存在时，很难与松果体区其他肿瘤区别。

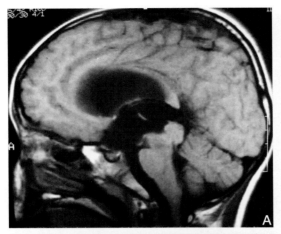

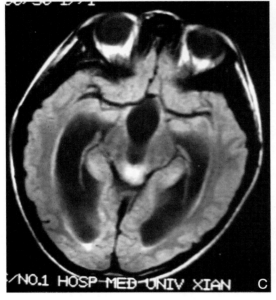

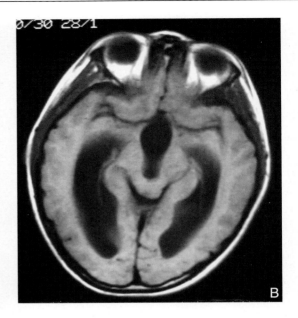

图 10-11　松果体区胶质瘤
　肿瘤发生在中脑顶盖,MRT$_1$加权图矢状位(A)和横切位(B)示顶盖明显肿大,呈等信号,质子加权图(C)呈高信号。

若其他部位脑实质内同时有转移瘤灶存在,则主要应与生殖细胞瘤区别。后者也可多发,但其他部位瘤灶多呈实质性,均质密度,均质信号,均质强化,水肿无或轻。而脑实质内转移瘤水肿显著,瘤灶内常有坏死,呈不均质或环形强化。另外,生殖细胞瘤主要见于儿童,而转移瘤主要见于年龄较大之成人。同时应注意病人是否有原发癌存在。

10.2.9　松果体囊肿

松果体囊肿（pineal cyst）很常见,常规尸体解剖时约 40% 可见到有松果体囊肿存在。松果体囊肿通常较小,直径 1cm 左右,一般没有临床症状,多数是在 MR 颅脑检查时偶尔发现,无临床意义。少数松果体囊肿可压迫导水管引起不同程度的脑积水而出现相应的临床症状。MR 对松果体囊肿的发现和显示比 CT 更容易、更清楚,成人颅脑 MR 检查时松果体囊肿的发生率约为 5%。

松果体囊肿的形成可能是由于松果体变性囊变所致,也可能为三脑室松果体憩室,后者囊肿内衬有室管膜。还有人推测,在胚胎发育过程中,内衬于原始脑室系统的神经上皮发生折叠、内卷或外翻,形成一袋状囊腔,凸向脑室外,袋颈离断后形成囊肿。囊肿内的上皮可具有分泌功能,使囊肿增大,产生占位效应,出现临床症状。

松果体囊肿通常呈圆形,在 MRT$_1$ 加权图矢状位也可呈前后径较大的卵圆形,边缘光滑,境界锐利,CT 密度和 MR 信号均质。CT 平扫囊

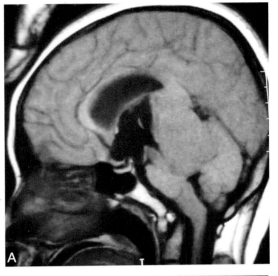

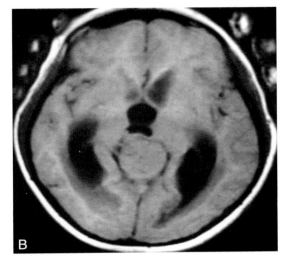

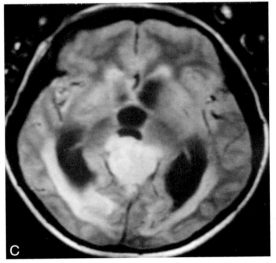

图 10-12 松果体区胶质瘤

MRT₁ 加权图矢状位(A)和横切位(B)示松果体区巨大肿瘤,形态不规则,顶盖不见,肿瘤呈等信号,质子加权图(C)呈高信号。

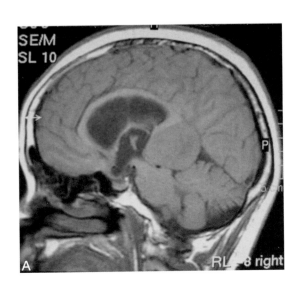

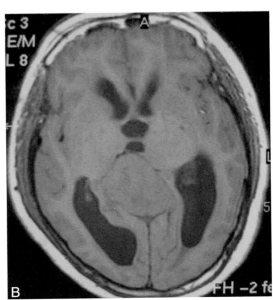

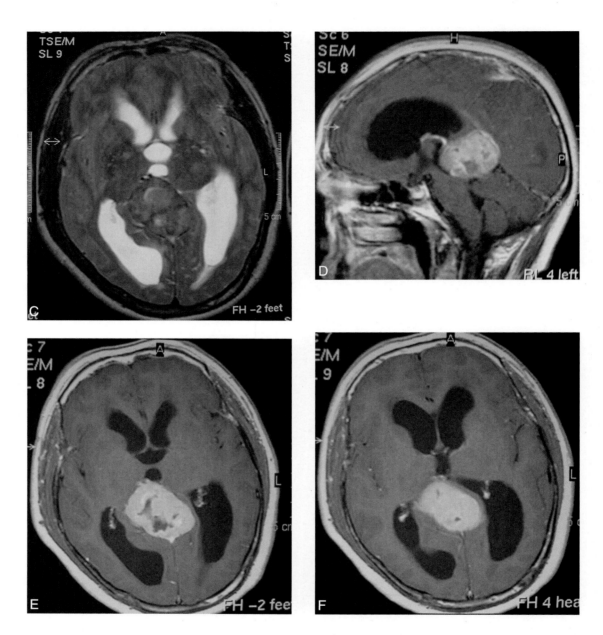

图 10-13 松果体区脑膜瘤

MRT₁ 加权图矢状位(A)和横切位(B)示松果体区巨大肿瘤,呈等信号,周围有低信号环带,T₂ 加权图(C)呈不均质等低信号,增强扫描(D,E,F)显著较均质强化。

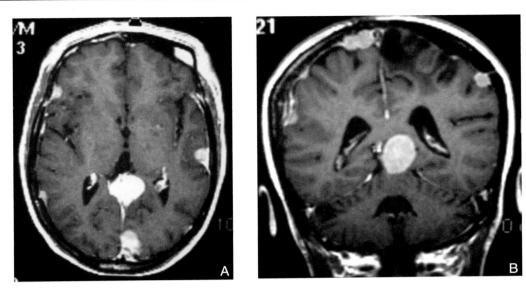

图 10-14　神经纤维瘤病

MR 增强扫描(A,B)示松果体区脑膜瘤和半球表面多发脑膜瘤呈显著强化。

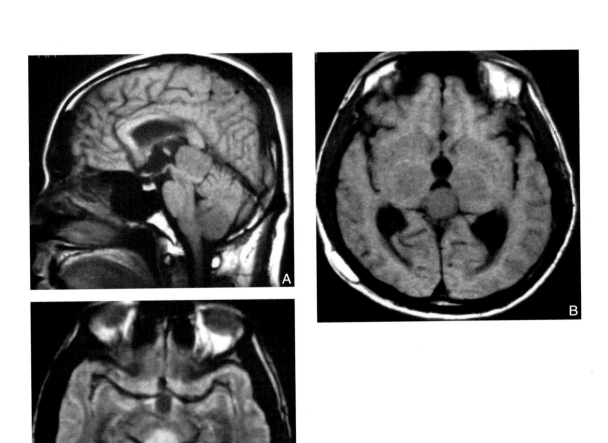

图 10-15　肺癌松果体转移

MRT$_1$加权图矢状位(A)和横切位(B)示松果体区肿瘤,类圆形,呈等信号,质子加权图(C)呈高信号。

内液体常呈脑脊液密度，或因含有蛋白质密度稍高于脑脊液。MRT$_1$ 加权图常呈脑脊液信号，或因含有蛋白质稍高于脑脊液信号，但信号低于脑实质，质子加权图和轻 T$_2$ 加权图信号常高于脑脊液，T$_2$ 加权图呈很高信号，似脑脊液信号。囊肿壁在 CT 扫描呈等密度，MRT$_1$ 加权图呈等信号或稍高信号，T$_2$ 加权图信号明显低于囊液和周围脑脊液信号（图 10-16，图 10-17）。增强 CT 和增强 MR 扫描时，松果体囊肿本身不强化，但在 MR 增强时常可见正常的松果体强化，围绕在囊肿的周围，呈环形，类似于肿瘤囊变或脓肿的环形强化（图 10-18），诊断时需要注意。增强 CT 扫描这种环形强化表现少见。

松果体囊肿也可以出血，但罕见，松果体囊肿出血时可引起囊肿增大，压迫导水管，引起不同程度的脑积水，表现为三脑室和侧脑室扩大。囊肿出血后根据出血的时间不同而呈不同的密度和信号。出血急性期 CT 平扫呈高密度，MRT$_1$ 加权图呈等信号或信号稍低于脑实质，MRT$_2$ 加权图呈低信号。亚急性期 CT 平扫呈等密度，MRT$_1$ 加权图呈高信号，MRT$_2$ 加权图呈低信号或高信号。

根据上述密度、信号和形态特点，再加上特殊部位，松果体囊肿一般很容易诊断，但应注意：①不要因增强扫描尤其是增强 MR 扫描时囊肿周围正常松果体组织强化呈环形而误诊

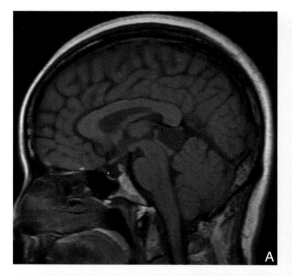

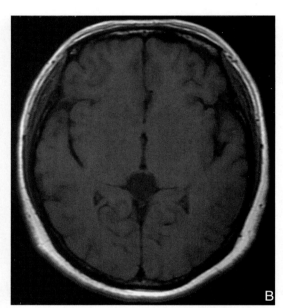

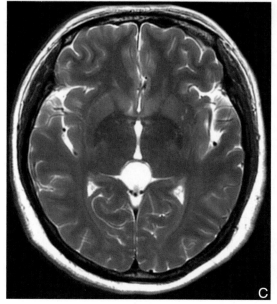

图 10-16 松果体囊肿

MRT$_1$ 加权图矢状位（A）和横切位（B）示松果体区囊性病变，呈稍低均质信号，囊壁呈等信号环，T$_2$ 加权图（C）囊肿呈高信号，囊肿壁呈低信号环。

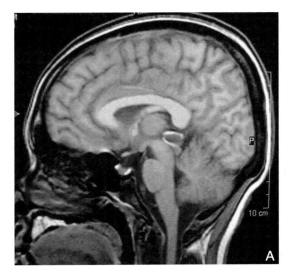

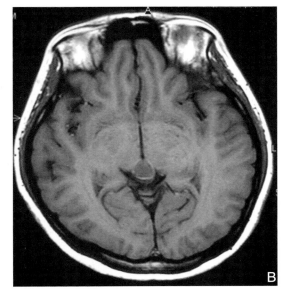

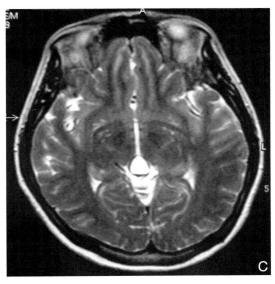

图 10-17　松果体囊肿

MRT$_1$ 加权图矢状位(A)和横切位(B)示松果体区囊
性病变，呈稍低均质信号，囊壁呈稍高信号环，T$_2$ 加权图
(C)囊肿呈高信号,囊肿壁呈低信号环。

为肿瘤囊变或脓肿。②囊肿内出血急性期或因
囊肿内含蛋白较多时，MRT$_1$ 加权图表现为等信
号或稍低于脑实质信号，需要与生殖细胞瘤和
松果体细胞瘤区别。因为生殖细胞瘤和松果体
细胞瘤 MR 信号也可比较均质。2 种方法有助于
鉴别：一是 CT 平扫，急性出血期的囊肿在 CT
平扫时呈高密度，而生殖细胞瘤和松果体细胞
瘤呈等密度或稍高密度，松果体囊肿内或周围
一般看不到钙化，而生殖细胞瘤常引起松果体
早期钙化并推压钙化的松果体移位，松果体细
胞瘤内常有散在钙化；二是 MR 增强扫描，松
果体囊肿出血部分不强化，而生殖细胞瘤和松
果体细胞瘤强化。③囊肿内出血亚急性期，
MRT$_1$ 加权图呈高信号时，需要与皮样囊肿鉴

别。松果体区皮样囊肿少见，在 CT 平扫时呈低
密度，CT 值为负值，而松果体囊肿内出血亚急
性期 CT 平扫呈等密度，密度接近脑实质。MR
脂肪抑制技术也可以确定诊断，皮样囊肿在脂
肪抑制序列成像时呈低信号，而囊肿出血仍呈
高信号。④畸胎瘤内因为有脂肪存在，在 MRT$_1$
加权图也呈高信号，但因有钙化或骨信号常不
均质，容易与皮样囊肿和囊肿内出血区别，CT
平扫对骨和钙化的显示优于 MR。

10.2.10　脂肪瘤

脂肪瘤常见于胼胝体周围，发生在胼胝体
压部下方或周围者表现为松果体区病变。一般
无临床症状，绝大多数为偶尔行影像学检查时

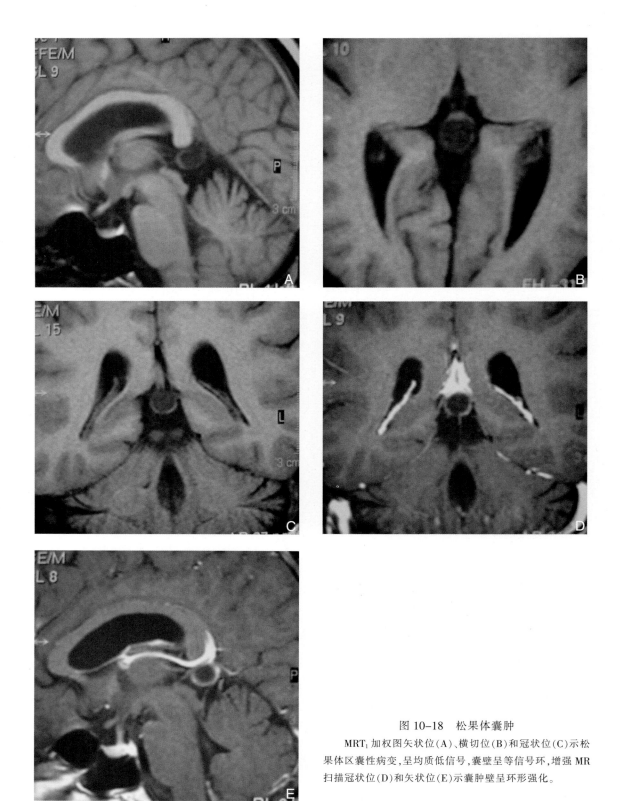

图 10-18　松果体囊肿

　　MRT₁ 加权图矢状位(A)、横切位(B)和冠状位(C)示松果体区囊性病变,呈均质低信号,囊壁呈等信号环,增强 MR 扫描冠状位(D)和矢状位(E)示囊肿壁呈环形强化。

发现。

CT 平扫表现为松果体区脂肪密度肿块，脂肪瘤大者可以有蛋壳样钙化。MR 各序列为脂肪信号特点。脂肪瘤一般诊断容易。有时与皮样囊肿和含脂质多的畸胎瘤区别有困难。

10.2.11 蛛网膜囊肿

蛛网膜囊肿偶可发生于松果体区。其特点是CT 和 MR 均为脑脊液密度或信号，且比松果体囊肿大（图 10-19），增强扫描囊肿周围见不到强化的松果体组织。与表皮样囊肿的区别是：蛛网膜囊肿形态比较规则，而表皮样囊肿沿脑池生长，形态不规则；在 DWI 上蛛网膜囊肿呈低信号，而表皮样囊肿呈高信号。

10.2.12 大脑大静脉瘤

大脑大静脉瘤 (galenic venous aneurysm) 又称Galen 静脉瘤，是由于动静脉短路，颅内大动脉分支直接或经畸形血管间接向 Galen 静脉供血，结果大量血液进入 Galen 静脉，造成 Galen 静脉呈瘤样扩张。

大脑大静脉瘤是一种少见的脑动静脉畸形。多见于儿童。

扩张的 Galen 静脉在 CT 扫描时表现为三脑室后部四叠体池内等密度或稍高密度肿块影，呈圆形或三角形，密度均匀，境界清楚，边缘常见钙化，增强 CT 扫描呈均质显著强化，需要与其他松果体和三脑室后部肿瘤区别。MR 是确

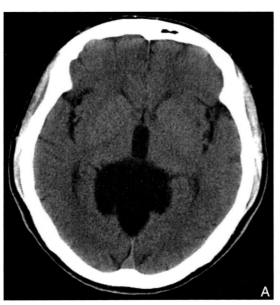

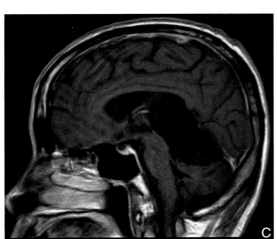

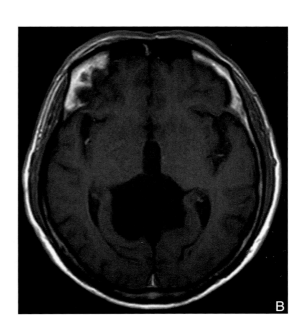

图 10-19　松果体区蛛网膜囊肿
CT 平扫(A)、MRT₁加权图横切位(B)和矢状位(C)示松果体区巨大囊肿，呈脑脊液密度和信号。

诊 Galen 静脉瘤最好的方法。MR 上 Galen 静脉瘤呈血管流空影像，在 T_1 加权图和 T_2 加权图，供血动脉、Galen 静脉瘤及引流静脉均呈低信号（图 10-20）。MRA 和 MRV 更能够直接显示和观察畸形血管的病理改变。

Galen 静脉瘤可以压迫导水管，引起梗阻性脑积水，表现三脑室和侧脑室扩大。

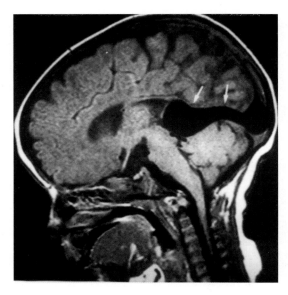

图 10-20 大脑大静脉瘤
MRT₁加权图矢状位示 Galen 静脉明显扩张（白箭），呈流空低信号，从松果体区向后延伸。

10.3 胼胝体病变

10.3.1 胼胝体肿瘤

累及胼胝体的肿瘤并不少见，以星形细胞肿瘤最多见，其次有淋巴瘤、室管膜瘤、少突胶质细胞瘤和转移瘤等。

弥漫性星形细胞瘤在 CT 平扫时呈低密度，密度均质或不均质。肿瘤境界多不清楚，少数境界也可较清楚。肿瘤内可有小的斑点状钙化。增强 CT 扫描肿瘤多不强化或呈轻度斑片状强化。肿瘤在 MRT₁加权图上多表现为低信号或低等混杂信号，T_2 加权图上肿瘤呈高信号。T_2 加权图高信号常较均质，肿瘤范围大时信号可不均质。MR 增强扫描，肿瘤多不表现强化或仅有轻度斑点状强化，极少数也可出现较明显的强

化。肿瘤坏死囊变少见。氢质子波谱检查典型表现为 NAA 波显著降低，Cr 波中度降低，Cho 波显著升高，Cho/Cr 比值通常大于 2。

间变性星形细胞瘤和胶质母细胞瘤在 CT 平扫时呈混杂密度。MR 信号常不均质，在 T_1 加权图上呈等低混杂信号，有出血时，出血灶呈高信号。在 T_2 加权图上，中心常呈高信号，周围见等信号环，再向外为高信号水肿。弥散加权成像肿瘤坏死部分呈低信号。肿瘤境界常不清楚。增强 CT 和增强 MR 扫描常呈不规则环形强化。氢质子波谱见 Cho 明显升高，Cho/Cr 比值常接近 5（图 10-21）。

累及胼胝体的淋巴瘤少见，CT 扫描呈等密度或稍高密度，MRT₁加权图呈等信号或稍低信号，T_2 加权图稍高信号或等信号，增强扫描显著均匀强化，累及胼胝体的原发淋巴瘤需要与胶质母细胞瘤区别，鉴别要点包括：①原发淋巴瘤 CT 密度和 MR 信号较均质，而胶质母细胞瘤 CT 密度和 MR 信号不均质。②原发淋巴瘤通常呈均质显著强化，而胶质母细胞瘤通常呈不均质、不规则环形强化。③氢质子波谱检查，肿瘤实质部分出现明显的 Lip 波提示可能为淋巴瘤。

额叶完全实质型室管膜瘤常见累及胼胝体膝部，肿瘤常为实质性，一般无明显囊变，出血和钙化较多见。肿瘤境界常不清楚。CT 平扫多呈稍高密度，因出血和钙化，密度常不均质。MR 扫描时常呈不均质信号，T_1 加权图呈不均质等低信号，有出血时可有高信号成分存在，T_2 加权图呈不均质高信号。肿瘤周围水肿常较显著。CT 和 MR 增强扫描，肿瘤常呈较显著的不均质强化（图 6-24，图 6-25）。

少突胶质细胞瘤也可累及胼胝体膝部。肿瘤 CT 扫描多表现为有钙化的混杂密度，肿瘤周围水肿常轻微。增强 CT 扫描多数表现有轻到中度强化（图 6-21）。MRT₁加权图常表现为低、等混杂信号，T_2 加权图表现为高信号。增强 MR 扫描多表现为斑片状轻度到中度强化。肿瘤境界比较清楚。占位效应相对较轻，但肿瘤较大时占位效应也可比较明显。

胼胝体转移瘤多同时大脑半球有转移瘤存在，结合临床不难诊断。

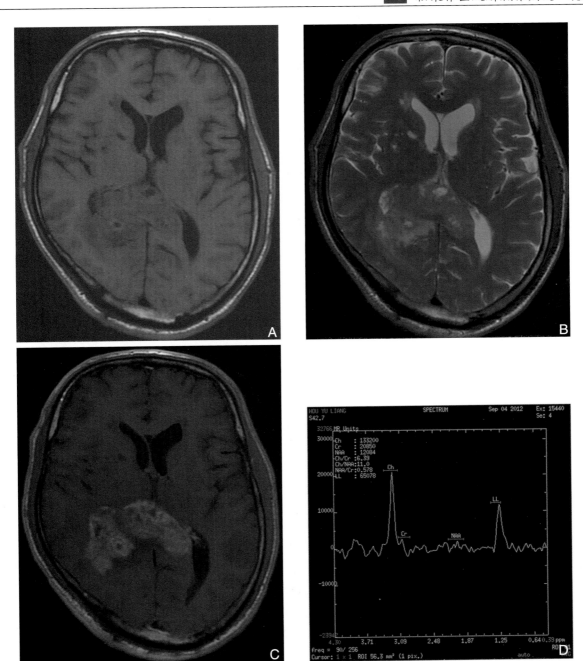

图 10-21　胼胝体间变性星形细胞瘤

MRT₁ 加权图(A)示胼胝体肿瘤呈不均匀低信号,T₂ 加权图(B)呈不均匀高信号,增强扫描(C)显著不均匀强化,氢质子波谱(D)示 Cho 波明显升高,NAA 波和 Cr 波明显降低,Cho/NAA 比值为 11,Cho/Cr 比值为 6.4。

10.3.2　原发性胼胝体变性

原发性胼胝体变性 (primary callosum degeneration) 通常是由于慢性酒精中毒引起的胼胝体脱髓鞘。Marchiafava 和 Bignami 于 1903 年对其临床和病理进行了详细的研究，故又称为 Marchiafava-Bignami 病。

主要病理改变为胼胝体对称性脱髓鞘，以胼胝体前部最明显。另外，前联合、中央半卵圆区白质、皮层下白质等处也可有不同程度的脱髓鞘改变。显微镜下可见脱髓鞘病灶境界清楚，轴索相对完整，脂肪颗粒细胞增多，缺乏胶质细胞反应，偶尔可见组织广泛破坏，并有空腔形成。

临床上常见于中年以上，多有长期饮用烈酒史，个别也可没有酗酒史。起病缓慢，呈进行性加重。开始表现为精神障碍，呈慢性酒精中毒的性格改变，表情淡漠、抑郁或呈兴奋状态，记忆力和判断力减退，进行性痴呆等。病程中可有暂时性缓解，但完全恢复者罕见。晚期较快发生意识障碍以致死亡。多于发病后 4~6 年死亡。实验室检查无特殊发现，临床表现也无特征性，所以，影像学诊断非常重要。

MR 是检查本病的最好方法，急性期主要表现为胼胝体膝部和压部明显肿胀，呈对称性，T_1 加权图呈稍低信号，T_2 加权图呈高信号，增强扫描可有斑点状或斑片状强化（图 10-22）。亚急性和慢性期，病变区可出现囊变和坏死，病变多累及胼胝体体部，表现为整个胼胝体 T_2 呈高信号。晚期，胼胝体出现萎缩，边缘不光整，增强扫描不强化。

10.3.3　可逆性胼胝体病变

可逆性胼胝体病变（reversibal callosum lesion）是一种仅累及胼胝体的脱髓鞘病变，不同于胼胝体变性。临床罕见，主要见于中年人和儿童。

可逆性胼胝体病变病因复杂，主要见于病毒感染（如流感病毒、轮状病毒、腺病毒等）、癫痫持续状态及抗癫痫药物停用、各种代谢性疾病、高颅压性脑水肿等。发病机制尚不清楚，可能为病毒或其受体对胼胝体具有特异性亲和力、药物的毒性作用、代谢物的突然改变、癫痫大发作经胼胝体压部传导、抗癫痫药物水平突然变化，影响了脑血容量和水平衡系统，导致局部能量代谢和离子转运短暂性异常，限制了水的扩散作用，引起髓鞘内细胞毒性水肿。

病变常累及整个胼胝体压部或整个胼胝体，境界清楚，CT 扫描呈低密度，T_1 加权图呈稍低信号，T_2 加权图、T_2FLAIR 和弥散加权成像呈高信号（图 10-23）。增强扫描一般不强化。病变部位无明显肿胀。皮质类固醇激素治疗后临床症状可完全缓解，数周后复查 MR 检查原胼胝体异常信号可完全或基本消失。

本病与胼胝体梗死的鉴别要点是本病仅累及胼胝体，而胼胝体梗死多同时半球有脑梗死存在，胼胝体梗死磁共振波谱可出现明显的乳酸波。与胼胝体变性的鉴别要点是本病患者无酗酒史，病变处胼胝体无明显肿胀。根据治疗后原胼胝体异常信号完全或基本消失容易与其

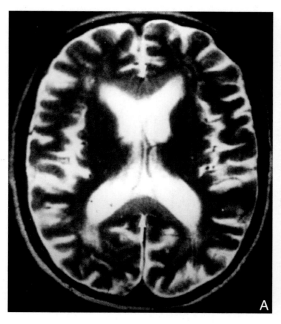
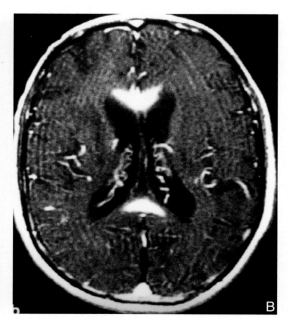

图 10-22　原发性胼胝体变性

MRT_2 加权图(A)示胼胝体膝部和压部高信号。增强扫描(B)病变区显著强化。

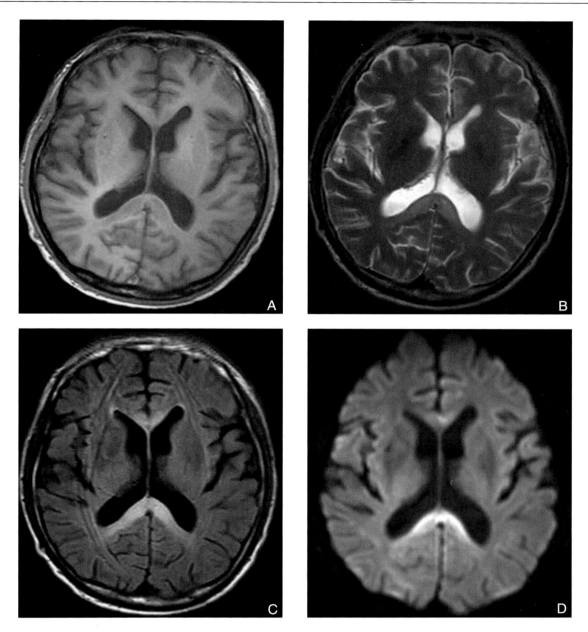

图 10-23　可逆性胼胝体病变

MRT$_1$ 加权图(A)示胼胝体膝部和压部呈低信号,T$_2$加权图(B)、T$_2$FLAIR(C)和 DWI(D)呈高信号。

他胼胝体病变区别。

10.3.4　胼胝体发育不良

　　在脑发育腹侧诱导晚期,新形成的端脑嘴侧壁的背侧部分增厚、内陷,向后沿尚未完全发育的大脑半球间裂延伸,2 个月后形成 1 个连合板,即胼胝体纤维的细胞框架,该细胞框架形成后,胼胝体相应部分立即发育,膝部先发育,然后是体部、压部,位于胼胝体膝部后下

方的胼胝体嘴最后发育。如果在胼胝体发育过程中出现有害因素,就有可能导致胼胝体发育不良,表现为完全缺如或部分缺失。当胼胝体部分缺失时,表现为先形成的部分存在,后形成的部分缺失,常常表现为膝部存在,或膝部和体部存在,压部和胼胝体嘴缺失。

　　胼胝体发育不良(dysgenesis of the corpus callosum)可以单独发生(孤立性胼胝体发育不良),但更常见的是伴有中枢神经系统的其他畸

形，包括胼胝体周围脂肪瘤、脑膨出、交通性脑积水、Chiari 畸形、Dandy-Walker 囊肿、脑裂畸形等。

胼胝体发育不良可无症状或仅有轻度的临床症状，其症状主要与合并的畸形有关。临床检查可见眼距过宽、大头畸形、智力发育迟滞等。

胼胝体缺失时，本应该在两大脑半球间交叉的轴突纤维在到达相应的大脑半球内侧面后转向后方，与大脑纵裂平行行走，沿侧脑室体侧缘和扣带回内侧纵向走行，这些纤维束压迫侧脑室内侧壁，使侧脑室前角在 MR 冠状位上呈新月形表现，侧脑室体部分离，呈垂直状平行走行，这一征象在横切位图像上表现最明显。侧脑室体后部和三角区呈特征性不规则且不对称性扩大，而前角较窄（图 5-29），但如果合并脑积水时，前角也可扩大。由于缺乏胼胝体的阻挡，三脑室升高，向上伸入两侧大脑半球间，使半球间裂增宽，升高的三脑室宽度可大于正常。胼胝体发育不良常合并中线脂肪瘤，CT 和 MR 呈脂肪密度和信号（图 5-30）。MR 对胼胝体发育不良的观察优于 CT，矢状位图可直接显示胼胝体发育不全的程度（图 5-31）。

10.3.5　胼胝体梗死

胼胝体梗死（callosum infarction）主要见于老年人，临床并不少见，约占缺血性脑梗死的 1.1%~7.9%。由于胼胝体的功能主要是连接两侧运动、感觉、语言及视听区，调节共济，整合及汇集两侧大脑半球的认知信息，故胼胝体梗死可以出现运动、感觉、精神活动改变等症状。

胼胝体梗死以压部多见，其次是体部和膝部。由于胼胝体为两侧对称供血，所以，梗死灶多呈偏侧性分布。T_1 加权图呈低信号，T_2 加权图和 T_2FLAIR 呈高信号。急性期弥散加权成像呈高信号。梗死范围大者，可表现有局部肿胀。（图 10-24，图 10-25）增强扫描可表现为不同的强化形式，斑片状强化或均匀性强化。胼胝体梗死常伴有半球白质和基底节的梗死。

根据年龄和发病过程，胼胝体梗死一般不需要与其他胼胝体疾病鉴别，需要鉴别时可行氢质子波谱检查，出现明显的 Lac 波可确定诊断。

10.3.6　胼胝体其他病变

脑外伤和高原脑病也可累及胼胝体，病变可呈局限性或弥漫，CT 扫描呈低密度，MRT$_1$

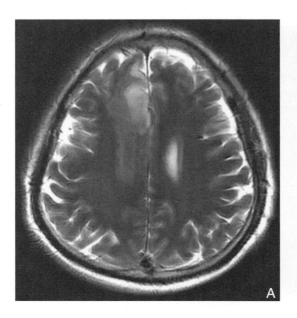
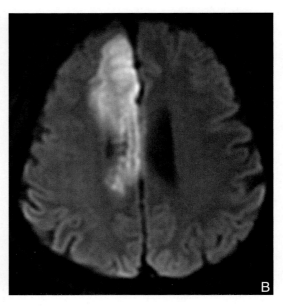

图 10-24　右侧大脑前动脉梗死累及右侧胼胝体

MRT$_2$ 加权图（A）和 DWI（B）示右侧胼胝体呈弥漫性高信号。

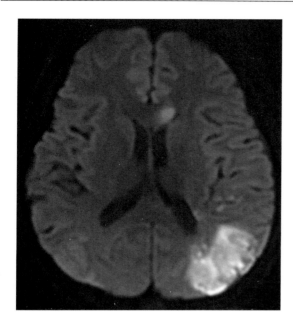

图 10-25 胼胝体膝部左侧梗死

DWI 示胼胝体膝部左侧和左侧顶枕叶高信号梗死病灶。

加权图呈低信号，T_2 加权图呈高信号，结合临床病史一般不难诊断。

多发性硬化和其他脱髓鞘疾病也可累及胼胝体，其诊断主要依靠多发性硬化和这些脱髓鞘疾病的其他临床和影像学表现特点。

参考文献

1　陈耿，韩立新，曹惠霞，等.胼胝体压部可逆性孤立性病变的 MRI 诊断与鉴别诊断.临床放射学杂志，2012，31:1229-1232

2　陈新，宇光，王锦玲，等.颅内生殖细胞瘤的 MRI 诊断.中华放射学杂志，1996，30:347-349

3　段秀杰，李玉华.儿童松果体区肿瘤的影像诊断.放射学实践，2010，25:1303-1306

4　韩仰同，戴建平，王雅洁，等.57 例松果体区生殖细胞瘤病理、临床与 MRI 对照分析.临床放射学杂志，2001，20:170-173

5　胡小辉，姚长江，汤前军，等.可逆性胼胝体压部病变的临床分析.华西医学，2012，27:223-224

6　刘秀君，范佳，卢娜，等.可逆性胼胝体病变 4 例报告.中风与神经疾病杂志，2011，28:1050-1052

7　刘智惠，林超，李静伟，等.松果体先天性囊肿的 CT 与 MRI 诊断.临床放射学杂志，2001，20:92-94

8　全冠民，袁涛，王巍巍，等.胼胝体肿瘤性病变的 MRI 鉴别诊断.放射学实践，2009，24:381-383

9　石士奎，季立平，程敬亮.胼胝体变性与梗死的 MRI 诊断和鉴别诊断.国际医学放射学杂志，2009，32:13-15

10　苏国华，陈长波，马力，等.胼胝体变性与梗死的 MRI 表现探讨.中外医学研究，2012，10:3-5

11　孙波，王忠诚.原发性中脑肿瘤的 MRI 表现.中华放射学杂志，1999，33:388-390

12　吴汉斌，刘芳，许林峰.松果体区肿瘤的 CT 诊断.放射学实践，2002，17:315-317

13　徐庆云.松果体区肿瘤的 CT 与 MRI 鉴别诊断.医学影像学杂志，2001，2:75-77

14　张春生，董昭樱，张静，等.急性胼胝体梗死的核磁共振表现与临床关系的探讨.中风与神经疾病杂志，2008，25:295-298

15　张通，王国华.MRI 诊断松果体先天性囊肿一例.中华放射学杂志，1998：32，68

16　赵鑫福，任振东.胼胝体变性 MRI 诊断 3 例.实用放射学杂志，2010，26：1691-1693

17　朱文珍，王承缘，周义成，等.脑静脉畸形 MRI 诊断.临床放射学杂志，2000，19:71-73

18　Aggunlu L，Oner Y，Kocer B，et al. The value of diffusion-weighted imaging in the diagnosis of Marchiafava-Bignami disease: apropos of a case. J Neuroimaging，2008，18:188-190

19　Bourekas E，Varakis K，Bruns D，et al. Lesions of the corpus callosum: MR imaging and differential considerations in adults and children. AJR Am J Roentgenol，2002：179:251-257

20　Celik Y，Kaya M，Sengun S，Utku U. Marchiafava-Bignami disease: cranial MRI and SPECT findings. Clin Neurol Neurosurg，2002：104:339-341

21　Chang T，Teng MMH，Guo WY，et al. CT of pineal tumors and intracrabial germ-cell tumors. A JNR，1989，10:1039-1044

22　Chen CL，Shen CC，Wang J，et al. Central neurocytoma: a clinical, radiological and pathological study of nine cases. Clin Neurol Neurosurg，2008，110:129-136

23　Conti M，Salis A，Urigo C，et al. Transient focal lesion in the splenium of the corpus callosum: MR imaging with an attempt to clinical physiopathological explanation and review of the literature.Radiol Med，2007，112：921

24　David PK，Chales MS，Robert ST，et al.Pineal germinoma: MR imaging. Radiology，1986，158:435-437

25　Fujisawa I，Asato R，Okumura R，et al.Magnetic resonance imaging of neurohyophyseal germinomas. Cancer, 1991, 68:1009-1012

26 Futrell NN, Osborn AG, Cheson BD. Pineal region tumors:computed tomographic -pathologic spectrum. AJR, 1981, 137-140

27 Gantisr SR, Hilalsk SK, Stein BM, et al.CT of pineal region tumors.AJR, 1986, 146：451-453

28 Garcia-Monco UJC, Cortina IE, Ferreira E, et al.Reversible splenial lesion syndrome(RESLES)：what's in a name? J Neuroimaging, 2011, 21:11

29 Gven H, Delibas S, Comoglu SS. Transient lesion in the splenium of the corpus callosum due to carbamazepine. Turk Neurosurg, 2008, 18:264

30 Haimovic IC, Shart L, Hyman RA, et al.Metastasis of intracranial germinoma through a ventriculaoperitoneal shunt.Cancer, 1981, 48：1033-1035

31 Honda K, Nishimiya J, Sato H, et al. Transient splenial lesion of the corpus callosum after acute withdrawal of antiepileptic drug；a casereportmagn Reson Med Sci, 2006, 5:211

32 Joseph AP, Venkat RC, Winston-Salem. Neoplasm of the pineal region.Southen Medical Journal, 1996, 89:

1081-1083

33 Komakula S, Warmuth-Metz M, Hildenbrand P, et al.Pineal parenchymal tumor of intermediate differentiation:imaging spectrum of an unusual tumor in 11 cases. Neuroradiology, 2011：53:577-584

34 Lapras CI, Bognar L, Turjman F, et al.Tectal plate gliomas. part I；microsurgery of the tectal plate gliomas. Acta Neurochir (Wien), 1994, 126:76-83

35 Mamouriam A, Towfight J. MRI of pineal cysts.Am J Neuroradiol, 1994, 15:161-166

36 Murali R, Scheithauer BW, Chaseling RW, et al. Papillary tumour of the pineal region:cytological features and implications for intraoperative diagnosis. Pathology, 2010：42:474-479

37 Robert DT, Burkovich AJ, Ewards MS.MR imaging of the pineal tumors.AJNR, 1990, 11:557-559

38 Snao K. Pathogenesis of intracranial germ cell tumors reconsidered. J Neurosurg, 1999, 90:258-260

39 Tuntiyatorn L, Laothamatas J. Acute Marchiafava-Bignami disease with callosal, cortical, and white matter involvement. Emerg Radiol, 2008, 15:137-140

11 侧脑室占位病变

11.1　解剖

　　侧脑室位于大脑半球内，前部以室间孔与三脑室相通，侧脑室形状很不规则，大致与大脑半球的外形一致。按照侧脑室的形态和部位，可分为前角、体部、后角和下角4部分。前角为侧脑室室间孔以前的部分，向前外下方伸入额叶内，故也称额角，在冠状面上呈三角形，其顶壁及前壁由胼胝体形成，内侧壁为透明隔，外侧壁为尾状核头。体部为室间孔到胼胝体压部之间的部分，呈斜位的窄裂状，其内上壁由胼胝体和透明隔构成，外侧壁由穹隆、侧脑室脉络丛、丘脑背面的外侧部和尾状核构成。后角为侧脑室向后伸入枕叶的部分，也称枕角，发育变化较大，两侧常不对称，也可以缺如，也可以呈长管状。下角为侧脑室体部向前下方伸入颞叶的部分，也称颞角，呈弓状，由丘脑后端弯向前，再转向下内方，尖端距颞极约2.5cm，下角长轴约与颞上沟一致，其顶壁外侧大部由胼胝体构成，内侧小部由尾状核尾构成，底壁外侧部是侧副隆起，底壁的内侧部为海马构成。侧脑室后角、下角和体部交界处呈三角形，称三角区。富于血管的软脑膜突入侧脑室，被覆有室管膜，形成侧脑室脉络丛，侧脑室含

有丰富的脉络丛，尤其是三角区脉络丛最发达，常呈球状，称为脉络丛球，有时也可见于第四脑室，脉络丛球大小3~22mm，两侧侧脑室脉络丛的大小和钙化程度可不对称（图11-1），不可误为脉络丛乳头状瘤。

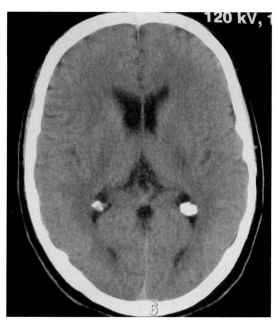

图11-1　脉络丛生理性钙化
CT平扫示双侧侧脑室三角区脉络丛钙化，不对称，左侧呈球状钙化，明显大于右侧。

　　双侧侧脑室被两侧透明隔分隔，绝大多数

情况下两侧透明隔互相融合，偶尔也可未融合，其间充满脑脊液，形成透明隔腔，透明隔腔向后延伸超过室间孔，形成第六脑室。透明隔腔的脑脊液通过室间孔进入脑脊液循环。另外一个正常变异的脑脊液腔是中间帆腔，位于第三脑室顶的后部，与四叠体池相通。

11.2 侧脑室占位病变

11.2.1 脉络丛乳头状瘤和非典型性脉络丛乳头状瘤

多数脉络丛乳头状瘤（choroid plexus papilloma）发生于脉络丛上皮，为良性，可手术治愈，儿童脉络丛乳头状瘤常发生于侧脑室，偶可发生于第三脑室。绝大多数出现在 5 岁前，尤其易发生于 1 岁前。男性多于女性。肿瘤常位于侧脑室三角区，也可位于侧脑室体部。左侧多见，偶可见于双侧。

肿瘤大体标本呈灰红色，质软，无包膜，但与脑组织分界清楚，肿瘤多呈乳头状、小结节状、绒毛颗粒状，出血、囊变、坏死少见。显微镜下肿瘤细胞与正常脉络丛细胞相似。肿瘤由乳头状突起构成，乳头的轴心由血管或纤维结缔组织构成，表面为排列整齐的立方或柱状上皮。肿瘤细胞可脱落，并沿脑脊液循环种植播散。非典型性脉络丛乳头状瘤（atypical choroid plexus papiloma）同脉络丛乳头状瘤相比，有丝分裂活动增加，术后仍可治愈，但复发的可能性增加。WHO 的恶性度分级为 II 级。

CT 平扫肿瘤呈等密度或稍高密度，少数也可呈稍低密度。MRT$_1$ 加权图肿瘤多呈等信号或稍低信号，T$_2$ 加权图多呈高信号，少数可接近于等信号，肿瘤内常可见颗粒状混杂信号，是脉络丛乳头状瘤的 MR 表现特点，反映了这种肿瘤的病理特点。肿瘤常呈圆形或类圆形，边缘常为颗粒状凹凸不平，是脉络丛乳头状瘤的一个特点，肿瘤境界清楚，可因肿瘤分泌大量脑脊液而表现为脑积水，肿瘤周围脑脊液很多，肿瘤完全浸泡在脑脊液中（图 11-2，图 11-3）。肿瘤内可有散在钙化，钙化明显时在 T$_2$ 加权图呈较低信号。增强扫描呈均质显著强化或稍不

均质显著强化。如果肿瘤呈分叶状应考虑非典型性脉络丛乳头状瘤。

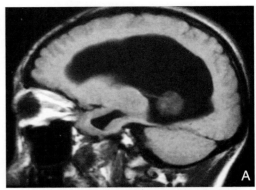
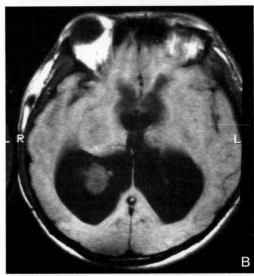
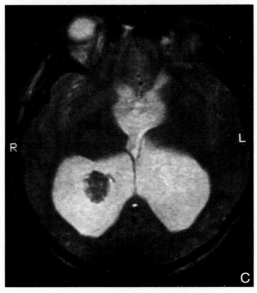

图 11-2　侧脑室脉络丛乳头状瘤

MRT$_1$ 加权图矢状位（A）和横切位（B）示右侧侧脑室三角区球形肿瘤，信号稍低于脑实质，不均质。T$_2$ 加权图（C）肿瘤呈脑实质信号，脑脊液明显增多。

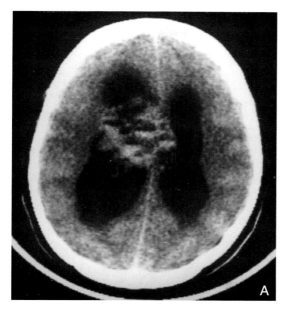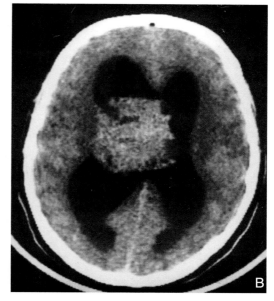

图 11-3　侧脑室脉络丛乳头状瘤

CT 平扫（A，B）示右侧侧脑室肿瘤，不均质稍高密度，表面不光滑，脑脊液明显增多。

侧脑室脉络丛乳头状瘤需要与侧脑室脑膜瘤区别，两者均好发于侧脑室三角区，但脑膜瘤边缘光滑，而脉络丛乳头状瘤边缘呈颗粒状凹凸不平或呈分叶状，侧脑室脉络丛乳头状瘤常见于幼儿，而脑膜瘤主要见于成人，另外，脉络丛乳头状瘤可分泌过多脑脊液，使整个脑室系统扩大，是提示诊断的重要征象。

侧脑室脉络丛乳头状瘤还需要与侧脑室室管膜瘤区别，两者都多见于儿童，但室管膜瘤与室壁间有广基相连或跨壁生长，而乳头状瘤因过度分泌脑脊液而表现有脑室系统扩大。

11.2.2　脉络丛癌

脉络丛癌（choroid plexus carcinoma）又称恶性脉络丛乳头状瘤，约占所有脉络丛肿瘤的 10%~20%。易出现在较大的儿童。CT 和 MR 表现与脉络丛乳头状瘤相似，肿瘤多呈等密度或稍高密度，MRT$_1$ 加权图肿瘤多呈等信号或稍低信号，T$_2$ 加权图多呈高信号或稍高信号，肿瘤表面常为颗粒状、凹凸不平或分叶状，肿瘤内常呈颗粒状混杂信号。增强扫描呈均质显著强化或稍不均质显著强化。脉络丛乳头状瘤和脉络丛癌通常难以区别，若肿瘤侵及周围脑实质则提示可能为脉络丛癌（图 11-4），但是，巨大的良性脉络丛乳头状瘤也可侵犯周围脑实质。

因脉络丛癌可侵犯脑室周围脑实质，故需要与侧脑室室管膜瘤、间变性星形细胞瘤及血管畸形鉴别。侧脑室内间变性星形细胞瘤在儿童罕见，肿瘤内坏死和囊变常见，呈不规则不均匀强化，而脉络丛癌通常没有明显坏死和囊变，强化呈均匀强化或稍不均匀强化，另外，肿瘤表面呈颗粒状和分泌大量脑脊液也是脉络丛癌与间变性星形细胞瘤区别的重要征象。血管畸形在 CT 强化扫描时呈血管条样强化，MRT$_1$ 加权图和 T$_2$ 加权图可见血管样流空低信号，容易与脉络丛癌区别。室管膜瘤也主要见于儿童，CT 和 MR 表现与脉络丛癌表现相似，区别有时很困难，下列征象提示脉络丛癌可能：肿瘤表面呈颗粒状；肿瘤较均质，无明显坏死囊变；脑脊液增多；强化较均匀和强化非常显著。

11.2.3　脑膜瘤

脑膜瘤发生在侧脑室少见，但对侧脑室肿瘤来说，脑膜瘤是成人侧脑室最常见的肿瘤，最好发于侧脑室三角区（图 11-5），其他部位少见（图 11-6）。肿瘤小者常呈类圆形，形态比较规则，边缘圆滑，境界清楚。侧脑室脑膜瘤可以很大，大的肿瘤形态常稍不规则。肿瘤可以推压钙化的脉络膜丛移位。同侧颞角常扩大。CT 平扫表现为侧脑室内均质等密度或稍高密度肿块，境界清楚，肿瘤内钙化常见，可呈点状或不规则钙化，CT 增强扫描呈显著均质强化。MRT$_1$ 加权图呈稍低或等信号，T$_2$ 加权图呈稍高或等信号，有钙化时表现为低信号区，MR 增强扫描呈均质显著性强化（图 11-7，图 11-8）。氢质子波谱与其他部位脑膜瘤表现相同，可见 Cho 波明显增高，缺乏 NAA 波和 Cr 波，可出现 Ala 波（图 11-9）。侧脑室脑膜瘤主要应与脉络丛乳头状瘤及室管膜瘤区别，这两种肿瘤也好发于侧脑室三角区。侧脑室脑膜瘤与脉络丛乳头状瘤的鉴别要点是：侧脑室脉络丛乳头状瘤发生年龄小，主要发生于儿童和少年，而脑膜瘤常发生于中年人；脉络丛乳头状瘤表面常呈颗粒状，而脑膜瘤边缘比较圆滑；脉络丛乳头状瘤同时有脑脊液分泌过多，表现为脑室普遍扩大，而脑膜瘤仅可能表现有同侧侧脑室颞角扩大。与侧脑室室管膜瘤的鉴别要点包括：侧脑室室管膜瘤发生年龄小，与侧脑室脉络丛乳头状瘤一样，也主要发生在儿童和少年，而脑膜瘤常见于中年；脑膜瘤 CT 密度和 MR 信号比较均匀，而室管膜瘤常不均匀；增强扫描时侧脑室脑膜瘤常呈较均匀显著强化，而室管膜瘤

强化常不均质。根据以上鉴别诊断要点，再加上侧脑室三角区以脑膜瘤最为常见，所以，通常情况下，侧脑室脑膜瘤容易确定诊断。

少数侧脑室脑膜瘤可以很大，形态可很不规则，并向周围脑实质内生长，境界欠清楚，这时确定脑膜瘤的诊断比较困难，氢质子波谱对这种特殊形态脑膜瘤的诊断很有价值（图 11-10）。

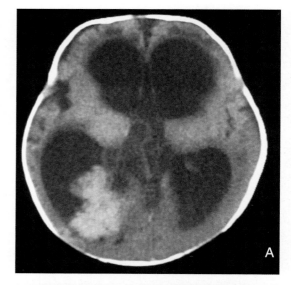

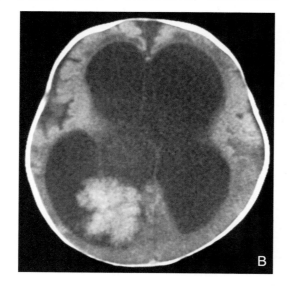

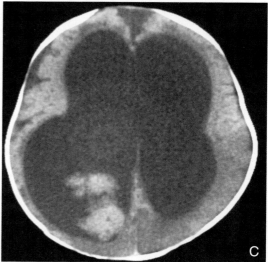

图 11-4　侧脑室脉络丛癌

CT 平扫（A，B，C）示右侧侧脑室三角区肿瘤，呈稍高密度，表面不光滑，呈颗粒状，脑脊液明显增多。

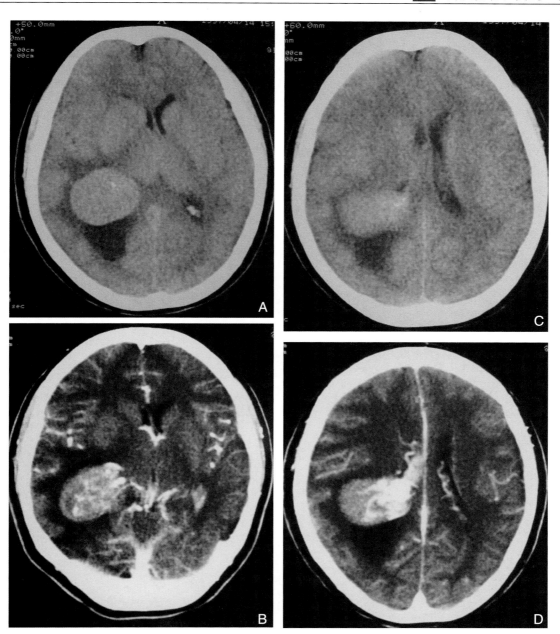

图 11-5 侧脑室脑膜瘤

CT 平扫（A，B）示右侧侧脑室三角区巨大肿瘤，呈均质稍高密度，增强 CT 扫描（C，D）肿瘤显著强化。

11.2.4 室管膜肿瘤

室管膜肿瘤包括室管膜瘤、间变性室管膜瘤、黏液乳头状型室管膜瘤和室管膜下室管膜瘤。室管膜瘤常见于侧脑室和四脑室，也可发生在幕上或幕下脑实质。室管膜下室管膜瘤常见于侧脑室。间变性室管膜瘤常见于后颅凹，也可见于幕上半球脑实质。黏液乳头状型室管膜瘤好发于椎管。

（1）室管膜瘤

室管膜瘤（ependymoma）约占颅内肿瘤的 5%。其中约 8% 发生于侧脑室。主要发生于 5 岁前，也可发生于较大儿童。三角区为好发部位，其次为侧脑室体部，也有报告可位于孟氏孔附近。

室管膜瘤为较良性肿瘤，WHO 对室管膜瘤的恶性度分类为 Ⅱ 级。肿瘤生长较缓慢。因多位于三角区，早期不易引起脑积水，故发现时肿瘤往往很大。CT 平扫呈等密度或稍高密度，斑点状钙化很常见（图 11-11），约占 50%。肿瘤多为不规则形，边缘不光滑或呈分叶状，与侧脑室室壁之间常有广基相连或跨壁生长。肿瘤内可有囊变，但较脑实质内室管膜瘤少见。MRT$_1$ 加权图呈稍低信号或等信号，T$_2$ 加权图为稍高信号。信号不均质是室管膜瘤的特点（图 11-12），其原因与肿瘤内钙化、囊变、出血、坏死有关。CT 和 MR 增强扫描肿瘤呈显著不均质强化。位于孟氏孔附近的室管膜瘤，可因很早就引起梗阻性脑积水，肿瘤很小时就被发现。

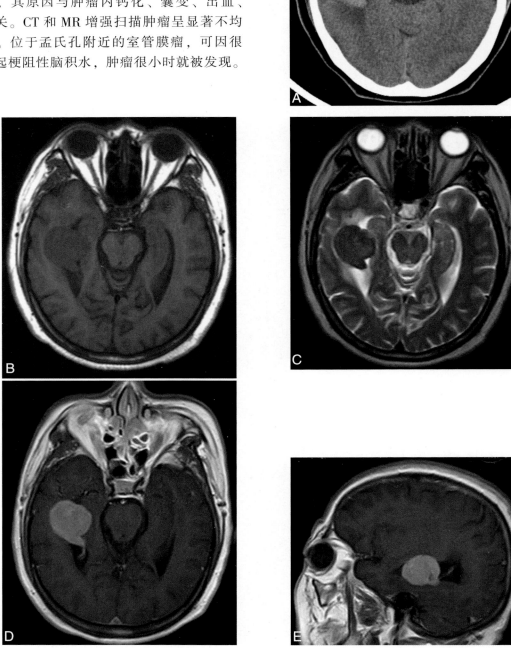

图 11-6　侧脑室脑膜瘤

CT 平扫（A）示右侧侧脑室颞角肿瘤，呈均匀稍高密度，MRT$_1$ 加权图（B）和 T$_2$ 加权图（C）接近等信号，增强 MR 扫描（D，E）肿瘤显著均质强化。

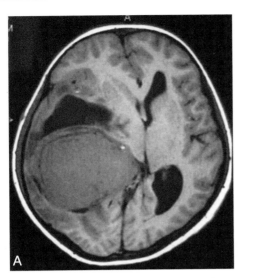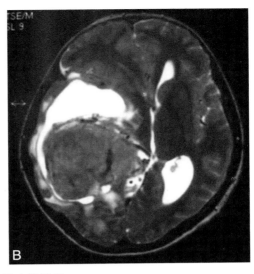

图 11-7　侧脑室脑膜瘤

MRT_1加权图（A）示右侧侧脑室巨大肿瘤，呈稍低信号，信号较均质，T_2加权图（B）肿瘤呈等信号。

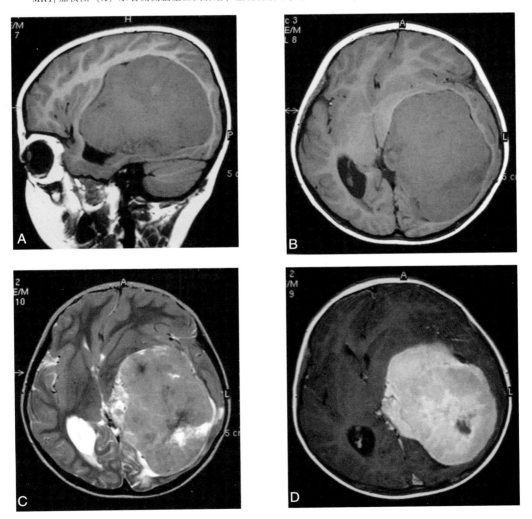

图 11-8　侧脑室脑膜瘤

MRT_1加权图矢状位（A）和横切位（B）示左侧侧脑室巨大肿瘤，呈均质稍低信号，T_2加权图（C）肿瘤
信号类似脑灰质，信号不均质，增强 MR 扫描（D）肿瘤显著均质强化。

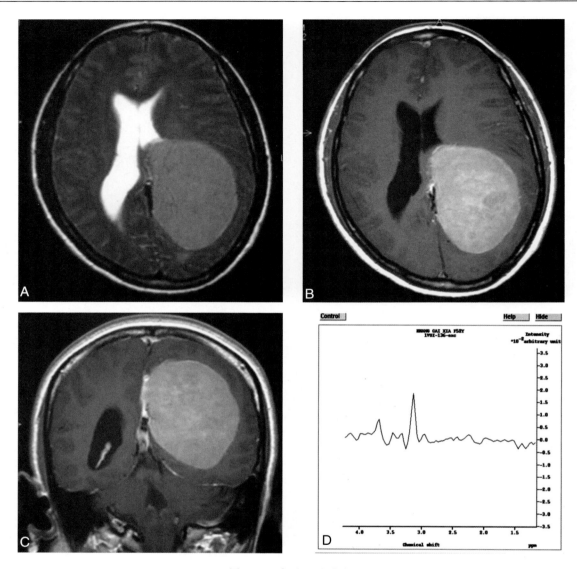

图 11-9　侧脑室脑膜瘤

MR T$_2$ 加权图（A）示左侧侧脑室巨大肿瘤，呈稍高信号，增强 MR 扫描（B，C）肿瘤显著均质强化，氢质子波谱（D）示 Cho 波明显升高，无 NAA 波和 Cr 波。

主要应与脉络丛乳头状瘤区别，两者都多见于儿童，但室管膜瘤与室壁间有广基相连，而脉络丛乳头状瘤因过度分泌脑脊液而表现有脑室系统扩大。

（2）室管膜下室管膜瘤

室管膜下室管膜瘤（subependymoma）属良性肿瘤，WHO 对室管膜下室管膜瘤的恶性度分类为Ⅰ级。肿瘤生长缓慢，多无临床症状，仅于尸体解剖时偶尔发现。室管膜下室管膜瘤主要发生在侧脑室和四脑室，当阻塞脑脊液通道时则出现临床症状，多见于中老年人。

关于室管膜下室管膜瘤的组织起源，目前尚不太清楚，可能起源于有双向分化的室管膜下细胞。

大体病理上室管膜下室管膜瘤为实质性肿瘤，常有分叶，境界清楚。组织学上室管膜下瘤含有室管膜瘤成分，在无室管膜瘤的室管膜下室管膜瘤组织中，主要由类似于正常室管膜的结构构成，混有少许神经纤维束和少量星形胶质细胞，肿瘤内细胞外基质的比例高于正常室管膜组织中的含量，即细胞含量较低。可见室管膜瘤的假玫瑰状或玫瑰状结构。

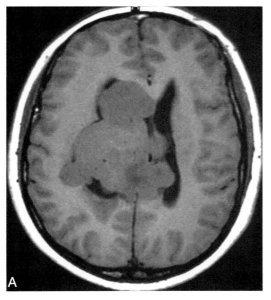

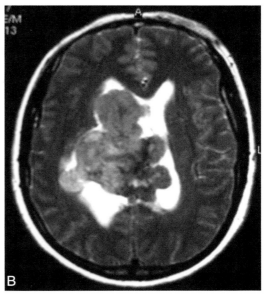

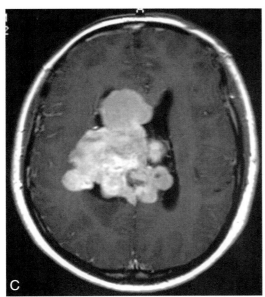

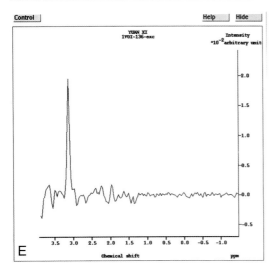

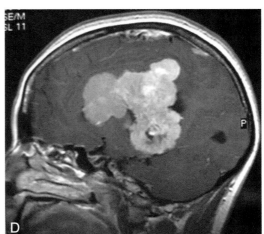

图 11-10　侧脑室脑膜瘤

MRT₁ 加权图（A）示右侧侧脑室巨大肿瘤，形态很不规则，累及周围脑实质，呈脑灰质信号，信号比较均质，T₂ 加权图（B）肿瘤呈稍高信号，增强 MR 扫描横切位（C）和矢状位（D）示肿瘤显著较均质强化，氢质子波谱（E）示 Cho 波明显升高，无 NAA 波和 Cr 波，可见倒置的 Lac 波。

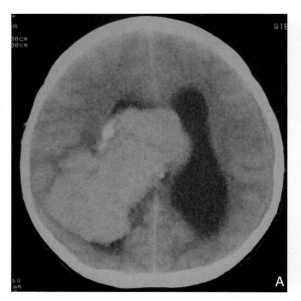
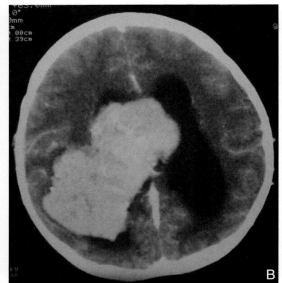

图 11-11 侧脑室室管膜瘤

CT 平扫（A）示肿瘤位于右侧侧脑室，肿瘤巨大，向左侧侧脑室突出，肿瘤呈稍高密度，密度均质，边缘见斑点状钙化，CT 增强扫描（B）肿瘤显著强化。

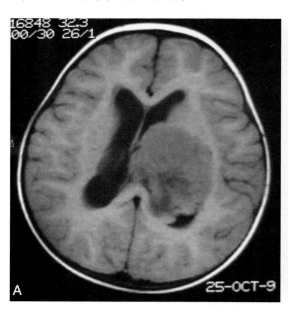
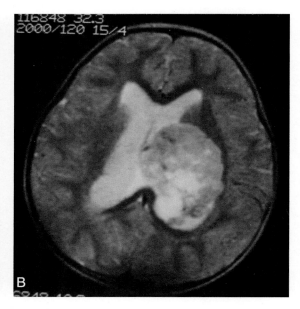

图 11-12 侧脑室室管膜瘤

MRT$_1$ 加权图（A）示肿瘤位于左侧侧脑室，肿瘤巨大，呈稍低不均质信号，T$_2$ 加权图（B）肿瘤呈稍高信号，不均质，肿瘤内斑点状很高信号为坏死囊变。

　　由于室管膜下室管膜瘤中含有室管膜细胞和星形细胞，故以往也有将其称为室管膜下胶质瘤和室管膜下星形细胞瘤。但 2 种细胞的比例与室管膜瘤不同，室管膜下室管膜瘤中星形细胞占细胞总数的 50%，而室管膜瘤中星形细胞占细胞总数的 20%。

　　室管膜下室管膜瘤少见。个别病例可有家族性，推测可能与遗传有关。

　　侧脑室室管膜下室管膜瘤常靠近室间孔，多位于一侧侧脑室，肿瘤直径多在 3~4cm。多数无明显的临床症状，少数可因为阻塞室间孔引起头痛等症状。

　　CT 和 MR 检查，可见肿瘤呈类圆形、椭圆形或分叶状，境界清楚。CT 平扫时肿瘤常呈等密度或稍低密度，MRT₁加权图呈等信号或稍低信号，T₂加权图呈高信号。在 T₁加权图上常见肿瘤内有小囊样低信号区，为富含黏液的囊状结构。在 T₂加权图肿瘤信号较均质，呈均质稍高信号，囊状结构呈高信号（图11-13）。由于肿瘤血供较差，血脑屏障完整，CT 和 MR 增强扫描肿瘤通常不强化，少数也可表现有肿瘤内部分轻微强化。

室管膜下室管膜瘤好发于室间孔附近，需要与室管膜下巨细胞星形细胞瘤和中枢神经细

胞瘤鉴别，增强扫描肿瘤不强化是其与这两种肿瘤鉴别的重要征象，室管膜下巨细胞星形细胞瘤和中枢神经细胞瘤在增强扫描时均表现显著或中度以上强化，另外，室管膜下巨细胞星形细胞瘤常见于青少年或儿童，临床表现有癫痫、皮下结节和智力低下，室管膜下常见多发结节样钙化。侧脑室脑膜瘤、脉络丛乳头状瘤、室管膜瘤均好发于三角区，增强扫描也均表现明显的强化，另外，脉络丛乳头状瘤主要见于小儿。

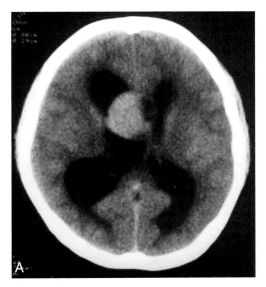
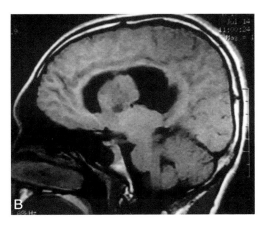
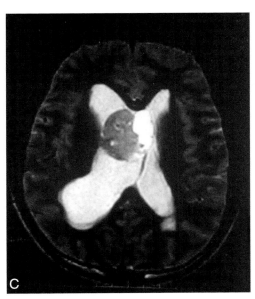
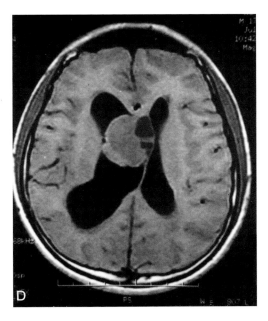

图 11-13　室管膜下室管膜瘤

CT 平扫（A）示右侧侧脑室肿瘤呈稍高密度，部分囊变，囊变部分呈低密度，MRT₁加权图矢状位（B）示肿瘤呈等信号，T₂加权图（C）肿瘤实质部分呈稍高信号，囊变部分呈很高信号，增强 MR 扫描（D）肿瘤无明显强化。

11.2.5　室管膜下巨细胞星形细胞瘤

结节性硬化（tuberous sclerosis）是一种先天性、家族性、遗传性疾病。临床以皮脂腺瘤、癫痫及智力低下三联症为特征。本病最早由 Von Recklinghausen 报告，次后由 Bourneville 于 1880 年做进一步更详细的描述，故又称 Bourneville 病（Bourneville disease）。

结节性硬化病人中，10%~15%室管膜下结节可以转化为巨细胞星形细胞瘤（subependymal giant cell astrocytoma）。肿瘤位置特殊，常位于侧脑室孟氏孔附近。圆形或不规则形，境界清楚，通常直径 2~3cm，也可更大。CT 平扫呈等密度或稍高密度，肿瘤实质比较均质（图 11-14，图 11-15）。瘤内可钙化，但少见。MR 显示该肿瘤在 T_1 加权图上为稍低信号，T_2 加权图上为稍不均质的高信号，这种稍不均质可能是由于肿瘤内钙和铁的沉积。室管膜下巨细胞星形细胞瘤呈均质性强化（图 11-16，图 11-17）。而末转化为该瘤的结节（实际上为错构瘤结节）不显示强化。故增强扫描很重要，应作为常规进行。

因本病是伴随结节性硬化的一种肿瘤，其他部位室管膜下或脑实质同时有多发钙化或未钙化的结节存在（图 11-18），少数室管膜下巨细胞星形细胞瘤内可以出血和囊变（图 11-19）。

由于结节性硬化临床表现典型（癫痫、皮脂腺瘤和智力低下），再加上室管膜下巨细胞星形细胞瘤发生部位特殊，一般诊断不难。但个别病例也可不伴有结节性硬化的其他表现，此时，肿瘤位于孟氏孔附近是提示诊断的重要依据。

鉴别诊断主要应考虑中枢神经细胞瘤，后者也起源于孟氏孔区，与室管膜下巨细胞星形细胞瘤有相同的发生部位，但室管膜下巨细胞星形细胞瘤发生在结节性硬化患者，CT 可显示钙化的室管膜下结节，发病年龄较中枢神经细胞瘤年轻，多见于青少年，通常见于 20 岁以前，增强扫描呈显著强化。

11.2.6　中枢神经细胞瘤

1982 年，Hassoun 等首次报告通过电镜研究了 2 例脑室内肿瘤，在光镜下类似于少突胶质细胞瘤，瘤细胞缺乏非典型的有丝分裂，没有 Homer-Wright 玫瑰花形，无向成熟神经节细胞演变的表现，故认为其是神经细胞起源，不同于神经节细胞瘤和神经母细胞瘤，并将其命名为中枢神经细胞瘤（central neurocytoma）。此后报告逐渐增多，迄今文献中已经有 260 多例相关报告。

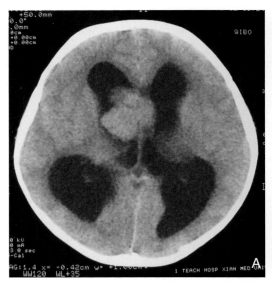
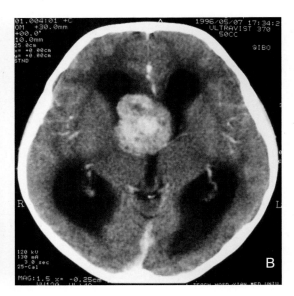

图 11-14　室管膜下巨细胞星形细胞瘤

CT 平扫（A）示肿瘤位于孟氏孔附近，大部位于右侧侧脑室，少部突出到左侧侧脑室，呈等密度，CT 增强扫描（B）肿瘤显著强化。

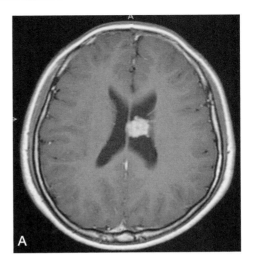

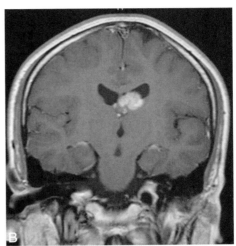

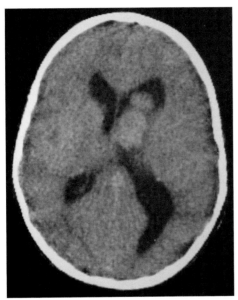

图 11-15 室管膜下巨细胞星形细胞瘤

CT平扫示肿瘤位于左侧侧脑室，从孟氏孔附近向前发展，呈等密度。

图 11-16 室管膜下巨细胞星形细胞瘤

MR增强扫描（A，B）示肿瘤位于左侧侧脑室孟氏孔附近，显著均质强化。

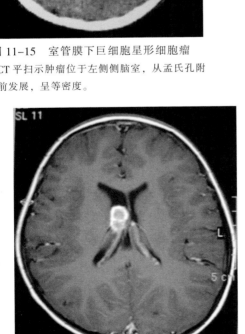

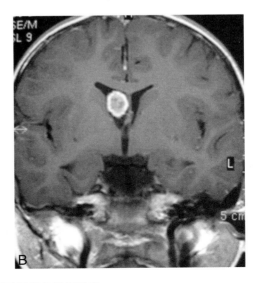

图 11-17 室管膜下巨细胞星形细胞瘤

MR增强扫描（A，B）示肿瘤位于右侧侧脑室孟氏孔附近，显著均质强化。

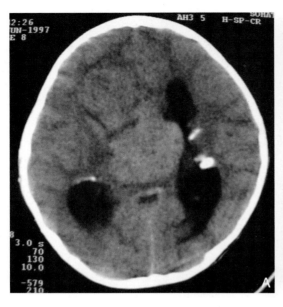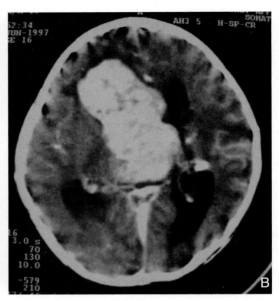

图 11-18　室管膜下巨细胞星形细胞瘤

CT 平扫（A）示肿瘤位于右侧侧脑室，从孟氏孔附近向前发展，充满体部和额角，呈不均质等密度。双侧侧脑室室管膜下见多发钙化结节。增强 CT 扫描（B）肿瘤显著强化。

中枢神经细胞瘤临床较少见，以往文献多为零散报道，故其确切的发病率尚不清楚，约占中枢神经系统肿瘤的 0.25%~0.5%。

中枢神经细胞瘤为良性肿瘤，大体病理标本肿瘤境界清楚，分叶状，灰红色，质软脆，有或无钙化，囊变较常见。光镜下组织学改变酷似少突胶质细胞瘤，可见肿瘤由一致的圆形或多边形小细胞构成，等距离密集排列，分化好，核小而圆，居正中位，染色质细致均匀，胞浆和间质稀少。但电镜下观察肿瘤细胞有向神经元分化的特征，肿瘤细胞具有轴突样突起，胞浆内含有致密核心小体、微管以及突触，与少突胶质细胞瘤显然不同。免疫组化研究显示有神经元标记的蛋白质、神经元特异的烯醇化酶和突触素的一致表达。WHO 中枢神经系统肿瘤组织学分类将中枢神经细胞瘤归类于神经元和混合性神经元-神经胶质肿瘤。

中枢神经细胞瘤好发于青壮年，平均年龄约 30 岁。男女发病率无差异。肿瘤生长缓慢，病史可长达数十年之久，临床症状通常有头痛、恶心、呕吐、视力下降等，这些症状的出现一般与梗阻性脑积水的进展有关。

肿瘤多发生于透明隔孟氏孔附近，向双侧侧脑室内突出或以一侧侧脑室为主，也可向第三脑室生长，常表现为附着于透明中隔，以宽基底或细蒂与透明中隔相连。由于肿瘤分化好，生长空间大，故发现时肿瘤体积一般较大。肿瘤形态常不规则，一般有分叶，往往呈土豆状。CT 平扫多呈等密度或稍高密度，境界清楚，不规则分叶状。半数以上瘤体内可见散在钙化灶。瘤体内囊变较多见，呈低密度区。MR T$_1$ 加权图肿瘤实质呈等信号或稍低信号，囊变区呈低信号，T$_2$ 加权图肿瘤实质呈等信号或稍高信号，囊变区呈高信号，信号不均匀。肿瘤血供丰富，瘤体内有时可见血管流空现象。由于肿瘤内钙化和囊变较常见，故 T$_1$ 加权图和 T$_2$ 加权图信号常不均质。MR 多方位观察，可见肿瘤不向周围脑实质浸润，具有良性特点。CT 和 MR 增强扫描肿瘤多呈较均质或不均质轻到中度强化（图 11-20，图 11-21）。肿瘤可阻塞孟氏孔，引起一侧或双侧侧脑室扩大。

中枢神经细胞瘤主要应与室管膜下巨细胞星形细胞瘤鉴别，后者也起源于孟氏孔区，与中枢神经细胞瘤有相同的发生部位，但室管膜下巨细胞星形细胞瘤发生在结节性硬化患者，CT 可显示钙化的室管膜下结节，发病年龄较中枢神经细胞瘤年轻，多见于青少年，通常见于 20 岁以前，增强扫描呈显著强化。

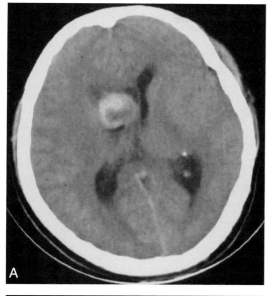
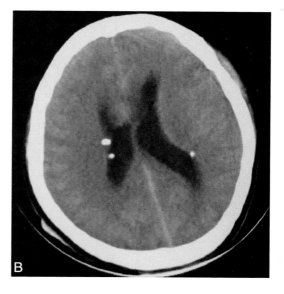
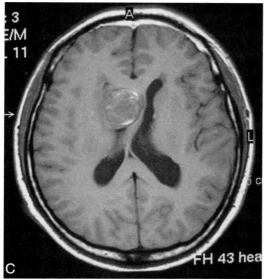
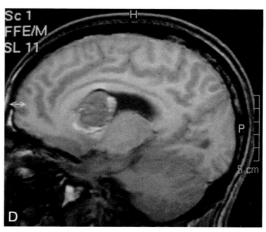
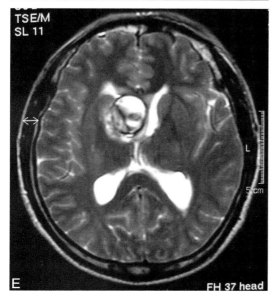

图 11-19 室管膜下巨细胞星形细胞瘤

　　CT平扫 (A, B) 示肿瘤位于右侧侧脑室孟氏孔附近, 呈不均质密度, 边缘密度较高, 双侧侧脑室室管膜下见多发钙化结节。MRT$_1$加权图横切位 (C) 和矢状位 (D) 示肿瘤呈等信号, 边缘见高信号, 可能为出血, T$_2$加权图 (E) 呈混杂信号。

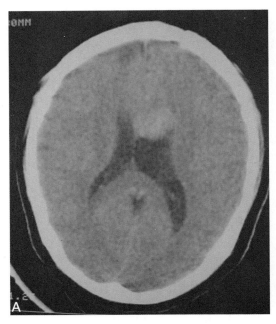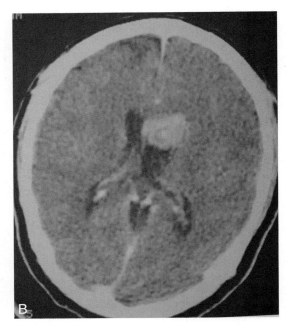

图 11-20 中枢神经细胞瘤

CT 平扫（A）示左侧侧脑室肿瘤呈稍高密度，位于孟氏孔附近，CT 增强扫描（B）肿瘤均质中度强化。

鉴别诊断还应考虑脑膜瘤、室管膜瘤、脉络丛乳头状瘤。侧脑室脑膜瘤与中枢神经细胞瘤的 CT 密度和 MR 信号类似，但发病部位不同，脑膜瘤多位于侧脑室三角区，而中枢神经细胞瘤位于透明中隔孟氏孔附近。增强扫描时，脑膜瘤比中枢神经细胞瘤强化显著。脑膜瘤囊变少见，而中枢神经细胞瘤囊变较常见。室管膜瘤好发于侧脑室三角区，主要见于儿童，跨室壁生长，通常容易与中枢神经细胞鉴别。脉络丛乳头状瘤也好发于侧脑室三角区，常见于儿童，大量分泌脑脊液是其特征性表现。

11.2.7 星形细胞肿瘤

脑室系统本身并不含有星形细胞，所以，一般认为侧脑室星形细胞肿瘤均是由于周围结构的星形细胞肿瘤突入侧脑室。胼胝体体部和丘脑的星形细胞肿瘤突入侧脑室时，容易通过多方位影像学观察确定肿瘤的来源，但突入侧脑室三角区的星形细胞肿瘤常常很难区别是侧脑室来源还是来源于侧脑室周围组织，容易误诊为室管膜瘤和脉络丛乳头状瘤。

侧脑室星形细胞肿瘤多为弥漫性星形细胞瘤和间变性星形细胞瘤，毛细胞型星形细胞瘤罕见。

肿瘤常呈不规则形态或分叶状，容易出现坏死和囊变，故肿瘤密度和信号不均匀，肿瘤实质部分 CT 扫描呈稍低密度，MRT_1 加权图呈稍低和等信号，T_2 加权图呈稍高信号。囊变坏死区 CT 呈低密度，MRT_1 加权图呈低信号，T_2 加权图呈高信号。间变性星形细胞瘤肿瘤内可有出血。增强扫描低级别星形细胞瘤实质部分呈轻度强化，高级别星形细胞瘤可呈显著不均匀、不规则强化（图 11-22）。氢质子波谱表现为 Cho 波明显升高，NAA 波和 Cr 波明显降低（图 11-23）因为肿瘤实际上起源于侧脑室周围组织，故肿瘤与临近脑实质分界不清楚，且肿瘤周围脑实质内多有水肿存在。

因为间变性星形细胞瘤强化较显著，又累及侧脑室周围脑实质，所以，需要与侧脑室脉络丛癌和室管膜瘤区别。侧脑室脉络丛癌均好发于儿童是重要的鉴别诊断信息。脉络丛癌通常没有明显坏死和囊变，呈较均匀非常显著强化，另外，肿瘤表面呈颗粒状和分泌大量脑脊液也是侧脑室脉络丛乳头状癌与间变性星形细胞瘤区别的重要征象。侧脑室室管膜瘤的 CT 和 MR 表现可能与星形细胞肿瘤类似，很难区别，但侧脑室室管膜瘤主要见于儿童。

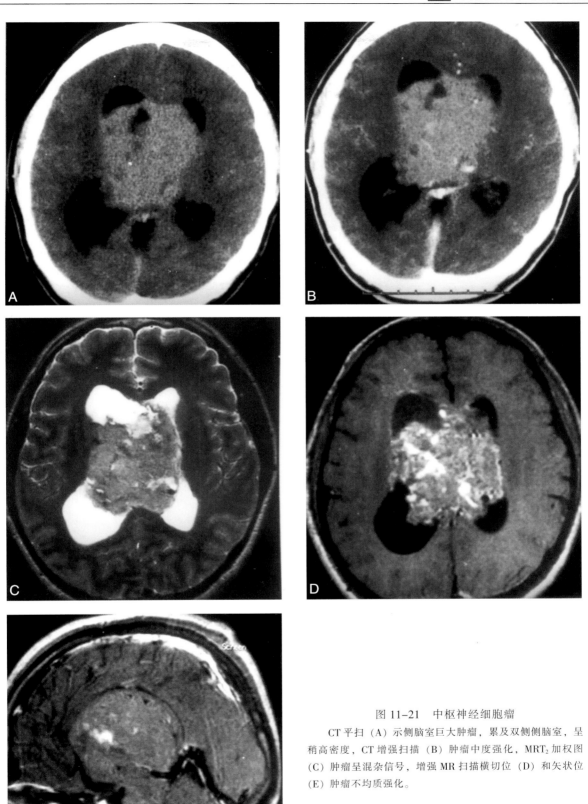

图 11-21　中枢神经细胞瘤

　　CT 平扫（A）示侧脑室巨大肿瘤，累及双侧侧脑室，呈稍高密度，CT 增强扫描（B）肿瘤中度强化，MRT$_2$ 加权图（C）肿瘤呈混杂信号，增强 MR 扫描横切位（D）和矢状位（E）肿瘤不均质强化。

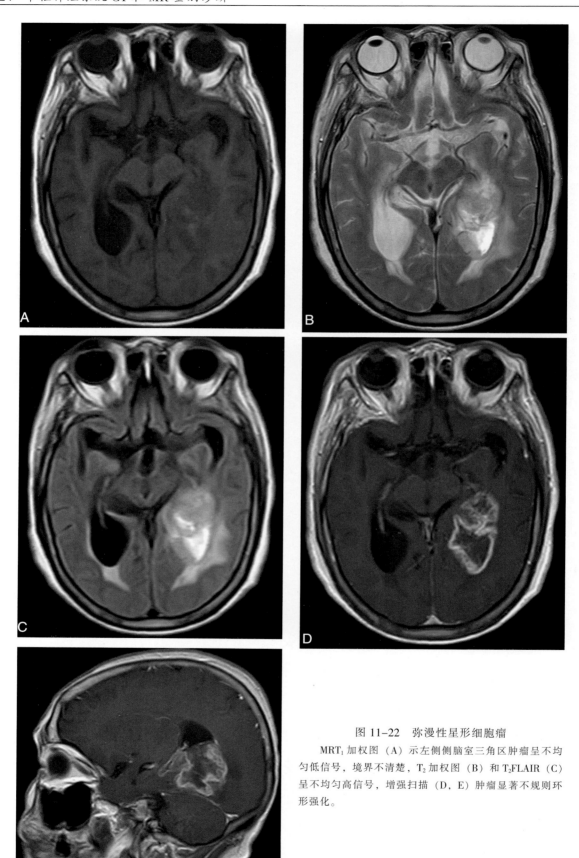

图 11-22　弥漫性星形细胞瘤

MRT₁ 加权图（A）示左侧侧脑室三角区肿瘤呈不均匀低信号，境界不清楚，T₂ 加权图（B）和 T₂FLAIR（C）呈不均匀高信号，增强扫描（D，E）肿瘤显著不规则环形强化。

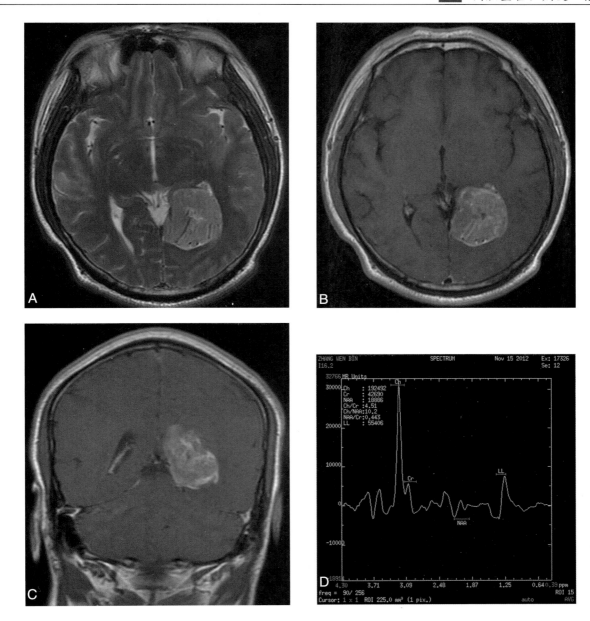

图 11-23　间变性星形细胞瘤

MRT$_2$加权图（A）示左侧侧脑室三角区肿瘤呈不均匀稍高信号，境界清楚，增强扫描（B，C）肿瘤显著稍不均匀强化，氢质子波谱（D）Cho 波明显升高，NAA 和 Cr 波明显降低，Cho/NAA 比值为 10，NAA/Cr 比值为 4.5。

11.2.8 侧脑室其他肿瘤

转移瘤可发生于侧脑室。单发或多发。可位于侧脑室任何部位，完全位于侧脑室内（图11-24，图11-25），或部分位于脑室，部分位于侧室壁脑实质（图11-26）。CT 平扫时通常呈等密度或稍高密度结节，圆形，边缘光整，境界清楚。MRT$_1$加权图呈等或稍低信号，T$_2$加权图呈高信号。CT 和 MR 增强扫描呈均质显著强化，中心有坏死时也可呈环形强化。脑实质内多同时有多发转移灶存在。

畸胎瘤偶可发生于侧脑室。因其为中线肿瘤，故常由透明中隔同时向两侧侧脑室内生长，在侧脑室内形成肿块。肿块常以实质为主。CT平扫时呈等密度，内可有斑点状钙化（图11-27，图11-28），境界清楚，形态不规则，肿瘤可有囊性成分存在，肿瘤内出现牙齿、骨结构和脂肪成分为其典型表现。增强扫描时实质部分轻度强化或不强化，是其与其他侧脑室内肿瘤区别的重要依据。MR 检查时，畸胎瘤的最大特点是 T_1 加权图和 T_2 加权图肿瘤信号都很不均质，高、等、低信号同时存在，反映了肿瘤成分复杂的特点。

侧脑室内神经鞘瘤罕见，可呈分叶状，等密度或稍高密度，增强扫描呈不均质强化。

11.2.9　侧脑室神经上皮囊肿

侧脑室囊性占位主要为神经上皮囊肿。

神经上皮囊肿（neuroepithelial cyst）是一组非肿瘤性囊肿性病变，其共同特点是衬有形态学与上皮类似的细胞，免疫组化研究常呈胶质纤维酸性蛋白强阳性。以往曾被称为室管膜囊肿、脉络丛囊肿、脉络丛上皮囊肿、蛛网膜下室管膜囊肿。胶样囊肿也曾被包括在这组囊肿内，但后来研究发现，胶样囊肿很可能起源于内胚层，而不是神经上皮。

对于神经上皮囊肿的起源尚有争议。这些囊肿的特点是具有原始室管膜或脉络丛，可能是由于神经外胚层在发育过程中隔离所致，脉络裂囊肿可能为内折的血管软膜所形成。

神经上皮囊肿可见于任何年龄，但绝大多数脉络裂囊肿于成年时发现，平均年龄 30 岁左右。

神经上皮囊肿可以位于脉络丛、脉络膜裂和脑室，偶尔也可以位于脑实质内。不同部位的神经上皮囊肿，其发生率变化很大。小的无症状的脉络裂囊肿很常见，而有症状的神经上皮囊肿较少见，主要位于侧脑室。

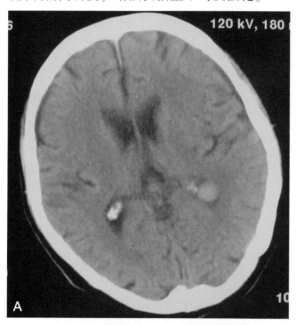

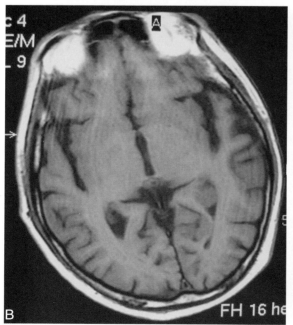

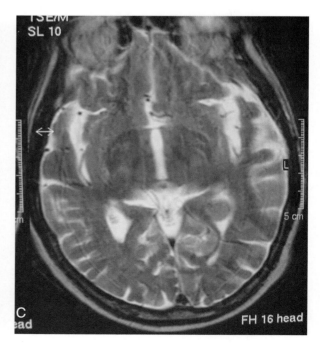

图 11-24　肺癌侧脑室转移

CT 平扫（A）示左侧侧脑室三角区肿瘤，类圆形，稍高均质密度，MR T_1 加权图（B）呈稍低均质信号，T_2 加权图（C）呈等信号。

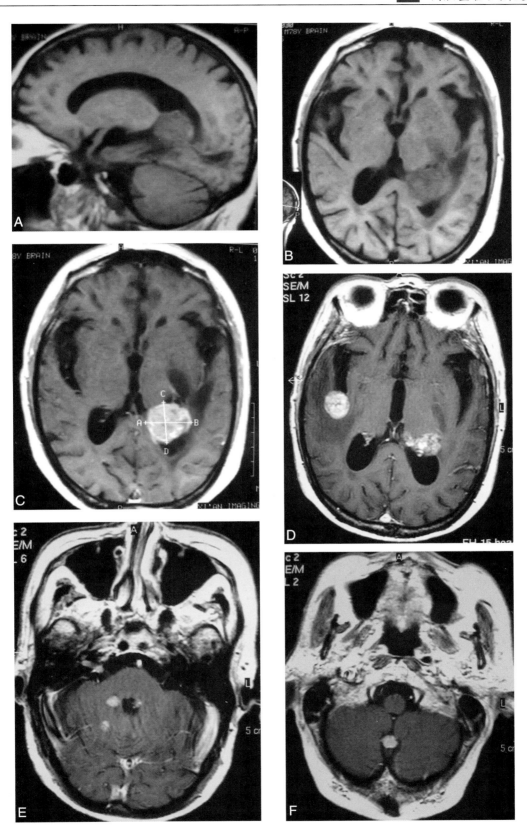

图 11-25　肺癌侧脑室转移

MRT₁加权图矢状位（A）和横切位（B）示左侧侧脑室三角区肿瘤，类圆形，呈稍低均质信号，MR 增
强扫描（C，D，E，F）示肿瘤显著强化，幕上幕下同时有多发转移瘤存在。

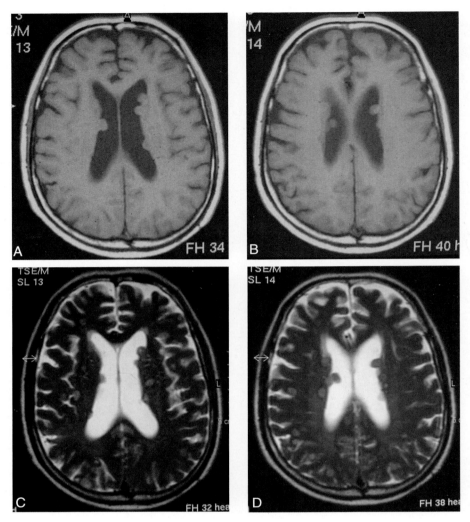

图 11-26　肺癌侧脑室室管膜转移

MRT₁ 加权图 （A，B）示双侧侧脑室室管膜有多发结节向脑室内突出，呈等信号，T₂ 加权图
（C，D）示脑实质内同时有多发结节存在，与室管膜结节信号类似，均呈等信号。

位于侧脑室的神经上皮囊肿可以没有临床症状，也可以表现有头痛或癫痫等症状。没有症状者，影像学随访复查可见囊肿无变化。

侧脑室神经上皮囊肿的典型位置在侧脑室后部。囊壁很薄，内含脑脊液。CT 平扫时见局部侧脑室扩大，囊壁可不显示，若显示时呈薄线状等密度影。MRT₁ 加权图及质子图常能清楚显示部分囊壁，呈弧线状等信号，位于侧脑室体部，凸面向前。囊内液体在各序列 MR 图像上均呈脑脊液信号，弥散加权图也呈脑脊液样低信号（图 11-29，图 11-30）。增强扫描囊壁不强化。本病的诊断主要依靠囊壁的显示，若不能显示时，则需要与其他原因造成的侧脑室局限性扩张鉴别。仔细观察钙化的脉络丛有无移位，有移位说明有囊肿存在。

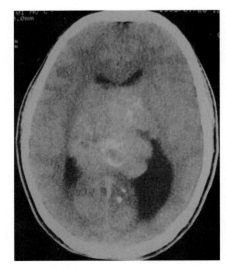

图 11-27　侧脑室畸胎瘤

CT 平扫示侧脑室巨大肿瘤，累及双侧侧脑室，呈等密度。

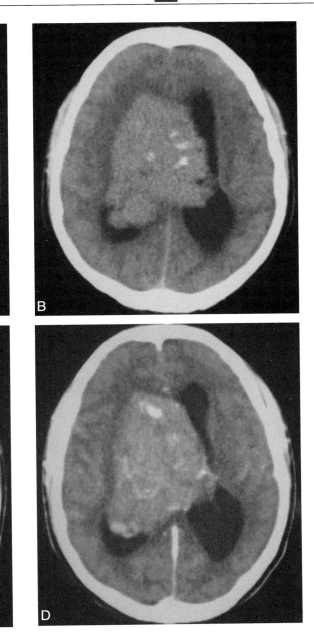

图 11-28 侧脑室畸胎瘤

CT 平扫 (A, B) 示侧脑室巨大肿瘤, 累及双侧侧脑室, 以右侧为主, 等密度, 内有散在斑点钙化。CT 增强扫描 (C, D) 肿瘤实质强化不明显。

11.2.10 血管畸形

动静脉畸形及海绵状血管瘤可发生于侧脑室, 但少见。动静脉畸形多位于侧脑室后部或三角区。病变常同时累及脑室及周围脑实质, 形状很不规则, 境界不清, 常见条样等密度血管影 (图 11-31)。因血管内常有血栓形成或周围有出血, CT 平扫时多呈高、低、等多种密度同时存在的混杂密度, 病灶周围一般无水肿。

增强扫描时呈不均质强化, 且常可见到多条迂曲的血管强化影 (图 11-32)。MR 检查时, 动静脉畸形的血管成分在 T_1 加权图和 T_2 加权图上均表现为流空低信号, 但当动静脉畸形内有血栓形成和出血时, 也可在 T_1 加权图表现为高信号 (图 11-33)。

侧脑室海绵状血管瘤 (cavernoma) 少见。病理上呈深红色境界清楚的团块状病灶, 显微镜下由缺乏肌层及弹力层的海绵状血管窦构成,其间无脑组织，瘤内可见出血和钙化，常见含铁血黄素沉积及胶质增生。无供血动脉或引流静脉的异常增粗。因病灶内常有出血，在 CT 平扫时常表现为侧脑室稍高密度或高密度肿块，

圆形略不规则，境界清楚，病灶内常见钙化。MR 各序列均呈高信号，尤其是 T_1 加权图呈高信号，是海绵状血管瘤的特征（图 11-34），与其他侧脑室内肿瘤容易区别。

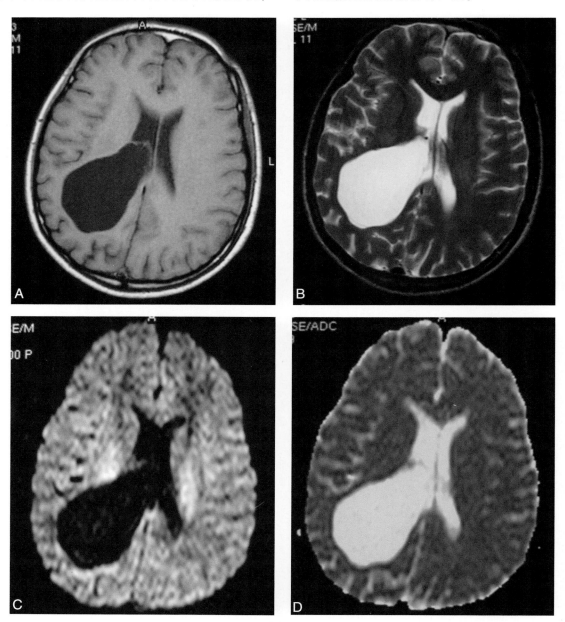

图 11-29　侧脑室神经上皮囊肿

MRT_1 加权图（A）示右侧侧脑室三角区囊肿，呈脑脊液样低信号，囊肿前壁呈等信号，T_2 加权图（B）囊肿呈脑脊液样很高信号，DWI（C）呈低信号，ADC 图（D）呈脑脊液样高信号。

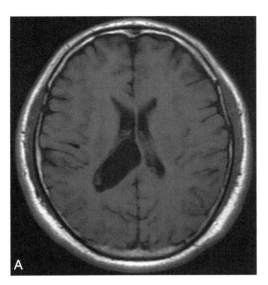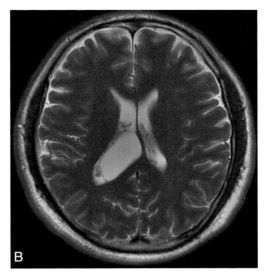

图 11-30　侧脑室神经上皮囊肿

MRT₁加权图（A）示右侧侧脑室三角区囊肿，呈脑脊液样低信号，T₂加权图（B）囊肿信号同脑脊液。

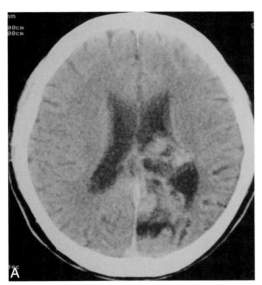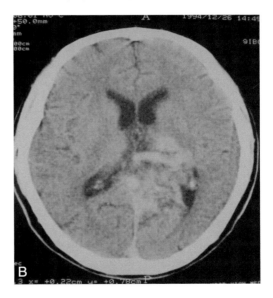

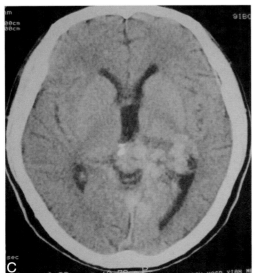

图 11-31　侧脑室动静脉畸形

CT 平扫（A，B，C）示左侧侧脑室三角区混杂密度肿块，由条样等密度血管影构成，并累及周围脑实质。

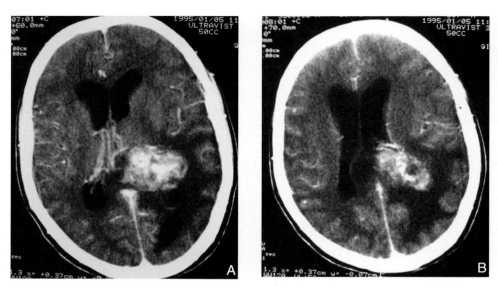

图 11-32 侧脑室动静脉畸形

CT 增强扫描（A，B）示左侧侧脑室显著强化肿块，内有大量血管条样很高密度影。

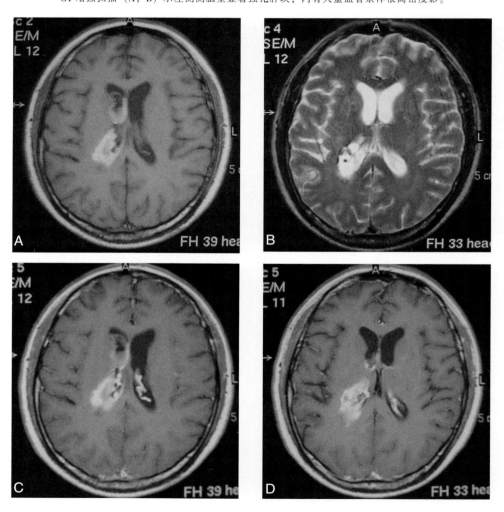

图 11-33 侧脑室动静脉畸形出血

MRT₁ 加权图(A) 示右侧侧脑室大量亚急性期出血呈高信号，T₂ 加权图 （B） 信号不均质，大部呈高信号，增强 MR 扫描 （C，D） 无明显强化。

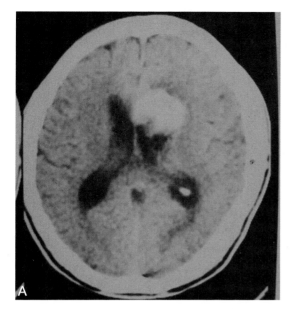

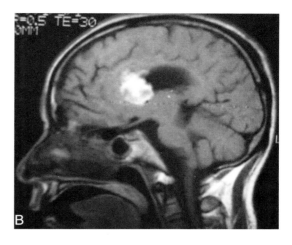

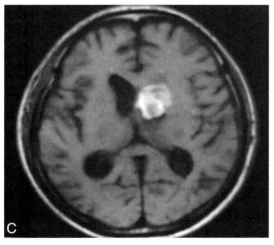

图 11-34 海绵状血管瘤

CT 平扫（A）左侧侧脑室额角肿块，呈高密度，形态稍不规则。MRT₁加权图（B，C）呈高信号，信号不均质。

参考文献

1 卜学勇，罗胜权.结节性硬化合并室管膜下巨细胞星形细胞瘤1例报告.实用放射学杂志，2003，19:534

2 方松华，杨风云，金梅，等.室管膜下室管膜瘤的影像学诊断（附三例报告）.中华放射学杂志，2003，34:383-385

3 傅剑雄，吴晶涛，王守安，等.中枢神经细胞瘤的MR诊断和病理对照分析.医学影像学杂志，2010，20:1764-1766

4 何光武，齐志刚，姚振威，等.中央性神经细胞瘤的MRI诊断.医学影像学杂志，2003，13:926-929

5 胡凌，高培毅.中枢神经细胞瘤的MRI诊断.临床放射学杂志，2003，22:999-1001

6 黄文清.神经肿瘤病理学.第2版.北京:军事医学科学出版社，2001:370

7 李方利，王注贵.脑室内神经鞘瘤一例.中华放射学杂志，1993，27:108

8 罗艺，孟晓梅，钱银峰，等.侧脑室星形细胞瘤的MRI诊断及鉴别诊断.中国临床医学影像杂志，2009，20:305-308

9 马婉玲，印弘，宦怡，等.中枢神经细胞瘤的MRI表现.实用放射学杂志，2010，29:1152-1154

10 彭仁罗，谭长连.脑结节性硬化合并脑肿瘤.中华放射学杂志，1993，27:409-410

11 任爱军，高培毅.侧脑室内室管膜下瘤的MRI诊断.临床放射学杂志，2004，23：275-278

12 夏晓，余准，吴力源.侧脑室肿瘤的CT和MR诊断.中华放射学杂志，1996，30:41-44

13 吴卫平，沈继章，陈财忠.中枢神经细胞瘤的影像诊断（附3例报告并文献复习）.临床放射学杂志，2003，22:1002-1004

14 殷天文，吕京光.脑室内海绵状血管瘤并脑积水一

例.临床放射学杂志，2001，20:423

15 鱼博浪，王世捷，张明，等.侧脑室肿瘤的 CT 和 MRI 诊断.实用放射学杂志，1997，13:643-646

16 朱明旺，戴建平，何志华，等.脉络丛乳头状瘤的 MR、CT 诊断.中华放射学杂志，1997，31:690-693

17 Ashkan K，Csey AT，Arrigo CD，et al.Benign central neurocytoma.Cancer，2000，89:1111-1113

18 Cancer H，Acikgoz B，Ozgen T，et al.Meningiola of the lateral ventricle.report of six cases.Neurosurg Rev，1992，15:303-306

19 Chiechi MY，Smirniotopoulos JG，Jones RV.Intracranial subependymomas:CT and MR imaging features in 24 cases.AJR，1995，165:1245-1250

20 Coates TL，Hinshw DB Jr，Peckman N，et al. Pediatric choroids plexus neoplasms:MR，CT and pathologic correlation.Radiology，1989，173:81-85

21 Czervionke LF，Daniels DL，Meyer GA，et al. Neuroepithelial cysts of the lateral ventricles:MR appearance.AJNR，1987，8:609-613

22 Emestus RI，Schroder R.Clinical aspects and pathology of intracranial subependymoma 18 personal cases and review of the literature.Neurochirurgia，1993，36:194-202

23 Hoeffel C，Boukobza M，Polivka M，et al.MR manifestation of subependymomas.AJNR，1995，16:2121-2124

24 Girardot C，Boukobza M，Lamoureux JP，et al.Choroid plexus papillomas of the posterior fossa in adults:MR imaging and gadolinium enhancement:report of four cases and review of the literature.J Neuroradiol，1990，17:303-307

25 Goergen SK，Gonzales MF，Mclean CA.Intraventricular neurocytoma:radiologic features and review of the literature.Radiology，1992，182:787-790

26 Hassoun J，Gambarell D，Grisoli F，et al.Central neurocytoma: an electron -microscopic study of two cases.Acta Neuropathol（Berl），1982，56:151-154

27 Jelinek J，Smirniotopoulous JG，Parisi JE，et al. Lateral ventricular neoplasms of the brain:differential diagnosis based on clinical，CT and MR findings. AJNR，1990，11:567-574

28 Ken JG，Sobel DF，Copeland B，et al.Choroid plexus papillomas of the foramen of luschka:MR appearance. AJNR，1991，12；1201-1204

29 Kendall B，Reider G，Valentine A.Diagnosis of masses presenting within the ventriculess on com puted tomography.Neuroradiology，1983，25:1122-1125

30 Kerkovsky M，Zitterbart K，Svoboda S，et al.Central

neurocytoma:the neuroradiological perspec tive.Childs Nerv Syst，2008，24:1361

31 Lee SH，Park BJ，Kim EJ，et al.Atypical choroid plexus papilloma in an adult.J Korean Neurosurg Soc，2009，46:74-76

32 Martin N，Thron HM，Grote EH，et al.Primary choroids plexus papilloma of the cerebellopontine angle:MR imaging.Neuroradiology，1990，31:541-545

33 Mcconnnachie NS，Worthington BS，Cornford，et al. Computed tomography and magnetic resonance imaging in the diagnosis of intraventricular cerebral masses. BJR，1994，67:223-226

34 Moran V，O keeffe F.Giant cell astrocytoma in tuberous sclerosis:computed tomographic findings.Clin Radiol，1986，37:543-547

35 Nishio S，Morioka T，Suzuki S，et al.Subependymal giant cell astrocytomas:clinical and neuroimaging features of four cases.J Clin Neurosci，2001，8:31-34

36 Nishio S，Takatoshi T，Takeshita I，et al.Intraventricular neurocytoma:clinicopathological features of six cases.J Neurol，1988，68:665-670

37 Numaguchi Y，Foster RW，Gum GK.Large asymptomatic noncolloid neuroepithelial cysts in the lateral ventricle: CT and MR features.Neuroradiology，1989，31:98-101

38 Odake G，Tenjin H，Murakami N.Cyst of the choroids plexus in the lateral ventricle:case report and review of the literature.Neurosurgery，1990，27:470-476

39 Packer RJ，Perilongo G，Johnson D，et al.Choroid plexus carcinoma of childhood.Cancer，1992，69:580-584

40 Ruppert central neurocytoma:a case study.J Neurosci Nurs，2002，34:201-201

41 Ryken TC，Robinson RA，Vancolder JC.Familial occurrence of subependymoma.J Neurosurg，1994，80:1108-1111

42 Soylemezoglu F，Scheihauer BW，Esteve J，et al. Atypical central neurocytoma.J Neuropathol Exp Neurol，1997，56:551-556

43 Spoto GP，Preess GA，Hesselink JR，et al.Intracranial ependymoma and subependymoma:MR manifestations. AJR，1990，154:837-845

44 Tien RD.Intraventricular mass lesions of the brain:CT and MRI findings.AJR，1991，157:1283-1290

45 Wagle V，Melanson D，Ethier R，et al.Choriod plexus papilloma:magnetic resonance，computered tomography，and angiographic observation.Surg Neurol，1987，27:466-469

12 颅内囊性病变

12.1 脑实质内囊性病变

12.1.1 脑实质内囊肿

（1）神经上皮囊肿

神经上皮囊肿（neuroepithelial cyst）是一组非肿瘤性囊肿性病变，这些囊肿的共同特点是衬有形态学与上皮类似的细胞，免疫组化研究常呈胶质纤维酸性蛋白强阳性。以往曾被称为室管膜囊肿、脉络丛囊肿、脉络丛上皮囊肿、蛛网膜下室管膜囊肿。胶样囊肿也曾被包括在这组囊肿内，但后来研究发现，胶样囊肿很可能起源于内胚层，而不是神经上皮。

对于神经上皮囊肿的起源尚有争议。这些囊肿的特点是具有原始室管膜或脉络丛，可能是由于神经外胚层在发育过程中隔离所致，脉络裂囊肿可能为内折的血管软膜所形成。

不同部位的神经上皮囊肿，其发生率变化很大。小的无症状的脉络丛囊肿常在影像学检查时发现，尸检半数以上可见。有症状的神经上皮囊肿少见，主要位于侧脑室。

神经上皮囊肿可见于任何年龄，但绝大多数脉络丛囊肿于成年时发现，平均年龄 30 岁左右。有症状的室管膜囊肿男性稍多见。

神经上皮囊肿可以位于脉络丛、脉络裂和脑室，偶尔也可以位于脑实质内。

脑实质内神经上皮囊肿罕见。其影像学特点为大脑半球脑实质内囊性病变，边缘锐利，境界清楚，CT 平扫呈脑脊液样低密度，MR 各序列均与脑脊液信号相似，弥散加权图呈脑脊液样低信号，增强扫描囊壁及囊内液体不强化（图 12-1，图 12-2）。囊壁不强化是神经上皮囊肿与肿瘤性囊性病变及感染性囊性病变鉴别的关键。

（2）小脑单纯性囊肿

少见。位于小脑半球。圆形或椭圆形，境界清楚，边缘锐利光滑。CT 平扫时呈脑脊液样低密度。MR 各序列为脑脊液样信号。无钙化。囊肿周围一般无水肿。增强扫描无强化（图 9-28，图 9-29）。主要应与囊性星形细胞瘤和血管母细胞瘤区别，后两者均可见到附壁结节，增强扫描时附壁结节出现强化。

（3）良性非肿瘤性脑实质囊肿

良性非肿瘤性脑实质囊肿（benign nonneoplastic intraparenchymal brain cyst）罕见。主要见于大脑半球脑实质。囊肿壁由神经胶质组织构成，没有蛛网膜层，也不衬有上皮。囊内液体在 CT 平扫时可呈脑脊液样均匀低密度，但在 MR 图上常与脑脊液信号稍有不同，T_1 加权图可能稍高于脑脊液信号，或者质子加权图稍高于脑脊液信号，T_2 加权图常与脑脊液样信号类似，呈很高信号。囊肿周围可以有胶样变，在质子加权图上或 FLAIR 序列呈薄的高信号带（图 12-3）。增强扫描囊壁不强化。诊断时首先要排除肿瘤囊变和感染性囊肿，这 2 类囊性病变均呈环形强化。另外，还需要除外脑梗死和脑实质出血引起的囊性脑软化，根据病史和病变周围脑组织萎缩可以鉴别。与脑实质内神经上皮囊肿的鉴别是囊肿周围有无胶样变，有胶样变者为良性非肿瘤性脑实质囊肿，无胶样变者为神经上皮囊肿。

12.1.2 感染性囊性病变

（1）脑脓肿

脑脓肿临床比较常见。CT 平扫时脓腔表现为均质低密度，脓壁呈等密度或稍高密度环，境界清楚，周围可有不等程度水肿。MR T_1 加权图脓腔及周围水肿呈低信号，T_2 加权图呈高信号，脓壁信号在不同时期可稍有不同，脓肿形成早期，T_1 加权图脓壁呈稍高信号，T_2 加权图为低信号。急性期，T_1 加权图及 T_2 加权图脓壁均为稍高信号。慢性期，T_1 加权图脓壁为高信号，T_2 加权图为低信号。CT 和 MR 增强扫描呈环形强化，内缘光整，环壁薄而均匀，有张力（图 6-70，图 6-71）。

脑脓肿与脑内囊肿容易区别，区别要点为：①囊肿的囊液 CT 密度和 MR 信号均与脑脊液相同，而脓肿的脓液 CT 密度和 MR 信号常与脑脊液不同，CT 平扫时常高于脑脊液密度，MR T_1 加权图高于脑脊液信号；②增强扫描时囊肿的囊壁不出现强化，而脓肿的壁强化。③囊肿周围一般无水肿，而脓肿周围可有水肿。

脑脓肿与囊性脑肿瘤鉴别主要根据增强扫描及弥散加权成像的表现：增强扫描时脑脓肿壁呈环形强化，内缘光整，环壁薄且比较均匀，而囊性脑肿瘤环形强化的环壁欠光整，厚薄欠均匀；弥散加权成像时脑脓肿呈高信号，而囊性脑肿瘤呈低信号。另外，结合临床病史也很重要。

（2）脑包虫病

人体感染细粒棘球绦虫后，少数幼虫经血循环侵入脑内形成囊肿，称为脑包虫病（cerebral hydatid disease）或脑包虫囊肿（cerebral hydatid cyst）。脑包虫病少见，仅占包虫病的 1%~2%。主要见于畜牧区，我国西北、华北、西藏等地均有散发。

脑包虫囊肿的囊壁分内外 2 层，外层为纤维膜，内层为微白色半透明包膜，内层为棘球蚴本身形成的胚层，可产生囊液和子囊，每个子囊含 3~5 个头节，每个头节可发展成 1 个完整的包囊。囊内充满无色透明液体，外观与脑脊液类似。囊内液体含有毒蛋白，溢出后可导致组织变态反应。包虫囊内含有游离于囊液的育囊、子囊（脱落的育囊）和原状蚴，子囊数可达数百以上。包囊破裂后，原子蚴可在邻近形成新的囊肿。包虫数年后死亡，囊液变混浊，囊壁钙化。

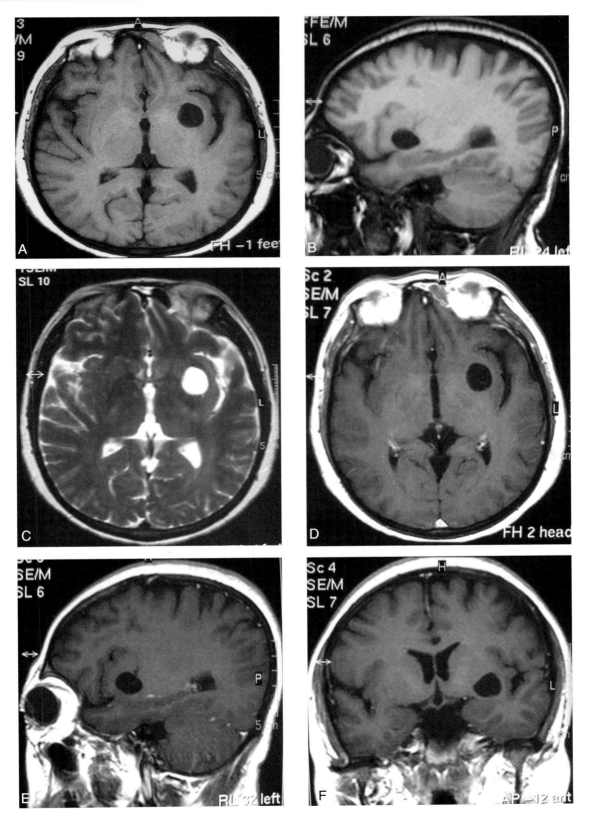

图 12-1　脑实质内神经上皮囊肿

MRT$_1$加权图横切位（A）和矢状位（B）示左侧颞叶深部囊肿，呈脑脊液样均质低信号，境界清楚。MRT$_2$加权图（C）呈脑脊液样高信号。增强 MR 扫描横切位（D）、矢状位（E）和冠状位（F）示囊肿不强化。

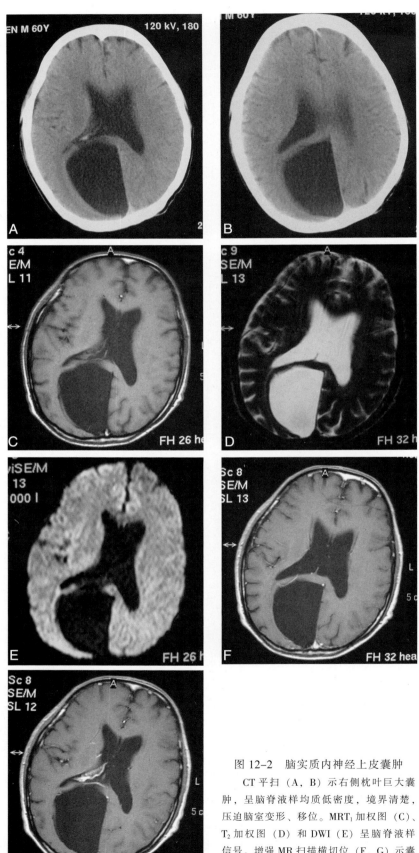

图 12-2　脑实质内神经上皮囊肿

　　CT 平扫（A，B）示右侧枕叶巨大囊肿，呈脑脊液样均质低密度，境界清楚，压迫脑室变形、移位。MRT₁加权图（C）、T₂加权图（D）和 DWI（E）呈脑脊液样信号。增强 MR 扫描横切位（F，G）示囊肿不强化。

临床主要表现为癫痫和颅压增高症状。

脑包虫病的影像学表现包括2种形式：原发性脑包虫囊肿通常为单发，常累及顶叶和额叶，表现为巨大的脑实质内囊肿。囊肿呈类圆形、境界清楚。囊壁外侧往往接近脑表面，占位效应显著。囊内容物的 CT 密度及 MR 信号类似于脑脊液。囊壁常有钙化，钙化呈完整或不完整的壳状或结节状，增强扫描囊壁一般不强化，

囊周围一般无水肿（图 12-4，图 12-5）。大囊内含多个小囊是脑包虫的特征（图 12-6），即囊内囊，大囊和小囊的 CT 密度和 MR 信号可能有差别，或者可见大囊内小囊的壁，据此可确定脑包虫病的诊断；继发性脑包虫常表现为多发囊肿，囊肿可大可小，可呈圆形、卵圆形或略不规则，周围可有水肿，囊壁可钙化（图 2-13），增强扫描囊壁可强化。

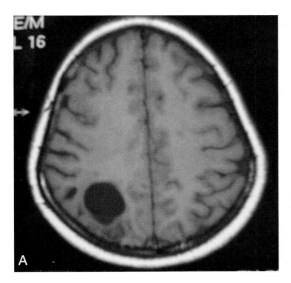
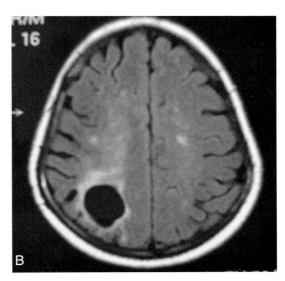

图 12-3　良性非肿瘤性脑实质囊肿

MRT$_1$ 加权图（A）示右顶后脑实质囊肿呈脑脊液样低信号，FLAIR 成像（B）示囊肿壁胶质增生呈高信号，囊肿仍呈脑脊液样低信号。

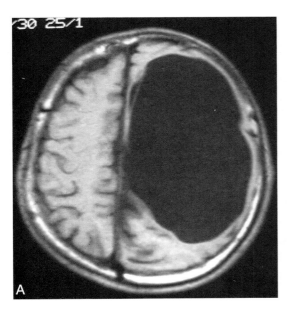
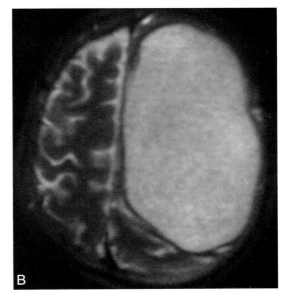

图 12-4　脑包虫病

MRT$_1$ 加权图（A）和 T$_2$ 加权图（B）示左侧大脑半球巨大囊性病变，呈脑脊液信号。

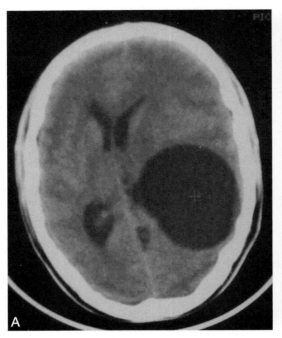
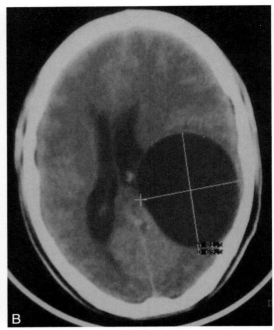

图 12-5　脑包虫病
CT 平扫（A，B）示左侧大脑半球巨大囊性病变，呈脑脊液密度。

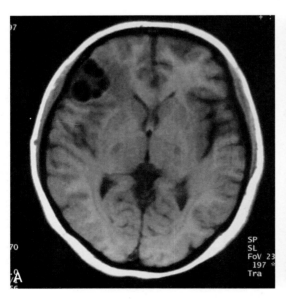
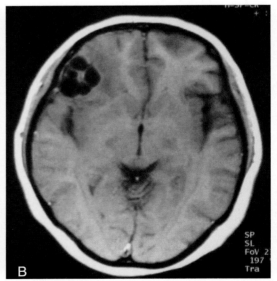

图 12-6　脑包虫病
MRT₁ 加权图（A）示右侧额叶多房性囊性病变，呈脑脊液信号，增强 MR 扫描（B）囊壁无强化。

　　根据流行病史和上述影像学表现，脑包虫病通常容易诊断。临床免疫学检查也是确定诊断的重要方法。包括卡松尼（casoni）皮内过敏试验和血清免疫学试验，前者方法简单，阳性率在 90% 以上，但假阳性反应较高。后者多选用间接血凝试验和酶联免疫吸附试验检测病人血清抗体，阳性率约为 90%。

　　典型的脑包虫囊肿一般容易诊断，尤其是发生在包虫流行地区或曾在流行地区居住过的患者。鉴别诊断主要应考虑：①若囊壁有钙化时，应考虑与表皮样囊肿和皮样囊肿区别。表皮样囊肿常见于桥小脑角处，位于脑实质内罕见，因囊内可含有胆固醇和脂肪，CT 平扫时可低于脑脊液密度，MRT₁ 加权图可呈高信号。皮样囊肿好发于中线，小脑蚓部或鞍区多见。少数发生于脑实质，多位于中线旁，且CT密度更低，呈负值，MRT₁加权图呈高信号。②若囊壁无钙化时，应与神经上皮囊肿区别，两者囊壁均可不出现强化，囊内液体密度及信号似脑脊液，但脑包虫囊肿大，张力高，靠近脑表，再结合流行病史，一般容易区别，必要时可做包虫补体结合试验确诊。③与脑脓肿和囊性脑肿瘤的区别要点为，单发脑包虫囊肿囊壁不强化，而脑脓肿和囊性脑肿瘤的壁有强化。

（3）脑囊虫病

脑囊虫病（cerebral cysticercosis）是由猪绦虫的囊尾蚴寄生于人的颅内所造成的疾病，是最常见的脑寄生虫病。根据累及部位分为脑实质型、脑膜型、脑室型。累及脑实质者可有各种不同的影像学表现，据此将其再分为4型：脑炎型、囊泡型、多发结节和环形强化型及多发钙化型，其中囊泡型最为常见，需要与其他脑实质内囊性病变鉴别。

囊泡型脑囊虫病有2种表现形式：小囊型和大囊型。

小囊型脑囊虫病，病灶常多发，个别也可单发。CT平扫时表现为脑实质内多发散在小的囊性低密度区，圆形，境界清楚，直径多在3~10mm。典型者囊性低密度病灶内可见高密度小结节影，为囊虫的头节，但也可看不到头节（图12-7），少数病灶周围可有低密度水肿存在。病灶多分布于大脑半球，灰质或白质，少数也可同时累及小脑、脑干或脊髓。MR对病灶的显示优于CT，尤其是T₁加权图能很好地显示病灶的大小、部位、数目及囊内结构，T₂加权图则主要观察囊肿周围的水肿情况。T₁加权图囊肿呈圆形低信号，境界清楚，头节呈一点状中等信号影，附于囊壁上或位于囊肿中心，T₂加权图囊肿信号增高，与脑脊液信号相近似（图12-8）。周围水肿在T₂加权图呈斑片状高信号。少数囊肿壁可比较厚，在T₂加权图时呈低信号环，在囊内及周围水肿高信号对比下非常清楚。CT和MR增强扫描囊壁不强化或呈环形强化（图12-9）。小囊型脑囊虫病的CT和MR表现通常比较典型，囊内出现头节为其特征，表现特殊。一般无需与其他脑内囊性病变鉴别。

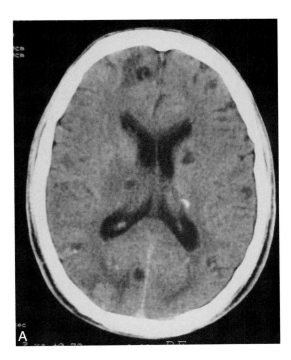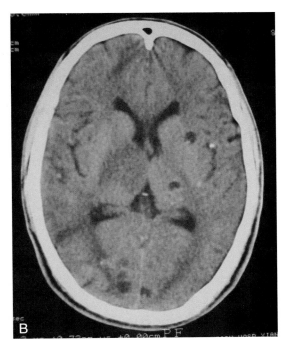

图 12-7　脑囊虫病

CT平扫（A，B）示双侧大脑半球脑实质内多发小圆形囊性病变，呈脑脊液样低密度，部分囊内有头节，呈点状高密度。

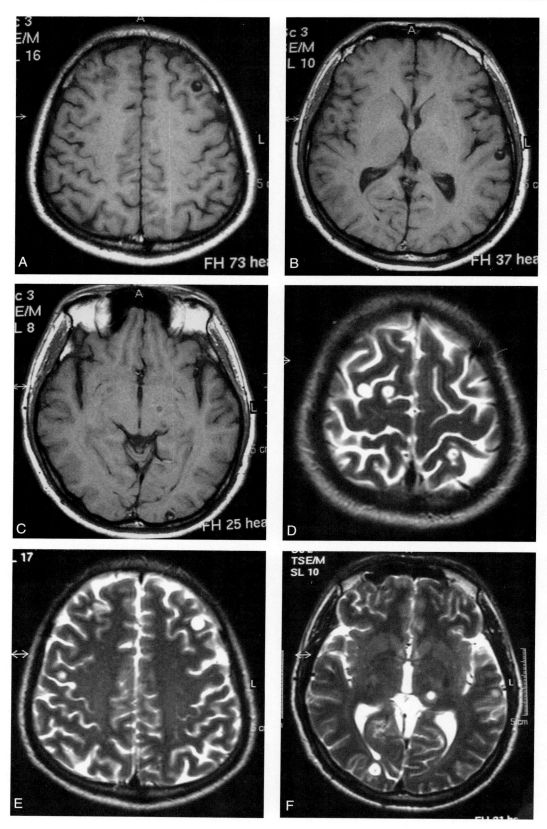

图 12-8　脑囊虫病

MRT$_1$ 加权图（A，B，C）示双侧大脑半球脑实质内多发小圆形囊性病变，呈脑脊液样低信号，部分囊内有头节，呈点状稍高信号。T$_2$ 加权图（D，E，F）示囊液呈脑脊液样高信号，头节呈点状低信号。

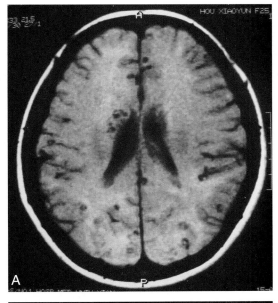
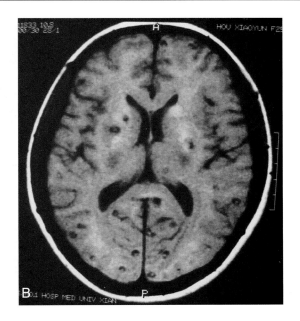
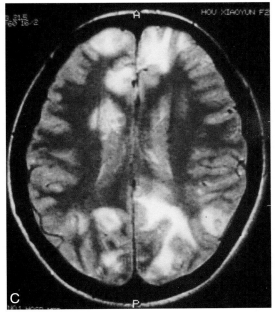
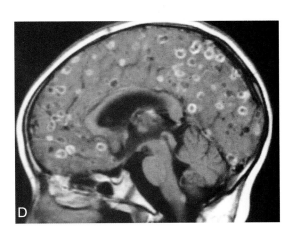

图 12-9　脑囊虫病

MRT$_1$加权图（A，B）示双侧大脑半球脑实质内多发小圆形囊性病变，呈脑脊液样低信号，部分囊内有头节，呈点状稍高信号。T$_2$加权图（C）示囊液和周围水肿呈高信号，囊壁呈相对低信号环。增强 MR 扫描（D）囊壁强化呈环状。

　　大囊型脑囊虫病少见，通常单发，但也可多发或与小囊型同时存在。囊肿直径可达数厘米。CT 平扫，囊肿呈圆形、椭圆形或轻型分叶，呈脑脊液样低密度，境界清楚（图 12-10）。MRT$_1$加权图呈低信号，T$_2$加权图呈高信号。信号变化似脑脊液。囊肿巨大者可以出现明显的占位效应。增强扫描时囊壁一般无强化，少数

也可因纤维组织增生而出现轻度环形强化。大囊型需要与脑内神经上皮囊肿及表皮样囊肿区别，若大囊周围同时有囊虫钙化或小囊性病灶存在，提示为脑囊虫病。若无上述病灶时，常需借助于临床血清和脑脊液补体结合试验确立诊断。

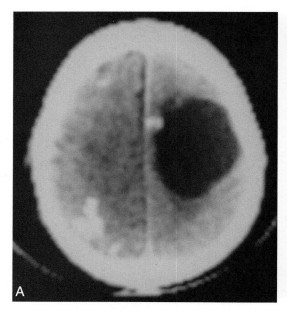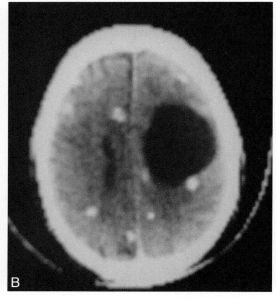

图 12-10　脑囊虫病
CT 平扫（A，B）示左顶叶巨大囊肿呈脑脊液样低密度，脑实质内散在结节样钙化。

12.1.3　肿瘤性（样）囊性病变

（1）囊性脑转移

转移瘤灶内完全坏死液化，仅剩一薄壁时，也可表现为囊性病变，即囊性脑转移（intracerebral cystic metastasis）。原发灶多来自肺。病灶多发或单发。CT 平扫时囊内液体呈稍高于脑脊液的低密度，密度较均质。病变周围有低密度水肿存在时，囊壁可清楚显示，呈等密度或稍高密度环，壁薄而且均匀（图 12-11）。病变周围无水肿时，囊壁也可因呈稍高密度而显示，囊壁也可为等密度而不显示。罕见情况下，囊性脑转移瘤的囊壁可以出现钙化（图 12-12）。MRT₁ 加权图囊内液体稍高于脑脊液样信号，囊壁呈高信号或低信号，T₂ 加权图囊内液体及周围水肿呈很高信号，少数囊内液体信号在 T₁ 加权图明显高于脑脊液信号，接近于脑实质，或 T₂ 加权图与脑白质信号相似，即明显低于囊内液体和周围水肿信号。增强扫描时呈环形强化，壁薄，张力高。囊性转移瘤内可以有出血，出血急性期 CT 扫描呈高密度，慢性期呈低密度，MRT₁ 加权图呈高信号可以确定为出血（图 6-62）。出血也可因为不同时期呈不同密度和信号（图 12-13）。囊性脑转移瘤主要应与脑脓肿区别，囊性脑转移环形增强时，部分环壁常较厚，

或呈结节状。但若增厚或结节部分位于囊的顶或底壁时，横切位不能显示，故 MR 增强扫描优于 CT 增强，因其可以同时做矢状位及冠状位成像，以显示上述强化特点。弥散加权成像时，囊性脑转移呈低信号，而脓肿呈高信号。同时，结合临床有无肿瘤病史也很重要。

（2）血管母细胞瘤

血管母细胞瘤（hemangioblastoma）在中枢神经系统肿瘤分类中归属于脑膜肿瘤项下其他脑膜相关性肿瘤，组织学上肿瘤为良性。

血管母细胞瘤约占颅内肿瘤的 1%，但占后颅窝肿瘤的 7%，是后颅窝较常见的肿瘤。可发生于任何年龄，但主要见于 30~40 岁，是成人小脑四脑室区最常见的肿瘤。常发生于中线旁小脑半球，圆形。

肿瘤为局限性生长，小者无包膜，大者有包膜。肿瘤大小不一，小者如针头大或绿豆大，大者可达胡桃大或更大。囊性变是血管母细胞瘤的突出特点，囊性部分的体积可以远远超过肿瘤本身，巨大的囊肿将肿瘤本身推向一侧，此时称其为附壁结节。肿瘤由密集不成熟的血管组织结构构成，其中主要是类似毛细血管的纤细血管，细胞成分包括内皮细胞、外皮细胞和间质细胞，可以间质细胞为主，或内皮细胞为主，也可以肿瘤细胞内含丰富的网状纤维为特征，故也称为血管网状细胞瘤。

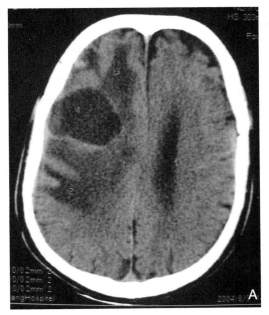

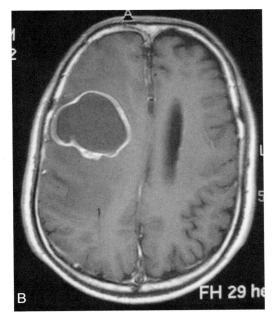

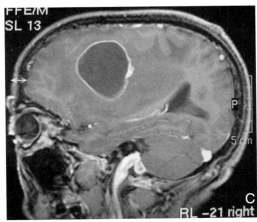

图 12-11 肺癌囊性脑转移

CT 平扫（A）示右侧额叶巨大囊性病变，囊壁很薄，呈等密度，囊内液体密度类似脑脊液，密度均匀，周围水肿显著呈大片状低密度。MR 增强扫描横切位（B）和矢状位（C）示囊壁强化，呈环状，部分环壁较厚，呈结节状。

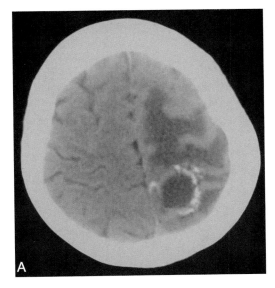

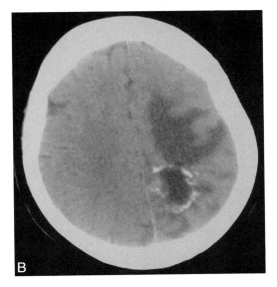

图 12-12 乳腺癌囊性脑转移

CT 平扫（A，B）示左侧顶后囊性病变，囊壁钙化明显，囊内液体呈均匀低密度，周围水肿显著呈大片状低密度。

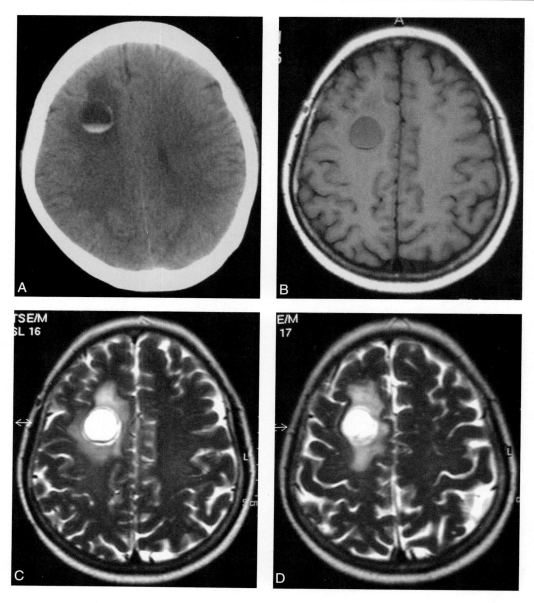

图 12-13　肺癌囊性脑转移

CT 平扫（A）示右侧额叶囊性病变，囊壁很薄，呈等密度，囊内出现不同密度液体平面，后部高密度为出血，前部液体密度类似脑脊液，密度均匀，周围水肿呈片状低密度。MRT_1 加权图（B）囊壁呈低信号，囊内液体呈均匀稍低信号，后部信号稍高于前部，呈不同信号液体平面，但没有 CT 平扫清楚，T_2 加权图（C，D）囊内液体呈均匀很高信号，囊壁呈等信号环，周围水肿呈片状高信号。

　　根据小脑血管母细胞瘤的影像学表现，可将其分为 3 种类型：大囊小结节型、单纯囊型和实质肿块型。其中大囊小结节型和单纯囊型需要与其他囊性病变区别。

　　大囊小结节型是血管母细胞瘤的典型表现，也是最常见的表现类型。肿瘤由大囊和附壁结节构成，境界清楚（图 9-20，图 9-21，图 9-22，图 9-24），CT 平扫时囊性部分呈均质低密度，多接近于脑脊液密度。但也可因囊液内含

有较多的蛋白或少量出血，密度明显高于脑脊液。附壁结节通常较小，直径 5~10mm。一般为单个，但也可呈多发，表现为等密度或稍高密度。附壁结节常附着于一侧囊壁，少数也可位于囊外。MR 检查，囊性部分在 T_1 加权图时呈稍高于脑脊液的低信号，T_2 加权图呈高信号，似脑脊液或稍低于脑脊液。附壁结节在 T_1 加权图时信号高于囊性部分，T_2 加权图时低于囊性部分，呈中等信号。有时 MR 图上可以看到附

壁结节内或肿瘤周围有流空血管影存在。增强扫描时附壁结节呈显著均质强化，而囊液及囊性部分的边缘无强化。肿瘤周围水肿较轻。

单纯囊型少见，可能是由于附壁结节很小而不能显示，整个肿瘤呈现囊性占位，所以，MR 增强扫描多方位观察是非常重要的。

典型的小脑血管母细胞瘤一般诊断不难，大囊小结节型主要应与囊性毛细胞型星形细胞瘤和囊性转移瘤区别。与囊性毛细胞型星形细胞瘤区别要点为：①囊性星形细胞瘤的实质部分或附壁结节通常较大，而血管母细胞瘤的附壁结节较小；②囊性星形细胞瘤的实质部分或附壁结节内血供不丰富，增强扫描时强化远不如血管母细胞瘤显著；③囊性星形细胞瘤囊内液体的密度和在 MRT_1 加权图时的信号强度常较血管母细胞瘤囊性部分高；④年龄对两者的鉴别非常重要，星形细胞瘤主要见于儿童，而血管母细胞瘤常见于成人；⑤星形细胞瘤钙化较血管母细胞瘤多见；⑥确定诊断需要行血管造影检查，血管母细胞瘤的附壁结节为大量异常血管团构成，而囊性星形细胞瘤附壁结节内通常无异常血管显示。与小脑囊性转移瘤的区别要点为：①增强扫描囊性转移瘤的囊壁强化，而血管母细胞瘤囊壁通常不强化；②转移瘤的发病年龄通常比血管母细胞瘤大，转移瘤常见于 50 岁后，而血管母细胞瘤常见于 30~40 岁；③转移瘤有原发恶性肿瘤或幕上同时有转移瘤存在。

单纯囊型小脑血管母细胞瘤需要与小脑单纯性囊肿区别，两者部位和形态类似，但单纯性小脑囊肿囊内液体完全为脑脊液密度或信号，而血管母细胞瘤在 MRT_1 加权图上信号常可稍高于脑脊液，囊周有异常血管流空影支持血管母细胞瘤的诊断，囊周有水肿存在也应考虑血管母细胞瘤，MR 增强扫描多方位成像有可能显示很小的附壁结节强化可以确定血管母细胞瘤的诊断。

（3）囊性星形细胞瘤

星形细胞瘤可以完全囊变，或伴有附壁结节。此种情况常见于小脑半球毛细胞型星形细胞瘤（图 9-1，图 9-2）。CT 平扫时呈单发大囊性病变，伴附壁结节。囊性部分呈稍高于脑脊液的低密度，附壁结节呈稍低密度，附着于囊壁，多呈类圆形或不规则形，境界清楚。MRT_1 加权图囊性部分呈稍高于脑脊液的低信号，T_2 加权图呈高信号。附壁结节有时在各序列均与囊性部分呈相似信号难以确定，有时在 T_1 加权图高于囊性部分信号，T_2 加权图低于囊性部分信号。增强扫描时仅附壁结节明显强化。主要应与血管母细胞瘤区别。

少数情况下，大脑半球弥漫性星形细胞瘤也可完全呈囊性。囊内液体 CT 密度和 MR 信号与小脑囊性毛细胞型星形细胞瘤相同，但增强扫描时囊壁常显示强化（图 12-14）。囊壁强化是区别囊性弥漫性星形细胞瘤与脑实质内囊肿的重要征象。

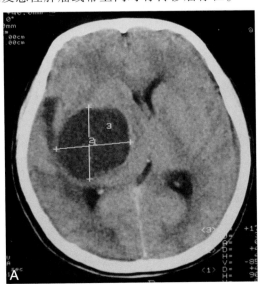 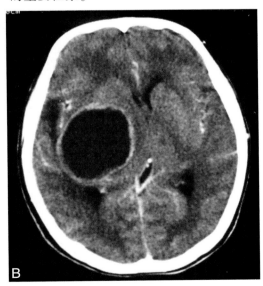

图 12-14　弥漫性星形细胞瘤

CT 平扫（A）示右侧半球深部囊性病变，占位效应显著。CT 增强扫描（B）囊壁呈薄环样强化。

（4）室管膜瘤

室管膜瘤常见于脑室内，但也可发生在脑实质，发生在大脑半球脑实质内的室管膜瘤起源于室管膜的静止细胞，根据影像学表现可以分为两种类型：部分囊性型和完全实质型。部分囊性型需要与其他囊性病变区别。

大脑半球部分囊性型室管膜瘤主要发生在青少年，肿瘤常见明显囊变，肿瘤大部由囊性构成，最常见于顶叶，肿瘤通常较大，绝大多数肿瘤直径大于 4cm，最大者直径可达 10cm。肿瘤内囊变常很显著，肿瘤大部由囊性构成。实质部分相对较少，实质位于肿瘤的一侧，以位于脑表面侧多见。实质部分钙化常见，可高达 62%，可呈条样、点状或不规则样，常较明显。肿瘤内出血少见。CT 平扫时肿瘤实质部分常呈等或稍高密度，囊变部分呈低密度（图 12-15，图 12-16）。MRT$_1$ 加权图肿瘤实质稍低于脑白质或呈等信号，囊变部分呈低信号，T$_2$ 加权图实质部分呈不均质中等高信号或稍高于脑白质信号，不均质的原因与钙化、含铁血黄素沉积、出血及血管有关，囊变部分则呈很高信号。肿瘤周围通常无水肿或水肿轻微，水肿在 CT 扫描时呈低密度，MRT$_1$ 加权图呈低信

号，T$_2$ 加权图呈高信号。肿瘤与周围正常脑实质分界比较清楚。CT 及 MR 增强扫描，肿瘤的实质部分和囊壁常同时出现强化，而囊性部分不强化，故整个肿瘤呈环形强化（图 12-17，图 6-22，图 6-23），但少数肿瘤囊壁不强化，仅实质部分强化，或囊壁和实质部分均不强化。

部分囊性型室管膜瘤主要应与有囊变的星形细胞瘤鉴别，良性囊性星形细胞瘤主要见于小脑半球，发生在幕上脑实质囊变坏死明显的恶性星形细胞瘤与部分囊性型室管膜瘤鉴别困难，以下 3 点对两者的区别有重要参考价值：①肿瘤实质部分有条状或点状钙化应该考虑室管膜瘤，因为部分囊性型室管膜瘤钙化很常见，而恶性星形细胞瘤钙化罕见；②部分囊性型室管膜瘤瘤周围一般无水肿或水肿较轻微，而恶性星形细胞瘤常见较明显的水肿；③恶性星形细胞瘤临床发病年龄较大，常见于 40~50 岁，而部分囊性型室管膜瘤多见于青少年。

靠近脑表面的囊性室管膜瘤有时还需要与囊性脑膜瘤区别，氢质子波谱对两者的鉴别非常有用，脑膜瘤为脑外肿瘤，没有 NAA 波和 Cr 波，而囊性室管膜瘤为脑实质内肿瘤，有 NAA 波和 Cr 波（图 12-17）。

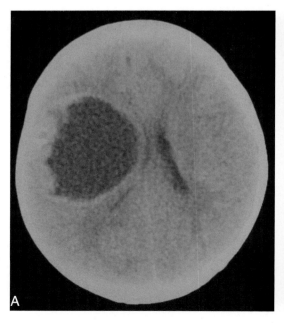
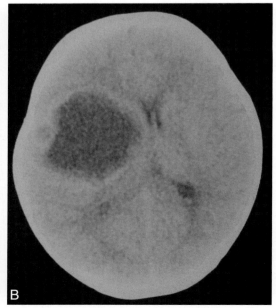

图 12-15　室管膜瘤

CT 平扫（A，B）示右侧额顶叶巨大囊性病变，囊壁呈稍高密度薄环，囊外侧见等密度肿瘤实质。

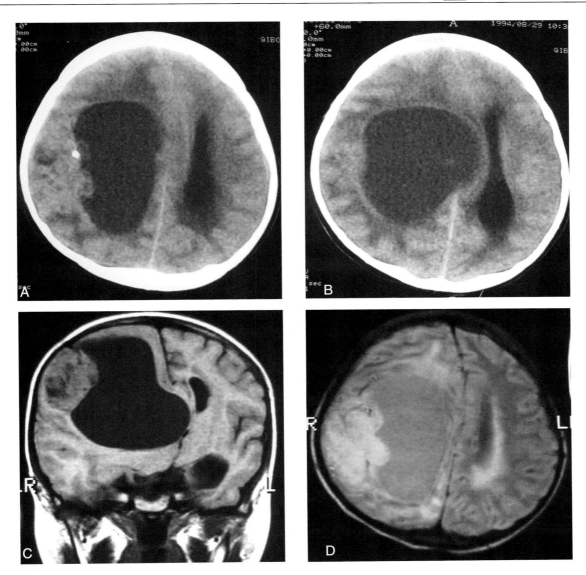

图 12-16　室管膜瘤

CT 平扫（A，B）示右侧额顶叶巨大囊性病变，囊壁呈稍高密度薄环，囊外侧见等密度肿瘤实质，境界不清楚，其内见点状钙化。MRT$_1$ 加权图冠状位（C）示囊液呈脑脊液样低信号，肿瘤实质位于外侧，呈不均匀稍低密度。质子加权图（D）囊液稍高于脑脊液，信号均匀，肿瘤实质呈稍高信号。

（5）表皮样囊肿

颅内表皮样囊肿（epidermoid cyst）又称胆脂瘤，是起源于外胚层组织的先天性病变。临床上比较常见，90%位于脑外，以桥小脑角处最常见（图 8-22，图 8-23，图 8-24），也较常见于鞍区（图 7-68）、松果体区（图 10-9）和四脑室（图 9-25）。位于脑实质内的表皮样囊肿非常少见。

表皮样囊肿的发生很可能是在妊娠 3~5 周神经管闭合时，神经与皮肤外胚层不完全分离，以致在神经沟内残留外胚层细胞。肿瘤由这些异位的外胚层细胞发展而来。

组织学上，表皮样囊肿由内层层状的鳞状上皮和外层的纤维囊构成。囊肿通过不断的上皮细胞脱屑转变成角质和胆固醇结晶而逐渐长大。肿瘤质地柔软，外形类似珍珠，故也称珍珠瘤。

尽管表皮样囊肿为先天性肿瘤，但由于生长非常缓慢，常在 30~50 岁才发现。

CT 平扫时常呈脑脊液样低密度，MRT$_1$ 加权图呈略高于脑脊液的低信号，T$_2$ 加权图呈高信号（图 12-18）。少数可因含脂质而呈很低密

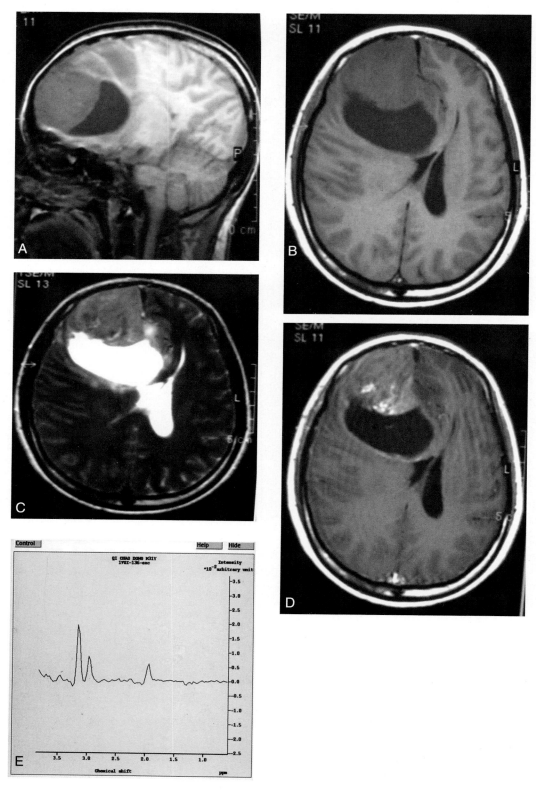

图 12-17 室管膜瘤

　　MRT$_1$ 加权图矢状位（A）和横切位（B）示右侧额叶巨大占位病变，部分呈囊性，部分为实质性，囊性部分信号均匀，信号高于脑脊液，实质部分呈稍低均匀信号，肿瘤实质与脑膜关系密切，类似囊性脑膜瘤。T$_2$ 加权图（C）囊液呈脑脊液样高信号，肿瘤实质呈稍高信号。MR 增强扫描（D）肿瘤实质内斑点状强化。氢质子波谱（E）示 Cho 波升高，NAA 波和 Cr 波降低，Cho/NAA 比值为 2.56。

度，CT 值为负值，也可因含较多蛋白或陈旧出血而呈等密度或高密度，这 2 种情况均表现为 MRT$_1$ 加权图呈高信号或等信号，T$_2$ 加权图可以呈高信号或低信号（图 12-19，图 12-20）。实际上，由于表皮样囊肿内成分复杂，MR 可呈各种信号变化，信号可不均质。弥散加权图表皮样囊肿呈高信号，是其与其他囊性病变区别的重要依据（图 8-23，图 8-24）。表皮样囊肿的囊壁通常较薄，可以不显示，囊壁较厚者也可显示，在 CT 扫描时常呈等密度或稍高密度，少数表皮样囊肿的囊肿壁可以发生钙化，且钙化可以很显著，呈弧形或壳状钙化（图 12-21）。增强扫描囊内容物及囊壁不强化。

囊壁出现钙化时主要应与包虫囊肿区别。包虫囊肿单发时，囊肿常巨大，囊外侧壁常接近脑表，MR 检查时可能显示子囊和头节。鉴别困难时结合流行病史或做包虫补体结合试验确诊。

囊壁无钙化时需要与脑实质内的神经上皮囊肿区别，弥散加权图表皮样囊肿呈高信号，而神经上皮囊肿呈低信号。

（6）皮样囊肿

皮样囊肿（dermoid cyst）好发于中线，多位于小脑蚓部及鞍区。少见情况下可位于中线旁大脑半球脑实质内。囊肿呈圆形或椭圆形，边界清楚，周围无水肿。CT 平扫囊内容物多呈很低密度，CT 值多为负值，均质或不均质，囊壁较厚，囊壁多呈等密度或稍高密度，有时囊壁可见不完整的钙化环（图 12-22）。MR 扫描，由于皮样囊肿内含有液态的脂类物质，在 T$_1$ 加权图表现为高信号，为其特征性表现（图 12-23）。有时也可因囊内含有毛发团等其他成分，在 T$_1$ 加权图上呈高低混杂信号。CT 和 MR 增强扫描时，囊内液体及囊壁均不显示强化。皮样囊肿可以破裂，囊液可以破入脑室系统，沿脑脊液循环播散（图 12-24，图 12-25）。

12.1.4 其他囊性病变

（1）脑穿通畸形囊肿

脑穿通畸形囊肿（porencephaly）在病理上为脑实质内囊腔形成，充满液体（可能为脑脊液），且多与脑室交通，与脑室交通时可衬有室管膜，与其他部分脑室类似。脑穿通畸形囊肿

的原因很多，出现在新生儿或儿童者，多由于胚胎期发育异常、脑内出血、梗死或先天感染后所致。发生于成人者，多见于外伤、出血、感染、手术或梗死后。囊腔可随时间而增大，需要进行减压。穿刺性脑穿通畸形囊肿见于反复脑穿刺情况下，囊腔沿针道发生，在颅压增高和脑室分流无效的情况下，这种穿刺性脑穿通畸形囊肿随时间而增大，针道周围可有少量出血，脑室引流管可有移位。

CT 和 MR 可显示脑实质内囊腔形成，境界清楚，边缘较光滑，位于侧脑室三角区附近者常见脉络膜丛进入。囊腔内液体为脑脊液，CT 平扫呈脑脊液样低密度（图 12-26，图 12-27），MR 各序列呈脑脊液信号，囊周可有胶质增生，在 FLAIR 图呈薄带状高信号（图 12-28）。增强扫描时囊腔的壁不强化。与其他脑实质囊性病变区别的要点为，本病常与脑室或蛛网膜下腔相通，相邻脑室扩大，脑组织萎缩，常见脉络膜丛向囊腔内移入。而其他囊性病变常有占位现象，压迫脑室移位或变形。

（2）积水型无脑畸形

积水型无脑畸形（hydranencephaly）是一种先天性脑组织破坏性疾病，主要表现为大脑前、中动脉供血区的额、颞、顶叶皮质和白质广泛性破坏、液化，形成巨大的囊性结构，囊壁为残存的脑灰质和脑白质。有认为积水型无脑畸形是先天性脑穿通畸形的一种严重类型。本病的原因可能是由于双侧颈内动脉未发育或者发育不良。

CT 和 MR 检查表现为大脑半球脑实质几乎完全缺失，颅腔内充满脑脊液，仅剩余少量脑实质呈薄环状分布于周围（图 12-29），看不见侧脑室和三脑室，仅见四脑室，大脑镰存在，典型者后循环供血的结构基本正常，包括脑干、枕叶、基底节和小脑。通常不累及基底节。

鉴别诊断主要包括无脑叶型前脑无裂畸形和严重脑积水：无脑叶型前脑无裂畸形无大脑镰，而积水型无脑畸形大脑镰存在；严重脑积水侧脑室周围有间质性脑水肿存在，而积水型无脑畸形通常没有。另外，MRA 对区别积水型无脑畸形和严重脑积水有价值，MRA 检查时积水型无脑畸形的大脑中动脉和大脑前动脉的血管分支不显示。

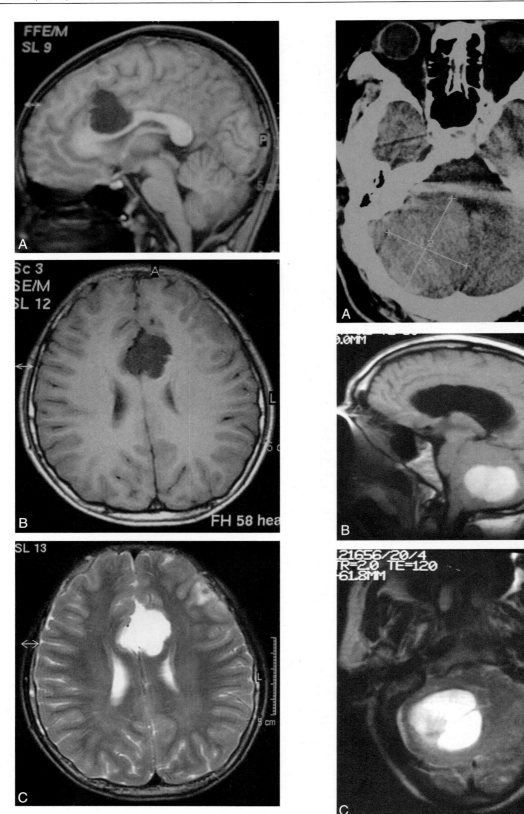

图 12-18　脑实质表皮样囊肿

MRT_1 加权图矢状位（A）和横切位（B）示中线胼胝体上方囊性病变，形态不规则，呈脑脊液样低信号，T_2 加权图（C）呈脑脊液样高信号。

图 12-19　脑实质表皮样囊肿

CT 平扫（A）示右侧小脑半球稍高密度占位病变，MRT_1 加权图（B）和 T_2 加权图（C）均呈高信号。

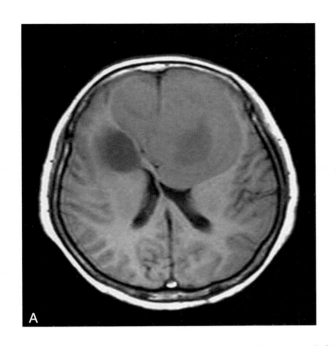
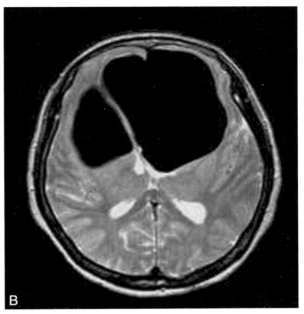

图 12-20 脑实质表皮样囊肿

MRT₁加权图 （A）示额叶巨大占位病变，形态不规则，左侧大部分呈稍低信号，右侧少部分呈低信号，T₂加权图 （B）病变均呈低信号。

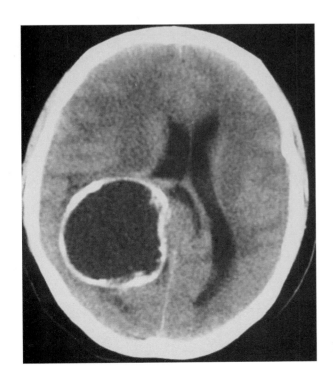
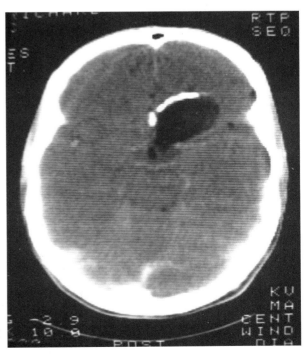

图 12-21 脑实质表皮样囊肿

CT平扫示右侧枕叶巨大囊肿，密度类似脑脊液，囊壁呈壳状显著钙化。

图 12-22 脑实质皮样囊肿

CT平扫示左侧额叶囊性病变，呈很低密度，CT值为-30HU，部分囊壁有钙化。

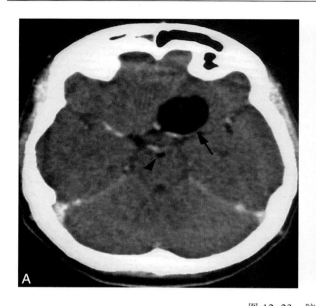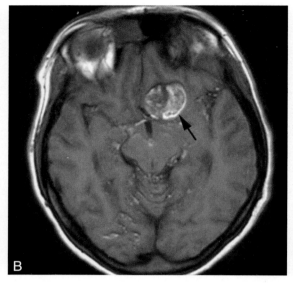

图 12-23 脑实质皮样囊肿

CT 平扫（A）示左侧额叶类圆性病变（箭头），呈很低密度，MRT₁ 加权图（B）呈不均匀高信号（箭头）。

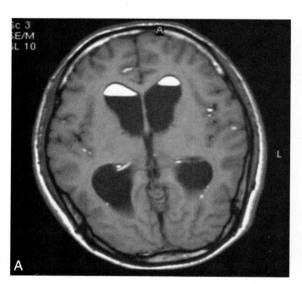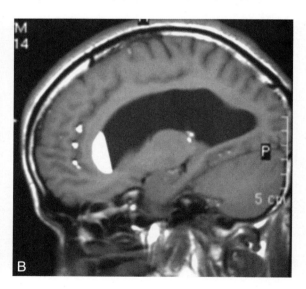

图 12-24 皮样囊肿破裂

MRT₁ 加权图横切位（A）和矢状位（B）示脑室和蛛网膜下腔散在高信号。

（3）囊性脑软化

各种破坏性病变均可造成脑组织坏死、软化，脑脊液充填，形成囊性脑软化，常见原因包括脑出血，脑梗死，脑炎和脑外伤等。病灶位于原病变区，形态多种多样。CT 平扫时呈脑脊液样低密度（图 12-30，图 12-31）。MR 各序列呈脑脊液样信号。增强扫描时无强化。

（4）慢性扩展性脑内血肿

慢性扩展性脑内血肿（chronic expanding intracerebral hematoma）是自发性脑内血肿的一种特殊类型，脑内出血呈少量、缓慢、持续进行，血肿不断扩大，血肿的血红蛋白分解液化，刺激周围的脑组织产生炎性反应，血肿周围胶质及纤维组织明显增生，形成很厚的包膜，故又称为慢性包膜性脑内血肿（chronic encapsulated intracerebral hematoma）。

形成慢性扩展性脑内血肿的原因很多，包括微小动脉瘤、血管畸形、动脉硬化、外伤、凝血机制障碍、血管淀粉样变等，少数也可原因不明。

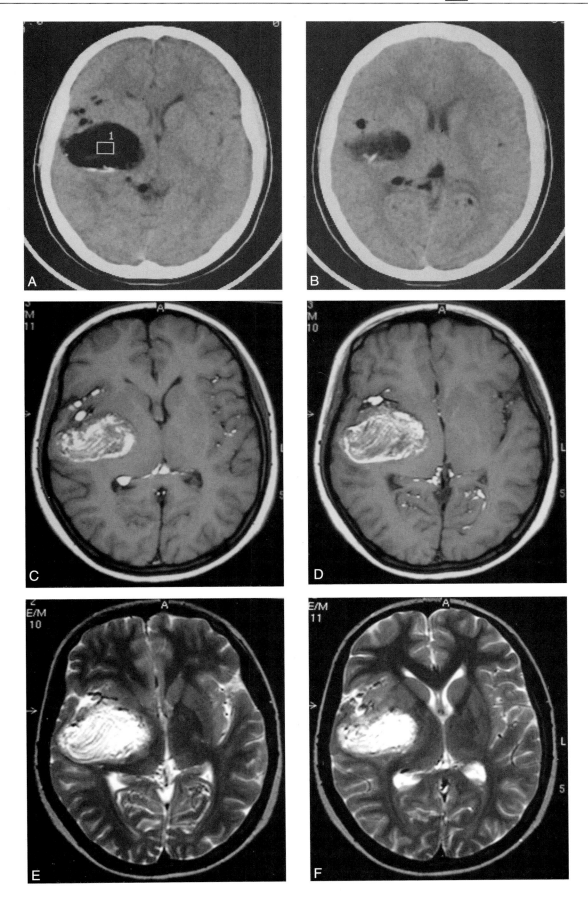

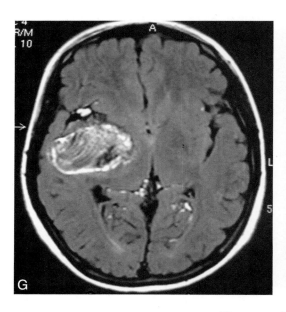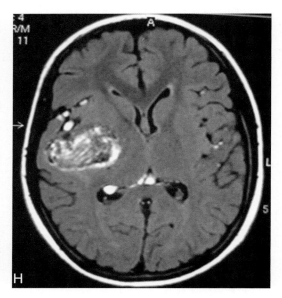

图 12-25　皮样囊肿破裂

　　CT 平扫（A，B）示右侧半球囊性病变，呈很低密度，CT 值-36Hu，囊壁少量钙化呈高密度，部分脑池见很低密度斑点。MRT$_1$ 加权图（C，D）示囊肿呈不均匀高信号，双侧脑沟裂见散在多发高信号斑点。T$_2$ 加权图（E，F）和 FLAIR 成像（G，H）病变呈高信号。

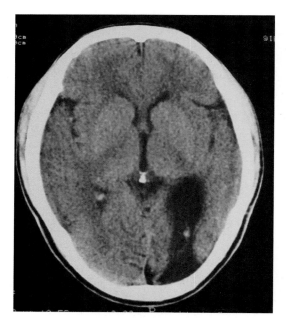

图 12-26　脑穿通畸形囊肿

　　CT 平扫示左侧枕叶囊腔形成，呈脑脊液样低密度，与侧脑室相通，可见脉络丛位于其内。

　　CT 平扫时表现为脑实质内囊性病变，圆形，张力高，其内新鲜出血很少，故呈均质低密度，但通常较脑脊液密度高，包膜呈等或稍高密度环，厚薄均匀，周围可有轻度水肿存在。增强扫描包膜呈均匀一致的环形强化，其内液体无强化。

　　MR 对慢性扩展性脑内血肿的诊断有重要价值，T$_1$ 加权图和 T$_2$ 加权图均呈高信号，符合亚急性出血的信号特点。增强 MR 扫描呈环形强化。

　　慢性扩展性脑内血肿的 CT 平扫和强化与脑脓肿很难区别，但在 MRT$_1$ 加权图时血肿内呈高信号，与一般的脑脓肿完全不同（图 14-17），容易区别，但与合并出血的脑脓肿无法区别。

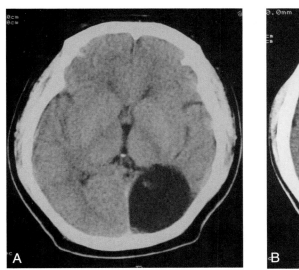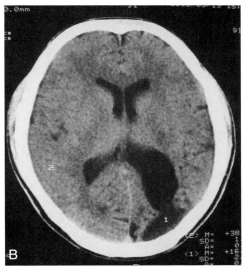

图 12-27 脑穿通畸形囊肿

CT 平扫（A，B）示左侧枕叶囊腔形成，呈脑脊液样低密度，与侧脑室相通，可见钙化的脉络丛位于其内。

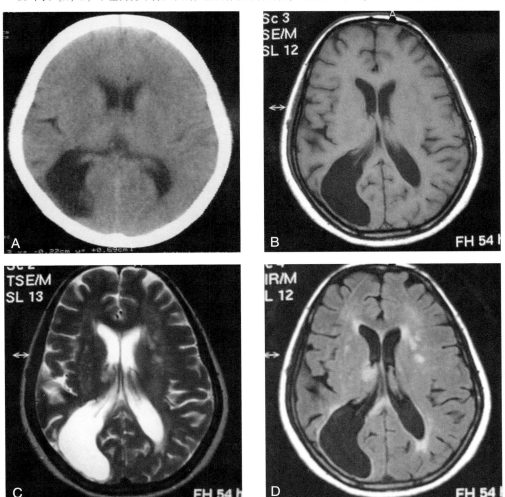

图 12-28 脑穿通畸形囊肿

CT 平扫（A）示右侧枕叶囊腔形成，呈脑脊液样低密度，MRT_1加权图（B）和 T_2加权图（C）呈脑脊液信号，T_2FLAIR（D）示囊腔周围呈薄带状高信号，为胶质增生。

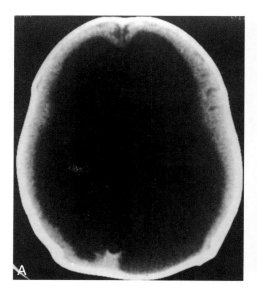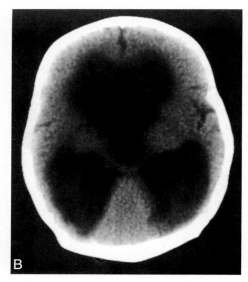

图 12-29　积水型无脑畸形

　　CT 平扫（A，B）示双侧大脑半球脑实质几乎完全缺失，颅腔内充满脑脊液，仅剩余少量脑实质呈薄环状分布于周围。

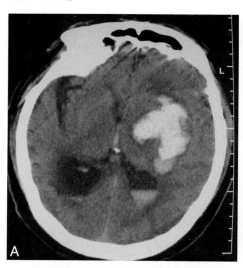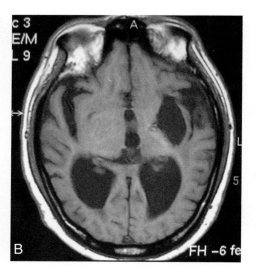

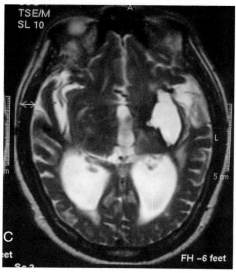

图 12-30　脑出血后囊性脑软化

　　高血压病人，CT 平扫（A）示左侧基底节区急性出血，呈高密度，并破入脑室，半年后 MRT$_1$ 加权图（B）和 T$_2$ 加权图（C）示原出血区软化，呈脑脊液信号，境界清楚。

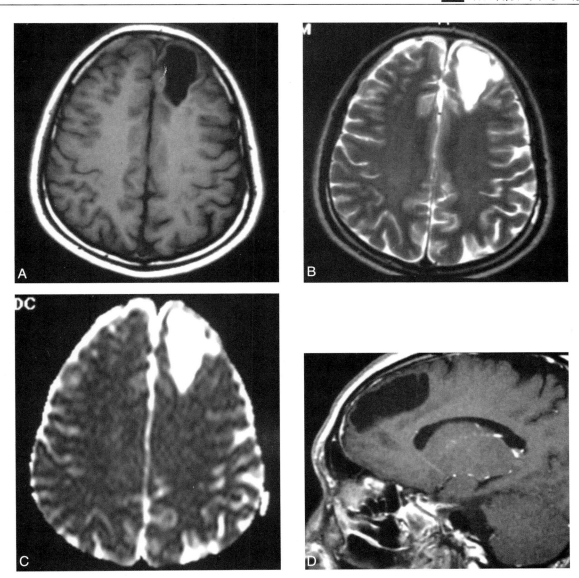

图 12-31　外伤后额叶囊性脑软化

MRT$_1$加权图（A）、T$_2$加权图（B）和 ADC 图（C）示左额叶脑脊液信号囊性病变，无占位效应，局部皮层萎缩变薄。MR 增强扫描（D）无强化。

12.2　脑室内囊性病变

12.2.1　侧脑室神经上皮囊肿

神经上皮囊肿（neuroepithelial cyst）是一组非肿瘤性囊肿性病变，其共同特点是衬有形态学与上皮类似的细胞，免疫组化研究常呈胶质纤维酸性蛋白强阳性。以往曾被称为室管膜囊肿、脉络丛囊肿、脉络丛上皮囊肿、蛛网膜下室管膜囊肿。胶样囊肿也曾被包括在这组囊肿内，但后来研究发现，胶样囊肿很可能起源于

内胚层，而不是神经上皮。

对于神经上皮囊肿的起源尚有争议。这些囊肿的特点是具有原始室管膜或脉络丛，可能是由于神经外胚层在发育过程中隔离所致，脉络裂囊肿可能为内折的血管软膜所形成。

神经上皮囊肿可见于任何年龄，但绝大多数脉络丛囊肿于成年时发现，平均年龄 30 岁左右。

神经上皮囊肿可以位于脉络丛、脉络裂和脑室，偶尔也可以位于脑实质内。不同部位的神经上皮囊肿，其发生率变化很大。小的无症状的脉络丛囊肿很常见，而有症状的神经上皮

囊肿较少见，主要位于侧脑室。

位于侧脑室的神经上皮囊肿可以没有临床症状，也可以表现有头痛或癫痫等症状。没有症状者，影像学随访复查可见囊肿无变化。

侧脑室神经上皮囊肿的典型位置在侧脑室后部。囊壁很薄，内含脑脊液。CT 平扫时见局部侧脑室扩大，囊壁可不显示，若显示时呈薄线状等密度影。MRT_1 加权图及质子图常能清楚显示部分囊壁，呈弧线状等信号，位于侧脑室体部，凸面向前。囊内液体在各序列 MR 图像均呈脑脊液信号，弥散加权图也呈脑脊液样低信号（图 12-32，图 12-33，图 12-34）。增强扫描囊壁不强化。本病的诊断主要依靠囊壁的显示，若不能显示时，则需要与其他原因造成的侧脑室局限性扩张鉴别。仔细观察钙化的脉络膜丛有无移位，有移位说明有囊肿存在。

12.2.2　三脑室胶样囊肿

胶样囊肿（colloid cyst）是一种少见的颅内病变，国外文献报告第三脑室胶样囊肿占颅内肿瘤的 0.3%~1.0%，国内统计占 0.09%。以往曾将胶样囊肿归属于神经上皮囊肿，后来研究发现，胶样囊肿起源于内胚层，而不是神经外胚层。

绝大多数胶样囊肿见于 25~40 岁的中青年，少数也可以见于儿童和婴幼儿，发病率无明显性别差异。

胶样囊肿主要见于三脑室，多位于三脑室前上方，靠近室间孔附近。极个别可位于脉络丛、蛛网膜下腔和脑实质。囊肿小者仅数毫米直径，大者可达数厘米。囊肿通常呈圆形，表面光整，一般为单发，多数有纤维包膜。囊内为主要的致密黏稠的胶样物质，同时含有大量的其他成分，包括陈旧出血、含铁血黄素、胆固醇结晶、脑脊液及顺磁性物质钠、钙、镁、铁、铜等。

三脑室胶样囊肿临床可无任何症状，阻塞室间孔时可出现颅压增高的表现。

CT 平扫时在三脑室前部室间孔附近可见一圆形或类圆形均质高密度囊肿，圆滑，境界清楚，小者直径仅数毫米，大者直径 3~4cm 大小，CT 增强扫描一般不强化。囊肿呈高密度的原因可能与囊肿内含较多角蛋白、脱落上皮以及出血造成的含铁血黄素增多有关。但少数囊肿也

可呈均质等密度。罕见情况下，囊肿也可呈不均质密度，其中心呈低密度。囊肿阻塞一侧室间孔时，可引起一侧脑室扩大。阻塞双侧室间孔时，双侧侧脑室同时扩大。

MR 检查时，三脑室胶样囊肿的信号变异很大，在各序列均可表现为高、等或低信号。最典型最多见者表现为 T_1 加权图呈高信号，T_2 加权图呈低信号（图 12-35，图 12-36），也可表现为 T_1 加权图及 T_2 加权图均呈高信号（图 12-37），若囊内含有较多含铁血黄素成分时，则在 T_1 加权图和 T_2 加权图均呈较低信号，囊肿也可在 T_1 加权图时呈等信号，在 T_2 加权图呈高信号（图 12-38）。多数囊肿信号均质，但也可不均质，呈混杂信号。增强扫描时囊肿不强化或仅有轻度强化。

典型的胶样囊肿，根据其特殊部位，CT 呈高密度，MRT_1 加权图呈高信号等特征一般不难诊断。

12.2.3　脑室内皮样囊肿

脑室内皮样囊肿最好发于四脑室，是皮样囊肿在颅内的第一好发部位，常发生于蚓部而突入到四脑室内。

因皮样囊肿是由皮肤外胚层剩件包埋于神经沟内发展而成，故囊内常有皮肤的各种成分存在，皮脂腺、毛发、毛囊及汗腺等结构。囊内含有脂肪物质，偶可见牙齿及钙化。

CT 和 MR 检查可见四脑室扩大。若囊肿内含有较多液性脂肪且均匀分布于囊内时，CT 呈均质很低密度，CT 值为负值，MRT_1 和 T_2 加权图均表现为高信号，尤以 T_1 加权图为高信号时皮样囊肿的特征。若囊肿内含有多种成分且未混匀时，CT 平扫则呈不均质低密度，但此种密度不均质需要在控制台上调节窗位或测囊肿各个部位的 CT 值才能发现，MR 扫描呈现不均质信号，T_1 加权图可呈高低混杂信号，高信号代表脂肪成分颇具特征（图 9-30），但此种脂肪高信号容易被认为是肿瘤内出血而误为其他肿瘤，结合 CT 扫描或使用脂肪抑制程序可以区别，T_2 加权图呈高低混杂信号，其低信号部分可能为毛发团块、钙化或牙齿，参考 CT 扫描可区别之。但不管是何成分，它们都是支持本病的有力依据。CT 和 MR 增强扫描时囊液和囊壁均无强化。

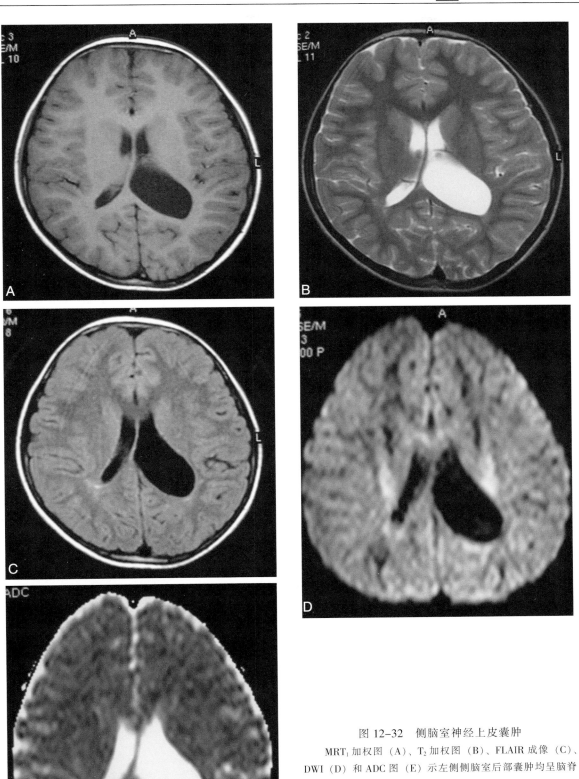

图 12-32 侧脑室神经上皮囊肿

MRT$_1$ 加权图（A）、T$_2$ 加权图（B）、FLAIR 成像（C）、DWI（D）和 ADC 图（E）示左侧侧脑室后部囊肿均呈脑脊液信号。

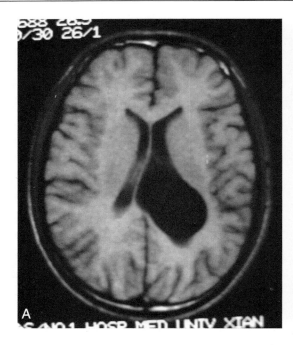
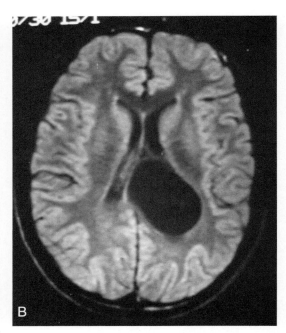

图 12-33 侧脑室神经上皮囊肿

MRT₁ 加权图 (A) 和质子加权图 (B) 示左侧侧脑室后部囊肿均呈脑脊液信号，囊壁呈薄带状等信号。

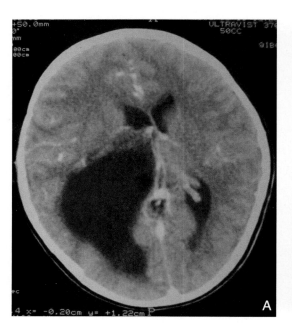
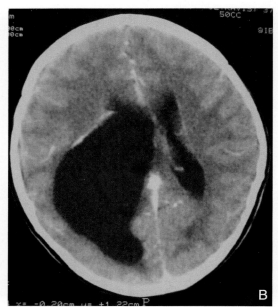

图 12-34 侧脑室神经上皮囊肿

CT 增强扫描 (A，B) 示右侧侧脑室后部囊肿呈脑脊液密度，无强化。

12.2.4 脑室内表皮样囊肿

颅内表皮样囊肿 (epidermoid cyst) 又称胆脂瘤，是起源于外胚层组织的先天性病变。

表皮样囊肿的发生很可能是在妊娠 3~5 周神经管闭合时，神经与皮肤外胚层不完全分离，以致在神经沟内残留外胚层细胞。肿瘤由这些异位的外胚层细胞发展而来。

组织学上，表皮样囊肿由内层层状的鳞状上皮和外层的纤维囊构成。囊肿通过不断的上皮细胞脱屑转变成角质和胆固醇结晶而逐渐长大。肿瘤质地柔软，外形类似珍珠，故也称珍珠瘤。

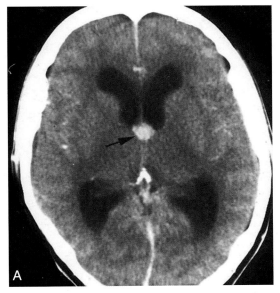

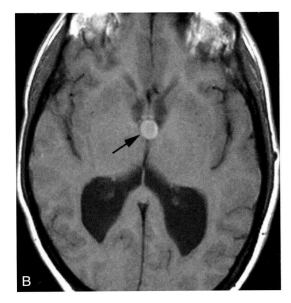

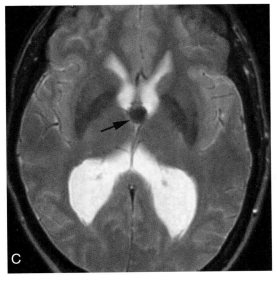

图 12-35　三脑室胶样囊肿

CT 增强扫描（A）示三脑室囊肿呈高密度（箭头），MRT₁ 加权图（B）呈高信号（箭头），T₂ 加权图（C）呈低信号（箭头）。

　　尽管表皮样囊肿为先天性肿瘤，但由于生长非常缓慢，常在 30~50 岁才发现。表皮样囊肿临床上比较常见，90% 位于脑外，以桥小脑角处最常见（图 8-22，图 8-23，图 8-24），也较常见于鞍区（图 7-68）、松果体区（图 10-9）和脑室。

　　脑室内表皮样囊肿常见于第四脑室（图 12-39，图 9-25），偶可见于第三脑室（图 12-40）和侧脑室。CT 平扫时呈脑脊液样低密度，也可因囊内含有较多蛋白，密度高于脑脊液。MRT₁ 加权图囊液常高于脑脊液，T₂ 加权图呈很高信号，信号常不均质，也可比较均质。四脑室较大的表皮样囊肿常使四脑室扩大，并有梗阻性脑积水，扩大的四脑室形态常不规则。

　　侧脑室的表皮样囊肿常位于侧脑室前角，表现为局部前角扩大。与侧脑室神经上皮囊肿区别的要点是发生部位不同，后者常发生于侧脑室后部。另外，神经上皮囊肿完全呈脑脊液密度和信号。表皮样囊肿在 DWI 上呈高信号，而神经上皮囊肿和蛛网膜囊肿呈低信号，很容易区别。

12.2.5　脑室内脑囊虫病

　　脑室内脑囊虫病少见，但临床诊断最为重要，因其能引起急性梗阻性脑积水，若不及时诊断和治疗，可致病人很快死亡。

　　四脑室最常见，其次为三脑室，侧脑室则罕见。

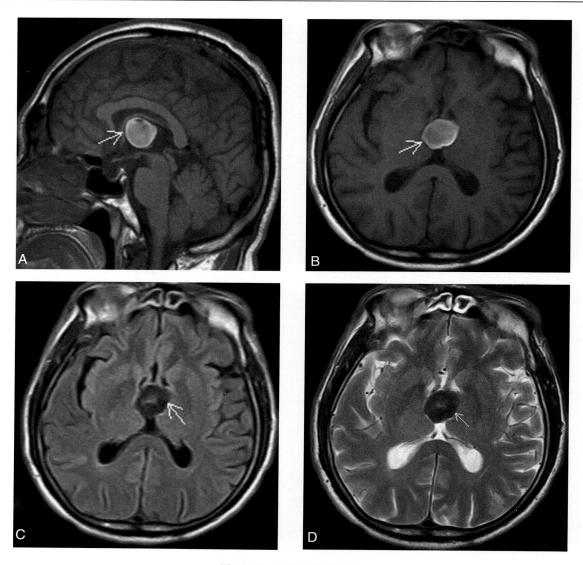

图 12-36 三脑室胶样囊肿

MRT$_1$加权图（A，B）示三脑室囊肿呈高信号（箭头），T$_2$加权图和 T$_2$FLAIR（C，D）示囊肿呈低信号（箭头）。

可呈单囊或多囊。由于囊壁很薄，CT 和 MR 常难以显示。囊内液体在 CT 和 MR 常类似于脑脊液密度和信号，增强扫描时囊壁常无强化，部分病例可见头节显示，头节位于囊肿中心或边缘，CT 呈点状高密度影，MRT$_1$加权图及质子图呈高信号斑点（图 12-41，图 12-42，图 12-43），根据头节的存在可以确定诊断，但应该注意，脑室内脉络膜丛可类似囊虫头节，难以确定时可行脑室造影 CT 扫描，囊虫囊肿表现为充盈缺损（图 12-44）。部分病例不能显示头节，如果头节不能显示时，CT 和 MR 平扫很难诊断，仅表现为脑室扩大和梗阻性脑积水，常需要行脑室造影 CT 确定有囊肿存在。部分病例囊液可能与脑脊液密度和信号不同，或者囊壁显示，仔细观察可以发现囊虫囊肿的存在（图 12-45，图 12-46）。

12.2.6 四脑室蛛网膜囊肿

蛛网膜囊肿位于脑室者罕见。偶可见于第四脑室。因囊内含脑脊液，囊壁很薄，CT 和 MR 检查均不能显示囊壁，仅表现为四脑室明显扩大（图 12-47），同时有梗阻性脑积水表现。与四脑室出口阻塞区别困难，需要做脑室造影 CT 帮助鉴别，后者造影剂可充满四脑室，而囊肿存在时表现为脑室内囊性低密度充盈缺损。

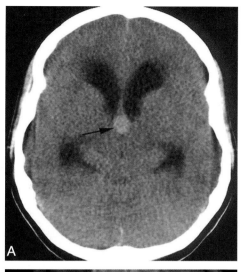

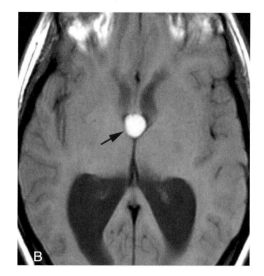

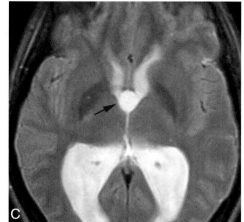

图 12-37 三脑室胶样囊肿

CT 平扫（A）示三脑室囊肿呈高密度（箭头），MRT$_1$ 加权图（B）和 T$_2$ 加权图（C）囊肿呈高信号（箭头）。

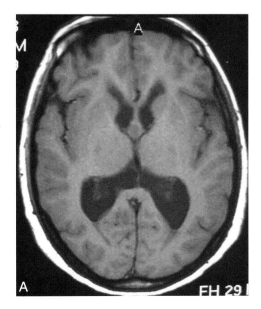

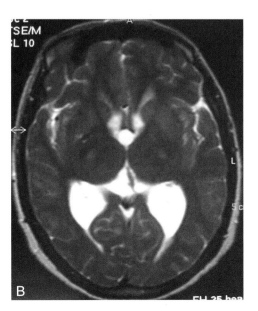

图 12-38 三脑室胶样囊肿

MRT$_1$ 加权图（A）示三脑室囊肿呈等信号，MRT$_2$ 加权图（B）呈高信号。

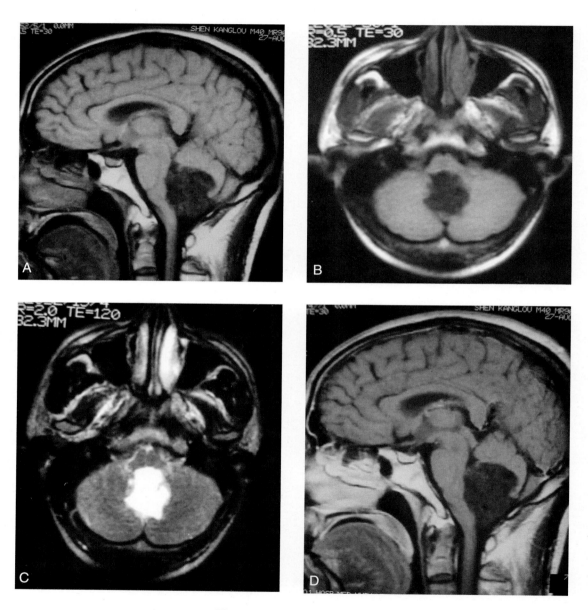

图 12-39　四脑室表皮样囊肿

　　MRT$_1$ 加权图矢状位（A）和横切位（B）示四脑室囊性病变，形态不规则，信号不均匀，T$_2$ 加权图（C）呈高信号，增强 MR 扫描（D）囊肿壁无强化。

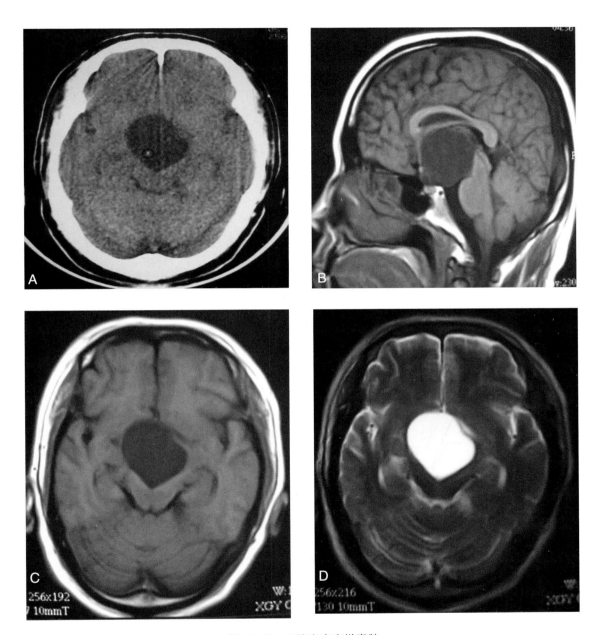

图 12-40　三脑室表皮样囊肿

CT 平扫（A）示三脑室囊性病变，MRT₁加权图矢状位（B）和横切位（C）示囊肿呈稍高于脑脊液的低信号，信号均匀，T₂加权图（D）呈高信号。

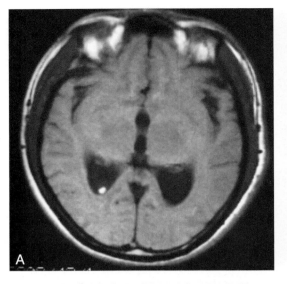
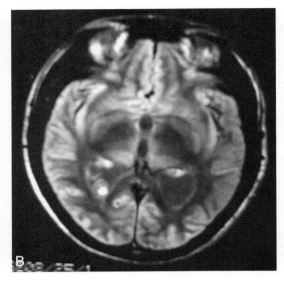
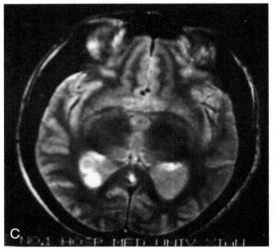

图 12-41 侧脑室脑囊虫病

MRT$_1$ 加权图 （A）示右侧侧脑室三角区有一点状高信号，为囊虫头节，质子加权图 （B）及 T$_2$ 加权图 （C）示囊虫信号高于脑脊液，多发。

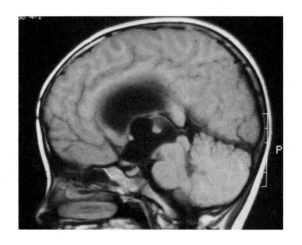

图 12-42 三脑室脑囊虫病

MRT$_1$ 加权图矢状位示三脑室和侧脑室扩大，囊虫头节位于三脑室上部，呈点状高信号，四脑室缩小，说明有梗阻性脑积水。

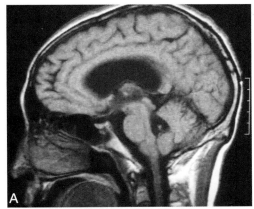

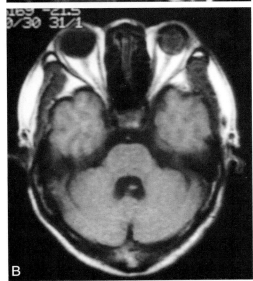

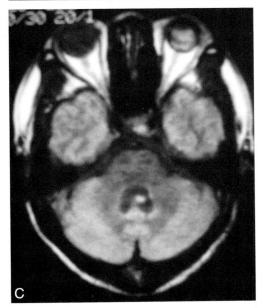

图 12-43　四脑室脑囊虫病

MRT₁ 加权图矢状位（A）、横切位（B）及质子加权图横切位（C）示四脑室扩大，头节呈点状高信号，位于囊肿中心，囊壁未显示。

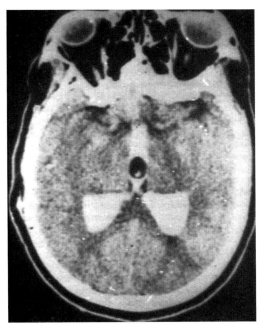

图 12-44　三脑室脑囊虫病

脑室造影 CT 示三脑室囊肿呈卵圆形充盈缺损，其内可见囊虫头节呈点状高密度。

12.2.7　脑室内脑肺吸虫病

脑肺吸虫病可破入脑室内，在脑室内形成囊肿。CT 上呈脑脊脑样密度。MR 各序列呈脑脊液样信号。增强扫描无强化。诊断需结合临床肺吸虫病史。

12.3　透明中隔囊性病变

12.3.1　透明中隔囊肿

在胚胎发育期及新生儿，透明隔之间常有间隙存在，内含脑脊液，多数情况下，此腔于生后 2 个月时闭合消失，如果在儿童或成人时仍能看到，则属正常变异。位于透明隔前部者称第五脑室，位于后部者称第六脑室，两者也可同时存在。此腔通常与一侧或双侧侧脑室相通，故若行脑室造影时常有气体进入。若与脑室间无交通，腔内液体明显增多，向外膨大，则形成透明中隔囊肿，囊肿较大时可阻塞室间孔，引起侧脑室扩大和颅压增高，出现头痛等临床症状。CT 和 MR 检查时可见透明中隔腔明显增宽，向外膨隆，透明隔呈弧形外凸。其内为脑脊液密度或信号（图 12-48，图 12-49）。

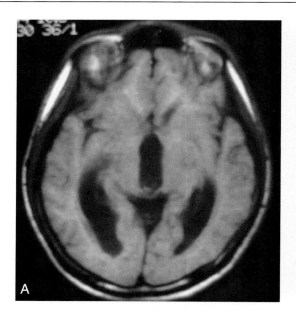
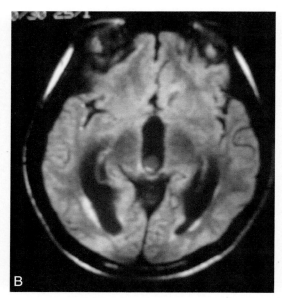

图 12-45 三脑室脑囊虫病

MRT₁加权图（A）和质子加权图（B）横切位示囊虫位于三脑室后部，囊液稍高于脑脊液，头节呈点状高信号。

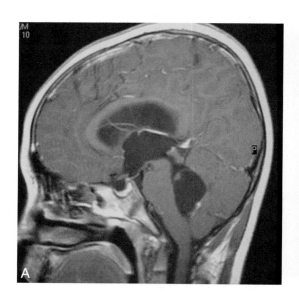
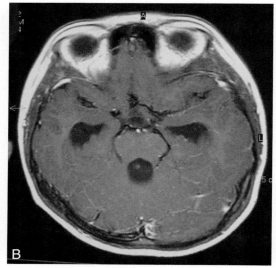

图 12-46 四脑室脑囊虫病

增强 MR 扫描矢状位（A）和横切位（B）示四脑室囊性病变，部分囊壁可见，呈等信号，头节位于囊的前上壁，呈点状稍高信号。

12.3.2 透明中隔囊虫

脑囊虫病变偶尔可位于透明中隔，常为单囊性病变，与脑室内囊虫表现不同的是，囊虫囊肿将透明中隔撑开，类似于囊壁，容易发现有囊肿存在。囊内液体在 CT 和 MR 常类似于脑脊液密度和信号（图 12-50），增强扫描时囊壁常无强化。如果有头节显示，头节位于囊肿中心或边缘，CT 呈点状高密度影，MRT₁加权图及质子图呈高信号斑点，根据头节的存在可以确定囊虫的诊断，如果没有头节显示，很难与透明中隔囊肿区别。

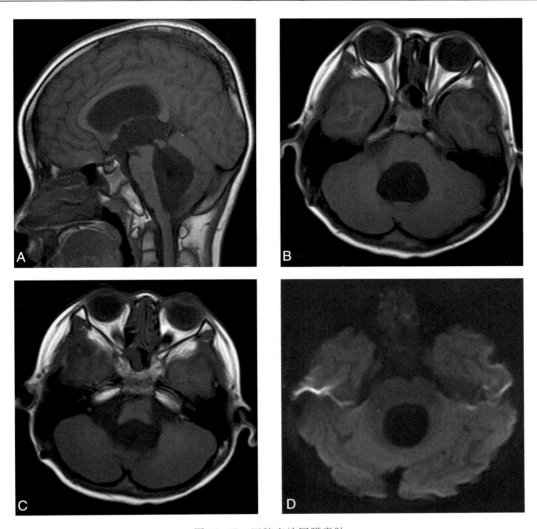

图 12-47 四脑室蛛网膜囊肿

MRT₁加权图矢状位（A）、横切位（B，C）示四脑室显著扩大，信号同脑脊液，侧孔扩大。弥散加权成像（D）呈脑脊液信号。

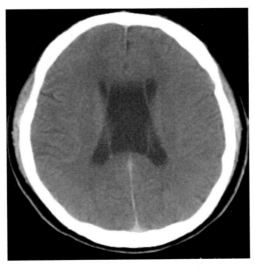

图 12-48 透明中隔囊肿

CT 平扫示透明中隔囊肿，张力高，呈脑脊液密度。

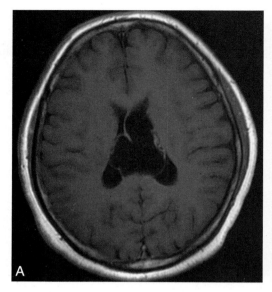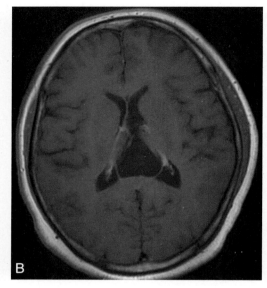

图 12-49 透明中隔囊肿

MR 增强扫描（A，B）示透明中隔囊肿巨大，形态不规则，张力高，呈脑脊液信号。

12.4 脑外囊性病变

12.4.1 蛛网膜囊肿

蛛网膜囊肿分真性蛛网膜囊肿和假性蛛网膜囊肿。真性者为先天发育异常所致，即胚胎期蛛网膜分裂成 2 层，其间为囊腔，内含脑脊液，故囊肿与真正的蛛网膜下腔间无交通。假性者多由创伤、出血、感染等引起的蛛网膜下腔广泛粘连所致，囊肿实际上是蛛网膜下腔的局部扩大，囊肿与真正的蛛网膜下腔之间可有交通。

蛛网膜囊肿最好发于颞底或颞叶前部，其他常见部位包括外侧裂，大脑半球凸面、鞍上池、后颅凹、枕大池、桥小脑角处等。

CT 平扫时囊肿呈脑脊液样低密度（图 12-51，图 12-52）。MR 各序列呈脑脊液样信号，弥散加权图也呈脑脊液样低信号（图 12-53，图 12-54）。位于颞底、颞前极、半球凸面、后颅凹者，常推压局部脑组织移位，较大者可引起局部颅腔变大，颅骨变薄，但先无性者，可因相邻脑组织发育不良，以致占位效应并不显著。增强扫描时囊壁无强化。

蛛网膜囊肿在 CT 和 MR 检查时，根据其位于脑外、脑脊液样密度和信号，通常容易诊断。

对于向脑实质内突入很深的蛛网膜囊肿，需要行 MR 多方位扫描，以确定囊肿并非位于脑实质内。

鞍上池和桥小脑角的蛛网膜囊肿均需要与这 2 个区域的表皮样囊肿区别，表皮样囊肿有沿缝隙生长的特点，囊肿形态常不规则，而蛛网膜囊肿比较圆滑，弥散加权成像对两者的鉴别很有价值，蛛网膜囊肿在弥散加权成像上呈脑脊液样低信号，而表皮样囊肿在弥散加权成像上呈高信号。

后颅凹蛛网膜囊肿需要与 Dandy-Walker 综合征区别。后颅凹巨大蛛网膜囊肿可推压小脑向上移位，蚓部可消失，颇似 Dandy-Walker 综合征，但四脑室基本形态仍存在（图 12-55），手术切除或囊肿穿刺引流后蚓部可再现。

枕大池蛛网膜囊肿较小时很难与大枕大池区别。较大时可出现以下征象提示有囊肿存在：①囊壁较厚，CT 和 MRT$_1$ 加权图可显示部分囊壁，呈不完整的弧线状；②囊肿压迫小脑后缘变直、微凹或有明显压迹，小脑幕上移，MRT$_1$ 加权图矢状正中图易于观察（图 12-56，图 12-57）。③少数大囊肿可因长期压迫，使后颅凹变大，枕内粗隆消失，出现弧样压迹（图 12-58），局部板障内脂肪高信号消失。枕大池囊肿很少能压迫四脑室移位变形。

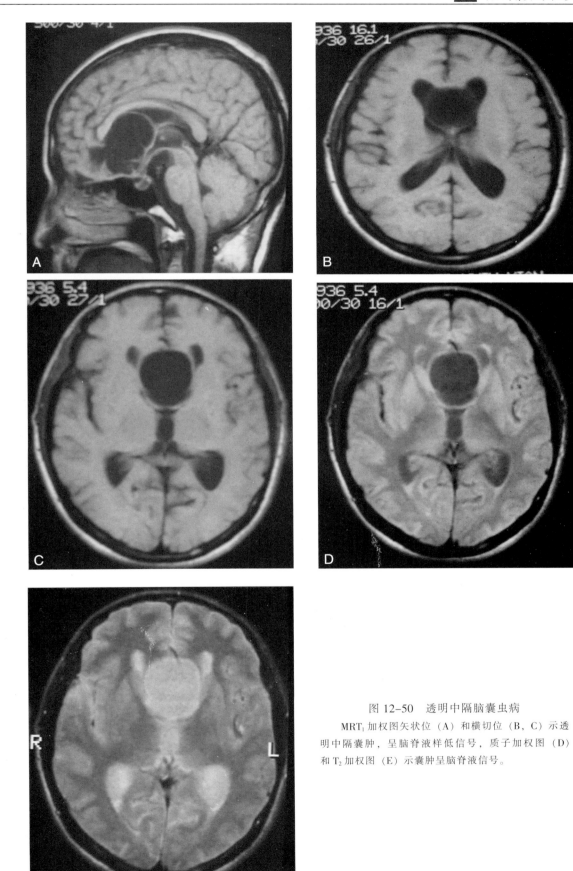

图 12-50 透明中隔脑囊虫病

　　MRT_1加权图矢状位（A）和横切位（B，C）示透明中隔囊肿，呈脑脊液样低信号，质子加权图（D）和T_2加权图（E）示囊肿呈脑脊液信号。

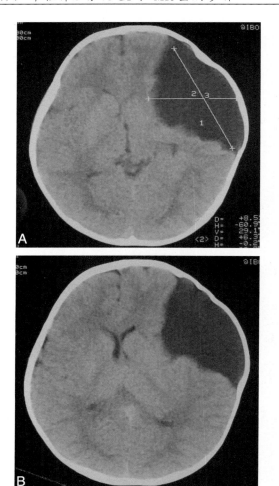

图 12-51 大脑半球凸面蛛网膜囊肿

CT 平扫（A，B）示左侧额部巨大蛛网膜囊肿，呈脑脊液密度，局部颅腔向外膨出。

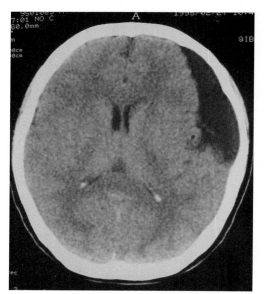

图 12-52 大脑半球凸面蛛网膜囊肿

CT 平扫示左侧额部蛛网膜囊肿，呈脑脊液密度。

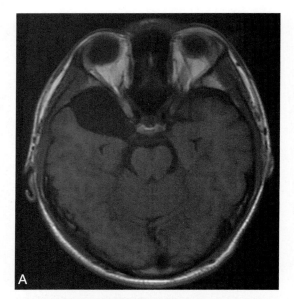

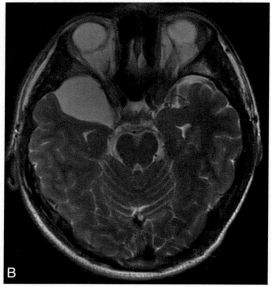

图 12-53 颞极蛛网膜囊肿

MRT$_1$加权图（A）示右侧颞极蛛网膜囊肿，呈脑脊液样低信号，T$_2$加权图（B）呈脑脊液样高信号。

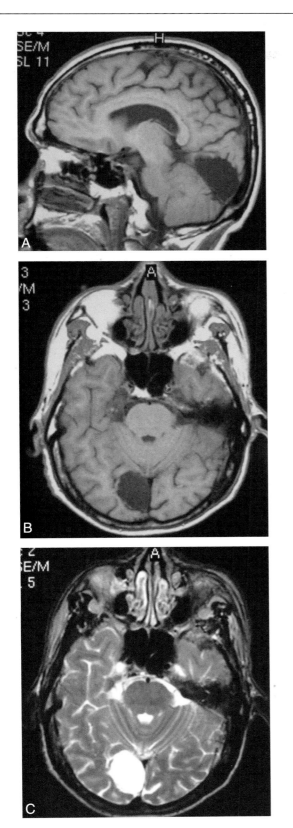

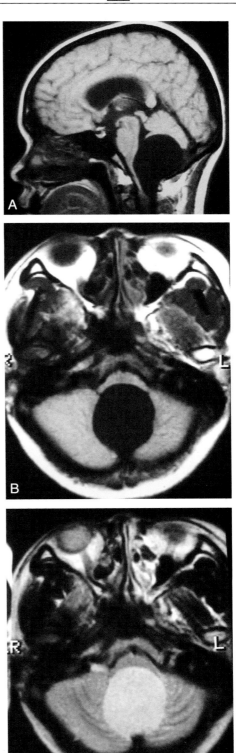

图 12-54　小脑幕上蛛网膜囊肿
MRT$_1$ 加权图矢状位（A）和横切位（B）示囊肿位于小脑幕上，呈脑脊液样低信号，T$_2$ 加权图（C）呈脑脊液样高信号。

图 12-55　后颅凹蛛网膜囊肿
MRT$_1$ 加权图矢状位（A）示囊肿位于后颅凹，压迫小脑组织上移，蚓部不见，四脑室基本形态存在。T$_1$ 加权图横切位（B）和 T$_2$ 加权图横切位（C）示囊肿信号同脑脊液。

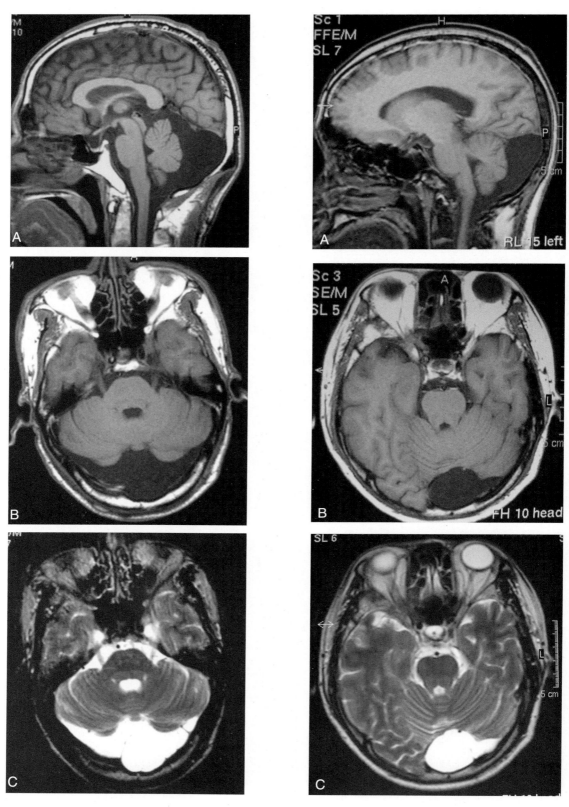

图 12-56　枕大池囊肿
MR T₁加权图矢状位（A）示枕大池明显扩大，小脑幕受压上移，横切位 T₁加权图（B）和 T₂加权图（C）示囊肿呈脑脊液信号。

图 12-57　枕大池囊肿
MR T₁加权图矢状位（A）示枕大池明显扩大，小脑幕受压上移，横切位 T₁加权图（B）和 T₂加权图（C）示囊肿呈脑脊液信号。

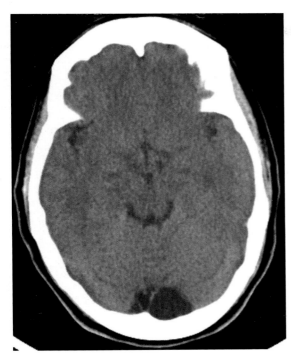

图 12-58 枕大池囊肿
CT 平扫示囊肿呈脑脊液样低密度，枕骨呈弧形压迹。

12.4.2 Dandy-Walker 综合征

Dandy-Walker 综合征（Dandy-Walker syndrome）又称 Dandy-Walker 畸形、Dandy-Walker 囊肿，或第四脑室中侧孔先天性闭锁。最早由 Dandy 于 1914 年首次报告。该综合征是在胚胎早期，第四脑室正中孔及侧孔闭塞，导致四脑室呈囊性扩张，并伴有小脑蚓部及半球发育不良，扩张的四脑室向后发展，并与枕大池相连，使后颅窝扩大，小脑幕抬高。

本病出现脑积水通常见于婴儿期，或者出生时即存在，但也有到成人期才发病的报告。

CT 平扫时可见小脑蚓部缺如，四脑室向后扩张并与枕大池相连，小脑半球体积减小，严重者后颅窝扩大，大部被脑脊液样密度占据，脑干前移，桥前池及桥脑小脑角池消失，绝大部分病例第三脑室及侧脑室同时扩大。MR 检查优于 CT，多方位切层有利于显示上述改变，并明确其与四脑室之间的关系，矢状位扫描可见小脑幕明显上抬，窦汇升高。

比较轻型的病例又称为 Dandy-Walker 变异，四脑室上部形态接近正常，蚓部畸形较轻，仅有轻微的后颅窝扩大。在 CT 图像上区别

Dandy-Walker 畸形和 Dandy-Walker 变异比较困难，但两者是同一类与四脑室相通的囊性发育畸形性疾病，尽管冠以不同的名称。

Dandy-Walker 综合征可合并胼胝体发育不全等脑发育异常及其他系统的畸形，包括并指（趾）、多指（趾）、腭裂、Klipper-feil 综合征和 Walker-Warburg 综合征等。

鉴别诊断主要包括后颅凹蛛网膜囊肿及大枕大池畸形。后两者均不出现小脑蚓部发育异常。但后颅凹巨大蛛网膜囊肿可以推压小脑蚓部移位或不见，CT 和 MR 上颇似小脑蚓部发育不良，但矢状位 MR 图观察可见四脑室基本形态仍存在，手术切除或分流囊肿后蚓部可再现，且形态正常。

12.4.3 囊性脑膜瘤

囊性脑膜瘤（cystic meningioma）是指有坏死或囊变的脑膜瘤，坏死较囊变少见，仅发生在肿瘤内，坏死的原因可能是由于肿瘤过大或生长过快，而血供相对不足，肿瘤内坏死时可合并出血。囊变可发生在肿瘤内，也可发生在肿瘤周围，包括肿瘤与脑组织之间及脑组织内，肿瘤内囊变的原因包括：①肿瘤黏液性变；②肿瘤细胞分泌液体，即分泌型脑膜瘤；③坏死组织形成囊腔。肿瘤与脑组织之间发生囊变的原因是由于蛛网膜下腔夹在肿瘤与脑组织之间引流不畅，逐渐形成肿瘤周围囊腔。肿瘤周围脑组织内发生囊变的原因包括：①肿瘤周围增生的胶质细胞产生液体；②肿瘤周围水肿的脑组织或脱髓鞘变性的脑组织发生囊变，或者水肿组织的含液间隙融合成较大的囊腔。根据囊腔与肿瘤和脑组织的关系，可将囊性脑膜瘤分为 4 型：Ⅰ型为囊腔位于肿瘤深部或中心，囊腔周围均为肿瘤，常为肿瘤内坏死所造成，故形态常不规则；Ⅱ型为囊腔位于肿瘤的边缘（常为远颅骨侧边缘），囊腔周围也均为肿瘤组织，单囊或多囊，规则或不规则，囊大时肿瘤组织可呈囊壁状；Ⅲ型为囊腔位于肿瘤周围脑组织内；Ⅳ型为囊腔位于肿瘤和脑组织之间。囊性脑膜瘤的囊腔大小差别很大，大者可与肿瘤实质相当或明显大于肿瘤的实质部分（图 12-59，图 12-60），成为脑膜瘤的主体，少数囊性脑膜瘤主要为囊腔，仅见少量实质存在（图 12-61，图

12-62）。囊性脑膜瘤的囊腔部分在 CT 扫描时可稍高于脑脊液密度或类似脑脊液密度，增强 CT 扫描肿瘤实质部分明显强化，可清楚显示肿瘤、囊腔与脑组织的关系，确定囊性脑膜瘤的类型。MRT$_1$ 加权图囊腔信号明显低于肿瘤实质信号，可稍高于脑脊液信号或与类似脑脊液信号，T$_2$ 加权图呈很高信号，明显高于肿瘤实质，增强 MR 扫描肿瘤实质强化，囊性部分不强化，由于 MR 可多方位成像，对肿瘤、囊腔和脑组织的关系显示明显优于 CT 增强扫描。肿瘤实质为主体的囊性脑膜瘤仍然可以根据脑外肿瘤特点即实质部分密度、信号和强化等特点，通常不容易误诊为其他肿瘤。以囊性部分为主体尤其是仅有少量肿瘤实质的囊性脑膜瘤需要与颅内其他囊性病变鉴别。

由于囊性脑膜瘤位于脑外，而脑外囊性病变最常见的是蛛网膜囊肿，所以，囊性脑膜瘤主要应与蛛网膜囊肿鉴别，鉴别的要点包括：①蛛网膜囊肿呈脑脊液密度和信号，而囊性脑膜瘤液体部分在 CT 扫描和 MRT$_1$ 加权图的密度和信号常稍高于脑脊液；②囊性脑膜瘤常有不同数量的肿瘤实质存在，实质部分在 CT 平扫呈等密度或稍高密度，MRT$_1$ 加权图和 T$_2$ 加权图接近于等信号，而蛛网膜囊肿没有肿瘤实质；③增强扫描时囊性脑膜瘤的实质部分常明显强化，而蛛网膜囊肿不强化；④囊性脑膜瘤的实质部分可有钙化，而蛛网膜囊肿的囊壁不钙化。

囊性脑膜瘤与其他脑外囊肿鉴别也较容易，因为其他脑外囊肿均为单纯囊性病变，没有肿瘤实质存在，包括皮样囊肿、表皮样囊肿、神经上皮囊肿和肠源性囊肿，增强扫描也均不强化。

所以、确定囊性脑膜瘤诊断的关键是确定病变位于脑外，一旦不能准确定位于脑外囊性病变，常误诊为其他脑实质内囊性肿瘤。

12.4.4 脑囊虫病

脑囊虫病也可累及蛛网膜下腔，形成多发囊性病变，称葡萄状囊肿（racemosecysts）。常见于脑底池，也可见于外侧裂。囊肿大小不一，大者直径可达数厘米。MR 对这种多囊病变的显示比 CT 优越，T$_1$ 加权图见多发大小不一的囊肿聚集，沿脑池脑裂分布，囊壁薄，囊液呈脑脊液样低信号，T$_2$ 加权图整个病变区呈高信号，增强扫描时囊壁显著不规则强化（图 12-63，图 12-64）。与表皮样囊肿区别容易，后者常为不规则的单囊沿脑池脑裂生长，其间无囊壁，增强扫描时无强化。

12.4.5 表皮样囊肿

颅内表皮样囊肿（epidermoid cyst）又称胆脂瘤，是起源于外胚层组织的先天性病变。

表皮样囊肿的发生很可能是在妊娠 3~5 周神经管闭合时，神经与皮肤外胚层不完全分离，以致在神经沟内残留外胚层细胞。肿瘤由这些异位的外胚层细胞发展而来。

组织学上，表皮样囊肿由内层层状的鳞状上皮和外层的纤维囊构成。囊肿通过不断的上皮细胞脱屑转变成角质和胆固醇结晶而逐渐长大。肿瘤质地柔软，外形类似珍珠，故也称珍珠瘤。

尽管表皮样囊肿为先天性肿瘤，但由于生长非常缓慢，常在 30~50 岁才发现。表皮样囊肿临床上比较常见，90% 位于脑外，以桥小脑角处最常见（图 8-22，图 8-23，图 8-24），也较常见于鞍区（图 7-68）、松果体区（图 10-9）。CT 平扫时常呈脑脊液样低密度，MRT$_1$ 加权图呈略高于脑脊液的低信号，T$_2$ 加权图呈高信号（图 12-18），需要与这些部位的蛛网膜囊肿鉴别。蛛网膜囊肿通常比较圆滑，而表皮样囊肿有沿缝隙生长的特点，囊肿形态常不规则，弥散加权成像对两者的鉴别很有价值，蛛网膜囊肿在弥散加权成像上呈脑脊液样低信号，而表皮样囊肿在弥散加权成像上呈高信号（图 12-65）。少数表皮样囊肿内可因含脂质而呈很低密度，CT 值为负值，也可因含较多蛋白或陈旧出血而呈等密度或高密度，这 2 种情况均表现为 MRT$_1$ 加权图呈高信号或等信号，T$_2$ 加权图可以呈高信号或低信号（图 12-19，图 12-20）。实际上，由于表皮样囊肿内成分复杂，MR 可呈各种信号变化，信号可不均质。弥散加权图表皮样囊肿呈高信号，是其与其他囊性病变区别的重要依据（图 8-23，图 8-24）。

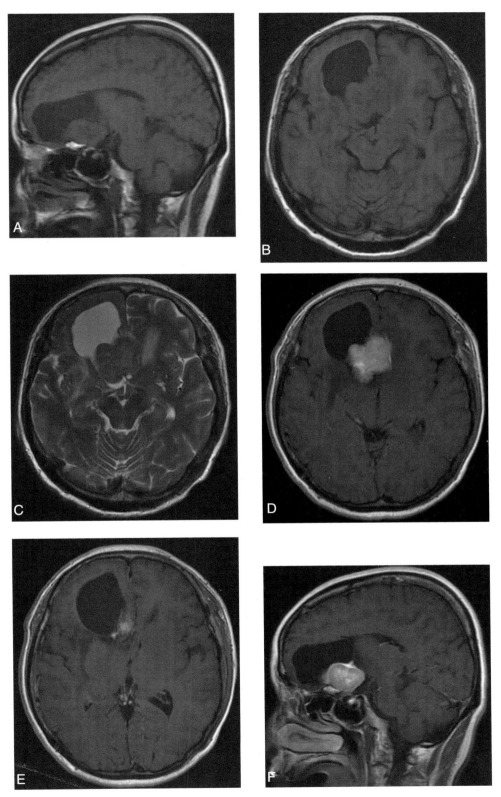

图 12-59　囊性脑膜瘤

MRT$_1$矢状位（A）及横切位（B）示额底部囊实性肿瘤，囊性部分呈脑脊液样低信号，实质部分呈等信号，T$_2$横切位（C）囊性部分呈脑脊液样高信号，实质部分呈等信号，增强扫描（D，E，F）实质显著强化，囊壁无强化。

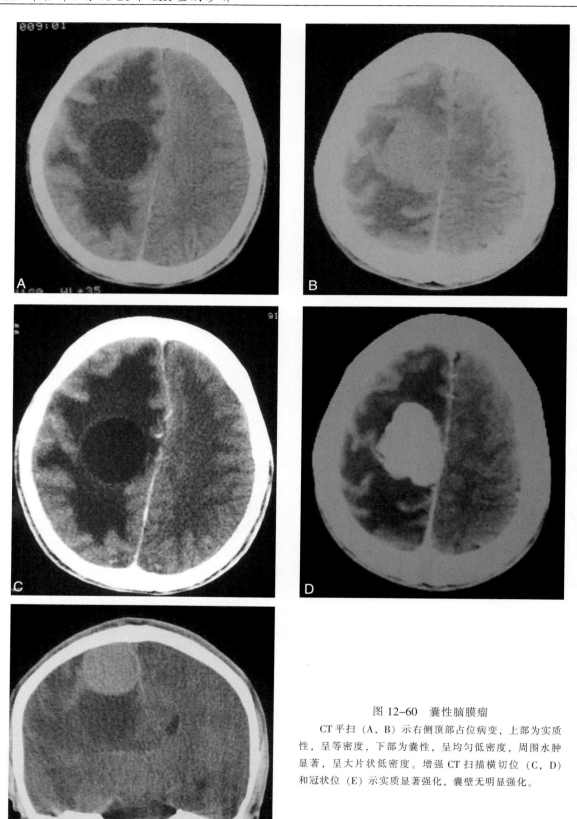

图 12-60 囊性脑膜瘤

CT 平扫（A，B）示右侧顶部占位病变，上部为实质性，呈等密度，下部为囊性，呈均匀低密度，周围水肿显著，呈大片状低密度。增强 CT 扫描横切位（C，D）和冠状位（E）示实质显著强化，囊壁无明显强化。

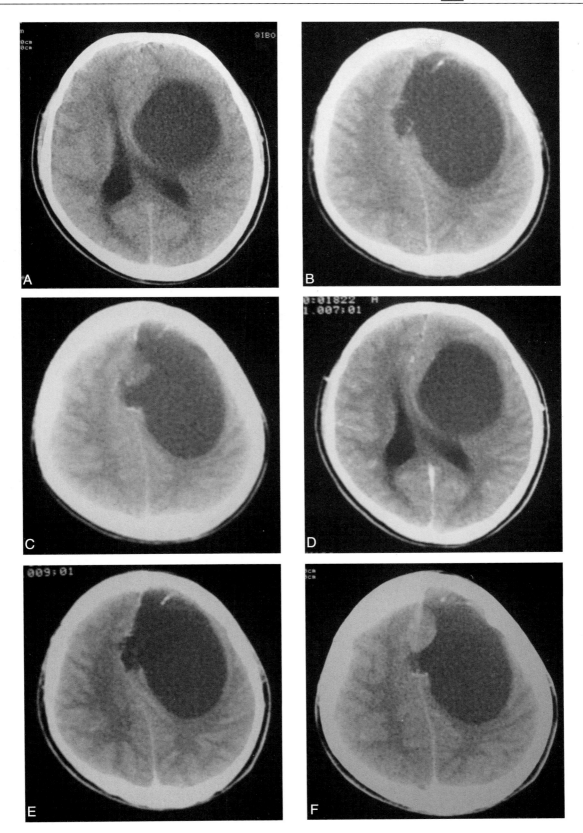

图 12-61　囊性脑膜瘤

CT 平扫（A，B，C）示左侧巨大囊性占位病变，向脑实质内突入，呈均匀低密度，密度稍高于脑脊液，残留肿瘤实质位于大脑镰旁，增强 CT 扫描（D，E，F）示肿瘤实质及囊壁均无明显强化。

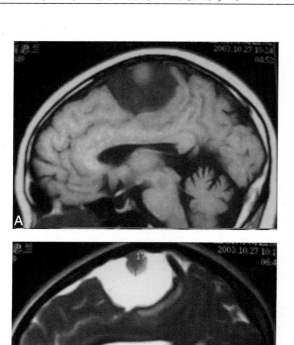

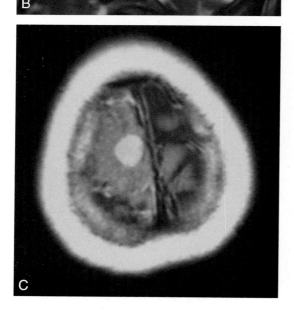

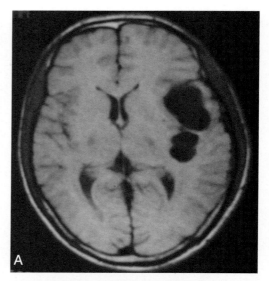

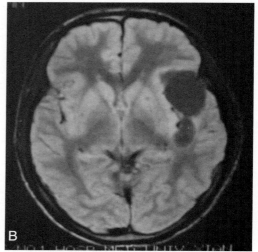

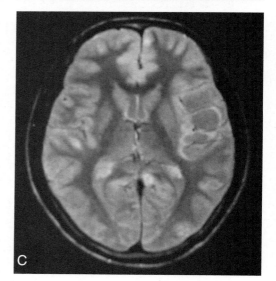

图 12-62　囊性脑膜瘤

MRT₁加权图矢状位（A）示右顶部囊实性占位病变，大部为囊性，少量实质位于病变的顶部，囊性部分呈稍高于脑脊液的低信号，信号均匀，实质信号稍低于脑实质。T₂加权图矢状位（B）囊性部分呈脑脊液样高信号，实质呈等信号。增强 MR 扫描（C）示肿瘤实质显著强化。

图 12-63　外侧裂脑囊虫病

MRT₁加权图（A）、质子加权图（B）和 T₂加权图（C）示左侧外侧裂多发囊性病变，呈脑脊液信号。

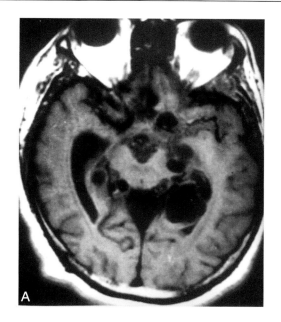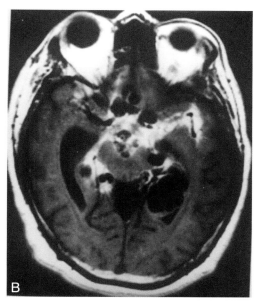

图 12-64　蛛网膜下腔脑囊虫病

MRT₁加权图（A）示脑底池多发囊样病变，呈低信号，部分病灶内可见小点状等信号囊虫头节，增强 MR 扫描（B）示脑干周围池及外侧裂池脑膜显著强化，多发囊性病变囊壁也强化。

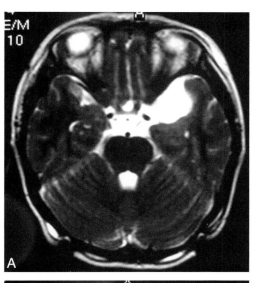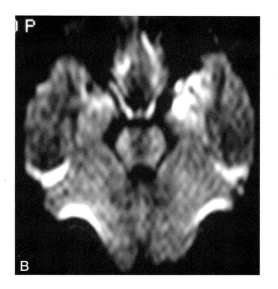

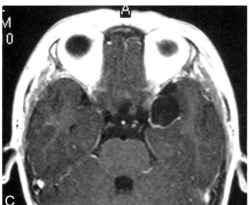

图 12-65　颞极表皮样囊肿

MRT₂加权图（A）示左侧颞极囊肿，呈脑脊液样高信号，DWI（B）也呈高信号，增强 MR 扫描（C）囊肿壁强化。

表皮样囊肿也可位于外侧裂、脑凸面、脑干周围（图 12-66）等处。

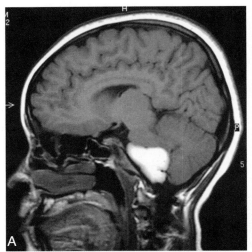

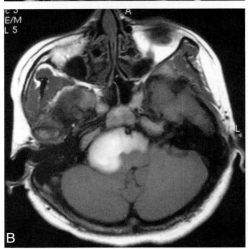

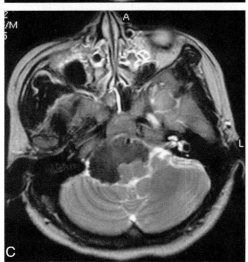

图 12-66 脑干周围表皮样囊肿

MRT₁ 加权图矢状位 (A) 和横切位 (B) 示脑干右前方囊肿，呈高信号，T₂ 加权图 (C) 呈低信号。

12.4.6 皮样囊肿

脑外型皮样囊肿较表皮样囊肿少见，好发于额底部中线旁、鞍区等处，发生于额底部者需做冠位 CT 或冠位 MR 以确立其位于脑外。与其他部位皮样囊肿一样，CT 平扫时呈很低密度，CT 值为负值，囊壁可有钙化。MRT₁ 加权图呈高信号，囊内可因毛发团存在而密度和信号不均质。增强扫描时囊壁及囊内容物无强化。

鞍区皮样囊肿需要与其他鞍区囊性病变鉴别（详见第 7 章）。

皮样囊肿可破裂，囊液沿脑脊液通道扩散（图 12-24，图 12-25），在 MRT₁ 加权图表现为蛛网膜下腔和脑室内散在的斑点状高信号。

12.4.7 神经上皮囊肿

神经上皮囊肿（neuroepithelial cyst）是一组非肿瘤性囊肿性病变，这些囊肿的共同特点是衬有形态学与上皮类似的细胞，免疫组化研究常呈胶质纤维酸性蛋白强阳性。以往曾被称为室管膜囊肿、脉络丛囊肿、脉络丛上皮囊肿、蛛网膜下室管膜囊肿。胶样囊肿也曾被包括在这组囊肿内，但后来研究发现，胶样囊肿很可能起源于内胚层，而不是神经上皮。

对于神经上皮囊肿的起源尚有争议。这些囊肿的特点是具有原始室管膜或脉络丛，可能是由于神经外胚层在发育过程中隔离所致，脉络裂囊肿可能为内折的血管软膜所形成。

不同部位的神经上皮囊肿，其发生率变化很大。小的无症状的脉络丛囊肿常在影像学检查时发现，尸检半数以上可见。有症状的神经上皮囊肿少见，主要位于侧脑室。

神经上皮囊肿可见于任何年龄，但绝大多数脉络丛囊肿于成年时发现，平均年龄 30 岁左右。有症状的室管膜囊肿男性稍多见。

脑室内神经上皮囊肿以侧脑室三角区多见，脑外神经上皮囊肿主要见于脉络裂。

脉络裂是胚胎时期脉络壁突入侧脑室形成脉络丛时所经过的裂隙，在侧脑室中央部此裂隙位于穹隆和丘脑之间，在侧脑室角则位于海马伞和终纹之，以 MR 冠状位图像显示最好。有囊肿存在时表现为脉络丛裂扩大，小的囊肿呈圆形或类圆形，大的囊肿形态可不规则或呈多房性，囊肿内含脑脊液，在 CT 平扫时呈脑脊液密度，MRT$_1$ 加权图和 T$_2$ 加权图呈脑脊液信号

（图 12-67，图 12-68，图 12-69，图 12-70），增强扫描囊壁不强化。根据其典型位置和密度信号变化，通常容易诊断。

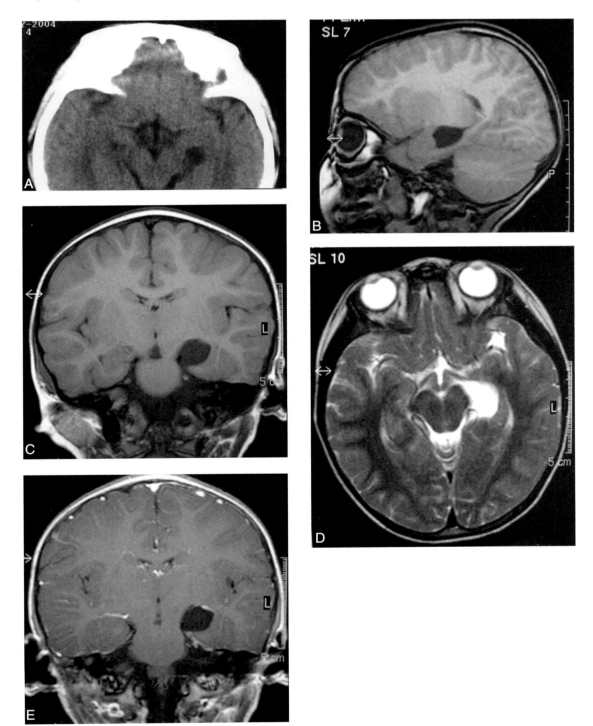

图 12-67　脉络裂神经上皮囊肿

CT 平扫（A）示左侧脑干旁囊性病变，MRT$_1$ 加权图矢状位（B）和冠状位（C）示囊肿位于脉络裂，呈脑脊液样低信号，T$_2$ 加权图（D）示囊肿呈脑脊液样高信号，增强 MR 扫描（E）囊肿壁无强化。

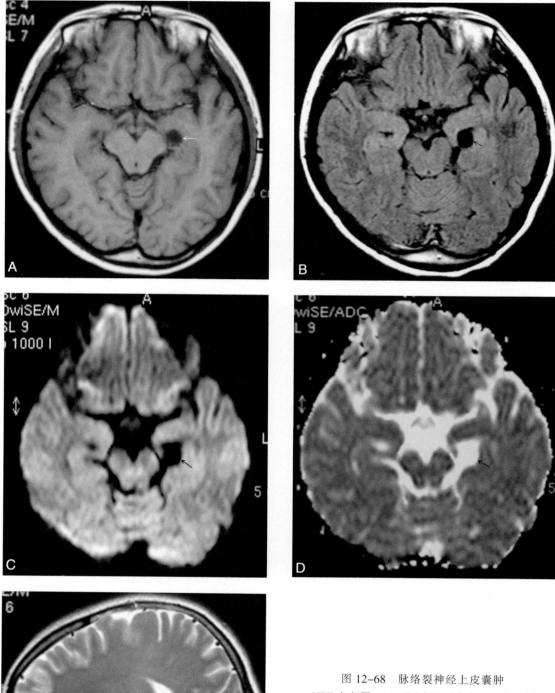

图 12-68　脉络裂神经上皮囊肿

MRT$_1$ 加权图（A）示左侧脑干旁囊肿呈脑脊液样低信号（箭头），T$_2$FLAIR（B）、DWI（C）和 ADC 图（D）均呈脑脊液信号改变（箭头），矢状位 T$_2$ 加权图（E）示囊肿位于脉络裂，呈脑脊液样高信号（箭头）。

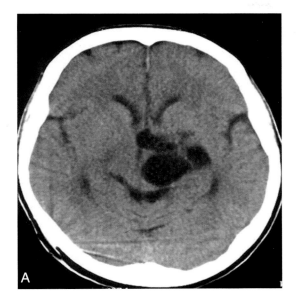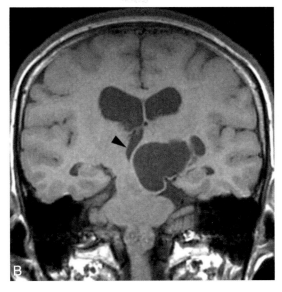

图 12-69 脉络裂神经上皮囊肿

CT 平扫（A）示左侧脑干旁囊性病变，形态不规则，压迫脑干变形。MRT₁ 加权图冠状位（B）示囊肿位于脉络裂，呈脑脊液样低信号，压迫三脑室移位（箭头）。

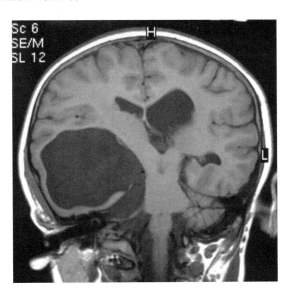

图 12-70 脉络裂神经上皮囊肿

MRT₁ 加权图冠状位示右侧脉络裂巨大囊肿，呈脑脊液样低信号。

12.4.8 肠源性囊肿和支气管源性囊肿

中枢神经系统肠源性囊肿（enterogenous cyst）主要见于椎管内（80%），10%~15%位于颅内。颅内肠源性囊肿几乎均位于后颅窝脑干周围。颅内肠源性囊肿可见于任何年龄，从 2 岁到 70 岁，平均年龄 21 岁，高峰年龄为 10 岁前。男性稍多见。CT 平扫表现为囊性病变，囊

壁无钙化，囊肿可有分叶，密度稍高于或明显高于脑脊液。MR 信号变化很大，与囊内成分有关，多数在 T₁ 加权图稍高于脑脊液信号或呈高信号，T₂ 加权图呈高信号（图 12-71）。增强扫描囊肿壁不强化。

中枢神经系统支气管源性囊肿罕见，多位于椎管内，罕见与颅内。关于其来源有分离不全、潜能分化、脊索裂综合征和异常分化 4 种

假说，有时也被归入肠源性囊肿，但如果囊肿壁主要为呼吸道上皮则应称为支气管源性囊肿。囊肿位于脑外，CT 密度和 MR 信号因囊内液体成分的不同可有很大的变化，但多数囊肿 CT 扫描时密度高于脑脊液，MRT$_1$ 加权图信号高于脑脊液或呈明显高信号，囊肿呈圆形或类圆形，形态规则，密度和信号均匀。增强扫描囊肿壁不强化（图 12-72）。

肠源性囊肿和支气管源性囊肿需要与颅内脑外其他囊肿和囊性病变区别。与蛛网膜囊肿和神经上皮囊肿的区别要点是肠源性囊肿和支气管源性囊肿的密度和 T$_1$ 加权图信号高于脑脊液，而蛛网膜囊肿和神经上皮囊肿为脑脊液密度和信号；与皮样囊肿的区别要点是皮样囊肿的 CT 密度低于脑脊液，CT 值为负值，而肠源性囊肿和支气管源性囊肿密度高于脑脊液；与颅神经鞘瘤明显囊变的区别要点是肠源性囊肿和支气管源性囊肿增强扫描时囊肿壁不强化，而神经鞘瘤呈环形强化；不典型性表皮样囊肿的 CT 密度和 MR 信号可与肠源性囊肿和支气管源性囊肿类似，区别有时可能困难，但表皮样囊肿形态常很不规则，而肠源性囊肿和支气管源性囊肿形态较规则。发生在脑干周围、密度和 T$_1$ 加权图信号高于或明显高于脑脊液时应首先考虑肠源性囊肿。

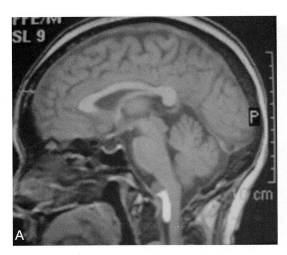

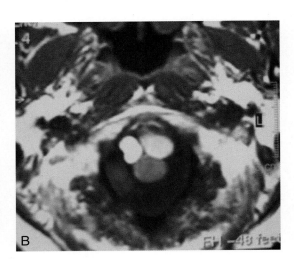

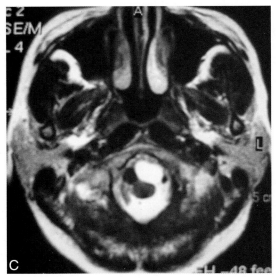

图 12-71　肠源性囊肿

MRT$_1$ 加权图矢状位（A）示延髓和颈髓交界处前方囊肿，形态不规则，大部呈高信号，少部分为等信号，T$_2$ 加权图（B，C）示囊肿呈高信号。

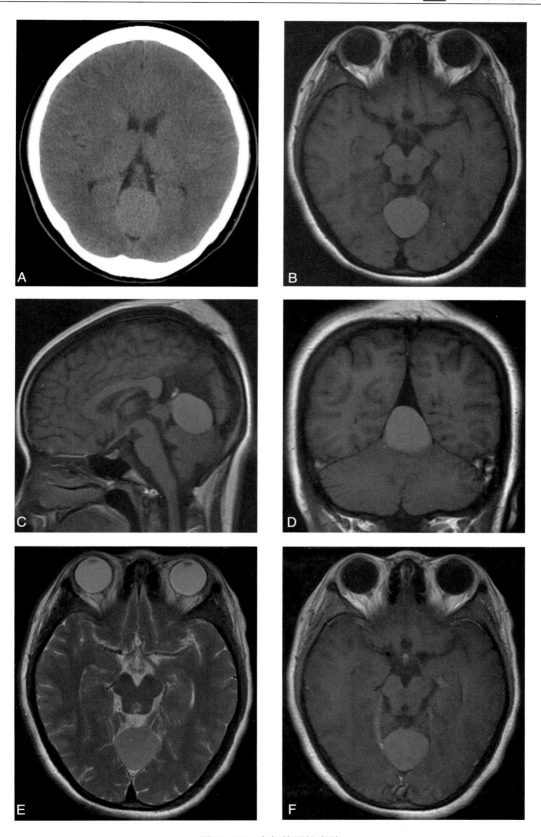

图 12-72　支气管源性囊肿

CT 平扫（A）示小脑幕上方囊肿，呈均匀稍高密度。MRT₁加权图横切位（B）、矢状位（C）和冠状位（D）示囊肿呈均匀高信号。T₂加权图（E）囊肿呈均匀稍高信号。增强扫描（F）囊肿无强化。

参考文献

1 艾林，戴建平，高培毅，等.弥散加权图像在鉴别脑脓肿与坏死、囊变脑肿瘤中的作用.中华放射学杂志，2001，35:663-665

2 董兆虎，赵辉，许继宁，等.颅内包虫病的 CT 诊断.实用放射学杂志，2001，17:450-452

3 桂振朝.CT 表现颅内高密度表皮样囊肿一例.临床放射学杂志，1999，18:510

4 范帆，包强，鱼博浪，等.颅内神经上皮囊肿的 CT、MRI 及 DWI 诊断.中国临床医学影像杂志，2010，21:501-503

5 胡东劲，严建春，张卫东.双侧基底节对称性低密度病变的 CT 诊断.临床放射学杂志，2002，21:419-421

6 蒋定尧，龚小娅.以脑出血为首发症状的脑脓肿一例.中华放射学杂志，2000，34:717-718

7 陆荣庆，何雁.高密度表皮样囊肿的 CT 表现.中华放射学杂志，1994，28:463-465

8 马林，李宏军，安宁豫，等.脑部脉络膜裂囊肿的 MRI 诊断.中华放射学杂志，2004，38:584-586

9 尚京伟，戴建平，高培毅，等.颅内皮样囊肿的影像诊断.中国医学影像技术杂志，1998，14:898-900

10 唐桂波.多子囊型脑包虫合并肝包虫 1 例报告.实用放射学杂志，2001，17:917

11 王学廷，石珍.高密度表皮样囊肿一例.临床放射学杂志，2000，19:170

12 魏乐勋，张士明，柳峻峰，等.胶样囊肿一例.临床放射学杂志，2001，20:967-968

13 夏爽，倪红艳，祁吉.MR 弥散加权成像在鉴别颅内环形强化病变的价值临床放射学杂志，2004，23:375-378

14 杨春.小脑高密度胆脂瘤一例.临床放射学杂志，2002，21:404

15 Ahmadi J, Destian S, Apuzzo ML, et al.Cystic fluid in craniopharyngiomas:MR imaging and quantative analysis.Radiology, 1992, 182:783-785

16 Arbenathey CD, Abernathey CD, Davis DH, et al.Treatment of colloid cysts of the third ventricle by stereotaxic microsurgieal caler craniotomy.J Neurosurg, 1989, 70:525-528

17 Chang KH, Lee JH, Han MH, et al.The role of contrast-enhanced MR imaging in the diagnosis of neurocysticercosis.AJNR, 1991, 12:509-512

18 Choyke PL, Glenn GM, Walther MM, et al.Von Hipple-Lindau disease:genetic, clinical and imaging features.Radiology, 1995, 194:629-631

19 Coates R, Von sinner W, Rahm R.MR imaging of an intracerebral hydatid cyst.AJNR, 1990, 11:1249-1250

20 Czervionke LF, Daniels DL, Meyer GA, et al.Neuroepithelial cysts of the lateral ventricles:MR appearance.AJNR, 1987, 8:609-613

21 Dejesus O, Rifkinson N, Negron B.Cystic meningiomas: a review.Neurosurgery, 1995, 36:489-492

22 Demir K, Karsli AF, Kaya T, et al.Cerebral hydatid cysts:CT finding.Neuroradiology, 1991, 33:22-24

23 Desprechins B, Stadnik T, Boerts G, et al.Use of diffusion-weighted MR imaging in differential diagnosis between intracerebral necrotic tumors and cerebral abscesses. AJNR, 1999, 20:1252-1256

24 Devi BI, Bhatia S, Kak VK, et al.Spontaneous haemorrhage associated with a brain abscess.Childs Nev Syst, 1993, 9:481-482

25 Ebisu T, Tanaka C, Umeda M, et al.Discrimination of brain abscess from necrotic or cystic tumors by diffusion-weighted echo planar imaging.Magn Reson Imaging, 1996, 14:1113-116

26 Ei-Fiki M, Ei-Henawy Y, Abdel-Rahman N.Cystic meningioma.Acta Neurochir (Wien), 1996, 138:811-817

27 Fellciani M, Ruscalleda J, Rovira A, et al.Cystic meningiomas in adults, computed tomographic and magnetic resonance imaging features in 15 cases.Intern J Neuroradiol, 1998, 4:21-32

28 Gordillo I, Milla JM, Escudero L, et al.Multiple intracranial hydatid cysts.Neuroradiology, 1986, 28:285-287

29 Haimes AB, Zimmerman RD, Morgello S, et al.MR imaging of brain abscesses.AJNR, 1989, 10:279-291

30 Ikushima I, Korogi Y, Hirai T, et al.MR of epidermoids with a variety of pulse sequence.AJNR, 1997, 18:1359-1363

31 Ito S, Fujiwara S, Mizoi K, et al.Enterogenous cysts at the cerebellopontine angle:case report.Surg Neurol, 1992, 37:366-370

32 Kim YJ, Chang KH, Song IC, et al.Brain abscess and necrotic or cystic brain tumor:Discrimination with signal intensity on diffusion-weighted MR imaging.Am J Roentgenol, 1998, 171:1487-1490

33 Matsumoto K, Kammuki S.Hemangioblastoma and von Hippel-Lindau disease.Nippon Rinsho, 1995, 53:2672-2677

34 Mohudier M, Dubin AB, Clarke HA.CT-stereotaxic drainage of colloid cyst in the foramen of monro and

third ventricle.J Neuro Surg, 1987, 67:220–223

35　Morioka T, Nishio S, Suzuki S, et al.Choroidal fissure cyst in the temporal horn associated with complex partial seizure.Clin Neurol Neurosurg, 1994, 96:164–167

36　Naidich TP, Daniels DL, Haughton VM, et al.Hippocampal formation and related structures of the limbic lobe:anatomic –MR correlation.part I.Surface features and coronal sections.Radiology, 1987, 162:747–754

37　Numaguchi Y, Foster RW, Gum GK.Large asymptomatic noncolloid neuroepithelial cysts in the lateral ventricle:CT andMR features.Neuroradiology, 1989, 31:98–101

38　Ochi M, Hayashi K, Hayashi T, et al.Unusual CT and MR appearance of an epidermoid tumor of the cerebellopontine angle.AJNR, 1998, 19:1113–1115

39　Odake G, Tenjin H, Murakami N.Cyst of the choroids plexus in the lateral ventricle:case report and review of the literature.Neurosurgery, 1990, 27:470–476

40　Peter LC, Gladys MG, McClellan, et al.Von Hippel–Lindau disease:genetic, clinical, and imaging feature.Radiology, 1995, 194:629–642

41　Rana S, Albayram S, Lin DDM, et al.Diffusion –weighted imaging and apparent diffusion coefficient maps in a case of intracerebral abscess with ventricular extention.AJNR, 2002, 23:109–113

42　Rhee RS, Kumasaki DY, Sarwar M, et al.MR imaging of intraventricular cysticercosis.J Comput Assist Tomogr, 1987, 11:598–601

43　Rudwan MA, Khaffaji S.CT of cerebral hydatid disease.Neuroradiology, 1988, 30:496–499

44　Sherman JL, Camponovo E, Citrin CM.MR imaging of CSF –like choroidal fissure and parenchymal cysts of the brain.AJNR, 1990, 11:939–945

45　Sumioka S, Kajihawa H, Yamamura K, et al.Putaminal abscess occurring at the site of hemorrhage:a case report.No Shinkei Geka, 1996, 24:859–863

46　Teitelbaum GP, Otto RJ, Lin M, et al.MR imaging of neurocysticercosis.AJNR, 1989, 10:709–718

47　Timmer FA, Sluzewshi M, Treskes M, et al.Chemical analysis of an epidermoid cyst with unusual CT and MR characteristics.AJNR, 1998, 19:1111–1112

48　Wasenko JJ, Hochhauser L, Stopa EG, et al.Cystic meningiomas；MR characteristics and surgical correlation.AJNR, 1994, 15:1959–1966

49　Wilkins RH, Burger PC.Benign intraparenchymal brain cysts without an epithelial lining.J Neurosurg, 1988, 68:378–382

50　Zee CS, Chen T, Hinton DR, et al.Magnetic resonance imaging of cystic meningiomas and its surgical implications.Neurosurgery, 1995, 36:482–488

13 脑白质斑点状、斑片状病变及脑皮层病变

13.1　概述

脑组织由神经细胞及神经胶质所构成，神经细胞又称神经元，神经元是神经系统结构和功能的基本单位，包括细胞体和细胞突，细胞突包括树突和轴突，轴突又称轴索。神经胶质由多突起的细胞构成，包括星形细胞、少突胶质细胞和室管膜细胞。脑灰质主要由神经元的细胞体和树突组成，色灰暗，分布在大脑半球和小脑表面的灰质特称为脑皮质，皮质是一层灰质，也称皮层，构成大脑半球沟和回的表层。皮层的厚度平均约 2.5mm，中央前回最厚，可达 4.5mm，颞极最薄，约 1.5mm。脑内功能相同的细胞体聚集在一起，称为神经核。脑白质位于脑皮质深部，因为有髓神经纤维构成，新鲜标本呈白色，故称白质。有髓神经纤维的外周有髓样结构包裹，称为髓鞘。髓鞘的主要化学成分是类脂质和蛋白质，习惯上称为髓磷脂。它的类脂质含量很高，约占 80%，具有嫌水性，不易使带离子的水通过。当髓磷脂受损时，有较多的自由水进入髓磷脂内，引起脑白质内水含量增多。

髓鞘形成是脑白质发育的最后阶段。脑白质髓鞘形成开始于胚胎第 7~9 个月，在出生后 2 岁内形成最快，其后髓鞘形成速度显著减慢，直至成年。脑白质髓鞘终生都在不停地改建。脑不同区域的髓鞘按一定的规律发育，通常是从尾侧向头侧（脑干—小脑—大脑），从背侧向腹侧，从中心部分向周围部分，感觉神经纤维先于运动神经纤维。

髓鞘形成后的正常脑白质，CT 扫描时密度比皮质低，MRT₁ 加权图信号比皮质高，T₂ 加权图信号比皮质低。

脱髓鞘病变是一种神经病理改变，其特征是神经纤维的髓鞘脱失，而轴索和神经细胞保持相对完好。髓鞘脱失是脑白质对各种有害刺激的典型反应。它可以是许多神经系统疾病如感染、中毒、营养不良、代谢异常、损伤、退行性变等的继发表现。但有一类病因或发病机制尚未彻底阐明的疾病，其主要原发病理改变发生在髓鞘，统称为脱髓鞘疾病。

原发性脱髓鞘疾病按照病因可分为 2 大类型：①髓鞘破坏型。髓鞘的形成正常，已经发育成熟的髓鞘被破坏，多数发生在病毒感染后，一般认为属于自身免疫性损害，其病理特点是血管周围炎性细胞浸润。习惯上将这类疾病称为脱髓鞘性疾病。②髓鞘形成障碍型。主要由于遗传性神经鞘磷脂代谢障碍，使髓鞘的主要成分如硫酸脂和脑苷脂发生异常沉积，引起对称性弥漫性髓鞘脱失，习惯上将这类疾病称为髓鞘形成不良性疾病。

原发性脱髓鞘疾病的共同表现特点是脑白质内斑点状或斑片状病灶，CT 扫描呈低密度，MRT₁ 加权图呈低信号，T₂ 加权图呈高信号。

脑白质内斑点状或斑片状病灶是颅脑 CT 和 MR 诊断工作中最常见的征象之一，除见于原发性脱髓鞘疾病外，还可见于血管性疾病、代谢异常、中毒、损伤等引起的继发性脱髓鞘，还有一些其他疾病的影像学表现与白质脱髓鞘类似，常常需要进行鉴别诊断。

13.2　脑白质斑点状、斑片状病变

13.2.1　脱髓鞘性疾病

（1）多发性硬化

多发性硬化（multiple sclerosis）是中枢神经系统脱髓鞘性疾病中最常见的一种。病因尚不明确，可能与病毒感染或自体免疫有关。此外，遗传与环境因素也可能与本病的发生有关。

本病最常见于 20~35 岁的中青年，约 10% 发生在 50 岁以上，儿童多发性硬化少见，12 岁前占 0.3%~0.4%。女性多于男性，男女之比约为 1:1.7 到 1:3，儿童该比例可达 1:5 到 1:10。

西方国家多发性硬化的发病率（30~40/10 万）明显高于东方国家（1~4/10 万）。多发性硬化的发病率也随纬度的增加（气候由热到冷）而增加。近年来，由于对本病的认识水平提高，尤其是 MR 检查的广泛临床应用，我国多发性硬化的发病率也有增多的趋势。

多发性硬化多呈急性或亚急性发病，约 40% 的病人呈急性发病，30% 呈亚急性发病，其他呈慢性发病过程。50% 以上表现为单侧或双侧肢体无力或麻木，25%表现有视神经炎，其他临床症状包括共济失调、脑干症状（复视、眼花、恶心等）和膀胱功能障碍。绝大多数病人的临床过程为复发缓解交替，2 次发作期间恢复良好，病情明显好转或完全改善。数年后，病情常演变为进行性加重。

病理上，多发性硬化常表现有轻度脑萎缩，脑白质内散在斑块存在，新鲜斑块呈粉红色，有水肿，陈旧斑块呈灰色到棕色，因为质地硬而称为硬化。斑块分布不一，常以脑室周围室管膜下分布为主。少数上述斑块也可位于脑灰质。急性斑块镜下可见血管周围淋巴细胞浸润、髓鞘染色消失、出现髓鞘碎片、神经脂肪球释放、少突胶质细胞减少等。活动性斑块内存在有含脂巨噬细胞，周围细胞多，中心细胞少，中心胶质增生并脱髓鞘，少突胶质细胞缺乏。非活动性斑块细胞少并胶质增生，少突胶质细胞几乎消失不见，细胞间隙增大，小静脉壁增厚并透明变性。

多发性硬化斑块病灶常呈多发性，主要位于半球深部白质，通常位于侧脑室周围，尤其是前角和枕角附近，也可以位于半卵圆区。少数病人，脑干和小脑等部位也可能有病灶存在。病灶通常比较小，直径小于 1.5 cm，但少数病灶可以互相融合成较大病灶，直径达数个厘米，并产生明显的占位效应。病灶的形态可呈类圆形或不规则形，严重的病例，侧脑室旁的病灶也可以互相融合成不规则的带状，CT 平扫时病灶呈低密度，但小的病灶 CT 扫描常难以发现。MR 显示病灶比 CT 优越，是多发性硬化最敏感、最理想的检查方法，它能够显示很多 CT 不能显示的病灶，在 MR 质子图及 T_2 加权图上病灶呈高信号，境界清楚，在 T_1 加权图上新鲜病灶呈低信号，陈旧病灶可呈等信号。病灶与侧脑室壁常呈垂直排列，与脑室周围白质内的小血管走行方向一致（图 13-1，图 13-2）。CT 和 MR 增强扫描，新鲜病灶可能出现强化，强化呈结节状，少数也可呈环形。而陈旧病灶不显示强化。

上述多发性硬化病灶的分布及 CT 和 MR 表现并无特异性，需要与皮质下动脉硬化性脑病和其他一些脑白质病区别。鉴别诊断主要依靠临床病史及发病年龄。占位效应很显著的病灶，需要与脑肿瘤区别。

氢质子波谱检查能够为多发性硬化病灶提供重要的诊断信息，主要作用包括：①区别急性斑块和慢性斑块。急性斑块和慢性斑块的波谱表现不同。急性斑块表现为 Cho 波明显升高，Cho/Cr 比例升高，可出现 Lip 波，MI 波和 Lac 波升高，Cr 波明显降低，NAA 波明显降低，NAA/Cr 比值降低，NAA 波可在一定时间内部分恢复，少数急性斑块 NAA 波可正常。慢性斑块 Cho 波及 Cho/Cr 比值趋向于正常，Lip 波和 Lac 波消失，不仅斑块内的 NAA 波降低，且斑块临近 T_2 加权图信号正常的白质 NAA 波也降低。②用于占位效应明显的多发硬化斑块与肿瘤的鉴别。这两种病变的 Cho 波均升高，均可以出现 Lip 波和 Lac 波，但肿瘤时 NAA 波降低比多发硬化斑块明显得多，另外，MI/Cr 比值升高提示多发硬化斑块。③区别静止斑块和活动性斑块。两者病灶内 NAA/Cr 的比值及 NAA/Cho 的比值均降低，但病灶周围 T_2 加权图信号正常部位的 NAA/Cr 比值及 NAA/Cho 比值降低提示活动斑块。

（2）同心圆性硬化

同心圆性硬化（concentric sclerosis）是一种罕见的脑白质脱髓鞘疾病，由 Marburg 于 1906 年首先报道，1929 年 Balo 对其病理改变进行了报道，故又称为 Balo 病同心圆性硬化。病因不明，可能与病毒感染后的免疫反应有关。多数认为是多发性硬化的一种特殊类型或某一阶段。

同心圆性硬化的病理改变很有特征性，大体病理标本切面呈灰白交替的同心圆样，显微镜下可见脱髓鞘和髓鞘相对保存区交替。这些髓鞘相对保存区在电镜下也有改变，所以，仅仅是髓鞘改变的程度不同。

病变位于脑白质，常为多发，也可单发，多发病灶可位于两侧大脑半球或一侧半球。额、顶和半卵圆中心是最好发部位，其次是颞、枕和脑室周围。MR 可清楚反应典型同心圆性病理改变，T_1 加权图呈多层环状（图 13-3），通常为 3~5 层，多层环呈等低信号交替，低信号环为脱髓鞘区，等信号环为髓鞘相对保存区，T_2 加权图脱髓鞘呈高信号环，髓鞘相对保存区呈等信号，所以，在 T_2 加权图也呈多层环状，等信号环和高信号环交替，增强扫描时等信号部分强化，所以典型表现为多层环状强化。

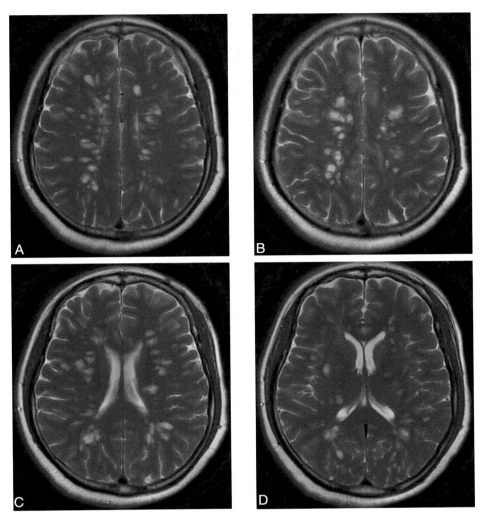

图 13-1　多发性硬化

MRT₂加权图（A，B，C，D）示双侧侧脑室周围白质内多发高信号病灶。

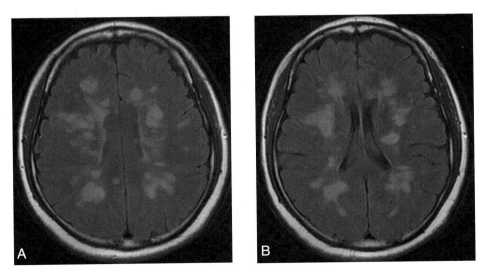

图 13-2　多发性硬化

MRT₂FLAIR（A，B）示双侧侧脑室周围脑白质内多发高信号病灶。

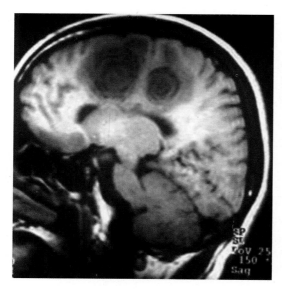

图13-3　同心圆性硬化

MRT₁加权图示状位示大脑半球多发病灶，呈等低信号间隔多层环状。

尽管本病罕见，但由于MR表现特殊，典型的同心圆性硬化一般诊断不难。

（3）进行性多灶性脑白质病

进行性多灶性脑白质病（progressive multifocal leukoencephalopathy，PML）是一种以侵犯脑白质为特征的进行性脱髓鞘疾病。由Astrom于1958年首次报道。目前认为本病由乳多空病毒科的JC病毒和SV-40病毒感染所致。病毒先寄生于人体内，在特殊条件下引起脑的病变。一般认为可能是病毒直接作用于少突胶质细胞，破坏其髓鞘，造成严重的多阶段性脱髓鞘病变。

进行性多灶性脑白质病临床少见，主要见于全身性网状内皮系统疾病的患者，多见于白血病、淋巴瘤、结核、红斑狼疮、肾移植后、巨球蛋白血症、结节病以及接受免疫抑制治疗的病人。也有少数病例并无上述疾病存在。

临床上多见于年龄大者，50~70岁。男性多于女性。起病时无发热，常呈脑进行性多灶性损害的征象，可有偏瘫、失语、共济失调、视力障碍、精神异常、智力减退或痴呆，并多于发病后3~6个月内死亡，个别病程可长到数年。

病理上大脑白质有广泛性多发性脱髓鞘改变，呈散在不对称性分布，显微镜下可见少突细胞破坏和髓鞘脱失，轴索通常完整，周围常见奇异星形细胞。病灶周围的少突胶质细胞增大，多数可见核内嗜酸性包涵体。

进行性多灶性脑白质病的病灶主要位于皮质下白质内，病灶为多发，好发于顶枕区脑白质。开始病灶比较小，圆形或卵圆形，定期检查可见病灶进行性增大，严重者可出现占位效应，但不常见。CT平扫时病灶呈低密度。MR检查，病灶在T₂加权图呈均质高信号，境界清楚（图13-4，图13-5），在T₁加权图，大的病灶呈低信号，小的病灶信号改变不著。CT和MR增强扫描，多数情况下病灶不强化，少数病灶也可有强化表现。病程晚期可出现脑萎缩。

与多发性硬化的区别在于：①本病病灶位于皮质下白质，而并非脑室旁。②病灶常分布于顶枕区，且呈进行性增大。③临床进展迅速，预后差。但本病表现不典型时，与其他脱髓鞘疾病鉴别困难，需依靠脑穿刺活检确诊。

（4）急性播散性脑脊髓炎

急性播散性脑脊髓炎（acute dissenminated encephalomyelitis）是一种比较常见的脑脊髓弥漫性炎症脱髓鞘疾病。常常发生于某些感染以后，如麻疹、风疹、水痘、带状疱疹、腮腺炎、单纯疱疹、流感等，故又称感染后脑脊髓炎，亦可发生于牛痘疫苗、狂犬疫苗、百日咳疫苗接种后，少数患者也可能与非特异性感染（上呼吸道炎、胃肠炎）和某些非特异性因素（受凉、雨淋、分娩、人工流产、外科手术等）有关。

病理上可见脑和脊髓充血水肿。大脑、小脑、脑干和脊髓白质中有散在的脱髓鞘病变和单核细胞浸润，位于中小静脉周围，轴索相对保留完好。脱髓鞘区内伴有胶质增生。严重者可有神经细胞和轴索破坏。更严重者白质内可有斑片状出血，出血周围脑组织坏死。由于在病变中并无病毒检出的证据，因此认为本病是自体免疫损伤所致的脱髓鞘性疾病，而不是病毒性脑炎。

本病可发生于任何年龄，但多见于儿童及青年。无明显性别差异。发病急，病前1个月内多有疫苗接种、发疹、上呼吸道感染、受凉、雨淋、手术史等。潜伏期4~30d，平均7~14d。临床主要表现为脑和脊髓弥漫性损害的症状和体征。脑膜受累时出现头痛、呕吐、脑膜刺激症，脑实质受累可出现惊厥、意识障碍、精神异常，也可有偏盲、偏瘫、视力障碍、不能随意运动、颅神经麻痹、共济失调。脊髓实质受累时可呈现截瘫、上升性麻痹、大小便障碍等。

临床预后变异很大，严重者可能致死，轻者可完全康复。

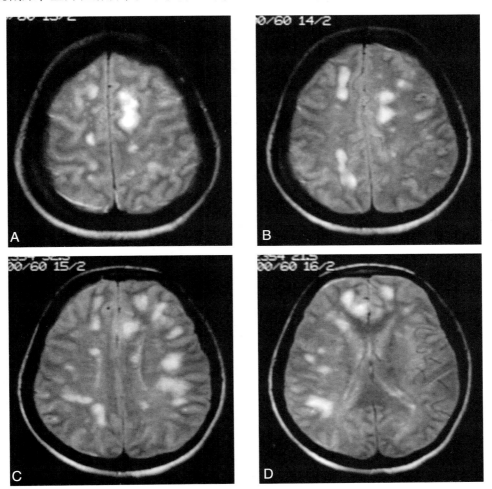

图 13-4　进行性多灶性脑白质病

MRT$_2$加权图（A，B，C，D）示双侧脑白质内多发高信号病灶，病灶较大，靠近脑皮层。

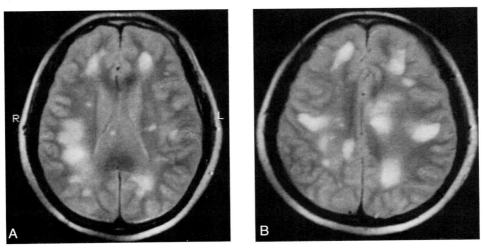

图 13-5　进行性多灶性脑白质病

MRT$_2$加权图（A，B）示双侧脑白质内多发高信号病灶，病灶较大，靠近脑皮层。

在急性期，CT 平扫可以显示大脑半球白质内不对称的多发斑片状低密度病灶，MRT₁加权图呈低信号，T₂加权图呈高信号（图 13-6，图 13-7）。弥散加权图病灶呈高信号，ADC 值增高，在 ADC 图上病灶也呈高信号。增强扫描时病灶均显示显著强化（图 13-8）。病变可以同时累及基底节、丘脑、脑干及小脑。急性期病灶周围可有水肿。在慢性期，主要表现为脑萎缩，累及灰质或白质，表现为脑沟增宽和脑室扩大，其范围和程度主要取决于急性期病灶累及的部位及严重程度。

急性播散性脑脊髓炎的 CT 和 MR 表现类似于多发性硬化，其鉴别要点在于：①急性播散性脑脊髓炎不像多发性硬化那样多地出现在脑室周围。②急性播散性脑脊髓炎容易累及脑灰质核团，尤其是丘脑，典型的丘脑病变常与白质病变同时存在，呈双侧不对称分布，而多发性硬化很少累及丘脑。③MR 增强扫描对两者的鉴别有帮助，在急性播散性脑脊髓炎急性期病灶均出现强化，而多发性硬化新旧病灶同时存在，新病灶强化而旧病灶不强化。④临床情况对鉴别诊断也很重要。急性播散性脑脊髓炎发病多有诱因，而多发性硬化没有诱因，急性播散性脑脊髓炎病程为单时相，不复发，而多发性硬化为多时相，常反复发作。

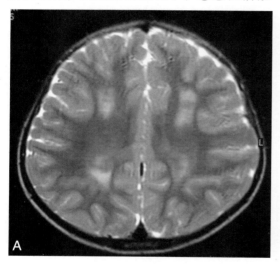
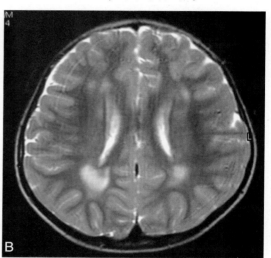

图 13-6　急性播散性脑脊髓炎
MRT₂加权图（A，B）示双侧半卵圆区和侧脑室前后角旁脑白质内多发高信号病灶。

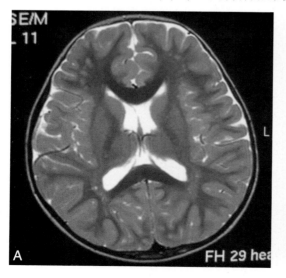
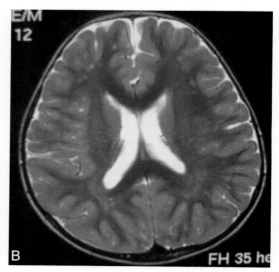

图 13-7　急性播散性脑脊髓炎
MRT₂加权图（A，B）示双侧额叶脑白质内多发小斑点状高信号病灶。

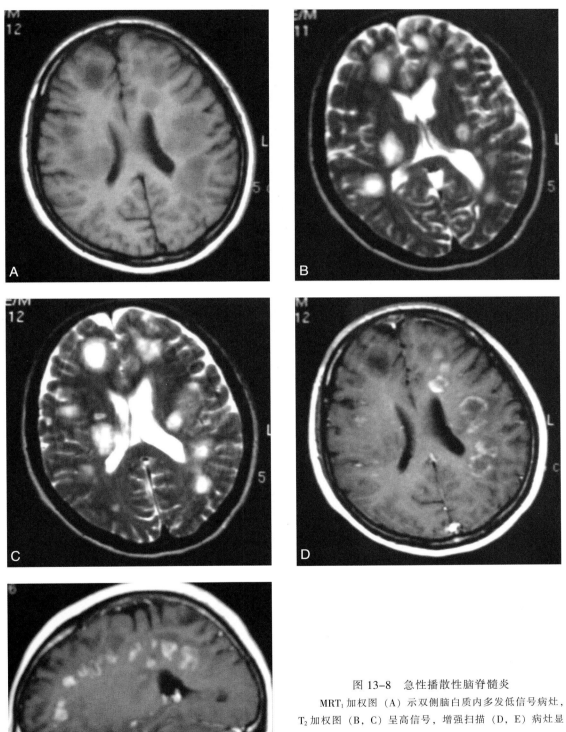

图 13-8 急性播散性脑脊髓炎

MRT$_1$ 加权图（A）示双侧脑白质内多发低信号病灶，T$_2$ 加权图（B，C）呈高信号，增强扫描（D，E）病灶显著强化。

少数病人可呈暴发型，以多发斑点状脑内出血为特征，又称急性出血性脑白质病。主要应与其他脑内出血性疾病鉴别（详见第2章）。

（5）弥漫性硬化

弥漫性硬化（diffuse sclerosis）是一种主要见于儿童，临床表现以进行性视力障碍、精神紊乱和痉挛性瘫痪为主的脑白质广泛脱髓鞘疾病。1912年由Schilder最先报道，故又称为Schilder弥漫性硬化或Schilder病。

病因尚不清楚，根据半数病人的脑脊液中IgG升高，脱髓鞘病变内有淋巴细胞浸润，类固醇激素和环磷酰胺治疗有效，有人认为本病为自身免疫性疾病。

病理特点是大脑半球白质内广泛脱髓鞘，两侧病变常不对称，多以一侧枕叶为主。病灶与正常脑组织间界限分明。新鲜病灶可见血管周围中性脂肪巨噬细胞和淋巴细胞浸润，星形细胞增生肥大。晚期病灶可见胶质细胞增生。有些病例脑干、小脑、脊髓等处可有与多发性硬化相同的脱髓鞘斑块。不少作者认为本病是发生在幼年的严重且广泛的多发性硬化的一种变异型。

本病以儿童和青年多见，约半数出现在10岁以前。临床缺乏特征性表现，主要表现为脑白质受累的症状。常见症状包括锥体束征、运动障碍、智能障碍或精神异常、视力下降、癫痫、听力障碍、共济失调、感觉障碍、眼球震颤等。首发症状包括癫痫、智能障碍、共济失调、听力和视力下降。通常呈亚急性起病并呈进行性恶化，常于发病后数月至1年内死亡。

CT及MR检查可显示双侧大脑半球白质病灶，病灶常比较大，不对称，多见于后部顶枕白质。大的病灶可以出现占位效应。与其他脑白质病一样，CT平扫呈低密度，MR T_1 加权图呈低信号，T_2 加权图呈高信号。境界清楚或不清楚。增强扫描病灶一般无强化，少数病灶边缘部分可出现强化。晚期脑白质可以萎缩，表现为脑室扩大。

本病病灶以后部顶枕白质为主，大且不对称（图13-9，图13-10），边缘可出现强化，10岁以下儿童多见，综合分析病灶分布及临床特点，一般诊断不难。出现占位效应时，主要应与脑肿瘤区别。原发脑肿瘤多为单发病灶，而本病为双侧性。转移瘤可双侧多发，但周围水肿著，病灶强化明显，结节状或环形强化。

（6）亚急性硬化性全脑炎

亚急性硬化性全脑炎（subacute sclerosing panencephalitis，SSPE）是一种由麻疹病毒引起的脑部感染，也称亚急性包涵体脑炎、结节性全脑炎或亚急性硬化性白质脑炎。

本病发生在麻疹后数年，病源体为麻疹病毒，但发病机制尚未完全阐明，有变异性麻疹病毒（当初次感染后，病毒在机体内增殖时偶然发生变异株），抑制性感染（患麻疹后，病毒在某些细胞内呈抑制性感染状态，最后才侵入脑部），机体免疫异常（先天性缺乏特异性细胞免疫功能，或是麻疹病毒引起胸腺淋巴依赖细胞功能受损，使带有病毒的白细胞进入淋巴结，最后侵犯脑）等。

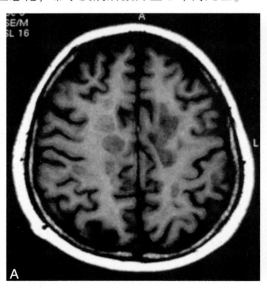

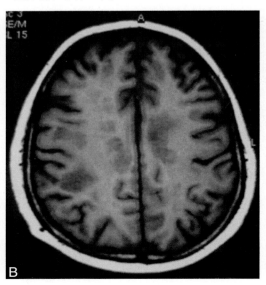

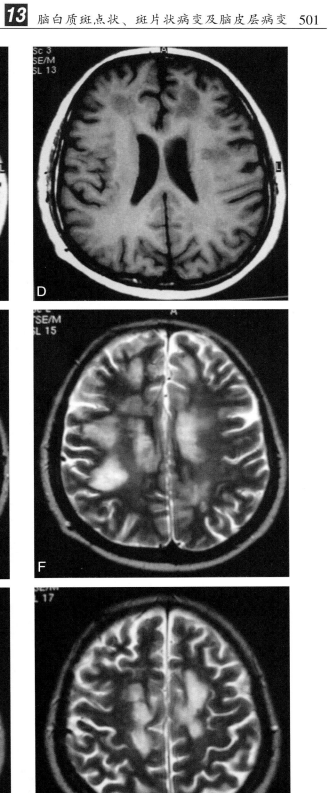

图 13-9 弥漫性硬化

MRT$_1$ 加权图（A，B，C，D）示双侧脑白质内多发病灶，呈低信号，病灶较大。T$_2$ 加权图（E，F，G，H）病灶呈高信号。

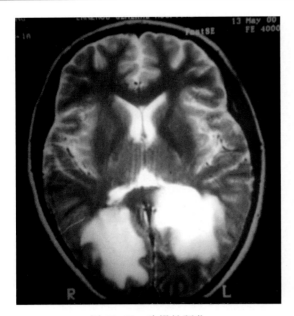

图 13-10 弥漫性硬化
MRT₂ 加权图示双侧枕叶脑白质大片状高信号，左侧
有占位效应，左侧侧脑室受压。

病理上可见脑白质脱髓鞘，脑灰质血管周围淋巴细胞浸润，神经细胞变性，胶质细胞增生，特征性改变为神经细胞和胶质细胞的胞核和胞浆内有嗜酸性包涵体。

以学龄前儿童最多见。绝大多数呈隐袭性起病，呈亚急性或慢性进行性发展，常因为智力减退、性格和行为异常才引起注意。多于 1 年内死于继发感染、恶液质，少数病情停止发展或缓解。

病变主要位于皮层下和脑室周围白质，呈多发病灶，也可累及基底节，CT 扫描呈低密度，MRT₂ 加权图呈高信号，常见普遍性脑萎缩。影像学表现没有特征性，确定诊断需要结合临床。

13.2.2 髓鞘形成不良性疾病

髓鞘形成不良是指髓鞘形成、髓鞘保持和髓鞘分解代谢异常。髓鞘形成不良性疾病是一大类以髓鞘形成障碍为特征的家族遗传性疾病，又称脑白质营养不良症、遗传性脑白质营养不良症或白质脑病。

根据影响髓鞘形成的原因，可将髓鞘形成不良性疾病分类为溶酶体病、过氧化物酶体病、线粒体病、氨基酸代谢性疾病和碳水化合物代谢性疾病，但仍有一些疾病超出了此分类范围。

溶酶体病造成酶的缺乏，导致磷脂、糖脂、黏多糖和糖蛋白衍生物的堆积而影响髓鞘的形成过程，包括异染性脑白质营养不良、球状细胞脑白质营养不良、尼曼-皮克病、胡尔勒综合征等。线粒体病影响氧呼吸循环和三羧酸循环，主要累及脑灰质，但也可影响脑白质，如克-塞综合征等。过氧化物酶体病起源于细胞器，与过氧化酶和长链脂肪酸代谢有关，造成长链脂肪酸和其他脂肪酸堆积，影响髓鞘形成过程，如肾上腺脑白质营养不良。许多氨基酸尿症是由于与脂蛋白形成有关的氨基酸代谢途径酶的缺乏所致，而脂蛋白是髓鞘的主要成分，所以，这些氨基酸缺乏可导致髓鞘形成障碍，或可使已经形成的髓鞘发生断裂，如苯丙酮尿症、L-2-羟谷氨酸血症等。另外，还有许多累及脑白质的罕见疾病，对其认识尚不够充分，分类也不确切，缺乏恰当的命名，包括海绵状变性、佩-梅二氏病、科克因综合征和亚历山大病等。

髓鞘形成不良性疾病主要发生在婴幼儿或儿童期，其遗传方式多为染色体隐性遗传或 X-伴性遗传，病理特点是对称分布，伴轴索破坏，神经元相对完好，无炎症反应。其临床共同的症状和体征包括发育迟滞、智力进行性减退、进行性瘫痪、惊厥、共济失调、眼球震颤、视神经萎缩、皮质性盲和感音性聋等。

髓鞘形成不良性疾病的影像学表现常常类似，缺乏特异性，但有些征象对鉴别诊断常常有用，应注意观察，如亚历山大病常累及额叶白质，肾上腺脑白质营养不良常累及后部白质，球状细胞脑白质营养不良可见基底节高密度改变等。另外，注意识别一些特征性症状和体征对鉴别诊断也可能很有帮助，如：肾上腺脑白质营养不良皮肤有色素沉着、低血压和易疲劳感，球状细胞脑白质营养不良可能出现快速自发性眼球震颤及体温不稳，异染性脑白质营养不良还可出现肝、肾、胆囊等功能障碍，海绵状变性和亚历山大病表现有颅脑增大和颅压增高。但确定诊断仍需要依靠临床病理或生化检查。

（1）异染性脑白质营养不良

异染性脑白质营养不良（metachromatic leukodystrophy，MLD）是一种较常见的脑白质营养不良，也是一种最常见的溶酶体病。致病基因为芳香基硫酸脂酶 A 基因，位于染色体 22q13 和 10q22.1。由于溶酶体系统缺乏芳香基硫酸脂酶 A，硫酸脂不能分解成脑脂和无机硫，致使硫酸脂沉积于脑白质及周围神经中，故又称硫脂沉积症。由于这种强酸性脂肪沉积使髓鞘分子结合和水合作用异常，而引起髓鞘形成障碍。硫酸脂以甲苯酸紫处理，不呈紫色而呈黄褐色，具有异染性，故称为异染性脑白质营养不良。

异染性脑白质营养不良是一种较常见的常染色体隐性遗传性疾病，发病率为 1/4 万至 1/17 万。根据首发症状出现的年龄将其分为婴儿型、少年型及成人型，以婴儿型最严重也最常见，常于 2~3 岁时发病。主要临床表现包括行走困难、易跌跤，语言能力差，对周围环境反应迟钝和弱智。常呈进行性恶化，一般于发病后 3~4 年内死亡，少数病例也可存活数年以上。少年型（3~16 岁发病）和成人型（20~30 岁发病）临床症状较轻，常因为表现有行为异常而误诊为精神病。患者可生存 20 年。

病灶常首先出现在额叶深部白质，然后逐渐向顶、枕白质发展，最后呈现脑白质内广泛性、弥漫性、对称性病灶。CT 平扫呈低密度。MRT$_2$ 加权图呈高信号（图 13-11）。并伴有脑室的扩大。增强扫描时病灶无强化。本病常累及

胼胝体，尤其是同时累及胼胝体膝部和压部，对本病的早期诊断和鉴别诊断有重要价值。

本病的影像学特点是，白质内病灶从额部白质开始，逐渐向后发展，若已累及整个白质呈弥漫性分布时，难与其他脑白质病区别。临床可以通过检测血液中白细胞内的芳香基硫酸脂酶 A 活性来明确诊断，正常人芳香基硫酸脂酶 A 的活性为 38.9~98.3nmol/（h·mg），婴儿型芳香基硫酸脂酶 A 的活性可以全部缺乏，少年型芳香基硫酸脂酶 A 的活性在正常值的 0~10% 之间，可以作为诊断的依据。

（2）肾上腺脑白质营养不良

肾上腺脑白质营养不良（adrenleukodystrophy，ALD）是最常见的脑白质营养不良，最早由 Siemerling 和 Creuzfeldt 于 1923 年发现，并将其称为青铜色硬化性脑脊髓炎，到 1970 年 Blaw 发现这种病变不仅累及脑组织，肾上腺也有异常改变，故将其命名为肾上腺脑白质营养不良。

肾上腺脑白质营养不良为一种性链隐性遗传性疾病，致病基因位于 X 染色体 q28 片断上。是机体过氧化物体内缺乏二十六烷基 CoA 连接酶，不能及时将饱和的极长链脂肪酸切断为短链脂肪酸，导致极长链脂肪酸在线粒体内脂肪酸氧化障碍，在神经组织和肾上腺细胞中沉积。

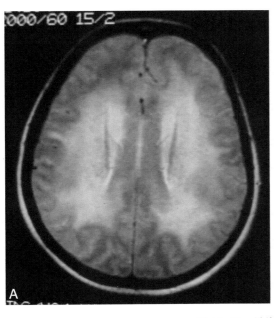
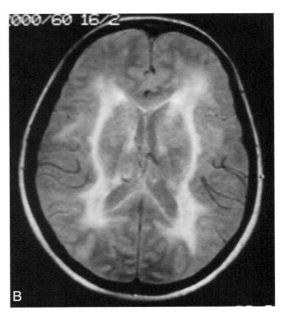

图 13-11 异染性脑白质营养不良

MRT$_2$ 加权图（A，B）示双侧脑白质呈弥漫性高信号。

临床上根据发病年龄及损害部位将肾上腺脑白质营养不良分为儿童型和成人型，以儿童型最多见。儿童型为典型的肾上腺脑白质营养不良，成人型又称为肾上腺脊髓神经病。

儿童型肾上腺脑白质营养不良多发生于 5~10 岁的男孩。临床主要表现有行为异常并伴有视、听障碍和智力低下。疾病早期也可无症状。可以没有肾上腺功能不全的表现，若有时可表现有皮肤色素沉着，严重者可发生危象。通常病程进展快，预后差，激素治疗、骨髓移植、血浆置换疗法等均不能从根本上解决问题。

早期，病灶位于大脑后部白质，侧脑室三角区周围。通常呈大片状，比较对称，CT 平扫时呈低密度（图 13-12）。MRT$_2$ 加权图呈高信号，弥散加权图可呈高信号或低信号（图 13-13）。境界比较清楚。增强扫描时病灶边缘部分可以出现强化，且强化常常出现在病灶的前缘（图 13-14，图 13-15）。双侧病变常通过胼胝体压部相连。后部白质病变逐渐向前发展，最后可达额叶白质。多伴有脑萎缩，以白质萎缩为主，通常由后部开始向前发展，最后呈普遍性萎缩。

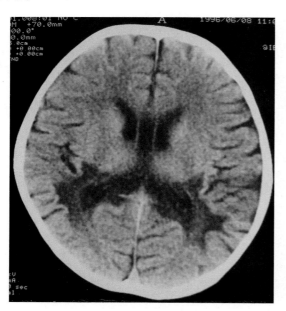

图 13-12 肾上腺脑白质营养不良
CT 平扫示双侧枕叶脑白质对称性低密度。

肾上腺脑白质营养不良的早期 CT 和 MR 表现很有特征性，病变从后部白质开始，对称性向前发展，与其他脑白质病容易区别，诊断不

难。晚期累及整个白质时则缺乏特点，与其他脱髓鞘病难以区别，诊断需要借助肾上腺活检，或血球、肾上腺、脑白质等部位长链脂肪酸含量测定。

（3）海绵状变性

海绵状变性（spongy degeneration）又称海绵状脑白质营养不良、Canavan 病（Canavan disease）或 van Bogaert-Bertrand 病（van Bogaert-Bertrand disease）。本病由天门冬氨酸酶缺乏引起。脑部病理检查可以发现很多空泡形成，外观呈海绵状，故称为海绵状变性。空泡由过量的液体聚集形成，是继发于线粒体异常及三磷酸腺苷酶水平低下导致星形细胞代谢障碍所致。线粒体异常是原发于或继发于某些尚未证实的酶缺陷或生化异常，目前尚不清楚。临床上分 3 型，遗传模式不尽相同。先天型呈常染色体隐性遗传，婴儿型及青少年型多散发。

先天型最严重，发生于生后数周，并迅速死亡。婴儿型最常见，通常于生后 2~9 个月出现症状，4 岁前死亡。青少年型在生后 4~5 岁正常，其后出现症状，在青春期前死亡。早期临床表现主要有大头、肌张力减低、癫痫、失明等。

海绵状变性的临床表现是由于脑内 N-乙酰天门冬氨酸（NAA）聚集，影响了髓鞘的形成进程，这是目前已知的唯一的 N-乙酰天门冬氨酸代谢缺乏性疾病。

CT 和 MR 检查可见头颅巨大，呈巨脑症，侧脑室可扩大，半球深部白质呈对称性弥漫性病灶，CT 呈低密度，MRT$_2$ 加权图呈高信号。病灶分布也可以枕叶明显。与其他脑白质病不同，海绵状变性可累及皮层下 U 形纤维，而内囊和胼胝体不受累。脑组织常有明显萎缩，脑皮层变薄，呈铅笔画素描样，很有特点（图 13-16，图 13-17）。增强扫描时病灶无强化。病变可以累及脑皮质。氢质子波谱检查对本病的确定诊断很有价值，表现为 NAA 波明显升高，很有特征性。

本病是婴儿组脑白质病中表现有巨头巨脑的极少数疾病之一，且病灶可累及脑皮质也是特征。故一般诊断不难，临床可根据血和尿 N-乙酰天门冬氨酸升高确定诊断。

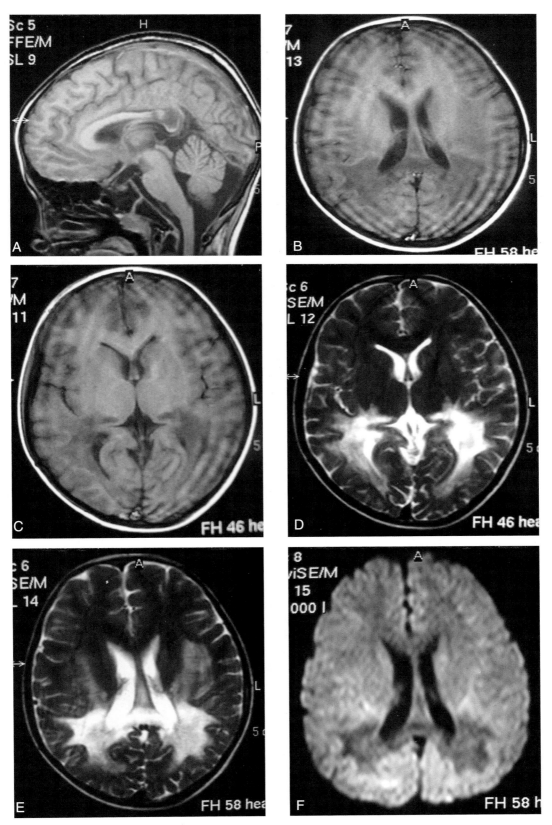

图 13-13　肾上腺脑白质营养不良

MRT₁ 加权图矢状位（A）和横切位（B，C）示双侧枕叶脑白质对称性低信号，累及胼胝体压部，T₂ 加权图（D，E）呈高信号，DWI（F）呈低信号。

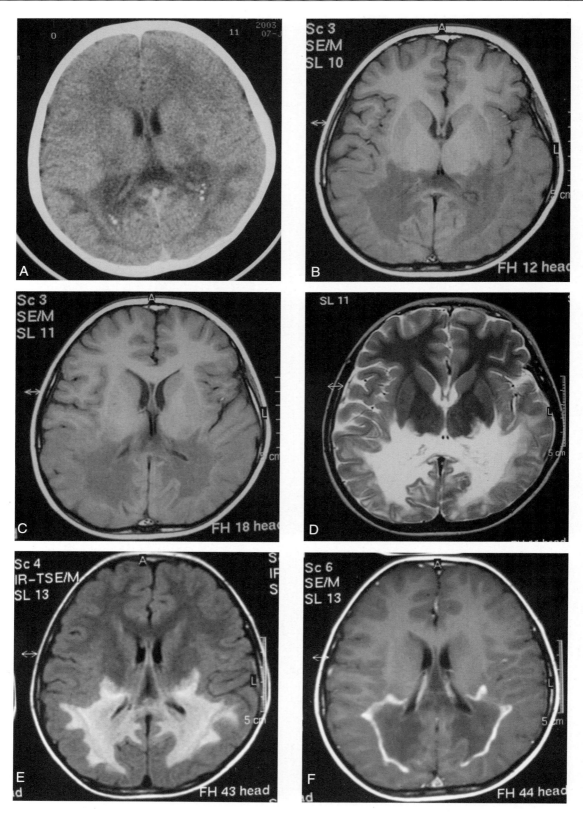

图 13-14　肾上腺脑白质营养不良

　　CT 平扫（A）示双侧枕叶对称性低密度，MRT$_1$ 加权图（B，C）呈低信号，T$_2$ 加权图（D，E）呈高信号。增强 MR 扫描（F）病灶边缘强化。

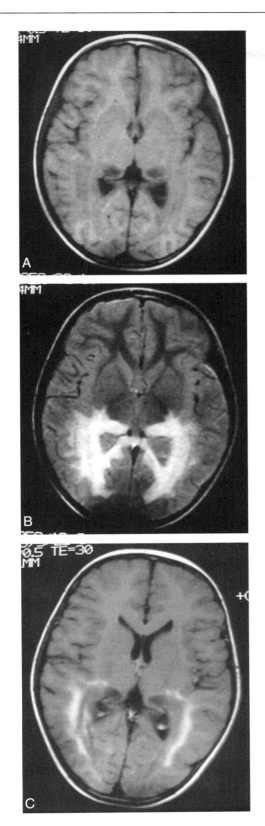

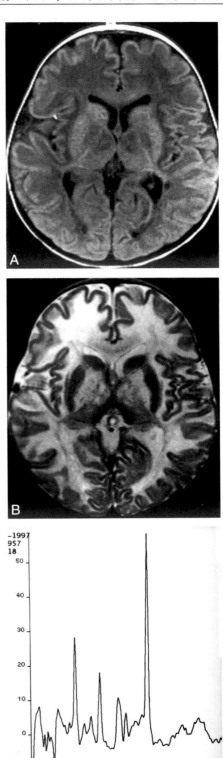

图 13-15　肾上腺脑白质营养不良

MRT₁加权图（A）示双侧枕叶脑白质对称性低信号，T₂加权图（B）呈高信号，累及胼胝体压部，增强 MR 扫描（C）病灶边缘强化。

图 13-16　海绵状变性

MR 质子加权图（A）示半球脑组织普遍性萎缩，脑皮层变薄显著，呈铅笔画素描状，T₂加权图（B）示脑白质弥漫性高信号。MRS（C）示 NAA 波明显升高。

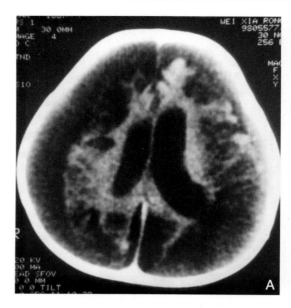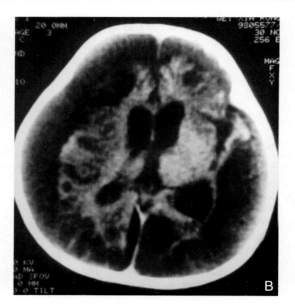

图 13-17　海绵状变性

CT 平扫（A，B）示半球脑实质显著萎缩，脑室扩大，大部脑实质表现为低密度。

（4）球状细胞脑白质营养不良

球状细胞脑白质营养不良 （globoidcel-lleukodystrophy, GCL）又称 Krabbe 病（Krabbe disease）。为常染色体隐性遗传性疾病。在分类上属糖脂沉积病，是因溶酶体中的半乳糖苷酶先天性缺陷而致半乳糖脑苷脂在细胞中呈球形沉积而发病，故又称半乳糖脑苷脂沉积症（galactosylceramide lipidosis）。中枢神经系统中的髓鞘几乎完全脱失。因病理上病变区出现特征性 PA5 染色阳性的球形细胞，故被命名为球状细胞脑白质营养不良。

临床上根据发病年龄分为 3 型。婴幼儿型最常见，多在生后 3~6 个月发病。婴幼儿型在临床上分为 3 期。第 1 期，婴幼儿表现为高应激性、高敏感性和四肢僵硬。第 2 期，出现快速严重的运动和智力减退，表现有角弓反张、视力丧失、反应低下、癫痫、发热和喂食困难。第 3 期，表现为不自主运动，于 1~3 年内死亡。晚期婴儿-青少年型和成人型少见，进展缓慢，临床表现差异较大。

婴幼儿型的第 1 期，CT 平扫可以正常，或在丘脑、冠状放射、尾状核等部位出现特征性的对称性高密度，这种表现可以提示诊断，其原因不清楚。这种高密度常为暂时性，可随疾病发展而消失。第 2 期 CT 检查时在脑室周围白质出现广泛性低密度区。第 3 期则以脑萎缩为主要表现。MR 检查，疾病早期即可发现脑白质内病变，位于中央半卵圆中心及脑室周围白质，呈弥漫性分布，T_1 加权图呈低信号，T_2 加权图呈高信号，以 T_2 加权图改变显著（图 13-18）。病变可向各个方向发展，常累及胼胝体、内囊和小脑白质。在 T_2 加权图，丘脑、冠状放射和基底节可呈低信号，与球状细胞和某些顺磁性物质沉积有关。

本病确诊需依靠血白细胞或培养的皮肤成纤维细胞的酶学测定。

（5）儿童共济失调伴中枢神经系统髓鞘化减低/白质消融性脑白质病

儿童共济失调伴中枢神经系统髓鞘化减低/白质消融性脑白质病（childhood ataxia with central nervous system hypomyelination/vanishing white matter，CACH/VWM）是一种常染色体隐性遗传的遗传性脑白质病，也是儿童遗传性脑白质病中常见的类型之一。其病因是由于真核细胞翻译启动因子 2B 5 个亚单位的相应编码基因（EIF2B1-5）的突变所致。

临床常以运动障碍起病且运动障碍重于智力障碍。根据发病年龄分为先天型、婴儿型、早期儿童型、晚期儿童型、少年型、成人型。

脑白质呈弥漫性病变，同时累及深部白质

和皮层下白质，脑白质病变区逐渐变为脑脊液密度和信号，其间有残存的线状正常白质。随病程进展，越来越多的脑白质被脑脊液所代替，出现囊样变（图13-19）。伴有不同程度的小脑萎缩，主要累及蚓部。

发现eIF2B基因突变可确定诊断。

（6）亚历山大病

亚历山大病（Alexander disease）是一种主要累及婴幼儿的常染色体显性遗传（外显率接近100%）性白质脑病，基因定位在染色体11q13，神经胶质纤维蛋白（GFAP）基因缺陷是目前已知唯一导致本病的原因。

患者整个大脑可见嗜酸性玻璃样小体，常聚集在软脑膜下及血管周围。这种嗜酸性玻璃样小体也位于星形细胞胞浆中。

本病多见于男性。根据其发病年龄可以分为新生儿型、婴儿型、少年型及成人型4型。

新生儿型是最近才确定的类型，生后1个月起病，快速进展，在生后2年内发展至严重残疾或死亡。

婴儿型最常见，约占80%。通常于1岁前发病。主要临床表现有大头并前额突出、发育迟滞、痉挛及癫痫，常于儿童期死亡。

CT平扫可见大脑白质密度减低，首先累及前部额叶白质或以额叶分布为主，比较对称，而室管膜下区常较少受累。晚期可以累及所有

部位的白质，包括内囊部分。MRT$_2$加权图显示上述病变区呈高信号（图13-20）。另外，MR常可显示视交叉、视放射、穹隆柱、纹状体等部位被累及。增强扫描时部分病灶可以强化。CT和MR还可见明显的巨脑畸形及脑室扩大。

本病病变主要发生于双侧额叶，对称性分布，从病变分布方面主要应与异染性脑白质营养不良区别。但后者发病稍晚，且无大头巨脑畸形。本病若整个脑白质均被累及时，则应与海绵状变性区别。两者发病年龄相同，且都可表现有大头巨脑畸形，但后者内囊白质部分不受侵犯，且增强扫描病灶无强化。

亚历山大病的少年型往往有侧脑室及第三脑室的显著扩大。而成人型头颅大小正常，脑白质的病灶分布与多发性硬化相似，难以区别，确诊需要依靠脑穿刺活检。

（7）佩-梅二氏病

佩-梅二氏病（Pelizaeus-Merzbacher disease）又称皮质外轴突发育不良或家族性中叶性硬化。为一种嗜苏丹脑白质营养不良。嗜苏丹为一种染色特性，由某种偶氮化合物与脂质反应形成。本病各型的病理特点是斑片状脱髓鞘区与髓鞘完好区形成虎斑状外观。

临床以非常缓慢的进行性脑白质硬化为特征，是髓鞘磷酸甘油代谢缺陷所致。

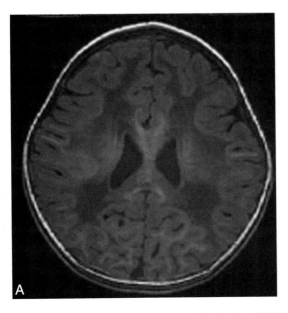
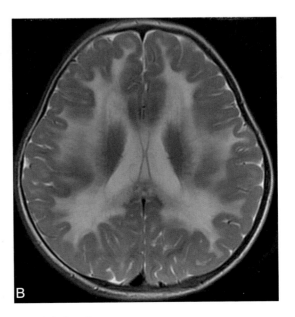

图13-18　球状细胞脑白质营养不良

MRT$_1$加权图（A）示双侧大脑半球白质弥漫性低信号。T$_2$加权图（B）双侧大脑半球呈弥漫性高信号。

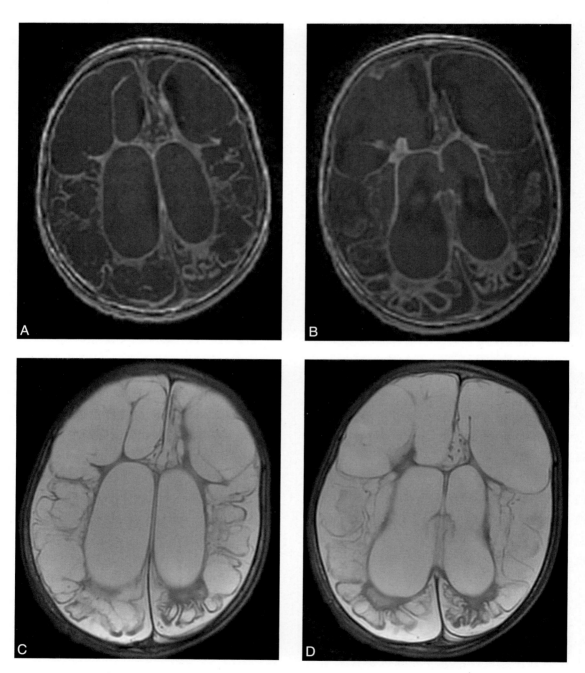

图 13-19　儿童共济失调伴中枢神经系统髓鞘化减低/白质消融性脑白质病

MRT₁ 加权图 （A，B） 示双侧大脑半球呈多囊性改变，囊液呈脑脊液信号，其间可见线条样脑白质残留，侧脑室对称性扩大。T₂ 加权图 （C，D） 囊液呈脑脊液样高信号。

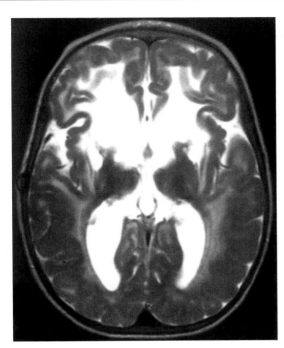

图 13-20 亚历山大病
MRT$_2$ 加权图示双侧额叶脑白质弥漫性高信号。

根据发病年龄可将其分为婴儿型、少年型及成年型。婴儿型最常见，通常于生后头几个月内发病，主要表现有头稍小，肌张力高，眼球震颤及智力发育延迟，病程进展非常缓慢，可达数年至数十年不等，常有家族史。少年型常于 10 岁以后发病。

病变常弥漫性分布于大脑半球白质。CT 平扫时呈低密度。MRT$_1$ 加权图白质部分呈明显的低信号，T$_2$ 加权图则呈高信号（图 13-21），即灰白质信号倒置。可以表现有脑萎缩，脑室、脑池及脑沟增大或增宽。少数病人可在豆状核与丘脑出现铁的沉积，CT 上呈高密度，而 MRT$_2$ 加权图呈低信号。

本病 CT 和 MR 表现无特征性，结合临床资料及有家族史有助于诊断的确立。

（8）尼曼-皮克病

尼曼-皮克病（Niemann-Pick disease）是一组少见的隐性遗传性溶酶体存储障碍性疾病，影响神经髓鞘磷脂代谢。临床以不同程度的肝脾肿大、骨髓泡沫细胞形成并伴有内脏器官鞘磷脂、胆固醇和糖磷脂不同程度增高为特点。急性型以进行性精神运动障碍为临床表现特点，非急性型以癫痫和痴呆为主要临床表现。脑活检常见脑萎缩、神经细胞肿胀、苍白空泡的细

胞浆内含有存储物质。存储物质在轴索沉积造成神经细胞萎缩和脱髓鞘。MRT$_2$ 加权图表现为脑白质信号增高。

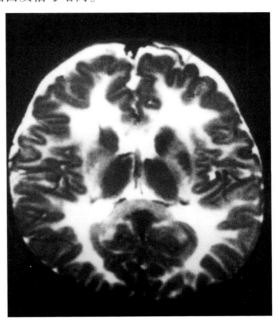

图 13-21 佩-梅二氏病
MRT$_2$ 加权图示双侧整个脑白质受累及，呈弥漫性高信号。

（9）胡尔勒综合征

胡尔勒综合征（Hurler syndrome）是一种罕见的染色体隐性遗传性黏多糖病。发病原因是由于 D-艾杜糖苷酸酶缺乏，结果造成硫酸肝素和皮肤素在各种结构内沉积。常在 1~2 岁发病，而在新生儿期多表现正常。临床表现有身材短小、巨舌巨唇、白内障、眼距增宽、精神运动发育迟滞、大头、肝脾肿大、心脏增大、关节运动障碍和脊柱后突，也可表现有环枢关节脱位。除脑白质对称性低密度和高信号外，CT 检查还可见颅骨肥厚和颅缝早闭。可表现有脑积水。脊柱后突处常见半椎体畸形，齿状突常见发育异常。通常在 10 岁前死亡。

（10）苯丙酮尿症

苯丙酮尿症（phenylketonuria，PKU）是由于苯丙氨酸代谢过程中酶缺陷所致。最早由 Folling 于 1934 年报道。本病系常染色体隐性遗传性疾病，男女发病率无差异。

由于患儿苯丙氨酸羟化酶基因突变，使苯丙氨酸羟化酶的活性降低或消失，苯丙氨酸不能羟化为酪氨酸而蓄积在血液和组织内，引起

苯丙氨酸及其旁路代谢产物血症。高浓度的苯丙氨酸抑制氨基酸向脑组织转移，使脑内蛋白质合成减少，造成髓鞘形成和骨基质蛋白合成障碍。高浓度的苯丙氨酸还干扰脑的其他代谢，使神经介质合成减少，直接影响维持正常脑功能的微循环系统及血脑屏障功能等，引起神经系统一系列的病理改变。该病因为病人尿液中排出大量苯丙氨酸和苯丙酮酸等代谢物而得名。

苯丙酮尿症在氨基酸代谢异常性疾病中较为常见。临床根据酶缺陷类型分为经典型和非经典型 2 种类型，肝细胞内缺少苯丙氨酸羟化酶称为经典型，四氢生物蝶呤合成和再生所需酶缺陷者为非经典型。绝大多数为经典型。

出生时可正常，生后 4 个月内可出现神经系统症状，如容易激惹、发育迟缓等。4~9 个月智力发育明显迟缓，以后表现为不同程度的智力低下。癫痫多在生后至 18 个月前出现。

苯丙酮尿症病人脑部呈弥漫性进行性病变，脑白质弥漫性髓鞘改变、胶质增生和海绵状变性，大脑灰质、基底节、丘脑广泛的神经元缺失、钙化和异常血管形成，大脑皮层分化不全，脑灰质异位等。

CT 和 MR 检查表现为对称性脑白质病变，范围和分布个体差异较大。病变最常见于两侧侧脑室周围顶枕叶白质，尤其是三角区。病变严重者可累及额叶和颞叶，也可见于基底节、脑干、小脑。少数有视束和视交叉受累。CT 扫描呈低密度，MRT$_1$ 加权图呈低信号，T$_2$ 加权图呈高信号。T$_2$FLAIR 序列显示病变更清楚。弥散加权成像呈高信号，说明弥散明显受限。氢质子波谱可见 NAA 波峰不降低，说明脑白质病变不是脱髓鞘改变，Cr 波峰也正常，Cho 波峰可稍低，使用短 TE（30ms）可能在 7.3ppm（×10^{-16}）处显示异常波峰（苯丙氨酸波）具有特征性。部分病例可有脑萎缩表现。

早期严格限制苯丙氨酸饮食可预防神经系统损害，明显改善病人预后，所以早期诊断非常重要。除氢质子波谱外，脑白质病变常规 CT 和 MR 检查无特征性，与其他脑白质病变难以区别。临床测定尿和血清苯丙氨酸浓度可确诊诊断。

（11）克-塞综合征

克-塞综合征（Kearns-Sayre syndrome）由 Kearns 和 Sayre 于 1958 年首次报告，属线粒体脑病的一种类型，系线粒体 DNA（mt DNA）大段缺失所致。

线粒体是细胞内提供能量的重要细胞器，线粒体受损将不能正常提供能量，常累及需求高的组织，特别是肌肉和脑组织容易受累，主要累及横纹肌的称为线粒体肌病（mitochondrial myopathy），伴有脑组织损害的称为线粒体脑肌病（mitochondrial encephalomyopathy）或线粒体脑病（mitochondrial encephalopathy）。

线粒体脑病分原发性和继发性，原发性是由于线粒体基因的缺陷，致线粒体代谢过程中所必需的原料不能进入线粒体，或不能被线粒体所利用，导致能量供应障碍。继发性是指各种原因如中毒、缺血、感染等因素使线粒体功能障碍而导致疾病的。

原发性线粒体脑病主要包括亚急性坏死性脑病（subacute necrotizing encephalomyopathy，Leigh disease）、线粒体脑病、乳酸中毒和中风综合征（mitochondrial encephalopathy with lactic acidosis and stroke，MELAS）、肌阵挛性癫痫和碎红纤维病（myoclonic epilepsy associated with ragged red fiber，MERRF）和克-塞综合征。

克-塞综合征的临床主要表现包括进行性眼外肌麻痹、视网膜色素变性和心脏传导阻滞。同时可有小脑性共济失调、肌肉萎缩、智力障碍、神经性耳聋等。生化检查，血清丙酮酸盐和乳酸盐增高，线粒体酶缺乏，脑脊液中蛋白增高。肌肉活检可见粗红纤维。

CT 平扫可见大脑半球脑白质呈低密度，MRT$_2$ 加权图呈高信号。病变也可累及基底节、丘脑、齿状核和小脑。患者常伴有轻度或重度普遍性脑萎缩。晚期基底节或小脑半球可发生钙化。

本病的确诊需结合临床表现、生化检查、肌肉活检和线粒体 DNA 分析。

（12）L-2-羟谷氨酸血症

L-2-羟谷氨酸血症（L-2-hydroxyglutaric acidemia）是一种罕见的隐性遗传性慢性代谢性疾病。出生时多正常，在儿童期出现症状。男性和女性均可发病。临床症状以智力低下、锥体和锥体外系征、运动失调为主。脑脊液、尿和血中 L-2-羟谷氨酸升高。首先累及皮层下白质而深部白质正常是其典型的表现。小脑常萎缩明显。

(13) 科克因综合征

科克因综合征（Cockayn syndrome）又称纹状体小脑钙化伴白质营养不良症-侏儒-视网膜变性-耳聋综合征、20-三体综合征、早老症样综合征。为罕见的常染色体隐性遗传性疾病，曾被认为是多基因性疾病，也可能是累及多种组织的脂质沉积病。病理上除脑白质脱髓鞘外，皮层、基底节及小脑有铁和钙沉积。出生时正常，以后出现智力低下，面部表现异常，皮肤感光过敏，驼背和大手大脚性侏儒。神经系统症状包括神经性耳聋、视神经萎缩、白内障、小脑共济失调、运动性周围神经病。常于 20~30 岁死亡。

病理上几乎所有的少突胶质细胞消失，白质萎缩并伴斑点状脱髓鞘，小脑皮层退变并明显萎缩。

CT 检查可见双侧基底节及其他部位钙化，颅板和脑膜增厚、脑室和脑沟扩大。脑白质脱髓鞘呈斑点状或斑片状，CT 扫描呈低密度，MRT_2 加权图呈高信号。

(14) Menkes 病

Menkes 病（Menkes disease）又称卷毛病、卷发综合征、钢毛综合征、Menes Ⅱ 型综合征、毛发-灰质营养不良（trichopoliodystrohy），由 Menkes 于 1962 年首先报告。主要表现为特征性的毛发异常、精神运动发育迟滞、生长发育不良、惊厥发作和低体温。

本病是一种铜代谢障碍性疾病，因铜酶活性降低所致，特征是口服铜吸收和代谢缺陷，病因及发病机理尚不明确，有多个酶系异常，造成铜的吸收、代谢和利用障碍，小肠吸收铜障碍，血清铜水平和铜蓝蛋白水平下降，但胎儿期血清铜水平反而升高，出生后数周迅速下降。口服铜可提高血清铜至低限，但不能改变铜蓝蛋白浓度，静脉给铜可合成铜蓝蛋白，使肝、脑脊液的铜水平正常，但因为被多器官系统的金属硫因结合不能为脑利用，脑铜水平不提高，不能改变神经的进行性损害。

病理上主要为血管和脑组织异常，脑组织异常包括髓鞘形成不良，胶质增生，脑组织丧

失和皮层萎缩。

在新生儿期即可发病，患儿多为早产儿，但一般在生后 1~5 个月发病，临床表现为体格发育迟缓或停止，智力发育明显延迟，多数患儿体温偏低，甚至有 35℃ 以下者，毛发卷曲，呈黄白色，毛发异常是由于毛发角蛋白由 S-S 结合形成交叉键时必须有铜酶参与，故铜酶缺乏引起毛发异常。患儿多在 2 岁内死亡。

CT 和 MR 检查可见脑内病变以颞叶白质为主，CT 呈低密度，MRT_1 加权图呈低信号，T_2 加权图呈高信号，晚期可出现广泛性、对称性脑白质异常，沿传导束发展，向前可达额叶。同时脑内常见多发异常血管，在常规 MR 上表现为多发迂曲的流空低信号，本病也常合并有硬膜下积液或硬膜下出血。

根据临床毛发特征性改变、脑白质病变和脑内血管异常，一般临床诊断不难，临床检查可见皮肤和纤维细胞内铜浓度显著升高，对确定诊断很有意义。

13.2.3 中毒引起的脑白质病

(1) 化疗引起的脑白质病

化疗引起的脑白质病（chemotherapy-induxed leukoencephalopathy）是指由于使用化疗药物而引起的脑白质改变。

经静脉或椎管内给予氨甲蝶呤（methotrexate）治疗的病人，可以引起脑白质弥漫性病变，病理上主要表现为脑白质内多灶性凝固性坏死，并在白质内扩散融合。随病变发展，出现广泛性、对称性脱髓鞘改变。CT 平扫可见中央半卵圆区和脑室周围弥漫性多发性低密度病灶。MRT_1 加权图呈低信号，T_2 加权图呈高信号（图 13-22）。增强扫描可以出现强化。

其他大剂量化疗药物也可以引起弥漫性脑白质病，包括卡莫司汀（carmustine）、环磷酰胺、顺铂、5-氟尿嘧啶等。诊断主要依靠临床用药史。

(2) 驱肠虫药引起的脑白质病

左旋咪唑是一种广谱驱虫药，使用时可引起脑白质的脱髓鞘改变，病理上的特征是多灶性白质脑病，显微镜下表现为脑白质内血管周围神经纤维的髓鞘脱失，而轴索和神经细胞通常不受累，可有炎性细胞的袖套状浸润。

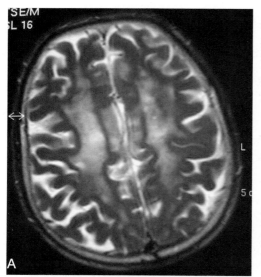

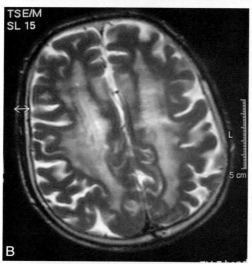

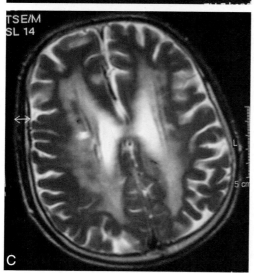

图 13-22 化疗引起的脑白质病

MRT$_2$加权图（A，B，C）示双侧半卵圆区弥漫性高信号。

CT 扫描可见脑白质内多灶性低密度改变，MRT$_1$加权图呈不均质低信号，T$_2$加权图呈高信号，FLAIR 序列也呈高信号。病变以侧脑室周围、中央半卵圆区分布为主，少数可累及基底节、额、顶、颞叶白质等部位，病灶大小不等，直径 1~4cm，常呈不规则斑片状。增强扫描通常不强化，个别病灶可呈轻度环形强化。病灶较大者可表现有轻度的占位效应。影像学表现没有特征性，诊断需要结合临床用药史。

（3）海洛因海绵状白质脑病

滥用海洛因可以导致多脏器损害，尤其是造成神经系统的损害已越来越引起人们的重视，国内外近年来也相继有关于滥用海洛因引起海绵状白质脑病影像学表现的病例报告。

海洛因海绵状白质脑病 （spongiform leukoencephalopathy after heroin vapor inhalation）多发生在烫吸海洛因者。多急性发病，也可呈亚急性起病。临床常以小脑受损为首发症状，出现共济失调、构音障碍、饮水呛咳等症状，严重者可发生昏迷或呈去皮层状态。脑脊液检查正常。

本病主要引起脑白质广泛海绵状变性，坏死少见，镜下可见髓鞘肿胀，形成无数小的空泡，进而融合成较大的空腔。有些髓鞘完全破坏，而轴索较完整。脑内病变常呈广泛性、双侧对称性分布。好发部位为小脑半球、脑干、内囊后肢、胼胝体压部及大脑后部脑白质。

CT 平扫时表现为双侧小脑半球、脑干、内囊后肢、大脑脚、胼胝体压部及大脑后部脑白质广泛性低密度。MRT$_1$加权图病灶区表现为低信号，T$_2$加权图为高信号。FLAIR 序列对观察病变部位、范围、数目很有帮助。病变区无占位效应，增强 CT 和增强 MR 扫描病变不强化。脑室系统无扩大，中线无移位。主要累及大脑半球后部白质，尤其是累及内囊后肢而内囊前肢正常是海洛因海绵状白质脑病具有特征性的表现。另外，病变常累及小脑半球，双侧对称，呈类圆形、斑片状或蝴蝶状，也是与其他中毒性脑白质病变鉴别的重要征象（图 13-23），如麻黄碱过量可引起多灶性白质损害，但小脑无累及。

如上所述，海洛因海绵状白质脑病较具特征性，结合临床一般不难诊断。

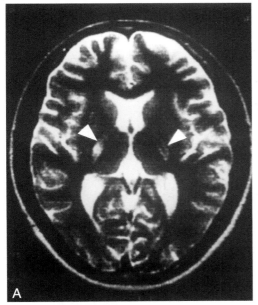

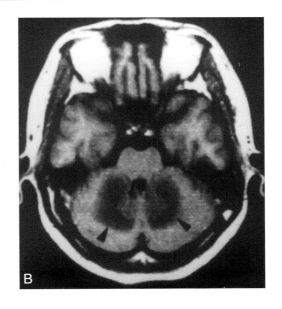

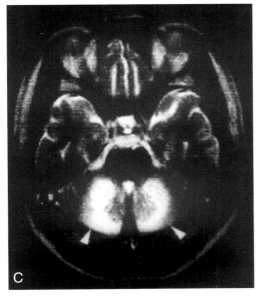

图 13-23 海洛因海绵状白质脑病

基底节层面 MRT$_2$ 加权图（A）示双侧内囊后肢高信号（白箭头），小脑层面 T$_1$ 加权图（B）示小脑半球对称性类圆形低信号（黑箭头），T$_2$ 加权图（C）呈高信号（白箭头），等信号区为齿状核。

（4）一氧化碳中毒

一氧化碳中毒（carbon monoxide poisoning）可对脑组织造成严重的损伤。一氧化碳吸入进入人体血液后，迅速与血红蛋白结合形成碳氧血红蛋白，碳氧血红蛋白不仅不能携带氧，而且还影响氧合血红蛋白的解离，使血红蛋白失去携带氧的能力，阻碍氧的释放和传递，导致低氧血症，造成组织缺氧。由于人体中脑组织对缺氧最敏感，故最常受累。脑组织缺氧后，脑部血管先发生痉挛，而后扩张，渗透性增高而导致细胞毒性水肿。缺氧和脑水肿后的脑血液循环障碍，可造成小血管内血栓形成，引起局部变性和缺血性坏死。

一氧化碳中毒最常且最有特征的表现为双侧基底节病变，少数也可发生脑白质脱髓鞘改变，脑白质脱髓鞘病变主要见于迟发性脑病的病例，病变主要位于半卵圆中心和侧脑室周围白质，常为双侧对称性，呈片状或弥漫性。CT 平扫时呈低密度，MRT$_1$ 加权图呈低信号，T$_2$ 加权图呈高信号（图 13-24）。病灶范围、分布及形态无特征性，诊断主要应结合病史。

除基底节病变和脑白质脱髓鞘改变外，一氧化碳中毒还可引起大脑皮层海绵状改变、海马变性坏死和小脑改变。

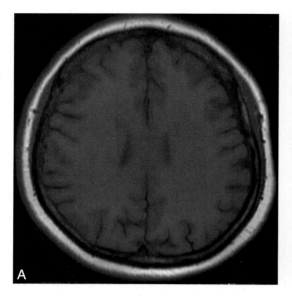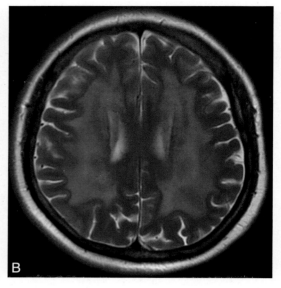

图 13-24　一氧化碳中毒

MRT₁加权图（A）示双侧大脑半球白质弥漫性低信号，T₂加权图（B）示双侧脑白质弥漫性高信号。

13.2.4　脑血管病

（1）多发性腔隙性脑梗死

多发性腔隙性脑梗死（lacunar infarction）是脑白质斑片状病灶最常见的原因。由脑深部穿动脉闭塞所致。主要见于高脂血症、脑动脉硬化、高血压或糖尿病患者。患者年龄多在 50 岁以上。临床表现比较复杂，主要取决于病灶的部位，但多数症状较轻或无明显的临床症状。

病灶主要分布于中央半卵圆区、脑室周围白质及基底节内囊区，也可发生于脑干。病灶常为多发性。病灶大小多在 0.5~1.5cm 直径，大者也可大至 2.5cm 直径，CT 平扫时病灶呈低密度，圆形或卵圆形，新鲜病灶境界不清楚，病灶密度高于脑脊液，已发生脑软化的陈旧病灶境界清楚，病灶密度与脑脊液相同。小的病灶 CT 扫描有时难以发现。MR 检查对于腔隙性脑梗死的显示优于 CT，新鲜病灶于质子图或轻 T₂加权图时即呈高信号，境界清楚。较大的病灶在 T₁加权图呈低信号，小病灶 T₁加权图信号改变可不明显，T₂加权图及 T₂FLAIR 成像呈高信号（图 13-25，图 13-26）。已发生软化的陈旧病灶在各序列均与脑脊液信号相似。本病一般无占位效应，急性期增强扫描可出现强化现象。

弥散加权成像对区别新旧病灶很有意义，新鲜病灶呈高信号（图 13-27），陈旧病灶呈等信号或低信号。

本病的病灶分布及 CT 和 MR 表现与多发性硬化等脑白质病相似，鉴别诊断的关键在于结合临床情况。本病多发生于 50 岁以上，临床上多有高脂血病、动脉硬化、高血压或糖尿病等情况存在。

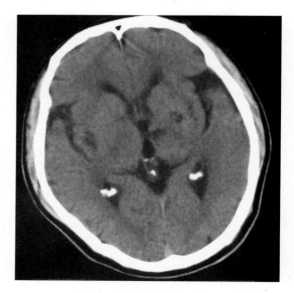

图 13-25　脑白质多发腔隙性脑梗死

CT 平扫示双侧基底节和外囊区多发低密度病灶。

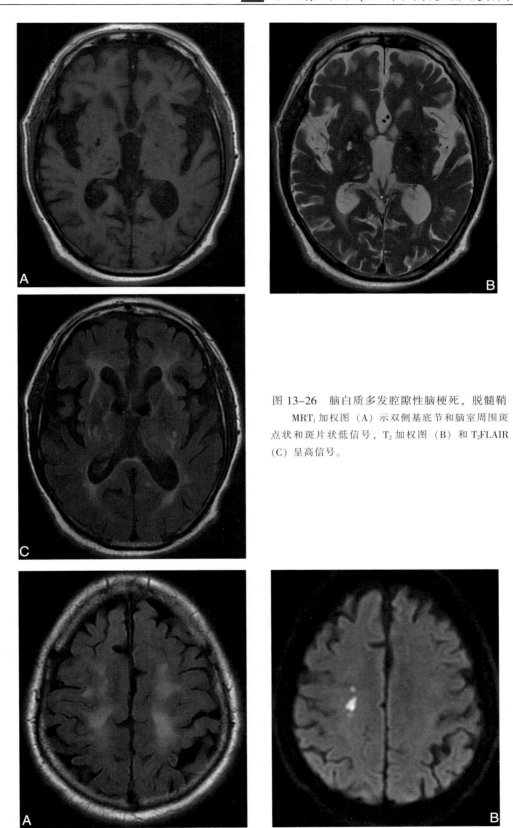

图 13-26　脑白质多发腔隙性脑梗死，脱髓鞘
　　MRT$_1$加权图（A）示双侧基底节和脑室周围斑
点状和斑片状低信号，T$_2$加权图（B）和 T$_2$FLAIR
（C）呈高信号。

图 13-27　脑白质多发性腔隙性脑梗死

T$_2$FLAIR（A）示双侧半卵圆中心斑片状高信号。DWI（B）示右侧半卵圆中心斑点状高信号，为新
发病灶。

（2）皮质下动脉硬化性脑病

皮质下动脉硬化性脑病（subcortical arteriosclerotic encephalopathy）是脑血管病中比较常见的一种类型，又称深部白质脑梗死（deepwhite matter infarction），由 Binswanger 于 1894 年最早描述，故也称 Binswanger 病（Bingswanger disease）。

皮质下动脉硬化性脑病的主要病因为半球深部白质长穿支动脉硬化和透明变性，管壁增厚和管腔狭窄，造成血管周围间隙扩大和广泛的半卵圆中心脱髓鞘改变，脑室周围尤其显著，u-纤维常不受累及。基底节和脑干可同时有腔隙病灶，皮层通常无改变。病人均存在有脑动脉硬化，且常合并有高血压。

本病多见于 50 岁以后。起病缓慢。临床主要表现有假性球麻痹、注意力不集中、进行性记忆障碍、情绪和性格改变、精神迟滞及步态障碍等。并常有中风发作或反复发作史，表现有偏瘫、失语、感觉障碍等。

病灶主要位于中央半卵圆区及侧脑室周围，尤以前角附近明显。CT 平扫时呈低密度（图 13-28）。MR 呈长 T_1 长 T_2 改变，在 T_1 加权图呈低信号，在 T_2 加权图呈高信号。病灶大小不等，形状可不规则，但在 MRT_2 加权图上境界清楚，无占位效应。侧脑室周围的病灶常常互相融合成不规则的带状，且双侧比较对称，尤以 T_2FLAIR 显示最佳（图 13-29）。基底节丘脑区常同时伴有多少不等的腔隙性梗死灶。并常同时伴有普遍性脑萎缩改变，脑室、脑池扩大，脑沟脑裂增宽。

本病仅就脑白质内病灶分布而言，需要与其他许多脑白质疾病鉴别。但本病同时有普遍性脑萎缩，发病于 50 岁以上，且以进行性痴呆为主要表现。侧脑室周围病灶融合成带状时需要与间质性水肿、室管膜炎、室管膜下转移等鉴别（详见第 16 章）。

（3）多发梗死性痴呆

痴呆为一种临床综合征，是由于脑部疾病引起的进行性记忆力降低或丧失、智力减退、行为异常和个性改变。根据病因可分为原发脑变性疾病引起的痴呆、血管性痴呆和继发性痴呆。

多发梗死性痴呆（multi-infarct dementia, MID）是由脑缺血反复发作或多发性梗死引起的以痴呆为主要表现的一种比较常见的慢性脑血管病。是血管性痴呆较为常见的类型。

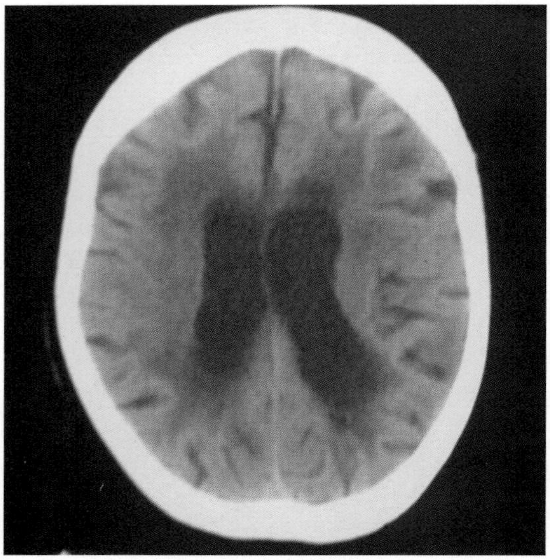

图 13-28　皮质下动脉硬化性脑病

CT 平扫示脑室周围广泛低密度，侧脑室扩大，脑沟增宽。

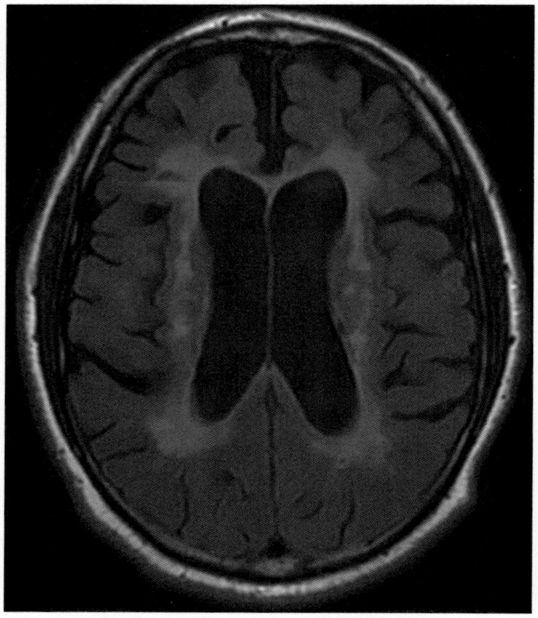

图 13-29　皮质下动脉硬化性脑病

T_2FLAIR 示脑室周围弥漫性高信号病灶，侧脑室扩大。

多发梗死性痴呆临床上常合并有高血压、心血管疾病、糖尿病等系统性疾病。由于原发疾病或者这些疾病的治疗导致低血压和脑的低灌注，引起脑缺血和梗死形成。

动脉硬化合并血管周围间隙扩张是老年脑

的常见表现，见于正常的老化过程，但类似的表现出现在较年轻的病人并有记忆和认知功能障碍时可确定为多发梗死性痴呆。

CT 和 MR 检查可见中央半卵圆区白质、双侧基底节、皮质下脑白质内多发、大小不等的病灶存在。CT 平扫呈低密度。MR 呈长 T_1 长 T_2 信号改变，尤以质子加权图和 T_2 加权图显示最敏感，呈高信号，境界清楚，无占位效应。病灶常呈广泛性、不对称性分布。这些病灶可能为脑梗死、腔隙性梗死、血管周围间隙扩张、胶质增生或脱髓鞘改变。常同时有脑萎缩改变，表现为脑室扩大，脑沟脑裂增宽。

多发梗死性痴呆与阿尔茨海默病（Alzheimer 病）不同，多发梗死性痴呆多出现在较年轻年龄组，临床表现为逐步发展的进行性精神机能降低，常有多灶性神经功能缺失恢复的病史。

多发梗死性痴呆与皮质下动脉硬化性脑病在 CT 和 MR 上表现类似，鉴别困难。

（4）高血压性脑病

高血压性脑病（hypertensive encephalopathy）是由于血压突然升高超过了脑血管的自动调节上限，引起局限性或弥漫性脑水肿而发生的一种急性脑功能障碍，可见于任何原因造成的动脉性高血压，尤其是平时血压正常者。目前多数学者认为"自动调节崩溃学说"是其主要发病机制。当血压突然升高超过了脑血管自动调节机制时，脑血管由收缩变为被动扩张，脑血流量增加灌注过量，血管内液体透过血脑屏障漏出到血管周围间隙，导致脑水肿。

血压突然升高时可以表现有严重的头痛、呕吐、意识障碍、局灶性神经症状、嗜睡及昏迷。血压升高可持续数分钟或数天不等，血压恢复时临床症状也随之缓解。

脑水肿主要位于后循环供血区，顶后、枕叶和小脑半球，主要累及皮层下白质，绝大多数为双侧。病变的程度与血压升高的幅度和持续的时间密切相关，血压升高幅度越大，病灶越多，范围越大。血压升高幅度大者，额叶、颞叶和脑干可出现病灶。但在妊高症子痫、儿童急性肾小球肾炎等情况时，血压升高幅度可能不大，而病变十分严重。

CT 平扫时病变呈低密度，MRT_1 加权图呈低信号，T_2 加权图呈高信号（图 13-30），增强扫描一般不强化。

结合典型的临床病史及影像学表现，本病一般不难诊断。主要应与多发皮层梗死灶区别，早期行弥散加权成像检查有重要意义，高血压脑病为血管源性水肿，弥散加权呈低信号或等信号，而脑梗死早期为细胞毒性水肿，弥散加权成像呈高信号。

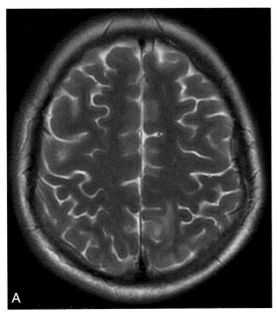
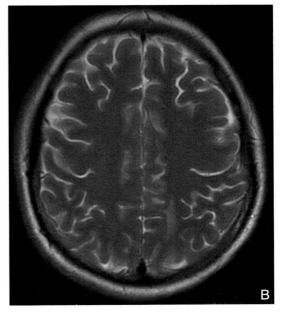

图 13-30　高血压脑病

MRT_2 加权图（A，B）示左侧枕部白质内斑片状高信号。

（5）烟雾病

烟雾病（moyamoya disease）是由于脑底部大动脉狭窄或闭塞，穿支动脉发生代偿供血，在脑底部形成异常血管网，脑血管造影时形似烟雾状，故称为烟雾病。也称为脑底异常血管网症、脑底动脉环闭塞症、Willis 环发育不全等。

烟雾病的病因尚不确定，多认为可能是多种原因所致的后天性疾病。可能的病因包括非特异性动脉炎、脑膜炎、外伤、钩端螺旋体感染等。

烟雾病多见于儿童和青少年。

由于脑底部大血管狭窄和闭塞，即使有代偿性异常血管网形成，也常不能保证脑的正常供血，而且，随着小儿的不断发育成长，脑组织需要的血供量增大，异常血管网的代偿能力常不能满足脑组织的需要，所以，烟雾病主要临床表现为脑缺血及缺血所产生的脑损害症状。包括轻偏瘫、偏瘫、头痛、失语及不自主运动等，症状常反复发作，进行性加重。

CT 扫描常可见由于脑缺血引起的脑梗死，常为多发，呈斑片状低密度，以分水岭区常见。这些梗死灶在 MR T_1 加权图上呈低信号，T_2 加权图上呈高信号。

异常血管网在 MR T_2 加权图上表现为基底节区多发细小血管影，MRA 可直接显示基底动脉环的狭窄、闭塞及异常血管网的分布，明确诊断（图 13-31）。

烟雾病的 MR 表现有特征性，一般不需要与其他疾病鉴别。但如果仅行 CT 检查，常可将脑白质多发梗死灶误认为其他脑白质病。

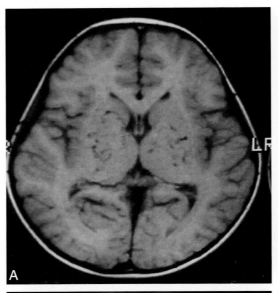

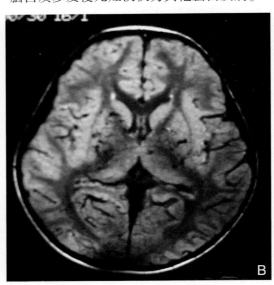

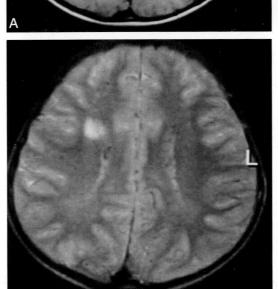

图 13-31　烟雾病

基底节层面 MR T_1 加权图（A）和 T_2 加权图（B）示双侧基底节区多发血管流空低信号，脑室上层面 T_2 加权图（C）示右侧额叶脑白质高信号病灶。

（6）原发性中枢神经系统血管炎

原发性中枢神经系统血管炎（primary angiitis of the central nervous system，PACNS）是一种少见的主要累及中枢神经系统的自身免疫性疾病。以往曾被称为中枢神经系统非感染性肉芽肿性血管炎，特发性中枢神经系统肉芽肿性血管炎，中枢神经系统肉芽肿性血管炎和孤立性中枢神经系统血管炎等。

病因不清楚，可能是某种致病微生物感染引起免疫反应的结果。

本病主要累及脑膜和脑实质的中小血管，尤其是显微镜下才可能见到的微小动脉，受累血管发生不同程度的狭窄或闭塞，导致相应供血区脑组织缺血或梗死。病理上可分为肉芽肿性、淋巴细胞性和急性坏死性3型。肉芽肿性最常见，表现为血管中心性单核炎性细胞和肉芽肿形成，可见郎格汉斯细胞，并有局灶性血管壁破坏。淋巴细胞性次之，主要表现为淋巴细胞浸润并血管壁破坏。急性坏死性少见，类似于结节性多动脉炎，为小肌性动脉壁纤维素样坏死和内弹力层破坏。病变常具有多发性、多灶性或多节段性的特点。

临床表现多种多样，可以急性发病，也可隐匿起病，多呈慢性经过，时好时坏，交替出现。可能出现的主要临床表现包括：头痛、头晕和弥漫性脑损害症状。以复杂性头痛最常见且多为首发症状，轻重不一，可自行缓解。神经系统损害主要表现为多灶性脑梗死，也可表现为短暂性脑缺血发作（TIA）。

影像学表现主要包括3种：①血管狭窄和闭塞引起的脑梗死和脱髓鞘改变，常为双侧多发病灶，呈斑片状，主要位于深部脑白质，也可位于脑表浅部位，同时累及皮层下白质和皮层。少数也可为单发病灶。CT平扫时病灶呈低密度，MRT$_1$加权图呈低信号，T$_2$加权图呈高信号，增强扫描病灶可强化或不强化。②肉芽肿病变，表现为结节或肿块，肿块大者或周围水肿明显者可出现明显的占位效应，类似于脑内肿瘤。CT平扫时病灶呈等密度，MRT1加权图呈稍低信号，T$_2$加权图呈稍高信号或高信号，增强扫描病变显著强化。③血管成像可见脑内中小动脉节段性狭窄，小动脉闭塞，微小动脉瘤。动脉狭窄和扩张可同时存在时表现为受累动脉呈串珠样改变。但相当一部分患者的血管成像可无异常表现。

原发性中枢神经系统血管炎引起的脑梗死和脱髓鞘病变，在影像学上无法与临床最常见的动脉硬化引起的脑梗死和脱髓鞘区别。当脑实质内发生多发梗死和脱髓鞘病变，而临床没有相应高危因素存在，年龄较轻时，应该考虑本病的可能性，行血管成像检查。

原发性中枢神经系统血管炎形成的肉芽肿出现明显占位效应时，需要与脑实质内肿瘤鉴别，氢质子波谱是最有效的方法，脑肿瘤 Cho 波明显升高，Cho/NAA 比值常大于 2，而本病形成的肉芽肿 Cho 波不升高。

13.2.5 老年脑

脑组织与人体其他器官一样，随着年龄的增大也会发生退行性改变，解剖学和病理学上主要表现为脑动脉硬化和脑的重量减少等。脑的退行性改变是一个渐进性过程，通常从青壮年即开始，但影像学检查一般在60岁后才能够显示。一般认为，如果不并发脑梗死（包括腔隙性脑梗死）、脑变性（如 Alzheimer 病等）、脑出血（如脑淀粉样血管病伴发出血）等情况，老年人的脑部变化属于生理性范畴，包括与年龄有关的脑萎缩、血管周围间隙扩大、皮质下白质和基底节区小变性病灶、颗粒性室管膜炎、锥体外系灰质核团铁质沉积增多、脑淀粉样血管病等6种改变。与年龄有关的脑萎缩在第五章已讨论过。锥体外系灰质核团铁质的沉积在婴儿时期即开始出现，但随着年龄的增大铁质的沉积逐渐增多，在老年人特别明显，MR 检查对反映这种铁质的沉积非常敏感，在 T$_2$ 加权图表现为低信号，通常首先出现在豆状核，其中苍白球可于较年轻时即有较明显的铁质沉积，被壳常在老年人才表现为 T$_2$ 加权图低信号，且随年龄增大而显著。脑淀粉样血管病为血管壁的淀粉样变，在老年人中非常常见，且随年龄增大而增多，不合并出血时 CT 和 MR 不能显示，合并出血时需要与其他原因的脑出血区别，已经在第3章讨论。血管周围间隙扩大、皮质下白质和基底节区小变性病灶、颗粒性室管膜炎均表现为脑白质病灶，需要与其他脑白质病变区别。

（1）血管周围间隙扩大

脑动脉的小分支（穿通支）从蛛网膜下腔进入脑组织时，软脑膜也随着进入脑组织，直至微血管水平，所以，这些小血管周围就存在一个潜在的或极小的蛛网膜下间隙，即血管周围间隙（perivascular spaces, PVS）。血管周围间隙又称 Virchow-Robin 间隙（简称 V-R 间隙）。

正常的血管周围间隙一般较小，在 CT 扫描时不能显示，仅在扩大或融合时在 CT 扫描时才能显示，高场强 MR 检查时，T_2 加权图上正常的血管周围间隙常可显示，表现为脑脊液样高信号，血管周围间隙如果与扫描层面平行，表现为线条样，如果与扫描层面垂直，则表现为圆形或长圆形，常见部位包括中央半卵圆区白质、基底节、前联合附近和皮层下白质等部位（图 13-32）。

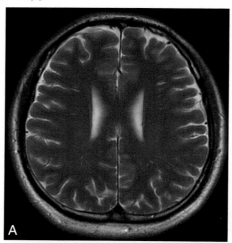
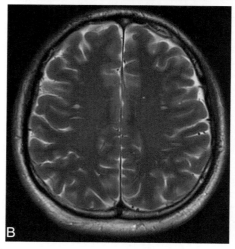

图 13-32　血管周围间隙
MRT_2 加权图（A，B）示双侧半球白质多发小条样高信号。

血管周围间隙扩大（dilated perivascular spaces）是一种病理情况，扩大明显时直径可大于 2mm，但通常小于 5mm。血管周围间隙扩大的原因包括：穿支血管慢性缺血导致 V-R 间隙周围局限性脑萎缩和脑组织疏松，血管周围间隙扩大；穿支血管硬化、迂曲、扩大，并随动脉搏动对 V-R 间隙周围脑组织形成搏动性压迹，导致血管周围间隙扩大。所以，血管周围间隙扩大常见于动脉硬化和高血压患者，常同时有脑萎缩表现。

如果扩大的血管周围间隙周围脑组织正常，没有脱髓鞘等变性性改变，称为单纯性血管周围间隙扩大。单纯性血管周围间隙扩大少见，扩大的血管周围间隙中充满脑脊液，CT 扫描呈脑脊液密度，MRT_1 加权图呈脑脊液样低信号，T_2 加权图呈脑脊液样高信号，FLAIR 成像呈低信号，增强扫描不强化。轻度的血管周围间隙扩大在 CT 扫描和 MRT_1 加权图可不显示。血管周围间隙扩大的数目可少至 1~2 只（图 13-33），也可多到难以计数（图 13-34）。根据脑脊液样信号特点容易与腔隙性脑梗死区别，后者在 T_2FLAIR 成像呈高信号。

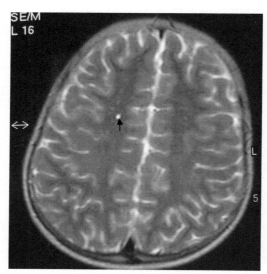

图 13-33　血管周围间隙扩大
T_2 加权图示右侧额叶脑白质内点状高信号（箭头）。

多数情况下，血管周围间隙扩大同时有周围脑组织脱髓鞘和变性存在，这种情况下，扩大的血管周围间隙的 MR 信号不具有脑脊液信号特点，在 T_1 加权图呈低信号，在 T_2 加权图和 T_2FLAIR 图呈高信号，与腔隙性脑梗死较难区

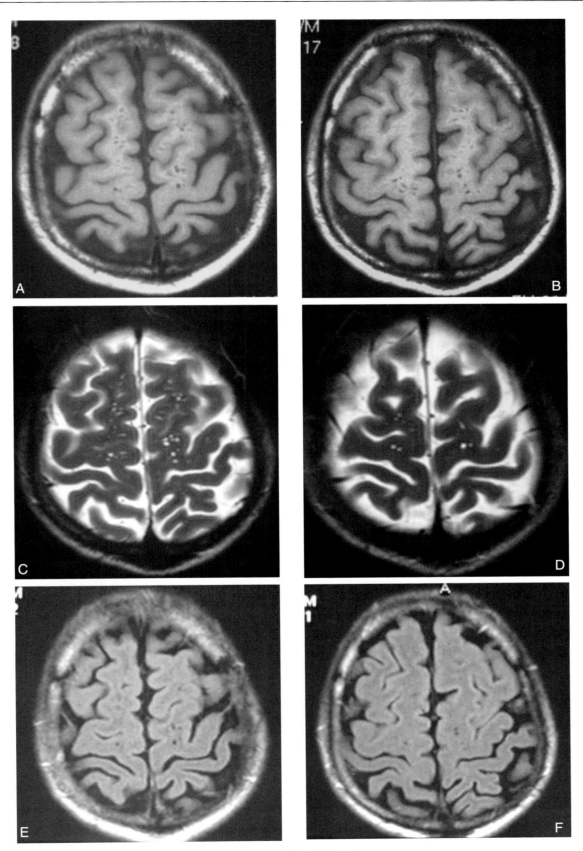

图 13-34　血管周围间隙扩大

MRT$_1$加权图（A，B）示顶部脑皮层内多发点状低信号，T$_2$加权图（C，D）呈点状高信号，T$_2$FLAIR（E，F）呈低信号。

别，以下几点可作为鉴别时的参考：血管周围间隙扩大通常小于 5mm，而腔隙性脑梗死可以较大；血管周围间隙扩大边缘通常清楚，而腔隙性脑梗死边缘较模糊；呈线条状是血管周围间隙扩大的特征性形态改变；腔隙性脑梗死在增强扫描时可以强化，而血管周围间隙扩大不出现强化。在老年人，血管周围间隙扩大可与腔隙性脑梗死并存。

（2）皮质下白质和基底节区小变性病灶

由于老年人脑部发生小动脉硬化，脑血流量下降，这种血流下降有时不足以引起腔隙性脑梗死，但可以引起不同程度的脱髓鞘、胶质增生和水肿，类似于周围有脑组织变性的血管周围间隙扩大，同属于老年性退行性改变，即生理性改变，多出现在扩大的血管周围间隙周围，少数情况下也可单独出现。单独出现时即称为皮质下白质和基底节区小变性病灶。皮质下白质和基底节区小变性病灶一般很小，CT 通常不能显示，MRT$_1$ 加权图呈低信号，T$_2$ 加权图呈高信号，增强扫描不强化。

（3）颗粒性室管膜炎

正常情况下脑脊液的来源主要为脉络膜丛所分泌，小部分直接从脑间质进入脑室，从脑间质进入脑室的脑脊液是通过室管膜主动排入的。解剖上侧脑室周围可见一结构较疏松的窄带，部分区域室管膜细胞不完整，以侧脑室前角最常见最明显。这种组织学特点在 FLAIR 成像时常可反映，表现为侧脑室周围 1~2mm 的高信号带，以侧脑室前角外、前端更明显。

老年人侧脑室周围的组织疏松带常较明显，尤其以前角周围最显著，病理上表现为组织疏松、Fast blue 染色明显淡染，内有空泡状结构，水分增多，类似脑水肿表现，室管膜有较广泛的脱失和破坏，将这种病理所见称为颗粒性室管膜炎（ependymitis granularis）。老年人的这种改变，会造成脑脊液从侧脑室流入脑间质，而室管膜的脱失和破坏，使脑间质液不能通过健康的室管膜进入脑室，最后造成脑室周围水分增多。

颗粒性室管膜炎很常见，CT 扫描表现为低密度，MRT$_1$ 加权图呈低信号，T$_2$ 加权图和 FLAIR 成像呈高信号，以 FLAIR 成像显示最好。以双侧侧脑室前角附近最常见，呈三角形或冠状，最大径常超过 1mm 以上（图 13-35，图 13-36）。有时侧脑室枕角周围也可出现类似的改变，但范围通常小于前角的改变，严重时可累及整个侧脑室周围。

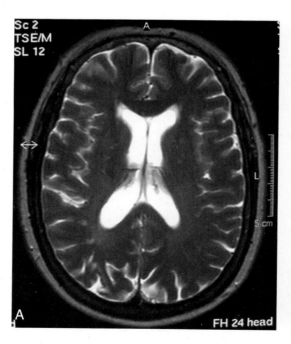
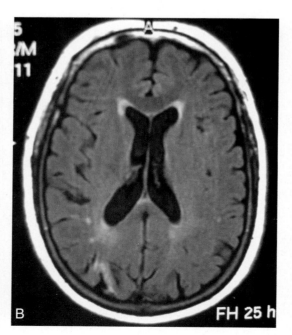

图 13-35　颗粒性室管膜炎

MRT$_2$ 加权图（A）示双侧侧脑室额角前对称性高信号，T$_2$FLAIR（B）呈高信号，右侧后角附近有高信号斑点。

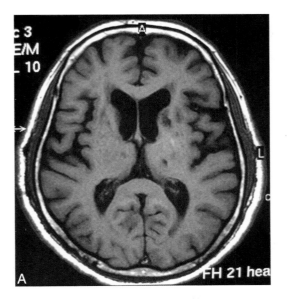

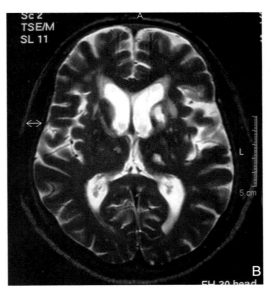

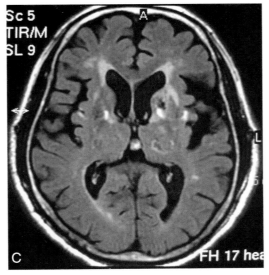

图 13-36　颗粒性室管膜炎

MRT₁ 加权图（A）示双侧侧脑室额角前对称性低信号，T₂ 加权图（B）和 T₂FLAIR（C）呈高信号，双侧基底节及脑白质内多发腔隙状脑梗死呈高信号斑点。

13.2.6　其他疾病

（1）脑灰质异位症

在胚胎发育期，成神经细胞从脑室壁向脑皮层移行障碍时，一些脑灰质可永久性地停留于脑白质内，称为脑灰质异位症（gray matter heterotopia）。这种移行障碍发生于胚胎 7~24 周之间，异位的灰质需要与其他白质内病变鉴别。

1936 年 Jacob 把脑灰质异位症分为室管膜下结节型和板层型 2 种类型，自 Barkovich 等 1989 年报道了带状灰质异位症以后，将脑灰质异位症分为室管膜下结节型、局灶型和弥漫型 3 种类型。局灶型相当于过去的板层型，弥漫型为带状灰质异位症。

室管膜下结节型灰质异位常见，是脑灰质异位症中最常见的一种。异位的灰质常呈结节状，分布于室管膜下、中央半卵圆区或脑室周围白质内（图 13-37，图 13-38），结节可为单发或多发散在，结节可似岛样完全位于白质内，也可与正常脑灰质相连，偶尔也可呈带状弥漫性分布于双侧侧脑室周围。脑灰质异位可以单独发生，也可合并其他中枢神经系统畸形，如 Chiari 畸形、胼胝体发育不全等，或者可合并代谢性疾病如肾上腺脑白质营养不良。单发的异位灰质结节可以没有明显的临床症状，部分病人可以表现为顽固性癫痫，双侧弥漫性者与 Xq28 染色体突变有关，临床症状较严重，常有认知障碍，生存期短，其他神经发育异常如小脑发育不良、并趾、先天性肾病等多见。

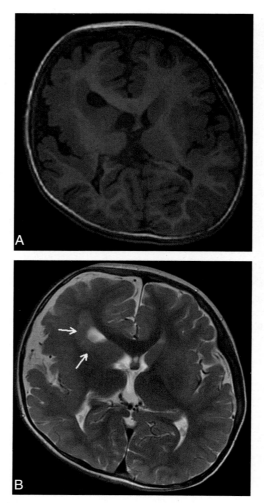

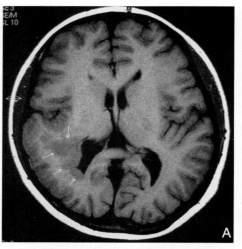

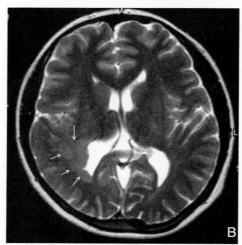

图 13-37　脑灰质异位症

MRT$_1$ 加权图（A）和 T$_2$ 加权图（B）示右侧
侧脑室前角旁不规则结节，呈脑灰质信号（箭头）。
右侧颞叶皮层发育异常，呈多小脑回征。

图 13-38　脑灰质异位症

MRT$_1$ 加权图（A）和 T$_2$ 加权图（B）示右侧
侧脑室枕角周围不规则结节，呈脑灰质信号
（箭头）。

　　局灶型或板层型灰质异位少见，往往合并
其他颅脑畸形，如脑小畸形、胼胝体发育不良、
小脑发育不良等。临床上常有智力低下、癫痫
等表现。异位的灰质常呈板层状或块状，体积
较大，位于脑室周围白质内，其一侧往往和正
常的脑灰质相连（图 13-39），但也可四周为脑
白质包绕。

　　弥漫型或带状灰质异位症为皮层下白质内
形成 1 层灰质带，与皮层平行，该灰质带外有 1
层白质将其与皮层分开，内侧也有 1 层白质将
其与脑室分开，从软脑膜到室管膜分为皮层、
白质、灰质、白质 4 层，即有 2 层皮层存在，
故带状灰质异位症又称双皮质综合征（double
cortex syndrome）。

　　异位的灰质在 CT 平扫时密度与正常灰质相
同，增强扫描不强化。MR 对异位灰质灶的识别
明显优于 CT，因 MR 对灰质和白质的分辨比 CT
好，且能做多回波成像，在各序列各回波 MR
图像上，异位灰质病灶均与正常灰质信号相同，
也可使用脑灰质成像序列确定是否为脑灰质，
增强 MR 扫描不强化。上述异位灰质的 CT 密度
和 MR 信号特点，是其与其他脑白质病变鉴别
的关键，增强扫描时异位的灰质不强化可以与
室管膜下和脑室周围转移瘤区别。

　　（2）脑室周围白质软化症

　　脑室周围白质软化症（periventricular
leukomacia，PVL）主要与缺血缺氧及感染有关，
常见于早产儿，是造成早产儿脑瘫的主要原因。

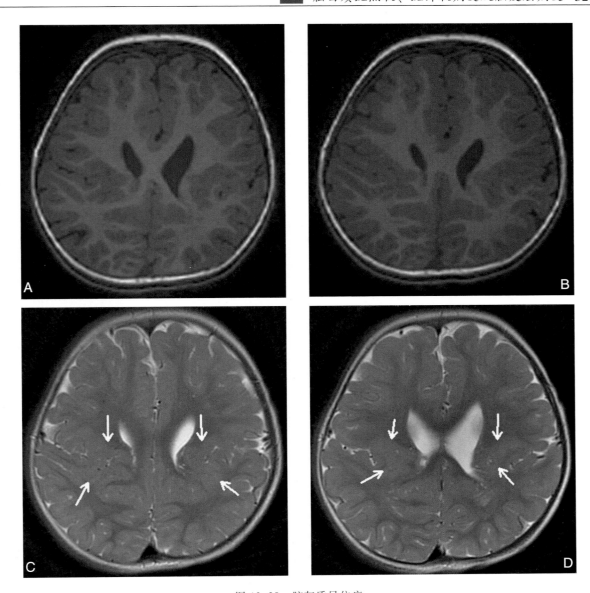

图 13-39　脑灰质异位症

MRT$_1$加权图（A、B）和 T$_2$加权图（C、D）示双侧后部脑白质内大块脑回样灰质信号（箭头）。

常见于早产儿的原因与胚胎期脑部损害发生的时间有关，胚胎早中期脑损害主要引起发育畸形，晚期主要引起脑血管改变。由于脑室周围白质的血供分别来自脑室区和远脑室区的终动脉，未成熟儿终动脉深穿支的侧支循环尚未建立，而胚胎晚期脑室周围白质对缺血缺氧敏感，所以，脑室周围白质软化症多见于早产儿。

由于缺血缺氧，脑室周围白质发生水肿、凝固坏死，吸收后形成软化和胶质增生，脑白质减少。

CT 和 MR 检查是诊断脑室周围白质软化症最有效的方法。软化灶主要分布于半卵圆中心

及侧脑室周围白质，呈斑片状或长条状。病灶常为双侧性分布，少数病例也可以累及一侧，或以一侧为主。CT 平扫时病灶呈低密度。MR 对病灶的显示比 CT 敏感，T$_1$加权图呈低信号，T$_2$加权图呈高信号（图 13-40，图 13-41）。本病病灶在白质内的分布、形态、CT 密度和 MR 信号并无特征性，与其他许多白质内病变类似，但脑室周围白质软化症患者，均同时表现有脑室周围白质显著减少，脑皮质与脑室缘的距离变小甚或消失，脑室扩大，若软化灶累及室管膜下时，扩大的侧脑室外缘常不规则，不光整。上述脑室周围白质减少征象是本病与其他原因

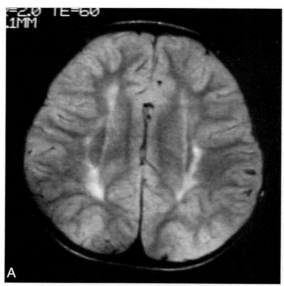

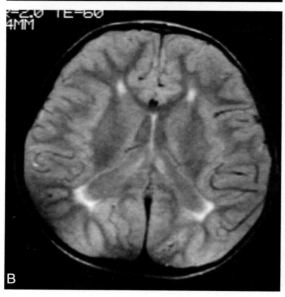

图 13-40　脑室周围白质软化症

MRT₂ 加权图（A，B）示侧脑室周围后部不规则条样高信号，脑白质减少。

造成的脑白质内异常病灶区别的重要依据。

（3）Kufs 病

Kufs 病（Kufs disease）即神经元蜡样质脂褐质沉积症的成人型，是一种以神经鞘脂类代谢异常为特点的遗传性变性性疾病。最早由 Kufs 于 1925 年报道本病。Kufs 病常在 15~25 岁间发病，临床进展很缓慢，表现有精神运动发育延迟、共济失调、构音障碍、肌肉强直、癫痫、瘫痪、上行性肌肉萎缩、视力下降等。常死于发病后 15~20 年内。测定氨基己糖酶降低可确定诊断。

本病在电镜下可见神经细胞胞质内有呈局限性分布的类似脂褐素的沉积物，伴有脂肪空泡、微小膜性胞质体、指纹体或指纹样体。病变主要累及灰质，多为弥漫性，表现为大脑半球和小脑半球普遍性萎缩。部分病例可累及脑白质，在脑白质内出现斑片状病灶，CT 平扫呈低密度，MRT₁ 加权图呈低信号，T₂ 加权图呈高信号。与其他脑白质病变的鉴别需要结合临床。少数病例病变可以累及双侧额叶白质并横贯胼胝体，出现明显的占位效应，需要与胶质母细胞瘤等肿瘤鉴别（见第 6 章）。本病也可累及基底节，包括尾状核和豆状核，需要与其他基底节病变鉴别（见第 14 章）。Kufs 病也可累及脑干，表现为这些部位低密度和长 T₁ 长 T₂ 信号，需要与脑干病变（见第 17 章）鉴别。

（4）肌萎缩侧索硬化

肌萎缩侧索硬化（amyotrophic lateral sclerosis，ALS）是最常见的运动神经元疾病，是一种进行性变性性疾病，病理特点为上运动神经元（锥体束）和下运动神经元（脊髓前角细胞及脑干运动核）均出现不同程度的变性。

肌萎缩侧索硬化通常见于 40 岁后，常为散发性。病因尚不清楚，可能与低毒感染、中毒或血管原因有关。

临床表现包括前臂萎缩无力和下肢呈痉挛状态，反射普遍亢进。

MR 是肌萎缩侧索硬化最好的影像学检查方法，上运动神经元变性在 T₂ 加权图可见皮质脊髓束所在的内囊后肢呈高信号，双侧对称，冠状位 T₂ 加权图可见双侧内囊后肢至大脑脚符合锥体束走行的纵向连续的条带状高信号（图 13-42）。下运动神经元变性常表现为脑干下部、延髓前外侧和脊髓萎缩，T₂ 加权图在脑干下部和脊髓内可见双侧对称性高信号。

肌萎缩侧索硬化大脑白质病变的部位很有特点，累及双侧内囊后肢，尤其是冠状位 T₂ 加权图高信号符合锥体束走行特点，一般不需要与其他脑白质病变鉴别。

（5）红斑狼疮性脑病

红斑狼疮性脑病（lipus erythematosus encephalopathy，LEE）是系统性红斑狼疮侵犯中枢神经系统常见的表现形式之一。

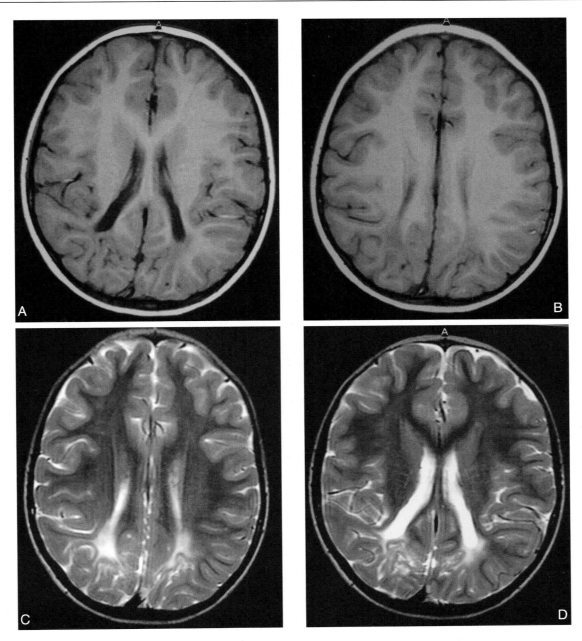

图 13-41 脑室周围白质软化症

MRT₁加权图（A，B）示侧脑室后部脑白质减少，T2 加权图（C、D）呈斑片状高信号。

系统性红斑狼疮是一种全身胶原性结缔组织病，常侵犯皮肤黏膜、肾脏、中枢神经系统。神经系统受累约占系统性红斑狼疮的 13%~70%。

红斑狼疮性脑病多见于系统性红斑狼疮起病后 1~3 年内，临床症状与病变部位密切相关，临床上分 3 型：Ⅰ型为精神障碍型，包括器质性脑病，思维、情感、行为障碍等；Ⅱ型为神经损害型，包括颅神经损害和癫痫、肢体活动

无力等；Ⅲ型为混合型，即上述两者并存。

影像学检查最常见的表现为脑白质改变，炎症或梗死，单侧或双侧，常呈多发散在斑片状，以顶枕和颞枕部脑白质最易累及，CT 扫描呈低密度（图 13-43），MRT₂加权图呈高信号，形态不规则，境界常不清楚，通常占位效应不明显，个别也可有明显的占位效应，增强扫描可有边缘性强化。其他表现可有脑萎缩、基底节钙化等。

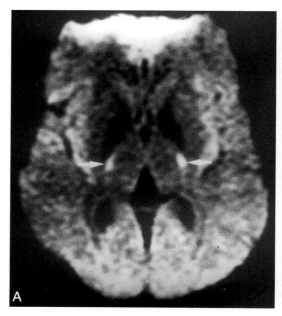
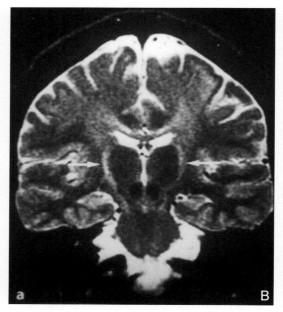

图 13-42 肌萎缩侧索硬化

DWI（A）示皮质脊髓束呈高信号（白箭头），双侧对称，冠状位 T₂ 加权图（B）示高信号呈上下走行的条带状（箭头），符合锥体束走行方向。

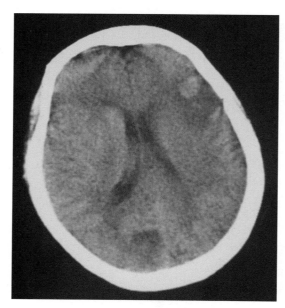

图 13-43 红斑狼疮性脑病
CT 平扫示双侧脑白质和灰质多发低密度病灶。

红斑狼疮性脑病的影像学表现没有特异性，单纯根据影像学表现不能作出诊断，确定诊断需要结合临床及实验室检查，在系统性红斑狼疮病程中出现上述影像学改变，可以考虑红斑狼疮性脑病的诊断，但需要除外其他脑白质病变。

（6）放射性脑白质病

放射性脑白质病（radiactive leukoen-cephalopathy）是放射治疗后的一种迟发性并发症，临床较少见，通常发生在大容积脑实质放射治疗后，主要表现为脑白质弥漫性脱髓鞘，CT 扫描表现为脑白质弥漫性低密度，MRT₁ 加权图呈低信号，T₂ 加权图呈高信号（图 13-44），结合放射治疗史通常容易诊断。

（7）亚急性坏死性脑病

亚急性坏死性脑病（subacute necrotizing encephalomyopathy）是线粒体脑病中最常见的一种，其病因、临床和病理见第 14 章。

典型的影像学表现主要累及双侧基底节，对称性分布，也可累及丘脑、脑干、大脑皮质、胼胝体及小脑等处。

少数不典型病例，病变以双侧大脑半球白质为主，呈对称性、弥漫性分布。病变可同时累及胼胝体、内囊后肢、脑干、齿状核等部位。基底节可表现正常，也可累及。CT 平扫呈低密度，MRT₁ 加权图呈低信号，T₂ 加权图呈高信号。病变内可以出现小的囊性变，与海绵状变性有关，MRT₂ 加权图呈脑脊液样高信号。

病变区通常无占位效应。增强扫描时病变区通常不强化，但少数病灶边缘部分也可因血管增生而出现强化。

氢质子波谱对本病不典型表现的诊断和鉴

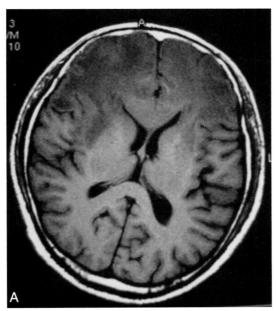

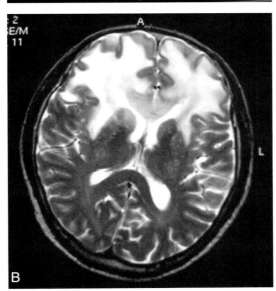

图 13-44 放射性脑白质病

MRT$_1$ 加权图 (A) 示双侧额叶弥漫性低信号，T$_2$ 加权图 (B) 呈高信号，双侧额角狭窄。

别诊断非常重要，白质病变区出现明显的 Lac 波是其与其他非缺血性白质病变鉴别的关键。

（8）脑胶质细胞增生症

脑胶质细胞增生症（gliosis）是脑组织的一种良性病理改变，而非独立的疾病。

中枢神经系统中，神经胶质细胞量的体积约占脑组织的 1/2。

许多因素都可造成神经胶质细胞的反应性增生，包括感染（脑组织和上呼吸道病毒感染）、缺血、缺氧、外伤、中毒（CO、酒精、药物）、放化疗，细胞因子、免疫介质和神经递质改变等。适度的胶质细胞反应性增生有利于脑组织损伤的修复，但如果增生过度，可形成胶质瘢痕，会造成受损神经元髓鞘和轴突生长的机械性屏障，影响神经元脑组织功能的恢复，出现临床症状，称为脑胶质细胞增生症。

根据增生的胶质细胞类型分为小胶质细胞型、星形细胞型和混合型。根据增生的程度分为轻度、中度和重度。常以小胶质细胞增生为主，同时伴有少突胶质细胞和星形细胞的过度增生，中度和重度增生者常伴有炎性细胞浸润，血管套形成，少数可出现筛网状软化和钙化。

部分病例可转化为少突和间变性星形细胞瘤，故也有认为脑胶质细胞增生症是胶质瘤发展的前期阶段。

脑胶质细胞增生症好发于青壮年，临床症状主要有头痛、癫痫、肢体乏力等。

病灶常单发，可见于任何脑叶，主要位于大脑半球，以额、颞叶多见，小脑次之，脑干最少。也可累及多个脑叶。

病变主要发生在皮层下白质或灰白质交界处，呈斑片状。轻度和中度脑胶质细胞增生病变范围小，一般无占位效应，重度者范围大，可有轻度占位效应。MRT$_1$ 加权图呈等信号或稍低信号，T$_2$ 加权图呈高信号，T$_2$FLAIR 和弥散加权成像多呈高信号（图 13-45）。多数信号均匀，少数信号可不均匀。增强扫描一般无强化，少数可出现轻度到中度条索样和脑回样强化。如果出现强化应该怀疑演变为胶质瘤可能。氢质子波谱见 Cho 波和 Cr 波升高，NAA 波轻度降低，Cho/NAA 比值增高，但通常小于 2。

13.2.7 正常变异

正常人行 MR 检查时常可显示内囊后肢与豆状核后部交界处或者邻近区域有对称性异常信号灶，3~5mm 大小，T$_2$ 加权图和 FLAIR 成像呈高信号，是一种较常见的正常变异（图 13-46）。其形成原因尚不清楚，多认为是正常神经束的影像，顶叶桥脑束或者皮质脊髓束，可能是由于该部位髓鞘生理性稀少所致或是由于该部位不含铁质所造成，不可误认为病变。

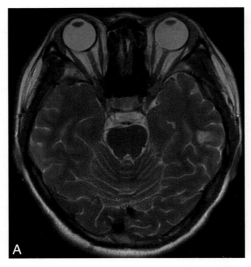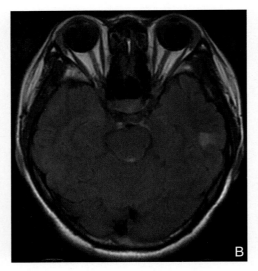

图 13-45　脑胶质细胞增生症

MRT$_2$ 加权图 （A）和 T$_2$FLAIR(B) 示左颞叶皮层下白质斑片状高信号。

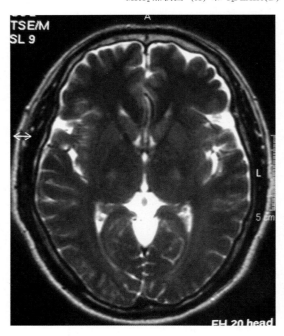

图 13-46　正常变异

MRT$_2$ 加权图示双侧内囊后肢与豆状核后部交界处对称性稍高信号。

13.3　脑皮层病变

13.3.1　局灶性脑皮层发育不良

局灶性脑皮层发育不良 （focal cortical dysplasia，FCD）是指局部脑皮层结构紊乱，出现异常神经元和胶质细胞，有不同程度的白质内异位神经元、髓鞘化神经纤维数量减少和反应性神经胶质增生。由 Taylor 等于 1971 年在癫痫患者切除的脑组织标本中发现并描述。

病理改变轻重程度不同，从皮层分层轻度紊乱到最严重的皮层分层障碍伴巨大神经元、异形神经元或气球样细胞。无异形神经元和"气球"样细胞者为Ⅰ型，Ⅰ型又分为 2 个亚型，仅有结构异常为ⅠA 型，同时存在巨大神经元或不成熟神经元为ⅠB 型。有异形神经元和"气球"样细胞者为Ⅱ型，Ⅱ型也分为 2 个亚型，有异形神经元而无"气球"样细胞为ⅡA 型，同时有异形神经元和"气球"样细胞为ⅡB 型。

MR 对发现本病明显优于 CT，表现为局限性脑皮层增厚，皮层和皮层下白质分界不清楚，病变脑回增大增宽，相邻脑沟形态异常。T$_1$ 加权图病变脑回皮层下白质呈灰质信号，T$_2$ 加权图和 T$_2$FLAIR 病变脑回皮层下白质呈高信号，此高信号可向侧脑室方向延伸，逐渐变细，呈漏斗状，是局灶性脑皮层发育不良的特征性表现（图 13-47）。

13.3.2　脑裂畸形

胚胎期脑的发育经历 6 个主要阶段：①背侧诱导阶段；②腹侧诱导阶段；③神经增生阶段；④神经元移行阶段；⑤组织形成阶段；⑥髓鞘形成阶段。脑裂畸形 （schizencephaly）发生在神经元移行阶段。

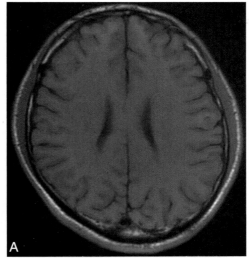

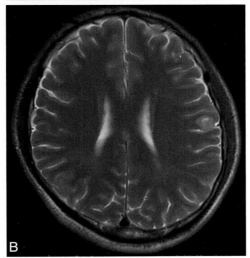

图 13-47　局灶性脑皮层发育不良

MRT₁ 加权图（A）示左侧大脑半球局灶性脑回不规则增厚，信号异常，T₂ 加权图（B）呈稍高信号，内有斑点状很高信号。

构成大脑皮层的神经元来自胚胎期的神经管上皮，它由最初的单层细胞分化为 4 个带的假复层上皮，自内向外分别为脑室带、脑室下带、中间带和边缘带。在胚胎第 7 周，脑室下带分化为成神经细胞，从第 8 周起向外迁移，穿过中间带到达边缘带，到 30 周分化形成脑皮层。在此阶段的任何致病因素均有可能造成不同类型的神经元迁移畸形。一般认为脑裂畸形是由于部分脑组织完全性不发育，形成贯穿整个灰质的线样裂隙。

脑裂畸形可累及一侧或双侧大脑半球，多数脑裂畸形位于侧面，常累及中央前、后回区，偶尔位于大脑半球的其他部位。脑裂畸形的裂

隙可以很窄，裂隙两侧灰质紧密相贴，称闭合型（图 13-48，图 5-22，图 5-23），裂隙也可以很宽，中间为脑脊液，称分离型（图 5-24，图 5-25）。分离型脑裂畸形需要与脑穿通畸形囊肿鉴别，脑裂畸形的裂隙两旁一定为灰质结构，而脑穿通畸形囊肿周围无脑灰质包绕。裂隙两旁是否为灰质结构是区别脑裂畸形与脑穿通畸形囊肿的可靠征象。裂隙两侧的灰质可不正常，可呈多小脑回样。脑裂畸形也可合并脑灰质异位。

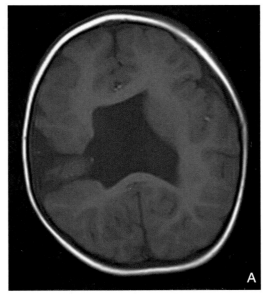

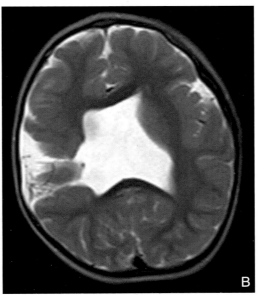

图 13-48　脑裂畸形

MRT₁ 加权图（A）和 T₂ 加权图（B）示右侧大脑半球裂隙与侧脑室相通，呈脑脊液信号，侧脑室不规则扩大。

分离型在 CT 上很容易显示，闭合型有时容易漏诊，MR 对裂隙两侧的灰质结构容易辨认。脑裂畸形常合并透明隔缺如，侧脑室扩大，脑裂畸形处脑室边缘不规则，常可见指向裂隙的裂或三角形憩室存在。

临床上脑裂畸形常表现有癫痫发作，其他神经系统症状可从很轻微到很严重，主要取决于脑裂畸形使脑组织缺损的严重程度。单侧闭合型脑裂畸形症状通常较轻，双侧分离型脑裂畸形症状较明显。

13.3.3　无脑回和多小脑回症

无脑回（agyria）和巨脑回（pachygyria）是一组因神经元移行异常所致的脑回发育异常。无脑回也称平滑脑。巨脑回指有部分脑回存在，这些脑回异常增大增宽，脑沟变浅。完全无脑回罕见，多数为无脑回和巨脑回同时存在。巨脑回主要位于额、颞部，无脑回主要位于顶、枕部。有些病例巨脑回可以非常局限，仅累及皮层的一个小区。

无脑回和巨脑回畸形是由于胚胎 8~16 周时成神经细胞从化生基质向相应皮层区辐射状移行的过程停滞所致，随后，形成正常脑回的诱导缺失。

临床上，无脑回和巨脑回畸形患儿均表现

有小头畸形和轻微的面部异常，完全无脑回畸形常在 2 岁前死亡，不完全无脑回畸形常能长期存活。

CT 和 MR 均能够很好显示无脑回和巨脑回畸形，表现为大脑半球表面几乎呈光滑状，仅可见少数宽阔、粗大、平坦的脑回，脑沟缺如，脑灰质增厚，脑白质变薄，灰白质分界面异常平滑，见不到白质向灰质内伸入的现象（图 13-49，图 5-26，图 5-27），常见透明中隔腔存在，侧脑室扩大，蛛网膜下腔增宽。

13.3.4　单侧巨脑症

单侧巨脑症罕见，以病变侧大脑半球部分或全部过度生长伴有细胞移行障碍为特点，临床常以顽固性癫痫为主要表现。

CT 和 MR 检查可见病变侧脑体积增大，脑皮层增厚，可伴有脑灰质异位和 T_2 脑白质异常信号。病变侧脑干也可明显大于对侧（图 13-50）。

13.3.5　MELAS 病

MELAS 病（mitochondrial encephalopathy with lactic acidosis and stroke，线粒体脑病、乳酸中毒和中风综合征）是线粒体脑病中较常见的一种，仅次于亚急性坏死性脑病。

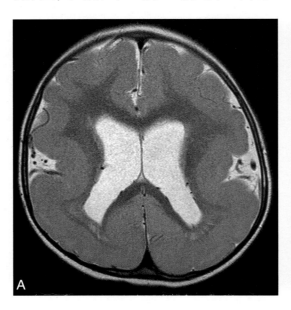
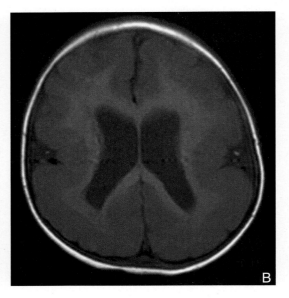

图 13-49　无脑回畸形

MRT_2 加权图（A）和 T_2FLAIR（B）示双侧大脑半球表面平滑，缺乏脑沟。

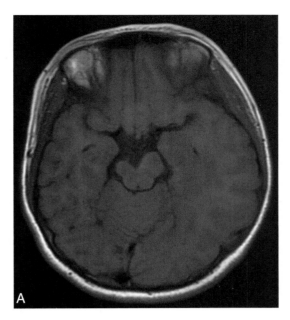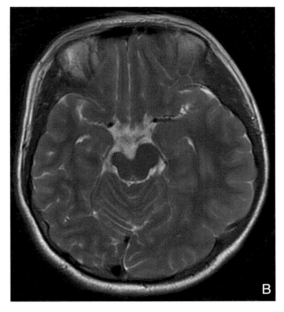

图 13-50 单侧巨脑症

MRT₁ 加权图 （A）和 T₂ 加权图 （B）示左侧大脑半球明显大于右侧，脑回肥厚。左侧中脑也明显大于对侧。

线粒体是细胞内提供能量的重要细胞器，线粒体受损将不能正常提供能量，如表现为横纹肌为主的称为线粒体肌病 （mitochondrial myopathy），伴有脑组织损害的称为线粒体脑肌病 （mitochondrial encephalomyopathy）或线粒体脑病 （mitochondrial encephalopathy）。

线粒体脑病分原发性和继发性，原发性是由于线粒体基因的缺陷，致线粒体代谢过程中所必需的原料不能进入线粒体，或不能被线粒体所利用，导致能量供应障碍。继发性是指各种原因如中毒、缺血、感染等因素使线粒体功能障碍而导致疾病的。原发性线粒体脑病主要包括亚急性坏死性脑病 （subacute necrotizing encephalomyopathy，Leigh disease）、线粒体脑病、乳酸中毒和中风综合征 （mitochondrial encephalopathy with lactic acidosis and stroke，MELAS）、肌阵挛性癫痫和碎红纤维病 （myoclonus epilepsy associated with ragged red fiber，MERRF）和克-塞综合征 （Kearns-Sayre syndrome）。

MELAS 病由 Pavlakis 于 1984 年首次报告，至少与基因的 6 处点突变有关，其中 4 处发生在 tRNA 亮氨酸基因，80% 的 MELAS 综合征为线粒体 DNA 中的 tRNA 亮氨酸基因 3243 位点发生点突变。

本病发病年龄差异较大，文献报道最小年龄为 4 个月，最大年龄为 60 岁，但多数发生在 5~15 岁之间。临床表现特点是脑中风和中风样发作，常反复发作，其他症状包括半身麻木、肌肉无力、瘫痪、恶心、呕吐、头痛、癫痫等。出现这些症状的原因主要是由于脑和肌肉氧的代谢障碍及由此引起的脑梗死。脑血管电子显微镜下观察可见平滑肌及软脑膜动脉和小动脉的内皮细胞肿胀，线粒体数目增多，说明血管本身的改变对疾病发展也有影响。

MELAS 病典型的影像学表现与皮层缺血性脑梗死类似，病变累及脑皮质及皮层下白质，单侧或双侧，多位于大脑半球后部，以颞、顶、枕叶最多见，也可累及基底节区。病变区脑沟变浅或消失，CT 平扫呈低密度，MRT₁ 加权图呈低信号，T₂ 加权图呈高信号。病变形态常呈脑回样，很有特点 （图 13-51）。病变范围不具有大血管分布特点，且病变形态和范围随病情变化而变化，呈游走性，即病变为可复性。

增强 MR 扫描多不强化，少数病变也可出现轻度强化。

弥散加权成像对诊断很有帮助，弥散加权成像上也呈高信号，但 ADC 值正常或增高，说明病变区为血管源性水肿，不同于脑梗死时的 ADC 值降低，后者为细胞毒性水肿。

氢质子波谱的表现与缺血性脑梗死类似，

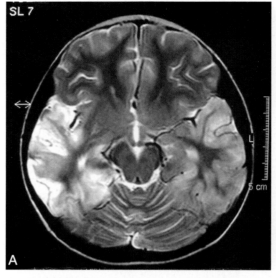

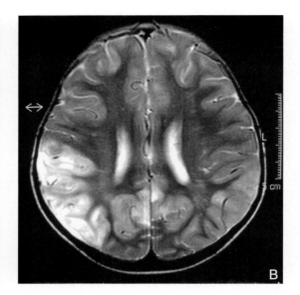

图 13-51　MELAS 病

MRT$_2$ 加权图 （A，B，C）示双侧大脑半球多处脑回样高信号。

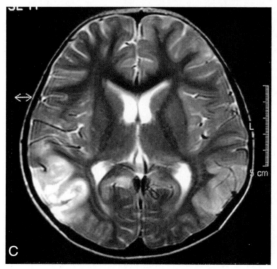

主要表现为出现明显的 Lac 波。灌注成像表现为高灌注。

　　MELAS 综合征主要应与脑梗死区别，区别的要点是：①MELAS 综合征多见于儿童和少年，而脑梗死主要见于老年人；②MELAS 综合征常累及颞、顶枕叶，呈脑回样，没有大血管分布特点；③MELAS 综合征病变为可复性，而脑梗死不可复；④血、脑脊液生化检查表现为乳酸和丙酮酸增高，有助于 MELAS 综合征的诊断；⑤肌肉活检可明确诊断。肱二头肌、肱三头肌活检可见破碎红纤维，电镜见肌膜下或肌原纤维间大量形态异常的线粒体堆积，有时可见结晶样包涵体。

13.3.6　皮层脑梗死

　　皮层脑梗死（cortical infarction）是脑梗死的一种特殊类型，动脉硬化是其主要原因，临床多发生在老年人。

　　大脑前、中、后动脉发出许多皮层支，分别供应相应部分的皮层，当这些皮层支发生阻塞且不能形成有效侧支循环时，则会造成供血部分皮层缺血或梗死。

　　皮层脑梗死可仅局限于脑皮层，也可同时累及皮层下白质。MR 表现最有特征性，T$_2$ 加权图和弥散加权成像表现为受累皮层呈脑回样高信号（图 13-52），T$_1$ 加权图见病变区域脑回肿胀，信号降低，脑沟变浅或消失。增强扫描可呈脑回样强化。

　　T$_2$ 加权图脑回样高信号还可见于病毒性脑炎、MELAS 病、脑皮层层状坏死。病毒性脑炎多见于青少年，临床与皮层脑梗死完全不同，

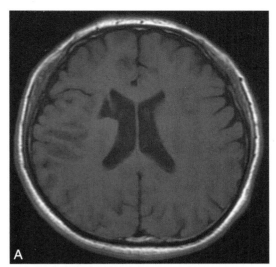

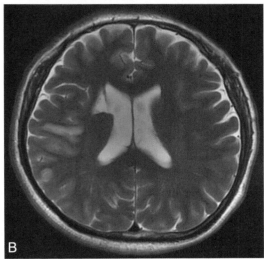

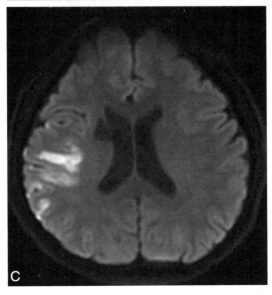

图 13-52　皮层脑梗死

MRT₁加权图（A）示右侧大脑半球脑回样低信号，
T₂加权图（B）和弥散加权成像（C）呈脑回样高信号。

增强扫描可有少量线样强化，不会呈脑回样强化。

皮层脑梗死慢性期，常可见原梗死区有顺磁性物质沉积，T₁加权图表现为脑回表面线样高信号（图 13-53），不可误认为出血。另外，这种脑回表面 T₁高信号也可见于脑皮层层状坏死，但脑皮层层状坏死临床上无脑血管病病史。

皮层脑梗死也可见于烟雾病（图 13-54），所以，当儿童和青少年 MRT₂加权图出现脑回样高信号时，应该想到烟雾病的可能。

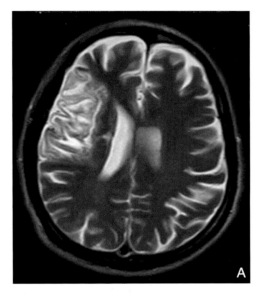

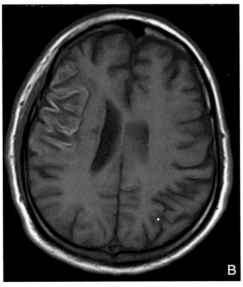

图 13-53　皮层脑梗死

MRT₂加权图（A）示右侧额叶大片高信号，T₁加权图（B）示病变区脑沟增宽，见脑回样高信号。

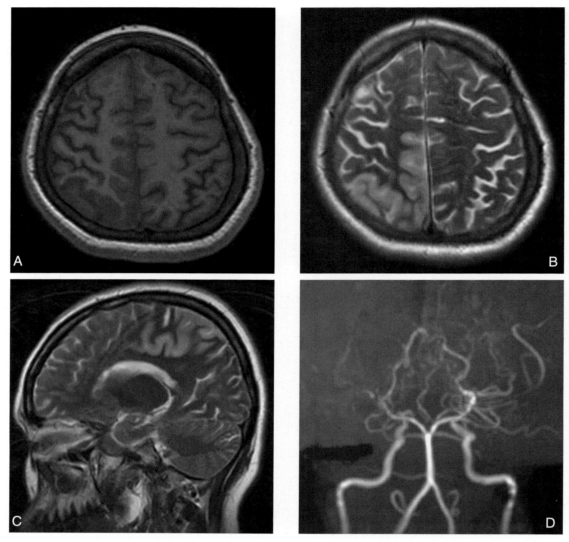

图 13-54 烟雾病

MRT$_1$ 加权图（A）示右侧镰旁及后部脑回样低信号，T$_2$ 加权图横切位（B）和矢状位（C）呈脑回样高信号。MRA（D）示大量细小血管自脑底向上延伸。

13.3.7 脑皮层层状坏死

脑皮层层状坏死（cortical laminar necrosis，CLN）是一种特殊类型的皮层坏死，也称假层状坏死，常由各种原因引起的中枢神经系统氧和（或）糖的摄取障碍及脑能量代谢异常所致。可见于脑梗死、脑外伤、免疫抑制剂使用、放化疗、肾上腺危象、肝性脑病、脑膜炎、低血糖、癫痫持续状态等。

病理上表现为受累区域神经元、神经胶质和血管死亡，主要包括神经元缺血性改变、胶质反应和富脂肪巨噬细胞的层状沉积。发病机制尚不清楚，有 2 种假说：一种认为病理上病变的层状分布符合大脑皮层毛细血管的分布形式，毛细血管的形态异常或功能失调影响了皮层的供血和供氧，造成了脑皮层神经元的损伤。另外一种认为不同区域脑灰质的不同类型神经元有着不同的化学结构、受体和神经递质等，对缺氧等不同因素的耐受和反应不同，脑皮层对缺氧缺血的耐受性明显不如白质，容易受到损伤，故本病可能是一种"选择性"的神经元坏死。

本病好发于顶、枕、颞叶皮层，也可同时累及深部灰质，如基底节、丘脑等部位。超急性期常规 MR 扫描常无异常信号发现，弥散加权成像可见病变区域呈脑回样高信号，增强扫描可呈脑回样显著强化。急性期 T$_2$ 加权图病变区域呈脑回样高信号，T₁加权图呈低信号。发病2周后，T₁加权图病变区域呈脑回样或条样高信号，此种T₁脑回样高信号可持续数月甚至数年，T₂加权图也呈高信号。T₁加权图呈高信号的原因是由于富含脂肪的巨噬细胞沉积所致（图13-55）。

T₂加权图和弥散加权成像呈脑回样高信号是本病的MR表现特点，2周后在T₁加权图出现脑回样高信号是其特征性表现，皮层脑梗死慢性期也可因顺磁性物质沉积在T₁加权图出现脑回样高信号，但脑皮层层状坏死临床上无脑血管病病史。

13.3.8　病毒性脑炎

随着病毒学和免疫学技术的进展，证实许多中枢神经系统的感染为病毒所致。病毒感染的发病机理，很大程度上取决于病毒和宿主细胞的相互作用。

病毒通过在皮肤或黏膜形成感染灶，先在局部淋巴细胞中增殖，然后进入血液形成病毒血症，通过血脑屏障进入中枢神经系统，形成脑内感染。

病毒感染后脑的病理改变主要包括病毒的直接损害和组织的病理反应，后者是宿主对病毒抗原免疫反应的结果。因病毒种类和株型不同，在脑内可引起各种不同的组织反应，且病变的范围和性质与病毒的种类及机体反应性有关。不同的病毒可以引起相似的临床症状和病理改变，而相同病毒又可有表现程度的差异。所以，一般认为，根据影像学表现来区别是何种病毒感染是非常困难的。但绝大多数病毒性脑炎的共同特点是容易累及脑灰质，尤其是以累及皮层灰质最多见，这种特点在MR检查时可以很好显示，表现为T₂加权图受累脑皮层呈脑回样高信号，另外一个特点是病灶多发，可见多处脑皮层受累（图13-56，图13-57，图6-74）。

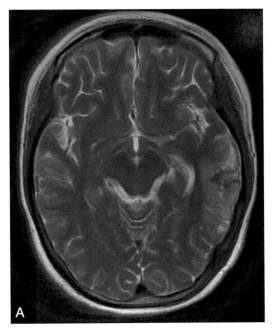
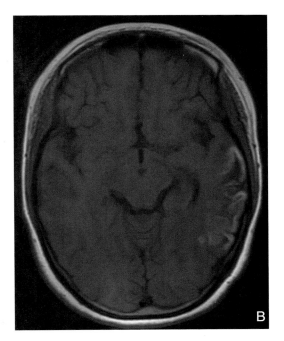

图13-55　脑皮层层状坏死

MRT₂加权图（A）示左侧颞叶大片高信号，半月后MRT₁加权图（B）示病变区脑回样高信号。

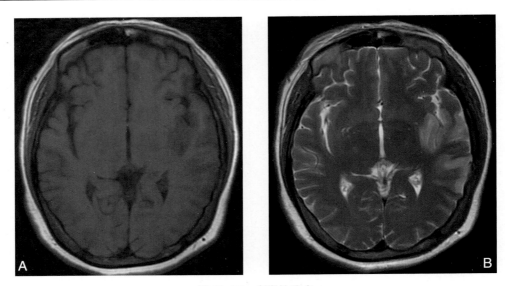

图 13-56　病毒性脑炎

MRT₁加权图（A）示左侧颞叶部分脑回呈低信号，T₂加权图（B）呈脑回样高信号。

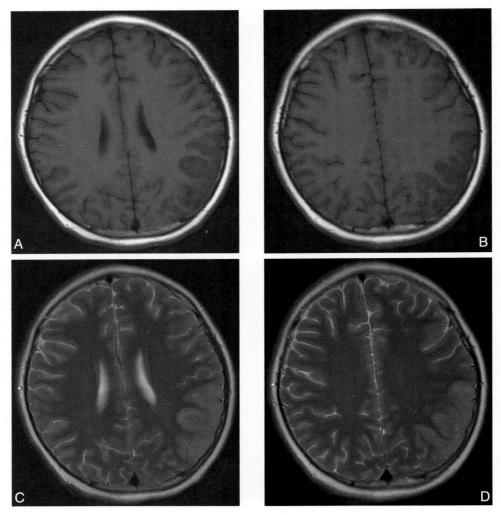

图 13-57　病毒性脑炎

MRT₁加权图（A，B）示左侧顶后部分脑回肿胀，呈低信号，T₂加权图（C，D）病变区呈脑回样高信号。

参考文献

1　蔡厚珍，黄才保，朱士华，等.一氧化碳中毒高压氧治疗的脑 CT 观察.中华放射学杂志，1992，26:630-631

2　蔡兴秋，张贞浏，赵翁平，等.海洛因中毒性白质脑病的临床与磁共振成像.中华神经科杂志，2000，33:342-345

3　陈得昶，梁宗辉，朱珍.原发性中枢神经系统血管炎的影像学诊断.中国医学计算机成像杂志，2005，11:232-235

4　程彦昊，蔡立新，李坤成，等.局灶性脑皮质发育不良病理分型的 MRI 特点.中华放射学杂志，2007，41:493-496

5　党国际.急性播散性脑脊髓炎的脑部 MRI 表现.临床放射学杂志，2003，22:635-637

6　党国际.系统性红斑狼疮脑病的 MRI 诊断.实用放射学杂志，2003，19:401-403

7　董加政，褚晓凡，徐坚民，等.海洛因白质脑病的 CT 和 MRI 表现.中华放射学杂志，2002，36:219-222

8　范晓颖，肖江喜，唐光健，等.神经元移行异常与癫痫临床放射学杂志，2003，22:183-186

9　方元.幼年型异染性脑白质营养不良一例.临床放射学杂志，2001，20:284-284

10　何雁，高培毅，戴建平，等.儿童型肾上腺脑白质营养不良的神经影像学诊断.中华放射学杂志，1995，29:761-764

11　高波，吕翠，马效德，等.左旋咪唑所致脑病的 CT、MRI 表现.中华放射学杂志，2001，35:914-916

12　高煜，范国平，朱杰明.灰质异位症的 CT 表现和分型.临床放射学杂志，2000，19:333-335

13　胡荣慧.红斑狼疮性脑炎 CT 诊断一例.临床放射学杂志，1999，18:519

14　黄如训，梁秀龄，刘焯霖.临床神经病学.北京：人民卫生出版社，1996

15　李海峰，隋庆兰，丛志强，等.MRI 诊断同心圆硬化 1 例报告.中国临床神经学，2003，11:188-189

16　李晋川，马强华.抗癌药致脑白质脱髓鞘改变一例.临床放射学杂志，2000，19:283

17　李陕区，杨博，赵振伟，等.脑胶质细胞增生的磁共振成像.医学综述，2011，17:1243-1245

18　李蜀渝，彭光春，吕冰清.左旋咪唑所致脑病患者的临床与磁共振成像.中华神经科杂志，1999，32:335-338

19　李现亮，方燕南，任丽，等.原发性中枢神经系统血管炎的临床、影像及病理特点.临床神经病杂志，2009，22:12-16

20　李晓夫，高颖，赵明，等.脑皮质层状坏死的 MR 诊断.医学影像学杂志，2011，21:1129-1131

21　龙晚生，罗学毛，梁长虹，等.儿童脑室周围白质软化症的临床和 MR 诊断.中华放射学杂志，1998，32:303-305

22　马林，蔡幼铨，高元桂，等.中枢神经系统脱髓鞘性假瘤的 MRI 表现.中华放射学杂志，2002，36:601-604

23　马林，李德军，印弘，等.MRI 及 MR 扩散张力成像对肌萎缩侧索硬化症的初步评价.中华放射学杂志，2003，37:892-895

24　马林，于生元，蔡幼铨，等.急性播散性脑脊髓炎的脑部 MRI 表现.中华放射学杂志，2000，34:515-517

25　缪飞，沈天真，瞿旭东，等.中枢神经系统狼疮的 MRI 表现（附三例报告及文献复习）.中华放射学杂志，1998，32:489-491

26　孙志华，李威，张云亭.高血压脑病的 MRI 表现.临床放射学杂志，2006，25:511-514

27　谭利华，李德泰，彭隆祥，等.Kufs 病的 MRI 和 CT 诊断.中华放射学杂志，2002，36:520-522

28　谭利华，李德泰，沈树斌，等.驱肠虫药相关脑病的 MRI 和 CT 研究.中华放射学杂志，2001，35:282-284

29　王成，费小瑞，牛朝诗.脑胶质细胞增生症的影像学特征分析.中国微侵袭神经外科杂志，2010，15:65-68

30　王海平，孙泽民，韩德昌，等.儿童烟雾病 MRI 和 MRA 诊断.临床放射学杂志，2003，22:327-330

31　王群，陆兵勋，袁惠娟.海洛因海绵状白质脑病影像学对比分析.中华放射学杂志，2002，36:924-927

32　王啸综述.苯丙酮尿症中枢神经系统病变与 MRI.国外医学临床放射学分册，2004，27：78-80

33　王武，张雪哲，卢延，等.苯丙酮尿症的颅脑 MRI 研究.中华放射学杂志，2000，34:367-369

34　武洪林，李学满综述.急性播散性脑脊髓炎的临床、病理及 CT 和 MRI 表现.医学影像学杂志，2004，14:501-503

35　肖江喜，杨开颜，蒋学祥，等.儿童型肾上腺脑白质营养不良的 MR 诊断.实用放射学杂志，2000，16:327-330

36　肖江喜，杨开颜，王宵英，等.儿童异染性脑白质营养不良的 MRI 表现.中华放射学杂志，2001，35:747-750

37　夏黎明，杨春华，朱文珍，等.海洛因烟雾吸入致海绵状白质脑病的 CT、MRI 表现.中华放射学杂志，2002，36:407-409

38　姚生，段枫，戚晓昆，等.原发性中枢神经系统血管炎的临床、影像及病理特点研究.中国神经免疫学

和神经病学杂志，2011，18:411-415

39 阎立民，董季平，宁文德.一氧化碳中毒脑损伤的 CT、MRI 研究.实用放射学杂志，2003，19:681-684

40 杨小平，李坤成，卢洁，等.线粒体脑肌病的影像学诊断价值.中华放射学杂志，2004，38:414-417

41 余永强，柏亚，郑裴群.Balo 病多发性硬化的 MRI、质子波谱和活检病理对照研究.中华放射性杂志，2001，35:758-760

42 张文，刘晓萍，史群，等.原发性中枢神经系统血管炎 9 例.临床荟萃，2008，23:466-469

43 张开华，郭彬，陈卫东.红斑狼疮性脑病的 CT 诊断.临床放射学杂志，1999，18:517-519

44 张龙江，卢光明，王建东，等.脑胶质细胞增生的 MR 表现.中华放射学杂志，2010，44:217-218

45 赵殿江，朱明旺，杜铁桥，等.局灶性脑皮层发育不良的 MRI 诊断.临床放射学杂志，2009，28:1358-1361

46 赵殿江，朱明旺，杜铁桥，等.局灶性脑皮质发育不良的 MRI 表现及分型.中国医学影像学杂志，2011，19:703-706

47 赵锡立，冯健，王和平.红斑狼疮性脑炎 1 例报告.实用放射学杂志，2003，19:164

48 赵贺玲，曹秉振.原发性中枢神经系统血管炎.中国神经免疫学和神经病学杂志，2010，17:74-78

49 郑卫权，张雪林，颜健祥.海洛因所致海绵状白质脑病的 MRI 诊断.临床放射学杂志，2001，20:327-329

50 周亮，陆兵勋，尹恝等.海洛因海绵状白质脑病的 CT 和 MR 表现.中华放射学杂志，2002，36：29-31

51 周忠蜀，喻唯民，张雪哲，等.苯丙酮尿症患者脑髓鞘化的 MRI 研究.中华放射学杂志，2000，34:370-373

52 Arkovich AJ, Kios BO.Gray matter herotopia:MR characterisities manifestations.Radiology，1992，182:493-496

53 Arkovich AJ, Kuzeiecky RI, Dobyns WB, et al. Aclassification scheme for malformation of cortical development.Neuropediatrics，1996，27:59-64

54 Aubourg P, Diebler C.Adrenoleukodystrophy-its diverse CT appearances and an evolutive or phenotypic variant. Neuroradiology，1982，24:33-38

55 Barkovich AJ.Morphologic characteristics of subcortical heterotopia:MR imaging study.AJNR，2000，21:290-294

56 Barkovich AJ, Jackson DE, Boyer RS.Band heterotopias: A newly recognized neuronal migration anomaly. Radiology，1989，171:455-456

57 Barth PG, Hoffman GF, Jaeken J, et al.L-2- hydroxyglutaric academia: a novel inherited neurometabolic disease.Ann Neurol，1992，32:66-77

58 Baum PA, Barkovich AJ, Koch TK, et al.Deep gray matter involvement in children with acute disseminated encephalomyelitis.AJNR，1994，15:1275-1283

59 Berek K, Wagner M, Chemelli AP, et al.Hemispheric disconnection in Marchiafava-Bignami disease:clinical, neuropsychological and MRI findings.J Neurosci, 1994，123:2-5

60 Besson P, Andermann F, Dubeau F, et al.Small focal cortical dysplasia lesions are located at the bottom of a deep sulcus.Brain，2008，131:3246-3255

61 Blaser SI, Berns DH, Ross JS, et al.Serial MR studies in Menkes disease.J Comput Assist Tomogr, 1989，13:113-115

62 Blaw ME.Myelanodermic type leukodystrophy（adreno- leukodystrophy）, in: Vinken PJ, Bruyn GW, eds. Handbook of clinical neurology. vol10. leukodystrophies and poliodystrophies.New York:American Elsevier, 1970，128-133

63 Braffman BH, Zimmerman RA, Trojanowski JQ, et al.Brain MR: pathology correlation with gross and histopathology.I, lacunar infarction and Virchow- Robin spaces.AJNR，1988，9:621-628

64 Brismar J, Brismar G, Ozand P.Canavan disease:CT and MR imaging of the brain.AJNR，1990，11:805-810

65 Caldemeyer KS, Harris TM, Smith RR, et al. Gadolinium enhancement in acute disseminated encephalomyelitis.J Comput Assist Tomogr，1991，15:673-675

66 Caldemeyer KS, Smith RR, Harris TM, et al.MRI in acute disseminated encephalomyelitis.Neuroradiology, 1994，36:216-220

67 Cassedy KJ, Edwards MK.Metabolic and degenerative disease of childhood.Topics Mag Reson Imag, 1993，5:73-95

68 Chang KH, Han MH, Kim HS, et al.Delayed encephalopathy after carbon monoxide intoxication:MR imaging features and distribution of cerebral white matter lesions.Radiology，1992，184:117-122

69 Chang YJ, Tsai CH, Chen CJ.Leukoencephalopathy after inhalation of heroin vapor.J Formos Med Assoc, 1997，96:758-760

70 Chen CJ, Chy NS, Luo CS.Serial magnetic resonance imaging in patients with Balo's concentric sclerosis: natural history of lesion development.Anals of Neurology，1999，46:651-656

71 Chen TC, Hinton DR, Leichman L, et al.Multifocal inflammatory leukoencephalopathy associated with levamisole and 5-fluorouracil:case report.Neurosurgery, 1994, 35:1138-1143

72 Corn BW, Yousem DM, Scott CB, et al.White matter changes are correlated significantly with radiation dose. Cancer, 1994, 74:2828-2835

73 Cottier JP, Perrier D, Sonier CB, et al. MRI and computer-assised tomography in Kufs disease.Apropos of a familial form. J Neuroradiol (French), 1996, 23:33-37

74 Deguchi K, Oguchi K, Matsuura N, et al.Periventricular leukomalacia:relation to gestational age and axonal injury.Pediatr Neurol, 1999, 20:370-374

75 Demaerel P, Casaer P, Casteels-van daele M, et al. Moyamoya disease:MRI and MR angiography. Neuroradiology, 1991, 33 (suppl):50-52

76 Dezortova M, Hajek M, Tintera J, et al.MR inphenyl-ketonuria -related brain lesions.Acta Radiol, 2001, 42:459-466

77 Enterline DC, Davey NC, Tien RD.Neuroradiology case of the day.multifocal inflammatory leukoencephalopathy duo to treatment with 5-fluorouracil and levamisole. AJR, 1995, 165:214-215

78 Faerber EN, Melvin JJ, Smergel EM, MRI appearances of metachromatic luekodystrophy. Pediatr Radiol, 1999, 29:669-672

79 Farley TJ, Ketonen LM, Bodensteiner JB, et al.Serial MRI and CT findings in infantile Krabbe disease. Pediatr Neurol, 1992, 8:455-458

80 Fassas ABT, Gattani AM, Morgello S, et al.Cerebral demyelinationwith 5-fluorouracil and levamisole.Cancer Invest, 1994, 12:379-383

81 Fazekas F, Kleinert R, Offenbacher H, et al. Pathologic correlates of incidental MRI white matter signal hyperintensities.Neurol, 1993, 43:1683-1689

82 Finelli DA, Tarr RW, Sawyer RN, et al.deceptively normal MR in early infantile Krabbe disease.AJNR, 1994, 15:167-171

83 Forsting M.MR imaging of the brain:metabolic and toxic white matter diseases.Eur Radiol, 1999, 9:1061-1065

84 Futrell N, Schultz LR, Millikan C.Central nervous system disease in patients with systemic lupus erythematosis.Neurology, 1992, 42:1649-1651

85 Goetz KL.Neuroimaging findings in a case of progressive multifocal leukoencephalopathy. J Neuropsychiatry, 1993, 5:222-223

86 Golomb J, Kluger A, Gianutsos J, et al.Nonspecific leukoencephalopathy associated with aging. Neuroimaging Clin North Am, 1995, 5:33-44

87 Guilleux MH, Steiner RE, Young IR.MR imaging in progressive multifocal leukoencephalopathy. AJNR, 1986, 7:1033-1035

88 Gupte G, Stonehouse M, Wassmer E, et al. acute disseminated encephalomyelitis:a review of 18 cases in childhood.J Paediatr Child Health, 2003, 39:336-342

89 Hammersen S, Brock M, Cervos-Navarro J. Adult neuronal ceroid lipofuscinosis with clinical findings consistent with a butterfly glioma. Case report. J Neurosurg, 1998, 88:314-318

90 Heier LA, Baner CJ, Schwartz L, et al. Large Virchow-Robin spaces:MR-clinical correlation. AJNR, 1989, 10:929-936

91 Hodes ME, Pratt VM, Dlouhy SR.Genetics of Pelizaeus-Merzbacher disease.Dev Neurosci, 1993, 15:383-394

92 Huttenlocher PR.The neuropathology of phenylketonuria: human and animal studies.Eur J Pediatr, 2000, 159: 102-106

93 Iannucci G, Mascalchi M, Salvi F, et al.Vnishing Balo -like lesion in multiple sclerosis.J Neurosurg Psychiatry, 2000, 69:399-400

94 Johnson MA.Magnetic resonance imaging of the brain in Hurler syndrome.AJNR, 1984, 5:8

95 Jungreis CA, Kanal E, Hirsch WL, et al.Normal perivascular spaces mimicking lacunar infarction:MR imaging.Radiology, 1988, 169:101-104

96 Kadhim H, Tabarki B, Verellen G, et al.Inflammatory cytokines in the pathogenesis of periventricular leukomalacia.Neurology, 2001, 56:1278-1284

97 Kesselring J, Miller DH, Robb SA, et al.Acute disseminated encephalomyelitis:MRI findings and the distinction from multiple sclerosis. Brain, 1990, 113: 291-302

98 K Ganesan S, et al.Mitochondrial leukodystrophy:an unusual manifestation of Leigh disease.Neuroradiology Journal, 2007, 20:271-277

99 Khong PL, Ho HK, Cheng PW, et al.Childhood acute disseminated encephalomyelitis:the role of brain and spinal cord MRI.Pediatr Radiol, 2002, 32:59-66

100 Kim TS, Kim IO, Kim WS, et al.MR of childhood metachromatic leukodystrophy.AJNR, 1997, 18: 733-738.

101 Kriegstein AR, Shungu DC, Millar WS, et al Leukoen-cephalopathy and raised brain lactate from Heroin va-

por inhalation . Neurology, 1999, 53:1765-1773

102 Kriegstein AR, Armitage BA, Kim PY.Heroin inhalation and progressive spongiform leukoencephalopathy. N Engl J Med, 1997, 336:589-590

103 Krsek P, Maton B, Korman B, et al.Different features of histopathological subtypes of pediatric focal cortical dysplasia.Ann Neurol, 2008, 63:758-769

104 Kumar Aj, Rosenbaum AE, Naidu S, et al.adrenoleuko dystrophy:correlating MR imaging with CT.Radiology, 1987, 165:497-501

105 Kumar Aj, Kohler W, Kruse B, et al.MR findings in adult-onset adrenoleukodystrophy.AJNR, 1995, 16: 1227-1237

106 Leuzzi V, Bianchi MC, Tosetti M, et al.Clinical significance of brain phenylalanine concentration assessed by in vivo proton magnetic resonance spectroscopy in phenylketonuria.J Inherit Metab Dis, 2000, 23 (6) :563-570

107 Li L, Dubeau F, Andermann F, et al.Periventricular nodular heterotopia and intractable temporal lobe epilepsy:poor outcome after temporal lobectomy.Ann Neurol, 1997, 41:662-665

108 Lim KE, Hsu YY, Hsu WC, et al.Multiple complete ring -shaped enhanced MRI lesions in acute disseminated encephalomyelitis.J Clin Imaging, 2003, 27:281-284

109 Lin Y, Okumura A, Hayakawa F, et al.Quantitative evaluation of thalami and basal ganglia in infants with periventricular leukomalacia.Dev Med Chil Neurol, 2001, 43:481-485

110 Livingston JH, Aicardi J.Unusual MRI appearance of diffuse subcortical heterotopia or "double cortex" in two children.J Neurol Neurosurg Psychiatry, 1990, 53: 617-618

111 Loes DJ, Hite S, Moser H, et al.Adrenoleukody - strophy: a acoring method for brain MR observations. AJNR, 1994, 15:1761-1766

112 Loevner LA, Shapiro RM, Grossman RI, et al. White matter changes associated with deletions of the long arm of chromosome 18 (18q -syndrome) :a dysmyelinating disorder? AJNR, 1996, 17:1843 - 1848

113 Marjama J, yoshino MT, Reese C.Marchiafava-Bignami disease:Premortem diagnosis of an acute case utilizing MRI.J Neuroimaging, 1994, 4:106-109

114 Mascalchi M, Petruzzi P, Zampa V.MRI of cerebellar white matter damage due to carbon monoxide

poisoning:case report.Neuroradiology, 1996, 38:73 - 74

115 Matalon R, Michals K, Kaul R.Canavan disease:from spongy degeneration to molecular analysis.J Pediatr, 1995, 127:511-517

116 Mcadams HP, Geyer CA, Done SL, et al.CT and MR imaging of Canavan disease.AJNR, 1990, 11:397 - 399

117 Melhem ER, Hoon AH Jr, Ferrucci JT, et al. Periventricular leukomalacia:relationship between lateral ventricular volume on brain MR images and severity of cognitive and motor impairment.Radiology, 2000, 214:199-204

118 Mirowiz S, Sartor K, Gado M, et al. Focal signal intensity vacations in the posterior internal capsule: normal MR findings and distinction from pathologic findings. Radiology, 1989, 172:535-539

119 Murthy JMK. acute disseminated encephalomyelitis. Neurology, 2002, 50:238-243

120 Murray CL, Ford WJ, Swenson KK, et al.Multifocal inflammatory leukoencephalopathy after fluorouracil and levamisole therapy for colon cancer.AJNR, 1997, 18:1591-1592

121 Newton JB, Makley M, Slivka AP, et al.Progressive multifocal leukoencephalopathy presenting as multiple enhancing lesions on MRI:case report and literature review.J Neuroimag, 1995, 5:125-128

122 Panigrahy A, Barnes PD, Robertson RL, et al. Vol- umetric brain differences in children with periventric- ular T_2-signal hyperintensities:a grouping by gestation- al age at birth.AJR, 2001, 177:695-702

123 Pantoni L, Garcia JH.The significance of cerebral white matter abnormalities 100 years after Binswanger eport.a review.Stroke, 1995, 26:1293-1301

124 Perlman JM, Risser R, Broyles RS.Bilateral cystic periventricular leukomalacia in the premature infant: associated risk factors.Pediatrics, 1996, 97:822-827

125 Phillips MD, McGraw P, Lower MJ, et al.Diffusion- Weighted imaging of white matter abnormalities in patients with phenylketonuria.AJNR, 2001, 22: 1583-1586

126 Pridmore CL, Baraister M, Harding B, et al. Alexander disease:clues to diagnosis.J Child Neurol, 1993, 8:134-144

127 Reider-grosswassser I, Bornstein N.CT and MR inlate onset metachromatic leukodystrophy.Acta Neurol Scand, 1987, 75:64-69

128 Ruben I, Kuzniecky A, Barkovich J.Malformation of cortical development and epilepsy.Brain Development, 2001, 23:2-7

129 Sasaki M, Sakuragawa N.MRI and CT findings in Krabbe disease.Pediatr Neurol, 1991, 7:283-288

130 Schoser BG, Groden C.Subacute onset of oculogyric crises and generalized dystonia following intranasal administration of heroin. Addiction, 1999, 94:431-434

131 Settelberger F.Neuropathology and genetics of Pelizaeus-Merzbacher disease.Brain Pathol, 1995, 5:267-273

132 Shapiro E, Lockman L, Knopman D, et al. Characteristics of the dementia in late-onset metachromatic leukodystrophy.Neurology, 1994, 44:662-665

133 Sie TH, Weber W, Freling G, et al. Rapidly fatal sub acute sclerosing panencephalitis.Eur Neurol, 1991, 31:94-99

134 Silverstein AM, Hirsh DK, Trobe DK, et al.MR imaging of the brain in five members of a family with Pelizaeus-Merzbacher disease.AJNR, 1990, 11:495-499

135 Singh S, Alexander M, Korah IP. acute disseminated encephalomyelitis: MRimaging features. AJR, 1999, 173:1101-1107

136 Singh S, Prabhakar S, Korah IP, et al. acute disseminated encephalomyelitis and multiple sclerosis: magnetic resonance imaging differentiation.Australiasian, 2000, 44:404-411

137 Smith AS, Weinstein MA, Quencer RM, et al. Association of heterotopic gray matter with seizures: MR imaging.Radiology, 1988, 168:195-197

138 Soffer D, Grotsky HW, Rapin, et al.Cockayne syndrome:unusual neuropathological findings and review of the literature.Ann Neurol, 1979, 6:340-348

139 Sze G, DeAnnond SJ, Brandt-Za Wadde M.Fool of MRI signal (pseudo lesions) anterior to the frontal horns:histologic correlation of a normal finding.AJNR, 1986, 7:381-387

140 Tenembaum S, Chamoles N, Fejeman N. acute disseminated encephalomyelitis:a long-tem follow-up study of 84 pediatric patients.Neurology, 2002, 59:1224-1231

141 Toft PB, Geib-holtorff R, Rolland MO, et al.Magnetic resonance imaging in juvenile Canavan disease.Eur J Pediatr, 1993, 152:750-753

142 Tsuchiya K, Yamauchi T, Furui S, et al.MR imaging vs CT in subacute sclerosing panencephalitis.AJNR, 1988, 9:943-946

143 Uggetti C, Egitto MG, Fazzi E, et al.Cerebral visualimpairment in periventricular leukomalacia:MR correlation.AJNR, 1996, 17:979-985

144 Urushitani M, Seriu N, Udaka F et, al.MRI demonstration of a reversible lesion in cerebral deep white matter in thrombotic thrombocytopenic purpura. Neuroradiology, 1996, 38:137-138

145 Valk PE, Dillon WP.Radiation injury of the brain. AJNR, 1991, 12:45-62

146 Van der Knaap MS, Valk J.MR of adrenoleukodystrophy:histopathologic correlations.AJNR, 1989, 10 (5 Suppl):12-15

147 Van swieten JC, Van denhout JHW.Periventricular lesions in the white matter on magnetic resonance imaging in the elderly.Brain, 1991, 114:761-774

148 Volkow ND, Valentine A, Kulkarni M.Radiological and neurological changes in the drug abuse patient :a study with MRI. J Neuroradiol, 1998, 15:288-293

149 Wang PJ, Young C, Liu HM, et al.Neurophysiologic studies and MRI in Pelizaeus-Merzbacher disease: comparison of classic and connatal forms.Pediatr Neurol, 1995, 12:47-53

150 Warmuth-Metz M, et al.Uncommon morphologic characeritics in Leigh disease.AJNR Am J Neuroradiol, 1999, 20:1158-1160

151 Weber W, henkes H, Moller P, et al.Toxic spongiform leucoencephalopathy after inhaling heroin vapour.Eur Radiol, 1998, 8:749-755

152 Wenger DA. Research update on lysosomal disorders with special emphasis on metachromatic leukodystrophy and Krabbe disease.Apmis Suppl, 1993, 101:81-87

153 Whiteman ML, Post MJ, Berger JR, et al.Progressive multifocal leukoencephalopathy in 47 HIV-seropositive patients:Neuroimaging with clinical and pathologic correlation.Radiology, 1993, 187:233-240

154 Widdess-Walsh P, Kellinghaus C, Jeha L, et al. Electro-clinical and imaging characteristics of focal cortical dysplasia:correlation with pathological subtypes.Epilepsy, 2005, 67:25

155 Widdess-Walsh P, Diehl B, Najm I.Neuroimaging of focal cortical dysplasia.J Neuroimaging, 2006, 6:185

156 Yagishita A, Nakarno I, Oda M, et al.Location of the corticospinal tract in the internal capsule at MR amaging.Radiology, 1994, 191:455-460

157 Ylikoski A, Erkinjuntti T, Raininko R, et al.White matter hyperintensities on MRI in the neurologically nondiseased elderly.Stroke, 1995, 26:1171-1177

14 基底节和丘脑病变

14.1　解剖

　　大脑半球深部白质内包埋有一些灰质团块，称为基底神经节。

　　基底神经节包括尾状核、豆状核、屏状核和杏仁核。因为尾状核头与豆状核前端相连，在横断面上，灰白质交错呈纹状，故又将尾状核和豆状核称为纹状体。

　　尾状核为弓形棒状，依附在侧脑室旁，其前端肥大，称为尾状核头，位于侧脑室前角旁，形成前角的外侧壁。自尾状核头向后逐渐变细，称为尾状核尾。尾状核尾沿丘脑背外侧缘向后，

继而弯向下，再沿侧脑室下角顶壁向前，到下角前端终于杏仁核。

　　豆状核位于丘脑前外侧，形似双凸透镜，外侧较平，与外囊相邻，内侧面与内囊相邻。外层称为壳核，与尾状核头之间有灰质索相连。内层称为苍白球。

　　屏状核是一薄层灰质板，位于豆状核和脑岛皮质之间。

　　杏仁核位于颞叶背内侧部、侧脑室下角尖端的前上方。

　　基底神经节也称基底节。在 CT 扫描和 MRT$_2$ 加权图时稍高于周围白质密度和信号，也可因铁蛋白的沉积在 MRT$_2$ 加权图表现为低信号。

基底节对缺氧、中毒、感染、缺血、代谢异常等有害刺激反应最敏感，许多疾病常首先引起基底节的改变，或以基底节病变为主要表现。

以基底节病变为主要表现的疾病和原因很多，其 CT 和 MR 表现又非常类似，所以，诊断和鉴别诊断常常需要密切结合临床。

丘脑是间脑中最大的一对卵圆形灰质核团。丘脑前端较窄，互相靠近，称丘脑前结节，后端较大，向后外方突出，称丘脑枕。丘脑内侧面有室管膜被覆，形成第三脑室外侧壁。两侧丘脑内侧面彼此靠近，常有部分彼此连接，称中间块，由神经细胞和纤维组成。

丘脑内有许多核团，主要包括前核群、内侧核群、外侧核群、后侧核群和髓板内核群。

丘脑结节部由丘脑结节动脉供血，枕部由脉络膜后动脉供血，中间部分内侧由丘脑穿通动脉供血，外侧前部由膝状体动脉供血，外侧后部由脉络膜后动脉供血。

14.2 基底节炎症或变性性疾病

14.2.1 肝豆状核变性

肝豆状核变性（hepatolenticular degeneration）是一种常染色体隐性遗传的铜代谢障碍所引起的肝硬化和脑变性性疾病，是由 Wilson 等于 1912 年首次作了较全面的描述，故又称 Wilson 病。现已证明肝豆状核变性患者第 13 号常染色体长臂存在基因缺陷。正常血清铜在肝内与 α_2-球蛋白结合成铜蓝蛋白，如果这种结合障碍，铜则沉积于脑、肝、肾及角膜等部位，引起肝硬化、肾脏损害及角膜色素环（K-F 环）。脑部主要改变为铜在脑实质内沉积引起海绵状变性和胶质增生，以豆状核最为明显，也可累及尾状核、红核、丘脑、脑干及大脑皮质。

本病发病年龄 5~50 岁，平均 18 岁。多于青少年起病，少数可至成年后才出现症状。男女均可患病。首发症状在 10 岁前以肝脏损害多见，10 岁后以神经系统损害多见。

CT 平扫表现为双侧豆状核对称性低密度改变，呈条状或新月状。此种对称性低密度病变亦可见于尾状核、丘脑、脑干及齿状核。MR 检查时，上述病灶在 T_1 加权图呈低信号，在质子加权图、FLAIR 成像及 T_2 加权图呈高信号（图 14-1，图 14-2）。通常病变双侧对称，少数病例双侧病变亦可呈不完全对称性。CT 和 MR 增强扫描病变区无强化。

上述 CT 和 MR 表现并无特异性，也可见于其他许多疾病。诊断需结合临床表现及有关生化检查。生化检查表现为血清铜和血清铜蓝蛋白显著降低，24h 尿铜含量显著升高。诊断有困难的病例可行肝穿刺采取肝组织，测定肝组织铜含量，是肝豆状核变性诊断的金标准。

14.2.2 亚急性坏死性脑病

亚急性坏死性脑病（subacute necrotizing encephalopathy）是一种由线粒体异常引起的神经变性性疾病，由 Leigh 于 1951 年首先报道，故又称 Leigh 病。

线粒体是细胞内提供能量的重要细胞器，线粒体受损将不能正常提供能量，如表现为横纹肌为主的称为线粒体肌病（mitochondrial myopathy），伴有脑组织损害的称为线粒体脑肌病（mitochondrial encephalomyopathy）或线粒体脑病（mitochondrial encephalopathy）。

线粒体脑病分原发性和继发性，原发性是由于线粒体基因的缺陷，致线粒体代谢过程中所必需的原料不能进入线粒体，或不能被线粒体所利用，导致能量供应障碍。继发性是指各种原因如中毒、缺血、感染等因素使线粒体功能障碍而导致疾病的。

线粒体脑病主要包括亚急性坏死性脑病、线粒体脑病、乳酸中毒和中风综合征（mitochondrial encephalopathy with lactic acidosis and stroke，MELAS）、肌阵挛性癫痫和碎红纤维病（myoclonic epilepsy with ragged red fibers，MERRF）和克-塞综合征（Kearns-Sayre syndrome）。

亚急性坏死性脑病是线粒体脑病中最常见的一种，可能与 mtDNA8344 位点突变有关。通常出现在婴儿和儿童，偶尔可见于较大儿童。临床特点和病理变化类似于长期滥用乙醇所致的韦尼克脑病（Wernicke encephalopathy）。亚急性坏死性脑病的脑损害是由于生化缺陷导致的代谢性酸中毒所致，丙酮酸盐脱氢酶、羧化酶和细胞色素 C 氧化酶的缺乏造成血和脑脊液中乳酸和丙酮酸过度堆积。

开始临床多表现有运动障碍、哺乳困难、肢体无力和共济失调。也可有多发性颅神经损害的症状，眼球震颤和视力障碍等。眼球震颤虽然不是特征性临床表现，但通常是亚急性坏死性脑病最早的临床表现之一。病情逐渐发展，可呈木僵状态、嗜睡、肌强直、晚期可出现呼吸障碍和球麻痹。常因呼吸停止而死亡。患者脑脊液及血中乳酸及丙酮酸常升高，肌肉、肝、心、肾等组织中细胞色素 C 氧化酶缺乏。

病理上主要表现为脑灰质亚急性坏死性病变，镜下可见海绵状变性、坏死、血管及神经胶质增生。病变主要累及基底节、丘脑、脑干神经核，偶尔也可累及小脑。通常呈对称性分布。

CT 平扫可见双侧基底节呈低密度改变，对称性分布，尤其是被壳部分受累最常见。此种低密度改变也可见于丘脑、脑干、大脑白质、大脑皮质、胼胝体及小脑等处。

MR 检查显示病变比 CT 优越，T_1 加权图病变区呈低信号，T_2 加权图呈高信号（图 14-3，图 14-4）。病变区通常无占位效应。

大脑白质病变内可以出现小的囊性变，与海绵状变性有关，MRT_2 加权图呈脑脊液样高信号。

增强扫描时病变区通常不强化，但少数病灶边缘部分也可因血管增生而出现强化。

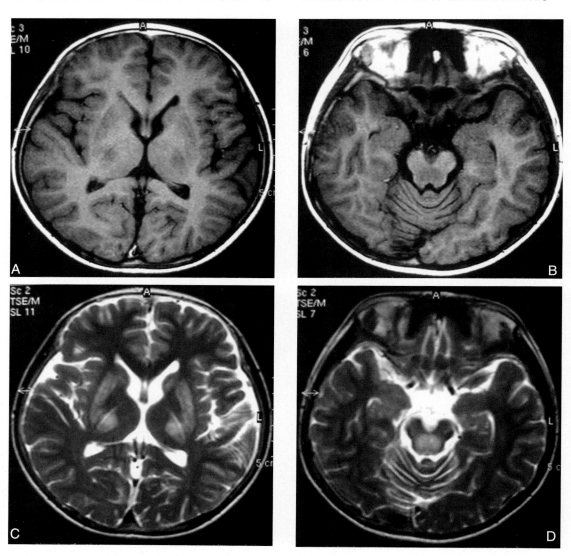

图 14-1　肝豆状核变性

MRT_1 加权图基底节层面和中脑层面（A，B）示双侧基底节信号改变不明显，中脑导水管前方呈类圆形稍低信号，T_2 加权图（C，D）双侧基底节及中脑病变均呈高信号。

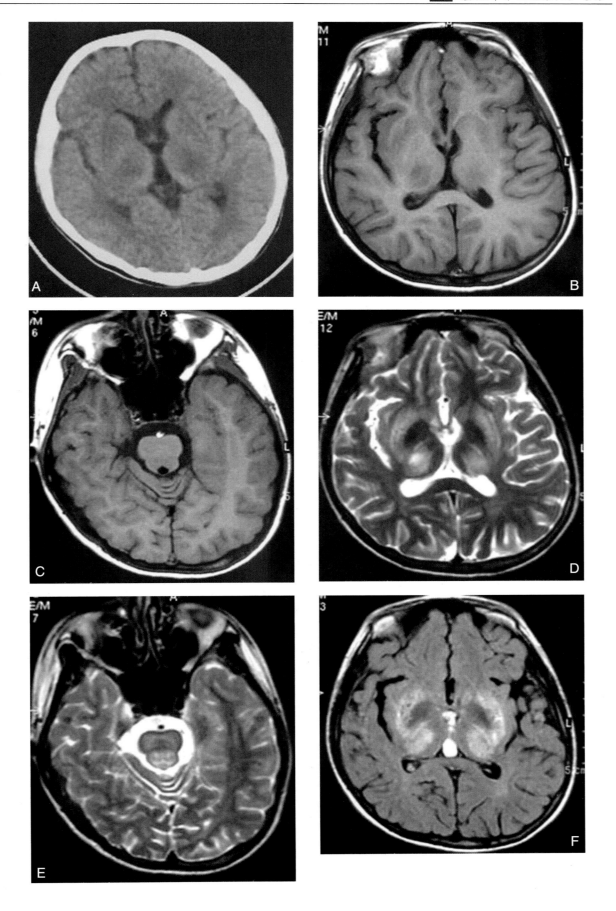

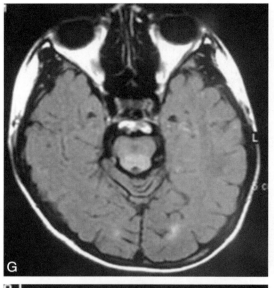

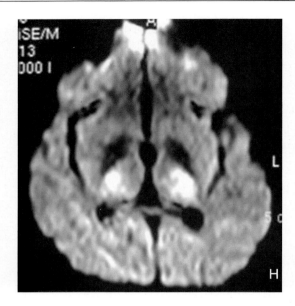

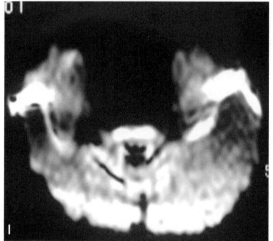

图 14-2　肝豆状核变性

CT 平扫 (A) 示双侧基底节和丘脑病变呈低密度，MRT₁ 加权图基底节层面和中脑层面 (B，C) 示双侧基底节、丘脑和中脑病灶呈稍低信号，T₂ 加权图 (D，E)、T₂FLAIR(F，G) 示双侧基底节、丘脑及中脑病变均呈高信号，DWI (H，I) 示病灶呈高信号。

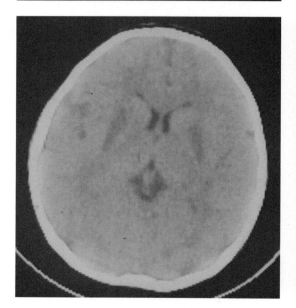

图 14-3　亚急性坏死性脑病

CT 平扫示双侧苍白球呈对称性低密度。

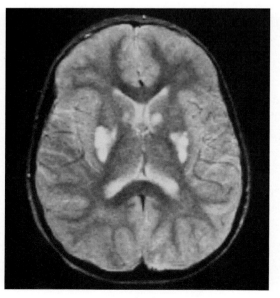

图 14-4　亚急性坏死性脑病

MRT₂ 加权图示双侧基底节对称性高信号。

本病以对称性双侧基底节病变为特点，单纯根据 CT 和常规 MR 表现难以与其他累及基底节的疾病区别，需要结合发病年龄及临床有关生化检查确定诊断。

氢质子波谱对本病的诊断和鉴别诊断有重要价值，在常规 MR 检查未显示异常的病例，氢质子波谱可以显示异常，兴趣区定位在豆状核，表现为 Cho 波升高，Cho/Cr 比值升高，Cr 波相对降低，NAA 波降低，NAA/Cr 比值降低，最有特征性的改变是 Lac 波出现并明显升高，可出现 Ala 波。

14.2.3 克-塞综合征

克-塞综合征（Kearns-Sayre syndrome, KSS）即慢性进行性眼外肌麻痹综合征，也称眼外肌麻痹、眼肌麻痹附加病（ophthalmoplegia plus）、眼颅综合征等，由 Kearns 和 Sayre 于 1958 年首次报告。本病属线粒体脑病的一种类型，是线粒体 DNA（mt DNA）大段缺失所致。

克-塞综合征的临床主要表现包括进行性眼外肌麻痹、视网膜色素变性和心脏传导阻滞。同时可有小脑性共济失调、肌肉萎缩、智力障碍、神经性耳聋等。生化检查，血清丙酮酸盐和乳酸盐增高，线粒体酶缺乏，脑脊液中蛋白增高。肌肉活检可见粗红纤维。

CT 平扫可见双侧基底节呈低密度，MRT$_2$ 加权图呈高信号。病变也可见于丘脑、齿状核、大脑白质和小脑（图 14-5）。患者常伴有轻度或重度普遍性脑萎缩。晚期基底节或小脑半球可发生钙化。

本病的确诊需结合临床表现、生化检查、肌肉活检和线粒体 DNA 分析。

14.2.4 弥漫性躯体血管角质瘤

弥漫性躯体血管角质瘤（angiokeratoma corporis diffusm）是一种罕见的家族性磷脂累积病，由 Fabry 和 Anderson 于 1894 年首先报道，故又称 Fabry 病。

本病是一种 X 染色体伴性遗传性疾病，男性发病。本病是糖苷分解酶缺乏导致糖脂在血管内大量堆积并沉淀到全身组织所致。糖脂堆积于脑血管引起脑血管异常，主要累及小血管并可引起小的脑梗死灶。糖脂也可沉淀于神经

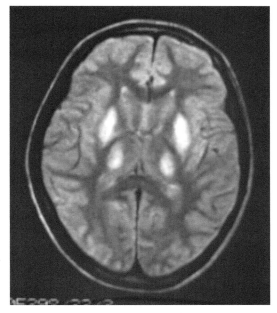

图 14-5　克-塞综合征
MRT$_2$ 加权图示双侧基底节和丘脑对称性高信号。

系统，尤其容易沉淀于基底节及脑干的神经核。CT 平扫时呈低密度，MRT$_2$ 加权图时呈高信号。

上述 CT 和 MR 表现并无特征，诊断主要根据典型的临床表现。本病多于学龄期后出现症状，由于糖脂沉淀于四肢感觉神经细胞，常出现四肢间歇性烧灼样痛，以关节部位尤其显著，局部皮温升高。脐周、阴部、臀部及股部皮肤上出现斑点状血管扩张，呈紫红色，类似紫癜。疾病晚期可出现高血压、心脏肥大、心力衰竭及肾功能衰竭。

14.2.5 苍白球黑质色素变性

苍白球黑质色素变性（Hallervorden-Spatz disease）是一种常染色体显性遗传性疾病。男性多见。最早由 Hallervorden 和 Spatz 于 1922 年首先报告。病因不明，有人提出可能与铁代谢障碍引起铁在脑组织内沉积有关，也可能与类脂质代谢紊乱有关。主要累及苍白球、红核及黑质，病理上主要改变包括神经轴索肿胀、变性、铁和色素沉积、胶质增生。

临床常于 10 岁左右开始发病。主要表现包括足内翻、双下肢强直、动作缓慢、自主运动减少、构音困难、智力减退。病程呈进行性发展，多于症状出现后 10~20 年内因合并症死亡。

CT 平扫时多表现为双侧苍白球区对称性低

密度，偶尔可呈高密度，类似于钙化，高密度为坏死区营养不良性钙化。MRT$_1$加权图时苍白球可呈高信号，或边缘为低信号，中心为高信号。T$_2$加权图双侧苍白球呈低信号，低信号的前内侧见点状高信号，双侧对称，称为"虎眼"征，为胶质增生和神经轴索肿胀，是 Hallervorden-Spatz 病的特征性表现（图 14-6）。

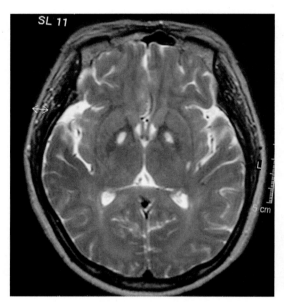

图 14-6　苍白球黑质色素变性

MRT$_2$加权图示双侧苍白球呈低信号，其内见点状高信号，双侧对称，即"虎眼"征。

CT 扫描双侧基底节呈低密度时难与其他基底节低密度病变鉴别，呈高密度时难与其他基底节钙化性疾病区别。MR 表现有特征性，MRT$_1$加权图苍白球呈高信号，T$_2$加权图呈低信号，前内侧出现点状高信号，表现比较特殊，与其他基底节病变不同。

14.2.6　一氧化碳中毒

一氧化碳中毒（carbon monoxide poisoning）可对脑组织造成严重的损伤。一氧化碳吸入人体进入血液后，迅速与血红蛋白结合形成碳氧血红蛋白，碳氧血红蛋白不仅不能携带氧，而且还影响氧合血红蛋白的解离，使血红蛋白失去携带氧的能力，阻碍氧的释放和传递，导致低氧血症，造成组织缺氧。由于人体中脑组织对缺氧最敏感，故最常受累，尤其以缺铁多的基底节区最为明显，所以，一氧化碳中毒最常

累及基底节。脑组织缺氧后，脑部血管先发生痉挛，而后扩张，渗透性增高而导致细胞毒性水肿。缺氧和脑水肿后的脑血液循环障碍，可造成小血管内血栓形成，引起局部变性和缺血性坏死。除基底节病变外，一氧化碳中毒还可引起脑白质脱髓鞘、大脑皮层海绵状改变、海马变性坏死和小脑改变。

CT 平扫，早期可无改变，后期表现为两侧基底节区对称性低密度，以苍白球最明显（图 14-7，图 14-8）。CT 对脑白质的脱髓鞘改变也可显示，但对海马、大脑皮层和小脑的改变常不能显示。MR 检查对一氧化碳中毒的显示比 CT 优越，早期即可发现异常，T$_1$加权图可见双侧基底节呈低信号，T$_2$加权图呈高信号，以 T$_2$加权图改变显著（图 14-9）。MR 除显示基底节病变外，对一氧化碳中毒引起的其他改变也能够很好显示，包括脑白质脱髓鞘、海马变性坏死、大脑皮层和小脑改变。

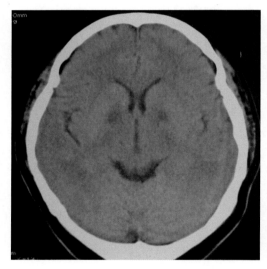

图 14-7　一氧化碳中毒

CT 平扫示双侧苍白球呈对称性低密度。

一氧化碳中毒以双侧基底节变性坏死最具特征性，也最常见，但并无特异性，仅根据影像学表现与其他基底节病变很难区别，诊断需要结合病史。

一氧化碳中毒引起的基底节病变在 2~3 周影像学随访时可以出现一过性的缩小或消失，类似于脑血管病变的模糊效应。

一氧化碳引起的脑白质脱髓鞘改变需要与其他脑白质病变鉴别。

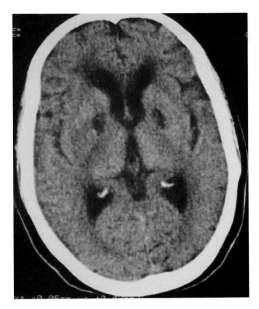

图 14-8　一氧化碳中毒
CT 平扫示双侧苍白球呈对称性低密度。

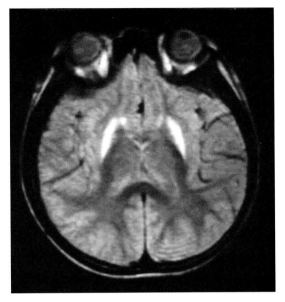

图 14-9　一氧化碳中毒
MRT$_2$ 加权图示双侧苍白球呈对称性高信号。

14.2.7　其他中毒

霉变甘蔗、二氧化硫、铅、甲苯、氰化物等中毒也常以引起基底节变性坏死为主要表现。CT 平扫双侧基底节呈低密度，MRT$_2$ 加权图呈高信号。比较对称，常以苍白球改变为著，严重者尾状核也可被累及。诊断主要依靠病史。

14.2.8　病毒性脑炎

病毒性脑炎临床比较常见。其 CT 和 MR 表现比较复杂，单纯疱疹病毒性脑炎易累及颞叶。大脑半球尤其是额叶的病毒性脑炎范围可以较大，可以引起明显的占位效应，类似于脑肿瘤。而相当一部分病毒性脑炎，尤其是乙型脑炎、腮腺炎病毒性脑炎等有侵犯基底节丘脑的趋向。

侵犯基底节的病毒性脑炎往往为双侧性，但双侧病变的形态往往不太对称，少数也可比较对称。病变往往不局限于基底节，常同时累及基底节及其周围脑组织。但也可仅表现为豆状核及尾状核异常，而其间内囊白质部分未被累及。部分病人丘脑或其他部位皮质同时有病灶存在。CT 平扫呈低密度，病灶边界清楚或不清楚（图 14-10，图 14-11）。MRT$_2$ 加权图呈高信号，病变范围及境界常比较清楚。增强扫描时一般无明显强化（图 14-12）。病灶范围稍大

者，于急性期时可因脑水肿而表现有轻度的占位效应，表现为侧脑室前角受压变窄。一般中线无移位。

与其他基底节变性性病变的主要鉴别点为：①病毒性脑炎侵犯基底节者常为双侧病变，但多不对称；②病变常不局限于基底节，常同时累及周围脑组织；③丘脑或其他部位可同时有病变存在；④有乙型脑炎的临床表现，或者发生于腮腺炎患者，或者临床有病毒感染症状。

14.2.9　脑血管病

基底节区是腔隙性脑梗死、皮质下动脉硬化型脑病、多发梗死性痴呆等脑血管病的好发部位。在这些疾病，基底节病灶常比较小，常呈多发斑点状或斑片状，累及一侧基底节或双侧基底节及其周围白质，偶尔也可仅累及一侧尾状核头和豆状核的全部或大部。CT 平扫显示小的病灶困难，稍大者呈低密度。MRT$_2$ 加权图可以很好地显示病灶，呈高信号斑点或斑片，境界清楚，小病灶通常无占位效应，尾状核头和豆状核完全梗死时也可有一定的占位效应，表现为同侧侧脑室额角受压变窄。弥散加权成像病变呈高信号（图 14-13），基底节梗死也可合并出血（图 14-14）。基底节梗死多同时合并有半卵圆区及脑室旁多发腔梗病灶，同时结合

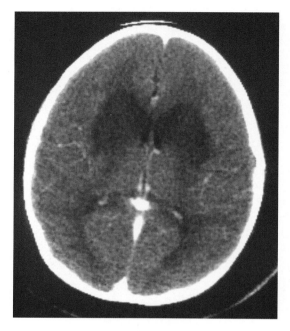

图 14-10 病毒性脑炎
CT 平扫示双侧基底节区大片状、对称性低密度，有占位效应，侧脑室额角变窄。

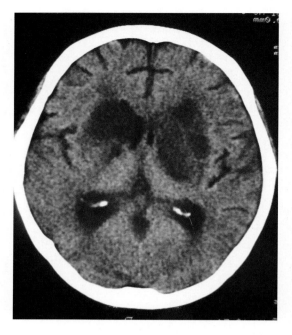

图 14-11 病毒性脑炎
CT 平扫示双侧基底节区大片状、不对称性低密度，有占位效应，侧脑室额角变窄。

临床年龄及表现一般不易与其他基底节病变混淆。氢质子波谱表现也很有特征，与其他部位脑梗死一样，出现明显的 Lac 波。

14.2.10 维生素 B_1 缺乏性脑病

维生素 B_1 缺乏症（vitamin B_1 deficiency）又称脚气病。维生素 B_1 缺乏性脑病是由于维生素 B_1 缺乏导致以中枢神经系统损害为主要表现的一种营养缺乏性疾病。本病临床上并不少见，主要发生在一些盛产稻米而又吃精白米的地区，好发于春末夏初，主要发生于婴幼儿，以 1 岁以内居多，年长儿童及成人少见，可能与婴幼儿期脑组织发育快，耗氧量大有关。临床上以抽搐、精神萎靡、目光呆滞和四肢活动减少等症状为主，病情常较凶险，发病急，进展快，需要早诊断早治疗。

维生素 B_1 在体内以焦磷酸硫胺素形式参与糖代谢，为丙酮酸脱氢酶等的辅酶，维生素 B_1 缺乏可导致体内焦磷酸硫胺素不足，使丙酮酸氧化脱氢受阻而出现糖代谢障碍并伴有乳酸和丙酮酸在局部组织中堆积，神经组织主要以糖氧化供能，故维生素 B_1 缺乏时容易导致神经组织能量供应障碍，造成脑组织充血、水肿、变性和坏死。引起神经传导功能障碍，出现一系列相应临床症状。由于基底节区对代谢异常变化的反应比其他部位更敏感，故这种病理改变主要位于基底节区，且常为双侧对称性分布。

病变主要位于豆状核，也可同时累及尾状核，呈双侧对称性分布，少数病例可累及颞叶。CT 平扫时病变区呈低密度，MR T_1 加权图呈低信号，T_2 加权图呈高信号（图 14-15）。增强扫描时病灶区无强化。轻型病例肌注维生素 B_1 后病灶可缩小或消失。

上述 CT 和 MR 表现并无特征性，与亚急性坏死性脑病（leigh 病）、肝豆状核变性、一氧化碳中毒等常累及基底节的其他疾病很难区别，也常被误诊为病毒性脑炎。

诊断和鉴别诊断主要应参考临床情况。血和脑脊液维生素 B_1 测定可明确诊断。给予维生素 B_1 治疗后，病情可迅速缓解也是与其他基底节病变鉴别的有力依据。

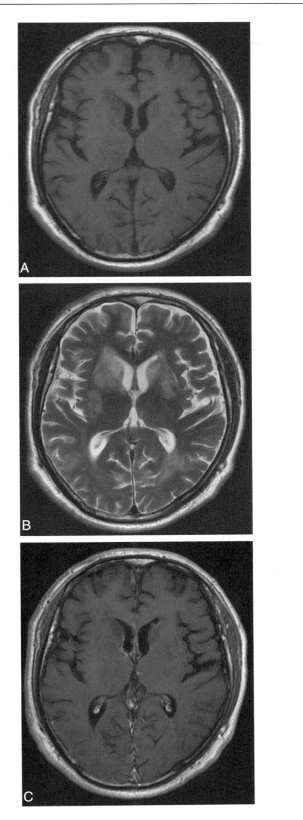

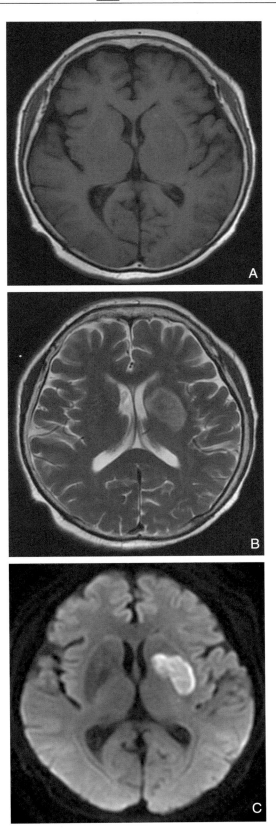

图 14-12　病毒性脑炎

MRT₁加权图（A）示双侧基底节区斑片状低信号，T₂加权图（B）呈高信号，增强扫描（C）无明显强化。

图 14-13　一侧基底节梗死

MRT₁加权图（A）示左侧基底节呈低信号，境界不清楚，T₂加权图（B）和DWI（C）呈高信号。

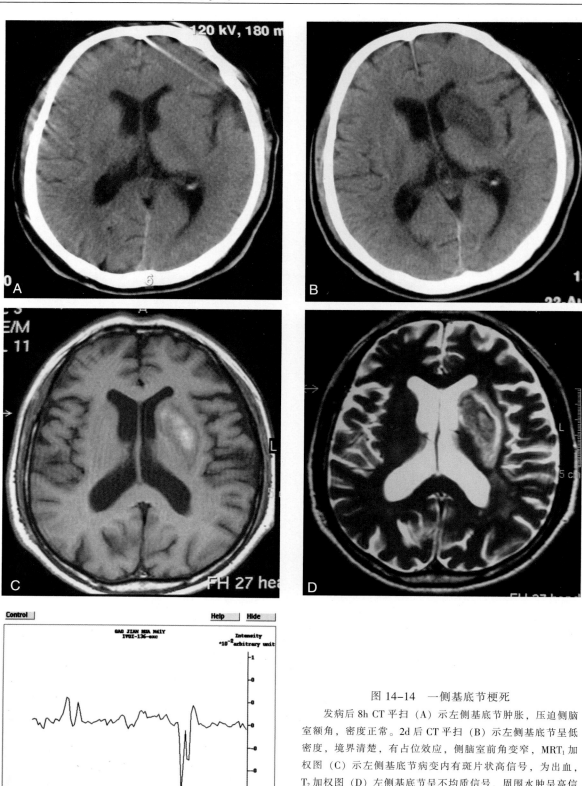

图 14-14　一侧基底节梗死

发病后 8h CT 平扫（A）示左侧基底节肿胀，压迫侧脑室额角，密度正常。2d 后 CT 平扫（B）示左侧基底节呈低密度，境界清楚，有占位效应，侧脑室前角变窄，MRT$_1$ 加权图（C）示左侧基底节病变内有斑片状高信号，为出血，T$_2$ 加权图（D）左侧基底节呈不均质信号，周围水肿呈高信号，氢质子波谱（E）示出现明显的 Lac 波。

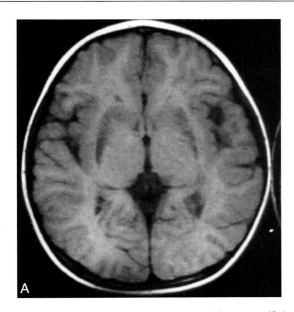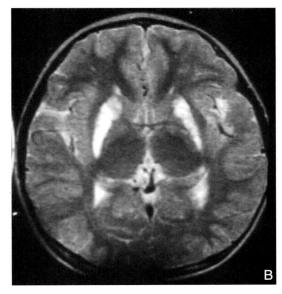

图 14-15　维生素 B_1 缺乏性脑病

MRT_1 加权图（A）示双侧苍白球呈对称性低信号，T_2 加权图（B）呈高信号。

14.2.11　Kufs 病

Kufs 病即神经元蜡样质脂褐质沉积症（neuronal ceroid lipofuscinosis，NCL）的成人型，又称 Batten 病。神经元蜡样质脂褐质沉积症是一种以神经鞘脂类代谢异常为特点的遗传性变性性疾病，临床根据发病年龄分为婴儿型、晚期婴儿型、青少年型和成人型 4 型，成人型又称为 Kufs 病。最早由 Kufs 于 1925 年报道本病。主要为氨基己糖酶 A 减少，犹太人发病率高于其他种族近百倍。男女发病率相似。

Kufs 病常在 15~25 岁之间发病，临床进展很缓慢，表现有精神运动发育延迟、共济失调、构音障碍、肌肉强直、癫痫、瘫痪、上行性肌肉萎缩、视力下降等。常死于发病后 15~20 年内。测定氨基己糖酶降低可确定诊断。

本病在电镜下可见神经细胞胞质内有呈局限性分布的类似脂褐素的沉积物，伴有脂肪空泡、微小膜性胞质体、指纹体或指纹样体。病变主要累及灰质，多为弥漫性，表现为大脑半球和小脑半球普遍性萎缩。部分病例可累及基底节，包括尾状核和豆状核，CT 平扫呈低密度，MRT_1 加权图为低信号，T_2 加权图为高信号，无占位效应，增强扫描不强化。本病累及基底节者仅仅根据 CT 和 MR 表现很难与本章其他基底节病变鉴别，必须结合临床。Kufs 病也

可累及脑白质、丘脑和脑干，表现为这些部位低密度和长 T_1 长 T_2 信号，需要与脑干病变和脑白质病变鉴别。少数病例病变可以累及双侧额叶白质并横贯胼胝体，出现明显的占位效应，需要与胶质母细胞瘤等肿瘤鉴别。

14.2.12　Huntington 病

Huntington 病又称 Huntington 舞蹈病、遗传性舞蹈病、慢性进行性舞蹈病。是一种常染色体显性遗传性疾病，主要表现为基底节和大脑皮层变性。1841 年由 Waters 首先报告，1872 年 Huntington 进行了详细的描述和总结。

发病机制尚不清楚，可能与多巴胺与乙酰胆碱失衡、r-氨基丁酸减少、兴奋性氨基酸毒性等因素有关。

主要损害基底节和大脑皮层，尾状核、壳核病变最明显。镜下可见小神经节细胞严重破坏，大细胞也减少，尼氏体消失，核固缩，出现类淀粉小体，还有脱髓鞘改变和胶质增生。

通常发病于成年期，35~40 岁多见。5%~10% 为青少年发病。无性别差异。起病缓慢，呈进行性加重。绝大多数有家族史，但同一家族中不同患者的临床表现可能差别很大。临床主要表现为舞蹈样动作和痴呆。舞蹈样动作为首发症状，开始于颜面部和上肢，逐渐扩展到全身。舞蹈样动作多较快速，幅度大，无目的，

表现为不自主张口、撅嘴、伸舌、扮鬼脸、手足舞动等。情绪激动时加重，睡眠时消失。症状的产生是由于早熟的神经细胞变性死亡。

基底节部受累常最明显且发生最早，尤其是尾状核头及被壳部，CT 和 MR 检查可见尾状核头及被壳萎缩，体积变小，双侧尾状核间距增大，正常凸出的额角外侧壁变平或凹陷（图4-16）。MRT$_2$ 加权图可见尾状核和被壳信号降低，可能是由于铁质沉积所致，也可以表现为高信号，可能代表神经胶质增生。氢质子波谱可见 NAA 波和 Cr 波明显降低，而 NAA/Cr 比值不变，Cho 波及 Cho/Cr 比值明显升高，MI 波及MI/Cr 比值明显升高，可出现明显的 Glucose 波。

本病 CT 和 MR 表现没有特异性，但临床表现有特征性，临床可根据 3 大特征（舞蹈样动作、痴呆、家族史）进行诊断。

14.2.13 帕金森病

帕金森病（parkinson 病）又称震颤性麻痹，是一种常见的锥体外系疾病，是中老年人较常发生的脑部进行性变性性疾病。发生率在不同种族和地区有很大差异，白种人最高，黑种人最低，黄种人居中。亚州的发病率约为 10/10 万。

本病是由于中脑黑质的多巴胺能神经元退化、变性，使通过黑质纹状体束、作用于纹状体的递质多巴胺减少，造成纹状体内多巴胺和乙酰胆碱平衡失调而发病。其致病因素可能有年龄老化、环境因素和遗传因素。

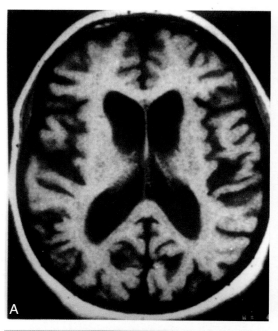

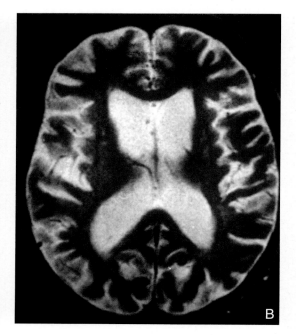

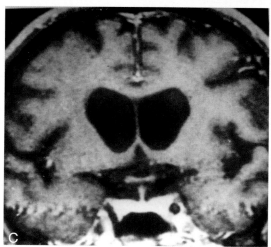

图 14-16 Huntington 病

MRT$_1$ 加权图横切（A）、T$_2$ 加权图横切位（B）和 T$_1$加权图冠状位（C）示双侧尾状核头萎缩，体积变小，双侧尾状核间距增大，额角外侧壁变平。

主要病理改变集中于脑干某些含色素的神经元，如黑质的多巴胺神经元、蓝斑的 NA 神经元、脑干的中缝核、迷走神经背核等，主要是细胞变性、消失，残缺的细胞浆内出现特征性的嗜酸性包涵体，伴有不同程度的胶质增生。

男性稍多于女性。临床以震颤、肌强直和运动障碍为特征。起病缓慢，症状常自一侧上肢开始，逐渐波及同侧下肢及对侧上下肢，双侧肢体症状不对称是震颤性麻痹的临床表现特点。震颤为首发症状，休息和安静时明显（静止性震颤）是本病的又一特点。肌强直同时发生于肢体肌群和躯干肌群，由于肌肉张力增高，被动活动患肢时可感到铅管样强直。由于四肢、躯干、颈部、面部的肌肉均发生强直，患者呈一种特殊姿势，头前顷，躯干俯屈，前臂内收，肘关节屈曲，腕关节和指间关节伸直，拇指对掌，髋及膝关节稍屈曲。运动障碍表现为主动活动减少，动作变慢。

还有很多疾病和因素可导致临床酷似帕金森病，称帕金森综合征或继发性帕金森病，继发性者可由于感染、外伤、中毒、动脉硬化、药物和肿瘤等引起。

CT 和 MR 检查除有普遍性脑萎缩表现外，还可见基底节改变，CT 呈低密度，T_2 加权图呈高信号。基底节也可出现钙化。

本病临床表现有特征性，确定诊断不难。

14.2.14 获得性肝性脑部变性

获得性肝性脑部变性（acquired hepatocerebral degeneration，AHCD）是慢性肝病引起的一种不可逆的锥体外系综合征。常见于慢性活动性肝炎、酒精性肝硬化的病人。临床上主要表现为异常运动，构音障碍，意向震颤，共济失调及智力受损。

病变主要累及双侧苍白球，呈对称性分布，也可同时累及中脑红核、垂体前叶等部位，MRT_1 加权图呈高信号，而 T_2 加权图信号和 CT 扫描密度均正常（图 14-17）。

上述 T_1 高信号可见于 50%~75% 的各种原因引起的慢性肝功能衰竭病人。慢性肝功能衰竭患者出现 T_1 高信号的原因目前还不清楚，可能是由于门脉高压、门-腔静脉分流的存在，门静

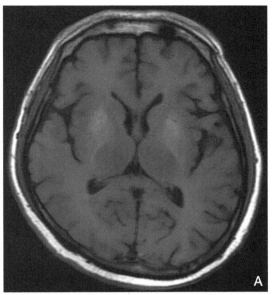

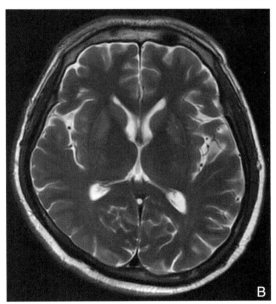

图 14-17　获得性肝性脑部变性

MRT_1 加权图（A）示双侧基底节呈高信号，T_2 加权图（B）信号基本正常。

脉血不经过肝脏解毒直接进入体循环，使一些顺磁性物质在上述脑的部位沉积，尤其是锰。

在 MRT_1 加权图上，双侧基底节等部位出现高信号是获得性肝性脑部变性的影像学表现特点，结合临床有慢性肝病病史，一般诊断不难，但这种 T_1 高信号也可见于基底节钙化，基底节钙化在 CT 扫描呈很高密度，而本病 CT 密度正常。另外，长期胃肠外营养和神经纤维瘤病也可出现基底节 T_1 高信号。

14.2.15　婴儿性双侧纹状体坏死症

婴儿性双侧纹状体坏死症（infantile bilateral striatal necrosis，IBSN）是一种病因尚不明确的、罕见的线粒体疾病。病理上主要表现为双侧基底节变性坏死。临床主要见于婴幼儿，临床表现包括肌张力异常、舞蹈手足徐动症、眼球运动异常、癫痫和智力障碍等。CT 扫描表现为基底节对称性低密度，以豆状核最常见，尾状核也可累及，MRT$_1$ 加权图呈低信号，T$_2$ 加权图呈高信号。

14.2.16　Jakob–Creutzfeldt 病

Jakob–Creutzfeldt 病（Jakob–Creutzfeldt disease，CJD）是一种中枢神经系统广泛变性性疾病，以往曾称为皮质–纹状体–脊髓变性、海绵状脑病、痉挛性假性硬化症、亚急性海绵状脑病、感染性病毒性痴呆、亚急性病毒性海绵状脑病等。1920 年由 Creutzfeldt 最先报告 1 例，1921 年 Jakob 以痉挛性假性硬化症为题进行了描述。1922 年由 Spielmeyer 命名为 Jakob–Creutzfeldt 病。临床分为散发型、家族遗传型、医源型和变异型，其中以散发型多见。

本病由变异型朊蛋白引起。散发型主要表现为脑组织海绵样变，朊蛋白淀粉样斑块形成，主要累及大脑皮层、基底节、丘脑和小脑皮层。变异型与疯牛病为人畜共患病，病理特点是有 Kuru 型朊蛋白淀粉样斑块，其周围为海绵状变性区，主要累及基底节和丘脑。遗传型有家族遗传史。医源型主要见于器官移植和手术后。

临床表现以迅速进行性痴呆为特点，发生年龄比其他类型痴呆更早，常见于 40~60 岁，早期表现为记忆力减退，行为异常。继而出现言语障碍、静止性震颤、共济失调、四肢痉挛性无力、强直步态、肌肉阵挛。常于发病后 1 年内死亡。

散发型、家族遗传型和医源型的 CT 和 MR 类似，主要累及尾状核、壳核和大脑皮层，CT 呈低密度，MRT$_2$ 加权图呈高信号，弥散加权成像更敏感，呈高信号。变异型主要累及背内侧丘脑和丘脑枕，呈"曲棍球棒"样分布是其特征性改变。短期内可出现侧脑室对称扩大、脑沟脑裂增宽等脑萎缩改变，且萎缩程度进行性

加重，晚期可出现脑白质弥漫性脱髓鞘改变。

与其他基底节病变的鉴别诊断需要结合临床。确定诊断需要通过尸检或脑组织活检的病理学检查。

14.3　基底节钙化

双侧基底节对称性钙化比较常见，尤其是苍白球钙化。钙化也可见于尾状核、被壳及丘脑外侧份。少见情况下，小脑齿状核及内囊也受累。

基底节钙化在组织学上表现为毛细血管周围钙沉积以及微动静脉内壁钙化。CT 对反映这种钙化最为敏感，平扫时呈高密度，早期可呈散在斑点状欠均质的高密度，晚期可呈很高密度的致密钙化。MR 对钙化的识别远不如 CT，比较明显的钙化可以显示，T$_1$ 加权图及 T$_2$ 加权图均呈低信号，少数在 T$_1$ 加权图也可以呈高信号。

基底节钙化的发生机制尚不完全清楚，可能与下列因素有关：①血管因素是基底节钙化最重要的因素，病理上钙化早期均发生在小动脉和毛细血管周围，甲状旁腺素缺乏时可导致血管功能紊乱，促进钙化。②钙磷代谢紊乱引起血管功能不全，通透性增高，血脑屏障异常，促进钙在小血管壁和周围沉积。③碱性磷酸酶活性紊乱。碱性磷酸酶位于血管内皮细胞，水解有机磷酸酯，可造成磷酸钙沉积。组织损伤后该酶大量释放，局部浓度增高，加速钙沉积。④缺血缺氧可造成毛细血管钙化，基底节区血供特别，容易造成缺血，对缺氧也特别敏感。⑤基底节血供对钙盐亲和力较高。⑥遗传因素。⑦放疗和化疗造成血管损伤促进钙化。

基底节钙化可以见于许多种情况。钙化病因的判断主要根据临床情况。

14.3.1　特发性钙化

特发性钙化是基底节钙化最为常见的原因，主要见于 40 岁以上的中老年人，一般认为属一种正常变异，无临床意义。

14.3.2　家族性钙化

家族性基底节钙化非常少见。发生于同一家族时，各年龄家族成员均表现有基底节钙化。

14.3.3 甲状旁腺功能低下

甲状旁腺功能低下（hypoparathyroidism）可以表现有基底节钙化（图1-11，图1-12）。多发生于甲状腺或甲状旁腺手术后，原因不明的所谓特发性甲状旁腺功能低下是一种很少见的代谢性病患。甲状旁腺功能低下主要临床表现为慢性搐搦、癫痫发作、注意力不集中、记忆和定向障碍、白内障、皮肤粗糙和指甲营养改变，以及锥体外系运动障碍。血清钙低下和血清磷增高可确定诊断。

14.3.4 假性及假假性甲状旁腺功能低下

假性甲状旁腺功能低下（pseudohypoparathyroidism）又称Albright综合征（Albright syndrom）。因组织对甲状旁腺激素无反应导致低钙血症。生化检查可示血清钙降低。假假性甲状旁腺功能低下外表和假性甲状旁腺功能低下完全一样，但无肾小管和骨骼对甲状旁腺激素反应，此两种病均见于儿童和青少年（图1-13）。

14.3.5 特发性家族性脑血管铁钙质沉着症

特发性家族性脑血管铁钙质沉着症（idiopathil familial cerebrovascllar ferrocalcinosis）也称对称性大脑钙化综合征、特发性对称性大脑基底节钙化症、家族性基底节钙化等，最早由Fahr于1930年首先报告，故又称Fahr综合征。发病原因不明。临床上非常少见。由于部分病例有家族史，故认为有家族遗传性。多为常染色体显性或隐性遗传，也有性染色体遗传的报告。

病理学上以双侧基底节铁钙质沉积为特征，这种铁钙质沉积也可发生于丘脑、小脑齿状核和皮层下区。

临床上多数病例脑内有铁钙质沉着，但可无神经系统症状，仅于脑部影像学检查时发现。有症状者常起始于青春期或成年期，临床表现无特征性，以锥体外系损害为主，可轻可重，由单纯性全身性强直，手足徐动，舞蹈样动作到出现震颤麻痹。也可表现有小脑性共济失调所致的构音障碍，躯干协调运动障碍等。后期可出现进行性智能衰退、精神衰退、情感迟钝、

记忆和计算力减退，有的可以表现有焦虑、抑郁伴偏执妄想等精神病样症状。临床症状的轻重可能与脑内钙化的部位和程度有关，钙化少和轻者可能无临床症状或症状轻，钙化多和钙化严重者临床表现重。

CT检查对脑内钙化显示敏感，是本病诊断的最好方法。CT平扫主要表现为双侧基底节对称性钙化，呈均质很高密度。轻者钙化局限于苍白球、尾状核、壳核和丘脑，严重者大脑半球皮层下、小脑齿状核和脑回呈弥漫性广泛性钙化（图2-20）。MR检查，多数表现为T_1加权图和T_2加权图均呈低信号，少数也可呈高信号，后者可能是由于蛋白或黏多糖和铁、钙结合后沉积到基底节所致。

当影像学检查发现基底节及脑内钙化时，应在排除甲状旁腺功能低下及其他原因所致基底节钙化的情况下，进行家族调查有助于明确Fahr病的诊断。

14.3.6 继发性甲状旁腺功能亢进

继发性甲状旁腺功能亢进常表现有大脑镰和小脑幕广泛钙化。同时，双侧基底节等处也常有对称性钙化。临床主要表现有无力、易疲乏，肾绞痛，腹痛、便秘、关节痛，也可有精神症状，如定向障碍、记忆减退、注意力不集中。化验检查，可见血清钙升高。

14.3.7 一氧化碳中毒

一氧化碳中毒（carbon monoxide poisoning）后主要引起基底节变性坏死，晚期也可出现钙化，但很少见。

14.3.8 脑白质病

一些脑白质病可以同时累及基底节，在疾病的晚期，可出现基底节钙化，如播散性坏死性脑白质病、科克因综合征、克-塞综合征等，另外有些脑白质病在CT平扫时可以表现有基底节呈高密度改变，类似于钙化，如佩-梅二氏病、球状细胞脑白质营养不良等（详见第13章）。

14.3.9 Down综合征

Down综合征（down syndrome）也称21三体综合征，为多一个21号染色体，临床以智力

障碍为主要表现，患儿有特殊面容，中脸骨发育不全，眼距宽。CT 和 MR 检查以脑萎缩为主要表现，少数可以伴有脑内钙化，以基底节钙化最常见。

14.3.10　Tay-Sachs 病

本病最早由 Tay 于 1881 年首先报告其眼底改变，Sachs 于 1887 年报告神经系统病理改变，并解释其眼底现象，故称 Tay-Sachs 病（Tay-Sachs disease）。是由于 GM_2 神经节苷脂沉积于大脑和视网膜神经节细胞，引起组织变性，故也称 GM_2 神经节苷脂沉积病。

GM_2 神经节苷脂沉积病分为 3 型：Ⅰ型又称婴儿型，即典型的 Tay-Sachs 病；Ⅱ型又称急性早期婴儿型，即 Sandhoff 综合征；Ⅲ型又称晚期婴儿型。

患儿出生时正常，生后 3~6 个月发病，早期表现为迟钝不活泼，精神淡漠。运动减少，抬头起坐困难，呈进行性肌无力表现。90% 以上患儿视网膜黄斑部可见樱桃红点，逐渐出现失明。最终进入完全性痴呆，呈极度消瘦，常因吸入性肺炎而死亡。平均病程约 2 年。

本病偶尔可表现有基底节钙化，无特征性。

14.4　基底节铁质沉积增多

从婴儿时期起锥体外系灰质核团即开始出现铁质沉积，且随年龄增大缓慢增多，在老年人群中尤为明显，通常认为是老年脑的表现之一，其原因尚不清楚。这种原因不明的发生在正常人脑部锥体外系灰质核团的铁质沉积常以豆状核的苍白球最为明显。

由于铁质的沉积，基底节在 MRT_2 加权图表现为低信号，双侧对称，类似的改变也常见于黑质、红核和齿状核。

14.5　丘脑病变

14.5.1　丘脑梗死

丘脑梗死（thalamic infarction）是临床脑梗死的一种特殊类型，其病因与脑血管病相同，

主要有高血压、高血糖、高血脂等。其临床症状与受累供血动脉关系密切。①膝状体动脉供血区大的梗死，临床表现为丘脑综合征（对侧半身感觉障碍，轻度无力，肢体协调不能和共济失调，偏侧肌张力不全、丘脑手或偏侧舞蹈）。膝状体动脉供血区小的梗死表现为纯感觉性卒中（半身、不包括面部的半身、面部与手或面部感觉异常或主观感觉障碍）或感觉运动性卒中（对侧中枢性轻偏瘫及偏身感觉障碍，而言语、认知功能和行为正常）。②丘脑穿通动脉供血区梗死出现典型的三联征，即急性意识水平降低，认知功能和行为异常，垂直注视障碍。此外，部分患者可有轻偏瘫和偏身感觉障碍。③丘脑结节动脉供血区梗死在丘脑梗死病中较少见。临床主要表现为神经心理的症状和体征。包括意志缺乏，表情淡漠，懒散无规律，反应迟钝，丘脑性失语，偏侧忽视和视空间功能障碍，记忆异常，少数患者可出现对侧轻度和一过性运动与感觉障碍。④脉络膜后动脉供血区梗死可表现为视野缺损，对侧忽视，言语障碍，视幻觉和伴肌张力异常的不自主运动。此外，有时可发现轻度偏瘫或偏身感觉迟钝。

丘脑穿通动脉有一种变异，即为单一主干起源于一侧大脑后动脉，当这支血管闭塞时可导致双侧丘脑梗死，也是双侧丘脑梗死的最常见原因。双侧丘脑梗死也可见于其他丘脑供血动脉闭塞。根据闭塞供血动脉的不同，有人将双侧丘脑梗死分为 4 型：1 型为双侧丘脑穿通动脉供血区梗死，2 型为双侧丘脑膝状体动脉供血区梗死，3 型为丘脑穿通动脉及丘脑膝状体动脉供血区梗死，4 型为双侧枕极和丘脑膝状体动脉供血区梗死。双侧丘脑梗死临床症状很重，出现失定向，意识模糊，嗜睡，昏迷，醒状昏迷，记忆力严重障碍等，同时可伴有眼球运动异常，可以有严重持续存在的顺行性和逆行性遗忘及淡漠。

梗死区在 CT 扫描时表现为低密度，MRT_1 加权图呈低信号，T_2 加权图呈高信号，急性期在弥散加权成像时呈高信号（图 14-18）。增强扫描可强化或不强化。氢质子波谱可出现明显的乳酸波。在横切位图像上，丘脑结节动脉供血区梗死病灶位于丘脑前部，丘脑穿通动脉梗死病灶位于丘脑内侧中线旁，膝状体动脉梗死

病灶位于丘脑外侧，脉络膜后动脉梗死病灶位于丘脑后部。部分病例可出现数支丘脑供血动脉同时闭塞。

双侧丘脑梗死（图 14-19）需要与 Wernicke 脑病和静脉性丘脑梗死区别。Wernicke 脑病主要见于乙醇中毒或营养不良的患者，病变常广泛，累及乳头体、中脑顶盖、丘脑、下丘脑、小脑上蚓部等，与双侧丘脑梗死的分布范围不符。氢质子波谱出现乳酸波可确定为丘脑梗死。另外，Wernicke 脑病为非坏死性病变，影像学不出现脑梗死的快速演变规律。静脉性丘脑梗死也可累及双侧丘脑，但丘脑病变的范围常较大，不符合丘脑穿通动脉的分布范围，另外，发现硬膜窦和（或）静脉内 T_1 高信号有助于静脉性丘脑梗死的诊断。

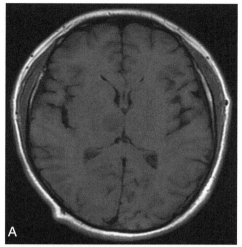

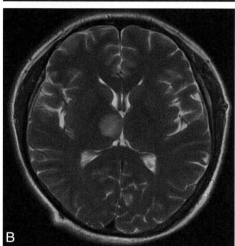

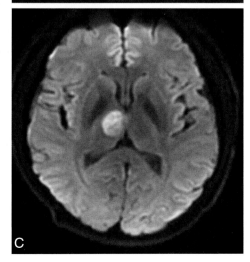

图 14-18　右侧丘脑梗死

MRT$_1$ 加权图（A）示右侧丘脑类圆形低信号，T$_2$ 加权图（B）和 DWI（C）呈高信号。

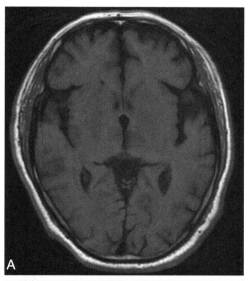

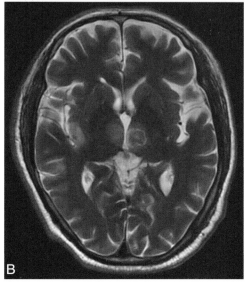

图 14-19　双侧丘脑梗死

MRT$_1$ 加权图（A）示双侧丘脑片状低信号，T$_2$ 加权图（B）呈高信号，左侧信号不均匀。

14.5.2 丘脑脑炎

丘脑脑炎与脑干脑炎类似，多为病毒感染引起。青少年多见。病变常为双侧性，MRT$_2$加权图呈斑片样高信号，T$_1$加权图呈稍低信号或低信号，一般无占位效应，病变大时也可见丘脑明显肿胀。基底节、脑干和半球白质可同时有类似病灶存在（图 14-20）。增强扫描病变不强化或轻度斑片状强化。

丘脑脑炎主要应与双侧性丘脑梗死区别，

下列情况提示为丘脑脑炎：儿童或青少年发病，有病毒感染的前驱症状，氢质子波谱无 Lac 波出现。

14.5.3 丘脑肿瘤

（1）丘脑星形细胞肿瘤

星形细胞肿瘤是丘脑最常见的肿瘤，约占丘脑肿瘤的近半数。可为 I 级星形细胞瘤、弥漫性星形细胞瘤、间变性星形细胞瘤和胶质母细胞瘤。

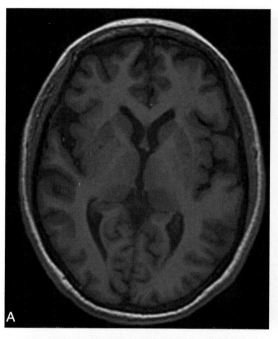

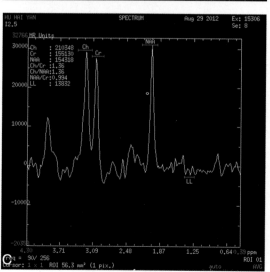

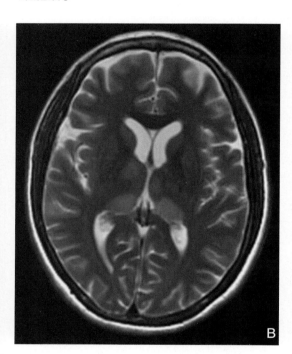

图 14-20　丘脑脑炎

MRT$_1$加权图（A）示双侧丘脑片状低信号，T$_2$加权图（B）呈高信号。MRS（C）基本正常。

丘脑Ⅰ级星形细胞瘤和弥漫性星形细胞瘤在 CT 平扫时呈低密度，密度均质或不均质。肿瘤境界多不清楚，少数境界也可较清楚。肿瘤内可有小的斑点状钙化。增强 CT 扫描肿瘤多不强化或呈轻度斑片状强化。肿瘤在 MRT_1 加权图上多表现为低信号或低等混杂信号，T_2 加权图上肿瘤呈高信号。T_2 加权图高信号常较均质，肿瘤范围大时信号可不均质。MR 增强扫描，肿瘤多不表现强化或仅有轻度斑点状强化，极少数也可出现较明显的强化。肿瘤坏死囊变少见。氢质子波谱检查典型表现为 NAA 波显著降低，Cr 波中度降低，Cho 波显著升高，Cho/Cr 比值通常大于 2（图 14-21）。

丘脑间变性星形细胞瘤在 CT 平扫时呈混杂密度。MR 信号常不均质，在 T_1 加权图上呈等低混杂信号，有出血时，出血灶呈高信号。在 T_2 加权图上，中心常呈高信号，周围见等信号环，再向外为高信号水肿。弥散加权成像肿瘤坏死部分呈低信号。肿瘤境界常不清楚。增强 CT 和增强 MR 扫描常呈不规则环形强化。氢质子波谱见 Cho 明显升高，Cho/Cr 比值常大于 4。

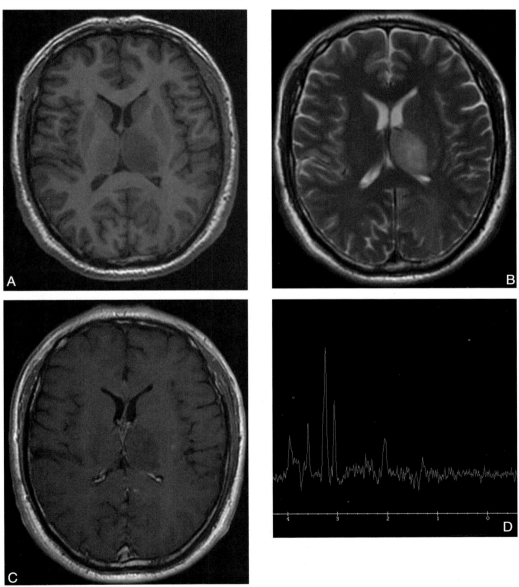

图 14-21　丘脑弥漫性星形细胞瘤

MRT_1 加权图（A）示左侧丘脑肿胀，呈低信号，T_2 加权图（B）呈高信号，增强扫描（C）无明显强化，MRS（D）示 Cho 波升高，NAA 波降低，Cho/NAA 为 3.1。

丘脑胶质母细胞瘤 CT 平扫时多呈高、等、低同时存在的混杂密度，高密度区与出血有关，等密度区为肿瘤实质，中央低密度区常为坏死所致。肿瘤钙化罕见。肿瘤周围水肿常较明显。MRT$_1$ 加权图肿瘤呈混杂信号，中心坏死囊变区呈低信号，周围见不规则厚壁的肿瘤实质，呈稍低信号，肿瘤实质信号在 T$_1$ 加权图高于中心坏死区。有出血时，出血区在 T$_1$ 加权图上呈高信号。T$_2$ 加权图上肿瘤信号也很不均质，中心坏死和周围水肿区呈高信号，肿瘤实质呈稍高信号，其信号低于坏死和水肿区。CT 和 MR 增强扫描常表现为显著的环形不规则强化。

（2）丘脑其他肿瘤

丘脑其他肿瘤均很少见，包括转移瘤、生殖细胞瘤、淋巴瘤、室管膜瘤和畸胎瘤等。

丘脑转移瘤多同时伴有脑其他部位转移病灶，少数可仅见丘脑转移灶。转移瘤小时呈实质性结节，CT 扫描呈等密度或稍高密度，MRT$_1$ 加权图呈稍低信号，T$_2$ 加权图瘤灶信号高于脑实质，但明显低于周围水肿。瘤灶也可在 T$_1$ 和 T$_2$ 加权图均与脑实质信号相似。增强扫描瘤灶多呈显著均质强化（图 14-22）。转移瘤较大时瘤灶内出现坏死，增强扫描表现为环形强化。结合临床情况及脑其他部位同时有转移瘤存在，丘脑转移瘤一般不难诊断。

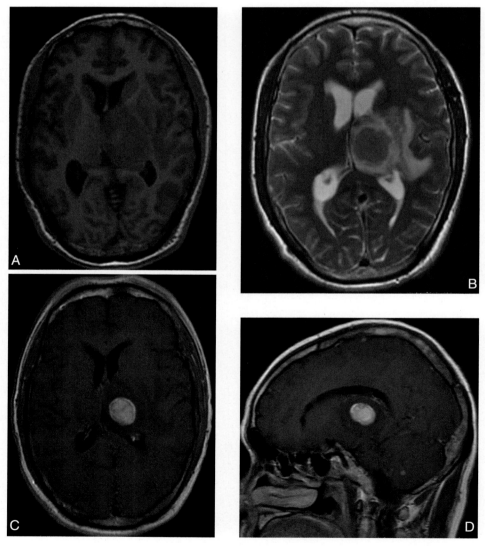

图 14-22　肺癌丘脑转移

MRT$_1$ 加权图（A）示左侧丘脑明显肿胀，呈低信号，T$_2$ 加权图（B）示肿瘤呈均匀稍高信号，周围水肿呈高信号，增强扫描横切位（C）和矢状位（D）示肿瘤呈显著均匀强化，小脑见小结节样强化病灶。

丘脑生殖细胞瘤主要发生在青少年，肿瘤多为完全实质性，CT 平扫时呈均质稍高密度或等密度，MRT₁ 加权图上常呈较均质的等信号或稍低信号，T₂ 加权图呈较均质稍高信号，常接近脑灰质信号。少数生殖细胞瘤可以出现小的囊变和出血，有囊变和出血者 CT 密度和 MR 信号不均质。增强扫描时肿瘤多数呈均质显著强化，肿瘤内有囊变者呈不均质强化（图 14-23）。丘脑生殖细胞瘤如果同时存在松果体和鞍上生殖细胞瘤一般不难诊断，单独丘脑生殖细胞瘤

可根据发病年龄、强化较均匀与星形细胞肿瘤和转移瘤区别。

丘脑淋巴瘤 CT 平扫时多呈稍高密度或等密度，密度常较均匀。肿瘤边缘常欠清楚，形态不规则。MRT₁ 加权图呈等或稍低信号，T₂ 加权图上常为与灰质相似的等信号或明显低于周围水肿的稍高信号。肿瘤内一般无钙化。出血罕见。CT 和 MR 增强扫描时，淋巴瘤呈较均质显著强化。

丘脑室管膜瘤常表现为实质性，明显囊变

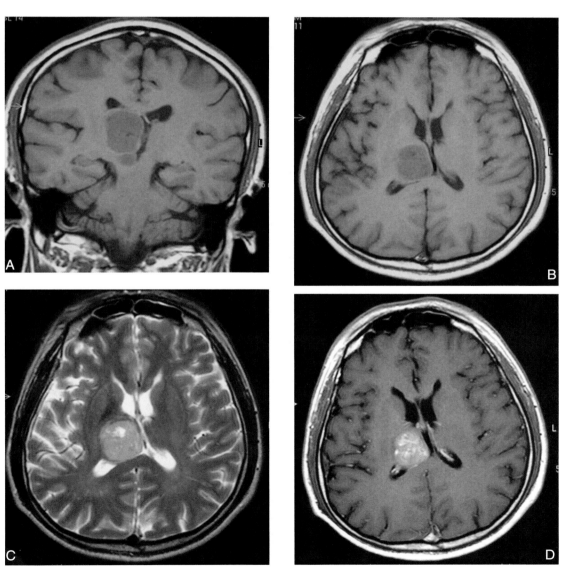

图 14-23　丘脑生殖细胞瘤

MRT₁ 加权图冠状位（A）和横切位（B）示右侧丘脑肿瘤呈稍低信号，信号均匀，境界清楚。T₂ 加权图（C）肿瘤呈稍高信号，肿瘤内有小囊变区，呈高信号。增强扫描（D）肿瘤不均匀强化。

少见，出血和钙化较多见。肿瘤与周围正常脑实质间分界常不清楚。CT 平扫多呈稍高密度，因出血和钙化，密度常不均质。MR 扫描时，因肿瘤内钙化常见，常呈不均质信号，T_1 加权图呈不均质等低信号，有出血时可有高信号成分存在，T_2 加权图呈不均质高信号。增强扫描肿瘤常呈较显著的不均质强化。丘脑室管膜瘤与高级别星形细胞肿瘤不容易区别。

丘脑畸胎瘤罕见，肿瘤内含脂肪、骨或牙齿是其典型影像学表现。

14.5.4　丘脑囊肿

丘脑囊肿罕见，偶尔见于脑实质内神经上皮囊肿。囊肿形态规则圆滑，呈脑脊液密度和信号。T_2FLAIR 囊肿呈低信号，囊肿周围无高信号。增强扫描囊肿壁无强化（图 14-24）。

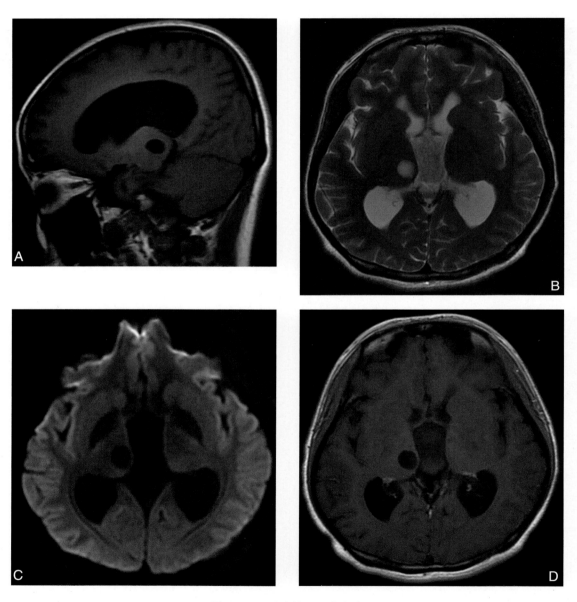

图 14-24　丘脑神经上皮囊肿

MRT_1 加权图矢状位（A）示丘脑类圆形囊肿，边缘光滑，境界清楚，呈脑脊液样低信号。T_2 加权图（B）呈脑脊液样高信号。DWI（C）呈脑脊液样低信号。增强扫描（D）囊肿壁无强化。

参考文献

1 艾林，戴建平，高培毅，等.弥散加权图像在鉴别脑脓肿与坏死、囊变脑肿瘤中的作用.中华放射学杂志，2001，35:663-665

2 程敬亮，李树新，任翠萍，等.肝豆状核变性的脑部MRI表现.中华放射学杂志，1995，29:511-514

3 高培毅.肝豆状核变性的脑磁共振影像诊断及评价.中华放射学杂志，1995，29:510-513

4 高文清，孔玲玲，刘鹏程，等.肝豆状核变性的影像学表现及成像相关因素探讨.中华放射学杂志，2002，36:402-406

5 高煜，朱杰明，李玉华，等.儿童肝豆状核变性的MRI表现.临床放射学杂志，2000，19：114-116

6 高云，夏玉明，郑万雄，等.小儿维生素 B_1 缺乏性脑病的CT诊断价值.放射学实践，2004，19：187-189

7 郭炳伦，程敬亮，李桂英，等.儿童线粒体脑肌病的脑部MRI表现与诊断.中华放射学杂志，2004，38:574-577

8 金延方，岳云龙，贺聪，等.获得性肝性脑部变性的MRI表现.中华放射学杂志，2000，34:841-842

9 金志良，吴文泽，刘沛武.婴儿维生素 B_1 缺乏性脑病一例.放射学实践，2004，19:198

10 李方志，段少银，徐自跃，等.婴幼儿脑型脚气病CT诊断（附87例分析）.中国临床医学影像杂志，2002，13:242-245

11 李辉华，杜更胜，李新明，等.双侧腹内侧丘脑梗死综合征的临床与影像学探讨.临床荟萃，2010，25:1417

12 李建军，王兆熊.家族性Fahr病（附一家系报告）.临床放射学杂志，1996，15:252-253

13 李欣，李明林，杨志勇.婴儿急性中毒性脑病一例.中华放射学杂志，1995，29:726-727

14 林燕，高培毅.小儿基底节及丘脑肿瘤的MRI诊断.中华放射学杂志，1999，33:515-519

15 刘斌，奚美芳，王孟鼎，等.婴儿维生素 B_1 缺乏症的颅脑CT研究.中华放射学杂志，1998，32:537-539

16 刘国清，黄信华，许乙凯，等.丘脑肿瘤的核磁共振诊断和鉴别诊断.南方医科大学学报，2007，27:1441-1443

17 罗敏，肖家和.病毒性脑炎的CT、MRI诊断（附48例报告）.临床放射学杂志，2000，19:133-136

18 马林，高元桂，蔡幼铨，等.肝豆状核变性的脑MRI表现.中华放射学杂志，1995，29:515-518

19 莫峰，夏军，郭海城.丘脑梗死综合征影像分析.黑龙江医药科学，2012，35:52

20 孙波，戴建平.Wilson病MRI表现.中华放射学杂志，1995，29:519-522

21 谭利华，李德泰，彭隆祥，等.Kufs病的MRI和CT诊断.中华放射学杂志，2002，36:520-522

22 汪军，胡必富，李文艳，等.霉变甘蔗中毒性脑病二例.放射学实践，2003，18:626

23 王嗣伟，李若梅综述.基底节对称性低密度病变的发病机理与CT诊断.实用放射学杂志，2000，16:51-52

24 王文辉，丛绍周，赵云龙，等.双侧基底节区对称性低密度病变—婴儿脑型脚气病的一种重要CT征象.中华放射学杂志，1995，29:843-846

25 王永栋，陈玉社，李云霞.MRI诊断硫化氢中毒致基底节核变性一例.中华放射学杂志，2001，35:541

26 吴文泽，杜新华.Hallervorden-Spatz病一例.临床放射学杂志，2002，21:570

27 夏爽，倪红艳，祁吉.MR弥散加权成像在鉴别颅内环形强化病变的价值.临床放射学杂志，2004，23:375-378

28 薛永刚，祁吉，夏爽.散发型Creutzfeldt-Jakob病的MRI表现.中华放射学杂志，2007，41：684-686

29 阎立民，董季平，宁文德.一氧化碳中毒脑损伤的CT、MRI研究.实用放射学杂志，2003，19:681-684

30 杨素云，黄启坤.家族性Fahr病两家系报告.中华放射学杂志，2003，37:49-50

31 钟心，朱庭敏，潘桂芳，等.Fahr病的诊断（附11例报告）.中华放射学杂志，1998，32:122-123

32 郑文龙，吴爱琴，许崇永，等.毒鼠强中毒性脑病的CT表现.中华放射学杂志，2003，37:817-818

33 Ambrosetto P, Nonni R, Bacci A, et al.Late onset familial Hallervorden-Spatz disease:MR findings in two sisters.AJNR, 1992, 13:394-396

34 Angelini L, Nardocci N, Rumi V, et al.Hallervorden-Spatz disease:clinical and MRI study of 11 cases diagnosed in life.J Neurol, 1992, 239:417-419

35 Beisel CE, Morens DM.Variant Creutzfeldt-Jakob disease and the acquired and transmissible spongiform encephalopathies.Clin Infect Dis, 2004, 38:697-704

36 Collie DA, Summers DM, Sellar RJ, et al.Diagnosing variant Creutzfeldt-Jakob disease with the pulvinar sign:MR imaging findings in 86 neuropathologically confirmed cases.AJNR, 2003, 4:1560-1569

37 Cottier JP, Perrier D, Sonier CB, et al. MRI and computer-assised tomography in Kufs disease.Apropos of a familial form. J Neuroradiol (French), 1996, 23:33-37

38 Davis PC, et al.MR of Leigh disease (subacute necrotizing encephalopathy).AJNR, 1987, 8:71-75

39 Ganesan K, Desai S, Udwadia-hegde A, et al.Mitochondrial leukodystrophy:an unusual manifestation of Leigh disease.Neuroradiology Journal, 2007, 20:271-277

40 Gille M, Brucher JM, Indekeu, et al.Kufs disease with leukoencephalopathy.Rev Neurol, 1995, 151:392-397

41 Hammersen S, Brock M, Cervos-Navarro J. Adult neuronal ceroid lipofuscinosis with clinical findings consistent with a butterfly glioma. Case report. J Neurosurg, 1998, 88:314-318

42 Heckman JM, Eastman R, Handier L, et al.Leigh disease (subacute necrotizing encephalomyelopathy): MR documentation of the evolution of an attack.Am J Neuroradiol, 2000, 14:1157-1159

43 Higano S, Takahashi S, Ishii K, et al.Germinoma originating in the basal ganglia and thalamus:MR and CT evaluation.AJNR, 1994, 15:1435-1441

44 Hoang TQ, Blume S, Dubowitz DJ, et al.Quantitative proton decoupled 31P ERM and 1H ERM in the evaluation of Huntington and Parkinson disease.Neurology, 1998, 50:1033-1040

45 Horowitz AL, Kaplan R, Sarpel G.Carbon monoxide toxicity:MR imaging in the brain.Radiology, 1987, 162:787-788

46 Kim DI, Yoon PH, Ryu YH, et al.MRI of germinomas from the basal ganglia and thalamus.Neuroradiology, 1998, 40:507-511

47 King AD, Walshe JM, Kendall BE, et al. Cranial MR imaging in Wilson' disease. AJR, 1996, 167:1579-1584

48 Komatsu Y, Narushima K, Kobayashi E, et al.CT and MR of germinoma in the basal ganglia.AJNR, 1989, 10 (5 Suppl):59-63

49 Kulisevsky J, Ruscalleda J, Grau JM.MR imaging of acquired hepatocerebral degeneration.AJNR, 1991, 12:527-528

50 Lam WWM, Wang ZJ, Zhao H, et al.1HMR spectroscopy of the basal ganglia in childhood:a semiquantitative analysis.Neuroradiology, 1998, 40:315-323

51 Lee J, Lacomis D, Comu S, et al.Acquired hepatocerebral degeneration:MR and pathologic findings. AJNR, 1998, 19:485-487

52 Magalhase ACA, Caramelli PC, Menezes JR, et al. Wilson disease:MRI with clinical correlation.Neuroradiology, 1994, 36:97-100

53 Meissner B, Kohler K, Kortner K, et al.Sporadic Creutzfeldt-Jakob disease:Magnetic resonance imaging and clinical findings.Neurology, 2004, 63:450-456

54 Moon WK, Chang KH, Kim IO, et al.Germinomas of the basal ganglia and thalamas:MR findings and a comparison between MR and CT.AJR, 1994, 162:1413-1417

55 Nazer H, Brismar J, al-Kawi MZ, et al.Magnetic resonance imaging of the brain in Wilson disease.Neuroradiology, 1993, 35:130-133

56 Prayer L, Wimberger D, Kramer J, et al.Cranial MRI in Wilson disease.Neuroradiology, 1990, 32:211-214

57 Rossi A, Biancheri R, Bruno C, et al.Leigh syndrome with COX deficiency and SURF-1 gene mutations:MR Imaging findings.Am J Neuro radiol, 2003, 24:1188-1191

58 Sadzot B, Reznik M, Arrese-Estrada JE, et al.Familial Kufs disease presenting as a progressive myoclonic epilepsy.J Neurol, 2000, 247:447-454

59 Savoiardo M, Halliday WC, Nardocci N, et al. Hallervorden-Spatz diseases:MR and pathologic findings.AJNR, 1993, 14:155-157

60 Silverman CS, Brenner J, Murtagh FR.haemorrhagic necrosis and vascular injury in carbon monoxide poisoning:MR demonstration.AJNR, 1993, 14:168-170

61 Soejima T, Takeshita I, Yamamoto H, et al.Computed tomography of germinomas in basal ganglia and thalamus.Neuroradiology, 1987, 29:366-369

62 Takahashi S, Oki J, Miyamoto A, et al.Proton magnetic resonance spectroscopy to study the metabolic changes in the brain of a patient with Leigh syndrome. Brain Dev, 1999, 21:200-204

63 Thuomas KA, Aquilonius SM, Bergstrom K, et al. Magnetic resonance imaging of the brain in Wilson disease.Neuroradiology, 1993, 35:134-137

64 Young GS, Geschwind MD, Fischbein NJ, et al.Diffusion-weighted and fluid-attenuated inversion recovery imaging in Creutzfeldt-Jakob disease:high sensitivity and specificity for diagnosis.AJNR, 2005, 26:1551-1562

15 环形强化和脑膜强化

15.1　环形强化

15.1.1　间变性星形细胞瘤和胶质母细胞瘤

　　间变性星形细胞瘤和胶质母细胞瘤是最常见的脑内原发肿瘤，肿瘤内常见坏死囊变，CT和MR增强时表现为环形强化或类环形强化，典型者环形强化的环壁常很不规则或不完整，壁厚薄不均，无张力，环内或环周常同时有结节状或不规则强化存在（图15-1，图15-2）。出现上述典型环状强化时，一般容易诊断。少数恶性星形细胞瘤也可出现环壁较规则的环形强化（图15-3），另外，大脑半球较良性的星形细胞瘤偶可完全囊变，囊壁也可呈环形强化（图11-11），这2种情况均需要与脑脓肿和囊性转移瘤鉴别。弥散加权成像对胶质瘤环形强化和脑脓肿环形强化的鉴别很有价值。胶质瘤中心坏死区水分子弥散通常不受限，在弥散加权成像上呈低信号，ADC值高于脑实质，通常在$1.20 \times 10^{-3} \mathrm{mm}^2/\mathrm{s}$以上，在ADC图上呈高信号，而脑脓肿内主要含有大量黏液，其内含有细菌、炎性细胞、黏蛋白、细胞碎屑等，较高的黏稠度和炎性细胞限制了水分子的扩散，因此，在弥散加权成像上呈高信号，其ADC值低于脑实质，通常在$0.65 \times 10^{-3} \mathrm{mm}^2/\mathrm{s}$以下。环壁较规则的胶质瘤与环形强化的转移瘤鉴别比较困难，鉴别诊断应考虑以下2个方面：转移瘤瘤周水肿常较胶质瘤显著；氢质子波谱缺乏NAA波和Cr波提示为转移瘤，肿瘤周围区域Cho波增高提示为胶质瘤。

15.1.2　转移瘤

　　转移瘤病灶中心常发生坏死囊变，CT和MR增强扫描时呈环形强化。因坏死程度不同，环形强化的表现也不一样。中心坏死较少时，环形强化的壁较厚，且厚薄不均匀。病灶为多发时，转移瘤诊断容易确定，若单发时，需要

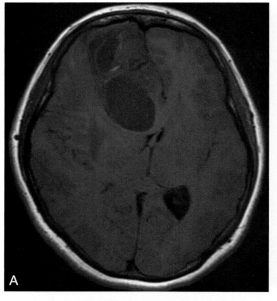

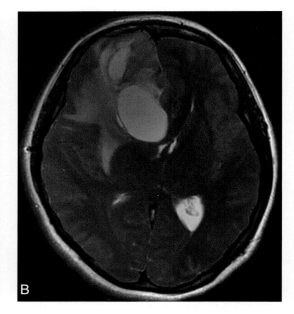

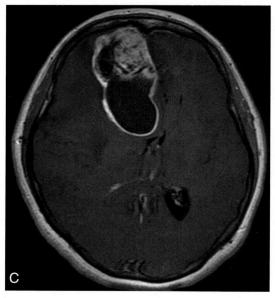

图 15-1　间变性星形细胞瘤

MRT$_1$ 加权图（A）示右侧额叶肿瘤呈不均质低信号，占位效应显著，T$_2$ 加权图（B）呈不均质高信号，MR 增强扫描（C）呈不规则环形强化。

与原发恶性胶质瘤区别。两者比较，较移瘤增强的环较圆而规则，尤其是环壁的外缘相对比较圆滑，周围水肿也常较显著，结合临床病史多数能够正确诊断。鉴别有困难时可行 MR 氢质子波谱检查，缺乏 NAA 波和 Cr 波提示为转移瘤，肿瘤周围区域 Cho 波增高提示为胶质瘤。转移瘤病灶内坏死明显者，增强扫描时可呈薄壁样环形强化，可有张力，呈很圆滑的环形强化，无论是单发或多发，都需要与脑脓肿区别。此种环形强化的转移瘤，其一侧壁或部分环壁常较厚，若增厚的环壁位于顶或底壁时，需要在冠状位或矢状位增强扫描才能显示，故 MR 增强扫描优于 CT 增强扫描。弥散加权成像对转移瘤坏死和脑脓肿的鉴别很有用：脓肿内主要含有大量黏液，其内含有细菌、炎性细胞、黏蛋白、细胞碎屑等，较高的黏稠度和炎性细胞限制了水分子的扩散，因此，在弥散加权成像上呈高信号，其 ADC 值低于脑实质，通常在 $0.65\times10^{-3}mm^2/s$ 以下；转移瘤内为肿瘤坏死囊变，为较清亮的液体，细胞成分少，黏稠度低，因此水分子的弥散运动受限小，在弥散加权成像上呈低信号（图 15-4，图 15-5，图 15-6，图 15-7），ADC 值高于脑实质，通常在 $1.00\times10^{-3}mm^2/s$ 以上，在 ADC 图上呈高信号。另外结合临床有无感染症状或癌病史，尤其是有无肺癌和乳腺癌存在，常有助于诊断的确定。

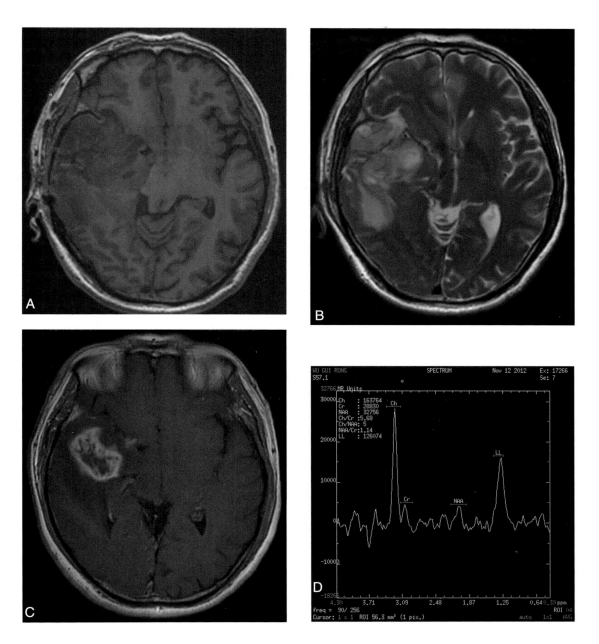

图 15-2　间变性星形细胞瘤

MRT$_1$加权图（A）示右侧颞叶肿瘤呈不均质低信号，占位效应显著，T$_2$加权图（B）呈不均质高信号，肿瘤内坏死和周围水肿呈高信号，肿瘤实质信号低于坏死和水肿，呈等信号，MR增强扫描（C）呈环形强化，环壁不规则。MRS（D）示 Cho 波明显升高，NAA 波和 Cr 波明显降低，Cho/Cr 比值为 5.7，Cho/NAA 比值为 5。

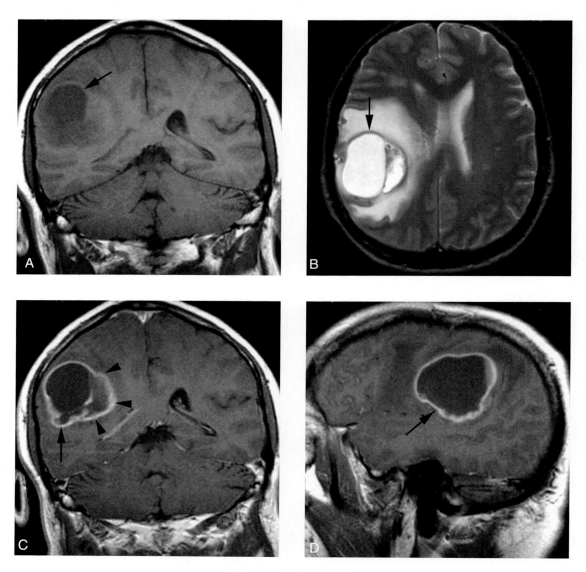

图 15-3　胶质母细胞瘤

　　MRT$_1$ 加权图冠状位（A）示右顶叶肿瘤呈不均质低信号，肿瘤实质呈环状等信号（黑箭），肿瘤内坏死和周围水肿呈低信号，占位效应显著。T$_2$ 加权图（B）肿瘤实质呈环状等信号（黑箭），周围水肿和肿瘤内坏死囊变区呈高信号，MR 增强扫描冠状位（C）和矢状位（D）肿瘤实质呈环形强化（黑箭头和黑箭），环壁较薄，但不规则。

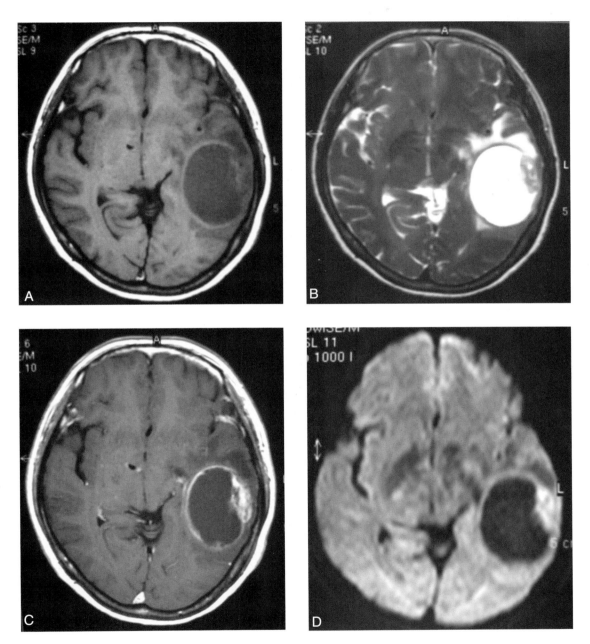

图 15-4　肺癌囊性脑转移

　　MRT$_1$加权图（A）示肿瘤大部坏死囊变，呈均质低信号，肿瘤实质和囊壁呈等信号，T$_2$加权图（B）肿瘤实质呈等信号环，坏死囊变区和周围水肿呈高信号，MR 增强扫描（C）呈环形强化，环外侧壁较厚且不规则，DWI（D）示坏死囊变区呈低信号。

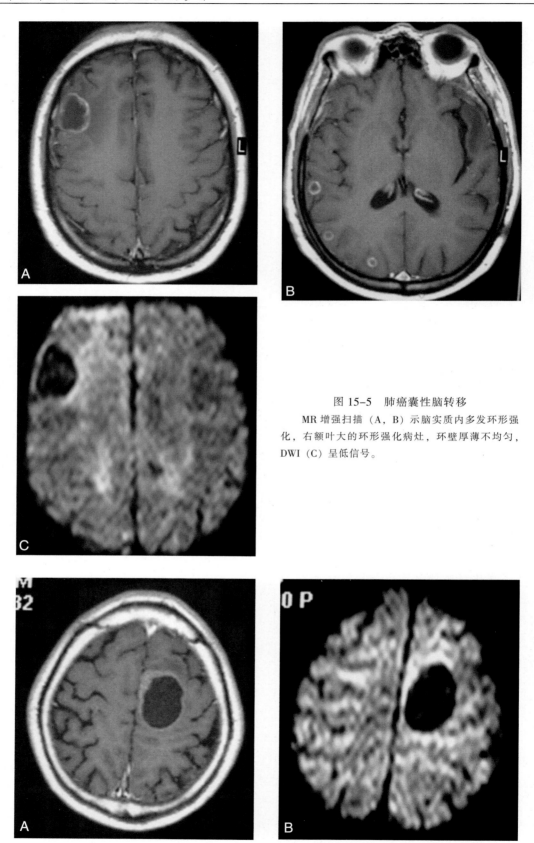

图 15-5　肺癌囊性脑转移

　　MR 增强扫描（A，B）示脑实质内多发环形强化病灶，右额叶大的环形强化病灶，环壁厚薄不均匀，DWI（C）呈低信号。

图 15-6　肺癌囊性脑转移

MR 增强扫描（A）示左额叶大的环形强化病灶，环壁厚薄不均匀，DWI（B）呈低信号。

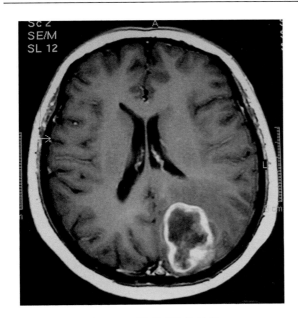

图 15-7　肺癌囊性脑转移
MR 增强扫描呈环形强化，环壁厚薄不均匀。

15.1.3　其他肿瘤中心坏死囊变

颅内肿瘤中心发生坏死囊变时，增强扫描均可表现为环形强化或类环形强化，如脑膜瘤囊变（图14-8）、听神经瘤囊变（图7-6）、神经母细胞瘤（图5-22）、室管膜瘤（图5-24，图5-25）、鞍上颅咽管瘤等。

15.1.4　脑脓肿

脑内脓肿包膜形成后，CT 和 MR 增强扫描时均呈环形强化。典型者环形强化的特点为环壁薄且均匀一致，环内外壁均较光整且有张力（图15-8，图15-9）。脑脓肿单发或多发，主要应与囊性脑转移及慢性扩展性脑内血肿鉴别，囊性脑转移增强的环壁也可很薄，较光整，但环壁的一部分常较厚，或有结节。弥散加权成像对两者的鉴别很有用：脓肿内主要含有大量黏液，其内含有细菌、炎性细胞、黏蛋白、细胞碎屑等，较高的黏稠度和炎性细胞限制了水分子的扩散，因此，在弥散加权成像上呈高信号，其 ADC 值低于脑实质，通常在 $0.65 \times 10^{-3} mm^2/s$ 以下；而囊性转移瘤的中心坏死区水分子弥散不受限，在弥散加权成像上呈低信号，ADC 值高于脑实质，通常在 $1.00 \times 10^{-3} mm^2/s$ 以上，在 ADC 图上呈高信号。慢性扩展性脑内血肿的环

形强化可能与脑脓肿完全类似，但 MRT_1 加权图环内液体呈高信号，而脑脓肿为低信号。

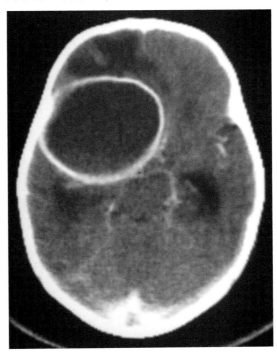

图 15-8　脑脓肿
CT 增强扫描示右额叶环形强化，环壁薄而均匀，张力高，环内为均匀低密度。

不典型脑脓肿的环形强化，环壁也可厚薄不均，不规则，或伴有结节状强化，需要与原发恶性星形细胞瘤及胶质母细胞瘤等中心有坏死的肿瘤鉴别，弥散加权成像仍然是鉴别最有效的办法，脓肿在弥散加权成像上呈高信号，而肿瘤坏死的中心坏死区在弥散加权成像上呈低信号。

母子脓肿形成时，增强扫描可表现为大小环状强化互相连接（图6-71）。

脓肿治疗后，脓腔逐渐缩小，强化的环壁增厚。

15.1.5　脑结核

脑内结核瘤中心出现干酪性坏死时，CT 和 MR 增强扫描亦表现为环形强化。与脑脓肿一样，环壁通常厚薄均匀，边缘光滑（图6-77，图6-78），两者有时难以区别。但结核瘤的环状强化，其中心密度常较脑脓肿高，呈脑组织密度，环内容物有时出现点状钙化或强化，即靶样征（图15-10），是结核瘤的特征性表现。

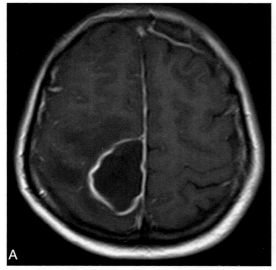

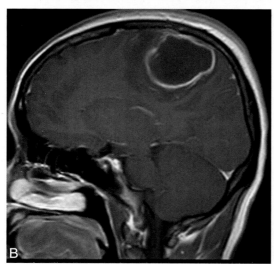

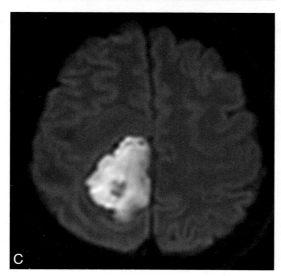

图 15-9　脑脓肿

MR 增强扫描（A，B）示大脑镰右旁环形强化，环壁薄而均匀，环内为均匀低信号，DWI（C）呈高信号。

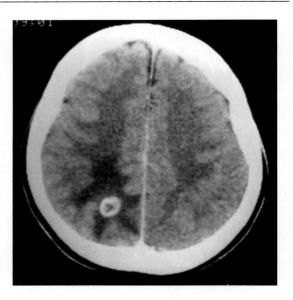

图 15-10　脑结核

CT 增强扫描示右侧顶后环形强化病灶，环中央有高密度点，病灶周围水肿呈片状低密度。

15.1.6　脑真菌感染

脑内隐球菌感染、念珠菌感染，烟曲霉菌感染、放线菌感染均可在脑内形成脓肿，CT 和 MR 增强扫描时呈环形强化，此种环形强化与脑脓肿表现相似（图 15-11），常难以区别。不过念珠菌性脓肿，CT 增强扫描时脓肿内密度较高，常等于或稍低于周围脑实质，有助于与细菌性脑脓肿区别。烟曲霉菌性脓肿，环形强化的环壁常较厚且不规则。

15.1.7　脑肺吸虫病

脑肺吸虫病（cerebral paragonimiasis）也可在脑内形成脓肿，增强扫描呈环形强化。环壁厚薄与脓肿大小有关，脓肿大者环壁薄，脓肿小者环壁较厚，典型者常表现为聚集在一处的多环样强化（图 15-12，图 15-13，图 15-14）。

15.1.8　脑囊虫病

部分囊泡型及脑炎型脑囊虫病在增强扫描时可呈环形强化，脑炎型脑囊虫病通常为单发环型强化，环一般位于脑皮质内，通常为小环样强化，环壁可厚而光整，但也可厚薄不均匀，环周围常有明显的水肿（图 15-15，图 15-16）。这种环形强化病灶与小脓肿环形强化很难

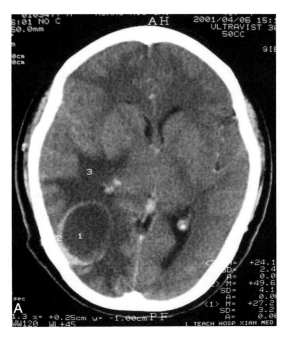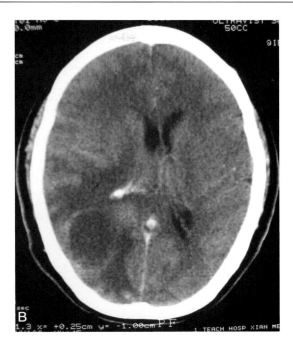

图 15-11 放线菌性脑脓肿

CT 增强扫描（A，B）示右侧枕叶环形强化病灶，环壁薄，张力高，环内为均匀低密度，周围水肿呈片状低密度。

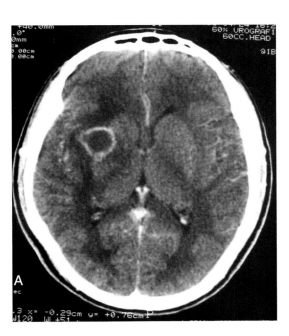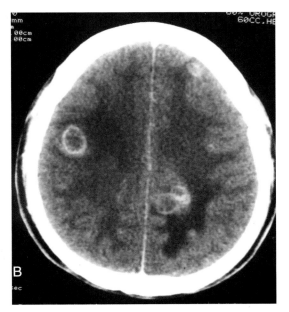

图 15-12 脑肺吸虫病

CT 增强扫描（A，B）示双半球多发环形强化病灶，左侧数个环形强化病灶聚集，病灶周围水肿呈片状低密度。

区别，需要结合平扫表现和临床。有时环形强化内可见囊虫头节，表现为环形强化内有点状高密度和高信号（图 15-17），是囊虫环形强化

的特征性表现，但需要与结核环形强化区别。小囊泡型囊虫病常呈多发环形强化（图 15-18），根据平扫表现，通常容易诊断。

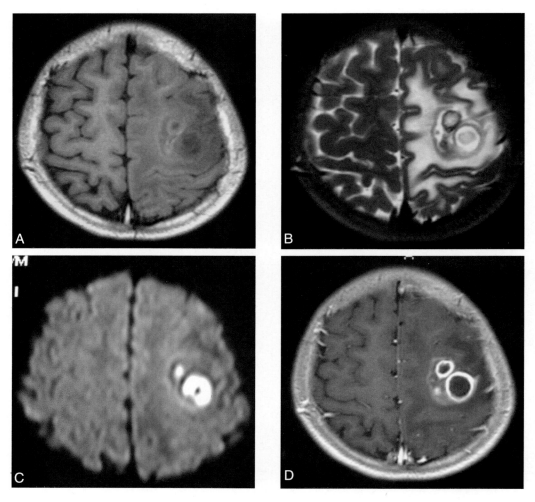

图 15-13　脑肺吸虫病

　　MRT$_1$加权图（A）示左侧半球大片不均质低信号区，其内见多发等信号环，T$_2$加权图（B）见多发大小不等的等低信号环，周围为大片状高信号水肿，DWI（C）环内液体为高信号，增强 MR 扫描（D）见 2 个环形强化病灶和数个结节强化病灶聚集。

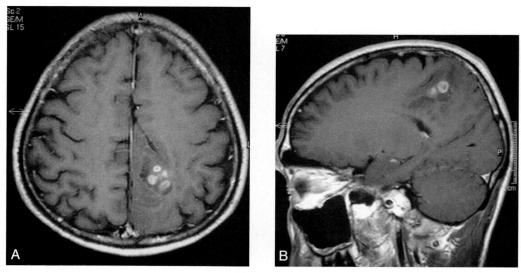

图 15-14　脑肺吸虫病

MR 增强扫描（A，B）示左侧顶叶多发环形强化病灶聚集。

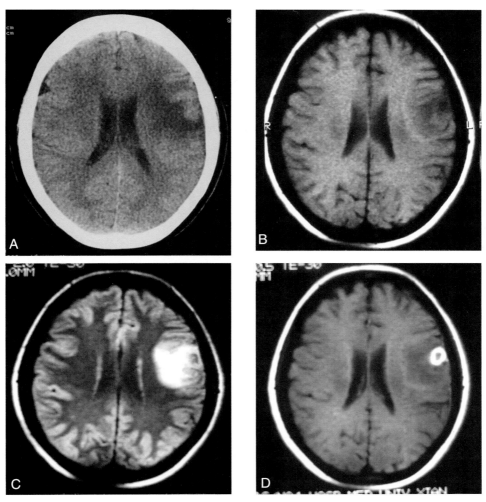

图 15-15 脑囊虫病

CT 平扫 (A) 示左侧额叶大片状水肿呈低密度，MRT₁加权图 (B) 呈低信号，T₂加权图 (B) 呈高信号，靠近脑表面可见环形病灶，T₁加权图呈更低信号，T₂加权图呈环样低信号，环周围为高信号，增强 MR 扫描 (D) 该病灶为环形强化，环小，壁相对较厚，靠近脑表面。

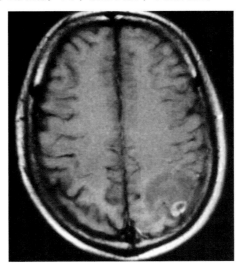

图 15-16 脑囊虫病

MR 增强扫描示左侧顶后靠近脑表面环形强化病灶。

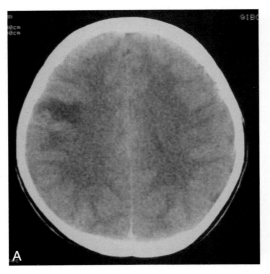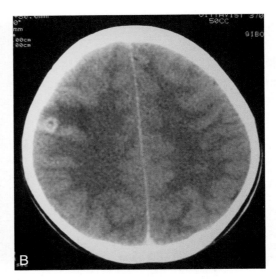

图 15-17　脑囊虫病

　　CT 平扫（A）示右额叶大片低密度区，病变内可疑有环状等密度病灶存在，CT 增强扫描（B）可见病变区内有环形强化，环内可见点状高密度，为囊虫头节。

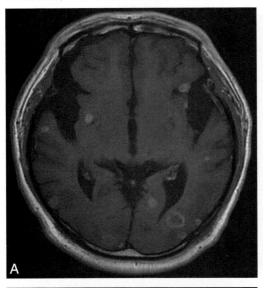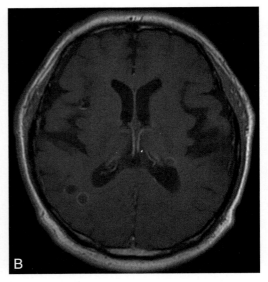

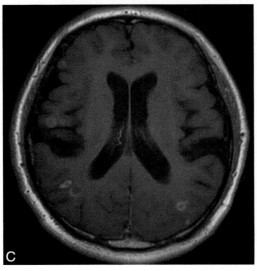

图 15-18　脑囊虫病

　　MR 增强扫描（A，B，C）示脑实质内散在多发小环形强化病变。

15.1.9　脑出血吸收期

　　脑实质内出血 1 周后，血肿周围出现肉芽组织增生，肉芽组织内含有大量新生毛细血管，这些新生毛细血管的血脑屏障尚不完全，增强扫描时可出现环形强化，环壁薄，强化程度较轻，环无张力，形态不规则或环不完整（图 15-19，图 15-20），环中心在 CT 扫描时仍为稍高密度或高密度，在 MRT$_1$ 加权图均为高信号。

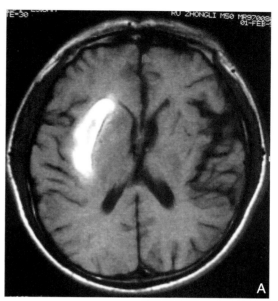

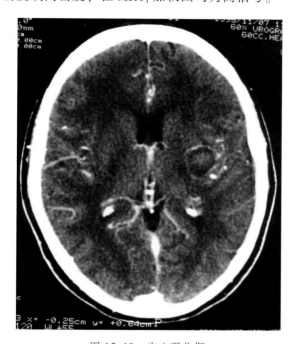

图 15-19　出血吸收期

　　CT 增强扫描示左侧基底节区薄环形强化，其内可见出血为稍高密度影。

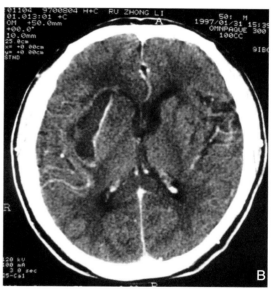

图 15-20　出血吸收期

　　MRT$_1$ 加权图（A）示右侧基底节区亚急性期出血呈高信号，CT 增强扫描（B）周围呈薄环形强化。

15.1.10　慢性扩展性脑内血肿

　　慢性扩展性脑内血肿（chronic expanding intracerebral hematoma）是自发性脑内血肿的一种特殊类型，脑内出血呈少量、缓慢、持续进行，血肿不断扩大，血肿的血红蛋白分解液化，刺激周围的脑组织产生炎性反应，血肿周围胶质及纤维组织明显增生，形成很厚的包膜，故又称为慢性包膜性脑内血肿（chronic encapsulated intracerebral hematoma）。

　　形成慢性扩展性脑内血肿的原因很多，包括微小动脉瘤、血管畸形、动脉硬化、外伤、凝血机制障碍、血管淀粉样变等，少数也可原因不明。

　　CT 平扫时表现为脑实质内囊性病变，圆形，张力高，其内新鲜出血很少，故呈均质低密度，但通常较脑脊液密度高，包膜呈等或稍高密度环，厚薄均匀，周围可有轻度水肿存在。增强扫描包膜呈均匀一致的环形强化，其内液体无强化。

　　MR 对慢性扩展性脑内血肿的诊断有重要价值，T$_1$ 加权图和 T$_2$ 加权图均呈高信号，符合亚急性出血的信号特点。增强 MR 扫描呈环形强化。

慢性扩展性脑内血肿的 CT 平扫和强化与脑脓肿很难区别，但在 MRT₁ 加权图时血肿内呈高信号，与一般的脑脓肿完全不同（图 15-21），容易区别，但与合并出血的脑脓肿无法区别。

15.1.11 其他病变

多发性硬化（图 12-1）、急性播散性脑脊髓炎等脑白质病（图 12-6），病灶较大时，因病灶内发生坏死，CT 和 MR 增强扫描也可呈环形强化，但较少见，且脑白质内同时有多发病灶存在。病毒性脑炎和脑梗死偶尔也可呈类环样强化，但 CT 和 MR 平扫的表现与上述其他环形强化病变完全不同。

15.2 脑膜强化

颅骨与脑组织之间有 3 层膜，即硬脑膜、蛛网膜和软脑膜。硬脑膜厚而坚韧，为双层，外层是颅骨内面的骨膜，与一般骨膜相似，内层较外层厚而坚韧。内层向内反折形成皱壁，伸入到大脑半球间者称为大脑镰，伸入到大、小脑之间者称为小脑幕。蛛网膜由很薄的结缔组织构成，紧贴在硬脑膜内面，跨越脑沟，被覆于脑的表面，但在半球间裂和大脑小脑裂间随大脑镰和小脑幕伸入裂内。软脑膜是紧贴在脑表面的一层薄膜，并伸入到脑沟内。

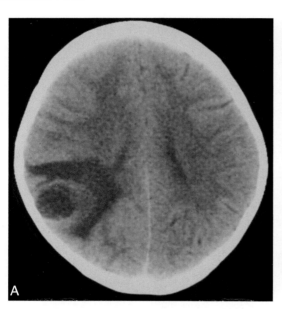

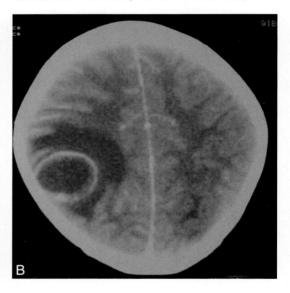

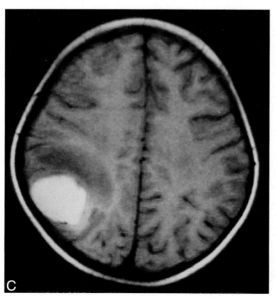

图 15-21 慢性扩展性脑内血肿

CT 平扫（A）示右侧顶叶等密度环，环内为均匀低密度，环周围水肿显著呈低密度，增强 CT 扫描（B）呈环形强化，MRT₁ 加权图（C）环内为高信号，为出血。

颅内许多疾病或病变均可侵犯脑膜，表现为不同形式的脑膜强化。临床对脑膜病变的诊断主要依靠临床表现和脑脊液检查，但各种脑膜病变的临床表现往往不典型，脑脊液检查也常常没有特异性，所以，通过 CT 和 MR 增强扫描发现脑膜病变，根据脑膜强化的不同表现方式进行鉴别诊断非常重要。

根据累及的结构，脑膜异常强化可分为 3 种，即硬脑膜-蛛网膜强化、蛛网膜-软脑膜强化及全脑膜强化。①硬脑膜-蛛网膜强化。由于硬脑膜内层含有丰富的毛细血管网，其微血管缺乏紧密连接，所以正常硬脑膜在增强扫描时可出现强化，但通常表现为纤细光滑不连续的线样影。异常硬脑膜-蛛网膜强化表现为连续较长增粗的曲线样或结节状，位于大脑表面，紧贴颅骨内板或沿大脑镰和小脑幕走行。在 1.5T 高场强 MR 增强扫描时，脑膜强化长度超过 3cm 时，应高度怀疑异常脑膜强化。②蛛网膜-软脑膜强化。表现为紧贴大脑表面及深入脑沟内的曲线样强化，常勾画出脑沟的轮廓。蛛网膜缺乏血管，而软脑膜含有丰富的小血管和毛细血管，这些小血管和毛细血管伸入到脑组织内，由于这些小血管和毛细血管的基底膜连接紧密且完整连续，因此，正常情况下蛛网膜-软脑膜不强化，当脑表面、脑沟、脑裂和脑池等部位出现强化时即为异常，但需要除外小血管和毛细血管本身的强化。③全脑膜强化。即硬脑膜、蛛网膜及软脑膜均出现强化。

脑膜强化的范围可以是弥漫性，包绕整个脑组织，也可以是局限性，仅累及脑底池或局限于某一脑叶，或局限于某一脑叶的局部。

脑膜强化的形态可以是线样、结节样或不规则状。

15.2.1 颅脑手术后

颅脑手术后出现脑膜强化是脑膜强化最常见的原因，约 80% 的颅脑手术病人在手术后会出现脑膜强化，出现脑膜强化的原因是由于在手术中出血引起弥漫性化学性蛛网膜炎或者局限性脑膜炎症。手术后脑膜强化通常表现为薄、均匀而光滑的脑膜强化，多局限于手术野附近，且常见于大脑凸面（图 15-22），也可呈弥漫性脑膜强化（图 15-23，图 15-24）。随时间的推移，术后脑膜强化通常会逐渐降低，一般 1~2 年消失，但少数可永久存在。

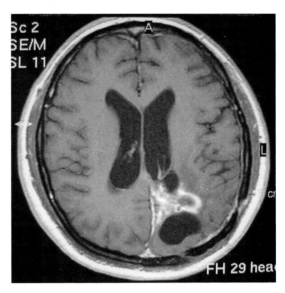

图 15-22　间变性星形细胞瘤术后
左侧顶后间变性星形细胞瘤手术后增强 MR 扫描示左半球脑膜广泛强化呈细线状，手术区有软化和胶质增生，软化区为低信号，胶质增生显著不规则强化。

15.2.2 脑膜炎

脑膜炎（meningitis）系脑膜的炎症。脑膜炎有许多不同的分类方法，根据发炎的部位可以分为硬脑膜炎和柔脑膜炎，后者包括蛛网膜和软脑膜同时发炎。根据病原菌将脑膜炎分为化脓性脑膜炎和非化脓性脑膜炎 2 种。化脓性脑膜炎是由化脓性细菌感染引起。非化脓性脑膜炎病因复杂，包括由病毒、结核菌、霉菌、寄生虫、梅毒、结节病等各种原因所致的脑膜炎。在非化脓性脑膜炎中，由病毒引起的脑膜炎通常为急性淋巴细胞性脑膜炎（acute lymphocytic meningitis），是一种良性自限性疾病，主要由肠病毒引起，其他病毒包括腮腺炎病毒、非洲淋巴细胞瘤病毒、虫媒病毒等，临床症状较化脓性脑膜炎轻，如果不合并脑炎，CT 和 MR 检查通常没有异常表现。由结核菌感染、新型隐球菌感染、结节病等引起的脑膜炎，在病理上主要表现有脑膜增厚和肉芽组织增生，其影像学表现类似，无法区别，通常将其统称为肉芽肿性脑膜炎。

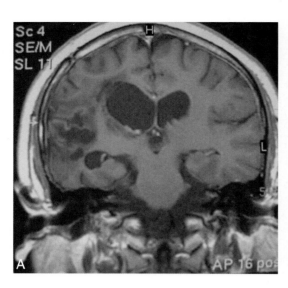

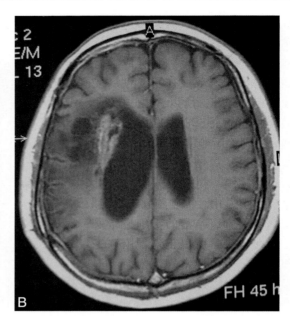

图 15-23　间变性星形细胞瘤术后

右侧额顶颞叶间变性星形细胞瘤手术后增强 MR 扫描冠状位（A）和横切位（B）示双侧半球脑膜广泛强化呈细线状，手术区脑软化为低信号。

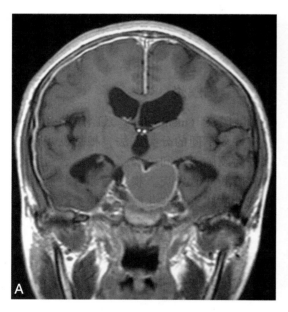

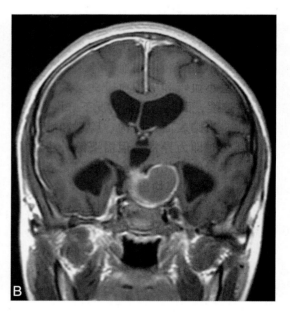

图 15-24　颅咽管瘤手术后

MR 增强扫描（A，B）示双侧脑膜广泛强化呈细线状，鞍上肿瘤残留呈环形强化。

（1）化脓性脑膜炎

由化脓性细菌感染引起的脑膜炎症称为化脓性脑膜炎（pyogenic meningitis），包括由脑膜炎双球菌所致的流行性脑膜炎和其他化脓性细菌所致的非流行性脑膜炎。非流行性脑膜炎的常见病原菌在不同年龄组有所不同：新生儿最常见的是链球菌和大肠杆菌，学龄前儿童以嗜血流感杆菌和尼氏脑膜炎菌多见，在青少年和成人中以肺炎链球菌和尼氏脑膜炎菌感染为最常见。细菌的主要感染途径为经血行播散，其次为脑外邻近结构炎症直接扩散而来，如中耳炎、乳突炎及副窦炎。新生儿感染多来自产道。

在临床上，化脓性脑膜炎以流行性脑膜炎最常见，任何年龄均可发病。非流行性脑膜炎最常见于新生儿，其次是婴幼儿和儿童，非流行性脑膜炎在新生儿最常见的重要原因是，新生儿败血症比较常见，约占新生儿的0.15%，约20%的新生儿败血症并发化脓性脑膜炎。化脓性脑膜炎的主要临床表现包括急性高热、头痛、脑膜刺激症状，腰穿脑脊液压力增高，白细胞及蛋白含量显著增高，约半数涂片可找到致病菌。

病理上，化脓性脑膜炎急性期，脑膜血管高度扩张充血，大量炎性渗出物渗出，脓性渗出物广泛分布于蛛网膜下腔或局限于颅底部脑池、脑裂。脓性渗出物可包绕血管，引起血管炎和血管痉挛，导致脑梗死发生。脑膜炎也可累及邻近脑实质，引起脑实质充血和水肿，临床上常将其称为脑膜脑炎。化脓性脑膜炎晚期，可因脑膜增厚和蛛网膜粘连引起交通性脑积水，也可因导水管或四脑室出口粘连阻塞造成梗阻性脑积水。化脓性脑膜炎也常合并硬膜下积液，尤其是1岁以下的婴幼儿，合并硬膜下积液可高达20%~25%，感染菌多为肺炎双球菌和嗜血流感杆菌。约30%的化脓性脑膜炎同时有室管膜炎存在，在新生儿患者，其比例更高，可达90%。化脓性脑膜炎的其他并发症还有硬膜下积脓和硬膜外积脓。

CT和MR是化脓性脑膜炎最有效的影像学检查方法，普通X线平片一般无诊断价值。

化脓性脑膜炎早期或经过及时有效治疗时，CT平扫常无异常发现，这时主要根据临床发热、头痛、脑膜刺激症状，脑脊液中性粒细胞增高作出诊断。病变若继续发展，CT平扫可以显示脑沟、基底池、半球间裂和脉络膜丛密度增高，类似于增强CT扫描的表现。脑室大小改变不定，可因炎性渗出物阻碍脑脊液循环表现不同程度的脑室扩张，也可因弥漫性脑肿胀，侧脑室、三脑室对称性缩小。增强CT扫描，脑膜或脑表面呈细带状强化，可伸入脑沟内，表现为脑回样强化（图15-25）。

化脓性脑膜炎MR表现与CT相似，早期可无异常发现。随病变进展，T_1加权图和质子图可显示脑池、脑裂、脑沟脓性渗出物信号高于正常脑脊液信号，增强扫描脑膜明显强化，强化的脑膜可以增厚，并可伸入到脑沟内（图15-26，图15-27）。脑膜强化是化脓性脑膜炎最重

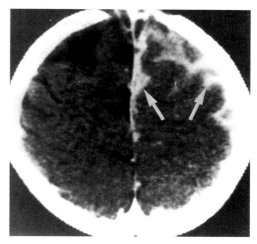

图15-25 化脓性脑膜炎

增强CT扫描示左侧脑膜广泛斑片状强化，伸入脑沟（白箭头）。

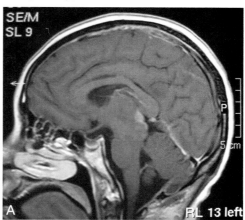

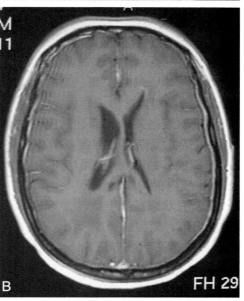

图15-26 化脓性脑膜炎

MR增强扫描矢状位（A）和横切位（B）示半球表面脑膜、大脑镰、小脑幕及四叠体池脑膜广泛强化。

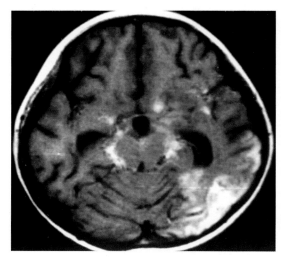

图 15-27　化脓性脑膜炎
MR 增强扫描示左侧颞枕部及脑干周围脑膜膜广泛斑片状强化，部分伸入脑沟，部分表现为脑回样强化。

要的诊断依据，因 MR 图像清晰度高，又无颅骨伪影，对脑膜强化的观察更加容易，因而对化脓性脑膜炎的诊断明显优于 CT，尤其是病变程度较轻或病变局限于颅底脑池的患者，应首选 MR 增强扫描确定诊断。

化脓性脑膜炎的并发症包括脑炎、脑血管病变、硬膜下积液、脑积水和室管膜炎。

化脓性脑膜炎并发脑炎时，脑实质内可见局限性或弥漫性病灶，CT 扫描呈低密度区，MR 扫描呈长 T_1 长 T_2 信号改变。

化脓性脑膜炎并发脑血管病变的比率很高，是儿童后天性脑血管病变最常见的原因之一。成人化脓性脑膜炎中也有 37% 发生脑血管病变，包括血管壁增厚，局部扩张、动脉闭塞、静脉性脑梗死、静脉窦血栓形成等。

硬膜下积液是某些细菌性脑膜炎的常见征象，1 岁以下儿童细菌性脑膜炎中 20%~50% 出现硬膜下积液，约 2% 形成硬膜下积脓。CT 和 MR 表现为颅内板与脑表面分离，其间为液体，呈带状、新月状或梭形，大脑半球凸面受压变平或轻度内陷，脑沟变平或消失，脑皮质内移。CT 扫描积液稍高于脑脊液密度，MRT_1 加权图稍高于脑脊液信号，但也可呈脑脊液密度和信号。与其他硬膜下液体聚积的鉴别诊断见第 4 章。

化脓性脑膜炎时广泛的渗出可以造成蛛网膜下腔的粘连，引起交通性脑积水，也可阻塞

导水管和脑室出口造成梗阻性脑积水。脑积水的 CT 和 MR 表现见第 5 章。

约 30% 的化脓性脑膜炎并发室管膜炎，由于是新生儿化脓性脑膜炎并发室管膜炎可高达 90%。室管膜炎的 CT 和 MR 表现见第 16 章。

一般情况下，临床根据发热、头痛、脑膜刺激症状和脑脊液检查即可作出诊断。影像学检查主要反映病变的严重程度，并确定有无并发症存在。影像学诊断要点为脑沟、脑池、脑裂密度（CT 平扫）和信号（MRT_1 加权图）增高，脑膜强化。主要应与软脑膜转移鉴别，后者也主要表现为脑膜强化。脑膜转移在增强 CT 和 MR 扫描时，常可见到以强化脑膜为基底的显著强化结节或肿块，脑实质内常同时有转移灶存在。另外，结合临床对两者的鉴别诊断非常重要。

（2）肉芽肿性脑膜炎

病理上以脑膜增厚和肉芽组织增生为主要表现的脑膜炎称为肉芽肿性脑膜炎（granulomatous meningitis）。临床见于非化脓性脑膜炎，主要包括结核性脑膜炎、新型隐球菌性脑膜炎、结节病性脑膜炎，嗜酸性肉芽肿性脑膜炎、Wegener 肉芽肿性脑膜炎及肥厚性硬脑膜炎等，其中以结核性脑膜炎最常见，其次是新型隐球菌性脑膜炎、结节病性脑膜炎、嗜酸性肉芽肿性脑膜炎及 Wegener 肉芽肿性脑膜炎罕见。

在病理上，肉芽肿性脑膜炎的共同特点是脑膜增厚和肉芽组织增生，常以脑底部为主。在结核性脑膜炎，增生的肉芽组织为结核结节，而在结节病性脑膜炎，增生的肉芽组织为非干酪样化的上皮样肉芽肿。结核性脑膜炎和新型隐球菌性脑膜炎，蛛网膜下腔同时有黏稠的胶冻样渗出物。在慢性期，常因颅底部蛛网膜粘连引起交通性脑积水。若粘连堵塞第四脑室出口，可引起梗阻性脑积水。

结核性脑膜炎（tubercular meningitis）是原发性结核常见而严重的并发症，也是中枢神经系统结核病中最常见的表现形式。临床多见于儿童，成人中则以青年居多。临床表现除有结核中毒症的一般症状外，主要有头痛、呕吐和脑膜刺激症状，严重者可发生昏迷、抽搐和颅神经障碍。脑脊液检查可见白细胞中度增高，以淋巴细胞为主，糖含量减少，氯化物降低。

脑脊液检出结核杆菌是诊断的直接依据，以涂片加培养阳性率最高。

新型隐球菌性脑膜炎是脑霉菌感染中最常见的。感染主要通过呼吸道并经血循环到达颅内，临床上往往有长期应用抗菌素或免疫抑制剂的病史。发病隐袭，比结核性脑膜炎更缓慢，除具有通常脑膜炎的一般症状外，颅神经症状较为多见，特别是常有视力障碍。主要靠脑脊液的墨汁涂片或培养找到新型隐球菌确诊。

结节病是一种原因不明的以非干酪样肉芽肿形成为特征的疾病。主要累及肺、淋巴结、脾、肝、唾液腺等。该病欧洲国家发病率高，我国罕见。临床上主要见于 30~40 岁的中年人，女性多见。结节病累及中枢神经系统者少见，约 5%。罕见情况下，结节病也可仅仅累及中枢神经系统。中枢神经系统结节病有 2 种表现形式，即肉芽肿性脑膜炎和脑内肉芽肿。肉芽肿性脑膜炎是神经系统结节病的主要表现形式，除有类似一般脑膜炎的症状外，常因累及三脑室底部、下丘脑、垂体腺和视交叉而出现尿崩、内分泌失调和视神经损害症状。

Wegener 肉芽肿是一种以呼吸道坏死性肉芽肿为特征的系统性病变，累及脑和脑膜很少见，多数为邻近病变直接蔓延到脑膜而引起。嗜酸性肉芽肿性脑膜炎也多为颅骨嗜酸性肉芽肿侵犯脑膜所致，诊断主要根据颅骨病变的特点。

CT 平扫可见颅底脑池和外侧裂密度增高，晚期脑膜可见到点状或结节样钙化，后者主要见于结核性脑膜炎，且发生率比较高。CT 增强扫描，颅底脑池和外侧裂脑膜增厚，呈不规则条状或结节状明显强化，类似于急性蛛网膜下腔出血或脑池造影 CT 扫描表现。结节病引起的肉芽肿性脑膜炎，常可表现有漏斗部增粗或鞍上池异常强化的结节肿块。隐球菌引起的肉芽肿性脑膜炎常合并有脑内病变。嗜酸性肉芽肿引起的肉芽肿性脑膜炎邻近颅骨有破坏。肉芽肿性脑膜炎合并交通性脑积水常见，表现为各脑室扩大。MRT₁加权图上可见颅底脑池及外侧裂信号增高，高于正常脑脊液信号。增强 MR 扫描，可见颅底脑池和外侧裂不规则条状或结节状显著强化（图 15-28，图 15-29，图 15-30，图 15-31）。结核和新型隐球菌引起的肉芽

肿性脑膜炎主要累及蛛网膜和软脑膜，表现为蛛网膜-软脑膜强化，Wegener 肉芽肿和嗜酸性肉芽肿引起的脑膜炎主要累及硬脑膜和蛛网膜，表现为硬脑膜-蛛网膜强化。MR 对钙化的发现不如 CT 敏感，较明显的脑膜结节样钙化在 MR 各序列图像上表现为低信号，增强 MR 扫描图像上，钙化低信号周围出现环形强化。MR 能作多方向扫描，对结节病肉芽肿性脑膜炎常常出现的漏斗部增粗及鞍上池异常强化结节肿块的发现优于 CT。

肉芽肿性脑膜炎的病因学诊断必需结合临床，但以结核性脑膜炎最常见，若颅底脑膜出现钙化时是提示结核性脑膜炎的重要依据。应该注意，有少数轻型结核性脑膜炎患者 MR 增强扫描可以表现正常，不出现脑膜强化，所以，MR 无脑膜强化者不能除外结核性脑膜炎的诊断，需要结合临床脑脊液的检查或进行试探性抗结核治疗。鉴别诊断还需考虑脑膜转移。漏斗部增粗的患者应想到结节病、郎罕细胞组织细胞增生症、淋巴细胞性漏斗及神经垂体炎和漏斗部转移瘤，确定诊断需要依靠穿刺活检，激素试探性治疗病变缩小也是结节病诊断的重要依据。

肥厚性硬脑膜炎（hypertrophic cranial pachymeningitis）是一种罕见的硬脑膜肉芽肿炎，常见病因包括结核、梅毒和肉芽肿性疾病，少数无明确病因者称为特发性肥厚性硬脑膜炎（idiopathic hypertrophic cranial pachymeningitis）。一般认为肥厚性硬脑膜炎是肉芽肿性脑膜炎的罕见特发形式。随着 MR 的广泛应用，肥厚性硬脑膜炎的报告越来越多，其病理特点是硬脑膜弥漫性增厚，组织学上可见增厚的硬脑膜由疏松或致密的纤维组织构成，伴炎性细胞浸润，可见散在坏死及境界清楚的肉芽肿或坏死性血管炎。CT 和 MR 增强扫描表现为硬脑膜弥漫性增厚强化（图 15-32）。

15.2.3　硬膜下和硬膜外积脓

硬膜下和硬膜外积脓时，增强 CT 和增强 MR 扫描可见脓肿与脑组织之间的脑膜强化。硬膜下和硬膜外积脓的影像学表现见第 4 章。

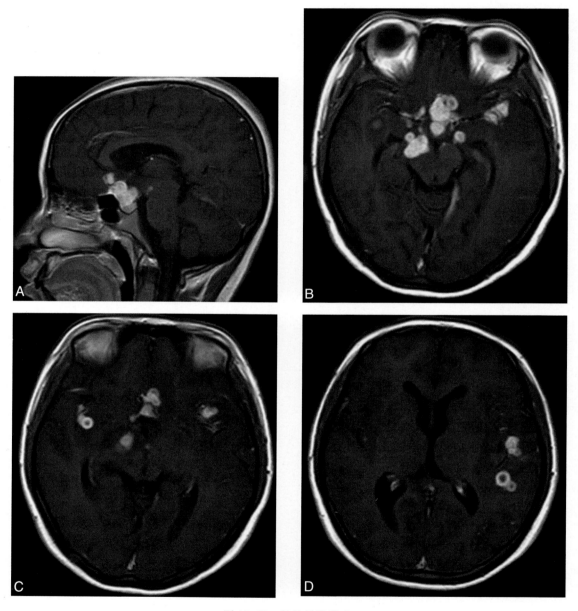

图 15-28　结核性脑膜炎

　　MR 增强扫描矢状位（A）及横切位（B，C，D）示脑底池和外侧裂脑膜广泛增厚，显著强化，脑实质内多发结节和环形强化病灶。

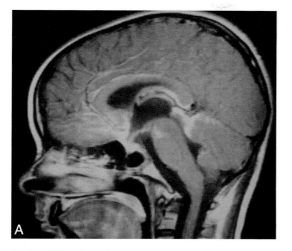

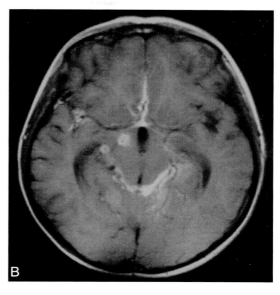

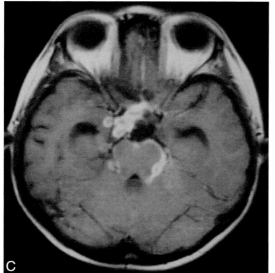

图 15-29 结核性脑膜炎

MR 增强扫描矢状位（A）及横切位（B，C）示脑底池和外侧裂脑膜广泛增厚，显著强化。

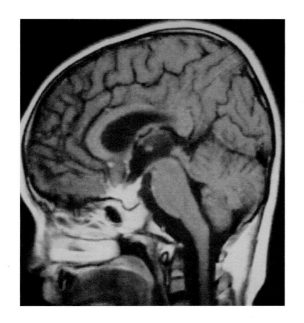

图 15-30 结节病性脑膜炎

MR 增强扫描矢状位示鞍上池脑膜显著强化。

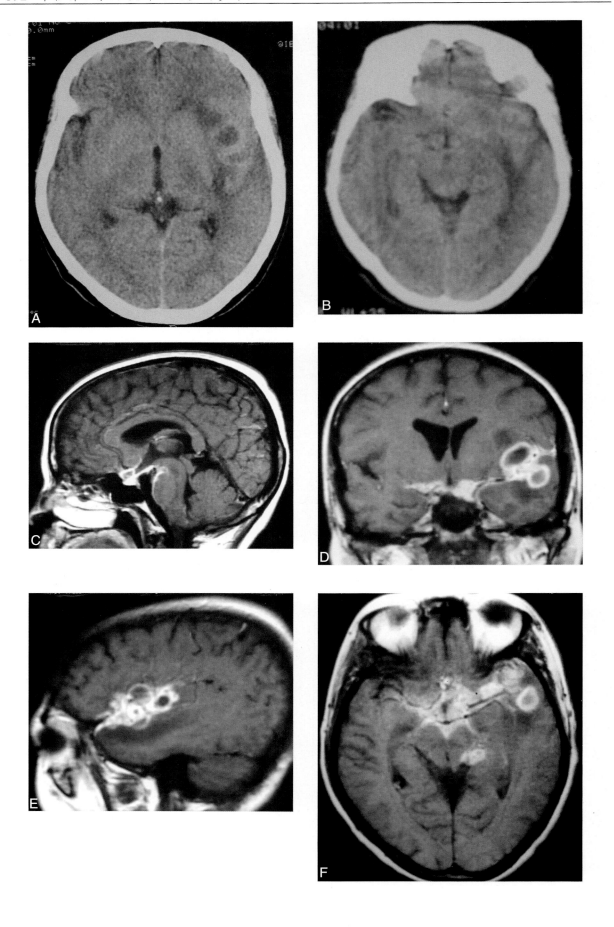

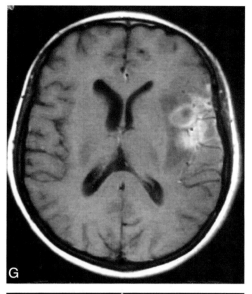

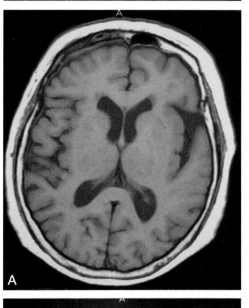

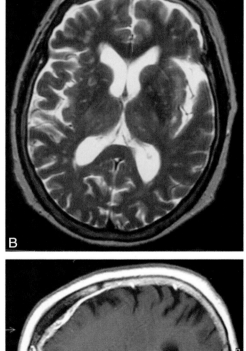

图 15-31 结核性脑膜炎

CT 平扫（A，B）示脑底池和左侧外侧裂密度增高，结构不清楚。MR 增强扫描（C，D，E，F，G）示脑底池和左侧外侧裂脑膜增厚，显著强化，邻近脑实质内也可见环形强化。

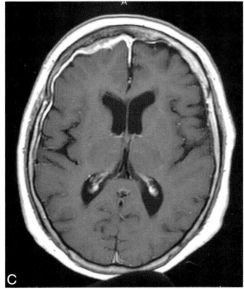

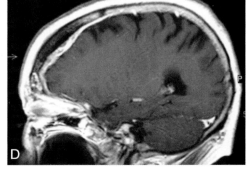

图 15-32 特发性肥厚性硬脑膜炎

MRT_1 加权图（A）示右侧额颞部脑膜增厚明显，呈脑实质样等信号，T_2 加权图（B）呈高信号，增强 MR 扫描（C，D）示增厚的脑膜显著强化。

15.2.4 脑膜转移瘤

脑膜转移瘤又称癌性脑膜炎（carcinomatous meningitis）和脑膜癌病，是恶性肿瘤通过血行转移、脑脊液种植播散而累及脑膜或肿瘤直接侵犯脑膜的一种严重病变。随着恶性肿瘤治疗方法的进展及影像学检查方法的进步，脑膜转移瘤在临床上有所增多。

脑膜转移瘤可来自中枢神经系统，也可来自中枢神经系统以外。中枢神经系统原发肿瘤引起脑膜转移常见的有髓母细胞瘤、室管膜瘤、星形细胞瘤和胶质母细胞瘤等。中枢神经系统以外容易引起脑膜转移的肿瘤主要有乳腺癌、淋巴瘤、白血病、肺癌、恶性黑色素瘤、消化道肿瘤、泌尿系统和生殖系统肿瘤等。肿瘤直接侵犯脑膜主要见于靠近脑表面的脑内肿瘤、颅骨肿瘤或颅外肿瘤沿颅底孔裂进入颅内时（如鼻咽癌）。

脑膜转移包括 3 种形式：硬脑膜转移、硬脑膜-蛛网膜转移和软脑膜-蛛网膜下腔转移。

血行性转移多表现为硬脑膜-蛛网膜转移，可见于脑膜的任何部位，但以幕上额、顶、颞部多见，少数也可以表现为硬脑膜转移，软脑膜-蛛网膜下腔转移少见，这是因为肿瘤细胞不像细菌，很少释放炎性介质破坏血脑屏障，所以很少累及有血脑屏障存在的软脑膜。脑脊液种植播散性转移通常均为软脑膜-蛛网膜下腔转移，以脑底池多见。肿瘤直接侵犯脑膜通常为硬脑膜转移或硬脑膜-蛛网膜转移，发生在邻近肿瘤的局部脑膜。

硬脑膜转移表现为局部硬脑膜增厚，肿瘤向硬膜外或硬膜下生长，形成软组织肿块（图15-33），肿瘤继续向外生长可引起颅骨内板虫蚀性破坏，向内生长可侵犯蛛网膜、软脑膜或脑实质，表现为肿瘤内缘模糊。CT 扫描时，硬脑膜转移瘤呈等密度或稍高密度，肿瘤可呈梭形、扁丘状或不规则结节肿块，肿瘤内可有坏死，但无钙化。MRT$_1$ 加权图肿瘤呈等信号或稍低信号，T$_2$ 加权图呈稍高信号。增强扫描常呈显著均质强化（图15-34，图15-35，图15-36）。

硬脑膜-蛛网膜转移瘤在增强扫描时表现为沿大脑凸面分布，不进入脑沟，软脑膜-蛛网膜下腔转移瘤可延伸进入脑沟，形态学改变包括弥漫性和结节性两种方式。弥漫性者在增强扫描时表现为颅骨内板下大脑凸面连续的、较粗的弧线样强化（图15-37，图15-38，图15-39），结节性者表现为脑膜大小不等的结节样强化，单发或多发。脑膜转移瘤可以单独累及硬脑膜-蛛网膜或软脑膜-蛛网膜下腔，也可两者同时累及，也可合并硬膜转移（图15-40）。总的来说，脑膜转移瘤以硬脑膜-蛛网膜单独受累常见，软脑膜-蛛网膜下腔单独受累少见。

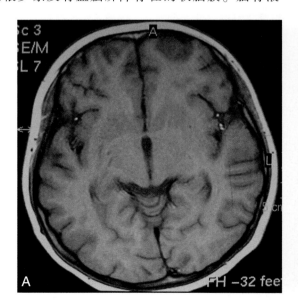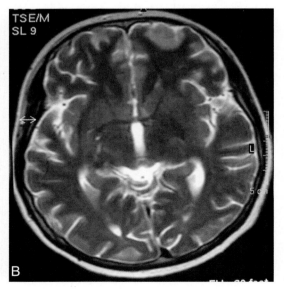

图 15-33　白血病脑膜转移

MRT$_1$ 加权图（A）示左额部脑表面局限性结节，呈均质低信号，T$_2$ 加权图（B）呈均质稍高信号，境界清楚。

MR 对脑膜转移瘤的诊断明显优于 CT（图 15-41），需要强调的是脑膜转移瘤在平扫时可以不显示异常，MR 强化扫描才能够显示，尤其是弥漫性脑膜转移瘤，所以，怀疑脑膜转移瘤的患者应该进行 MR 增强扫描。有肿瘤病史的患者如果出现脑膜异常强化，无论有无脑实质转移病灶，都应该考虑到脑膜转移瘤的可能。

15.2.5 脑膜瘤

脑膜瘤是颅内最常见的脑膜原发肿瘤，根据肿瘤位于脑外，CT 扫描呈较均质等密度或稍高密度，MRT$_1$ 加权图和 T$_2$ 加权图接近于等信号，增强扫描显著均质强化等特点，一般不难诊断。

脑膜瘤邻近的脑膜可发生增生增厚，在增强扫描时出现线条样强化，超出肿瘤与硬膜相连的范围，向周围延伸，称为脑膜尾征。脑膜尾征的特点是肿瘤连接部最厚，向外逐渐变薄（图 15-42）。脑膜尾征的发生率 52%~72%，脑膜尾征常见于脑膜瘤，但也可见于邻近脑膜的肿瘤或病变，所以，并非脑膜瘤所特有。

15.2.6 低颅压综合征

低颅压综合征（intracranial hypotension

syndrome）是一种原因不明的以体位性头痛为主要表现的临床综合征，立位时头痛加重而卧位时头痛减轻或消失。可伴有呕吐、视力障碍、颈项牵拉感等症状。侧卧位腰穿脑脊液压力低于 60mmH$_2$O（1mmH$_2$O=0.0098kPa）即可诊断。

本病发生原因尚不明，可能与病毒感染、身体状况不佳有关。发病机理可能与下丘脑功能紊乱、脑脊液吸收加快或异常漏出有关。

MR 增强扫描表现为硬脑膜-蛛网膜强化，脑膜增厚程度较均匀（图 15-43）。脑膜出现强化的原因与脑脊液量减少，静脉血管扩张有关。也可表现有脑下移，桥前池变窄，治疗后可恢复。低颅压综合征偶可合并硬膜下积液、脑内出血和梗死(图 15-44)。

15.2.7 弥漫性黑色素细胞增生症和脑膜黑色素瘤

弥漫性黑色素细胞增生症（diffuse melanocytosis）和脑膜黑色素瘤（meningeal melanomatosis）是原发性黑色素细胞病变的 2 种不同类型，均表现为脑膜病变。

弥漫性黑色素细胞增生症非常少见，属于原发性黑色素细胞病变中的一种，约占整个颅内肿瘤的 0.04%，以往文献多为个案报告。

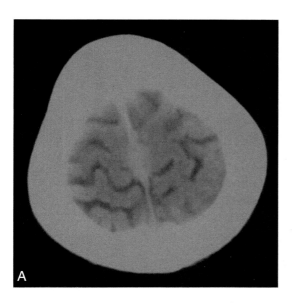
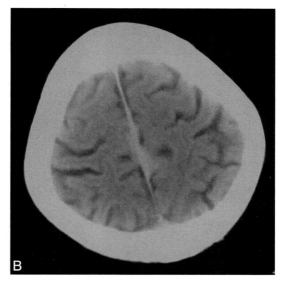

图 15-34　肺癌硬脑膜转移
CT 增强扫描（A，B）示大脑镰局限性不规则增厚，显著强化。

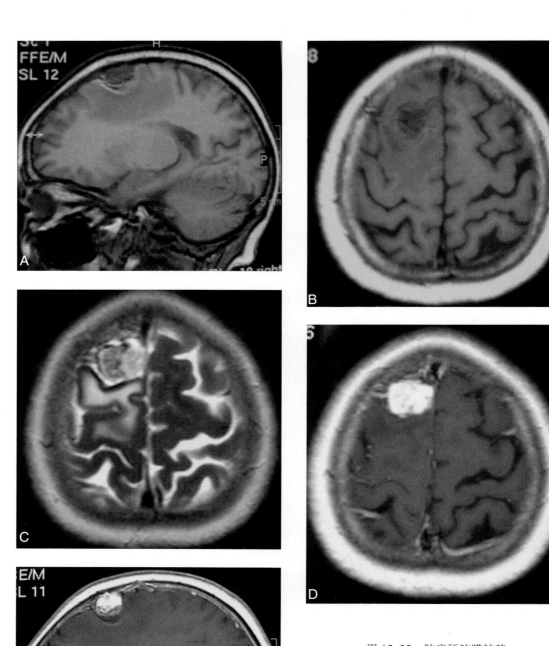

图 15-35 肺癌硬脑膜转移

MRT$_1$ 加权图矢状位（A）和横切位（B）示右额后部硬脑膜局限性肿块结节，呈低信号，T$_2$ 加权图（C）呈等信号，增强 MR 扫描横切位（D）和矢状位（E）示肿瘤显著强化。

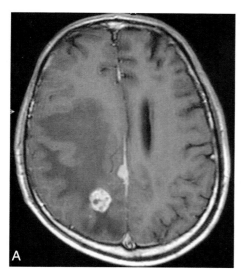
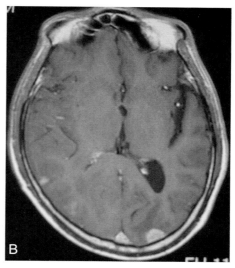

图 15-36 肺癌颅内多发转移

　　MR 增强扫描（A，B）示大脑镰和左枕部硬脑膜转移结节显著强化，半球脑实质内同时有多发转移瘤强化病灶存在。

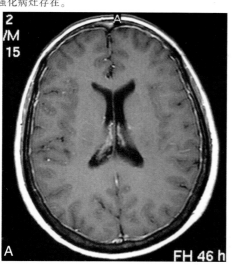
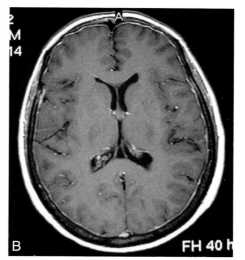

图 15-37 肺癌脑膜广泛转移

　　MR 增强扫描（A，B）示脑膜广泛线样显著强化。

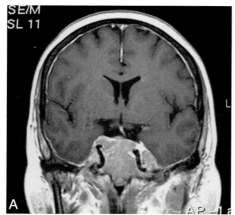
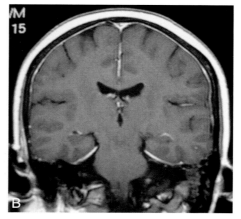

图 15-38 肺癌脑膜广泛转移

　　MR 增强扫描冠状位（A，B）示脑膜广泛线样显著强化并鞍区转移。

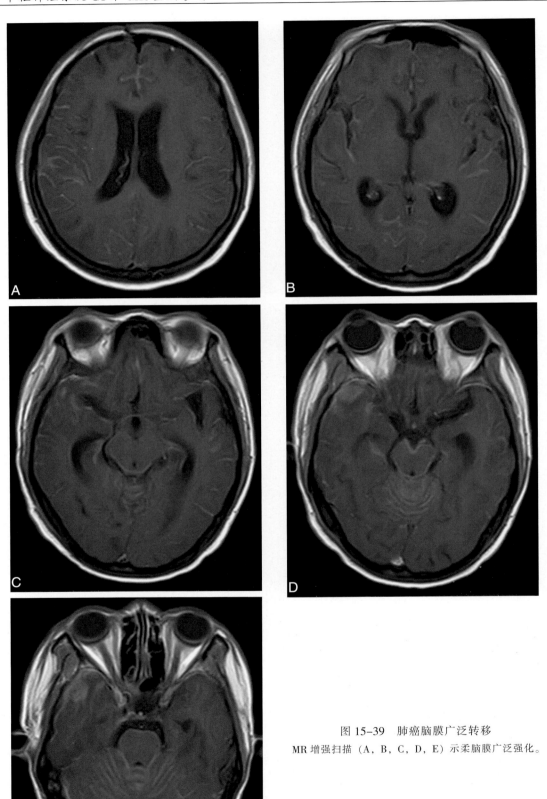

图 15-39　肺癌脑膜广泛转移

MR 增强扫描（A，B，C，D，E）示柔脑膜广泛强化。

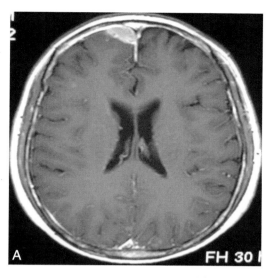
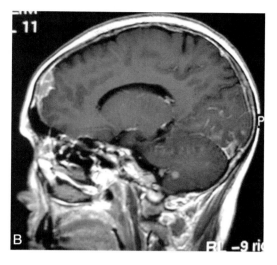

图 15-40 肺癌脑膜广泛转移

MR 增强扫描（A，B）示脑膜广泛线样显著强化，右额部硬脑膜转移呈显著强化结节，小脑实质内也有转移病灶呈强化结节。

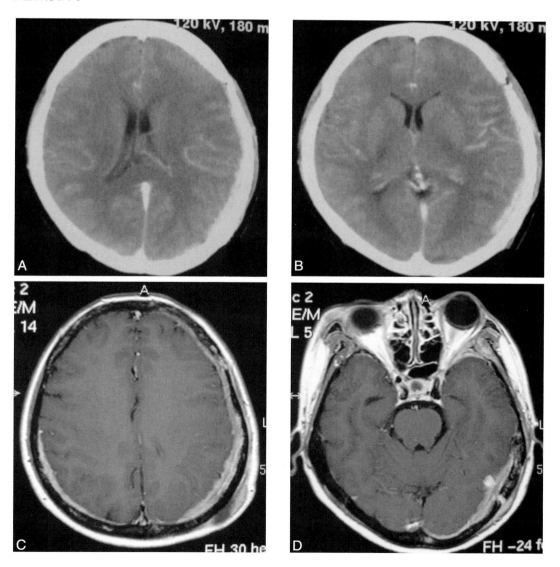

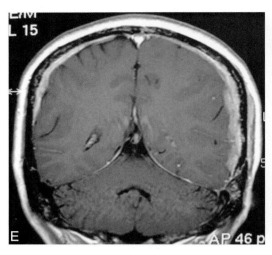

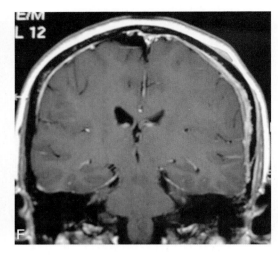

图 15-41 乳腺癌脑膜转移

CT 增强扫描（A，B）示左侧后部颅骨下方有细条样强化，MR 增强扫描（C，D，E，F）示双侧脑膜广泛性增厚，显著强化。

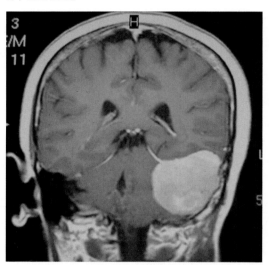

图 15-42 脑膜瘤

MR 增强扫描冠状位示左侧小脑幕脑膜瘤显著均质强化，肿瘤附近脑膜强化呈脑膜尾征。

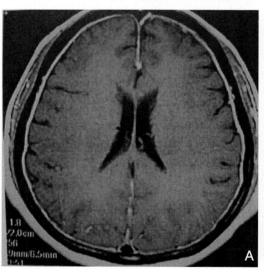

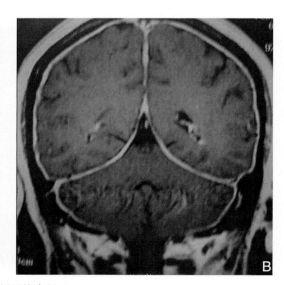

图 15-43 低颅压综合征

MR 增强扫描（A，B）示脑膜广泛强化。

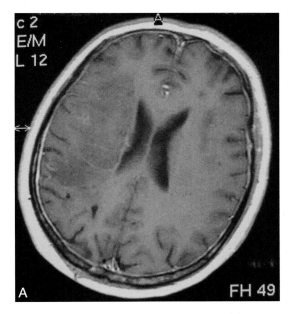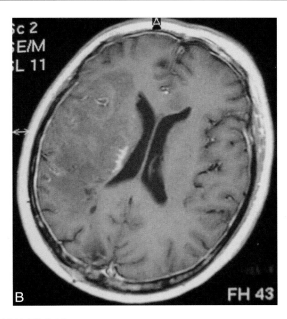

图 15-44 低颅压综合征

MR 增强扫描（A，B）示脑膜广泛强化并右侧大面积脑梗死，梗死区呈低信号。

正常人脑膜含有黑色素细胞，以脑底部、脑干周围和颈髓周围多见，这些黑色素细胞增生，黑色素含量增多，即形成弥漫性黑色素细胞增生症。伴有皮肤黑色素痣时，称为黑色素细胞痣错构瘤病（melanocytic phakomatosis），为神经外胚层发育不良所形成的斑痣综合征中最少见的一种，主要包括神经皮肤黑变病（neurocutoneous melanosis）和太和痣综合征（nevus of ota syndrome）。

神经皮肤黑变病是一种先天性疾病，以先天性皮肤黑色素痣和软脑膜弥漫性黑色素细胞增生为特征，典型的神经系统病变仅累及软脑膜，软脑膜变黑增厚，常局限于黑色素细胞分布较多的部位，如脑底部等，但也可呈弥漫性，累及软脊膜、室管膜和脉络膜。神经皮肤黑变病也可同时累及软脑膜和硬脑膜，也可通过血管周围间隙累及脑实质，累及脑实质者，多已转变为恶性，即脑膜黑色素瘤病。神经皮肤黑变病偶尔可同时有其他神经皮肤斑痣综合征，如神经纤维瘤病、Sturge-Weber 综合征、Dandy-Walker 综合征等。

典型的太和痣为位于三叉神经第 1、第 2 支分布区域皮肤无毛发的黑色斑痣，女性多见，多数为先天性。太和痣伴发颅内黑变病除累及软脑膜外，主要累及硬脑膜、骨膜和颅骨，与神经皮肤黑变病不同。

MR 是诊断脑膜弥漫性黑色素细胞增生症最好的影像学检查方法（图 15-45），由于病变主要累及软脑膜，故在 MRT$_1$ 加权图上主要表现为脑膜增厚，深入到脑沟内，黑色素含量较多时，T$_1$ 加权图增厚的脑膜呈高信号，黑色素含量越多，信号越高，黑色素含量较少时，MR 平扫也可不能发现异常，增强 MR 扫描才会出现软脑膜-蛛网膜下腔强化，表现为沿脑表面分布，并深入到脑沟内的线样强化。CT 扫描也可较好显示病变，表现为脑沟裂密度增高，类似于蛛网膜下腔出血，且首次 CT 扫描常误诊断为蛛网膜下腔出血，数周后复查 CT 扫描发现病变仍然呈高密度，没有变化，才意识到不是蛛网膜下腔出血。由于软脑膜增厚可能造成脑脊液循环障碍，常见合并脑积水征象。

除蛛网膜下腔出血外，弥漫性黑色素细胞增生症还应与软脑膜-蛛网膜下腔转移鉴别，MR 扫描表现为短 T$_1$ 短 T$_2$ 信号时，应考虑弥漫性黑色素细胞增生症，注意临床有无皮肤黑色素斑痣常可确定诊断。

脑膜黑色素瘤病是恶性黑色素瘤的弥漫性软脑膜病变型，病变仅侵犯软脑膜，CT 和 MR 平扫常不能够显示异常，或仅表现有脑室扩大等脑积水征象，增强扫描时可见软脑膜广泛强化，以脑底部病变为著，强化的软脑膜可呈结节状。

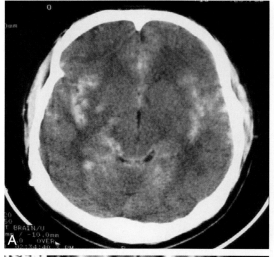

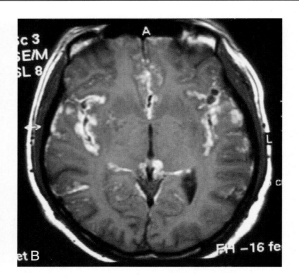

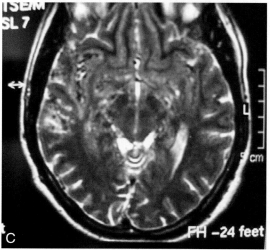

图 15-45 脑膜弥漫性黑色素细胞增生症

CT 平扫（A）示双侧半球脑沟及外侧裂弥漫性密度增高，MRT$_1$ 加权图（B）示软脑膜广泛性不规则增厚，呈高信号，类似于增强扫描，T$_2$ 加权图（C）呈等低信号。

15.2.8　缝隙状脑室

缝隙状脑室（slit ventricles）见于反复行脑室分流的儿童，由于过度分流造成脑室粘连和室管膜瘢痕，脑室张力消失，脑室很小。CT 和 MR 检查表现为脑室很小，脑池闭塞，增强扫描见硬脑膜明显强化（图 15-46）。

15.2.9　其他原因

蛛网膜下腔出血、硬膜下出血、硬膜外出血和长期的脑室分流可以刺激脑膜，引起脑膜纤维化，增强扫描时可出现脑膜强化（图 15-47）。

风湿病（rheumatoid disease）和骨髓纤维化髓外造血（myelofibrosis and extramedullary hematopoiesis）的病人可以出现脑膜强化，呈弥漫性脑膜强化或结节状强化。

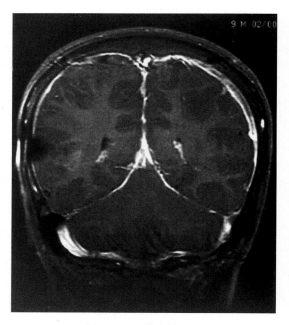

图 15-46　缝隙状脑室

反复行脑室分流术后，MR 增强扫描冠状位示侧脑室很小，脑室张力消失，硬脑膜广泛明显强化。

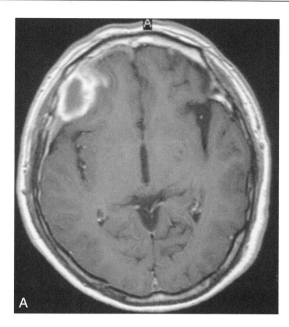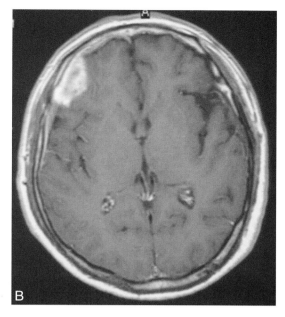

图 15-47　硬膜外血肿脑膜强化

MR 增强扫描（A，B）示右额部硬膜外血肿呈环形强化，邻近脑膜呈线样强化。

脑梗死早期，邻近的脑膜可出现强化，常见于幕上大面积脑梗死患者。呈硬脑膜-蛛网膜强化。脑膜强化的机制尚不清楚，可能与反应性充血、局部刺激性炎性反应有关。

靠近脑表面的肿瘤均可由于刺激脑膜，增强扫描时表现有脑膜强化（图 15-48）。

参考文献

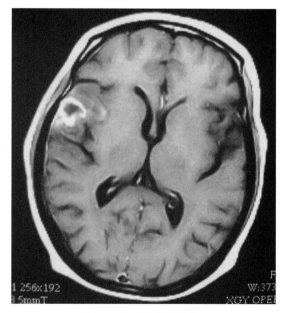

图 15-48　肺癌脑转移

MR 增强扫描示右颞叶靠近脑表面转移瘤呈环形强化，邻近脑膜呈线样强化。

1　艾林，戴建平，高培毅，等.弥散加权图像在鉴别脑脓肿与坏死、囊变脑肿瘤中的作用.中华放射学杂志，2001，35:663-665

2　陈伟建，诸葛启钏，郭献忠，等.慢性扩展性脑内血肿的影像学表现.中国临床医学影像杂志，2001，12:155-157

3　陈星荣，沈天真.原发性黑素细胞病变.中国医学计算机成像杂志，2003，9:201-207

4　冯平勇，杨海庆，辛雨玲.神经母细胞瘤硬脑膜转移四例.中华放射学杂志，2002，36:281-282

5　葛建立，王培军，储可仁，等.幕上脑内单发环形病变 CT 诊断.临床放射学杂志，2001，20:174-177

6　蒋定尧，龚小娅.以脑出血为首发症状的脑脓肿一例.中华放射学杂志，2000，34:717-718

7　刘文，蔡宗尧，于新华，等.脑膜病变致脑膜强化的MRI 表现及其临床意义.临床神经病学杂志，1999，12:341-343

8　马林，于生元，蔡幼铨，等.系统性恶性肿瘤所致脑膜癌病的磁共振成像表现.中华放射学杂志，20001，35:11-14

9　麻增林，方继良，李松年.正常脑膜与非脑膜病变的MR 成像表现（综述）.国外医学临床放射学分册，1998，21:98-100

10　毛启玉，何小鹏.新型隐球菌性脑脓肿 CT 误诊一例.放射学实践，2003，18:376

11　毛文萍，陈峰，邓红，等.特发性肥厚性硬脑膜炎一

例.中华放射学杂志，1995，29:727-728

12 汤群锋，沈钧康，钱铭辉，等.不同病因致脑膜异常强化的 MRI 分析.临床放射学杂志，2002，21:848-851

13 陶晓峰，丁娟，肖湘生，等.非脑膜瘤脑膜病变的 MRI 表现及强化模式.中华放射学杂志，2004，38:48-52

14 陶晓娟，孙波，戴建平.颅内磁共振成像（MRI）环形强化病变.实用放射学杂志，2003，19:208-211

15 王安生，毕可礼，李迎山，等.慢性扩展性脑内血肿（附 10 例报告）.中国神经精神疾病杂志，1993，19:112-113

16 王光彬，武乐斌.脑膜病变的 MRI 诊断及进展.中华放射学杂志，2001，35:8-10

17 夏爽，倪红艳，祁吉.MR 弥散加权成像在鉴别颅内环形强化病变的价值临床放射学杂志，2004，23:375-378

18 肖家和，王大有，邓开鸿.肿瘤软脑膜-蛛网膜转移的 CT、MRI 诊断.中华放射学杂志，1999，33:85-88

19 杨小平，李坤成.结核性脑膜炎的 MRI 诊断价值.中华放射学杂志，2001，35:14-16

20 余永强，李松年，张斌，等.非脑膜瘤脑膜异常强化的 MRI 与病因对比研究.中华放射学杂志，1997，31:528-531

21 张贵祥，徐朝霞，韩月东，等.不同途径脑膜转移瘤的 MRI 分析.中华放射学杂志，2001，35:17-20

22 郑克华，余晖，袁丽芳，等.原发性低颅压综合征的 MRI 表现.临床放射学杂志，2010，29:1168-1170

23 Balmaceda CM, Fetell MR, Powers J, et al.Nevus of Ota and leptomeningeal melanocytic lesions.Neurology, 1993, 43:381-386

24 Brigtte D, Tadeuz S, Guus K, et al.Use of diffusion-weighted MR imaging in differential diagnosis between intracerebral necrotic tumors and cerebral abscess. AJNR, 1999, 20:1252-1257

25 Burke JW, Podrasky AE, Bradley WG.Meningitis: postoperative enhancement on MR images.Radiol, 1990, 174:99-102

26 Chang KH, Han MH, Roh JK.Gd-DTPA enhanced MR imaging of the brain in patients with meningitis: comparison with CT.AJNR, 1990, 11:69-70

27 Chang KH, Han MH, Roh JK.Gd-DTPA enhanced MR imaging of experimental bacterial meningitis:evaluation and comparison with CT.AJNR, 1988, 9:1045-1050

28 Chang KH, Han MH, Roh JK.Gd-DTPA enhanced MR imaging of the brain in patients with meningitis: comparison with CT.AJR, 1990, 154:809-816

29 Chang KH, Han MH, Roh JK.Gd-DTPA enhanced MR imaging in intracranial tuberculosis. Neuroradiology, 1991, 238:340-344

30 Chang KH, Lee JH, Han MH, et al.The role of contrast-enhanced MR imaging in the diagnosis of neurocysticercosis.AJNR, 1991, 12:509-512

31 Christoforidis GA.Spontaneous Intracranial Hypotension:report of four cases and review of the literature. Neurol, 1998, 48:636-639

32 david F, Adam F, Lisa T.Contrast-enhanced MR imaging of Idiopathic hypertrophic craniospinal pachymeningitis.AJR, 1993, 160:900-903

33 Dermirei A, Kawamura Y, Sze G, et al.MR of parenchymal neurcoutaneous melanosis. AJNR, 1995, 16:603-606

34 Desprechins B, Stadnik T, Boerts G, et al.Use of diffusion-weighted MR imaging in differential diagnosis between intracerebral necrotic tumors and cerebral abscesses. AJNR, 1999, 20:1252-1256

35 Destian S, Heier LA, Zimmerman RD, et al.Differentiation between meningeal fibrosis and chronic subdural hematoma after ventricular shunting:value of enhanced CT and MR scans.AJNR, 1989, 10:1021-1026

36 Devi BI, Bhatia S, Kak VK, et al.Spontaneous haemorrhage associated with a brain abscess.Childs Nev Syst, 1993, 9:481-482

37 Draout S, Abdenabi B, Ghanem M, et al.CT of cerebral tuberculoma.J Comput Assist Tomogr, 1987, 11:594-597

38 Ebisu T, Tanaka C, Umeda M, et al.Discrimination of brain abscess from necrotic or cystic tumors by diffusion-weighted echo planar imaging.Magn Reson Imaging, 1996, 14:1113-116

39 Fishman RA, Dillon WP.Dural enhancement and cerebral displacement secondary to intracranial hypotension.Neuroradiol, 1993, 43:609-611

40 Fiumara E, Gambacorta M, Angelo V, et al.Chronic encapsulated intracerebral hematoma:pathogenic and diagnostic considerations.J Neurol Neurosurg Psychia, 1989, 52:1296-1299

41 Friedman D, Flanders A, Tartaglino L.Contrast-enhanced MR imaging of idiopathic hypertrophic craniospinal pachymeningitis.AJR, 1993, 160:900-901

42 Fukui MB, Meltzer CC, Kanal F, et al.MR imaging

of the meninges Part Ⅱ.Neoplastic disease.Radilogy, 1996, 201:297-308

43 Goyal M, Sharma A, Mishra N, et al.Imaging appearance of pachymeningeal tuberculosis.AJR, 1997, 169：1421-1424

44 Gupta RK, Jena A, Sharma A, et al.MR imaging of intracranial tuberculomas.J Comput Assist Tomogr, 1988, 12:280-285

45 Haimes AB, Zimmerman RD, Morgello S, et al.MR imaging of brain abscesses.AJNR, 1989, 10:279-291

46 Harris DE, Enterline DS.Fungal infections of the CNS. Neuroimaging Cli N Am, 1997, 7:187-198

47 Harris TM, Edwards MK.Meningitis.Neuroimaging Clin N Amer, 1991, 1:39-56

48 Hartman LC, Oliver F, Winkelmann RK, et al.Blue nevus and nevus of Ota associated with dural melanoma.Cancer, 1989, 64:182-186

49 Hayes SW, Sherman GL, Stern BJ, et al.MR and CT evaluation of intracranial sarcoidosis.AJR, 1987, 149: 1043-1049

50 Jinkins JR, Gupta R, Chang KH, et al.MR imaging of CNS tuberculosis.Radiol Clin Am, 1995, 33:771-786

51 Joseph MM, Beatriz GA, Jonathan HG.Wegener granulomatosis:MR imaging findings in brain and meninges.Radiology, 1999, 213:784-799

52 Kadonaga JN, Barkovich AJ, Edwards MSB, et al. Neurocutaneous melanosis in association with the Dandy-Walker complex.Pediatr Dermatol, 1992, 9: 137-143

53 Kim YJ, Chang KH, Song IC, et al.Brain abscess and necrotic or cystic brain tumor:Discrimination with signal intensity on diffusion-weighted MR imaging.Am J Roentgenol, 1998, 171:1487-1490

54 Kinsler VA, Aylett SE, Coley SC, et al.Central nervous system imaging and congenital melancytic naevi. Arch Dis Child, 2001, 84:152-155

55 Kioumehr F, Dadsetan MR, Rooholamini SA, et al. Central nervous system tuberculosis:MRI.Neuroradiology, 1994, 36:93-96

56 Kurita H, Sasaki T, Kawamoto S, et al. Chronic encapsulated intracerebral hematoma in association with gamma knife stereotactic radiosurgery for a cerebral arteriovenous malformation:case report.J Neurosurg, 1996, 84:874-878

57 Mamelak AN, Kelly WM, davis RL, et al.Idiopathic hypertrophic cranial pachymeningitis:report of three cases.J Neurosurg, 1993, 79:270-273

58 Martin N, Masson C, Henin D, et al.Hypertrophic cranial pachymeningitis:assessment with CT and MR imaging.AJNR, 1989, 10:477-479

59 Masson C, Henin D, Hauw JJ, et al.Cranial pachymeningitis of unknown origin:a study of seven cases. Neurology, 1993, 43:1329-1332

60 Mayer SA, Kim GK, Onesti ST, et al.Biopsy-proven isolated sarcoid meningitis.J Neurosurg, 1993, 78: 994-996

61 Meltzer CC, Fukui MB, Kanal F, et al.MR imaging of the meninges Part I.Normal anatomic features and nonneoplastic disease.Radilogy, 1996, 201:297-308

62 Murphy JM, Anson BG, Gilland JH, et al.Wegener granulomatosis:MR imaging finding in brain and meninges.Radiology, 1999, 213:794-799

63 Nakau H, Miyazawa T, Tamai S, et al.Pathologic significance of meningeal enhancement（flare sign）of meningiomas on MRI.Surg Neurol, 1997, 48:584-591

64 Ostrow T, Hudgins P.MRI of intracranial fungal infections.Top Magn Reson Imaging, 1994, 6:22-31

65 Paakko E, Patronas NJ, Schellinger D.Meningeal Gd-DTPA enhancement in patients with malignancies.J Comput Assist Tomogr, 1990, 14:542-546

66 Pannullo SC, Reich JB, Krol G, et al.MRI changes in intracranial hypotension.Neurol, 1993, 43:919-926

67 Pfister HW, Feiden W, Einhaupl KM.Spectrum of complications during bacterial meningitis in adults, Results of a prospective clinical study.Arch Neurol, 1993, 50:577-581

68 Phillips ME, Ryals TJ, Kambhu SA, et al.Neoplastic vs inflammatory meningeal enhancement with Gd-DTPA. J Comput Assist Tomogr, 1990, 14:536-541

69 Popovich MR, Arthur RH, Helmer E.CT of intracranial cryptococcosis.AJNR, 1990, 11:139-142

70 Pozzati E, Giuliani G, Gaist G, et al. Chronic expanding intracerebral hematoma.J Neurosurg, 1986, 65:611-614

71 Rana S, Albayram S, Lin DDM, et al.Diffusion-weighted imaging and apparent diffusion coefficient maps in a case of intracerebral abscess with ventricular extention.AJNR, 2002, 23:109-113

72 Ranoux D, Devanx B, Laury C, et al.Meningeal sarcoidosis, pseudomeningioma, and pachymeningitis of the convexity.J Neurol Neurosurg Psychiatry, 1992, ss:300-303

73　Rhee RS, Kumasaki DY, Sarwar M, et al.MR imaging of intraventricular cysticercosis.J Comput Assist Tomogr, 1987, 11:598-601

74　Riccio TJ, Hesselink JR.Gd-DTPA-enhanced MR of multiple crytococcal brain abscesses.AJNR, 1989, 10:565-566

75　Sadhu VK, Handei SF, Pinto RS, et al.Neuroradiologic diagnosis of subdural empyema and CT limitation. AJNR, 1980, 1:39-44

76　Sakamoto T, Oshio K, Hazama Y, et al. Chronic encapsulated intracerebral hematoma with cyst formation caused by rupture o arteriovenous malformation:a case report.No-shinkei-geka, 1997, 25:73-77

77　Schumacher M, Orszaph M.Imaging techniques in neoplastic meningiosis.J Neurooncol, 1998, 38:111-120

78　Seltzer S, Mark AS, Atlas SW, et al.CNS sarcoidosis: evaluation with contrasr-enhanced MRI.AJNR, 1991, 12:1227-1233

79　Shaw DWW, Cohen WA.Viral infections of the CNS in children:imaging features.AJR, 1993, 160:125-133

80　Sumioka S, Kajihawa H, Yamamura K, et al.Putaminal abscess occurring at the site of hemorrhage:a case report.No Shinkei Geka, 1996, 24:859-863

81　Suzuki M, Takashima T, Kadoya M, et al.Gadolinium-DTPA enhancement of dural structures on MRI after surgery.Neurochir, 1992, 35:112-116

82　Sze G.Diseases of the intracranial meninges:MR imagings feature.AJR, 1993, 160:727-733

83　Sze G, Soletsky S, Bronen R, et al.MR imaging of cranial meninges with emphasis on contrast enhancement and meningeal carcinomatosis.AJNR, 1989, 10: 965-975

84　Tan CT, KuanBB.Cryptococcus meningitis, clinical CT scan considerations.Neuroradiology, 1987, 29:43-46

85　Teitelbaum GP, Otto RJ, Lin M, et al.MR imaging of neurocysticercosis.AJNR, 1989, 10:709-718

86　Thews VEP, Kuharik MA, Edwards ME, et al.Gd-DTPA-enhanced MR imaging of experiment bacterial meningitis:evaluation and comparison with CT.AJNR, 1988, 9:1045-1050

87　Tishler S, Williamson T, Mirra SS, et al.Wegener granulomatosis with meningeal involvement.AJNR, 1993, 14:1248-1252

88　Weingarten K, Zimmerman RD, Becker RD, et al. Subdural and epidural empyemas:MR imaging.AJNR, 1989, 10:81-89

89　Weisderg LA, Stazio A, Elliott D.The chronic expanding intracerebral hematoma.Comput Med Imaging Graph, 1990, 14:61-65

90　Yuh WTC, Drew JM, Rizzo M, et al.Evaluations of pachymeningitis by contrast-enhanced MR imaging:a patient with rheumatoid disease.AJNR, 1990, 11: 1247-1248

16 脑室周围带状病变

16.1 室管膜炎

室管膜炎（ependymitis）又称脑室炎，是室管膜上皮的炎症。可由脑室旁脓肿破入脑室，或由基底池脑膜炎逆行感染而引起，部分患者见于脑室分流术后。在新生儿，室管膜炎也可以是软脑膜炎唯一仅有的表现。

细菌性室管膜炎在 CT 平扫时可以无异常表现，也可表现为脑室周围薄带状低密度，MR 对病变的显示优于 CT，MRT$_2$ 加权图显示为脑室周围薄带状高信号。

CT 和 MR 增强扫描对诊断是必要的，增强扫描显示为脑室周围薄带状强化，通常增强带厚度比较均匀（图 16-1）。

细菌性室管膜炎主要应与脑室周围间质性水肿区别，后者主要见于脑积水。由于室管膜炎可以发生于脑积水分流术后，另一方面，室管膜炎也可因脑脊液通道粘连阻塞而合并脑积水，故如果脑室扩大与脑室周围带状低密度（CT 平扫）或高信号（MRT$_2$ 加权图）同时存在时，这种脑室周围带状病变到底是室管膜炎还是间质性水肿，或者两者同时存在，平扫 CT 和平扫 MR 常很难确定，有 2 点可帮助鉴别：室管膜炎可以侵及胼胝体，而脑室周围间质性水肿则不会，因为胼胝体对脑脊液向外渗出的阻力很大；室管膜炎双侧可以不对称，严重者带状病变周围脑实质内可有大片的脑水肿存在，而脑室周围间质性水肿双侧对称；增强 CT 和

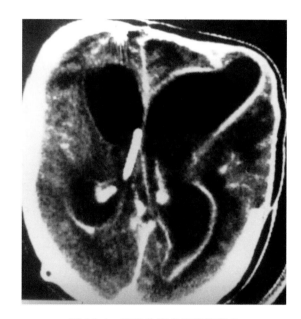

图 16-1 脑室分流术后室管膜炎
CT 增强扫描示侧脑室室管膜细线样强化。

MR 检查是最好的鉴别方法，增强扫描时，脑室周围出现薄带状强化说明为室管膜炎而不是脑室周围间质性水肿。

真菌或结核性感染所致的室管膜炎，脑室周围带状病变可很不规则，增强扫描时可表现为结节状与带状强化同时存在，这种表现需要与室管膜下转移区别，结合病史及参考脑实质内其他病灶的表现特点对鉴别很重要。

16.2 脑室周围间质性脑水肿

脑室周围间质性脑水肿（periventricular interstitial edema）主要见于梗阻性脑积水患者，尤其常见于导水管狭窄。由于脑室内压力增高，脑脊液进入脑室周围白质。CT 平扫时见脑室周围呈带状低密度，MRT₂ 加权图表现为脑室周围带状高信号，双侧对称，轻度者带比较窄，厚度均匀，严重者带可很宽，厚度常不均匀（图 16-2）。脑室分流术后，此水肿带消失说明分流有效，但此带不消失也并不说明分流无效，因其与病变的长短及个体差异等其他因素有关。CT 和 MR 增强扫描时不强化。

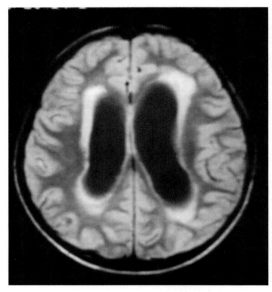

图 16-2　脑室周围间质性水肿
脑积水患者，质子加权图横切位示脑室周围带状高信号。

与室管膜炎、室管膜下转移的区别要点是：CT 和 MR 增强扫描时脑室周围间质性水肿不出现强化，而室管膜炎和室管膜下转移强化；室管膜下转移在 CT 平扫时多呈等密度或稍高密度，而脑室周围水肿呈低密度。

同时，还需与皮质下动脉硬化性脑病和多发性硬化区别，它们的共同特点是增强扫描时脑室周围带状病变不强化，但脑室周围间质性水肿通常脑室扩大很显著，而皮质下动脉硬化性脑病和多发性硬化脑室扩大程度轻，且脑白质内有多发斑片状病灶。

16.3　皮质下动脉硬化性脑病

皮质下动脉硬化性脑病（subcortical arteriosclerotic encephalopathy）是脑血管病中比较常见的一种类型，又称深部白质脑梗死（deep white matter infarction），由 Binswanger 于 1894 年最早描述，故也称 Binswanger 病。

皮质下动脉硬化性脑病的主要病因为半球深部白质长穿支动脉硬化和透明变性，管壁增厚和管腔狭窄，造成血管周围间隙扩大和广泛的半卵圆中心脱髓鞘改变，脑室周围尤其显著，u-纤维常不受累及。基底节和脑干可同时有腔隙病灶，皮层通常无改变。病人均存在有脑动脉硬化，且常合并有高血压。

本病多见于 50 岁以后。起病缓慢。临床主要表现有假性球麻痹、注意力不集中、进行性记忆障碍、情绪和性格改变、精神迟滞及步态障碍等。并常有中风发作或反复发作史，表现有偏瘫、失语、感觉障碍等。

病灶主要位于中央半卵圆区及侧脑室周围，脑室周围脱髓鞘改变可以融合成带状。在 CT 平扫时表现为带状低密度，MRT₂ 权图及 T₂FLAIR 成像呈带状高信号，带常不规则，对称或不对称（图 16-3，图 16-4）。增强扫描时不强化。

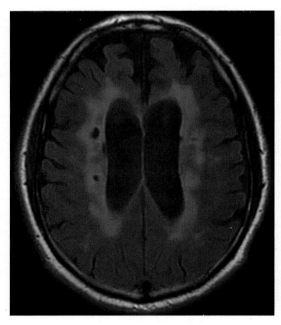

图 16-3　皮质下动脉硬化性脑病
T₂FLAIR 示脑室周围不规则带状高信号。

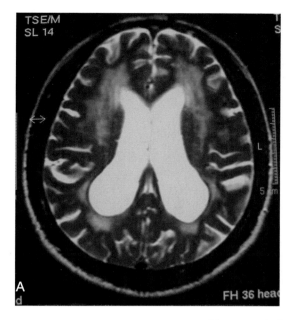 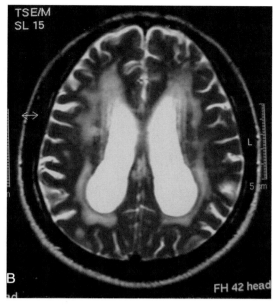

图 16-4　皮质下动脉硬化性脑病
MRT₂ 加权图（A，B）示脑室周围不规则斑片状高信号，部分融合成带状。

与脑室周围间质性水肿的区别要点是，间质性脑水肿的侧脑室扩大非常显著，可有导水管狭窄，而皮质下动脉硬化性脑病侧脑室扩大较轻，同时有皮质萎缩现象。另外，还需与多发性硬化区别，主要应结合临床情况，本病主要见于老年人，临床上以进行性痴呆为主要表现，可伴有高血压及脑萎缩，而多发性硬化主要见于青中年女性。

16.4　室管膜下转移

室管膜下转移（subependymal metastasis）可为血行性转移或种植性转移。CT 平扫时常呈稍高密度或等密度，多发结节互相融合的带状呈较均匀的带状，带的内缘常有不规则结节存在，MRT₂ 加权图呈高信号（图 16-5），增强扫描时带及结节均出现强化。主要需与室管膜炎鉴别：后者 CT 平扫呈低密度，而室管膜下转移呈等密度或稍高密度；室管膜下转移内侧缘不

光整，常呈结节状，而室管膜炎的内缘比较光整；室管膜下转移患者，脑实质内常同时有转移灶存在。

16.5　多发性硬化

多发性硬化（multiple sclerosis）常表现为脑室周围多发散在病灶，数毫米或数厘米大小，尤其常见于侧脑室额、枕角附近及半卵圆区白质，部分病例脑室周围也可融合成带状，CT 平扫呈低密度，MRT₂ 加权图呈高信号，增强扫描时新鲜病灶可出现强化，陈旧病灶不强化。病灶一般不规则，不对称，其他部位白质、脑干、脊髓可能同时有病灶存在。主要应与皮质下动脉硬化性脑病区别，两者的 CT 和 MR 表现相似，但本病以 35 岁左右的女性多见，而皮质下动脉硬化性脑病主要见于老年人。但少数多发性硬化（12%）也可发生于 50 岁以上，此时与皮质下动脉硬化性脑病区别有困难。

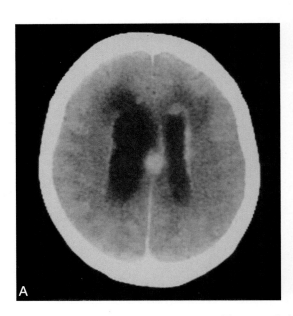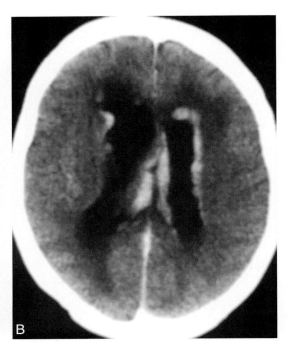

图 16-5　肺癌室管膜下转移

CT 平扫（A）示双侧侧脑室周围和透明隔带状和结节状稍高密度病灶，CT 增强扫描（B）病灶强化。

参考文献

1　Barloon TJ，Yuh WT，Knepper LE，et al.Cerebral ventriculitis:MR findings.J Comput Assist Tomogr，1990，14:272-275

2　Zimmerman RA，et al.Periventricular hyperintensity as seen by magnetic resonance:prevalence and significance. AJNR，1986，7:13-17

17 脑干病变

17.1　解剖

　　根据发生，将脑分为端脑（包括双侧大脑半球）、间脑、小脑、中脑、桥脑、延髓 6 部分，通常将中脑、桥脑和延髓统称为脑干。

　　中脑是脑的 6 个部分中最小的部分，位于小脑幕切迹水平。中脑斜行通过小脑幕切迹，将桥脑和小脑连于间脑。中脑长 15~25mm，上下端的界限，在背侧面上至松果体，下至滑车神经出脑处，在腹侧面，上至乳头体，下至桥脑头侧缘。在横切面中脑包括 3 个部分：背侧较小的顶盖部，腹侧较大的大脑脚部及两侧的被盖部（也称大脑脚盖）。顶盖和大脑脚之间为中脑导水管，中脑导水管的基底膜主要由神经胶质突起构成，包括原浆型及纤维型星形细胞。中脑导水管的周围有 1 厚层灰质。顶盖包括 4 个圆形隆起，即四叠体，头侧 1 对称上丘，尾侧 1 对称下丘。中脑腹侧为 2 条纵柱，即大脑脚。大脑脚被黑质分为背、腹 2 部，黑质为沉积了黑色素的月牙形灰质，黑质背内侧是另外 1 个有色素沉积的核团，称红核，在 T_2 加权图上，

由于铁、铜、锰和代谢产物等的沉积，这 2 个核团常呈低信号，且通常随年龄增大而更明显。左右大脑脚之间为脚间窝。动眼神经从大脑脚内侧面发出。

　　桥脑介于中脑和延髓之间。位于颅底斜坡上。桥脑向两侧借桥臂与小脑相连。三叉神经从桥脑外侧部的腹侧面出脑，在 MRT_1 加权图横切位显示最好。桥脑尾侧缘有水平横沟与延髓为界，沟的中部有 1 对外展神经出脑，横沟的外侧端有面神经和听神经出脑。桥脑内除含有三叉神经核、外展神经核、面神经核和听神经核外，还含有上橄榄核等许多神经核。在 MRT_1 加权图矢状位图像上，桥脑呈鸡蛋状。

　　桥脑和延髓的背侧面形成四脑室的底。

　　延髓上端较粗，下端较细，如倒置的圆锥形，下端以枕大孔为界，向下移行于脊髓，上端以横沟与桥脑分隔，上下径长约 3cm，前后径约 1.25cm，宽约 2cm。延髓中央有中央管。延髓腹侧可见纵行的前正中裂，正中裂两侧为明显隆起的锥体，在延髓-脊髓移行平面，走行于锥体内的皮质脊髓束大部分纤维向对侧交叉形成锥体交叉。锥体的背外侧有卵圆形隆起，

称为橄榄体，其内有下橄榄核。锥体与橄榄体间有舌下神经出脑。橄榄体下方有舌咽神经、迷走神经和副神经出脑。延髓的背侧根据第四脑室出现与否分为头侧和足侧 2 部分，延髓头侧背面敞开形成第四脑室底的下分，足侧有薄束与楔束向上延伸并终止形成的内侧的薄束结节与外侧的楔束结节，在楔束结节外上方可见向后外方延伸的小脑下角。

延髓可纵向地分为 4 个部分：延髓背侧的第四脑室脉络丛及后索、薄束、楔束核构成延髓顶部，延髓上部的第四脑室下分及延髓内的中央管组成延髓的室腔部，延髓的锥体构成其基底部，室腔前方与基底部之间的广大区域为延髓背盖部。

17.2 脑干病变

17.2.1 胶质瘤

脑干胶质瘤（brainstem glioma）是儿童最常见的脑干肿瘤，3~10 岁为高峰龄，男性稍多于女性。

临床上绝大多数以颅神经麻痹为主要临床表现，常为双侧性和多发性，以第Ⅵ、Ⅶ对颅神经最容易受累及。也可表现有共济失调、轻瘫、感觉缺损和凝视。

脑干胶质瘤以桥脑最为多见，也可见于中脑及延髓，或同时累及脑干各部。组织学上脑干胶质瘤多为纤维型星形细胞瘤，具有进展为恶性的趋势，少数为毛细胞型星形细胞瘤，后者主要发生在中脑和延髓。个别脑干胶质瘤可以为室管膜瘤、少突胶质细胞瘤和胶质母细胞瘤。

典型的脑干胶质瘤在 CT 平扫时呈低密度，一般比较均质，少数也可呈等密度、稍高密度或低等混杂密度。但由于颅底伪影干扰，常严重影响 CT 对密度改变的判断，尤其是发生在延髓的胶质瘤。故 CT 诊断脑干胶质瘤主要依靠脑干膨大、脑干周围池变窄、变形和闭塞及四脑室变形和移位等征象来判断。脑池造影 CT 对确定上述征象很有帮助。

MR 无颅骨伪影存在，且能行多方位扫描，对脑干胶质瘤的诊断明显优于 CT。正中矢状位

T_1 加权图能很清楚地观察到脑干膨大的程度和范围。肿瘤在 T_1 加权图常为低信号或混杂信号，T_2 加权图时为高信号（图 17-1，图 17-2，图 17-3）。脑干肿大常很显著，桥前池狭窄和闭塞，桥脑腹侧面常不规则，四脑室前部可变平、后移或完全闭塞。肿瘤可伸入到桥前池、桥小脑角池、丘脑、延髓、中脑脚间。少数肿瘤内可见小的出血灶，在 T_1 加权图时呈高信号斑点。肿瘤内囊变相对少见。肿瘤边界较清楚。周围脑组织水肿多不明显。

脑干胶质瘤的增强情况变异很大，从不增强到显著强化或部分强化，且增强与否通常与肿瘤的恶性程度无直接关系。一般认为约 50% 的脑干胶质瘤发生强化，以不规则强化为多，也可呈环形或结节状强化（图 17-4）。

位于中脑导水管周围尤其是顶盖的脑干胶质瘤，肿瘤很小时即可压迫导水管，引起梗阻性脑积水，CT 扫描难以发现肿瘤本身，难与导水管狭窄区别。MR 则能清楚地明确是否有肿瘤存在，确定肿瘤的位置和范围（图 10-10）。

脑干胶质瘤多见于儿童，局部脑干膨大明显，而在儿童，能引起脑干膨大显著的其他占位病变罕见，故一般诊断不难。

17.2.2 血管母细胞瘤

血管母细胞瘤（hemangioblastoma）在中枢神经系统肿瘤分类中归属于脑膜肿瘤项下其他脑膜相关性肿瘤，组织学上肿瘤为良性。

肿瘤为局限性生长，小者无包膜，大者有包膜。肿瘤大小不一，小者如针头大或绿豆大，大者可达胡桃大或更大。囊性变是血管母细胞瘤的突出特点，囊性部分的体积可以远远超过肿瘤本身，巨大的囊肿将肿瘤本身推向一侧，此时称其为附壁结节。肿瘤由密集不成熟的血管组织结构构成，其中主要是类似毛细血管的纤细血管，细胞成分包括内皮细胞、外皮细胞和间质细胞，可以间质细胞为主，或内皮细胞为主，也可以肿瘤细胞内含丰富的网状纤维为特征，故也称为血管网状细胞瘤。

血管母细胞瘤主要见于 30~40 岁的成人。肿瘤多位于中线旁小脑半球，少数也可发生于脑干。脑干血管母细胞瘤多位于脑干下部，延髓或桥脑下部。其 CT 和 MR 表现特点与小脑血

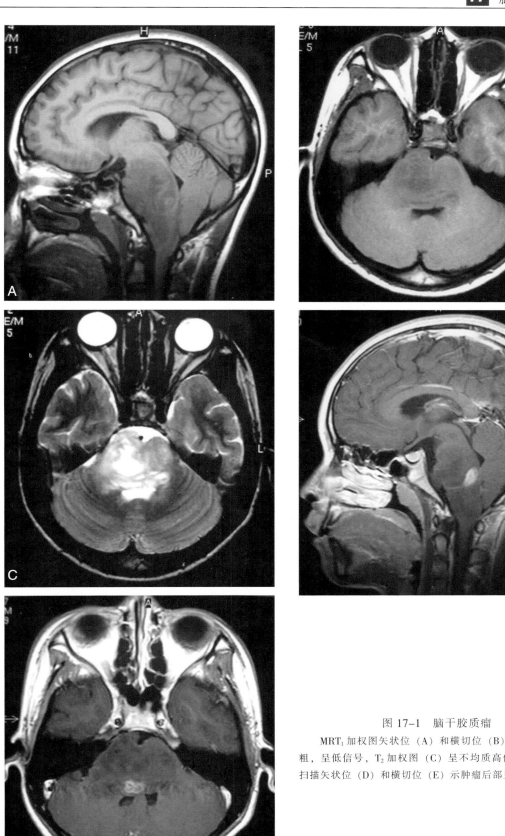

图 17-1　脑干胶质瘤

MRT$_1$加权图矢状位（A）和横切位（B）示脑干显著增粗，呈低信号，T$_2$加权图（C）呈不均质高信号，增强 MR 扫描矢状位（D）和横切位（E）示肿瘤后部见结节强化。

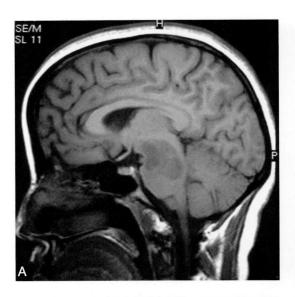

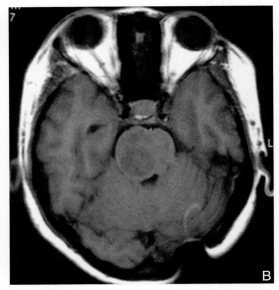

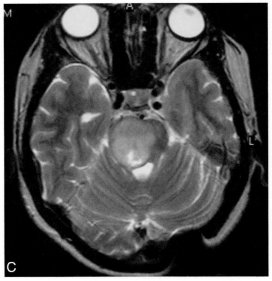

图 17-2　脑干胶质瘤

MRT₁ 加权图矢状位（A）和横切位（B）示脑干显著增粗，呈低信号，肿瘤主要位于右侧中脑和桥脑，T₂ 加权图（C）呈稍高信号。

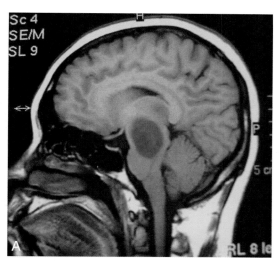

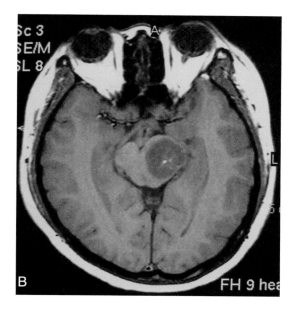

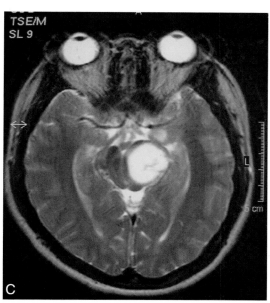

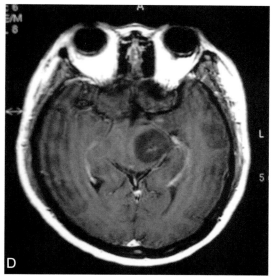

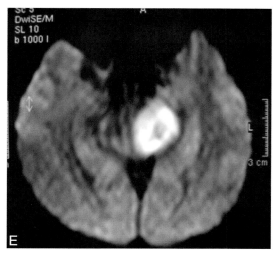

图 17-3　脑干胶质瘤

MRT$_1$加权图矢状位（A）和横切位（B）示脑干显著增粗，呈低信号，肿瘤主要位于左侧中脑，T$_2$加权图（C）呈很高信号，信号均匀，增强 MR 扫描（D）肿瘤无明显强化，DWI（E）呈高信号。

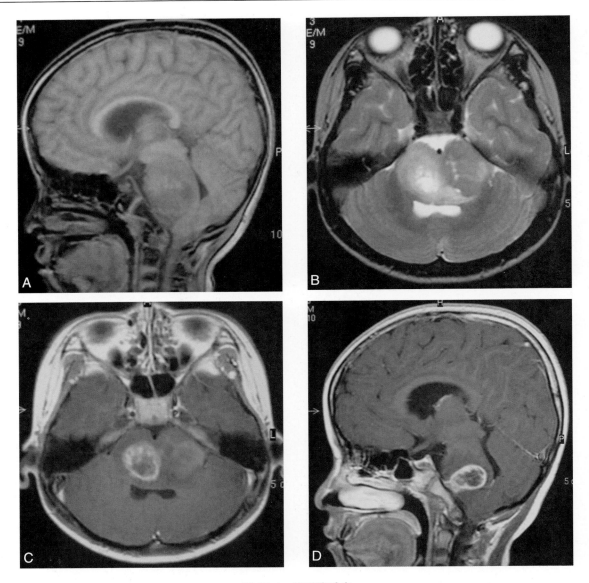

图 17-4　脑干胶质瘤

MRT₁加权图矢状位（A）示脑干显著增粗，呈低信号，T₂加权图（B）呈不均质稍高信号，增强 MR 扫描横切位（C）和矢状位（D）肿瘤内可见环形强化。

管母细胞瘤相同。肿瘤常为囊性并有附壁结节存在。CT 平扫囊性部分多呈均质脑脊液样低密度，附壁结节呈等密度或稍高密度。MRT₁加权图囊性部分呈稍高于脑脊液的低信号，T₂加权图呈脑脊液样高信号，附壁结节在 T₁加权图呈稍低或等信号，T₂加权图信号比囊性部分低。有时附壁结节很小或与囊性部分信号相似，平扫时难以显示。增强扫描时附壁结节显著强化（图 17-5）。脑干膨大显著，周围脑池狭窄、闭塞或变形，四脑室亦常受压变形。

如上所述，脑干血管母细胞瘤的典型表现

是囊性加附壁结节，而其他脑干肿瘤一般不会出现类似表现，故一般无需与其他病变鉴别。

17.2.3　转移瘤

脑干转移瘤（brainstem metastasis）少见，但在成年人，脑干肿瘤大部分为转移瘤。与半球转移瘤一样，脑干的转移灶周围常有明显水肿，又加之脑干部位特殊，故病灶很小时就可产生明显症状而行 CT 或 MR 检查。病灶很小时 CT 扫描难以发现，MRT₂加权图上也可仅表现为局限性信号轻度增高，脑干局部可无明显外

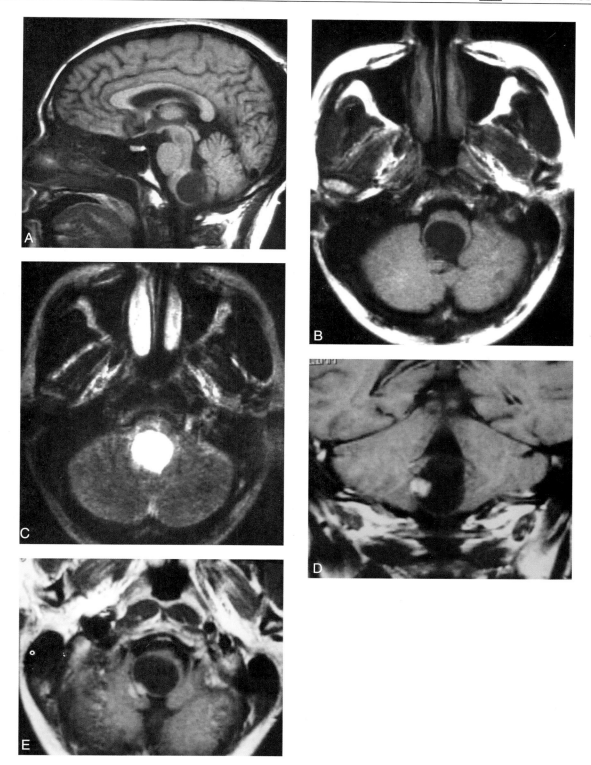

图 17-5　血管母细胞瘤

MRT$_1$ 加权图矢状位（A）和横切位（B）示延髓背侧囊性病变，呈均匀低信号，囊的右后侧见稍低信号结节，T$_2$ 加权图（C）示囊性病变呈很高信号，结节呈等信号，MR 增强扫描冠状位（D）和横切位（E）示结节显著强化。

形改变，或仅有轻度肿胀。平扫时很难与最常见的脑干部小片梗死区别。两者鉴别需要做 MR 增强扫描，转移病灶内通常都出现强化，小病灶常呈小结节状强化，周围水肿不强化。比较大的脑干转移瘤常表现有脑干膨大变形，脑干周围脑池变窄或闭塞，四脑室受压变形后移，CT 平扫时多呈低密度或低等混合密度，因有颅骨伪影存在，有时 CT 平扫时仅能怀疑而难以确定。MR T$_1$ 加权图多呈低信号，T$_2$ 加权图呈高信号，病灶与周围水肿部分常难以区别，需做增强扫描。CT 和 MR 增强扫描时常因肿瘤中心坏死而呈环形强化，也可呈结节状强化。脑干转移瘤常与其他部位脑实质转移瘤同时存在（图 7-17，图 17-6，图 17-7）。

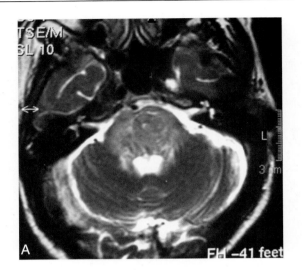

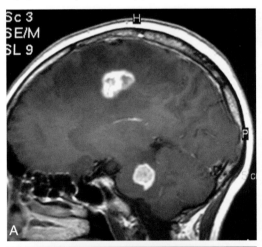

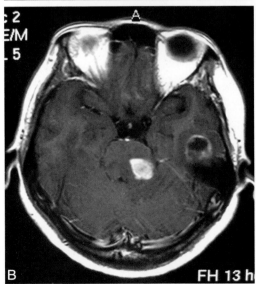

图 17-6　肺癌脑转移

MR 增强扫描矢状位（A）及横切位（B）示脑干及半球脑实质多发转移病灶呈显著强化。

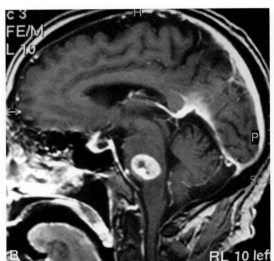

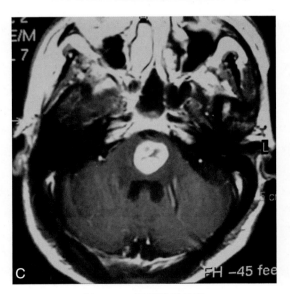

图 17-7　肾癌脑干转移

MR T$_2$ 加权图（A）示脑干增粗，呈高信号，MR 增强扫描矢状位（B）和横切位（C）示肿瘤显著强化。

脑干转移瘤较大时与脑干胶质瘤在影像学表现上有时很难区别，但转移瘤周围水肿显著，而胶质瘤周围无显著水肿。转移瘤主要见于成人，而胶质瘤主要见于儿童。另外，还需结合原发癌或其他部位有无转移等临床情况。

17.2.4 脑干梗死

脑干的血供主要来源于椎动脉的延髓支和桥脑支，另外，小脑下后动脉还分布于延髓的外侧，小脑下前动脉还分布于桥脑的外侧面。

脑干梗死（brainstem infarction）比较常见，主要发生在桥脑和延髓，梗死的原因包括椎动脉硬化伴血栓形成、椎动脉夹层及动脉炎、结缔组织病等。脑干梗死可单独发生，但多同时有其他部位的梗死，另外，由于小脑下后动脉分布于延髓的外侧，所以，小脑下后动脉梗死时，常合并延髓外侧部梗死，小脑下前动脉分布于桥脑的外侧面，小脑下前动脉梗死时，常合并桥脑外侧部梗死。脑干梗死病灶常较小，CT 平扫时由于颅骨伪影存在常难以发现，较大的梗死灶呈片状低密度区，境界清楚或不清楚。MR 是诊断脑干梗死最好的影像学检查方法，在不同时期可有不同的表现，急性期梗死局部脑干可以轻度肿胀，T_2 加权图梗死区呈斑片样高信号，境界清楚，而 T_1 加权图信号可正常。随时间推移，T_1 加权图逐渐呈低信号改变，而 T_2 加权图仍呈高信号。但应该强调，发病 24h 内的病人应行弥散加权成像检查，即使结果阴性也不能除外脑干梗死的可能性，其原因是脑干梗死病灶的体积小，对临床可疑病例应及时复查 MR 检查，以防漏诊。急性期脑干梗死，弥散加权成像对病灶的显示也较常规的 T_2 加权图更清楚（图 17-8，图 17-9）。在急性期和亚急性期，MR 增强扫描时梗死灶内可有强化。陈旧性脑干梗死，病灶局部出现软化或伴有萎缩，在各序列均呈脑脊液样信号或接近脑脊液信号，弥散加权图呈低信号。延髓梗死累及内侧或外侧常出现典型的延髓内侧和外侧综合征。

脑干梗死的密度及信号变化并无特征，较大面积的急性脑干梗死，可有较明显的脑干肿胀，CT 和 MR 表现可类似于脑干肿瘤，鉴别诊断需要结合临床。脑干梗死发病急，多见于老

年人，大脑半球基底节多同时有梗死灶。另外，在 MR 检查时应仔细观察基底动脉有否血栓形成，若存在时 T_1 加权图血管流空现象消失，呈高信号，MRA 可见基底动脉、椎动脉不规则狭窄或闭塞（图 17-10），氢质子波谱检查出现明显的 Lac 波（图 17-11）。

17.2.5 脑干出血

脑干出血（brainstem hemorrhage）并不十分少见。出血原因主要包括血管畸形和高血压性脑出血。

脑干血管畸形不常见，绝大多数为海绵状血管瘤或海绵状血管瘤与静脉血管瘤同存，少数为动静脉畸形。因部位特殊，血管畸形病灶常很小，血管造影多不能显示。MR 应作为首选检查方法，不仅能明确出血，且常能明确出血是否由于血管畸形引起。血管畸形致脑干出血的 MR 特点为：①因血管畸形的出血常为反复少量出血，故出血灶内常含有各种不同时期出血信号，出血灶境界清楚，外围常有因含铁血黄素沉积所致的低信号环存在（图 17-12）；②部分病例出血灶内或附近能看到异常血管。CT 对脑干血管畸形出血的诊断也有一定的价值，平扫时呈高密度斑点或斑块。CT 对病灶内钙化的确定优于 MR，有时发现圆点状或条状血管样钙化也能确立诊断。但由于颅骨伪影存在，对于较小的病灶常难以确定。

高血压性脑出血可单独发生于脑干，也可与半球区出血同时存在，其临床特点为发病突然。出血较多时，急性期 CT 平扫呈高密度，出血较少时亦可误为颅骨伪影。MR 能很好地反映高血压性脑干出血，但若出血后立即行 MR 检查（即超急性期），可能无明显的信号改变，或在 T_2 加权图呈稍高信号，在 T_1 加权图呈低信号。在急性期 T_1 加权图呈等信号，T_2 加权图呈低信号。亚急性期 MR 检查对脑干出血的发现最敏感，出血信号最有特征，T_1 加权图及 T_2 加权图均呈高信号（图 17-13）。高信号比较均质，病灶内缺乏不同时期出血信号改变，缺乏异常血管，发病急，既往有高血压史，这些都是与血管畸形导致出血鉴别的重要依据。

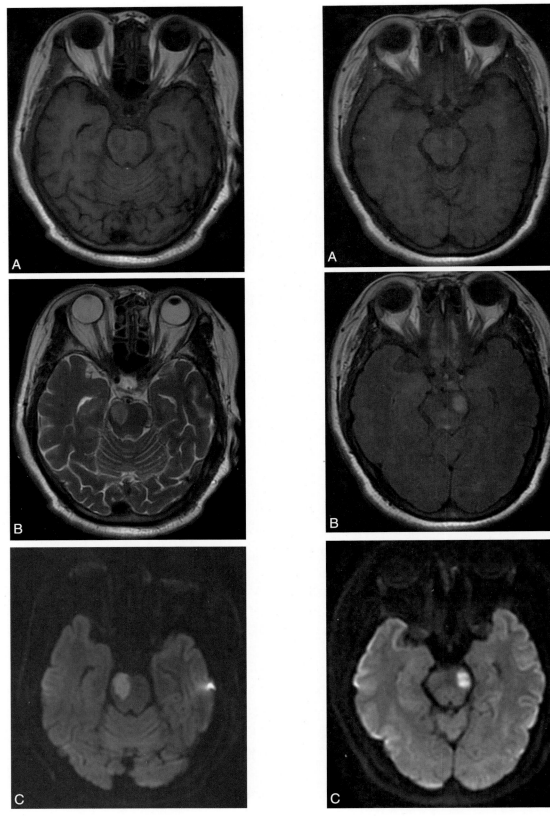

图 17-8 脑干梗死

MRT$_1$ 加权图（A）示桥脑右侧片状低信号，T$_2$
加权图（B）和 DWI（C）呈高信号。

图 17-9 脑干梗死

MRT$_1$ 加权图（A）示桥脑左侧片状低信号，T$_2$
加权图（B）和 DWI（C）呈高信号。

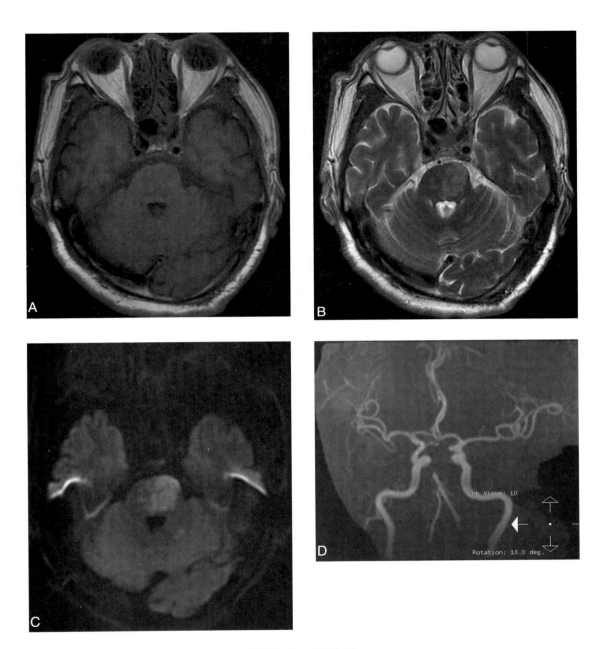

图 17-10　脑干梗死

MRT₁加权图（A）示桥脑大片低信号，T₂加权图（B）和 DWI（C）呈高信号，MRA（D）示基底动脉闭塞。

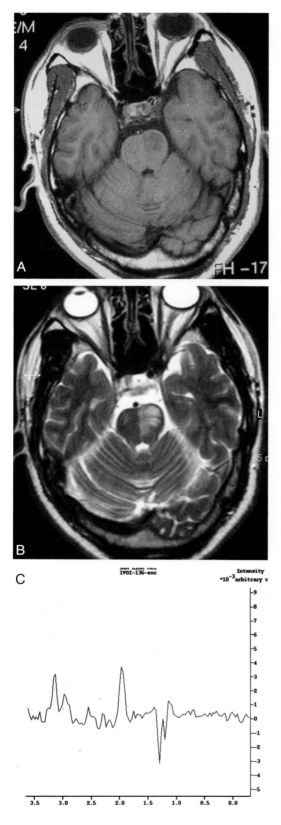

图 17-11 脑干梗死

MRT₁加权图（A）示桥脑左侧肿胀，片状低信号，T₂加权图（B）呈高信号，MRS（C）示出现明显 Lac 波。

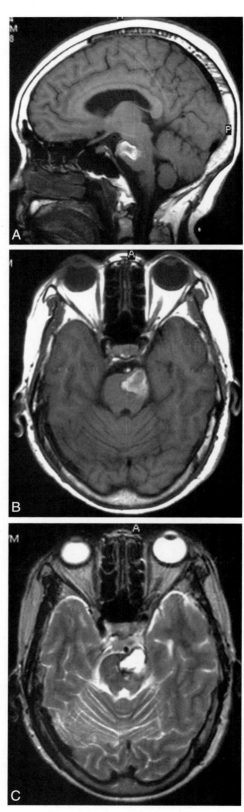

图 17-12 脑干血管畸形出血

MRT₁加权图矢状位（A）和横切位（B）示脑干出血呈高信号，T₂加权图横切位（C）示高信号出血周围有低信号含铁血黄素沉积。

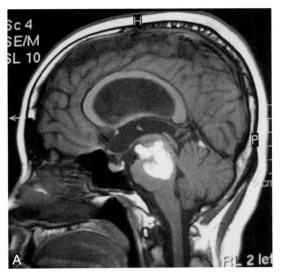

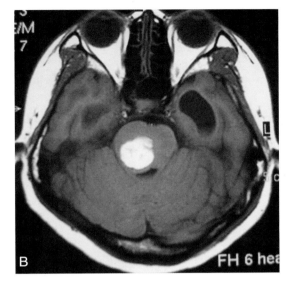

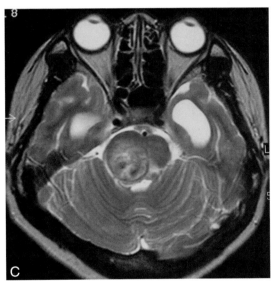

图 17-13　高血压脑干出血

MRT₁ 加权图矢状位（A）和横切位（B）示脑干出血呈高信号，T₂ 加权图横切位（C）示出血呈混杂信号。

17.2.6　脑干脓肿

　　脑干脓肿（brainstem abscess）很少见。临床可表现有头痛、发热、脑干症状等。CT 平扫见脑干类圆形低密度影，急性期脓肿壁呈低密度可不显示，慢性期脓肿壁可呈环样等密度或稍高密度。MR 对脑干脓肿的显示明显优于 CT，脑干局部增粗膨大，脓肿常呈圆形或类圆形，脓液在 T₁ 加权图呈均质低信号，信号低的程度与脓液的黏稠度和蛋白含量有关，蛋白多脓液黏稠者可呈稍低信号甚至与脑干信号相似，T₂ 加权图脓液呈很高信号，信号均质。脓肿壁信号变化在不同时期可稍有所不同，脓肿形成早期，脓肿壁在 T₁ 加权图呈稍高信号，在 T₂ 加权图为低信号，亚急性期，T₁ 加权图及 T₂ 加权图

脓肿壁都为稍高信号，到慢性期，T₁ 加权图脓肿壁为等信号，T₂ 加权图为低信号。CT 和 MR 增强扫描，脓肿壁呈显著环状强化，环壁薄而厚度均匀，内壁光滑而有张力，脓腔液体不强化（图 17-14，图 17-15）。

　　根据脓肿环形强化环壁薄而厚度均匀，内壁光滑而有张力的表现特点，脑干脓肿通常不容易与脑干其他病变混淆，弥散加权成像呈高信号更能支持脑干脓肿的诊断。

17.2.7　脑囊虫病

　　脑囊虫病（brain cysticercosis）累及脑干者并不少见，脑其他部位多同时有病灶存在。位于脑干的病灶，多为小囊泡型。CT 平扫时为小的囊性低密度区，但因颅骨伪影存在常难以显

示。MRT$_1$加权图显示最佳，病灶呈圆形，境界清楚，直径为 3~10mm，囊肿呈低信号，囊的中心或附壁可见高信号头节为其特征性改变（图17-16），T$_2$加权图整个囊呈高信号，头节则不能显示。

17.2.8 脑干脑炎

脑干脑炎临床并不少见，近年来有明显增多趋势，多为病毒感染引起，包括各种疱疹病毒、肠道病毒、EB 病毒、巨细胞病毒等。也有认为与自身免疫损伤有关。

脑干脑炎可发生在任何年龄，但以青中年多见。常有上呼吸道或消化道感染的前驱症状。呈急性或亚急性起病，临床表现严重程度差异很大，表现为单侧或双侧脑干受累的症状和体征。

MR 对脑干脑炎病变的显示明显优于 CT，病变以桥脑多见，也可累及中脑和延髓。MRT$_2$加权图呈斑片样或斑点状高信号（图17-17，图17-18），T$_1$加权图信号改变不显著，脑干形态通常正常，可稍肿胀。病变多较对称。基底节、丘脑和半球白质可同时有类似病灶存在。增强扫描病变不强化或轻度斑片状强化。

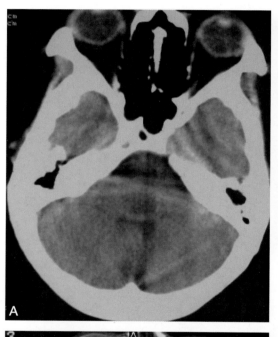

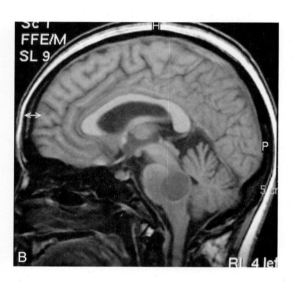

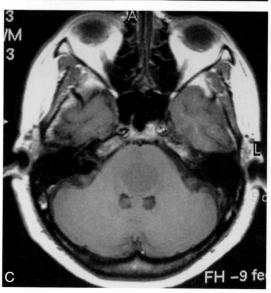

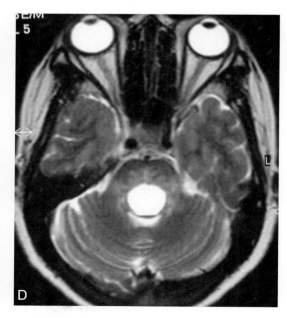

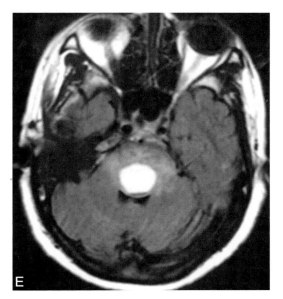

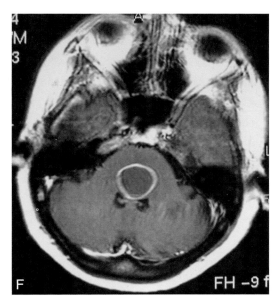

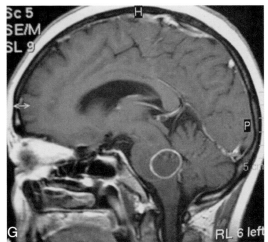

图 17-14 脑干脓肿

CT 平扫（A）示脑干脓肿呈低密度，MRT$_1$ 加权图矢状位（B）和横切位（C）示病变呈圆形，均匀低信号，T$_2$ 加权图（D）和 FLAIR 成像（E）呈高信号，增强 MR 扫描横切位（F）和矢状位（G）呈环形强化，环壁薄，张力高。

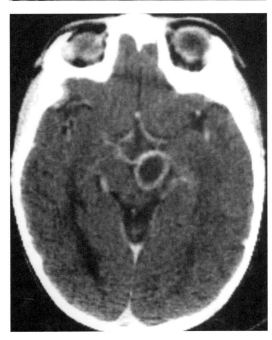

图 17-15 脑干脓肿

CT 增强扫描示左侧中脑脓肿呈环形强化。

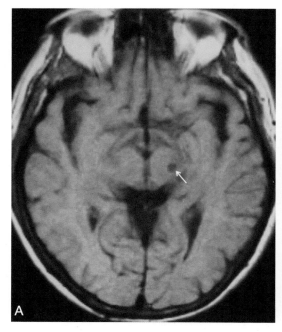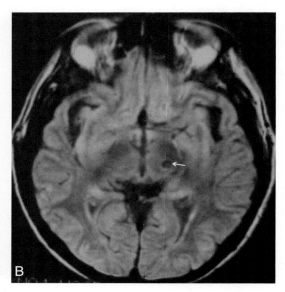

图 17-16　脑干囊虫病

MRT₁ 加权图（A）和质子加权图（B）示左侧中脑小囊性病灶，呈低信号（箭头）。

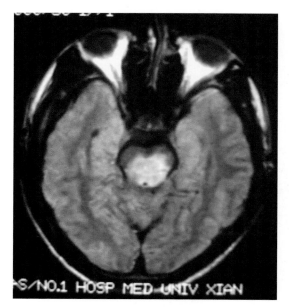

图 17-17　脑干脑炎

质子加权图示脑干大片状高信号。

脑干脑炎主要应与脑干梗死区别，下列情况提示脑干脑炎：儿童或青少年发病，有病毒感染的前驱症状，病变较对称。

17.2.9　桥脑中央髓鞘溶解症

桥脑中央髓鞘溶解症（central pontine myelinolysis）是一种不常见的桥脑中毒性脱髓鞘疾病。最早由 Adams 于 1959 年报告，并根据病变的特殊位置和主要病理改变命名。

桥脑中央髓鞘溶解症主要见于嗜酒者，也可见于肝病患者、肝移植、烧伤、慢性肾衰、恶性肿瘤，脓毒败血症、脱水、糖尿病酮症、抗利尿激素分泌不调综合征、急性出血性胰腺炎、电解质紊乱和厌食者。发病机理尚不明确，但常与严重的电解质紊乱有关，最常见的是在迅速纠正低钠和高渗透压血症的过程中发生。各年龄均可发病，但以 35~60 岁较多。

主要临床表现为迅速发生下肢瘫或四肢瘫，伴有明显的假性球麻痹症状，如构音障碍、吞咽困难等，3~10d 内发展为假昏迷状态，常于 2~3 个月内死亡，6 个月存活率仅为 5%~10%，但也有临床可恢复者。

病理上桥脑中央髓鞘溶解症表现为桥脑基底部中央对称性脱髓鞘，从中缝向两侧发展，髓鞘脱失严重，神经细胞与轴突相对完整，无炎性反应。桥脑周围部分不受累是本病的特征。慢性病变可有胶质增生。约 10% 的病例桥脑外可有脱髓鞘改变，包括丘脑、基底节、皮层下白质、胼胝体和小脑。

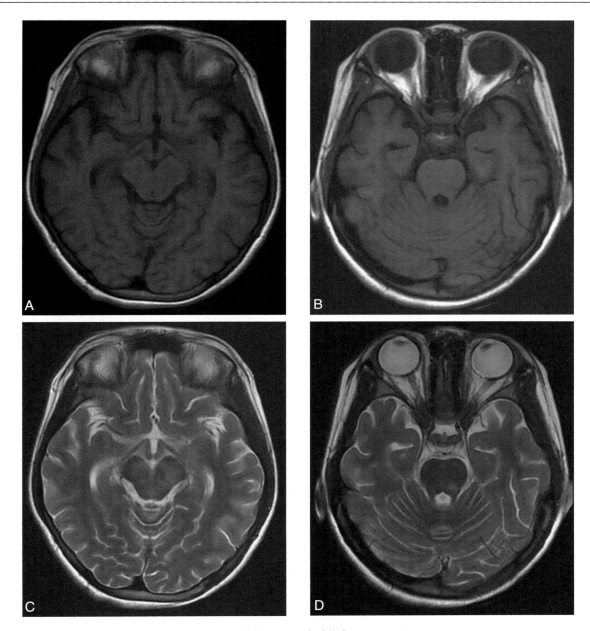

图 17-18 脑干脑炎

MRT$_1$加权图（A，B）示双侧丘脑和左侧中脑片状低信号，T$_2$加权图（C，D）呈高信号。

发病初期 CT 扫描可无异常发现。发病数日后，CT 平扫在桥脑基底部出现低密度区，但因颅骨伪影，这种低密度区常不太清楚。MR 能于早期确定病变的存在，且能精确定位和观察病灶的形态特点。T$_1$加权图病灶区呈较均质低信号，边缘欠清楚，桥脑大小和形态正常，无占位征象，T$_2$加权图呈高信号，均质或不均质（图 17-19）。病灶仅累及桥脑中央区，而边缘部分不受累，病灶前方和侧方仅存一薄层脑组织未受累，病灶后缘可延伸到被盖的腹侧。桥脑

最下部及中脑常不受累。MR 横切位图像上病变形态为圆形或蝴蝶形，矢状位图像上呈卵圆形，冠状位图像上呈蝙蝠翼状。增强 CT 和 MR 扫描病灶一般无强化（图 17-20），但也可出现强化。临床情况的严重程度与 MR 表现的严重程度相关性差，临床情况的好转也先于 MR 表现的减轻，即使临床已经完全恢复的病例，MR 上常仍然有异常表现，可能代表胶质增生。

桥脑中央髓鞘溶解症需要与桥脑胶质瘤、脑干梗死区别。桥脑胶质瘤多位于脑干中部，

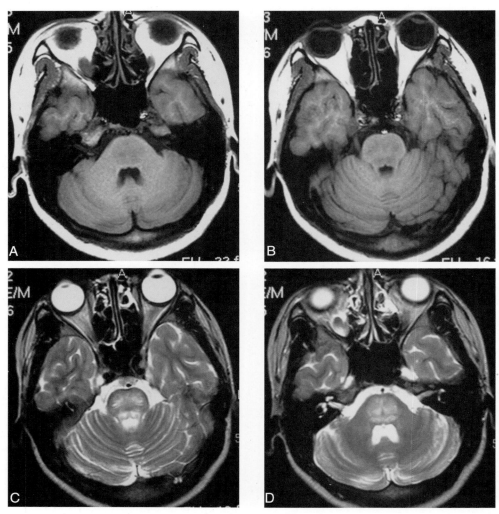

图 17-19　桥脑中央髓鞘溶解症

MRT$_1$ 加权图（A，B）示桥脑中央呈低信号，T$_2$ 加权图（C，D）呈高信号。

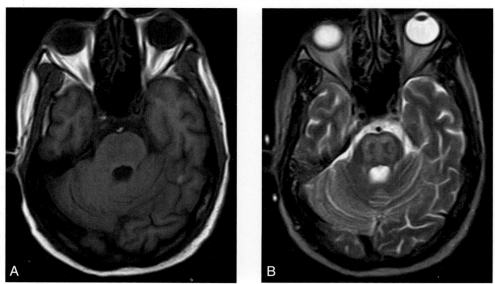

图 17-20　桥脑中央髓鞘溶解症

MRT$_1$ 加权图（A）示桥脑中央呈不均匀低信号，T$_2$ 加权图（B）呈不均质高信号。

范围常超出桥脑并累及中脑和延髓，常引起脑干明显增粗，占位征象明显，四脑室和桥前池受压变形，而桥脑中央髓鞘溶解症仅累及桥脑中央区，无占位效应。脑干梗死病灶常位于脑干的一侧，而桥脑中央髓鞘溶解症病变位于桥脑中央区。

17.2.10　多发性硬化

多发性硬化（multiple sclerosis）是最常见的脑白质病，部分病例可同时累及脑干。MR 对发现脑干病灶很敏感，T_2 加权图呈高信号斑片或斑点，T_1 加权图可呈低信号或等信号。病灶通常没有占位效应。增强扫描急性期病灶可出现均匀或不均匀强化，静止期病灶通常不强化。临床表现特点为复发-缓解交替、病情进行性加重，脑白质内同时有病灶，脑室旁和胼胝体病灶长轴与脑室壁垂直，皮质激素治疗有效也有利于多发性硬化的诊断。

17.2.11　基底动脉动脉瘤

基底动脉远端是囊性动脉瘤的好发部位之一，基底动脉远端动脉瘤（basilar tip aneurysm）常引起脑干受压，产生脑干症状。大的囊性动脉瘤 CT 扫描有可能被误诊为脑干病变。囊性动脉瘤表现为脑干前方圆形肿块，正中或偏旁，脑干受压变形移位。无血栓形成时 CT 平扫呈血管样密度，显著强化。血栓形成时，血栓部分呈等密度，不强化，血流部分密度稍高，显著强化。动脉瘤壁出现弧线样钙化有确定诊断价值。MR 对无血栓形成者很容易确定其为动脉瘤，因其在各序列上均呈流空现象，但瘤内也可因蜗流存在而出现信号。有血栓形成的囊性动脉瘤 MR 表现复杂，因血栓形成的时间不同而信号不同，血栓形成的亚急性期，各种序列均呈高信号，陈旧性血栓，T_1 加权图及 T_2 加权图均呈等信号（图 17-21，图 17-22，图 17-23）。

另外，基底动脉远端也是梭形动脉瘤的最好发部位，它实际上是基底动脉的梭形扩张，表现为基底动脉远端增粗、扭曲、显著延长，又称为巨长基底动脉（megadolichobasilar artery or dolichoectatic basilar artery）、椎基底动脉扩张延长症和血管曲张样动脉瘤等。诊断标准为基底动脉末段直径达 4.5mm。基底动脉远端扩张

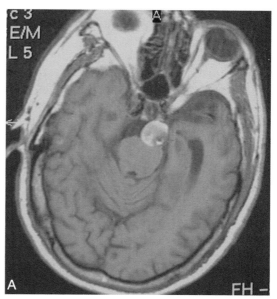

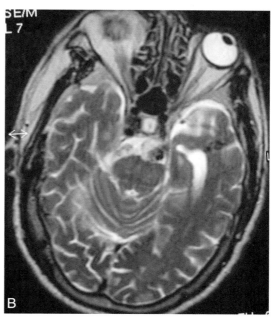

图 17-21　基底动脉动脉瘤

MR T_1 加权图（A）和 T_2 加权图（B）示脑干前方动脉瘤内血栓形成呈高信号，左侧无血栓部分呈流空低信号。

的病理学基础为动脉内弹力膜变薄或缺如，中膜硬化和萎缩，结缔组织透明变性。扩张增粗的基底动脉常横过桥前池伸向一侧桥小脑角，可对脑干形成明显压迫。CT 平扫时呈长梭带状稍高密度，均质显著血管样强化（图 17-24）。MR 各序列均呈长梭带状血管流空低信号，有血栓形成时血栓部分在 T_1 和 T_2 加权图均呈高信号。此种梭形动脉瘤位置及形态特别，诊断不难。

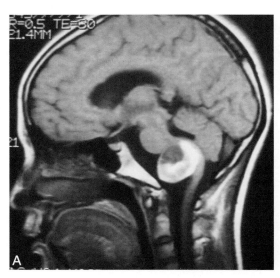
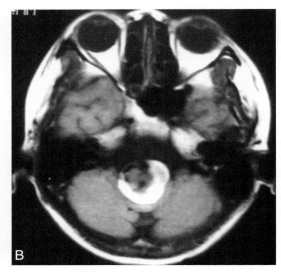

图 17-22　基底动脉动脉瘤

MRT₁ 加权图矢状位（A）和横切位（B）示延髓前方动脉瘤，血栓形成部分呈高信号，无血栓部分呈流空低信号，延髓明显受压移位。

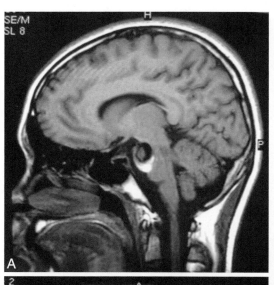

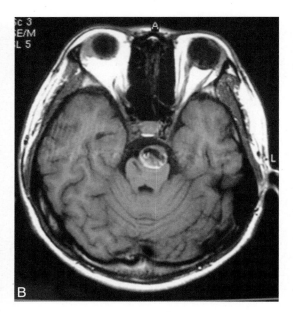

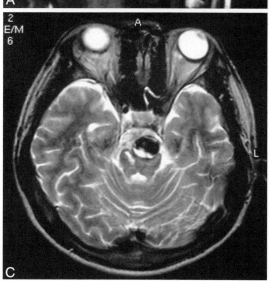

图 17-23　基底动脉动脉瘤

MRT₁ 加权图矢状位（A）、横切位（B）和 T₂ 加权图（C）示脑干前方动脉瘤，血栓形成呈高信号，无血栓部分呈流空低信号，脑干受压变形。

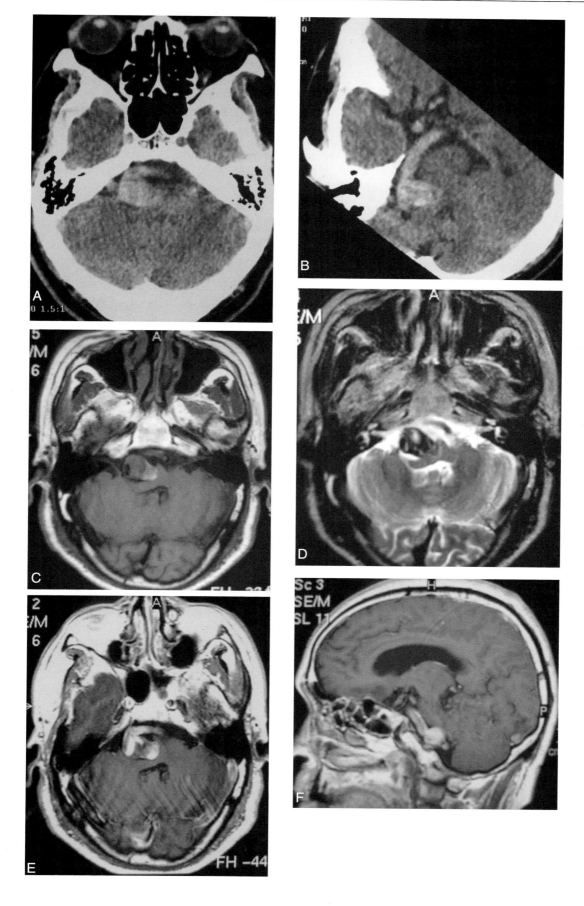

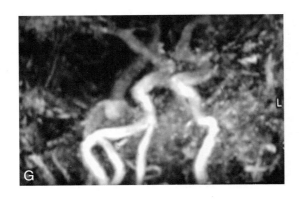

图 17-24　巨长基底动脉

CT 增强扫描 (A) 和重建图像 (B) 示基底动脉增粗延长，MRT$_1$ 加权图 (C) 呈等低不均匀信号，T$_2$ 加权图 (D) 呈高低不均匀信号，增强 MR 扫描 (E，F) 增粗的基底动脉强化呈高信号，MRA (G) 示基底动脉明显扩张延长。

17.2.12　脑干萎缩

　　许多遗传性疾病和获得性疾病可引起脑干萎缩，可同时伴有小脑和脑其他部位萎缩。

　　(1) 橄榄桥脑小脑萎缩

　　橄榄桥脑小脑萎缩 (olivopontocerebellar atrophy) 是以小脑皮层、下橄榄体和桥脑区神经元变性为主要病理改变的进行性神经系统疾病。Menzel 于 1891 年首先报告 1 例显性遗传病例，尸检结果有脊髓、桥脑、小脑、橄榄的萎缩变性。1900 年，Dejerine 和 Thomas 正式将本病命名为橄榄桥脑小脑萎缩，故本病又称 Dejerine-Thomas 综合征或橄榄-桥脑-小脑综合征。

　　橄榄桥脑小脑萎缩的病因尚不明确，可能与某些酶的缺陷引起的代谢性异常有关，也有认为病毒感染在本病的发生中起作用。

　　橄榄桥脑小脑萎缩常有家族遗传史，为常染色体显性或隐性遗传，以显性遗传多见，偶尔可伴性遗传方式。散发病例在临床上也不少见，可能为新的显性突变，也可能是隐性遗传家族中的唯一发病者。

　　主要病理改变为小脑、桥脑、下橄榄核萎缩，神经元严重脱失并伴胶质增生。小脑中以蒲金野细胞丧失最明显，颗粒层变薄，小脑中脚和齿状核变性。脊髓后索、橄榄脊髓束、皮质脊髓束及脊髓小脑束变性，克拉克柱细胞及前角细胞脱失。还可累及基底节和大脑皮层。

　　临床将橄榄桥脑小脑萎缩分为遗传型和非遗传型两种类型。遗传型也称 Menzel 型，非遗传型又称 Dejerine-Thomas 型。多于中年或中年后发病，男性比女性稍多，临床表现特点为缓慢进行性小脑共济失调，步态蹒跚，言语呐吃，构音困难，眼球活动障碍，患者常呈凝视状，晚期眼球几乎固定。还可伴发锥体束征、锥体外系征、肌萎缩、视网膜色素变性。少数患者发生软腭阵发性痉挛 (腭痉挛)，约 20% 出现痴呆。晚期可出现精神衰退，病程发展至 5~10 年后可完全不能活动，常死于并发症。

　　颅脑 CT 扫描时可见后颅窝结构体积变小，小脑萎缩，脑干变细，四脑室、枕大池、小脑上池、桥小脑角池扩大，小脑沟裂增宽加深，桥脑、桥臂和大脑脚盖萎缩。大脑半球额叶和顶叶也可出现萎缩。MR 检查由于没有颅骨伪影，可行多方位扫描，对显示上述萎缩性改变比 CT 扫描更敏感，可提供更多的诊断信息。橄榄桥脑小脑萎缩的形态学变化以 T$_1$ 加权图显示最好，尤其是矢状位正中 T$_1$ 加权图显示桥脑萎缩十分清楚 (图 17-25)。橄榄桥脑小脑萎缩的萎缩性改变一般没有信号异常，如果萎缩区出现信号异常，常提示为其他疾病所致，如缺血性疾病的后遗症或其他变性性疾病。

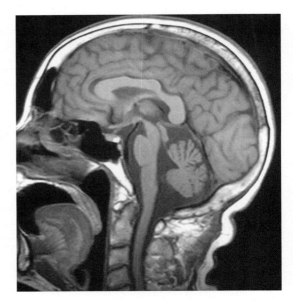

图 17-25　橄榄桥脑小脑萎缩

MRT$_1$ 加权图矢状位示脑干和小脑明显萎缩。

橄榄桥脑小脑萎缩 CT 和 MR 的表现通常比较典型，临床诊断一般不难。需要与也表现有脑干萎缩的肌萎缩侧索硬化和 Wallerian 变性鉴别，肌萎缩侧索硬化和 Wallerian 变性的特点为 MR T_2 加权图萎缩区可见高信号，而橄榄桥脑小脑萎缩仅有萎缩，信号正常。

另外，单纯小脑萎缩可见于许多变性性疾病，也可继发于乙醇和药物中毒，不应与橄榄桥脑小脑萎缩混淆。

（2）肌萎缩侧索硬化

肌萎缩侧索硬化（amyotrophic lateral sclerosis,ALS）是最常见的运动神经元疾病，是一种进行性变性性疾病，病理特点为上运动神经元（锥体束）和下运动神经元（脊髓前角细胞及脑干运动核）均出现不同程度的变性。

肌萎缩侧索硬化通常见于 40 岁以后，常为散发性。病因尚不清楚，可能与低毒感染、中毒或血管原因有关。

临床表现包括前臂萎缩无力和下肢呈痉挛状态，反射普遍亢进。

病理上主要表现为变性，可从中央前回延伸到脑干下部和脊髓。

MR 是肌萎缩侧索硬化最好的影像学检查方法，在 T_1 加权图上可见脑干下部、延髓前外侧和脊髓萎缩，T_2 加权图在脑干下部可见双侧对称性高信号，为胶质增生或髓鞘脱失。偶尔，T_2 高信号病灶可见于更高水平，如皮质脊髓束所在的内囊后肢。绝大多数病例，脑干和脊髓内高信号为双侧对称，此点可与 Wallerian 变性鉴别。

（3）Wallerian 变性

Wallerian 变性（Wallerian degeneration）为末梢轴突损伤后轴索和髓鞘的顺行性变性，通常出现在损伤后数月到数年。

Wallerian 变性通常包括皮质脊髓纤维、皮质延髓纤维和皮质桥脑纤维。变性过程导致髓鞘脱失和胶质增生，并伴有不对称性萎缩。累及皮质脊髓束的 Wallerian 变性引起大脑脚、桥脑和延髓的萎缩。MR 可清楚地显示这种萎缩，其特点为萎缩不对称，由于髓鞘脱失和胶质增生，在 T_2 加权图上萎缩区呈高信号（图 17-26，图 17-27）。

根据脑干萎缩区在 MR T_2 加权图呈高信号可与橄榄桥脑小脑萎缩区别，橄榄桥脑小脑萎缩仅有萎缩而信号正常。根据脑干萎缩的不对称性可与肌萎缩侧索硬化区别，肌萎缩侧索硬化萎缩区信号增高，但萎缩呈对称性。

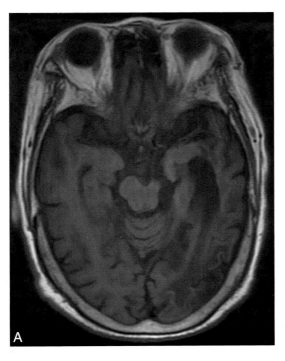 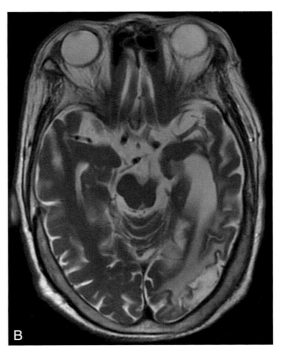

图 17-26 Wallerian 变性

MR T_1 加权图（A）示左侧大脑脚萎缩，比对侧小，T_2 加权图（B）示左侧大脑脚斑点状高信号。

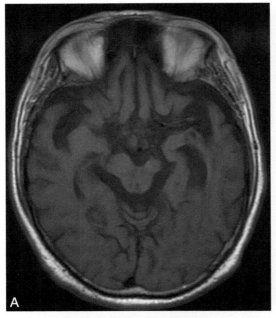

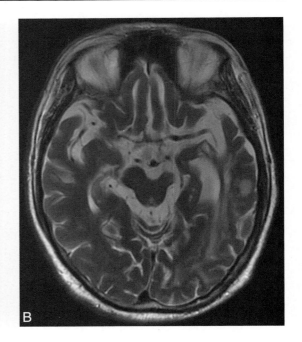

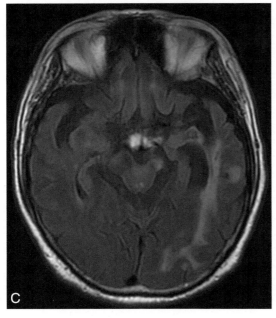

图 17-27 Wallerian 变性

MRT$_1$ 加权图（A）示左侧大脑脚萎缩，比对侧小，T$_2$ 加权图（B）和 T$_2$FLAIC（C）示左侧大脑脚斑点状高信号。

（4）进行性核上麻痹

是一种累及基底节、脑干和小脑的多系统变性性疾病。最早由 Posey 等报告 1 例，1964 年 Steel 等报告 9 例，并对其中 7 例的神经病理学资料进行了观察，并将其命名为进行性核上麻痹（progressive supranuclear palsy，PSP）。同义名还有垂直凝视和假性延髓麻痹综合征、颈部张力障碍性痴呆综合征和 Steel-Richardson-Olszewski 综合征。

病因不明确，一般认为是一种退行性性变，也有人认为与病毒感染有关。病理变化多局限在顶盖、导水管周围、小脑齿状核，也可累及基底节。显微镜下可见神经细胞消失、神经元纤维缠结、胶质细胞增生、颗粒空泡变性等改变。大脑皮层通常无明显改变。

临床多见于 50~60 岁。通常呈隐匿性发病，进行性加重。临床表现包括精神症状（性格改变、记忆下降和智力减退，但很少发展到严重痴呆的程度）、核上性眼球运动障碍、椎体外系症状和假性球麻痹。发病后 2~12 年内，常因合并营养不良和肺炎等死亡。

影像学检查主要表现为中脑和顶盖萎缩，

中脑周围池、四叠体池、三脑室后部扩大，导水管增宽。MR 对显示顶盖和中脑萎缩比 CT 优越。在 T_2 加权图横切位可见导水管周围胶质增生，呈高信号。

本病萎缩局限在中脑，影像学上与其他脑干萎缩鉴别比较容易。

17.2.13 肥大性下橄榄核变性

肥大性下橄榄核变性（hypertrophicinferor olivary nuclei degeneration）又称为肥大性橄榄核变性（hypertrophic olivary degeneration, HOD），是一种特殊的跨神经突触变性，它是小脑齿状核、中脑红核和延髓下橄榄核神经元联系受损后的一种结局，是由于上位神经元突触的冲动传入中断所致。这种变性可引起受影响的下橄榄核肥大。

肥大性下橄榄核变性多继发于中脑、桥脑或小脑的出血或梗死后一段时期，其结果是造成远隔部位的下橄榄核神经元增大并空泡变性、星形细胞肥大和胶质增生。

当原发病变位于桥脑中央被盖束时，肥大性下橄榄核变性发生于同侧下橄榄核，当原发病变位于小脑齿状核或小脑上脚时，变性发生于对侧下橄榄核，若原发病变同时累及中央被盖束和小脑上脚时，变性可发生于双侧下橄榄核。除了原发病变所引起的症状外，肥大性下橄榄核变性的临床表现还包括一些特征性症状，如腭肌规律性阵挛、眼肌震颤和共济失调。典型的阵挛是由于 1~3Hz 的肌肉收缩形成，并且不受自主运动的控制，严重时可以出现颈部肌肉和膈肌的阵挛。

由于颅底骨伪影的影响，CT 扫描对本病的显示远不如 MR 检查。MR 图像上表现为位于延髓前外侧的下橄榄核体积增大，T_2 加权图呈高信号，病变累及一侧或双侧（图 17-28）。这种延髓前外侧的高信号无特征性，与梗死和多发性硬化很难区别，但如果存在远隔损害且延髓前外侧高信号局限于一侧或双侧下橄榄核，不累及周围组织，则支持肥大性下橄榄核变性的诊断。

17.2.14 Wernicke 脑病

Wernicke 脑病（Wernicke encephalopathy, WE）又称出血性脑灰质炎综合征，最早由 Carl

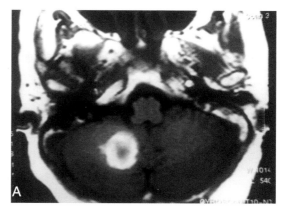
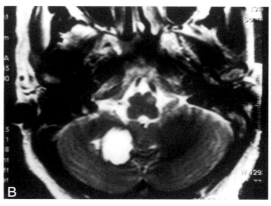

图 17-28 肥大性下橄榄核变性

MRT$_1$ 加权图（A）示右侧小脑半球脑出血呈高信号，左侧下橄榄核体积增大，T_2 加权图（B）示增大的左侧下橄榄核呈高信号。

Wernicke 于 1881 年首先描述，是一种因维生素 B_1 缺乏引起的中枢神经系统代谢性脑病。任何影响维生素 B_1 的吸收或导致其大量丢失的疾病均可引起。婴儿发病主要与喂养方式不当有关，称为婴儿维生素 B_1 缺乏性脑病。成人主要见于慢性乙醇中毒，因为乙醇可干扰维生素 B_1 的正常代谢。少数也可见于非乙醇中毒的患者，非乙醇中毒的病因很多，包括妊娠呕吐、急性胰腺炎、慢性胃肠疾病、恶性肿瘤、肾衰竭透析、肾病综合征、长期发热、神经性厌食、肝功能异常、恶性贫血、甲状腺功能亢进等。

维生素 B_1 缺乏可导致能量代谢障碍，脑组织供能减少，同时中间代谢产物丙酮酸增多，造成神经系统损害。病理改变主要包括脱髓鞘、水肿、毛细血管显著扩张、点状出血、血管内皮细胞增生、星形细胞肿胀和胶质增生、神经核团大量空泡样变和神经元坏死等。

临床多见于中年人，男性稍多见，常以突

然发作的神经系统功能障碍为主要临床表现，以眼肌麻痹、共济失调、精神障碍为该病典型的三联征，但并非所有病例均出现，所以有相当一部分病例临床确定诊断困难。眼肌麻痹最常见的是外展无力，多为双侧。90%的病例有精神意识混乱，表现为意识淡漠、嗜睡及定向障碍，严重者可发展为神经错乱、昏迷甚至死亡。

病变累及部位很有特点，导水管周围，中脑、顶盖、第三、第四脑室旁、乳头体、丘脑内侧为最常见的部位。MRT$_1$加权图呈低信号，T$_2$加权图呈高信号（图 17-29，图 17-30）。急性期弥散加权成像呈高信号，ADC 明显下降。增强扫描可明显强化或不强化。另外，小脑齿状核、桥脑被盖、红核、中脑顶盖、尾状核及大脑皮层等少见部位也可累及。Wernicke 脑病的另外一个特征性改变是乳头体常有明显萎缩。

根据中脑导水管、第三脑室、第四脑室周围和丘脑内侧脑组织双侧对称性 T$_2$ 高信号及乳头体萎缩的特征性表现，本病一般不难诊断。临床以大量维生素 B$_1$ 治疗有可能获得良好的预后，影像学改变可以消失，但常因诊断不及时导致不可逆的脑损害。

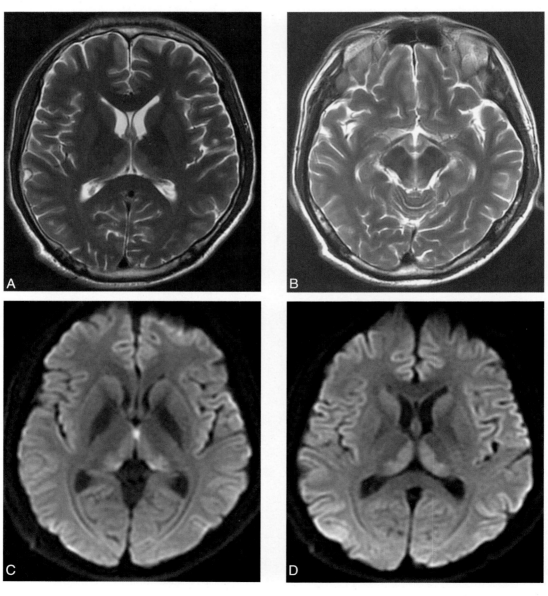

图 17-29 Wernicke 脑病
MRT$_2$加权图（A，B）双侧丘脑和脑干斑片状高信号，DWI（C，D）呈稍高信号。

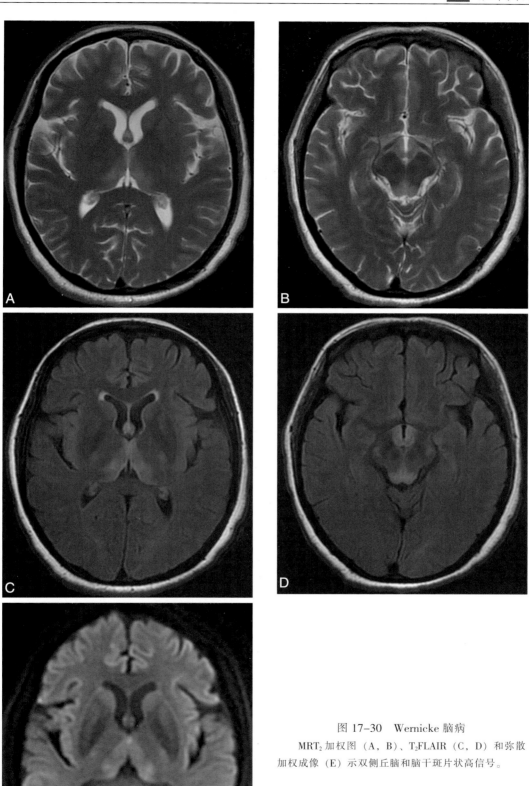

图 17-30　Wernicke 脑病

MRT_2 加权图（A，B）、T_2FLAIR（C，D）和弥散
加权成像（E）示双侧丘脑和脑干斑片状高信号。

17.2.15 其他脑干病变

急性播散性脑脊髓炎、进行性多灶性脑白质病、亚急性坏死性脑病、弥漫性躯体毛细血管扩张症等均可同时累及脑干，MRT$_2$ 加权图表现为高信号斑点或斑片，病灶部位及信号改变并无特征性，诊断主要根据半球白质和基底节病灶分布特点及临床情况。

Kufs 病即神经元蜡样质脂褐质沉积症的成人型，是一种以神经鞘脂类代谢异常为特点的遗传性变性性疾病。病变主要累及灰质，多为弥漫性，表现为大脑半球和小脑半球普遍性萎缩。个别病例可累及脑干，在 MR 上表现为桥脑长 T$_1$ 长 T$_2$ 信号，无占位效应，不强化，类似于桥脑中央髓鞘溶解症，鉴别诊断需要结合临床。

参考文献

1 安丰新，孙屹岩，刘增胜，等.橄榄桥脑小脑萎缩的临床和磁共振分析.医学影像学杂志，2002，12:172–174

2 董季平，陈慧玲，刘红生，等.非酒精性急性 Wernicke 脑病的临床及 MRI 特点.实用放射学杂志，2001，28:1183–1185

3 胡洪斌.CT 诊断左侧脑干脓肿一例.临床放射学杂志，2001，20:455–455

4 郝玲，王健.Wernicke 脑病的临床进展.医学综述，2011，17:1172–1175

5 高培毅，林燕.脑桥中央髓鞘溶解症的 MR 影像诊断（附三例报告）.中华放射学杂志，1999，33:28–30

6 李钧.Wernicke 脑病的临床与影像学诊断.临床放射学杂志，2004，23:530–531

7 李志东，李硕丰，康立清，等.椎基底动脉扩张延长症的多层螺旋 CT 血管成像表现及应用价值.实用放射学杂志，2011，27:1321–1325

8 鲁桦，孙明慧，夏忠菊，等.妊娠呕吐并发 Wernicke 脑病一例.中华医学杂志，1994，10:601–601

9 鲁晓燕，张挽时，李立伟，等.胃瘘并发 Wernicke 脑病一例.中华放射学杂志，1999，33:774

10 全冠民.延髓病变的临床与 MRI 诊断.国外医学临床放射学分册，2003，26:345–348

11 孙波，王忠诚.原发性中脑肿瘤的 MRI 表现.中华放射学杂志，1999，33:388–390

12 谭利华，李德泰，彭隆祥，等.Kufs 病的 MRI 和 CT 诊断.中华放射学杂志，2002，36:520–522

13 王新疆，刘建军，臧建华，等.肥大性下橄榄核变性的 MRI 表现.中华放射学杂志，2003，37:335–338

14 王文献，范辉，岳恒志，等.脑干脑炎的 MR 诊断.中国 CT 和 MR 杂志，2010

15 张劲松，宦怡，魏梦绮，等.弥散加权成像在脑干梗塞中的应用价值.实用放射学杂志，2003，19：394–397

16 周俊林，何宁.桥脑中央髓鞘溶解症的临床与 MRI 表现分析.实用放射学杂志，2003，19:296–297

17 祝玉芬.巨长基底动脉并顶枕区出血性脑梗塞一例.临床放射学杂志，2001，20:482–482

18 Birbamer G，Gerstenbrand F，Kofler M，et al.Post-traumatic segmental myoclonus associated with bilateral olivary hypertrophy.Acta Neurol Scand，1993，87:505–509

19 Birbamer G，Gerstenbrand F，Aichner F，et al.MR imaging of Post–traumatic olivary hypertrophy.Funct Neurol，1994，9:183–187

20 Brichaux JC，Gense D，Greselle JF，et al. Radioclinical problems raised by megalodolichobasilar artery 17 cases and review of the literature.J Neuroradiol，1989，16:11–13

21 Brunner JE，Redmond JM，Haggar AM，et al.Central pontine myelinolysis and pontine lesions after rapid correction of hyponatremia:a prospective magnetic resonance imaging study.Ann Neurol，1990，27:61–66

22 Fei GQ，Zhong C，Jin L，et al.Clinical characteristics and MR features of nonacoholic Wernicke encephalopathy.AJNR，2008，29:164–169

23 Gallucci M，Bozzao A，Splendiant A，et al.Wernicke encephalopathy:MR findings in five patients.AJNR，1990，11:887–892

24 Gallucci M，Bozzao A，Splendiant A，et al.Follow–up in Wernicke encephalopathy.Neuroradiol，1991，33（suppl）:594–595

25 Giuliani G，Chiaramoni L，Foschi N，et al.The role of MRI in the diagnosis of olivopontocerebellar atrophy. Ita J Neurol Sci，1992，13:151–156

26 Goyal M，Versnick E，Tuite P，et al. Hypertrophic olivary degeneration:metaanalysis of the temporal evolution of MR finding.Am J Neuroradiol，2000，21:1073

27 Ho VB，Fttz CR，Yoder CC，et al.Resolving MR features in osmotic myelinolysis（central pontine and extrapontine myelinolysis）.AJNR，1993，14:133–

137

28 Huang YP, Tuason MY, Wu T, et al.MRI and CT features of cerebellar degeneration.J Formos Med Assoc, 1993, 92:494-508

29 Kastrup O, Maschke M, Diener HC, et al.Progressive multifocal leukoencephalopathy limited to the brain stem.Neuroradiology, 2002, 44:227-229

30 Kim JS.Vertigo and gait atxia without usual signs of lateral medullary infarction:a clinical variant related to rostraldorsolateral lesions.Crebrovasc Dis, 2000, 10: 471-474

31 Kitajima M, Korogi Y, Shimomura O, et al. Hypertrophic olivary degeneration:MR imaging and pathologic findings.Radiology, 1994, 192:539-543

32 Korogi Y, Takahashi M, Shinatzo J, et al.MR findings in two presumed cases of mild central pontine myelinolysis.AJNR, 1995, 14:651-654

33 Korogi K, Takahashi M, Shinzato J, et al.MR findings in two presumed cases of mild central pontine myelinolysis.Am J Neuroradiol, 1993, 14:651-654

34 Kuker W, Weise J, Krapf H, et al.MRI charteristics of acute and subacute brainstem and thalamic infarctions:value of T_2 and diffusion -weighted sequences.J Neurol, 2002, 249:33-42

35 Liu YT, et al.Correlation of magnetic resonance imagings with neuropathology in acute Wernicke's encephalopathy.Clin Neurol Neurosurg, 2006, 108: 682-287

36 Martin PJ, Young GA.Central pontine myelinolysis: clinical and MRI correlates.Postgrad Med J, 1995, 71:430-442

37 Nashio S, Fukui M, Tateishi J.Brainstem gliomas:a clinicopathological analysis of 23 histologically proven cases.J Neurooncol, 1988, 6:245-250

38 Nishizaki T, Tamaki N, Takeda N, et al.Dolichoectatic basilar artery:A review of 23 cases.Stroke, 1986, 17: 1277-1278

39 Ogershok PR, Rahman A, Nestor S, et al.Wernicke encephalopathy in nonalcoholic patients.Am J Med Sci, 2002, 323:107-110

40 Pal PK, Jayakumar PN, Taly AB, et al.Early onset cerebellar ataxia with retained tendon reflexes (EOCA) and olivopontocerebellar atrophy (OPCA): a computed tomographic study.Neurol India, 1999, 47: 276-281

41 Rouanet F, Tison F, Dousset V, et al.Early T_2 hypointense signal abnormality preceding clinical manifestations of central pontine myelinolysis.

Neurology, 1994, 44:979-980

42 Rugilo CA, Roca MC, Zurru MC, et al.Diffusion abnormalities and Wernicke encephalopathy. Neurology, 2003, 60:727-728

43 Salamon -Murayama N, Russell EJ, Rabin BM. Diagnosis please.Case17:Hypertrophic olivary degeneration secondary to pontine hemorrhage. Radiology, 1999, 213:814-816

44 Salbeck R, Busse O, Reinbold WD.MRI of megalodolichobasilar artery.Cerebrovasc Dis, 1993, 3:309-310

45 Savoiardo M.Olivopontocerebellar atrophy:MR diagnosis and relationship to multisystem atrophy.Radiol, 1990, 174:693-696

46 Schmidt JA, Krause A, Feddersen CO, et al.Central pontine myelinolysis following severe hyponatremia.Klin wochenschr, 1990, 68:191-198

47 Scotti G, Degrand C, Colombo A.Ectasis of the intracranial arteries diagnosed by computed tomography.Neuroradiology, 1978, 15:183-184

48 Selitsky T, et al.Wernicke' sencephalopathy with hyperemesis and ketoacidosis. Obstet Gynecol, 2006, 107:486-490

49 Shephenrd GM, Tauboll E, Bakke SJ, et al.Midbrain tremor and hypertrophic olivary degeneration after pontine hemorrhage.Mov Disord, 1997, 12:432-437

50 Smoker WRK, Corbett JJ, Gentry LR, et al.High-resolution CT of the basilar artery:vertebrobasilar dolichoectasia:clinicopathologic correction and review. AJNR, 1986, 7:61-72

51 Toth C, Voll C.Wernicke encephalopathy following gastroplasty for morbid obesity.Can J Neurol Sci, 2001, 28:89-93

52 Wang C, Zhang J, Liu A, et al.Surgical management of medullary hemangioblastoma.report of 47 cases.Surg Neurol, 2001, 56:218-227

53 Young PT, Yousuf N, Barness PD, et al. Cervi-comedullary astrocytomas of childhood:clinical and imaging follow-up.Pedia Radiol, 1999, 29:662-668

54 Yuh WTC, Simonson TM, Dalessandro MP, et al. temporal changes of MRI findings in central pontine myelinolysis.AJNR, 1995, 16:975-977

55 Zuccoli G, Nicolo P.Neuroimaging findings in acute Wernicke's encephalopathy:review of the literature. AJR, 2009, 192:501-508

56 Zuccoli G, Gallucci M, Capellades J, et al.Wernocke encephalopathy:MR findings at clinical presentation in twenty -six alcoholic and nonalcoholic patients.AJNR, 2007, 28:1328-1331

18 脊髓病变

18.1　解剖

脊髓位于椎管内，呈圆柱状，前后稍扁。脊髓全长粗细不等，有 2 个膨大。颈膨大位于颈髓第 3 段到胸髓第 2 段，以第 5 颈椎水平最粗。腰膨大自胸髓第 9 段开始至脊髓下端，以第 12 胸椎水平最粗。从腰膨大向下脊髓逐渐变细，形成脊髓圆锥。圆锥以下成为细长的索条，称为终丝。

脊髓表面有 6 条纵沟。腹侧正中的沟称为前正中裂，背侧正中的沟称为后正中沟，脊髓后外侧脊髓神经后根穿入处的浅沟称为后外侧沟，脊髓前外侧脊髓神经前根穿出处的浅沟称为前外侧沟。

在前、后外侧沟，分别发出成列的根丝，数个根丝组成 1 个神经根。在前外侧沟者称为前根，是由传出神经纤维构成，在后外侧沟者称为后根，由传入神经纤维构成。前、后根在椎间孔处合并为脊神经。脊髓全长共发出 31 对脊神经。

正常 2 岁儿童圆锥下端通常位于第 2、第 3 腰椎椎间水平，12 岁以后位于第 2 腰椎椎体中部水平，成人脊髓圆锥下端最高者可位于第 12 胸椎上部水平，最低者可位于第 2 腰椎下部水平，多数位于第 1 腰椎中部或下部水平，因此腰、骶、尾神经的根丝，在椎管内围绕脊髓圆锥和终丝约呈垂直下降，形成马尾状，总称为马尾。

脊髓内的灰质在横断面上呈 H 形，向前后伸出的部分分别称为前角和后角，横向部分称灰连合，灰连合内有中央管。中央管向上通第四脑室，下端在脊髓圆锥内膨大，形成终室。

脊髓的动脉供应来源包括来自椎动脉的脊髓前后动脉和来自颈深动脉、肋间动脉、腰动脉和骶动脉的脊髓支。

18.2 脊髓肿瘤

18.2.1 室管膜瘤

脊髓内室管膜瘤（intramedullary ependymoma）是最常见的脊髓内肿瘤，约占全部脊髓内肿瘤的 60%。2007 年 WHO 对室管膜瘤的恶性度分级为Ⅱ级。室管膜瘤来自脊髓中央管的室管膜上皮细胞或终丝等部位的室管膜残留物。下部胸髓、圆锥及终丝部为好发部位，颈髓及上部胸髓少见。肿瘤向上下蔓延生长，累及数个脊髓节段。室管膜瘤通常为良性肿瘤，生长缓慢，病程较长，可达数年，就诊时瘤体范围常比较广泛。

病理上绝大多数室管膜瘤具有假包膜，显微镜下见肿瘤由柱状上皮细胞和室管膜或胶质细胞两种细胞成分构成，肿瘤细胞围绕小血管排列成环状，在血管周围形成一个放射状红染的无核区，是室管膜瘤的病理学特征。恶性室管膜瘤少见，肿瘤细胞呈多形性及异形性。

脊髓室管膜瘤以 30~50 岁多见，平均年龄约 42 岁。男性稍多于女性。

CT 平扫时见脊髓外形不规则膨大增粗，肿瘤部分的密度通常低于正常脊髓，与硬膜囊密度相似，故圆锥或终丝部的室管膜瘤 CT 平扫可能难以发现。发生于胸髓或颈髓者也难以确定增粗脊髓的确切边缘和程度。肿瘤密度也可与脊髓相等，肿瘤可以充满椎管，甚或压迫椎体附件骨质引起椎管扩大。CT 平扫对骨性椎管的改变最易确定。增强 CT 扫描肿瘤内可出现不规则强化。椎管造影 CT 能清楚地观察脊髓增粗的情况，表现为蛛网膜下腔狭窄、闭塞。完全闭塞时需在两端蛛网膜下腔同时注入造影剂后行 CT 扫描方能确定肿瘤的范围。

MR 是诊断脊髓内肿瘤最满意的方法。正中矢状位 T_1 加权图可很清楚地观察到脊髓增粗的程度和范围。室管膜瘤病变范围常达 4~5 个椎体节段。位于颈髓和胸髓的室管膜瘤表现为脊髓呈梭形膨大增粗，脊髓内正常结构消失，位于圆锥和终丝的室管膜瘤通常较大，呈不规则分叶状，常充满整个椎管，或压迫周围骨质引起椎管扩大并向外生长。MR T_1 加权图肿瘤呈低信号，因肿瘤内囊变部分信号更低，故常呈不均质低信号。T_2 加权图肿瘤实质、囊变部分及周围水肿区均呈高信号，实质部分信号常较囊变和水肿部分信号低，所以，也常呈不均质信号。增强扫描时肿瘤实质部分呈均质显著强化，境界清楚，边缘锐利光整（图 18-1，图 18-2，图 18-3），延迟增强扫描时强化可能更显著。囊性部分可以为肿瘤内部坏死液化所致，也可为肿瘤近端或远侧脊髓空洞形成。前者因囊内蛋白含量高，T_1 加权图常高于脑脊液，增强扫描时囊壁可强化，后者信号同脑脊液，增强扫描时囊壁不强化。区别两者对手术切除范围的确定有重要意义，故 MR 增强扫描应作为术前常规检查。少数圆锥以上室管膜瘤可以向外生长，类似于硬膜下肿瘤。

室管膜瘤出血不常见，急性期出血 MR 难以显示，亚急性期 T_1 加权图呈高信号，慢性期 T_2 加权图呈低信号。

脊髓内室管膜瘤首先需要与急性脊髓炎鉴别，鉴别的要点包括：①室管膜瘤多呈缓慢生长，肿瘤范围长时脊髓增粗多较显著，外缘可不规则，凹凸不平，而急性脊髓炎病变范围长，而肿胀多较轻，均匀一致，外缘光整；②脊髓内室管膜瘤容易出现肿瘤囊变或近端和远侧脊髓空洞，说明其为缓慢生长，而急性脊髓炎不出现这些合并征象；③增强扫描时室管膜瘤的实质部分强化显著，而急性脊髓炎一般不强化或呈轻度斑片状强化；④发病急、病史短、病变范围长是诊断急性脊髓炎的有力依据，再结合临床有发热、感冒和腹泻等前驱症状，一般鉴别诊断不难。

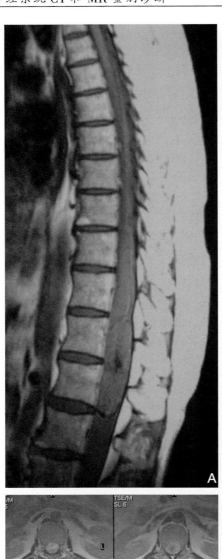

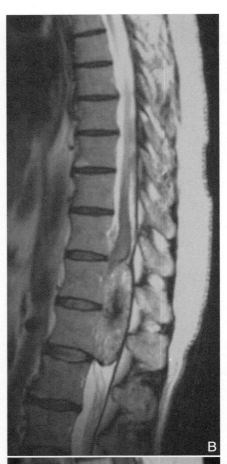

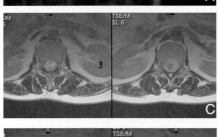

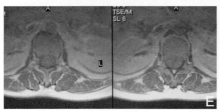

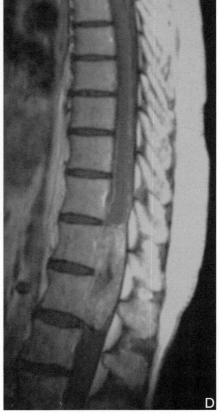

图 18-1　室管膜瘤

　　MRT$_1$ 加权图矢状位（A）示下部脊髓明显增粗，呈等信号，T$_2$ 加权图矢状位（B）和横切位（C）呈不均匀高信号，增强 MR 扫描矢状位（D）和横切位（E）示肿瘤呈显著强化。

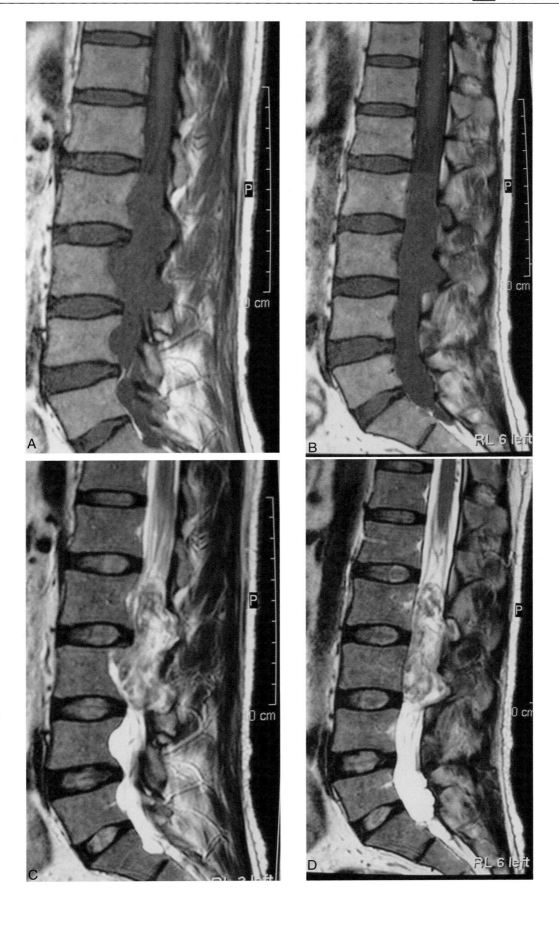

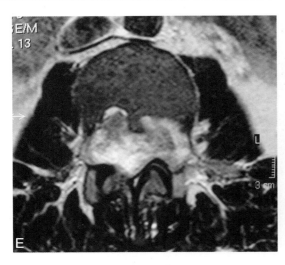

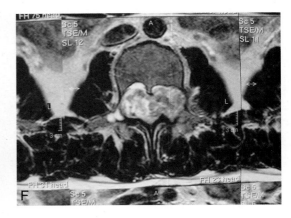

图 18-2 室管膜瘤

MRT₁ 加权图矢状位（A，B）示腰骶段椎管内肿瘤呈等信号，形态不规则，压迫椎体后缘呈不规则压迹和缺损。T₂ 加权图矢状位（C，D）和横切位（E，F）肿瘤呈不均质高信号。

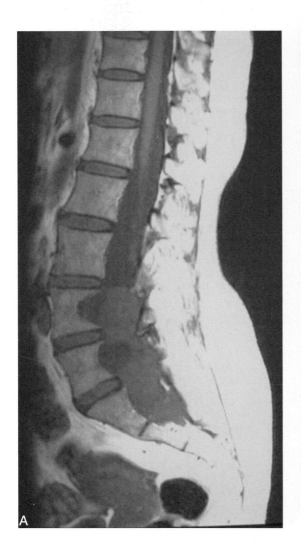

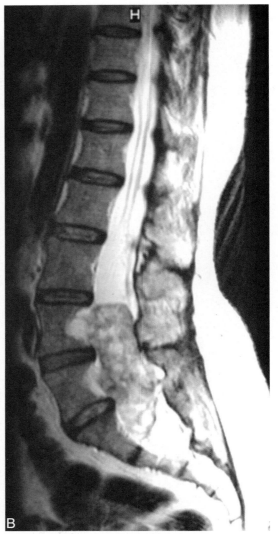

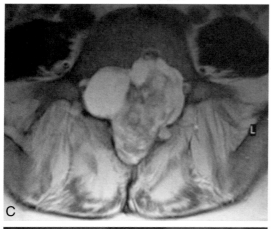

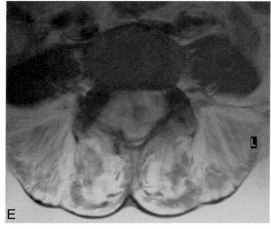

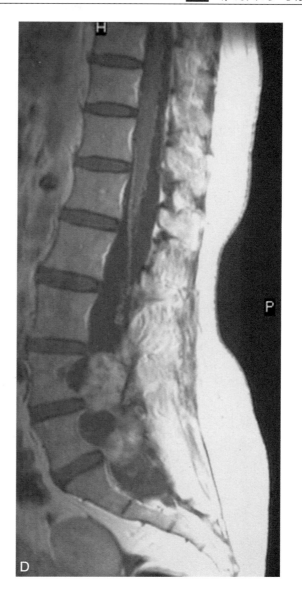

图 18-3 室管膜瘤

MRT$_1$ 加权图矢状位 (A) 示腰骶段椎管内肿瘤呈等信号，形态不规则，压迫椎体后缘呈不规则压迹和缺损。T$_2$ 加权图矢状位 (B) 和横切位 (C) 示肿瘤呈不均质高信号。增强 MR 扫描矢状位 (D) 和横切位 (E) 示肿瘤实质部分显著强化。

另外，脊髓内室管膜瘤还应与髓内星形细胞瘤区别，区别的要点为：①室管膜瘤主要发生于 30 岁以后，而星形细胞瘤多见于儿童及青少年；②室管膜瘤多发生于下部脊髓、圆锥及终丝，而星形细胞瘤颈髓及上部胸髓多见；③两者 CT 和 MR 表现可能类似，常难以区别，但星形细胞瘤增强时常呈不规则强化，境界欠清楚，而室管膜瘤强化常较锐利光整，增界清楚；④横切位 MR 增强扫描图观察，室管膜瘤常累及整个脊髓，而星形细胞瘤常为非中心性，多位于脊髓的后部。

18.2.2 黏液乳头状型室管膜瘤

黏液乳头状型室管膜瘤（myxopapillary ependymoma）主要发生在脊髓内，2007 年 WHO 对黏液乳头状型室管膜瘤的恶性度分级为 I 级。病理上见立方形或长梭形肿瘤细胞呈单层或多层放射状围绕在血管黏液样轴心周围，形成乳头状结构。大量黏液聚集在血管和肿瘤细胞之间或微囊内。可伴有血管壁及间质纤维组织增生、胶样变、出血、囊变和钙化等。部分病例可见小圆形嗜酸纤维小球。

脊髓黏液乳头状型室管膜瘤好发于年轻人，多见于男性。主要临床表现为腰背疼痛和（或）双下肢无力、麻木，可伴有坐骨神经疼痛、感觉运动障碍、二便失禁等。

肿瘤几乎均位于脊髓圆锥及马尾终丝区，呈椭圆形、长管状或腊肠样。MRT$_1$ 加权图呈不均匀低信号，病变内常见高信号影，为黏液或出血。T₂加权图呈不均匀高信号。肿瘤境界常较清楚。增强扫描肿瘤内见斑片状强化（图18-4）。

脊髓黏液乳头状型室管膜瘤如果不出现短

T₁信号，与室管膜瘤很难区别。出现短 T₁ 信号时容易误诊为表皮样囊肿和皮样囊肿，增强扫描肿瘤内出现强化可与表皮样囊肿和皮样囊肿区别。

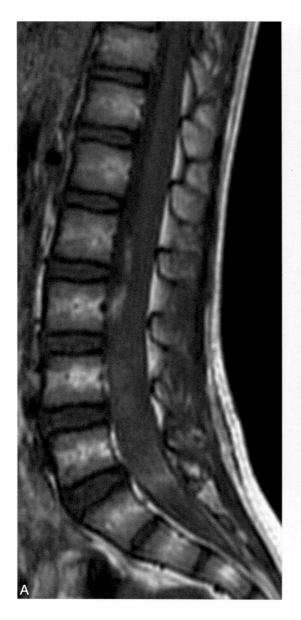

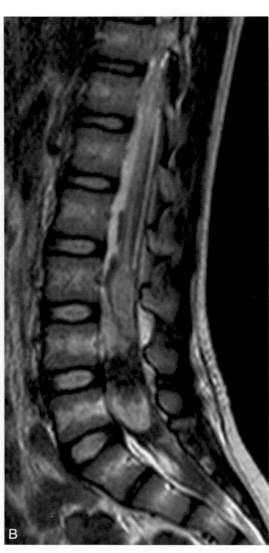

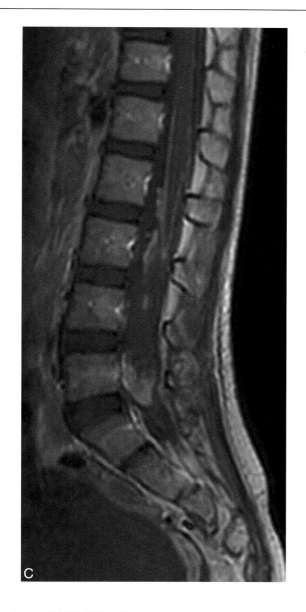

图 18-4　黏液乳头状型室管膜瘤

　　MRT_1 加权图矢状位（A）示腰段椎管内肿瘤，呈低信号，内有斑片状高信号。T_2 加权图（B）呈高低不均匀信号，肿瘤境界不清楚。增强扫描（C）肿瘤见斑片状强化。

C

18.2.3　星形细胞瘤

　　脊髓星形细胞瘤（intramedullary astrocytoma）起源于脊髓的星形细胞。发病率仅次于室管膜瘤，约占髓内肿瘤的 30%。但在儿童是最常见的脊髓内肿瘤，约占儿童髓内肿瘤的 60% 以上。

　　星形细胞瘤多见于儿童和青少年，也可见于成人。一般来说，30 岁前星形细胞瘤比室管膜瘤多见，30 岁后室管膜瘤比星形细胞瘤多见。儿童星形细胞瘤多发生在 10 岁左右，而室管膜瘤很少发生在儿童。星形细胞瘤男性稍多见。发病部位以颈髓及上部胸髓最多，肿瘤多数为良性，生长缓慢，可呈膨胀性生长或沿脊髓纵轴浸润性生长，范围较大，常累及多个脊髓节段，甚至脊髓全长。约 1/4 的脊髓星形细胞瘤为恶性或偏恶性。

　　CT 平扫表现与室管膜瘤相似，脊髓不规则增粗，但因其常为低密度，境界不清，常需椎管内造影 CT 才能很好观察脊髓增粗的情况。增强 CT 扫描肿瘤内可出现不规则强化。CT 扫描肿瘤囊变与实质部分难以区别。良性者以膨胀生长为主，可出现椎管扩大。

　　MR 矢状位 T_1 加权图可见病变范围广泛，常累及多个脊髓节段，严重者可累及整个脊髓，病变区脊髓膨大增粗，外形可很不规则，正常脊髓结构消失。肿瘤常有囊变和继发空洞，囊变位于肿瘤实质内，而空洞位于肿瘤的两端。T_1

加权图时，病变区呈不均质低信号，囊变及继发空洞部分比肿瘤实质部分信号低，T$_2$加权图病变区呈高信号，肿瘤实质部分信号较囊变及空洞部分信号低（图 18-5，图 18-6）。MR 增强扫描肿瘤实质部分呈显著强化，并有延迟增强扫描强化更显著的现象，而周围水肿部分不强化，肿瘤囊变部分的囊壁可强化，而肿瘤两端的继发空洞的壁不强化。有时，肿瘤范围不大，但近端或远侧继发脊髓空洞范围很大。

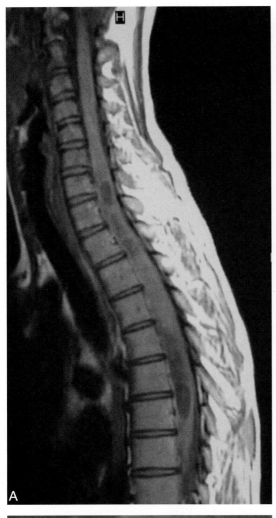

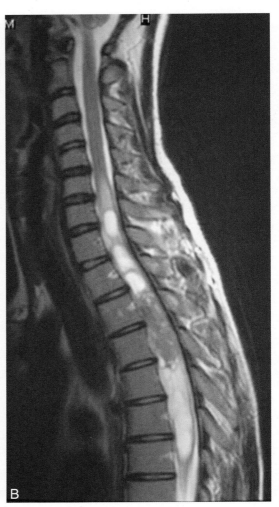

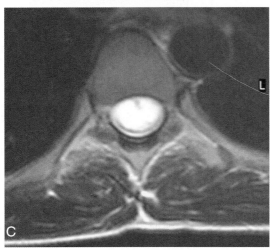

图 18-5　星形细胞瘤

MRT$_1$加权图矢状位（A）示颈和上胸段脊髓弥漫性增粗，呈不均质低信号，T$_2$加权图矢状位（B）和横切位（C）示肿瘤呈不均质高信号。

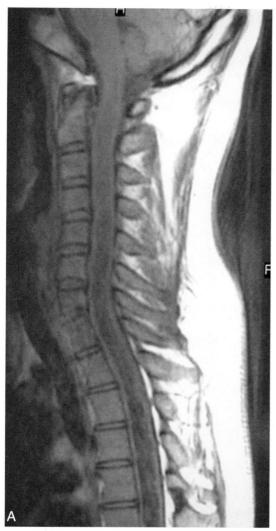

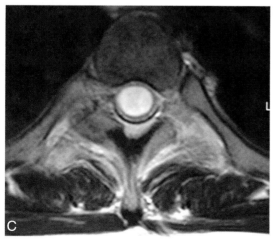

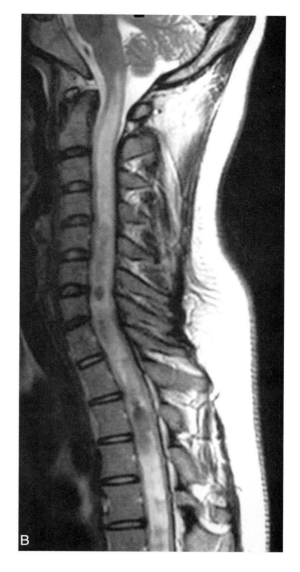

图 18-6 星形细胞瘤

MRT$_1$加权图矢状位（A）示颈胸段脊髓弥漫性增粗，呈不均质低信号，T$_2$加权图矢状位（B）和横切位（C）示肿瘤呈不均质高信号。

　　脊髓内星形细胞瘤首先需要与急性脊髓炎鉴别，鉴别要点包括：①星形细胞瘤多呈缓慢生长，肿瘤范围长时脊髓增粗多较显著，外缘可不规则，凹凸不平，而急性脊髓炎病变范围长，而肿胀多较轻，均匀一致，外缘光整；②脊髓内星形细胞瘤容易出现肿瘤囊变或近端和远侧脊髓空洞，说明其为缓慢生长，而急性脊髓炎不出现这些合并征象；③增强扫描时星形细胞瘤的实质部分强化显著，而急性脊髓炎一般不强化或呈轻度斑片状强化；④发病急、病史短、病变范围长是诊断急性脊髓炎的有力依据，再结合临床有发热、感冒和腹泻等前驱症状，一般鉴别诊断不难。

脊髓内星形细胞瘤还需要与髓内室管膜瘤区别，区别的要点包括：①星形细胞瘤多见于儿童及青少年，而室管膜瘤主要发生 30 岁以后；②星形细胞瘤颈髓及上部胸髓多见，而室管膜瘤多发生于下部脊髓、圆锥及终丝；③星形细胞瘤增强时常呈不规则强化，境界欠清楚，而室管膜瘤强化常较锐利光整，增界清楚；④横切位 MR 增强扫描图观察，星形细胞瘤常为非中心性，多位于脊髓的后部，而室管膜瘤常累及整个脊髓。

18.2.4 血管母细胞瘤

脊髓内血管母细胞瘤（intramedullary he-mangioblastoma）少见，约占髓内肿瘤的 1%~3%。以 20~30 岁青壮年多见，儿童少见。可有家族性，也可散发。好发部位为颈段和胸段脊髓。肿瘤生长缓慢，病程常较长。约 1/3 的病例为 Von Hippel–lindau 综合征的一部分，即小脑或延髓同时有血管母细胞瘤存在，或视网膜有血管瘤，或腹内脏器等部位有良性囊肿或血管瘤。所以，如果怀疑脊髓内病变为血管母细胞瘤时，应对上述部位进行必要的检查，有时对鉴别诊断很有帮助。

病理上，血管母细胞瘤一般没有包膜，多呈囊状，囊内有附壁结节，附壁结节常见于脊髓的背侧。肿瘤血供丰富，有较粗的引流静脉，有时瘤壁可出现钙化。

CT 扫描可见脊髓不规则膨大增粗，因肿瘤多呈囊性，故呈低密度。偶尔可见病变区里多发点状或血管条样钙化存在，对诊断很有帮助。增强 CT 扫描时肿瘤的附壁结节部分明显强化。

MR 检查能显示血管母细胞瘤的某些特征：①肿瘤区大部或完全呈囊性，囊变区范围可能很长，囊变区内含有肿瘤附壁结节，该结节常位于囊的背侧，T_1 加权图时呈低或混杂信号，T_2 加权图呈高信号。因为附壁结节常很小，在 T_1 加权图常难以确定，T_2 加权图常被囊液区高信号遮盖也难以显示，故增强扫描对脊髓血管

母细胞瘤的诊断非常重要，增强扫描时附壁结节显著强化，呈小结节状，比较均质，境界锐利，是血管母细胞瘤的特征（图 18-7，图 18-8），而囊性区及囊壁不强化。②少数病例，肿瘤内可见供血动脉或引流静脉，呈血管流空现象。③少数血管母细胞瘤囊壁内可因含有脂质而在 T_1 加权图呈环样高信号。④脊髓血管母细胞瘤常引起广泛的脊髓空洞，脊髓增粗的范围很长，严重者可累及整个脊髓，而肿瘤实质（附壁结节）很小，这种肿瘤实质很小而脊髓增粗囊变范围很长，两者显著不成比例的现象也是血管母细胞瘤的特点。

根据上述 MR 表现特点，脊髓血管母细胞瘤通常容易诊断。但若血管母细胞瘤内无囊变存在时很难与其他髓内实质肿瘤区别。另外，囊内附壁结节可以很小，MR 平扫常不能显示，此时若合并广泛脊髓空洞时常误诊为单纯的脊髓积水空洞，增强扫描对正确诊断和鉴别诊断非常重要。

18.2.5 脂肪瘤

椎管内脂肪瘤（lipoma）约占全部椎管内原发肿瘤的 1%。其中 60% 发生于软脊膜下方。肿瘤从软脊膜下方向脊髓内生长或向髓外生长，以向髓内生长为主时，具有髓内肿瘤的影像定位特点，以向髓外生长为主时，则具有硬膜下占位的影像定位特点，但多数情况，肿瘤同时向两方生长，部分位于髓内、部分位于髓外硬膜下，习惯上常将其统称为硬膜下脂肪瘤。另外 40% 的脂肪瘤位于硬膜外。

硬膜下脂肪瘤最常位于胸段，个别位于颈段。多数位于脊髓背侧中线，少数可位于背侧中线偏旁，位于脊髓侧方或前侧方者罕见。

尽管本病属先天发育异常，但多数于 20~30 岁才出现症状，约有 25% 的病人在 5 岁前出现症状，就诊时临床症状史常比较长，多数超过 3 年。症状主要包括疼痛、无力和感觉异常等。

CT 和 MR 检查都能很好确定脂肪瘤。CT 上肿瘤呈脂肪负值即可定性。MR 比 CT 优越之处为能做矢状位成像，对肿瘤的形态、位置和范围更为直观。位于脊髓侧方的脂肪瘤需要做冠位扫描。脂肪瘤常呈长椭圆形，长轴与脊髓平行，在各序列均呈脂肪样高信号，尤其是在 T_1

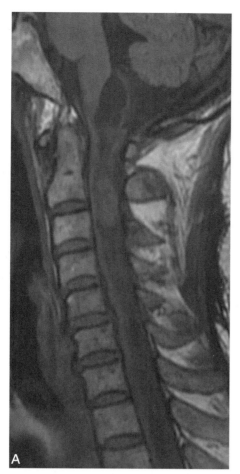

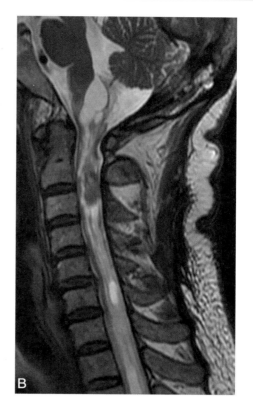

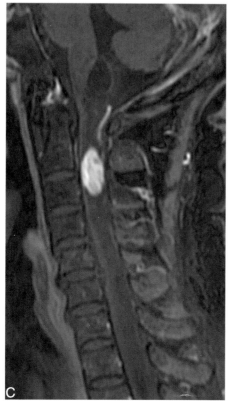

图 18-7　血管母细胞瘤

MRT₁加权图矢状位（A）示颈段脊髓弥漫性增粗，呈不均质低信号，T₂加权图矢状位（B）呈高信号，增强 MR 扫描矢状位（C）示颈 2~3 椎体水平病变内显著强化结节。

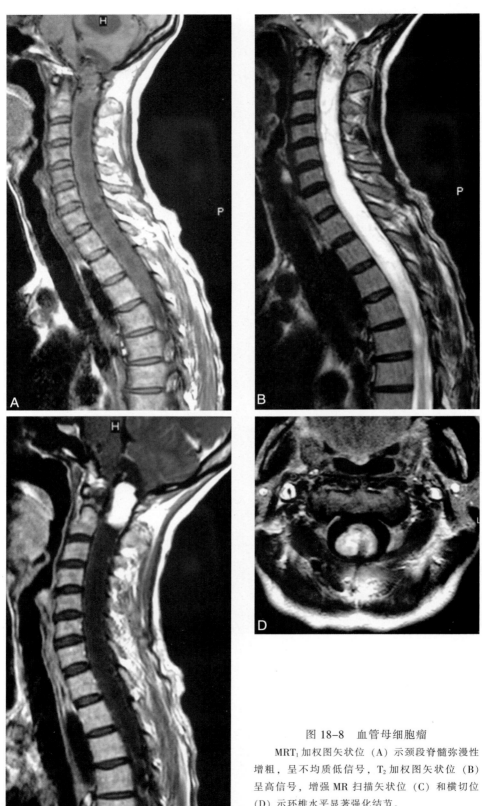

图 18-8　血管母细胞瘤

　　MRT$_1$ 加权图矢状位（A）示颈段脊髓弥漫性增粗，呈不均质低信号，T$_2$ 加权图矢状位（B）呈高信号，增强 MR 扫描矢状位（C）和横切位（D）示环椎水平显著强化结节。

加权图，脂肪高信号与周围形成鲜明对比，很容易确定诊断（图18-9），脂肪抑制序列成像脂肪瘤呈低信号（图18-10）。MR检查应仔细观察脂肪高信号是否均质，若不均质，含有其他成分信号时应考虑其他富含脂质的肿瘤，如畸胎瘤、皮样囊肿。另外应与亚急性出血或血肿区别。在各序列均仔细与皮下脂肪或硬膜外脂肪信号比较，以确定病变为脂肪信号是鉴别的关键。必要时使用脂肪抑制成像或做CT扫描进一步证实。

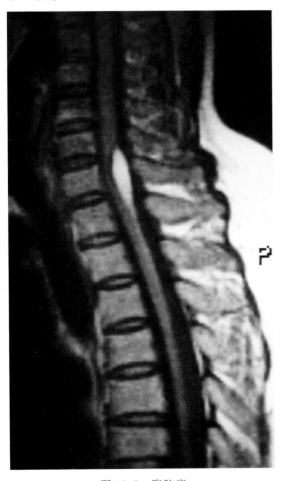

图18-9 脂肪瘤

MRT$_1$加权图矢状位示肿瘤位于颈髓背侧，呈梭形脂肪信号，以脊髓内生长为主。

18.2.6 皮样囊肿及表皮样囊肿

椎管内皮样囊肿（dermoid cyst）及表皮样囊肿（epidermoid cyst）多位于脊髓外，位于脊髓内者很少见。脊髓内表皮样囊肿有2个好发部位，一是胸髓，特别是胸4~8，另一个好发部位是圆锥和脊髓下端，皮样囊肿多见于脊髓下端或圆锥部。

皮样囊肿和表皮样囊肿多见于20~40岁，男性多于女性。

皮样囊肿和表皮样囊肿在组织学上有明显的不同。表皮样囊肿有完整的胶原组织包裹，胶原组织的内面衬有鳞状复层上皮。鳞状上皮在囊肿内持续性脱屑和鳞状上皮角蛋白的分解产物一起形成白色物质充满囊腔，质地较软，类似珍珠，内含丰富的胆固醇结晶。皮样囊肿与表皮样囊肿不同，内含中胚层和外胚层结构，可有毛囊、毛发、汗腺的皮肤附属器官。有时这些结构仅占肿瘤的一小部分，如果手术时部分切除，病理可能误诊为表皮样囊肿。但脊髓内皮样囊肿和表皮样囊肿在影像学上表现类似，常不能区别。

CT平扫时皮样囊肿及表皮样囊肿呈境界清楚的低密度，患部脊髓膨大显著，其内可有钙化。皮样囊肿内可含有较多脂肪，CT呈负值。增强扫描无强化表现。MR检查时可见肿瘤区脊髓明显增粗，境界清楚，T$_1$加权图多数信号低于脊髓，高于脑脊液，少数也可因含有脂质多而呈高信号，部分皮样囊肿在T$_1$加权图可表现为囊肿的边缘或中心部呈高信号，信号常欠均质。T$_2$加权图皮样囊肿和表皮样囊肿均表现为高信号（图18-11，图18-12）。一般来说，增强扫描时囊肿不强化，但也有报告表皮样囊肿可出现囊壁环形强化。

脊髓内皮样囊肿和表皮样囊肿MR表现通常比较典型，囊性病变，境界清楚，周围无水肿，尤其是出现短T$_1$信号，无强化，一般诊断不难。

脊髓内皮样囊肿和表皮样囊肿需要与星形细胞瘤和室管膜瘤鉴别，星形细胞瘤和室管膜瘤是最常见的脊髓内肿瘤，约占脊髓内肿瘤的90%以上。星形细胞瘤多见于颈胸段，肿瘤边缘不清楚，病变范围较广泛，增强扫描可见多发不规则斑片样明显强化，容易与表皮样囊肿和皮样囊肿鉴别。室管膜瘤也好发于脊髓圆锥附近，边缘可较清楚，MR平扫不容易与表皮样囊肿和皮样囊肿区别，但增强扫描室管膜瘤多可见强化，强化位于肿瘤内部，而表皮样囊肿和皮样囊肿鉴别通常不强化，个别有强化者也仅表现为边缘强化，肿瘤内部不强化。

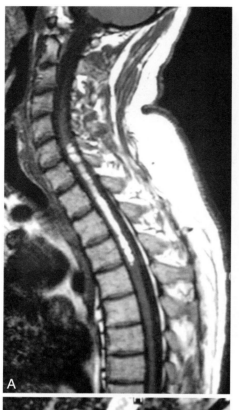

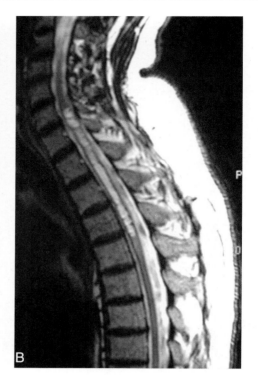

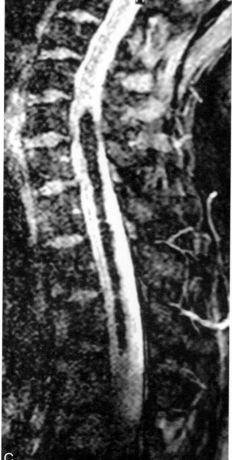

图 18-10 脂肪瘤

矢状位 MRT_1 加权图（A）和 T_2 加权图（B）示脊髓内长条样脂肪信号，脂肪抑制成像（C）呈低信号。

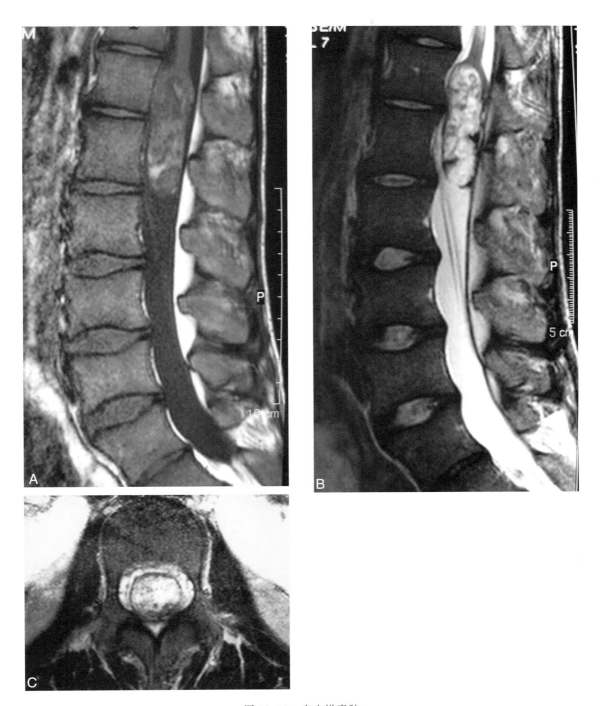

图 18-11 表皮样囊肿

MRT₁ 加权图矢状位（A）示脊髓圆锥部肿瘤向下延伸，呈高低混杂信号，T₂ 加权图矢状位（B）和横切位（C）示肿瘤呈不均质信号。

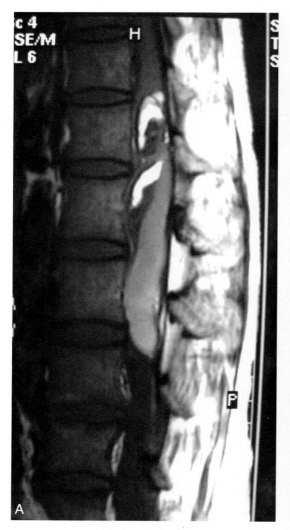

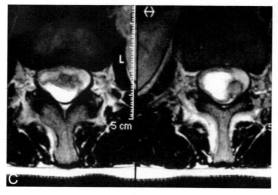

图 18-12 皮样囊肿

MRT$_1$ 加权图矢状位（A）示脊髓圆锥部肿瘤向下延伸，呈混杂信号，内有大量脂肪高信号，T$_2$ 加权图矢状位（B）和横切位（C）示肿瘤呈不均质信号。

18.2.7 神经鞘瘤

　　神经鞘瘤（neurilemmoma）位于脊髓内者少见，约占椎管内神经鞘瘤的 1%。国外文献上已有数十例报告。男性多见，男女之比约为 2:1。发病年龄多在 40 岁左右。肿瘤多为非中心性生长，多位于脊髓偏外方或后外方。T$_1$ 加权图呈低信号或等信号，T$_2$ 加权图呈高信号，增强扫描明显均质强化。CT 检查具有一般髓内肿瘤特点。

　　髓内神经鞘瘤 CT 和 MR 检查无特征性，需活检才能获得术前正确诊断。

18.2.8 转移瘤

脊髓内转移瘤（intramedullary metastasis）不常见，约占恶性肿瘤病人尸检的 3%。原发肿瘤以肺癌最多见，约占脊髓转移瘤的 50%~64%，其次是乳腺癌。脊髓转移瘤也可来自甲状腺、肾、结肠等部位的恶性肿瘤。中枢神经系统本身的肿瘤也可转移到脊髓内，如髓母细胞瘤、胶质母细胞瘤和室管膜瘤等。脊髓转移瘤的转移途径包括：①经动脉血行性转移，是最常见的转移途径。②经椎静脉系统播散。③经过软脑膜或软脊膜侵入，颅内肿瘤先通过脑脊液种植转移到软脊膜，再累及脊髓。

髓内转移瘤最常见于胸段，依次是颈段和腰段。可以累及脊髓的某一段，也可为多发性病灶、同时累及多段脊髓。

CT 平扫可见脊髓增粗，呈等密度或稍高密度，增强扫描时肿瘤实质部分明显强化。

MR 检查时，经血行性转移到脊髓者瘤灶常较局限，但周围水肿常较严重，脊髓增粗显著，转移到软脊膜而后侵及脊髓者瘤灶范围比较广泛，水肿可较轻或明显，脊髓轻度或明显增粗。在 T_1 加权图瘤灶呈低信号或等信号，T_2 加权图呈高信号。瘤周水肿在 T_1 加权图呈低信号，在 T_2 加权图呈高信号（图 18-13，图 18-14）。在 T_2 加权图转移瘤实质可比周围水肿信号低，但有时难以区别，需要做增强扫描。转移瘤通常呈均质显著强化，境界清楚。偶可因瘤灶中心坏死而呈环形强化。多发转移灶时，可出现多发斑点状强化病灶，经过软脊膜转移者，脊膜同时有强化（图 18-15，图 18-16）。延迟增强扫描，转移瘤坏死区内也可出现明显强化。少数病例，延迟扫描时强化灶比注射造影剂后立即扫描范围大。脊髓转移瘤通常不会合并脊髓空洞。

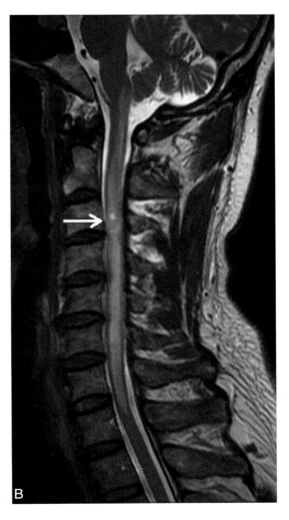

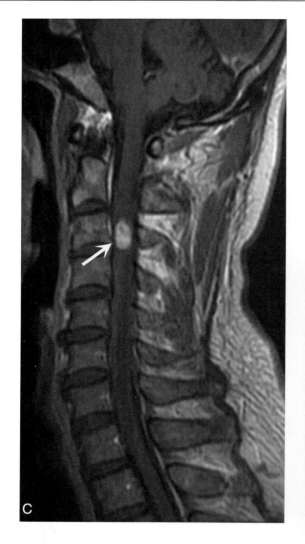

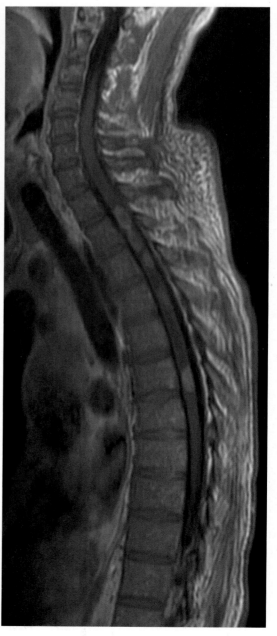

图 18-13　肺癌脊髓转移

MRT$_1$ 加权图矢状位（A）示颈髓肿胀增粗，信号降低，颈 2 椎体平面脊髓内混杂信号病灶（箭头），境界不清楚，T$_2$ 加权图矢状位（B）颈髓呈高信号，颈 2 椎体水平病灶呈混杂信号（箭头），增强 MR 扫描（C）示颈 2 椎体水平脊髓内病灶呈结节样强化（箭头）。

图 18-14　乳腺癌脊髓转移

增强扫描示颈胸段脊髓内多发强化结节。

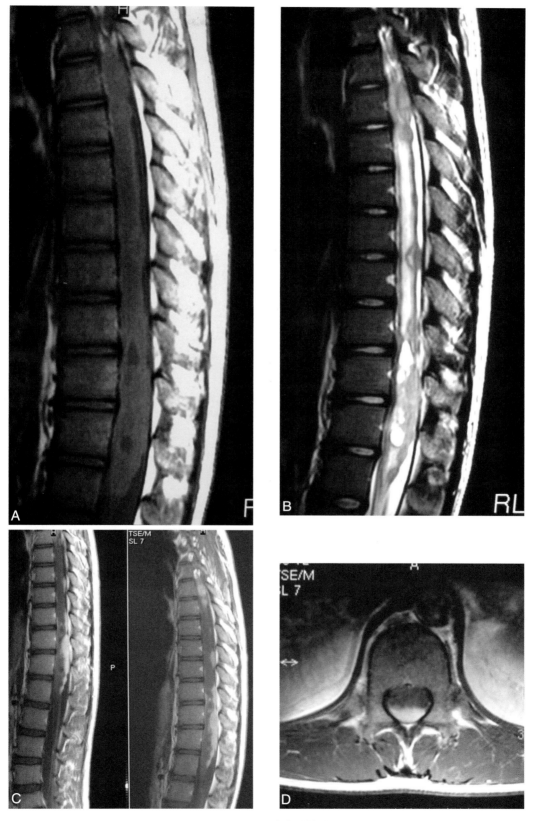

图 18-15　肺癌脊髓转移

MRT$_1$加权图矢状位（A）示胸髓和下部脊髓肿胀增粗，信号不均质，T$_2$加权图矢状位（B）可见多发等信号肿瘤结节和广泛性高信号水肿，增强扫描矢状位（C）和横切位（D）示脊膜广泛强化并脊髓内结节状强化。

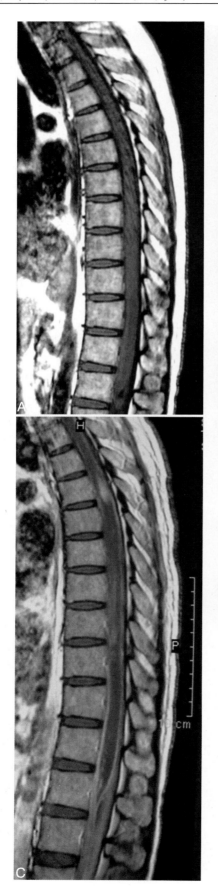

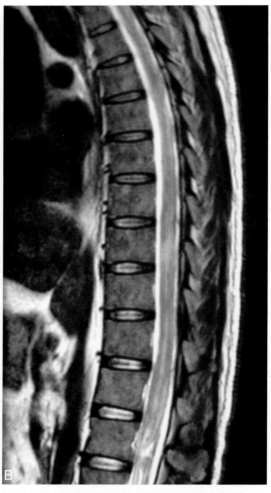

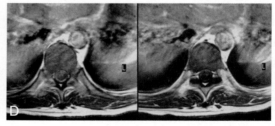

图 18-16 肺癌脊髓转移

MRT₁加权图矢状位（A）示整个脊髓普遍肿胀增粗，T₂加权图（B）呈高信号，增强扫描矢状位（C）和横切位（D）示脊膜广泛强化，脊髓内可见结节状强化。

脊髓内多发转移灶时，影像学容易诊断。单发转移灶时，需要与髓内其他原发肿瘤区别。与胶质瘤的区别要点是：转移瘤通常瘤灶较小而水肿严重，表现为脊髓增粗的范围很长而增强扫描时强化病灶很小，两者不成比例，而胶质瘤瘤周水肿范围相对较轻；转移瘤发展快，病史短，一般不合并脊髓空洞，而胶质瘤发展慢，病史长，常合并脊髓空洞。与血管母细胞瘤的区别要点是：血管母细胞瘤脊髓增粗范围也很长，但小结节强化病灶周围为囊变或空洞，而转移瘤强化病灶周围为大范围的水肿区，水肿与囊变或空洞在 MR 图像上很容易区别。有时还需与某些非肿瘤性病变鉴别，如多发性硬化、结节病、急性播散性脑脊髓炎、急性脊髓炎等。多发性硬化、结节病病灶周围水肿通常很轻，脊髓肿大增粗轻或无。急性播散性脑脊髓炎水肿可较明显，病灶也可强化，但临床表现与转移瘤完全不同。急性脊髓炎水肿范围常很大，但病灶多不强化，病史很短，发展很快，脑脊液生化检查常有蛋白和细胞数增多。

18.2.9 其他脊髓内少见肿瘤

脊髓内少突胶质细胞瘤非常少见，据国外资料统计，平均发病年龄为 28 岁，平均病程为 3 年，疼痛和运动障碍为主要症状，约 1/3 的病人有伴发肿瘤出血，临床表现为症状突然加重，肿瘤内可出现钙化。CT 检查与其他髓内肿瘤类似。目前尚无 MR 资料的报告。

脑膜瘤亦罕见于髓内，文献上仅数例报告。均位于胸段脊髓。平均年龄为 53 岁。病程最短者为 7 个月，最长者为 30 年。CT 和 MR 表现无特征。

有报告髓母细胞瘤也可发生于脊髓内，但这些病例均未做脑增强 MR 扫描，不能完全除外脊髓病灶是由很小的小脑髓母细胞瘤种植转移而来。

原发性髓内淋巴瘤、神经母细胞瘤、神经节细胞瘤也可发生于髓内，但非常少见，CT 和 MR 表现与其他髓内肿瘤很难鉴别。

18.3 脊髓非肿瘤性病变

18.3.1 急性脊髓炎

脊髓炎是指由于感染或变态反应所引起的脊髓炎症。而放射性损伤、中毒、血管病、代谢病、营养障碍、变性引起的脊髓损伤称为脊髓病。

急性脊髓炎（acute myelitis）也称为急性非特异性脊髓炎，是指一组原因尚不明确的急性横贯性脊髓损害性疾病，是一种常见病。

病因尚不十分清楚，可能主要为病毒感染或病毒感染所引起的自体免疫反应。一年四季均可发病，但以冬末春初或秋末冬初较为常见，可见于各年龄组，但多见于青壮年，无性别差异。典型病例在发病前数天或 1~2 周常有上呼吸道或消化道感染等先驱症状，或有疫苗接种史。起病急，常先有背部疼痛或胸部束带感，接着出现双下肢麻木、无力和大小便障碍，发展迅速，多数患者常于数小时或 1~2d 内发展至高峰，出现脊髓完全性横贯性损害症状。其临床症状取决于脊髓受累及的节段，累及颈段时发生四肢瘫痪，发生在胸段时表现有运动障碍、感觉障碍、膀胱、直肠和植物神经功能障碍。极少数也可呈亚急性发病。脑脊液检查时可有细胞数增高，以淋巴细胞和单核细胞为主，蛋白质含量正常或轻度升高。

急性脊髓炎可累及脊髓的任何节段，以胸段最常见，其次为颈段和腰段。大体病理标本可见脊髓肿胀，质地变软，软脊膜充血，可有炎性渗出物附着。显微镜下可见软脊膜和脊髓的血管扩张，神经细胞大量变性和消失，轴索和髓鞘变性，胶质细胞增生，血管周围淋巴细胞、浆细胞浸润，病变严重者有坏死和软化，晚期病变部位脊髓萎缩。

MR 是目前唯一能直接显示急性脊髓炎的影像学检查手段。病变多位于胸段或颈段及上胸段，范围较大，通常累及 5 个椎体平面以上，病变呈连续性。病变区脊髓肿胀，多数为轻度肿胀，少数严重的病例肿胀也可很显著，肿胀常均匀一致，外缘轮廓光整，与正常脊髓间呈逐渐过渡，矢状位 T_1 加权图观察脊髓肿胀情况最为理想。T_2 加权图病变区呈高信号，矢状位 T_2 加权图可清楚显示病变的范围（图 18-17，图 18-18），其上界常高于临床所检查的感觉平面，这可能是由于 MR 对脊髓内水分增多非常敏感，而病变边缘区域有水分增多但神经功能尚无改变。横切位 T_2 加权图观察，病变可累及脊髓的全部或大部，呈均匀高信号或不均匀高信号，整个脊髓断面呈均匀高信号者通常脊髓肿胀显著，临床运动障碍严重，治疗效果较差。T_2 加权图病变异常高信号与正常脊髓间境界多比较清楚。增强扫描时多数病变区无强化，少数可出现轻度斑片状强化，散在分布（图 18-19）。

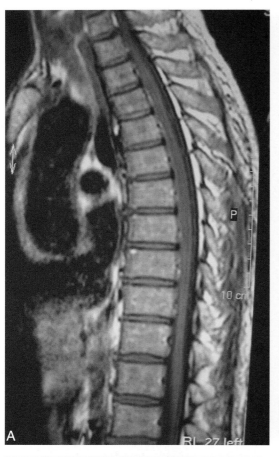

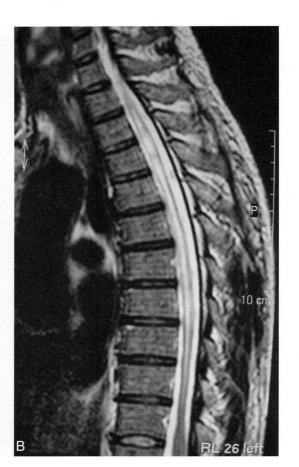

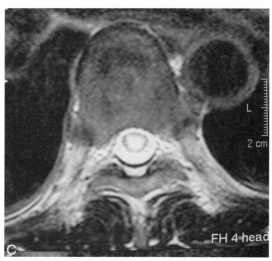

图 18-17　急性脊髓炎

MRT_1 加权图矢状位（A）示颈段和胸段脊髓轻度均匀肿胀增粗，呈低信号，T_2 加权图矢状位（B）和横切位（C）呈高信号。

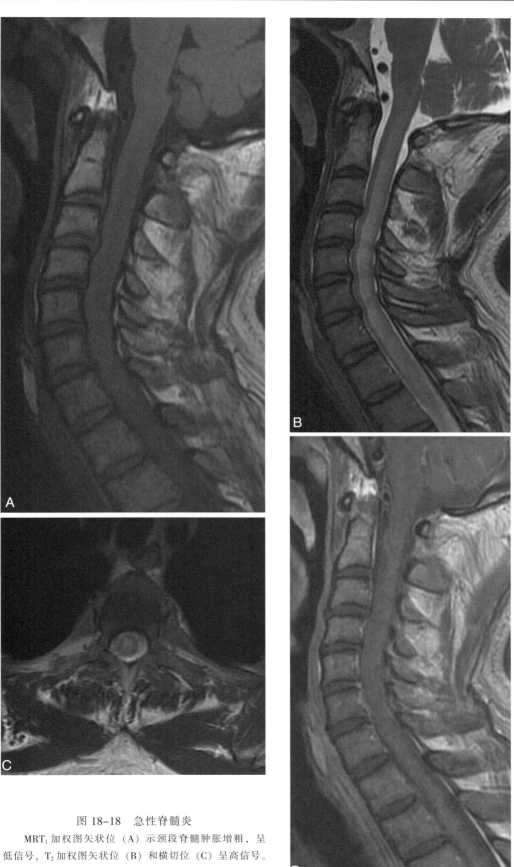

图 18-18　急性脊髓炎

MRT$_1$ 加权图矢状位（A）示颈段脊髓肿胀增粗，呈低信号，T$_2$ 加权图矢状位（B）和横切位（C）呈高信号。增强扫描（D）病变区呈轻度斑片状强化。

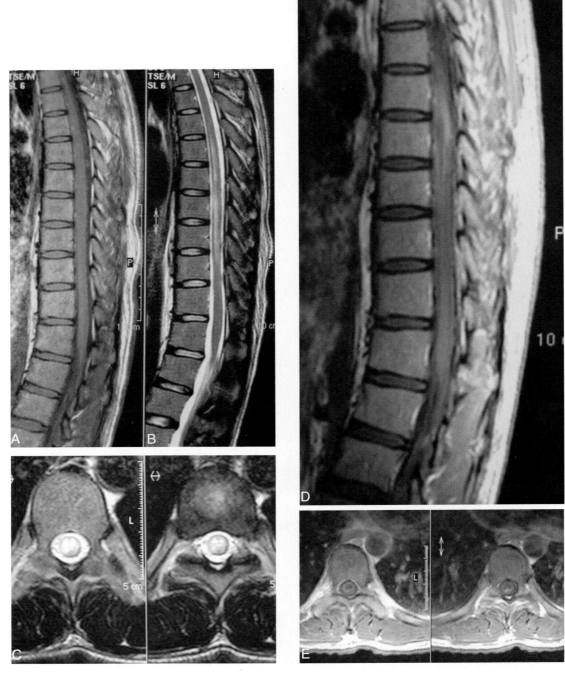

图 18-19 急性脊髓炎

MRT₁加权图矢状位（A）示胸段脊髓轻度均匀肿胀增粗，呈低信号，T₂加权图矢状位（B）和横切位（C）呈高信号，增强扫描矢状位（D）和横切位（E）示病变区轻度斑片状强化。

急性脊髓炎主要应与髓内胶质瘤区别，以下几点可作为鉴别的依据：①脊髓炎病变范围长，而肿胀多较轻，均匀一致，外缘光整，而髓内肿瘤多呈缓慢生长，肿瘤范围长时脊髓增粗多较显著，外缘可不规则，凹凸不平；②髓内胶质瘤常易出现肿瘤囊变或近端和远侧脊髓空洞，说明其为缓慢生长，而脊髓炎不出现这些合并征象；③增强扫描时髓内胶质瘤强化显著，而脊髓炎一般不强化或轻度斑片状强化；④发病急、病史短、病变范围长是诊断脊髓炎的有力依据，再结合临床有发热、感冒和腹泻等前驱症状，一般鉴别诊断不难。

急性脊髓炎与脊髓外伤后水肿的鉴别主要应结合临床病史。

18.3.2　急性播散性脑脊髓炎

急性播散性脑脊髓炎（acute disseminated encephalomyelitis）是一种比较常见的急性多灶性脑脊髓脱髓鞘性疾病，常发生于某些感染以后，如麻疹、风疹、天花、水痘、带状疱疹、流行性感冒、腮腺炎、猩红热、百日咳、传染性单核细胞增多症等，故又称感染后脑脊髓炎。亦可发生于牛痘、狂犬疫苗接种后，少数病人也可呈自发性或发生于非特异性的呼吸道感染病程中。

本病可发生于任何年龄，但多见于儿童及青年。无明显性别差异。病前1~2周多有上述传染病、预防接种或呼吸道感染史。发病急，有头痛、呕吐、脑膜刺激征、昏迷、抽搐、瘫痪及脊髓受累症状，常伴有高热。临床预后变异很大，严重者可能致死，轻者可完全康复。

急性播散性脑脊髓炎脑部病灶特点为：脑白质多发斑点状病灶，常呈弥漫性分布，CT扫描呈低密度，MRT$_2$加权图呈高信号，增强扫描所有病灶强化。脊髓病灶的MR表现与多发性硬化类似，T$_2$加权图病灶呈高信号，T$_1$加权图信号改变不明显，可见局部脊髓稍增粗或不增粗，增强扫描时病灶通常均出现强化（图8-20）。脑部CT或MR检查发现脑白质多发散在病灶可与脊髓内其他病变鉴别，但与多发性硬化区别则主要应结合临床病史，因两者脑白质和脊髓均可同时受累，本病一般发病急，有发热或病前有感染史。

18.3.3　视神经脊髓炎

视神经脊髓炎（neuromyelitis optica）的主要特点是视神经和脊髓的脱髓鞘改变，是脱髓鞘疾病中比较常见的一种。视神经脊髓炎的确切病因还不清楚，可能与感染和变态反应有关。

视神经脊髓炎的病理改变主要为轻重不等的脱髓鞘改变。病变主要累及视神经和脊髓。

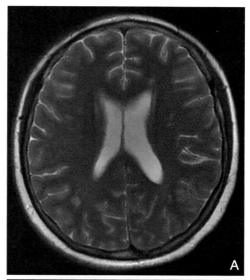

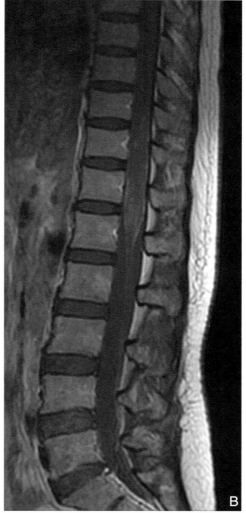

图18-20　急性播散性脑脊髓炎

头颅MRT2加权图（A）示脑白质内多发斑点状高信号病灶。胸腰段增强扫描矢状位（B）示脊髓内斑点状强化病灶并脊膜强化。

视神经的病变主要位于视神经，也可位于视交叉，有时可伴有视束的病变。脊髓病变好发于颈段和上胸段。

视神经脊髓炎可见于任何年龄，但以 20~40 岁多见。部分病人在发病前数日或数周有低热、咽痛、头痛、全身不适、恶心、呕吐、腹痛、腹泻等前驱症状。多数呈急性或亚急性发病，病程中常见缓解和复发，慢性起病少见，也有部分病人视神经和脊髓发病急缓不同。视神经和脊髓病变可以同时发生，也可以先后发病，其间隔时间多在数月内，但也可间隔数年，可在脊髓症状反复发作后才出现视神经症状，或在视神经症状反复发作以后再出现脊髓症状。视神经症状常为双侧性，单侧罕见，主要症状包括视力模糊，眼球胀痛，严重的病例在数小时或数日内完全失明，偶有在数年内视力呈进

行性减低。脊髓症状多呈横贯性障碍，病变水平以胸段多见，颈段次之，与一般急性脊髓炎类似，主要症状包括两下肢麻木，排尿困难，肌力减退，完全或不完全性瘫痪。

视神经炎在 CT 扫描时可见球后眶内段视神经弥漫性增粗，密度一般无改变，增强扫描可有轻度强化。MR 显示视神经改变比 CT 优越，可见视神经弥漫性肿胀增粗，T_1 加权图信号减低，T_2 加权图信号增高，增强扫描可有强化，此种改变在脂肪抑制增强扫描图像上更易观察。脊髓改变必须行 MR 检查才能显示，病变常位于胸段或颈段脊髓，常累及一段脊髓，呈弥漫性分布（图 18-21），少数也可呈斑点状，多发或单发病灶，急性期病变区段脊髓常有轻度肿胀增粗，T_2 加权图信号增高，增强扫描时病变区不强化或仅有轻度强化。

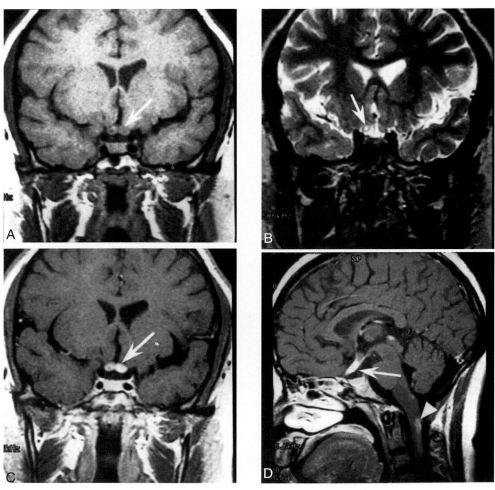

图 18-21　视神经脊髓炎

MRT_1 加权图（A）和 T_2 加权图（B）冠状位示双侧视神经和视交叉增粗，中心呈长 T_1 长 T_2 信号（白箭头）。增强扫描冠状位（C）和矢状位（D）示增粗的视交叉显著强化（白箭头），上部颈髓内同时可见条状强化病灶（白箭头）。

视神经脊髓炎主要应与急性脊髓炎及多发性硬化区别：视神经脊髓炎的脊髓 MR 表现与急性脊髓炎相似，很难区别，但急性脊髓炎无视神经改变；多发性硬化患者，脑白质内同时有脱髓鞘病变存在。

18.3.4 多发性硬化

多发性硬化（multiple sclerosis）是中枢神经系统脱髓鞘疾病最常见的一种类型。自 1936 年首次报道以来，至今病因尚不明确，有人认为可能为病毒引起，也有认为是自体免疫性疾病。本病在欧美国家发病率较高。临床以 20~40 岁的中青年多见，女性多于男性。

大体病理可见大小不等的坏死软化灶和边缘清楚的灰色斑块。镜下特点为：在急性期可见病灶区域髓鞘崩解，局部组织水肿，小血管及毛细血管充血，并有淋巴细胞、浆细胞浸润，轴索相对完整。随着髓鞘崩解产物被吞噬细胞逐渐清除，而形成斑点状坏死软化灶。病变晚期，病灶内有胶质细胞和星形细胞增生，周围有网状与胶原纤维增殖，形成边界清楚的灰色斑块。

多发性硬化病变分布比较广泛，可累及大脑半球各叶、丘脑、丘脑下部、基底节、脑干、小脑和脊髓。约 23% 的多发性硬化以脊髓损害为唯一的或主要的表现，称为脊髓型多发性硬化，我国多发性硬化临床表现以脊髓为最常见（82.8%）。脊髓多发性硬化病灶可以发生于任何节段，但早期常首先累及颈段脊髓。

国内多发性硬化 90% 呈急性或亚急性发病，临床表现特点主要为部位的多发性和病程的波动性，前者指中枢神经 2 个或 2 个以上部位受累，后者是指病程自然缓解和复发。临床症状复杂，包括颅神经症状、精神症状、言语障碍和脑功能障碍等，脊髓受累时表现有肢体疼痛、感觉异常、肢体力弱及四肢瘫、截瘫或偏瘫。

MR 是目前诊断脊髓多发性硬化最理想的影像学检查方法。脊髓的 MS 斑块病灶，大小可自 1mm 到数厘米不等，但多数长径小于 15mm。病灶多位于脊髓的后部或侧面，与脑部病灶不同，脊髓病灶不受灰白质交界的限制，多同时累及灰质和白质。尽管多发性硬化病灶特点为多发，但脊髓病灶在早期多为单发，颈髓常见，

T_1 加权图病灶信号改变常不明显，在 T_2 加权图病灶呈高信号，境界比较清楚，呈斑点状或与脊髓纵轴平行的长梭形或条状（图 18-22，图 18-23）。MR 增强扫描时新鲜病灶可以出现斑点

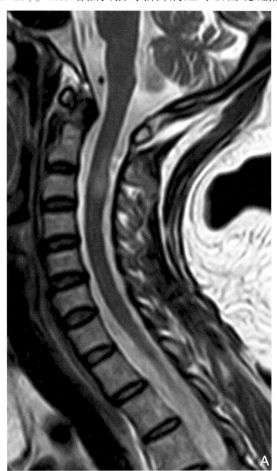

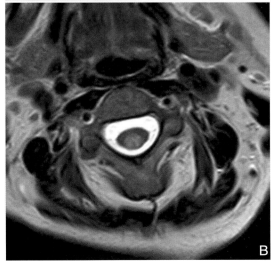

图 18-22　多发性硬化

MRT$_2$ 加权图矢状位（A）和横切位（B）示颈髓内斑片状高信号。

状强化。病灶区段脊髓一般无增粗肿大，但在急性期，较大的病灶也可表现有局限性脊髓肿大增粗，少数患者病变范围累及数个椎体节段，类似于急性脊髓炎，个别患者病变范围可以很广泛，脊髓有明显增粗，类似于脊髓内肿瘤，但增强扫描无强化或轻度斑片状强化，治疗后复查 MR 可见病变明显好转，大部分病变消失，可与脊髓肿瘤区别（图 18-24）。约 10%的病例出现脊髓萎缩变细，这种萎缩常出现在颈髓，严重者也可累及胸髓，脊髓萎缩以 T_1 加权图观察最好。

脊髓多发性硬化，病灶多呈多发性，脑白质常同时有多发病灶存在，一般无脊髓肿大增粗，再结合临床中青年女性多见，常反复交替发作，容易与脊髓肿瘤区别。鉴别诊断应考虑视神经脊髓炎和急性播散性脑脊髓炎。视神经脊髓炎也是比较常见的脱髓鞘疾病，但病变局限于视神经和脊髓，一般认为，除视神经和脊髓外，中枢神经其他部位同时有病变存在，应诊断多发性硬化症。急性播散性脑脊髓炎脑白质和脊髓可同时受累，病灶特点很似多发性硬化，但临床发病急，病情重，常表现有发热、头痛、呕吐、脑膜刺激征、昏迷、抽搐、瘫痪与共济失调等广泛的脑和脊髓受累的征象，病程呈单相，多自限，少有复发，常发生在某些感染或疫苗接种后。

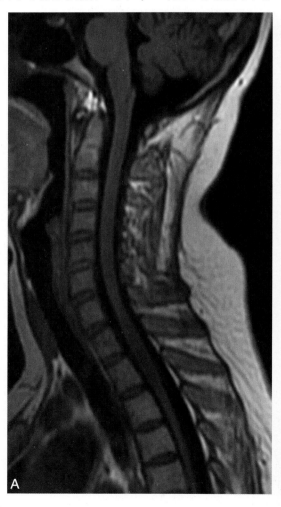

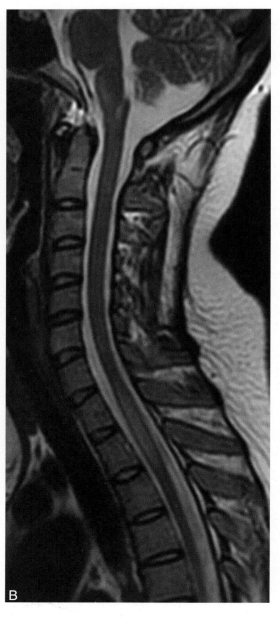

图 18-23　多发性硬化

MRT$_1$ 加权图（A）示上胸髓内斑片状低信号，局部脊髓稍肿胀，T$_2$ 加权图矢状位（B）病变区呈斑片状高信号。

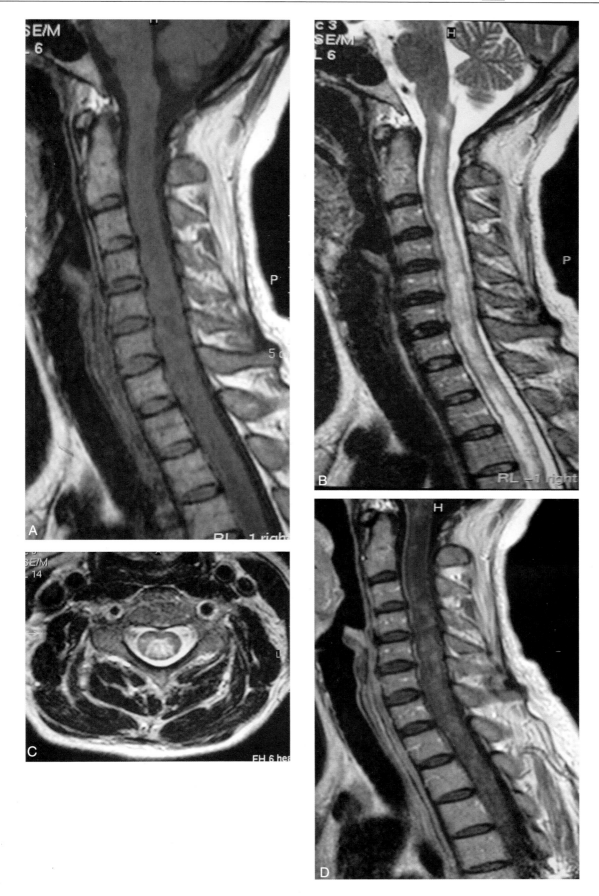

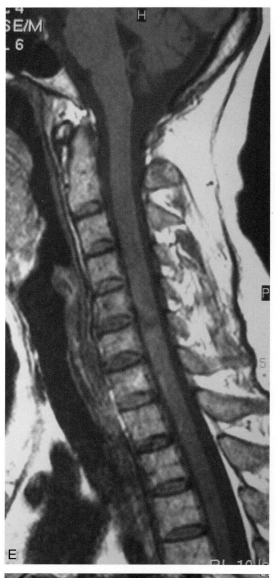

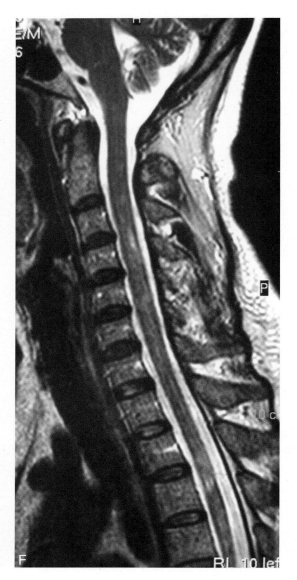

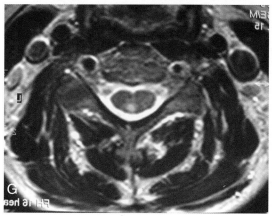

图 18-24 多发性硬化

MRT$_1$ 加权图 （A） 示颈段和上胸段脊髓明显增粗，脊髓信号降低。T$_2$ 加权图矢状位 （B） 和横切位 （C） 示脊髓内广泛性高信号，病变范围很长，类似于脊髓内肿瘤表现。增强 MR 扫描 （D） 示脊髓内弥漫性轻度斑片状强化。激素治疗后 3 个月复查，MRT$_1$ 加权图矢状位 （E） 示脊髓肿胀明显好转，T$_2$ 加权图矢状位 （F） 和横切位 （G） 示脊髓内呈散在斑片状高信号，较治疗前明显减轻。

18.3.5 脊髓空洞积水症

脊髓空洞症（syringomyelia）指的是脊髓内的囊性退行性改变，囊腔的壁为胶质细胞构成，囊腔与中央管之间无交通。脊髓积水症（hydromyelia）为脊髓中央管的囊性扩张，囊腔的壁为室管膜上皮，囊腔与中央管相通。这两种情况的病因不同，脊髓空洞症可见于肿瘤、外伤后、蛛网膜炎等，而脊髓积水症多为先天性，常与 Chiari 畸形、颅颈交界区畸形、神经管闭合不全等同时存在。脊髓空洞和脊髓积水也可不是其他疾病的合并症，称为特发性。在实际临床影像诊断工作中常很难将脊髓空洞和脊髓积水这两种情况区别开来，所以目前习惯上将这 2 种情况统称为脊髓空洞积水症（hydrosyringomyelia）。

脊髓空洞积水症最常见于 20~30 岁，男性多于女性。起病较隐匿，病情进展缓慢，病程可长达数十年。病变累及的部位不同，临床症状有较大的差异。典型的临床表现为感觉分离现象，患者出现节段性痛、温感觉消失，而触觉正常。

CT 平扫时，多数脊髓空洞积水症表现为脊髓膨大，呈圆形或卵圆形，髓内呈边界清楚的低密度囊腔，囊腔的 CT 值与蛛网膜下腔内脑脊液相同，但亦有部分患者脊髓并无明显膨大增粗，有人统计儿童患者通常都有脊髓膨大，而成人患者可因囊内压力不高脊髓并不膨大，甚至萎缩。部分病例囊腔内液体蛋白含量较多，与正常脊髓密度接近，CT 平扫难以发现。轻度的脊髓空洞积水症 CT 平扫也很容易漏诊。

脊髓造影 CT 扫描可明显提高诊断准确率，空洞有破裂者，注入造影剂后立即 CT 扫描即可见造影剂进入囊内。绝大部分病例，于注射造影剂 6~10h 后做延迟扫描可见空洞内有造影剂充盈。另外，脊髓造影 CT 还可确立有无 Chiari 畸形的存在。

MR 是诊断脊髓空洞积水症最好的方法，不但能确定病变的存在，且能很好显示脊髓空洞积水症的全貌。表现为脊髓内囊腔，囊腔范围较长，以颈胸段多见，严重者可累及整个脊髓长度。横切位囊腔呈圆形或椭圆形，绝大多数病例，囊内液体在各序列均呈脑脊液信号（图

18-25，图 18-26），但少数病例囊腔与蛛网膜下腔有自由交通，囊内液体有明显流动或搏动，也可能出现部分流空征象，在 T_2 加权图出现低信号（图 18-27）。另外，囊内液体含蛋白较多时，T_1 加权图信号可明显高于脑脊液，T_2 加权图低于脑脊液，甚至与脊髓呈等信号，类似于髓内肿瘤。囊壁通常均有不同程度的胶样变，在 T_1 加权图与脊髓呈等信号或低信号，T_2 加权图时为高信号。

对脊髓空洞积水症的诊断来说，CT 和 MR 检查的一个重要任务是确定它是否为肿瘤所引起，并且与肿瘤内囊变进行鉴别。有下列几点提示为髓内肿瘤：①空洞病变范围广泛，但颈髓正常，或无 Chiari 畸形存在时，应考虑到髓内肿瘤的可能性；②脊髓膨大区段存在无空洞区时；③脊髓空洞积水范围很短，且呈结节状，外形不规则；④空洞内液体密度或 MR 信号与脑脊液不同；⑤鉴别诊断困难时，应做 MR 增强扫描，如果为肿瘤引起的脊髓空洞，增强扫描时肿瘤实质部分通常显示强化，若为肿瘤内囊变，囊壁显示强化，而脊髓空洞积水症增强扫描不强化。

18.3.6 脊髓损伤

脊髓损伤（spinal cord injury）见于脊柱外伤后，主要包括脊髓震荡、脊髓水肿、脊髓内出血、脊髓断裂、脊髓受压和脊髓空洞等。

脊髓震荡（spinal cord concussion）是指脊髓外伤后功能出现暂时性障碍，但无器质性损伤，其伤情类似于脑震荡。脊髓震荡少见，临床主要表现为脊髓外伤后出现短暂的完全性或不完全性横贯性脊髓功能障碍，症状在 24~48h 内迅速恢复，其发生机理尚不明确。脊髓震荡行 MR 检查时无异常表现。

损伤后脊髓水肿（spinal cord edema）比较常见，可以与骨性椎管各种损伤同时存在，也可不伴有骨质异常而单独存在。水肿范围可以比较局限或广泛。CT 或 CT 脊髓造影检查时可见脊髓膨大，密度减低。CT 对于椎管骨质异常的确定优于 MR，如椎体附件骨折、椎小关节交锁等。而 MR 对脊髓损伤水肿的诊断比 CT 敏感的多，T_1 加权图矢状位可见水肿节段脊髓肿大增粗，信号正常或稍低，T_2 加权图水肿区呈高

信号，很容易确定脊髓水肿的范围和程度。单纯脊髓水肿信号均质，与正常脊髓间境界清楚（图 18-28），预后较好，可完全恢复或者明显恢复。水肿并有坏死时形态常欠规则，T$_2$ 加权图高信号常不均质，预后较差，常不能完全恢复，数周后，可见原病变部位脊髓软化囊变，软化囊变表现为脊髓内局限性、边缘清楚的囊性病灶，T$_1$ 加权图信号明显降低，接近于或类似于脑脊液信号，T$_2$ 加权图呈脑脊液样高信号，并伴有局部脊髓萎缩，是最常见的慢性期脊髓损伤表现（图 18-29）。

尽管脊髓损伤后水肿的 MR 表现与急性脊髓炎、脊髓内转移、放射性损伤等其他髓内病变相似，但结合临床外伤史一般诊断不难。

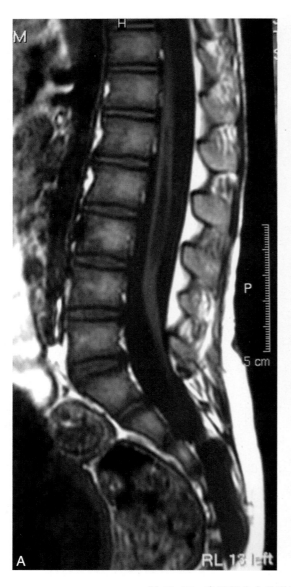 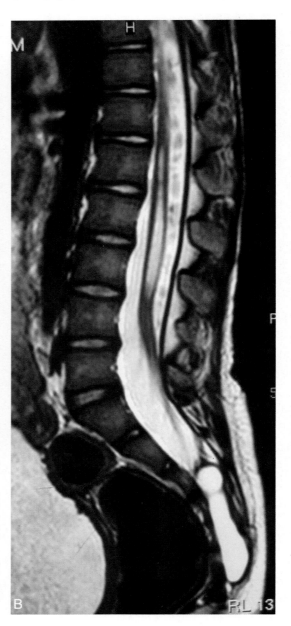

图 18-25　脊髓低位合并脊髓积水和骶管内蛛网膜囊肿

MR T$_1$ 加权图矢状位（A）示脊髓位置低，脊髓内梭形脑脊液样低信号，骶管内囊肿也呈低信号，T$_2$ 加权图（B）示脊髓积水和骶管囊肿均呈脑脊液样高信号。

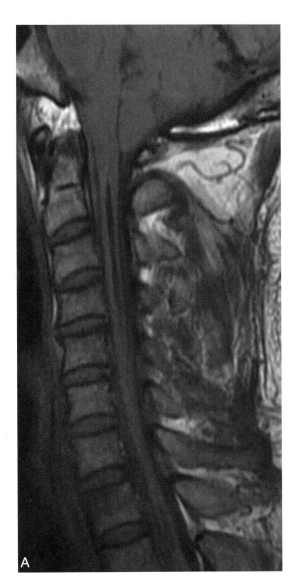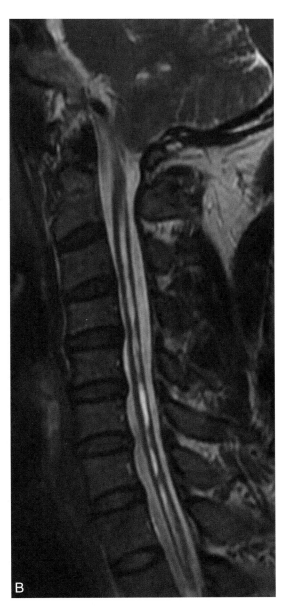

图 18-26　Chiari 畸形并脊髓积水

　　MRT$_1$加权图矢状位（A）示颈段脊髓内长条状脑脊液样低信号，扁桃体下端变尖下移，T$_2$加权图（B）脊髓内病变呈高信号。

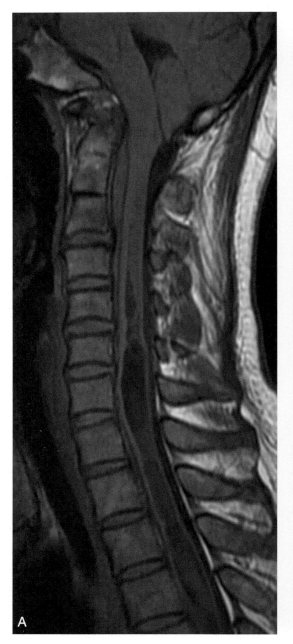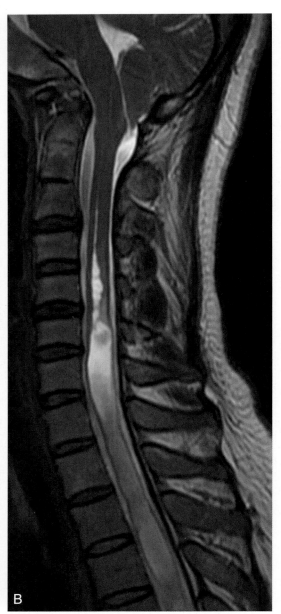

图 18-27　Chiari 畸形并脊髓积水

MRT$_1$ 加权图矢状位（A）示颈段脊髓明显增粗，脊髓内大部呈脑脊液样低信号，扁桃体下端变尖下移。T$_2$ 加权图（B）脊髓内病变呈脑脊液样高信号，信号不均匀。

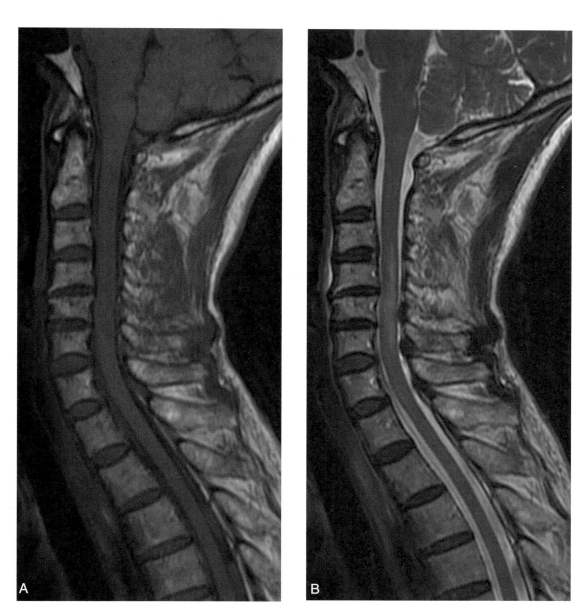

图 18-28 损伤后脊髓水肿

MRT$_1$加权图矢状位（A）示颈段脊髓内斑片状低信号，T$_2$加权图矢状位（B）呈高信号。

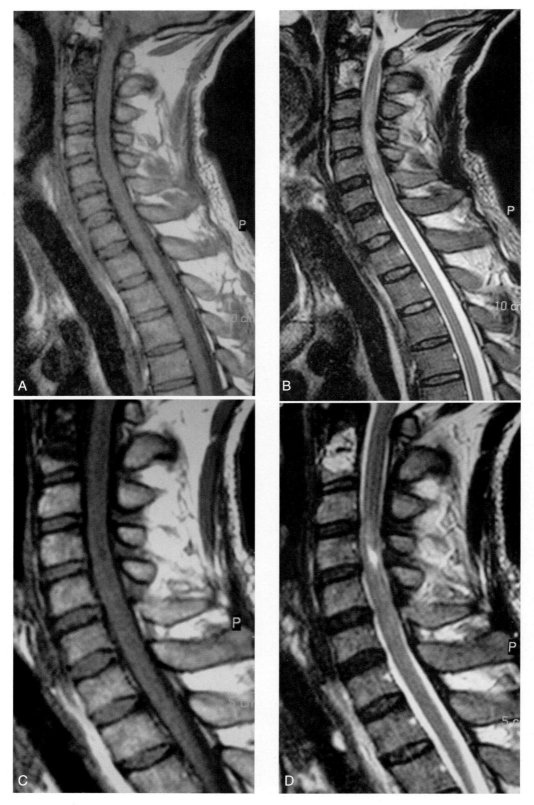

图 18-29　损伤后脊髓水肿

MRT$_1$ 加权图矢状位（A）示颈段脊髓信号无异常，肿胀增粗不明显，T$_2$ 加权图矢状位（B）示颈 2~5 区段脊髓呈高信号，半年后 MRT1 加权图矢状位（C）示原病变区有局限性低信号，T$_2$ 加权图（D）呈局限性高信号。

外伤后脊髓内出血（spinal cord hemor-rhage）少见，是脊髓损伤中较严重的一种，预后差。急性期 CT 扫描呈高密度影，局部脊髓膨大程度取决于出血多少及周围水肿的情况。24h 内 MR 信号常无变化，呈等 T_1 等 T_2 信号，急性期（1~2d）在 T_1 加权图呈等信号，T_2 加权图中心为低信号，周围为高信号，亚急性期（3~14d）MR 检查容易确定有无脊髓内出血，血肿在 T_1 加权图表现为高信号（图 18-30），初期 T_1 加权图血肿部位由外周开始出现高信号而 T_2 加权图无高信号表现，随时间进展，T_1 加权图高信号区域从外围向中心扩展，T_2 加权图也出现高信号，到亚急性后期，T_2 加权图血肿周围可出现低信号环。出血可单独存在，也可与脊髓水肿、坏死同时存在。

脊髓断裂是最严重的脊髓损伤，常为椎骨严重骨折错位的合并症，或见于椎管锐器伤后。MRT$_1$ 加权图显示最好，矢状位或冠状位图可清楚地显示脊髓断裂的部位和形态（图 18-31，图 18-32），表现为脊髓部分或完全分离。

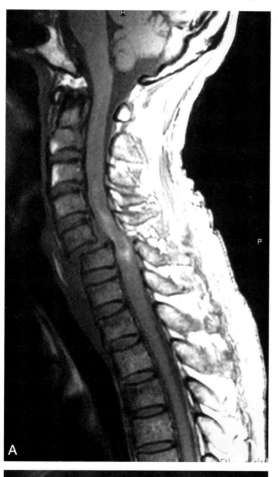

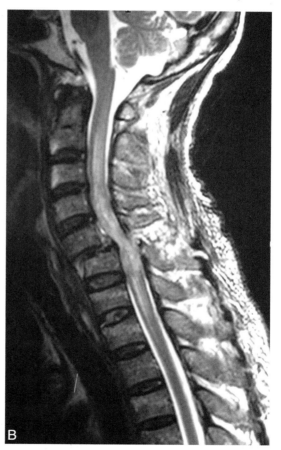

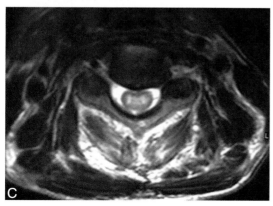

图 18-30　外伤后脊髓出血

MRT$_1$ 加权图矢状位（A）示颈 5、6 椎体前后错位，该区段脊髓肿胀增粗，脊髓内可见斑片状出血高信号，T_2 加权图矢状位（B）和横切位（C）示颈髓内弥漫性高信号。

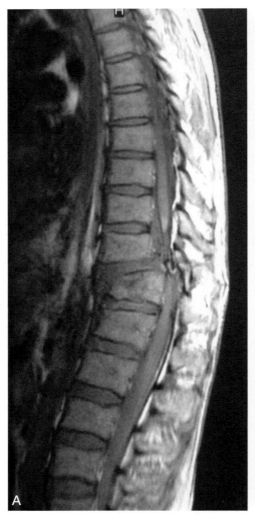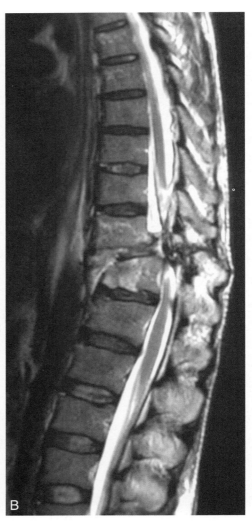

图 18-31　脊髓断裂

MR T₁ 加权图（A）和 T₂ 加权图矢状位（B）示胸 11、12 椎体前后错位，脊髓连续性中断。

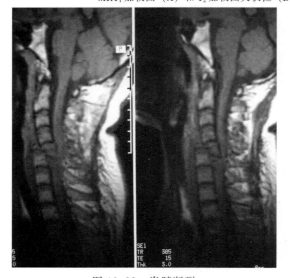

图 18-32　脊髓断裂

MR T₁ 加权图矢状位示颈 5、6 椎体前后错位，脊髓连续性中断。

外伤后脊髓受压主要见于椎体附件骨折的患者，骨折块移位或错位，对脊髓造成不同程度的压迫，少数情况下也可见于外伤后椎管内出血等。CT 扫描对椎体附件骨折的观察较 MR 优越，而 MR 对显示脊髓受压移位情况和确定有无椎管内出血明显优于 CT，受压区段的脊髓常有水肿表现，在 T₁ 加权图呈低信号，T₂ 加权图呈高信号。

外伤后脊髓空洞的发生率约占脊髓损伤的 3.2%。脊髓损伤的部位不同其发生率也可能有差异，有人认为颈髓损伤并发脊髓空洞的机会多于胸腰段脊髓损伤，但也有人认为胸腰段脊髓损伤更容易发生脊髓空洞。关于外伤后脊髓空洞的发生机理，目前认为，脊髓损伤 1 个月后脊髓中央部有炎细胞和巨噬细胞浸润，并发生囊性变，形成许多微型小囊腔。这些微型小囊腔逐渐扩大，互相融合，形成空洞。同时，硬膜和蛛网膜发生纤维化也常与脊髓粘连，在脊柱屈伸运动时，硬膜、蛛网膜与脊髓的粘连使脊髓也随之上下移动，产生对脊髓的牵扯作用，并使上下方的脑脊液形成压力差，使已经形成的空洞不断扩大。根据脑脊液的震荡冲击理论，在椎管压力增加的情况下，如咳嗽、喷嚏、用力等均可使已经形成的扩大逐渐增大，并向邻近的脊髓节段发展，最终形成脊髓空洞症。脊髓外伤后出现脊髓空洞的时间早晚不一，最短者可见于外伤后 3 个月，最长者可于脊髓外伤数十年后出现。MR 表现为与脊髓长轴一致的脊髓内带状或管状长 T_1 长 T_2 信号，信号类似脑脊液，空洞处脊髓可增粗，空洞内壁呈结肠袢样，可延及数个脊髓节段。

其他少见的慢性期脊髓损伤表现还包括脊髓栓系，即脊髓与蛛网膜粘连固定于椎管壁，常见于脊髓外伤减压术后，属于继发性栓系。

18.3.7 海绵状血管瘤

脊髓海绵状血管瘤（intramedullary cavernous hemangioma）是脊髓血管畸形中较常见的一种，其起源及发生机制同颅内海绵状血管瘤，是脊髓血管的先天性、非肿瘤性发育异常。典型者常于 20~60 岁间出现症状，男性多见，男女比为 2:1。临床症状包括感觉障碍、疼痛和无力。就诊时常有很长的临床症状史，时好时坏，逐步发展。合并出血时，病情可突然加重，部分病例可有脊髓半切综合征表现。

脊髓内海绵状血管瘤半数以上发生在胸段脊髓，其次为颈髓。病变可多发，但少见。

CT 对脊髓海绵状血管瘤诊断困难，病灶内有出血时呈高密度。MR 则有较特征性改变，脊髓粗细可正常或稍增粗，T_1 加权图病灶区常可看到斑点状高信号或呈结节状高信号（图 17-33，图 18-34），代表血管瘤内亚急性或慢性出血。高信号不均质时，说明出血为反复多次进行。T_2 加权图出血仍为高信号，但周围常有低信号存在，其原因多半与色素沉积有关。病灶周围一般无水肿存在，但若有新鲜出血发生时，病灶周围可有水肿，T_2 加权图呈高信号。一般不合并脊髓空洞。MR 增强扫描多不显示强化，

少数可表现周围轻度强化。

18.3.8 动静脉畸形

脊髓内动静脉畸形（intramedullary arteriovenous malformation）是一种较常见的脊髓血管畸形，多为球型和幼稚型。球型动静脉畸形是由许多小的迂曲血管构成的球形血管团块，其间无正常脊髓组织。幼稚型则不同，血管团块中有脊髓组织存在。

脊髓内动静脉畸形症状出现早，常见于青少年及儿童，常见症状包括肢体无力、麻木、疼痛，少数可因伴发急性出血而出现急性瘫痪。

脊髓内动静脉畸形以颈胸段常见。CT 平扫时可能表现有局部脊髓增粗，增强扫描时脊髓内出现血管样强化，呈多发迂曲状或团块状。MR 检查也具有特征性表现，由于球型和幼稚型动静脉畸形血管内压力高，流速快，故在 T_1 加权图和 T_2 加权图均可见脊髓内出现血管流空现象，局部脊髓可膨大增粗（图 18-35）。增强扫描更有助于发现异常的血管团块。根据典型的 MR 表现，脊髓内动静脉畸形通常容易诊断。

18.3.9 囊虫病和包虫病

尽管脑囊虫病在我国部分地区属常见病，但囊虫病累及脊髓者比较少见，通常脑内同时有囊虫病灶存在。

脊髓囊虫病（spinal cord cysticercosis）的 MR 表现很具有特征性，通常表现为脊髓内小囊性病灶，直径 3~5mm，圆形，境界清楚，边缘锐利，T_1 加权图很易发现，呈低信号，头节显示时呈一点状中等信号，附于囊壁或位于囊的中心，为脊髓囊虫病的特征性表现（图 18-36），T_2 加权图囊虫病灶呈高信号，头节常被掩盖不能显示。病灶周围无水肿时，局部脊髓粗细正常，有水肿存在时，局部脊髓增粗膨大，水肿区在 T_2 加权图易于观察，呈片状高信号。增强扫描囊壁可呈环形强化。出现上述典型改变时一般无需与其他脊髓内病变区别。

包虫病最常见于肝脏，中枢神经系统包虫病主要见于颅内，脊髓内包虫病（spinal cord hydatid disease）罕见，表现为脊髓内囊性病变，圆形或椭圆形，境界清楚，MR T_1 加权图呈低信号，信号可不均匀，可能见囊内有小囊存在，T_2

加权图呈较均匀的高信号，增强扫描囊壁可有轻度强化。上述 MR 表现与其他部位包虫病囊肿基本类似。脊髓包虫病罕见，与脊髓内其他

囊性病变鉴别困难，需要结合临床流行病史和生化检查。

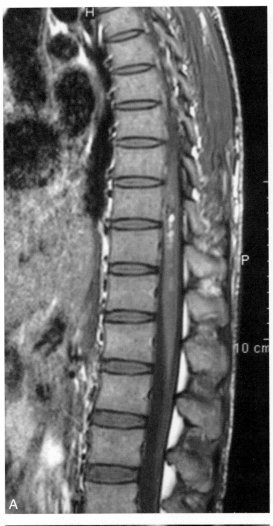

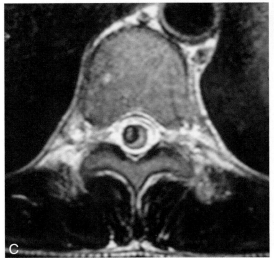

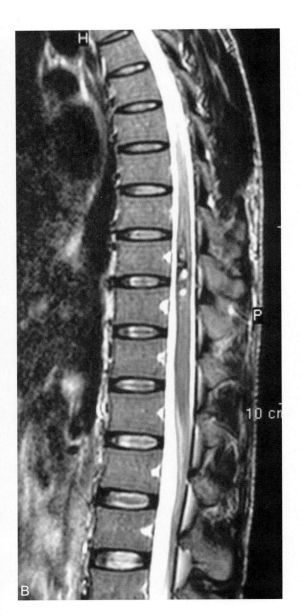

图 18-33　脊髓内海绵状血管瘤

MRT₁ 加权图矢状位（A）示脊髓内斑点状高信号，为出血，T₂ 加权图矢状位（B）和横切位（C）示出血周围有低信号含铁血黄素沉积。

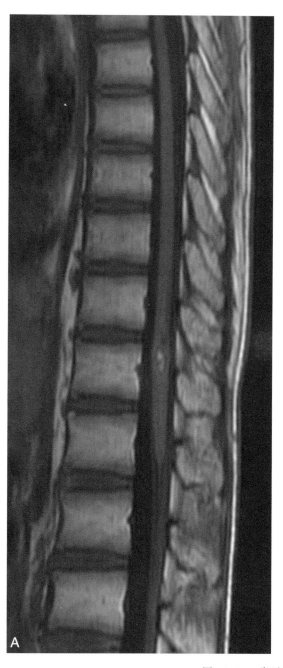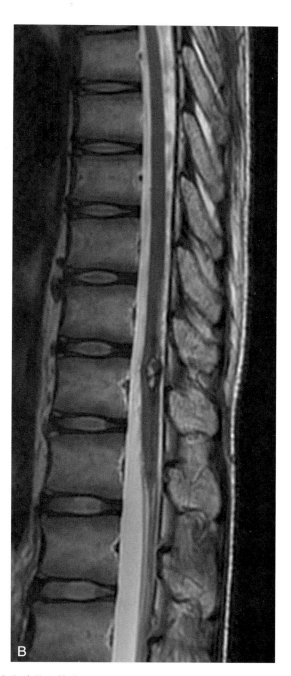

图 18-34 脊髓内海绵状血管瘤

MRT₁加权图矢状位（A）示脊髓内斑点状高信号，为出血，T₂加权图矢状位（B）出血周围有低信号含铁血黄素沉积。

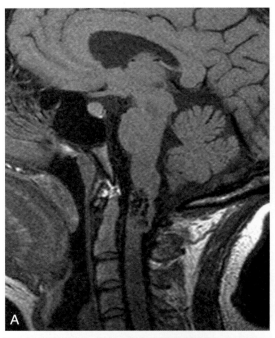

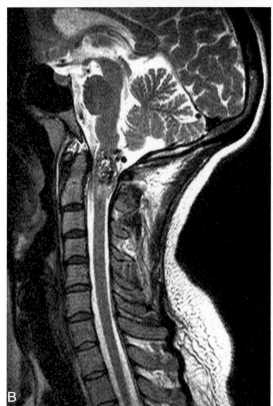

图 18-35 脊髓内动静脉畸形

MRT₁加权图（A）和 T₂加权图（B）矢状位示延髓颈髓交界区脊髓内大量流空血管影。

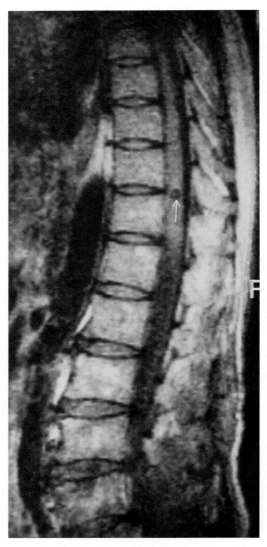

图 18-36 脊髓囊虫病

MRT₁加权图矢状位示脊髓内小囊性病变，呈低信号，内有点状等信号为囊虫头节（箭头）。

18.3.10 脊髓结节病

脊髓结节病（intramedullary sarcoidosis）非常少见，到目前为止，文献上仅有数十例报告。病变常位于颈段或上胸段脊髓。MR 是发现脊髓结节病最好的方法，矢状位 T₁加权图可见病变区段脊髓增粗膨大，T₂加权图病变区脊髓信号增高。增强扫描时常呈结节状强化（图 18-37），结节不规则。上述 MR 表现无特征性，与髓内肿瘤、髓内结核性肉芽肿等鉴别困难。激素治疗后 MR 复查可见病灶缩小，脊髓肿胀减轻，有助于诊断的确定。另外胸部检查确定肺门有无结节病表现也是确定诊断的好方法。

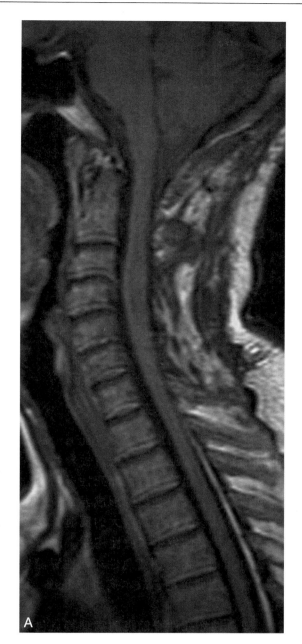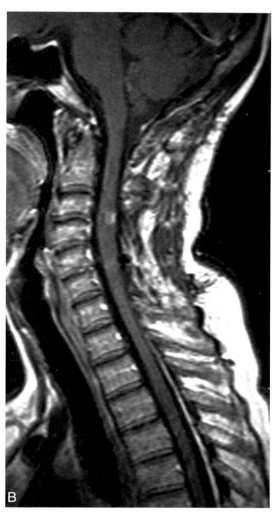

图 18-37 脊髓结节病

MRT$_1$加权图矢状位（A）示颈段脊髓局限性肿胀，增强 MR 扫描（B）示脊髓内结节样显著强化。

18.3.11 放射性脊髓炎

放射治疗是恶性肿瘤的有效治疗手段之一，如果恶性肿瘤邻近于椎管，在放射治疗时，脊髓常暴露在放疗照射野内，有可能发生轻重不一的放射性脊髓炎（radiation myelitis）。

放射性脊髓炎的病理生理改变与接受放射剂量的方式与多少、机体免疫机能状态及病程长短等许多因素有关。急性期放射性脊髓炎多

出现在放射治疗后 3 个月内，主要引起脊髓充血、水肿、脱髓鞘及神经细胞变性等改变。晚期主要为脊髓发生坏死、液化、囊变、胶质增生及继发性脊髓萎缩。

急性期放射性脊髓炎 MRT$_1$加权图可以发现脊髓肿大增粗，T$_1$ 加权图病变区段多呈不均质低信号，也可表现为 T$_1$ 加权图信号正常，T$_2$ 加权图反映病变敏感，病变区段脊髓信号增高，呈高信号，多数境界不清楚，但信号较均匀，

与放射野对应。增强扫描时一般无强化，少数也可出现局灶性轻度强化。可合并对应椎体放射性脂肪变性，表现为 T_1 加权图椎体信号增高。晚期主要表现为原病变区脊髓萎缩变细，蛛网膜下腔明显增宽。

急性期放射性脊髓炎的 MR 表现与急性脊髓炎、脊髓多发性硬化、脊髓外伤等类似，无特征性，但常根据有原发肿瘤放射治疗史、脊髓病变范围与放射野完全相符不难作出诊断和鉴别诊断。

与脊髓内转移瘤区别的要点是，转移瘤增强扫描时强化显著，周围水肿范围大，病变区段与放射野不一致。

18.3.12 脊髓脓肿

脊髓脓肿（spinal cord abscess）很少见。主要为血行性感染所致，也可由周围感染灶扩散而来。

脊髓脓肿多见于下部脊髓。

MR 检查时可见病变部位脊髓明显增粗肿大，脓肿常呈上下径较大的椭圆形，形态规则，境界清楚，边缘光整。T_1 加权图脓液信号低于脊髓，但高于脑脊液，信号通常较均质，但也可稍不均质。脓壁在 T_1 加权图似脊髓信号。T_2 加权图脓液呈均质高信号（图 18-38）。脊髓脓肿内偶可合并出血，出血与脓液混匀时，表现为 T_1 加权图脓液信号明显增高，出血也可沉积于脓腔的一侧，T_1 加权图表现为脓腔内团块状高信号。MR 增强扫描时脓壁呈显著环形强化，脓液不强化。

鉴别诊断主要包括髓内皮样囊肿、表皮样囊肿及囊性畸胎瘤。尤其是当脓肿内有出血时，往往将其认为是脂肪高信号而误诊。MR 增强扫描对鉴别诊断很有帮助，脓肿的脓壁显著强化，而皮样囊肿、表皮样囊肿及囊性畸胎瘤的囊壁不强化。另外，在 T_1 加权图脓肿的脓液信号通常比较均质，而皮样囊肿、表皮样囊肿及囊性畸胎瘤信号常不均质或 T_2 加权图时囊内有低信号区存在。同时还需参考临床有无感染症状。

18.3.13 脊髓梗死

脊髓梗死（spinal cord infarction）非常罕见，主要见于严重动脉硬化的患者和有动脉夹层的患者，其他少见原因包括血管炎、梅毒、颈椎不全脱位、血液病、妊娠、糖尿病、外伤等。以往文献报告的病例，最小发病年龄为 15 岁，最大为 75 岁。多发生在上胸段脊髓或胸腰髓结合部。累及的范围可从 1 个椎体节段到数个椎体节段。由于脊髓后动脉左右各有 1 支，发生缺血梗死的机会较少，所以，脊髓动脉性梗死中主要为脊髓前动脉梗死，典型的脊髓前动脉梗死首先累及脊髓中央灰质，随后病变扩展累及前 2/3 脊髓，病变严重者也可累及整个脊髓，上下范围也常较大，通常累及数个椎体节段。MR T_1 加权图可见梗死区段脊髓肿胀增粗，T_2 加权图脊髓前部或中央呈高信号是其典型的表现（图 18-39，图 18-40）。增强 MR 扫描通常不强化，但梗死后数日到数周，增强扫描可出现强化。MR 随访可见局部脊髓萎缩、软化。结合临床，脊髓动脉性梗死通常不难诊断。

18.3.14 亚急性坏死性脊髓炎

亚急性坏死性脊髓炎（subacute necrotic myelitis）是一种亚急性、进行性脊髓变性坏死的脊髓病变，也称亚急性坏死性脊髓病。其主要病因是先天性脊髓静脉形成异常、动静脉畸形和动静脉瘘，随年龄增大的同时，外因作用也增多，使脊髓发生实质性病变。1926 年 Foix 和 Alajouanine 对 2 例亚急性坏死性脊髓炎进行了详细的病理解剖，故本病也称 Foix-Alajouanine 综合征。

亚急性坏死性脊髓炎的病理特点包括脊髓背外侧串珠状或团块状扩大扭曲的蛛网膜下腔静脉，胸段和腰段最常见，病变区脊髓内可见斑片状坏死，有明显增生的小血管，血管壁明显增厚，缺乏动脉和静脉特征，呈透明状，没有平滑肌，缺乏弹力层。

发病机制主要与静脉压力增高有关，无论是静脉发育异常或动静脉畸形和动静脉瘘，均会造成脊髓内静脉内压力增高，脊髓肿胀，神经细胞发生变性和坏死。另外，动静脉短路和出血也是造成脊髓病变的因素。

亚急性坏死性脊髓炎临床上主要见于 50~70 岁，常呈亚急性起病，进行性加重。也有呈间歇性发病，病程中有症状缓解期，但总体上呈进行性加重。个别病例可呈突然发病，可能与脊髓内出血有关。多数病例先表现为双下肢感觉和运动障碍，感染和运动障碍平面常不固定，且可与病变位置不符。

MR 检查可见脊髓内外畸形的血管影，呈串珠状或蚯蚓状流空信号，脊髓可稍肿胀增粗，T₂加权图受累区域脊髓呈斑片状高信号。增强扫描畸形血管可呈血管条样强化，脊髓内病变不强化，或轻度斑片状强化（图 18-41）。

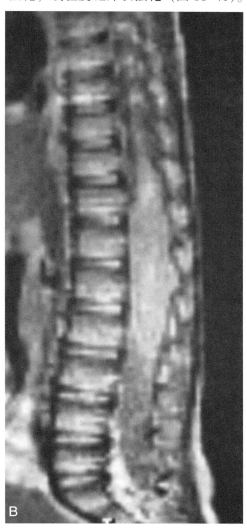

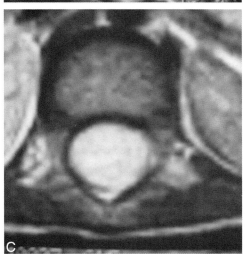

图 18-38　脊髓脓肿

MRT₁加权图矢状位(A) 示脊髓圆锥部明显肿胀增粗，脓液呈高于脑脊液信号的低信号，T₂加权图矢状位（B）和横切位（C）示脓液呈高信号。

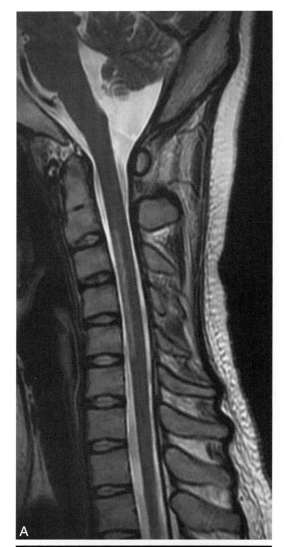

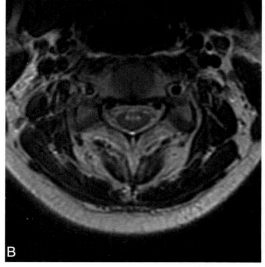

图 18-39 脊髓梗死

MRT$_2$ 加权图矢状位（A）示颈 2-5 椎体区段脊髓前部条样高信号，T$_2$ 加权图横切位（B）呈斑点状高信号。

本病的特点是脊髓内外血管畸形并该区段脊髓内 MRT$_2$ 加权图斑片状高信号。容易与其他原因引起的脊髓病变区别。

18.3.15 脊髓亚急性联合变性

脊髓亚急性联合变性（subacute combined degeneration of the spinal cord）是由于维生素 B$_{12}$ 缺乏引起脊髓后索、侧索与周围神经为主的变性性疾病。维生素缺乏通常是由于胃黏膜内因子的缺乏，胃肠道内维生素 B$_{12}$ 吸收不足所造成，通常与恶性贫血并发。

一般认为，维生素 B$_{12}$ 是脱氧核糖核酸尤其是核蛋白合成过程中的重要辅酶，也可能是维持髓鞘所必需的一种辅酶，体内维生素 B$_{12}$ 缺乏导致维生素 B$_{12}$ 依赖酶的缺陷，影响中枢神经系统的甲基化，病理改变为髓鞘肿胀、断裂和轴突变性，主要累及脊髓后索和侧索。

临床上以 40~60 岁多见，男女发病无差异，亚急性或慢性起病，渐进性病程。早期症状常为足趾、足及手指末端感觉异常，如麻木、针刺或烧灼感。逐渐出现下肢无力，行走不稳。脑脊液检查一般正常，注射组织胺做胃液分析检查，通常可发现有抗组织胺性的胃酸缺乏现象，血清中维生素 B$_{12}$ 含量降低，正常值为 103.6 ~664pmol/L（140 ~900ng/L），若低于 100ng/L 有诊断意义。

病变最常累及上胸段脊髓，其次是下颈段脊髓，主要位于脊髓侧索和后索，在横切位 T$_2$ 加权图上表现为对称性斑点状高信号（图 18-42），矢状位 T$_2$ 加权图可见病变呈长条状，由于病变较小，在 T$_1$ 加权图上常不能显示，呈等信号，脊髓粗细正常，增强扫描病灶一般不强化。治疗好转后病灶可缩小。

根据 T$_2$ 高信号位于后索和侧索，再结合临床合并有贫血，脊髓亚急性联合变性一般不难诊断。

脊髓亚急性联合变性需要与脊髓多发性硬化、急性脊髓炎鉴别。多发性硬化活动期病灶可强化，激素治疗有效。急性脊髓炎病变区脊髓肿胀，发病前常有呼吸道或消化道感染等症状。

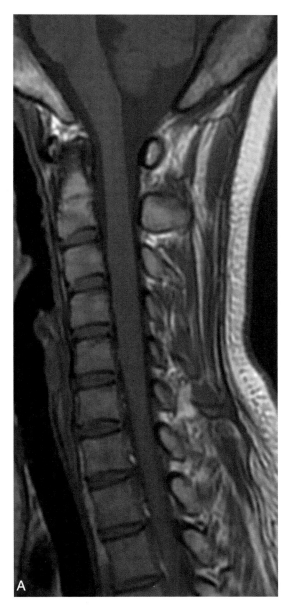

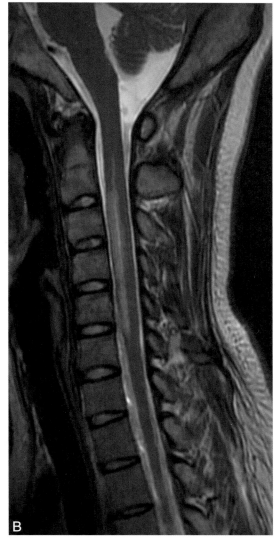

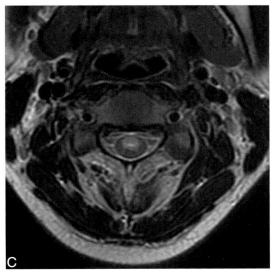

图 18-40　脊髓梗死

MRT₁加权图矢状位（A）示颈段脊髓稍肿胀，T₂加权图矢状位（B）示颈 2~5 椎体区段脊髓前部条样高信号，T₂加权图横切位（C）呈斑片状高信号。

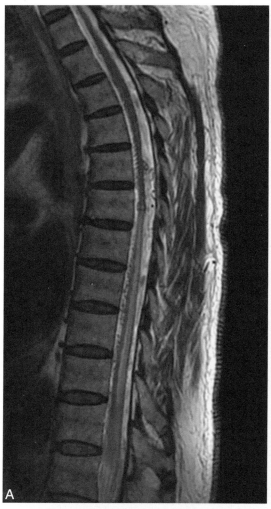

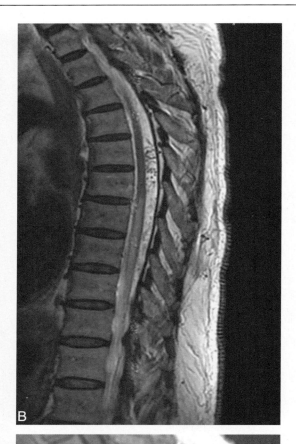

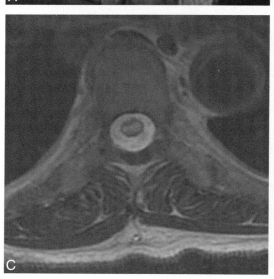

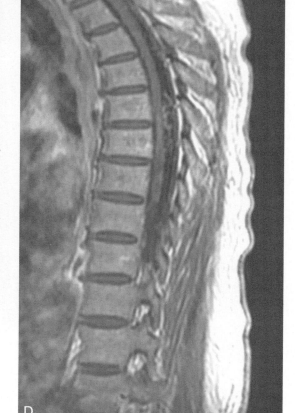

图 18-41 亚急性坏死性脊髓病

MRT₂加权图矢状位（A，B）示胸段脊髓背侧硬膜囊内斑点状和条样流空低信号，下胸段脊髓内条样高信号。T₂加权图横切位（C）呈斑片状高信号。增强扫描（D）脊髓背侧见血管条样强化。

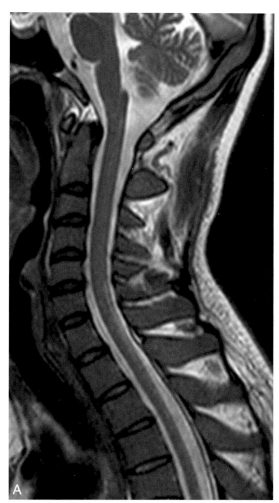

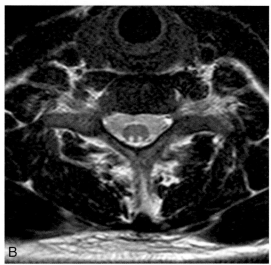

图 18-42 亚急性联合变性

MRT$_2$ 加权图矢状位（A）示下颈段和胸段脊髓后部细条样高信号，T$_2$ 加权图横切位（B）示脊髓后索对称性斑点状高信号。

18.3.16 肌萎缩侧索硬化

肌萎缩侧索硬化（amyotrophic sclerosis，ALS）是最常见的运动神经元疾病，是一种进行性变性性疾病，病理特点为上运动神经元（椎体束）和下运动神经元（脊髓前角细胞及脑干运动核）均出现不同程度的变性。

肌萎缩侧索硬化通常见于 40 岁后，常为散发性。病因尚不清楚，可能与低毒感染、中毒或血管原因有关。

临床表现包括前臂萎缩无力和下肢呈痉挛状态，反射普遍亢进。

病理上主要表现为变性，可从中央前回延伸到脑干下部和脊髓。

MR 是肌萎缩侧索硬化最好的影像学检查方法，脊髓 MR 检查，在 T$_2$ 加权图横切位可见双侧侧索对称性高信号，并有脊髓萎缩征象。颅脑 MR 检查，在 T$_1$ 加权图上可见脑干下部、延髓前外侧萎缩，T$_2$ 加权图在脑干下部可见双侧对称性高信号，为胶质增生或髓鞘脱失。偶尔，T$_2$ 高信号病灶可见于更高水平，如皮质脊髓束所在的内囊后肢。

本病脊髓 MR 检查时表现为脊髓内 T$_2$ 加权图高信号，位于侧索且双侧对称，需要与脊髓亚急性联合变性鉴别：肌萎缩侧索硬化脊髓有萎缩，而脊髓亚急性联合变性通常不表现脊髓萎缩；肌萎缩侧索硬化同时有脑干萎缩，在 T$_2$ 加权图可见脑干下部双侧对称性高信号，有时内囊后肢也可见双侧对称性高信号，而脊髓亚急性联合变性一般没有脑干和内囊后肢的上述改变。

18.3.17 室管膜囊肿

脊髓内室管膜囊肿（intramedulary ependymal cyst）多位于脊髓下部或圆锥部，实际上是中央管末端的先天性扩张。MR 检查时可见脊髓下部肿大增粗，其内呈囊性改变，囊呈长椭圆形或圆形，边缘光滑，境界清楚，在各序列均呈脑脊液信号（图 18-43，图 18-44）。增强扫描时不强化。本病位置、形态及 MR 信号均有特征性，一般不难诊断。

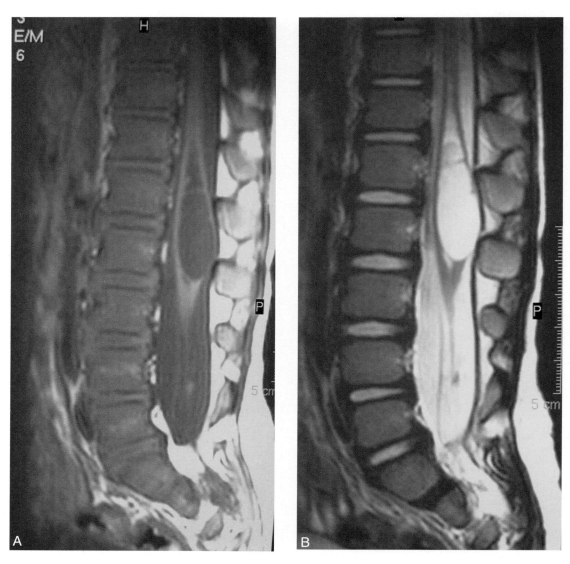

图 18-43 脊髓室管膜囊肿

MRT$_1$ 加权图矢状位（A）示脊髓圆锥部囊性病变，呈脑脊液样均质低信号，T$_2$ 加权图矢状位（B）呈脑脊液样高信号。

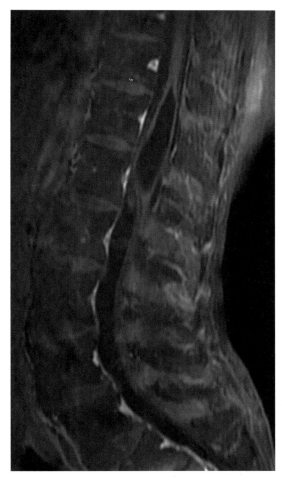

图 18-44　脊髓室管膜囊肿

MR 增强扫描脊髓下部囊性病变，呈脑脊液样均质低信号，无强化。

18.3.18　其他脊髓少见病变

脊髓内结核罕见，临床表现与其他脊髓内占位病变类似，如肢体麻木和疼痛，瘫痪及大小便功能障碍等。MR 表现没有特征性，结核病灶在 T_1 加权图呈等信号或稍低信号，T_2 加权图呈稍高信号或等信号，MR 增强扫描病灶呈显著结节状或环形强化（图 18-45）。

与 AIDS 有关的脊髓病也很少见，可能为 HIV 病毒直接侵犯脊髓神经细胞所致，引起脊髓内脱髓鞘改变，类似亚急性联合变性。MRT_2 加权图脱髓鞘区呈高信号，增强 MR 扫描病变区可以强化。

神经梅毒累及脊髓罕见。根据累及部位不同可以分为脊髓脊膜血管梅毒、脊髓实质梅毒和梅毒性硬脊膜炎 3 种类型。脊髓脊膜血管梅

毒在 MR 上表现为病变区段脊髓增粗，脊髓内可见散在斑片状病灶，T_1 加权图呈低信号，T_2 加权图呈高信号。增强 MR 扫描可有轻度强化。脊髓实质梅毒又称脊髓痨，主要引起梅毒性肉芽肿和脊髓空洞症，其 MR 表现与其他原因所引起的肉芽肿和脊髓空洞类似，确定诊断需要结合临床。

其他很多疾病可合并脊髓病变，包括慢性肝病、慢性酒精中毒、糖尿病、白血病、红斑狼疮、甲状腺疾病等，但均罕见。所以，当 MRT_2 加权图发现脊髓内有异常高信号，不符合常见的脊髓疾病时，还需要结合临床，注意有无这些可以引起脊髓病的疾病存在。

18.4　脊髓发育异常

18.4.1　脊髓低位

胚胎早期，脊柱与脊髓的长度大致相等，以后伴随胚胎发育过程，脊柱的生长发育速度较脊髓快，脊髓位置逐渐上升，如果由于某种原因使脊髓上升受限，12 岁以后脊髓圆锥低于第 2 腰椎水平，或 6 岁以前脊髓圆锥低于第 3 腰椎水平可诊断为脊髓低位。其原因为脊髓粘连固定导致发育期脊髓向上移行过程受阻，故又称为脊髓固定症或脊髓栓系综合征（tethered cord syndrome）。

脊髓低位临床上可表现为下肢无力、腰背疼、感觉异常等症状。几乎所有病例均合并脊柱裂、背部皮肤长毛及血管瘤，合并椎管内脂肪瘤也很常见。

CT 和 MR 均可诊断本病，MR 更为优越。MR 不仅能清楚地观察到圆锥的位置，而且对其合并存在的征象也能很好地确定。

根据病变的严重程度可将脊髓低位分为 3 型：

最轻型：圆锥位置低于正常半到 2 个椎体（正常 2 岁儿童圆锥通常位于第 2、第 3 腰椎椎间水平，12 岁以后位于第 2 腰椎椎体中部水平），终丝仅轻度增粗，终丝直径大于 1.5mm，这种轻度的终丝增粗在 MR 上不易确定。

中度型：脊髓低位合并有明显的终丝增粗。终丝内可含有脂肪变，在 T_1 加权图呈高信号，常呈线条状，与终丝走行一致。

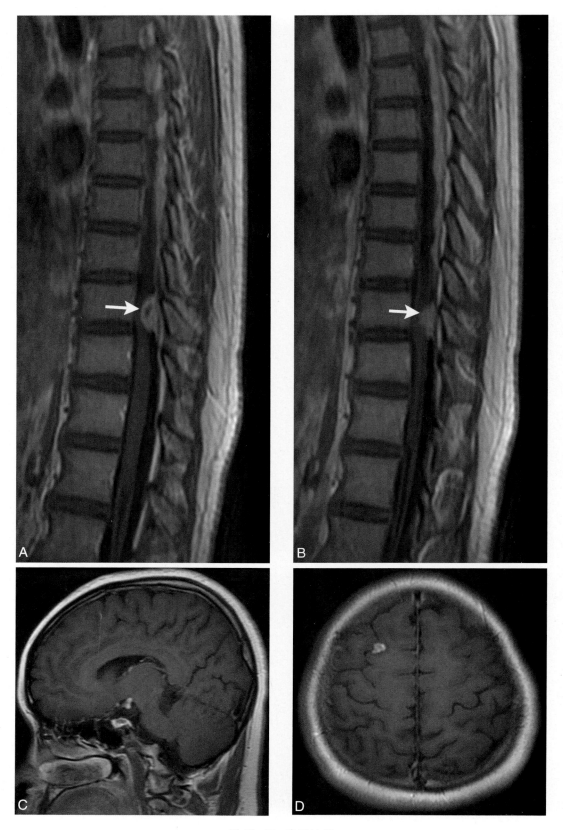

图 18-45　脊髓结核

　　胸段 MR 增强扫描矢状位（A，B）示脊髓背侧脊膜增厚，明显强化，脊髓内见结节样强化病灶（箭头）。头颅
MR 增强扫描矢状位（C）和横切位（D）示鞍上池和右侧额叶结节样强化病灶。

复杂型：正常的脊髓圆锥膨大消失，脊髓逐渐变细，紧贴椎管后缘向下延伸（图 18-46），常合并椎管内较大的脂肪瘤（图 18-47）。横切位 MR 扫描能很好地确定脂肪瘤与脊髓之间的关系。脂肪瘤通常位于脊髓的背侧，偶可侵及脊髓本身，形成髓内样脂肪瘤，此时则需要与脂肪脊髓脊膜膨出鉴别。脊髓低位时，脂肪瘤及脊髓位于椎管后部，但仍位于椎管之内，而脂肪脊髓脊膜膨出的脂肪瘤和脊髓位于椎管外。

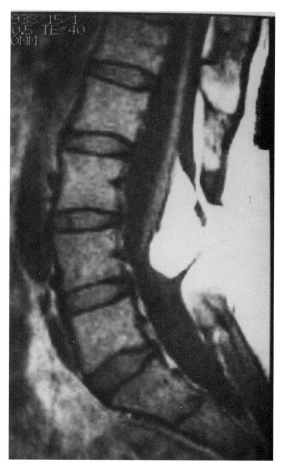

图 18-47　脊髓低位合并脂肪瘤

MRT$_1$ 加权图矢状位示脊髓位置降低，脊髓背侧见高信号脂肪瘤。

图表现为增粗的终丝呈高信号（图 18-48）。

18.4.3　脊髓纵裂

脊髓纵裂（diastematomyelia）一词于 1837 年由 Ollivier 首先使用，指的是脊髓或马尾神经节段性矢状分裂，是较常见的一种脊髓先天发育异常，常与其他神经管闭合不良并存，尤其易与脊髓低位、脊髓脊膜膨出和脂肪脊髓脊膜膨出同时存在。

脊髓纵裂可以分为 2 型，Ⅰ型为纵裂的两半脊髓位于同一硬膜囊内，但各自可有其独自的蛛网膜下腔。Ⅱ型则同时合并有双硬膜囊，两半脊髓分别位于各自的硬膜囊内，此型脊髓纵裂之间常有骨性间隔存在。

脊髓纵裂常见于 5 岁以前，女性多见。病变常位于下胸及腰段，常累及好几个椎体节段，但也可范围局限。

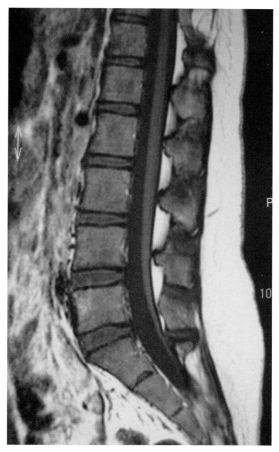

图 18-46　脊髓低位

MRT$_1$ 加权图矢状位示脊髓位置降低，正常圆锥膨大消失，脊髓逐渐变细向下延伸。

18.4.2　终丝增粗和脂肪变性

终丝直径超过 2mm 称为终丝增粗（thick filum terminal），正常情况下，在 T$_2$ 加权图横切位图像上，终丝与马尾神经不能区分，在高信号脑脊液内表现为低信号圆点，终丝增粗时表现为硬膜囊后方出现直径大于 2mm 的圆形低信号影。终丝增粗常同时有脂肪变性，在 T$_1$ 加权

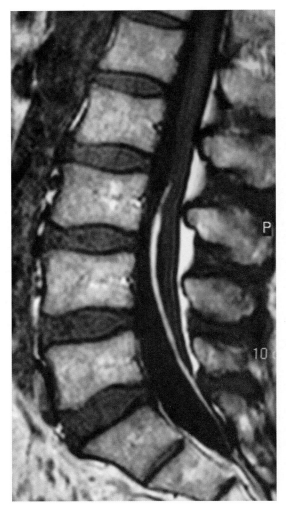

图 18-48　终丝脂肪变性

MRT₁ 加权图矢状位示终丝增粗，呈脂肪高信号。

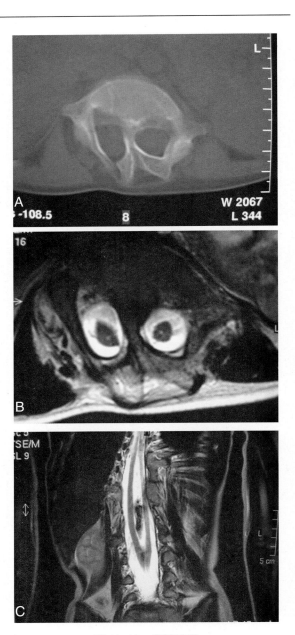

图 18-49　脊髓纵裂

CT 扫描骨窗（A）示椎管内骨性间隔存在，MRT₂ 加权图横切位（B）和冠状位（C）示脊髓分裂。

若纵裂间有骨性间隔存在时，CT 诊断不难。骨性间隔可薄可厚，呈前后向走行（图 18-49，图 18-50），可不规则。若纵裂间为脑脊液或纤维组织时，CT 诊断则需仔细观察。MR 因能很好地显示脊髓本身，对本病的诊断明显优于 CT。宜于冠状位或横切位 T₁ 加权图观察，分裂的两部分脊髓通常在大小形态上基本对称，但也可不对称，横切位上趋向于圆形或椭圆形（图 18-51，图 18-52）。其外侧可以看到神经根，但由于旋转的关系常于内侧面看到神经根。分裂的脊髓通常在终丝前再融为一体，但也可继续分裂。MR 对骨性间隔的识别不如 CT。

脊髓纵裂可合并脊髓积水，也可与脊髓低位、椎管内脂肪瘤、椎管内皮样囊肿等同时存在。

脊髓纵裂通常容易诊断，一般不需要与其他疾病鉴别。

18.4.4　脊髓脊膜膨出及脂肪脊髓脊膜膨出

脊髓脊膜膨出（meningomyelocele）是指脊髓、脊神经、马尾与硬膜囊同时通过脊椎缺损部位突出于椎管外，是开放型椎管闭合不全最常见的类型。

从胚胎学角度，脊髓脊膜膨出是由于初级

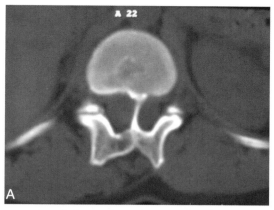

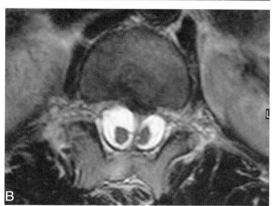

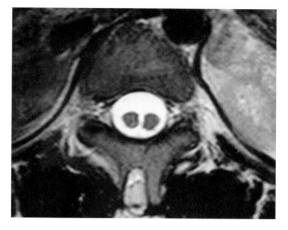

图 18-51　脊髓纵裂

MR T₂ 加权图横切位示分裂的脊髓粗细类似。

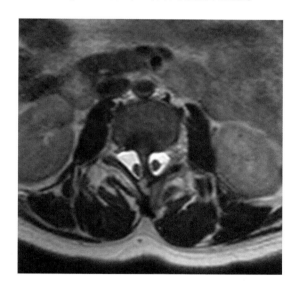

图 18-52　脊髓纵裂

MR T₂ 加权图横切位示分裂的脊髓不对称，右侧细，左侧粗。

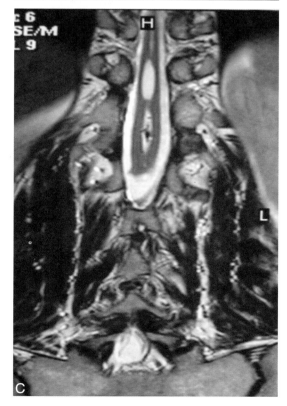

图 18-50　脊髓纵裂

CT 扫描骨窗（A）示椎管内骨性间隔存在，MR T₂ 加权图横切位（B）和冠状位（C）示脊髓分裂。

神经胚形成期紊乱所致，可能由于神经管发育时神经节表面的糖类表达缺失，冻结在神经板阶段，即所谓的基板。基板外面应该是脊髓中央管的壁，但被丰富的脆弱的血管网所覆盖。

脊髓脊膜膨出以腰骶部最常见，颈段次之，胸段少见。向后膨出最多，也可向侧方或前方膨出，呈囊状，囊壁由蛛网膜、硬脊膜及皮肤构成，囊内含大量脑脊液，局部继发蛛网膜下腔扩大。CT 可清楚显示椎骨缺损的情况，并在椎管后方见到境界清楚的块影，块影呈圆形或椭圆形，密度似脑脊液，椎管内注入造影剂后块影内密度与硬膜囊内密度一致性增高，并在块内看到仍为低密度的脊髓组织。MR 对脊髓脊膜膨出的诊断优于 CT，矢状位 T₁ 加权图可清楚显示脊髓脊膜膨出的全貌，脊髓和脊膜局限性向后膨出，形成团块状异常信号，T₁ 加权图时脑脊液部分为低信号，脊髓信号明显高于脑脊液，呈中等信号，T₂ 加权图脑脊液呈很高信号，而脊髓信号较低（图 18-53，图 18-54，图 18-55）。局部蛛网膜下腔扩大。可合并脊髓低位和

栓系。脊髓脊膜膨出与脊膜膨出的唯一区别在于后者局部蛛网膜下腔不扩大。

若膨出的脊髓脊膜内含有脂肪组织或脂肪瘤，则称为脂肪脊髓脊膜膨出（lipomyelomeningo-cele）。CT 平扫时膨出物中有脂肪负值存在，MRT₁ 加权图则可以见到明显高信号的脂肪结构（图 18-56）。

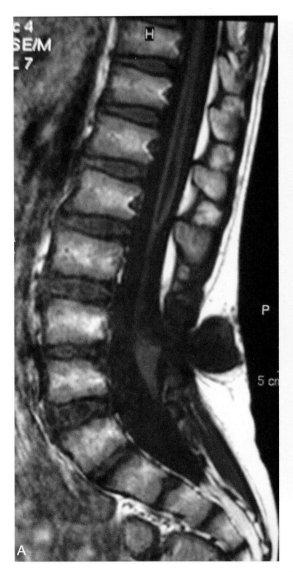

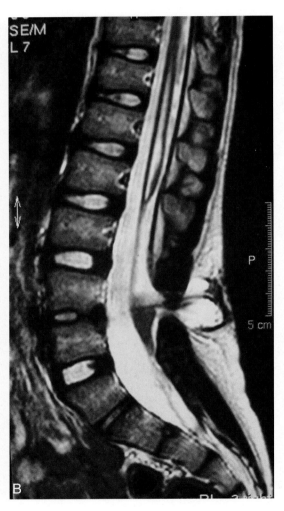

图 18-53　脊髓脊膜膨出

MRT₁ 加权图矢状位（A）和 T₂ 加权图矢状位（B）示腰 4、5 平面脊髓脊膜向后膨出，膨出的脊髓呈等信号，背部包块呈脑脊液信号。下部脊髓有脊髓空洞。

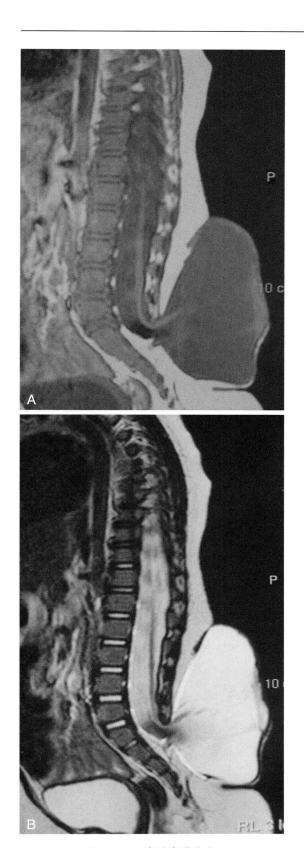

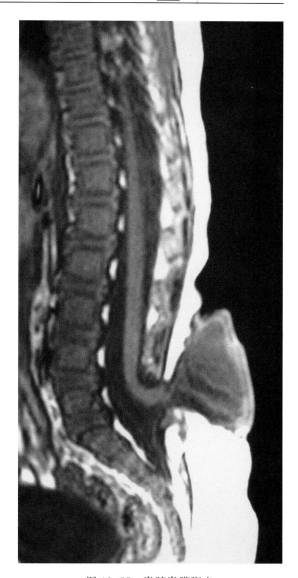

图 18-55　脊髓脊膜膨出

MRT$_1$加权图矢状位示脊髓位置降低，腰骶脊髓脊膜
向后膨出，膨出的脊髓呈等信号，背部包块呈脑脊液信号。

图 18-54　脊髓脊膜膨出

MRT$_1$加权图矢状位（A）和 T$_2$加权图矢状位（B）
示脊髓位置降低，腰骶背部巨大包块，可见脊髓脊膜向
后膨出，膨出的脊髓呈等信号，背部包块呈脑脊液信号。

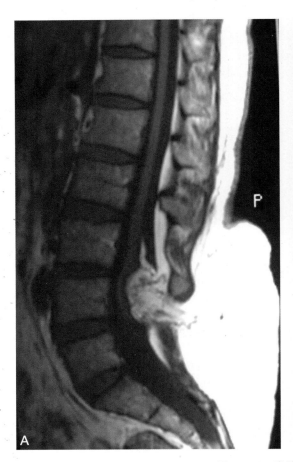
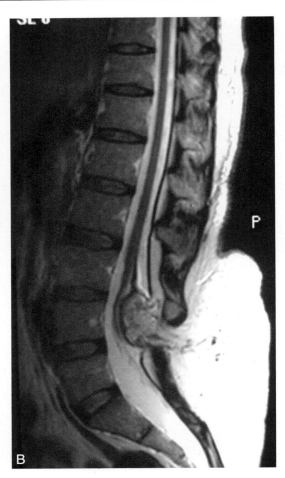

图 18-56　脂肪脊髓脊膜膨出

MRT$_1$ 加权图矢状位（A）和 T$_2$ 加权图矢状位（B）示脊髓位置降低，脊髓脊膜向后膨出合并巨大脂肪瘤。

18.5　脊髓萎缩

18.5.1　特发性脊髓萎缩症

特发性脊髓萎缩症（idiopathic spinal cord atrophy）是指非脊髓本身病变引起的脊髓萎缩，主要见于胸髓，常累及全部胸髓，也可同时累及颈髓或整个脊髓。

特发性脊髓萎缩症的病因尚不清楚，可能与胸段脊髓血供较差有关，也可能是一种胸段脊髓的退行性病变，也有认为可能与神经系统的退化、臀部注射青霉素或椎体骨刺形成、后纵韧带和黄韧带肥厚和钙化等有关。近年来也有特发性脊髓萎缩症的家系病例报道，提出特发性脊髓萎缩症可能与染色体遗传有关。

特发性脊髓萎缩症的临床表现为脊髓损害的症状和体征，慢性起病，呈进行性加重。

MR 是确定脊髓萎缩的最好影像学检查方法，正中矢状位 MR 图像上脊髓前后径小于 6mm，脊髓前后径与相同平面硬膜囊前后径比值小于 0.5，即可认为脊髓变细萎缩（图 18-57，图 18-58）。但确定为特发性脊髓萎缩症还需要具备以下 2 点：影像学和实验室检查除外能够引起脊髓萎缩的其他病变存在；临床有脊髓病变的症状和体征。

特发性脊髓萎缩的特点是仅有脊髓萎缩变细，MR 检查时脊髓信号无异常，如果发现脊髓内有异常信号，则应考虑为继发性脊髓萎缩，根据不同疾病的 MR 表现特点进行诊断分析。

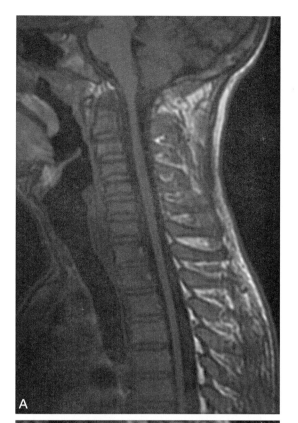

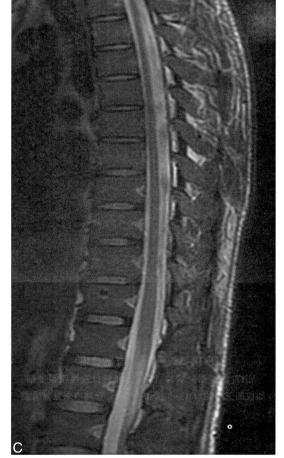

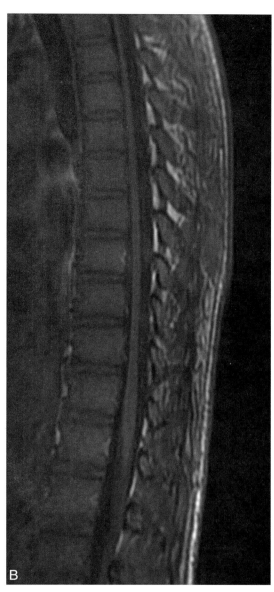

图 18-57　特发性脊髓萎缩

MRT$_1$ 加权图矢状位（A，B）示脊髓普遍性明显变细，T$_2$ 加权图（C）脊髓内未见异常信号。

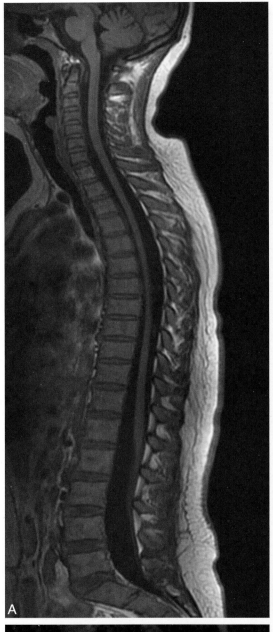

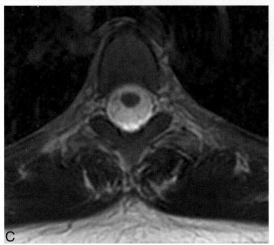

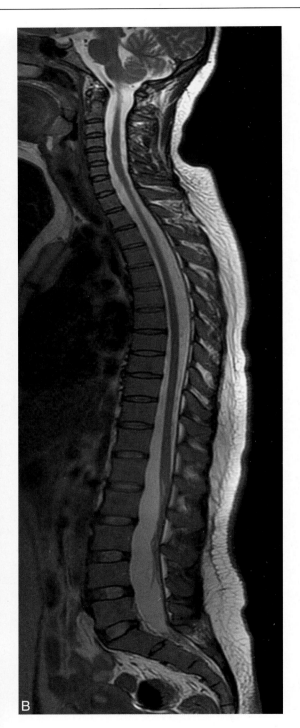

图 18-58　特发性脊髓萎缩

MRT₁加权图矢状位（A）示脊髓普遍性明显变细，T₂加权图矢状位（B）和横切位（C）脊髓内未见异常信号。

18.5.2　继发性脊髓萎缩

很多脊髓病变能够引起脊髓继发性萎缩，包括脊髓变性性疾病、脊髓梗死和脊髓损伤等。

许多脊髓变性性疾病晚期均可引起脊髓萎缩，包括急性脊髓炎、急性播散性脊髓炎、脊髓多发性硬化、放射性脊髓炎、肌萎缩侧索硬化等，其影像学表现特点见本章前述。

脊髓梗死和脊髓外伤晚期均可出现脊髓萎缩，脊髓梗死造成的脊髓萎缩位于原脊髓梗死区段，外伤后脊髓水肿和外伤后脊髓出血造成的脊髓萎缩位于原脊髓损伤区段，结合病史和原影像学资料均不难诊断。

参考文献

1　鲍海华.脊髓内结核一例.中华放射学杂志，1999，33：596

2　陈前，翟琼香，王春，等.特发性脊髓萎缩症一例.中华临床医师杂志，2011，5:4929

3　程敬亮，任翠萍，李树新，等.脊髓纵裂畸形的MRI诊断（附24例报告）.中华放射学杂志，1997，31：512-515

4　邓开鸿，肖家和，李福海.放射性脊髓炎MRI诊断.临床放射学杂志，1999，18:8-10

5　杜湘珂，粟周海，赵克秋，等.脊髓纵裂及其影像学诊断.中华放射学杂志，1993，27:52-55

6　董珉，卢光明，孙淑霞.脊髓成血管细胞瘤的MRI诊断.临床放射学杂志，2001，20:89-91

7　高绪文，郑明新.临床脊髓病学.北京:人民卫生出版社，1997，243-276

8　金德康，梁如泉，倪端军.急性脊柱外伤的MRI检查价值.放射学实践，2000，15:431-434

9　李谷买，黄忡奎，龙莉玲，等.外伤性脊髓损伤的MRI表现与临床对照分析.临床放射学杂志，2003，22:362-365

10　李玉华，高煜，朱铭，等.儿童隐性神经管闭合不全的MRI诊断.临床放射学杂志，2000，19:723-726

11　黎庶，李佩玲，何芳显.脊髓多发性硬化的MRI诊断.中华放射学杂志，1997，31:322-325

12　李威，凌峰，李惠章.脊髓血管母细胞瘤（附五例报告）.中华放射学杂志，1997，31；207-208

13　卢光明，陈君坤，许健，等.MRI对急性脊髓损伤的评价.中华放射学杂志，1997，31:250-254

14　鲁晓燕，陈巨坤，张挽时，等.脊髓型多发性硬化的MRI-病理对照分析.中华放射学杂志，1997，31:413-414

15　钱丽霞，刘起旺，张锁旺，等.脊髓多发性硬化的MRI诊断.临床放射学杂志，2001，20:899-901

16　田锦林，王宁.脊髓原发淋巴瘤一例.临床放射学杂志，2003，22：50

17　同志勤，王康敏，赵京龙，等.脊髓海绵状血管瘤MRI与病理对照.实用放射学杂志，2000，16:475-477

18　王学建，宋玲玲，魏渝清，等.156例成人脊髓圆锥和硬膜囊下端位置的MRI研究.临床放射学杂志，2003，22:101-104

19　王文超，丁汉军，刘明，等.MRI对脊髓亚急性联合变性的诊断价值.中华放射学杂志，2000，34:40-42

20　王蔚，陈小东，陈炳旭，等.黏液乳头状型室管膜瘤9例临床病理分析.中国侵袭神经外科杂志，2012，17:70-73

21　吴力源，余准.中枢神经系统血管网状细胞瘤的影像学诊断.国外医学：临床放射学分册，1993，4:197-199

22　吴卫平，周康荣，陈祖望.脊髓包虫囊肿一例.中华放射学杂志，1996，30:624

23　鱼博浪，王泽忠，杨广夫，等.急性脊髓炎的磁共振诊断.中华放射学杂志，1995，29:604-607

24　袁明远，陶晓锋，贾连顺，等.慢性脊髓创伤的MRI表现.临床放射学杂志，2001，20:578-581

25　张芳，王仁法，王承缘.颈段脊柱损伤的MRI诊断.临床放射学杂志，2000，19:365-368

26　邹杰，赵英杰，潘鑫，等.肺癌脊髓内转移的MRI诊断.中华放射学杂志，2002，36:149-151

27　朱明旺，何志华，詹炯，等.脊髓表皮样囊肿的MR诊断。中华放射学杂志，1998，32:176-178

28　Andaluz N, Balko MG, Stanek J, et al.Lobular capillary hemangioma of the spinal cord:case report and review of the literature.J Neurooncol, 2002, 56:261-264

29　Apadopoulos A.Correlation between spinal cord MRI and clinical features in patients with demyelinating disease. Neuroradiology, 1994, 36:130

30　Barakes JA, Mark AS, Dillon WP, et al.MR imaging of acute transverse myelitis and AIDS myelopathy.J Comput Assist Tomogr, 1990, 14:45-49

31　Bastianello S, et al. Serial study of Gd-DTPA MRI enhancement in multiple sclerosis. Neurology, 1990, 40:591-593

32　Bondurant FL, Cotler HB, Kulkrani MV, et al.Acute spinal injury:a study using physical examination and magnetic resonance imaging >soine, 1990, 15:161-

164

33 Brophy JD， et al. Magnetic resonance imaging of lipomyelomeningocele and tethered cord. Neurosurgery，1989，25:336-339

34 Campi A，et al. Acute transverse myelopathy: Spinaland cranial MR study with clinical follow-up. Am J Neuroradiol，1995，16:115-117

35 Cheung Y， et al. MRI features of spinal ganglioglioma Clin Imaging，1991，15:109-112

36 Colman LK， et al. Early diagnosis of spinal mestastases by CT and MR studies. J Comput Assist Tomogr，1988，12:423-425

37 Connolly ES Jr，Winfree CJ，MeCormick PC，et al. Intramedullary spinal cord metastasis:report of three cases and review of the literature.Surg Neurol，1996，46:329-338

38 Cosgrove GR. et al. Cavernous angiomas of the spinal cord. J Neurosurg，1988，68:31-34

39 Crasto S，Duca S，Davini O， et al.MRI diagnosis of intramedullary metastasis from extra-CNS tumors.Eur Radiol，1997，7:732-736

40 Curati WL，Kinsley DP，Kendel BE， et al.MR imaging in chronic spinal cord trauma.Neuroradiol，1994，35:30-33

41 Demachi H， et al. MR imaging of spinal neurinomas with pathologic correlation. J Comput Asist Tomogr，1990，14:250-252

42 Doppman J， et al. Magnetic resonance imaging of spinal arteriovenous malformations. J Neurosurg，1987，66:830-832

43 Durmont D， et al. MR imaging of spinal cord arteriovenous malformation at 0.5 T: study of 34 cases. AJNR，1988，9:833-835

44 Elksnis SM， et al. MR imaging of spontaneous spinal cord infarction. J Comput Assist Tomgr，1991，15:228-230

45 Fajardo LF.Basic mechanisma and general morphology of radiation injury.Semin Roentgenology，1993，28:297-300

46 Falcon S，Quence RM，Green BA，et al.Progression post-traumatic myelomalacia myelopathy:imaging and clinical feature.AJNR，1994，15:747-749

47 Fontaine S， et al. Cavernous hemangiomas of the spinal cord :MR imaging. Radiology，1988，166:839-842

48 Fredericks RK， et al. Gadolinium-enhanced MRI: a superior technique for the diagnosis of intraspinal metastases. Neurology，1989，39:734-735

49 Friedman DP， Flanders AE.Enhancement of gray matter in anterior spinal infarction.AJNR，1992，13:983-985

50 Friedman DP. Herpes zoster myelitis: MR appearance. AJNR，1992，13:1404-1406

51 Fulbright R， et al. Application of contrast agents in MR imaging of the spine. J Magn Reson Imaging，1993，3:219-222

52 Gieron MA，et al. Transverse myelitis mimicking intramedullary spinal cord tumor. J Neuro Imaging，1992，2:39-42

53 Gonzalez S F ， et al . Multiple sclerosis disease activty correlates with gadolinium-enhanced magnetic resonance imaging .Ann Neurol，1987，21:300-303

54 Graham DV， et al. Intramedullary dermoid tumor diagnosed with the assistance of MRI .Neurosurgery，1988，23:765-767

55 Greco A， et al .Magnetic resonance imaging inneurtosarcoidosis .Magn Resonance Imag，1987，5:15-17

56 Grossmar RI， et al. Multiple sclerosis :serial serial study of gadolinium erhanced MR imaging Radiology，1988，168:17-19

57 Guptas S，Gupta RK，Gujral RB，et al.Signal intensity patterns in intraspinal dermoids and epidermoids on MR imaging.Clin Radiol，1993，48:405-413

58 Hallp，et al. AL， Diagnosis of tethered cords by magnetic resonance imaging. Surg Neurol，1988，30:60-62

59 Henderson FH，Crockard HA，Stevens JM.Spinal cord oedema due to venous stasis.Neuroradiol，1993，35:312-315

60 Herregodts p，et al. Solitary dorsal intramedullary schwannoma， case report. J Neurosurg，1991，74:816-818

61 Hirono H，Yamadori A，Komiyama M，et al.MRI of spontaneous spinal cord infarction:serial changes in gadolinium-DTPA enhancement. Neuroradiol，1992，34:95-97

62 Kaffenberger DA， et al. MR imaging of spinal cord hemangioblastoma associated with syringomyelia. J Comput Assist Tomgr，1988，12:495-497

63 Kamholtr R， et al. MRI of spinal metastases. MRI Decisions，1990，4:2-5

64 Kelly RB， et al. MR demonstration of spinal cord sarcoidosis: report of a case. AJNR，1988，9:197-199

65 Kerslakel RW，Jaspan T，Worthingion BS，et al.MR imaging of spinal trauma.Br J Radiol，1991，64:386-389

66 Kiechi S, Kronenbery MF, Marosi M, et al.Tethered cord syndrome as case of cord dysfunction.Lancet, 1996, 384:342−345

67 Kochan JR, et al. Imaging of cystic and cavitary lesions of the spinal cord and canal: The value of MR and Intraoperative sonography Radiol Clin North Am, 1991, 29:867−869

68 Kulkarni MV, MeArdle CB, Kopanicky D, et al. Acute spinal injury:MR imaging at 1.5T.Radiology, 1987, 164:837−840

69 Lahanis S, et al. Arteriovenous malformation of the spinal cord mimicking a tumor. Neuroradiology, 1993, 35:598−600

70 Larson TC, et al. Primary spinal melanoma J Neurosurg, 1987, 66:47−49

71 Larsson EM, et al. Gd−DTPA−enhanced MR of suspected spinal multiple sclerosis. AJNR, 1989, 10: 1071−1073

72 Larsson EM, et al.Venous infarction of the spinal cord resulting from dural arteriovenous fistula: MR imaging findings. AJNR, 1991, 12:739−743

73 Larsson EM, Holtas S, Nilsson O.Gd−DTPA enhanced MR of suspected spinal multiple sclerosis. AJNR, 1989, 10:1071

74 Lee C, et al. Contrast−enbanced magnetic resonance imaging of the spine. Top Magn Reson Imaging, 1991, 3:41−44

75 Lee HJ, et al. MRI of the spine in multiple sclerosis. J Neuroimaging, 1992, 2:61−65

76 Li MH, et al. MR imaging of spinal intramedullary tumors. Acta Radiol, 1991, 32:505−507

77 Lopate G, et al. Cavernous hemangiomas of the spinal cord: Report of 2 unusual cases. Neurology, 1990, 40: 1791−1794

78 Marehiori DM, Firth R.Tethered cord syndrome.J Manipulative Physiol Ther, 1996, 19:256−258

79 Mark AS.MRI of infections and inflammatory disease of the spinal.MRI Decisions, 1991, 5:12−14

80 Masaryk TJ. Neoplastic disease of the spine. Radiol Clin North Am, 1991, 29:829−831

81 McCormick PC, et al. Intramedullary tumors in adults. Neurosurg Clin North Am, 1990, 1:609−672

82 Melhem ER, et al. Intramedullary spinal cord tuber culoma in a patient with AIDS. AJNR, 1992, 13: 986−988

83 Mikulis DJ, Ogilvy CS, McKee A, et al.Spinal cord infarction and fibrocartilagenous emboli.AJNR, 1992, 13:155−160

84 Mock A, Levi A, Drake JM.Spinal hemangioblastoma, syrinx, and hydrocephalus in a two−year−old child. Neurosurgery, 1990, 27:782−799

85 Nagao M, Ogawa M, Yamauchi H.Poatmortem MRI of the spinal cord in multiple sclerosis.Neuroradiology, 1994, 36:625−628

86 Nagashima C, et al. Magnetic resonance imaging of human spinal cord infarction. Surg Neurol, 1991, 35: 368−370

87 Nemoto Y, et al. Intramedullary spinal cord tumors: significance of associsted hemorrhage. at MR imaging. Radiology, 1992, 182:793−795

88 Nesbit GM, et al. Multiple sclerosis. Histopathologic and MR and /or CT correlation in 37 cases at biopsy and three cases at autopsy. Radiology, 1991, 180: 467−469

89 Nesbitt GM, et al. Spinal cord sarcoidosis: a new fingding at MR imaging with Gd −DTPA enhencement. Radiology, 1989, 173:839−842

90 Okamoto H, Shinkai T, Matsuno Y, et al.Intradural parenchymal involvement in the spinal subarachnoid space associated with primary lung cancer.Cancer, 1993, 72:2583−2588

91 Osborn AG. Diagnostic neuroradiology. St.louis, mosby−year book, 1997, 826−828

92 Ozer MM, Pamir MN, Ozer AF, et al.Correlation between computed tomography and magnetic resonance imaging in diastematomyelia.Jopean J Radiol, 1991, 13:209−211

93 Papadopoulos A, Gatzonis S, Gouliamos A, et al. Correlation between spinal cord MRI and clinical features in patients with demyelinating disease.Neuroradiology, 1994, 36:130−133

94 Papadopoulos A, Gouliamos A, Trakadas, et al.MRI in the investigation of patient with myelopathy thought to be due to multiple sclerosis.Neuroradiology, 1995, 37:384−388

95 Parizel P, et al. Gadolinium −DTPA enhanced MR imaging of spinal tumors. AJNR, 1989, 10:249−251

96 Penisson−Besnier I, Guy G, Gandon Y.Intramedullary epidermoid cyst evaluated by computed tomographic scan and magnetic resonance imaging:case report.Neurosurgery, 1989, 25:955−959

97 Perovich M, Wang H, Peal S, et al.MR imaging of traumatic syringomyelia.International Congress on Paraplegia, Gent, Belgium, 1993, 18

98 Pinto I, et al. CT findings in cystic intramedullary oligodendroglioma AJNR, 1988, 9:213−215

99　Post MJD. et al. Intramedullary spinal cord metastases, mainly of nonneurogenic origin. AJR, 1987, 148: 1015-1017

100　Raghavan N, et al. MR imaging in the tethered spinal cord syndrome. AJNR, 1989, 10:27-30

101　Rieger J, et al. Spinal cord sarcoidosis. Neuroradiology, 1994, 36:627-629

102　Rivierez M, Heyman D, Jouannelle A, et al.Capillary hemangioma of the spinal cord:a newcase.Neurochirurgie, 2002, 48:440-444

103　Rogg JM, et al. Intramedullary abscess. an unusual manifestation of a dermal sinus. Am J Neuroradiol, 1993, 14:1393-1396

104　Roncaroli F, Scheithauer BW, Krauss WE.Capillary hemangioma of the spinal cord:reportof four cases.J Neurosurg, 2000, 93 (1 Suppl) :148-151

105　Roux A, Mercier C, Larbrisscau A, et al.Intramedullary epidermoid cysts of the spinal cord.J Neurosurg, 1992, 76:528-533

106　Salvati M, et al. Intramedullary meningioma: case report and review of the literature. Surg Neurol, 1992, 37:42-45

107　Schiff D, Oseill BP.Intramedullary spinal cord metastasis:clinical features and treatment ouycome.Neurology, 1996, 47:906-912

108　Sherman JL, et al. The MR appearance syringomyelia. New observations. AJNR, 1986, 7:985-987

109　Shunsulce M, et al. Spinal arteriovenous malformation: MR imaging. Radiology, 1988, 169:109-111

110　Sigal R, et al. Ventriculus terminalis of the conus medullaris MR imaging in four patients with congenital dilatation. AJNR, 1991, 12:733-736

111　Slasky BS, et al. MR imaging with Gadolinium-DTPA in the differentiation of tumor, syrinx, and cyst of spinal cod, J Comput Assist Tomgr, 1987, 11: 845-847

112　Sze G, et al. Intramedullary disease of the spine: diagnosis using gadolinium-DTPA-enhanced MR imaging. Am J Roentgenol, 1988, 151:1193-1195

113　Sze G, et al. Magnetic resonance imaging in the evaluation of spinal tumors. Cancer, 1991, 67:4-8

114　Tartaglino LM, Friedman DP, Flanders AE, et al. Multiple sclerosis in the spinal cord:MR appearance and correlation with clinical parameters.Radiology, 1995, 195:725-729

115　Thielen KR, Miller GM. Multiple sclerosis of the spinal cord: Magnetic resonance appearance. J Comput Assisted Tomogr, 1996, 20:434

116　Timms SR, Cure JK, Kuvent JE.Subacute combined degeneration of the spinal cord:MR findings.AJNR, 1993, 14:1224-1227

117　Toro VE, Lacy C, Binet E.MRI of introgenic spinal epidermoid tumor.J Comput Assist Tomogr, 1993, 17: 970-972

118　Turjman F, Joly D, Monnet O, et al.MRI of intramedullary cavernous hemangiomas Neuroradiology, 1995, 37:297-300

119　Valk J.Gd -DTPA in MR of spinal lesions.AJR, 1988, 150:1163-1167

120　Wallace CT, et al. Multiple sclerosis: the impact of MR imaging. AJR, 1992, 158:849-852

121　Wallace SK, Avellino AM.Predicting neurologic outcome with MR imaging in a patient in spinal shock. AJR, 1995, 165:108-112

122　Wang AM. et al. Cavernons hemangioma of the thoracic spinal cord. Neuroradiology, 1988, 30:261-264

123　Wang P, et al. MR imaging in radiation myelopathy. AJNR, 1992, 13:1049-1052

124　Warder DE, Oakes WJ.Tethered cord syndrome and the conus in normal position.Neurosurgery, 1993, 33:374-376

125　Williams AL, et al. Differentiation of intramedullary neoplasms and cysts by MR. AJNR, 1987, 8:527-529

126　Yamasaki T, et al. Primary spinal intramedullary malignant melanoma: case report. Neurosurgery, 1989, 25:117-119

127　Yamashita Y, et al. Acute spinal cord injury: Magnetic resonance imaging correlated with myelopathy. Br J Radiol, 1991, 64:201-203

128　Yamashita Y, Takahashi M, Matsuno Y, et al. Chronic injuries of the spinal cord assessment with MR imaging.Radiology, 1990, 175:849-852

129　Yetkin FZ, et al. Multiple sclerosis: specificity of MR for diagnosis. Radiology, 1991, 178:447-449

130　Yuh WTC, March EE, Wang AK, et al.MR imaging of spinal cord and vertebral body infarction.AJNR, 1992, 13:145-154

131　Zentner J, et al. Intramedullary cavernous angiomas. Surg Neurol, 1989, 31:64-67

132　Zimmerman RA, et al. Imaging of tumors of the spinal canal and cord. Radiol clin North Am, 1988, 26:965-967

133　Zweig G, et al. Radiation myelopathy of the cervical cord MR findings. AJNR, 1990, 11:1188-1190

19 椎管内硬膜下病变

19.1　解剖

　　与脑膜一样，脊髓也由 3 层膜包裹。最外层为硬脊膜，相当于硬脑膜的内层。椎骨有分离的骨膜，在枕大孔处 2 层膜愈合，移行于硬脑膜。硬脊膜内外面都覆盖有单层扁平细胞，与椎骨骨膜间有狭窄的硬脊膜外腔，腔内充满富含脂肪的疏松结缔组织和静脉丛。硬脊膜随脊神经向外形成漏斗状膨出，伸入椎间孔，移行于神经根鞘。硬脊膜全貌呈囊状，称为硬膜囊，硬膜囊下端位置范围从第 5 腰椎到第 3 骶椎上部水平，多数位于第 1、第 2 骶椎间到第 2 骶椎上部水平。硬脊膜与脊蛛网膜间是狭窄的硬膜下腔。

　　脊蛛网膜是一薄层结缔组织，外面被有扁平细胞，内层形成蛛网膜下腔的外界。蛛网膜组织向内形成小梁，经蛛网膜下腔连于软膜。小梁内的空隙互连成蛛网膜下腔。尾侧蛛网膜下腔内无脊髓，构成终池。终池内含有马尾。蛛网膜下腔经枕大孔与脑蛛网膜下腔相通。

　　软脊膜是一富有血管的膜，由 2 层构成。内层是由网状纤维和弹力纤维形成的致密网，紧贴脊髓表面，并发出纤维隔进入脊髓。血管

沿此隔进出脊髓。软脊膜内层无血管，由脑脊液来营养。外层是由胶质纤维组织的疏松网，并与蛛网膜小梁相连，此层内有脊髓血管，还有不规则的腔隙与蛛网膜下腔相通，向深部通入血管周围间隙。

　　脊髓两侧由纵行的隔膜固定于硬膜上。此隔膜由软膜外层形成，称为齿状韧带。每一齿状韧带向内附着于脊髓的侧面，在前后根之间，纵列于脊髓全长，直达脊髓圆锥。

19.2　椎管内硬膜下肿瘤

19.2.1　神经纤维瘤及神经鞘瘤

　　神经纤维瘤（neurofibroma）及神经鞘瘤（neurilemmoma）是椎管内最常见的肿瘤，约占全部椎管内肿瘤的 1/3 左右。

　　神经纤维瘤起源于神经纤维母细胞，常多发，肿瘤多呈梭形，境界清楚，但无包膜，肿瘤内囊变坏死少见。神经鞘瘤起源于神经鞘膜的神经膜细胞，可见于脊髓各节段，以腰段常见，颈胸段次之。肿瘤多单发，呈孤立结节状，有完整包膜，生长缓慢。肿瘤多起自脊神经背侧感觉根，绝大多数位于硬膜下，少数位于硬

膜外或同时累及硬膜内外，甚至通过椎间孔达椎旁，造成相应椎间孔扩大。肿瘤呈圆形或卵圆形，可有囊变、坏死。

神经鞘瘤较神经纤维瘤常见，神经鞘瘤好发于 20~60 岁，男性稍多于女性，神经纤维瘤好发于 20~40 岁，无性别差异。临床主要症状为神经根性疼痛，以后出现肢体麻木、感觉和运动障碍。

CT 平扫时肿瘤呈圆形实质性块影，密度比脊髓略高，脊髓受压移位。脊髓造影 CT 可见肿瘤上下方蛛网膜下腔增宽，脊髓移位，对侧蛛网膜下腔变窄或消失，肿瘤沿椎间孔突出到椎旁时，则呈哑铃状，椎间孔扩大，是本病的特征性改变。

MR 对判断肿瘤与脊髓的关系、肿瘤的范围优于 CT。肿瘤常位于脊髓的腹外侧方，境界清楚，边缘光滑，矢状位图常呈圆形、类圆形或方形（图 19-1，图 19-2），少数肿瘤上下范围较大，同时累及数个神经根范围，此时肿瘤则呈长方形或长条形。横切位图或冠状位图可见肿瘤常沿神经向外生长，整个肿瘤呈长条状、不规则状或呈哑铃状，椎间孔扩大（图 19-3，图 19-4），T₁ 加权图肿瘤呈等信号或稍低信号，T₂ 加权图呈稍高信号。增强扫描时肿瘤呈均质显著强化。神经鞘瘤可以囊变，囊变部分在 T₁ 加权图呈低信号，T₂ 加权图呈很高信号，类似脑脊液信号，增强扫描呈环形强化（图 19-5），神经纤维瘤囊变少见。少数肿瘤可呈多发性（图 19-6），或为神经纤维瘤病的一个部分，诊断时应注意寻找其他节段是否还有肿瘤存在。

大的神经鞘瘤和神经纤维瘤表现多较典型，突出到椎旁呈哑铃状，同时有椎间孔扩大是其特征性改变，诊断一般不难。

鉴别诊断主要应考虑脊膜瘤。脊膜瘤常见于胸段，肿瘤通常位于脊髓背侧，钙化多见，一般不呈哑铃状表现，但有时鉴别诊断较困难。

小的神经纤维瘤还需与严重的椎间盘突出鉴别，在增强 CT 或增强 MR 扫描时，肿瘤呈均质显著强化，而突出的间盘组织不强化或仅周围肉芽组织呈环形强化。

19.2.2 脊膜瘤

脊膜瘤（meningioma）比较常见，在成人其发病率仅次于神经纤维瘤和神经鞘瘤，居椎管内肿瘤的第 2 位，约占椎管内肿瘤的 25%。临床上多见于中年女性，临床主要表现为运动和感觉障碍。

多数脊膜瘤为良性，绝大多数位于硬膜下，少数可长入硬膜外。脊膜瘤最常见于胸段和枕大孔附近。胸段脊膜瘤常位于脊髓的背侧，而颈段及枕大孔附近脊膜瘤常位于脊髓的前方。

CT 平扫时肿瘤为实质性，密度常稍高于正常脊髓，肿瘤多呈圆形或类圆形，肿瘤内可发生钙化为其显著的特点。椎管造影 CT 可见肿瘤部位蛛网膜下腔增宽，脊髓受压向对侧移位，对侧蛛网膜下腔变窄或消失。MR 显示脊膜瘤比 CT 优越，可见胸髓后方或颈髓前方有软组织肿物存在，脊髓向对侧移位，脊髓可受压变扁或变形。肿物在横切位时呈圆形或类圆形，矢状位或冠状位时肿瘤的上下径常大于横径，呈长方形、长椭圆形或长条形，T₁ 加权图肿瘤多呈等信号或稍低信号，边缘光整，与脊髓之间可有低信号环带存在，但也可融为一体，境界不清。T₁ 加权图时信号比较均质，钙化显著时信号也可不均质。T₂ 加权图肿瘤信号常稍高于脊髓，钙化显著时其内有低信号存在。MR 增强扫描时肿瘤呈显著均质强化（图 19-7，图 19-8，图 19-9）。

脊膜瘤与神经鞘瘤和神经纤维瘤鉴别较困难。肿瘤位于胸段背侧，矢状位肿瘤上下径大，肿瘤内出现钙化应多考虑脊膜瘤。肿瘤位于枕大孔区时也应考虑脊膜瘤可能性大。若肿瘤引起椎间孔扩大，沿椎间孔向椎管外生长时，则应考虑神经纤维瘤或神经鞘瘤。

19.2.3 脂肪瘤

硬膜下脂肪瘤（subdural lipoma）主要包括 2 种形式：一种是起源于脊膜下方的脂肪瘤，若以向外生长为主时，则形成硬膜下脂肪瘤，常单独存在，好发部位为胸段，也可见于颈段，通常位于脊髓背侧靠中线处（图 19-10），病变范围可以较长，累及数个椎体节段。另一种硬膜下脂肪瘤常位于腰骶段，常与脊髓发育畸形并存，如脊髓低位、脊髓脊膜膨出等，但也可单独存在。

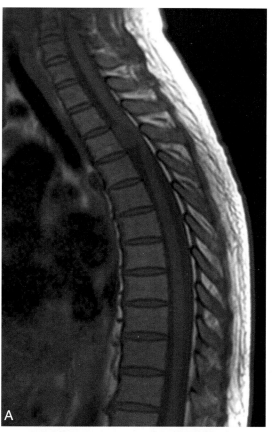

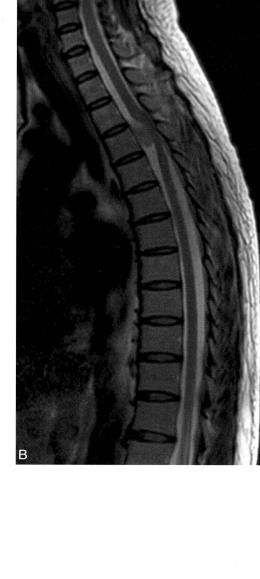

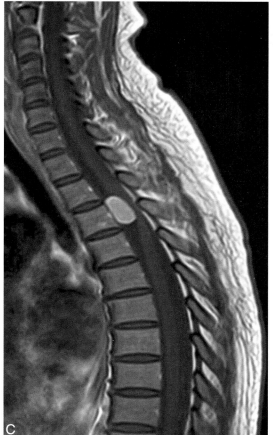

图 19-1　神经鞘瘤

MR T₁ 加权图矢状位（A）示颈 7 椎体水平椎管内脊髓腹侧肿瘤，呈稍低均匀信号，境界清楚。T₂ 加权图矢状位（B）示肿瘤呈稍高信号。增强 MR 扫描矢状位（C）示肿瘤显著均匀强化。

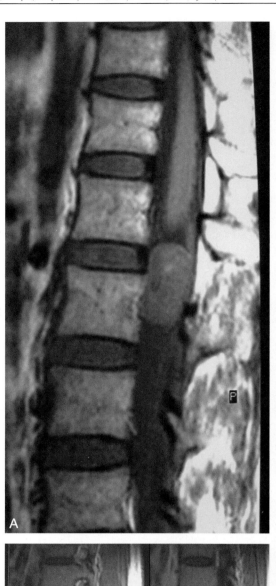

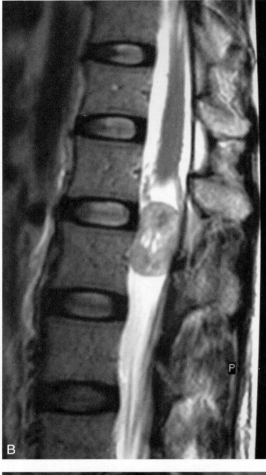

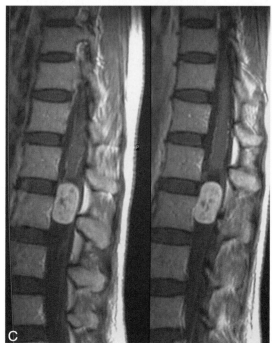

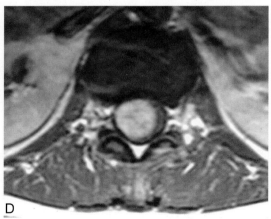

图 19-2 神经鞘瘤

MRT$_1$ 加权图矢状位（A）示腰 3 椎体水平椎管内肿瘤呈均匀等信号，境界清楚。T$_2$ 加权图矢状位（B）示肿瘤也呈等信号。增强 MR 扫描矢状位（C）和横切位（D）示肿瘤显著强化。

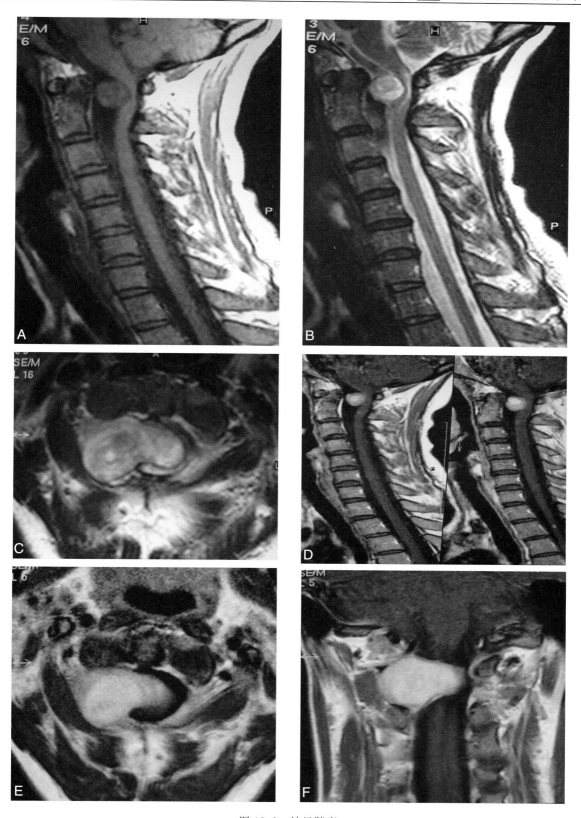

图 19-3 神经鞘瘤

　　MRT₁加权图矢状位（A）示环椎水平脊髓前方肿瘤呈均匀等信号，境界清楚，压迫脊髓后移。T₂加权图矢状位（B）和横切位（C）示肿瘤呈不均匀等高信号，肿瘤沿椎间孔生长到椎管外。增强 MR 扫描矢状位（D）、横切位（E）和冠状位（F）示肿瘤显著强化。

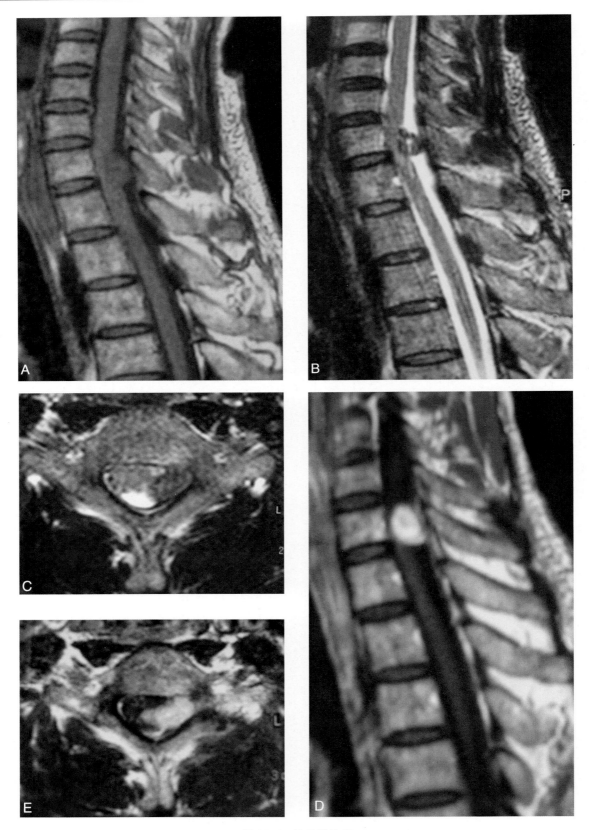

图 19-4　神经纤维瘤

MRT$_1$ 加权图矢状位（A）示脊髓后方肿瘤呈等信号，T$_2$ 加权图矢状位（B）和横切位（C）示肿瘤呈稍低信号，增强 MR 扫描矢状位（D）示肿瘤显著强化，横切位（E）示强化的肿瘤沿椎间孔向外生长。

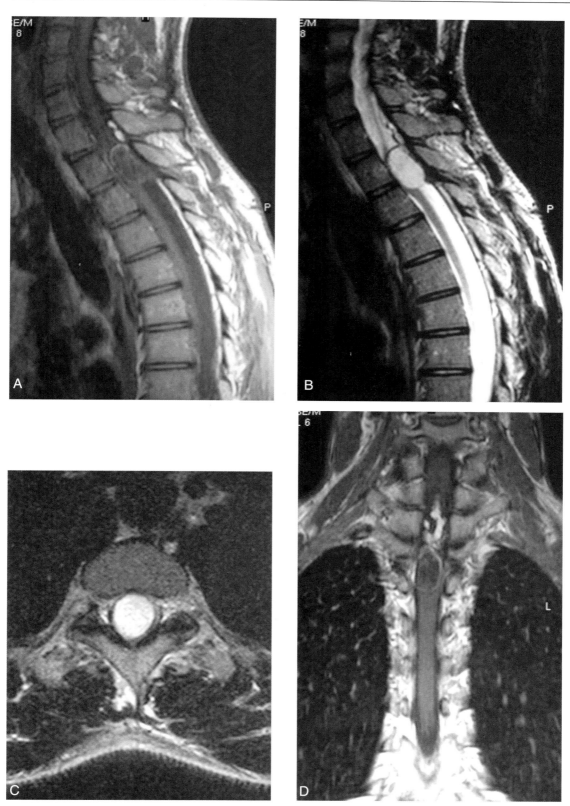

图 19-5 神经鞘瘤囊变

　　MRT₁加权图矢状位（A）示颈胸交界水平椎管内肿瘤，呈囊性，囊液呈低信号，囊壁呈等信号，境界清楚，病变上方高信号为出血。T₂加权图矢状位（B）和横切位（C）示囊液呈很高信号，囊壁呈等信号。增强 MR 扫描冠状位（D）示囊壁轻度强化。

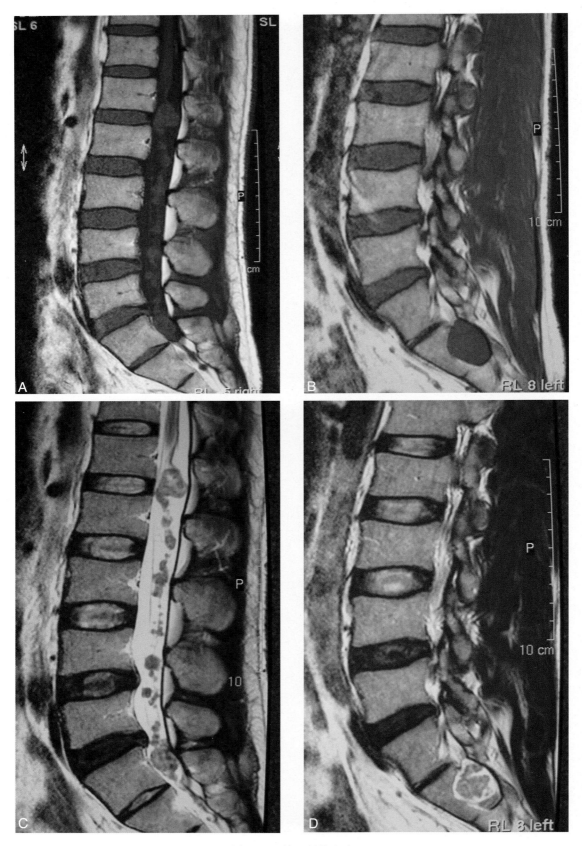

图 19-6 神经纤维瘤病

MRT₁加权图矢状位（A，B）和 T₂加权图矢状位（C，D）示腰骶部椎管内多发等信号结节肿块样病变。

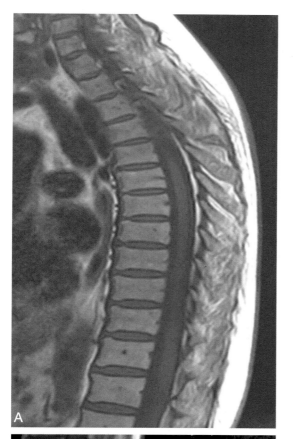

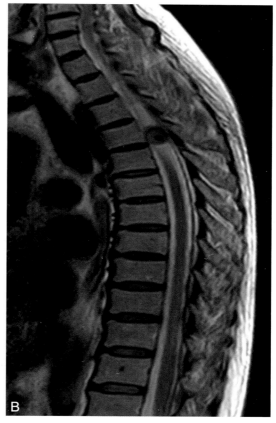

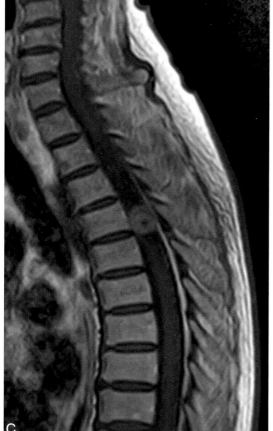

图 19-7　脊膜瘤

　　MRT₁加权图矢状位（A）示胸 2 椎体平面脊髓侧方肿瘤，呈等信号，T₂加权图矢状位（B）示肿瘤呈低信号，增强扫描（C）示肿瘤显著强化，肿瘤中心有小囊变区。

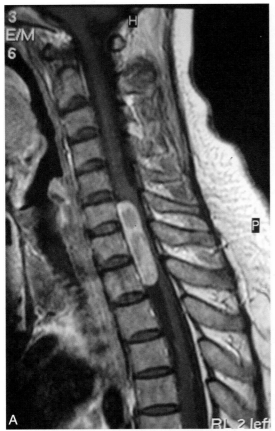

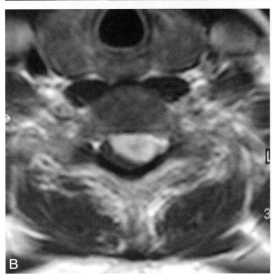

图 19-8　脊膜瘤

MR 增强扫描矢状位（A）和横切位（B）示脊髓前侧方肿瘤显著强化，上下范围较长。

硬膜下脂肪瘤在 CT 和 MR 上均有特征性密度和信号改变，诊断比较容易。CT 平扫肿瘤呈很低密度，CT 值为负值。MRT$_1$ 加权图呈脂肪样高信号。MR 对确定脂肪瘤的范围、与脊髓的

关系及合并的脊髓畸形优于 CT，但有时需要与亚急性出血鉴别，后者 T$_1$ 加权图也呈高信号，但在各序列图像上仔细与硬膜外或皮下脂肪对比，两者信号并不一致。必要时可做脂肪抑制扫描明确诊断。

19.2.4　畸胎瘤

椎管内畸胎瘤（intraspinal teratoma）少见。起源于胚胎早期的多极胚芽细胞，肿瘤内含有 2 个或 3 个胚层的组织。根据其组织分化成熟程度不同，可分为成熟型、未成熟型和恶性畸胎瘤 3 种类型。

椎管内畸胎瘤多见于儿童及青少年男性。肿瘤多位于硬膜下，肿瘤可为实质性或囊性，其内可以含有脂肪、钙化或骨。囊性畸胎瘤的 CT 和 MR 表现可与皮样囊肿或表皮样囊肿相似，难以区别。CT 扫描肿瘤内出现骨性结构时可确定诊断。另外畸胎瘤通常较小，多仅累及 1~2 个椎体节段。实质性畸胎瘤需要与其他硬膜下肿瘤区别。肿瘤内含有脂肪、钙化或骨性结构是诊断畸胎瘤的有力依据。钙化和骨组织在 CT 上容易观察，脂肪成分在 MRT$_1$ 加权图呈高信号。

19.2.5　转移瘤

椎管内硬膜下转移瘤（subdural metastasis）多由于脑内肿瘤通过脑脊液间隙种植而来，易于发生这种种植性转移的原发脑肿瘤包括小脑髓母细胞瘤、室管膜瘤、松果体畸胎瘤、多灶性胶质母细胞瘤、脉络丛乳头状癌等。少数硬膜下转移为血行性转移，原发灶在中枢神经系统以外。

小的椎管内硬膜下转移灶，CT 和 MR 平扫难以发现，大的转移灶表现为硬膜下肿块，CT 平扫呈等密度，MRT$_1$ 加权图呈等信号或稍低信号，T$_2$ 加权图呈高信号，增强扫描时肿瘤显著强化（图 19-11，图 19-12，图 19-13）。但 CT 和 MR 表现并无特征性，与其他硬膜下实质肿瘤相似，如脊膜瘤、神经鞘瘤等。但结合临床病史对诊断很有帮助，实际上临床工作中最常遇到的情况是，上述脑肿瘤病人或其他部位有恶性肿瘤存在的病人出现脊髓症状时，需要确定硬膜下是否发生转移，在这方面，最困难的

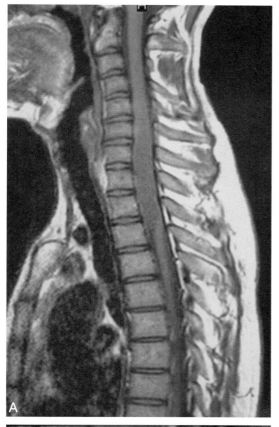

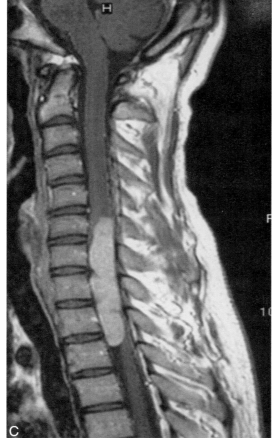

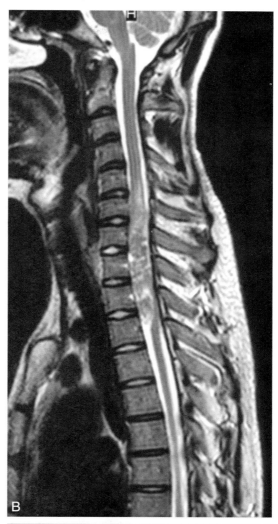

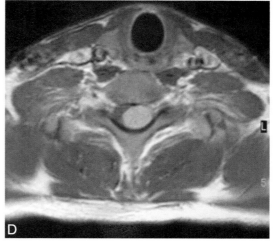

图 19-9　脊膜瘤

MRT$_1$ 加权图矢状位（A）示颈 6 至胸 2 平面脊髓侧方肿瘤，呈均质稍低信号，T$_2$ 加权图矢状位（B）示肿瘤呈不均质高信号，增强 MR 扫描矢状位（C）和横切位（D）示肿瘤呈均质显著强化。

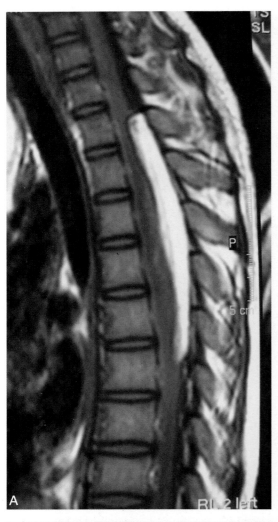

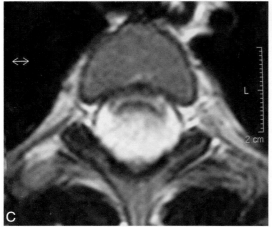

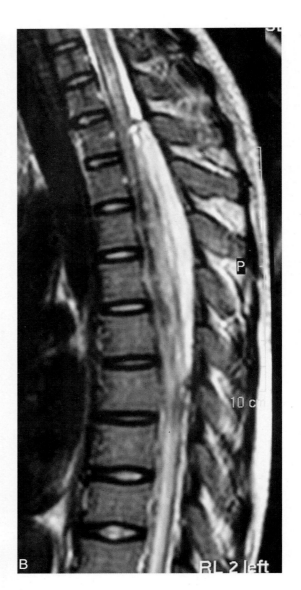

图 19-10　硬膜下脂肪瘤

MRT$_1$ 加权图矢状位（A）、T$_2$ 加权图矢状位（B）和横切位（C）示胸段脊髓背侧肿瘤呈脂肪信号，上下范围很长，压迫脊髓。

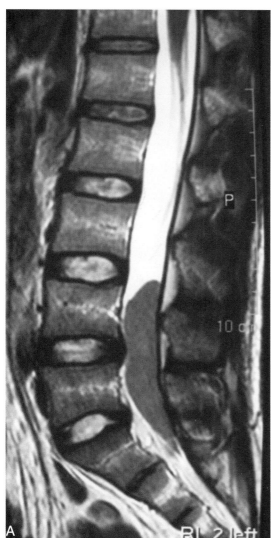

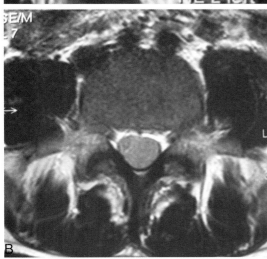

图 19-11　髓母细胞瘤椎管内种植转移

MRT$_2$ 加权图矢状位（A）示腰椎管内长范围肿瘤，呈等信号，在高信号脑脊液衬托下肿瘤境界清楚，T$_2$ 加权图横切位（B）示肿瘤位于椎管后部，呈均质等信号。

问题是如何识别早期小的转移灶，MR 增强扫描可以大大提高确定硬膜下早期转移的敏感性，转移灶表现为硬膜下或硬膜囊内显著强化的结节，常多发，大小不等，也可单发。

19.2.6　其他肿瘤

椎管内副神经节瘤（paraganglioma）罕见，好发于脊髓外硬膜下终丝部位和马尾区，肿瘤血供丰富，CT 扫描呈等密度，MRT$_1$ 加权图类似脊髓信号，T$_2$ 加权图呈等或稍高信号，显著均质强化，肿瘤附近见粗大血管影为其特征。

椎管内硬膜下黑色素瘤（melanoma）MR 信号表现很有特点，在 T$_1$ 加权图呈高信号，T$_2$ 加权图呈低信号，容易与其他椎管内肿瘤鉴别。

椎管内原始神经外胚层肿瘤（primitive neuroectodermal tumor，PNET）罕见，MRT$_1$ 加权图呈等信号，T$_2$ 加权图呈高信号，增强扫描中度强化。

19.3　椎管内硬膜下囊肿

19.3.1　蛛网膜囊肿

椎管内蛛网膜囊肿（arachnoid cyst）也称为椎管内脊膜囊肿，可位于硬膜下和硬膜外。1988 年 Nabors 等根据手术和组织学检查把椎管内蛛网膜囊肿分为 3 型：Ⅰ型为没有神经根纤维的硬膜外蛛网膜囊肿，又分为Ⅰa 型和Ⅰb 型 2 个亚型，Ⅰa 型为没有神经根纤维的单纯硬膜外蛛网膜囊肿，Ⅰb 型为骶管内蛛网膜囊肿；Ⅱ型为伴有神经根纤维的硬膜外蛛网膜囊肿；Ⅲ型为硬膜下蛛网膜囊肿。

硬膜下蛛网膜囊肿实际上是蛛网膜下腔局限性憩室样扩张，与正常蛛网膜下腔之间常有小的交通，其形成原因与脑内蛛网膜囊肿类似，可为先天性，也可因感染、损伤、出血等引起蛛网膜粘连而产生。可见于椎管的任何节段，但以胸段常见。囊肿通常位于脊髓背侧，上下范围可以比较长，累及数个椎体节段。

CT 平扫可见脊髓受压前移、变扁，脊髓后方为脑脊液密度肿块占据，因囊壁为蛛网膜，很薄，不能显示，囊液为脑脊液，故诊断主要

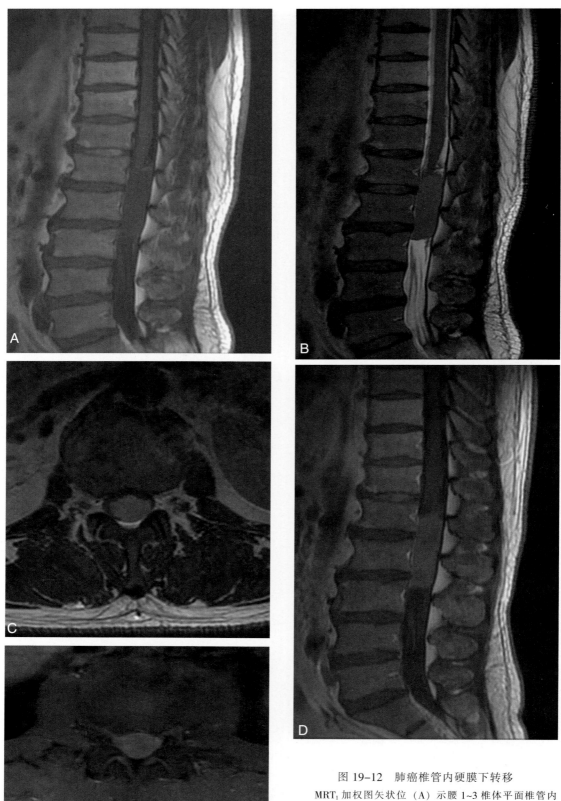

图 19-12 肺癌椎管内硬膜下转移

MRT$_1$ 加权图矢状位（A）示腰 1~3 椎体平面椎管内肿瘤，呈等信号，T$_2$ 加权图矢状位（B）和横切位（C）示肿瘤呈稍高信号，在高信号脑脊液衬托下肿瘤范围显示很清楚，增强 MR 扫描矢状位（D）和横切位（E）示肿瘤均质强化。

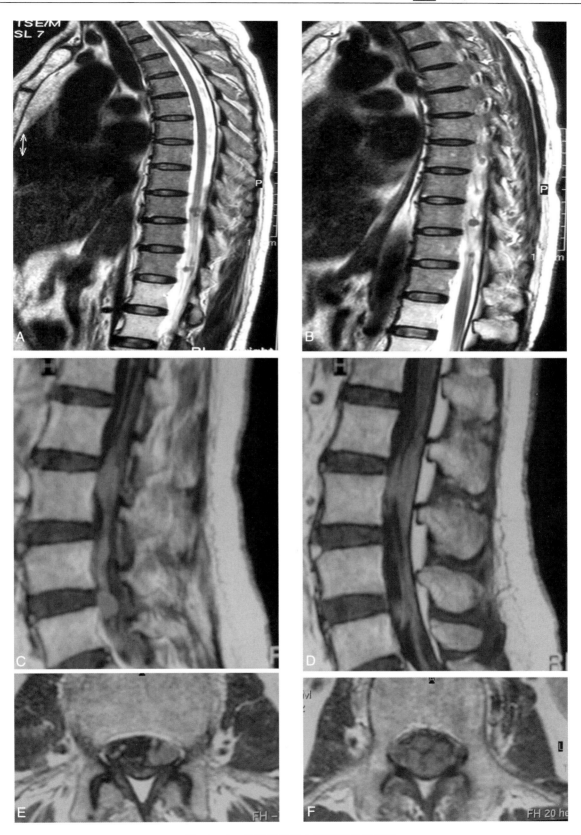

图 19-13　骨髓瘤椎管内硬膜下多发转移

MRT₂加权图矢状位（A，B）示胸段椎管内多发等信号结节转移病灶，腰段增强 MR 扫描矢状位（C，D）和横切位（E，F）示腰椎管内多发转移瘤病灶，呈不规则结节状中度强化。

依靠脊髓受压的占位征象，囊肿小仅有脊髓轻移而无变形时诊断困难。MR 对囊肿的发现比 CT 敏感，矢状位正中图可见病变区段脊髓前移变细，横切位时受压的脊髓后缘为弧状凹迹，是说明有囊肿存在的重要征象。脊髓后方的囊肿在各序列扫描时通常均呈脑脊液信号（图 19-14）。少数情况下，因囊内液体与脑脊液有明显交通，囊液有流动或搏动，也可与脑脊液信号不同。囊壁在 MR 上一般也不能显示，故囊肿的真正范围主要根据脊髓受压的范围来判断。脊髓造影 CT 表现为硬膜囊内脑脊液样密度的充盈缺损，容易识别。小的硬膜下蛛网膜囊肿在 CT 和 MR 平扫时难以发现或难以确定，但大的蛛网膜囊肿其 CT 密度和 MR 信号有特征性，再加上本病好发于胸段脊髓背侧，一般不易与其他椎管内囊性病变混淆。

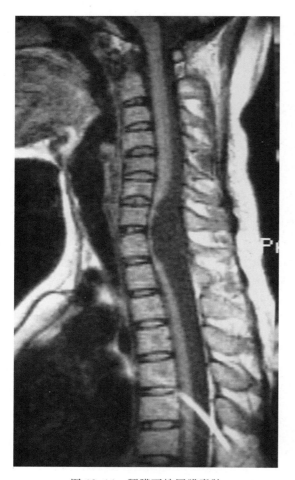

图 19-14　硬膜下蛛网膜囊肿

MR T₁ 加权图矢状位示胸 7 椎体平面以下脊髓背侧大范围脑脊液样低信号囊肿，压迫脊髓前移位，局部脊髓受压变扁。

19.3.2　肠源性囊肿

椎管内肠源性囊肿（enterogenous cyst）又称神经管和原肠囊肿，是胚胎发育时由来源于前肠的胚胎残余组织移位而生成的先天发育性囊肿。椎管内肠源性囊肿常伴有椎体异常，如半椎体、蝴蝶椎等。

椎管内肠源性囊肿好发于儿童和青少年，最小年龄为生后 11d，很少超过 40 岁。男性多于女性，男女比例为 2~3:1。首发症状多为囊肿压迫神经根产生的神经根性疼痛，症状常反复发作。少数也可呈急性发病，病程进展快，在短期内出现肢体感觉、运动障碍和括约肌功能障碍，尤以运动功能障碍多见。

椎管内肠源性囊肿多位于胸段，其次为下颈段。典型位置为脊髓前方，通常位于硬膜下，少数可与软脊膜形成紧固的粘连，形似髓内囊肿，或者囊肿完全位于髓内，少数肠源性囊肿也可位于硬膜外。

CT 平扫对合并的椎体畸形很易确定。囊肿本身通常呈脑脊液样密度，位于脊髓前方，推压脊髓后移变扁，囊壁不能显示。脊髓造影 CT 表现为脑脊液样密度充盈缺损。少数囊肿也可以高于脑脊液密度。

MR 矢状位可以观察到囊肿的全貌，通常呈椭圆形，长轴与脊髓走行一致，囊肿也可呈圆形或略不规则。T₁ 加权图时通常呈稍高于脑脊液的低信号（图 19-15），少数肠源性囊肿内含有较多蛋白，在 T₁ 加权图时信号较高（图 19-16）。囊肿通常比较圆滑、光整，对脊髓腹侧造成明显的压迫，T₂ 加权图时囊肿呈与脑脊液相似的高信号，囊肿常被掩盖。增强扫描时囊壁及囊液不强化。

肠源性囊肿与蛛网膜囊肿区别要点为：蛛网膜囊肿为脑脊液信号，肠管性囊肿 T₁ 加权图常稍高于脑脊液信号；蛛网膜囊肿通常位于脊髓背侧，肠源性囊肿位于脊髓腹侧；脊髓造影 CT 延迟扫描，蛛网膜囊肿内可有造影剂进入，肠源性囊肿则无；肠源性囊肿常合并相应节段的椎体畸形。

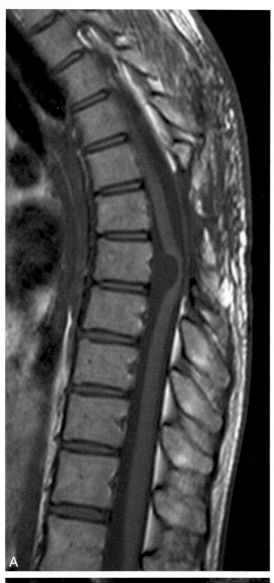

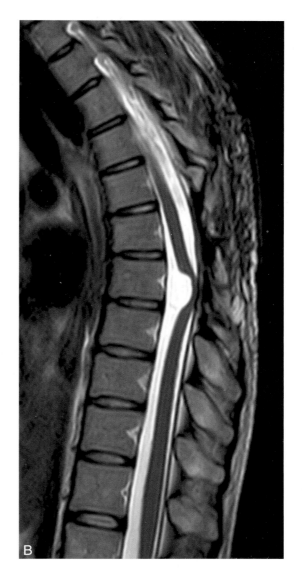

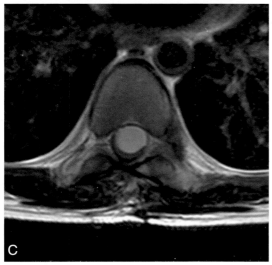

图 19-15　肠源性囊肿

　　MRT$_1$加权图矢状位（A）示胸段脊髓前方囊肿，呈脑脊液样均质低信号，压迫脊髓局部变形，T$_2$加权图矢状位（B）和横切位（C）示囊肿呈脑脊液样高信号。

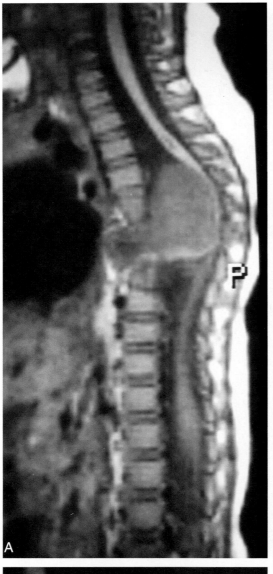

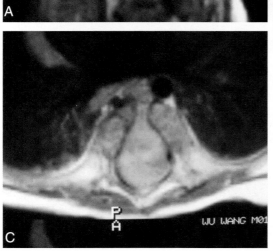

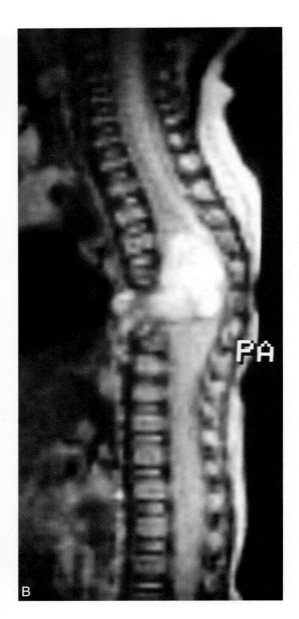

图 19-16　肠源性囊肿

MRT$_1$ 加权图矢状位（A）示胸段脊髓前方巨大囊肿，形态不规则，信号均匀，明显高于脑脊液信号，压迫脊髓移位变形，囊肿向前穿过椎体。T$_2$ 加权图矢状位（B）和横切位（C）示囊肿呈均质高信号。

19.3.3 皮样囊肿和表皮样囊肿

椎管内皮样囊肿（dermoid cyst）和表皮样囊肿（epidermoid cyst）为来源于胚胎残留组织的病变，并非真正的肿瘤，比较常见。主要发生在儿童，约占儿童椎管内肿瘤的7%左右，临床病史较长，症状常自行缓解并复发。表皮样囊肿内含有表皮和脱屑，皮样囊肿除含有表皮和脱屑外，还含有真皮及皮肤附件，两者均可含有液态脂肪、固体角化蛋白、胆固醇及纤维组织等。皮样囊肿和表皮样囊肿主要发生于硬膜下，皮样囊肿以腰骶部多见，表皮样囊肿可见于各区段椎管。

CT扫描时囊肿呈境界清楚的囊样低密度，常稍低于脑脊液，CT值为负值，囊壁或囊腔内可发生钙化，钙化呈很高密度。囊肿内也常因含有较多角蛋白而呈稍高密度。囊肿常压迫骨性椎管扩大，扩大的骨性椎管边缘可以整齐光滑，也可呈不规则状（图19-17）。

MR诊断椎管内皮样囊肿和表皮样囊肿明显优于CT。MR可以清楚地显示病变的部位、形态及与脊髓的关系。较小的囊肿常呈椭圆形、圆形或方形，境界清楚。囊肿大时上下范围可以很长，外形很不规则（图19-18，图19-19）。由于囊肿内所含成分不同，MR信号亦不同，液态脂肪及胆固醇含量较多时，T_1加权图和T_2加权图均表现为高信号，角化蛋白及固态胆固醇含量较多时，T_1加权图和T_2加权图表现为低信号，信号常不均质。通常在T_1加权图上，囊肿内常有多少不等的高信号存在，为囊内含有液

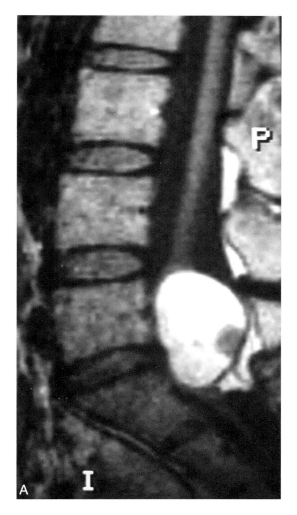
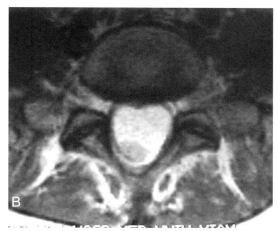
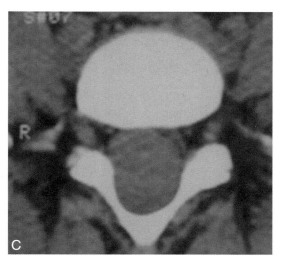

图19-17 皮样囊肿

$MR T_1$加权图矢状位（A）示腰5骶1平面椎管内囊肿，呈高信号，不均质，其内有等信号区，T_2加权图横切位（B）示囊肿大部呈高信号，后部有等信号区，CT平扫（C）示椎管明显扩大。

态脂肪或胆固醇所致，含量少者高信号仅位于囊肿周围或中心，散在分布，含量多者囊肿的大部或全部呈高信号。T_2 加权图囊肿常呈高信号，且信号也常不均质。信号不均质是皮样囊肿和表皮样囊肿 MR 诊断的重要征象和依据。囊肿位于圆锥以上者，对脊髓可造成明显的压迫，位于圆锥以下者，可以压迫周围骨质造成椎管扩大。增强扫描时囊壁及囊液均不强化。

皮样囊肿和表皮样囊肿常合并其他畸形，如脊柱裂、脊膜膨出、皮毛窦及背部皮肤异常等。

皮样囊肿和表皮样囊肿的 CT 和 MR 表现很有特征性，尤其是 MRT_1 加权图存在有高信号成

分，T_1 加权图及 T_2 加权图囊内信号不均质，再加上囊肿好发于腰骶部，常合并其他畸形及背部皮肤异常，通常很容易与其他硬膜下囊肿区别。

皮样囊肿和表皮样囊肿在 CT 和 MR 图像上通常无法区别，畸胎瘤内没有骨质成分时，也无法与皮样囊肿和表皮样囊肿鉴别。

19.3.4　其他囊性病变

包虫也可位于椎管内硬膜下，但罕见，MR表现为囊性病变，长 T_1 长 T_2 信号，增强扫描囊壁轻度强化。

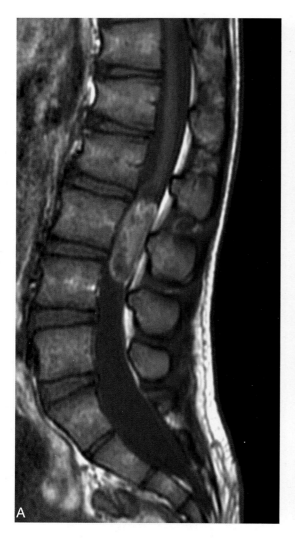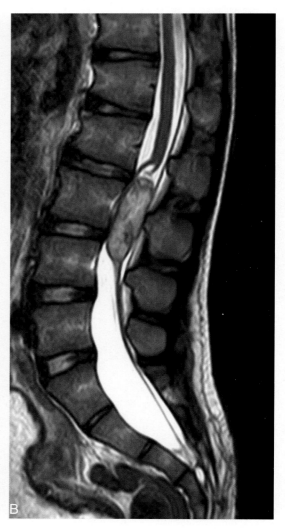

图 19-18　表皮样囊肿

矢状位 MRT_1 加权图（A）和 T_2 加权图（B）示腰 2~3 平面椎管内囊性病变，呈不均匀高信号，境界清楚。

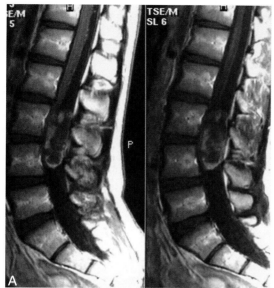

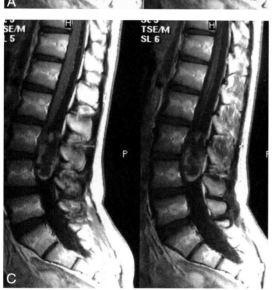

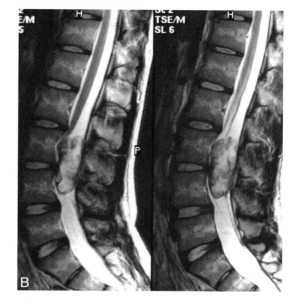

图 19-19　表皮样囊肿

MR T$_1$加权图矢状位（A）示腰 2~3 椎体平面椎管内囊性病变，高等混杂信号，境界清楚。T$_2$加权图矢状位（B）示囊肿呈不均质信号。MR 增强扫描（C）囊肿无明显强化。

19.4　其他病变

19.4.1　硬膜下脓肿

　　椎管内硬膜下脓肿（subdural abscess）较椎管内硬膜外脓肿更少见，多由远处感染经血行播散而来。

　　硬膜下脓肿多位于胸腰段。可位于脊髓腹侧或脊髓背侧，以脊髓背侧多见，病变范围常较广泛。

　　MR 是椎管内硬膜下脓肿诊断的最好方法。T$_1$加权图脓液常呈稍低于脊髓的中等信号，脓液稀薄时也可呈低信号。T$_2$加权图脓液呈高信号。矢状位可以清楚观察脓液的上下分布范围，脓液多时可不同程度压迫脊髓。增强扫描对椎管内硬膜下脓肿的诊断是必须的，尤其是当脓液稀薄类似于脑脊液信号时。增强扫描可见脓肿周围壁显著强化，横切位见呈环形强化（图19-20）。

　　根据上述特点，尤其是 MR 表现，椎管内硬膜下脓肿一般不难诊断。

19.4.2　血管畸形

　　硬膜下血管畸形（subdural vascular malformation）多为直接动静脉瘘，即动静脉直接短路，其间无异常血管团。另外，髓内血管畸形

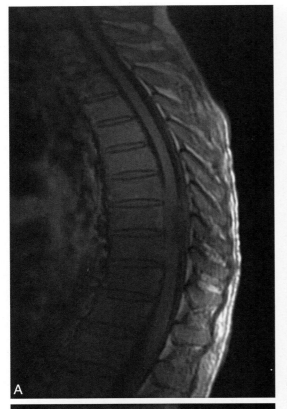

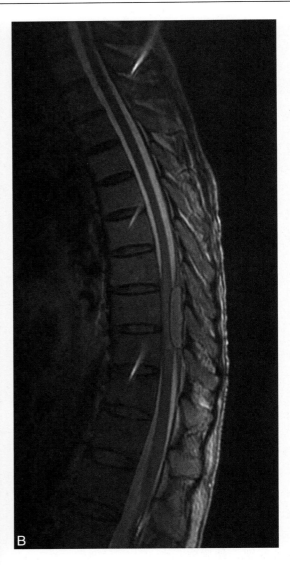

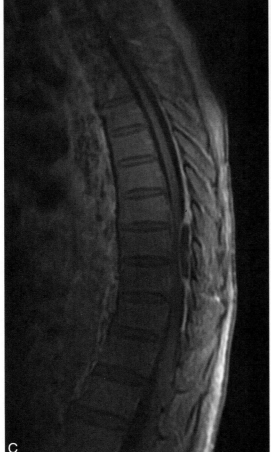

图 19-20　椎管内硬膜下脓肿

MRT$_1$ 加权图矢状位（A）示胸段脊髓背侧硬膜下梭形病变，呈稍低信号。T$_2$ 加权图（B）病变呈高信号，增强扫描（C）病变周围强化呈环形。

的引流静脉也常位于硬膜下。

　　硬膜下血管畸形以颈胸段常见。CT 平扫有时可见异常血管呈点条状钙化，CT 增强扫描畸形血管可表现为条状血管样强化。脊髓造影 CT 可见硬膜囊内条状充盈缺损。MR 检查对硬膜下血管畸形的诊断比较容易，在 T_1 加权图和 T_2 加权图均呈血管流空低信号，尤其是 T_2 加权图，在高信号脑脊液的衬托下，畸形血管的流空低信号很容易观察，畸形血管可以比较粗大、迂曲，呈蚯蚓状（图 19-21）。

　　硬膜下血管畸形无论在 CT 强化、脊髓造影 CT 或 MR 上均有特征性改变，一般无需与其他病变区别。

19.4.3　硬膜囊低位扩张

　　硬膜囊下端为一盲端，正常时约止于第 2 骶椎上缘平面。硬膜囊扩张时，硬膜囊位置很低，CT 和 MR 扫描时见骶管扩大（图 19-22），扩张甚者骶椎椎体变薄，后缘呈明显外压性改变，CT 平扫时扩张的硬膜囊内为脑脊液密度，MR 扫描各序列均呈脑脊液信号。

　　硬膜囊扩张的病因及形成机理尚不明确，但通常出现在强直性脊椎炎、Marfan 综合征、神经纤维瘤病、Ehler-Dantors 综合征、椎管内先天畸形或肿瘤的患者。也可单独出现。

　　主要应与骶管内囊肿鉴别。MR 矢状位两者容易区别，硬膜囊扩张时，扩张的硬膜囊为正常硬膜囊的延续，而骶管囊肿与正常硬膜囊间有高信号脂肪相隔。CT 很难确定这种间隔的存在，故 CT 扫描两者很难区别。

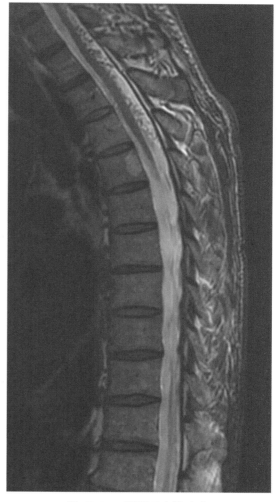

图 19-21　硬膜下血管畸形

MRT_2 加权图矢状位示上胸段脊髓背侧广泛血管流空低信号。

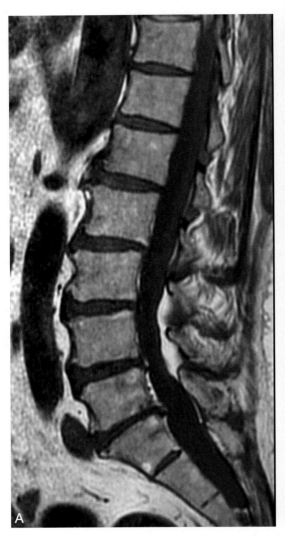 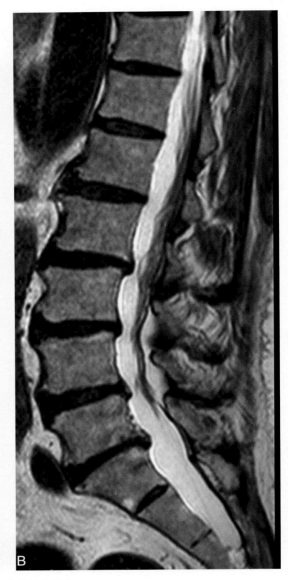

图 19-22　硬膜囊低位扩张

MRT$_1$ 加权图矢状位（A）和 T$_2$ 加权图矢状位（B）示硬膜囊止于骶 3 水平，硬膜囊宽大。

参考文献

1　鲍海华，马立公.MRI 诊断椎管内硬膜下包虫一例.临床放射学杂志，1999，18:774

2　陈大朝，许乙凯，赵云辉，等.椎管内脊膜囊肿的 MRI 诊断价值.中国临床医学影像杂志，2004，15:91-94

3　陈新龙，何平生.椎管内原始神经外胚层肿瘤一例.临床放射学杂志，1999，18:574

4　洪澄，林日贤，王承缘.椎管内肿瘤的 MRI 诊断.临床放射学杂志，1997，16:334-336

5　胡必富，李文艳，章万勇，等.椎管内恶性黑色素瘤一例.临床放射学杂志，2003，22:736

6　钱银锋，余永强，柏亚.脊髓硬膜内毛细血管瘤一例.中华放射学杂志，2004，38:672

7　孙吉林，张新船，张华宁，等.椎管内胚胎性肿瘤的 MRI 诊断.中华放射学杂志，1997，31:156-159

8　王学建，宋玲玲，魏渝清，等.156 例成人脊髓圆锥和硬膜囊下端位置的 MRI 研究.临床放射学杂志，2003，22:101-104

9　张云枢，陈学强，罗庆华，等.椎管内蛛网膜囊肿 MRI 表现及诊断价值.临床放射学杂志，2004，23:17-20

10　张明.脊髓圆锥和硬膜囊下端位置的 MRI 研究.国外医学临床放射学分册，1998，5：293-296

11　Barba D, et al. Intradural tumors. Semin spine Surg, 1990, 2:228-230

12　Barloon TJ, et al. Spinal subarachnoid tumor seeding

from intracanial metastases: MR findings. J Comput Assist Tomgr, 1987, 11:242-245

13 Bensaid AH, et al. Neurofibromatosis with dural ectasia and bilateral symmetrical pedicular clefts: report of two cases. Neuroradiology, 1992, 34:107-110

14 Choi BY, Chang KH, Choe G, et al.Spinal intradural extramedullary capillary hemangioma:MR imaging findings.AJNR, 2001, 22:799-802

15 Clifton AG, et al. Idiopathic spinal arachnoid cyst and syringomyelia. Br J Radiol, 1987, 60:1023-1025

16 Colman LK, et al. Early diagnosis of spinal metastases by CT and MR studies. J Comput Assist Tomgr, 1988, 12:423-426

17 Corr P, et al. Magnetic resonance imaging of an intradural spinal lipoma: a case report. Clin Radiol, 1989, 40:216-218

18 Davis SW, Levy LM, LeBihan DJ, et al.Sacral meningeal cysts:evaluation with MR imaging.Radiology, 1993, 187:445-448

19 Demachi H, et al. MR imaging of spinal neurinomas with pathologic correlation. J Comput Assist Tomgr, 1990, 14:250-253

20 Dietemann JL, et al. Thoracic intradural arachnoidcyst: Possible pitfalls with myelo-CT and MR. Neuroradiology, 1991, 33:90-93

21 Dillon WP, et al. Intradural spinal lesions: Ga-DTPA enhanced MR imaging. Radiology, 1989, 170:229-231

22 Fan CJ, et al. Case report: subdural spinal lipoma with posterior fossa extension. Clin Radiol, 1989, 40:91-94

23 Fernandes ET, et al. Neurenteric cyst: surgery and diagnostic imaging. J Pediatr Surg, 1991, 26:108-112

24 Fredericks RK, et al. Gadolinium-enhanced MRI: a superior technique for the diagnosis of intraspinal metastases. Neurology, 1989, 39:734-737

25 Friedman DP, et al. Intradural schwannomas of the spine: MR findings with emphasis of contrast enhancement characteristics. AJR, 1992, 158:1347-1349

26 Fulbright R, et al. Application of contrast agents in MR imaging of the spine. JMRI, 1993, 3:219-222

27 Geremia GK, et al. MR imaging characteristics of neurenteric cyst. AJNR, 1988, 9:978-981

28 Gindre BT, et al. Magnetic resonance imaging contribution to the diagnosis of spinal cord compression by a subdural arachnoid cyst. Neuroradiolgy, 1991, 33: 87-89

29 Heary RF, et al. Intradural cervical lipoma in a neurologically intact patient: case report: Neurosurgery, 1991, 29:468-471

30 Kamholtz R, et al. MRI of spinal metastases. MRI Decisions, 1990, 4:2-4

31 Lantos G, et al. Magnetic resonance imaging of intradural spinal lipoma. Neurosurgery, 1987, 20:469-473

32 Le C, et al. Contrast-enhanced magnetic resonance imaging of the spine. Top Magn Reson Imaging, 1991, 3:41-44

33 Leven TL, et al. Intradural spinal arachnoid cyst: Case report. Clin Imaging, 1990, 14:245-248

34 Masaryk TJ, et al. Neoplastic disease of the spine. Radiol Clin North Am, 1991, 29:829-831

35 McGillicuddy GT, et al. Intradural spinal lipomas. Neurosurgery, 1987, 21:343-345

36 Nowak DA, Widenka DC.Spinal intradural capillary haemangioma:a review.Eur Spine J, 2001, 10:464-472

37 Okamoto H, Shinkai T, Matsuno Y, et al.Intradural parenchymal involvement in the spinal subarachnoid space associated with primary lung cancer.Cancer, 1993, 72:2583-2588

38 Nabors MW, Pait TG, Byrd EB, et al.Updated assessment and current classification of spinal meningeal cysts.J Neurosurg, 1988, 68:366-377

39 Shin JH, Lee HK, Jeon SR, et al.Spinal intradural capillary hemangioma:MR findings.AJNR, 2000, 21: 954-956

40 Tsuchiya K, Katase S, Hachiya J.MR myelography of sacral meningeal cysts.Acta Radiol, 1999, 40:95-99

41 Tsuchiya K, Katase S, Yoshino A, et al.Pre- and postcontrast FLAIR MR imaging in the diagnosis of intracranial meningeal pathology.Radiat Med, 2000, 18:363-368

42 Wood BP, Harwood-Nash DC, Berger P.Intradural spinal lipoma of the cervical cord.AJR, 1985, 145: 174-177

43 McCormick PC, et al. Intradural extramedullary tumors in adults. Neurosurg Clin North Am, 1990, 1:591-593

44 Mirich DR, et al. MR imaging oftraumatic spinal arachnoid cyst. J Comput Assist Tomgr, 1988, 12: 862-865

45 Nabors MW, et al. Updated assessment and current classification of spinal meningeal cysts. J Neurosurg, 1988, 68:366-369

46 Parizel P, et al. Gadolinium-DTPA enhanced MR imaging of spinal tumor. AJNR, 1989, 10:249-252

47 Sze G, et al. Gadolinium-DTPA in the evaluation of intradural extramedullary spinal disease. AJR, 1988, 150:911-913

48 Sze G, et al. Multicenter study of gadopentetate dimeglumine as an MR contrast agent: evaluation in patients with spinal tumors. AJNR, 1990, 11:967-969

49 Wagle WA, et al. Intradural extramedullary ependymoma: MR-pathologic correlation. J Comput Assist Tomgr, 1988, 12:705-709

20 椎管内硬膜外病变

20.1 椎管内硬膜外肿瘤性病变

20.1.1 神经鞘瘤和神经纤维瘤

　　神经纤维瘤 (neurofibromas) 及神经鞘瘤 (neurilemmoma) 是椎管内最常见的肿瘤,绝大多数位于硬膜下,少数位于硬膜外或同时累及硬膜内外,甚至通过椎间孔达椎旁,造成相应椎间孔扩大。肿瘤呈圆形或卵圆形,可有囊变、坏死。

　　神经鞘瘤较神经纤维瘤常见,神经鞘瘤好发于 20~60 岁,男性稍多于女性,神经纤维瘤好发于 20~40 岁,无性别差异。临床主要症状为神经根性疼痛,以后出现肢体麻木、感觉和运动障碍。

　　CT 平扫时肿瘤呈圆形实质性块影,密度比脊髓略高,脊髓受压移位。肿瘤沿椎间孔突出到椎旁时,呈哑铃状,椎间孔扩大,是本病的特征性改变。

　　MR 对判断肿瘤与脊髓的关系、肿瘤的范围优于 CT。肿瘤常位于脊髓的腹外侧方,境界清楚,边缘光滑,矢状位图常呈圆形、类圆形或方形,少数肿瘤上下范围较大,同时累及数个神经根范围,此时肿瘤则呈长方形或长条形。

横切位图或冠状位图可见肿瘤常沿神经向外生长,整个肿瘤呈长条状、不规则状或呈哑铃状,椎间孔扩大 (图 20-1,图 19-3,图 19-4),T_1 加权图肿瘤呈等信号或稍低信号,T_2 加权图呈稍高信号。增强扫描时肿瘤呈均质显著强化。

　　位于硬膜外或同时累及硬膜内外的神经鞘瘤和神经纤维瘤表现多较典型,尤其是突出到椎旁者呈哑铃状,同时有椎间孔扩大是其特征性改变,诊断一般不难。

20.1.2 转移瘤

　　椎管内硬膜外转移瘤 (extradural metastasis) 较常见,广泛转移的肿瘤病人中 15%~40% 发生椎体和硬膜外转移。硬膜外转移瘤的转移途径主要包括经动脉播散、静脉播散、淋巴系统播散、蛛网膜下腔播散和邻近病灶直接侵犯五种。成人原发病灶最常见于肺癌和乳腺癌,少数可来自前列腺、淋巴瘤、黑色素瘤、肾癌、骨髓瘤等,儿童原发病灶多来自神经母细胞瘤,少数可来自骨肉瘤、横纹肌肉瘤、软组织肉瘤和生殖细胞瘤等。影像学表现形式有 2 种:一种是同时表现有椎体附件骨的转移,另一种是仅有椎管内硬膜外转移。

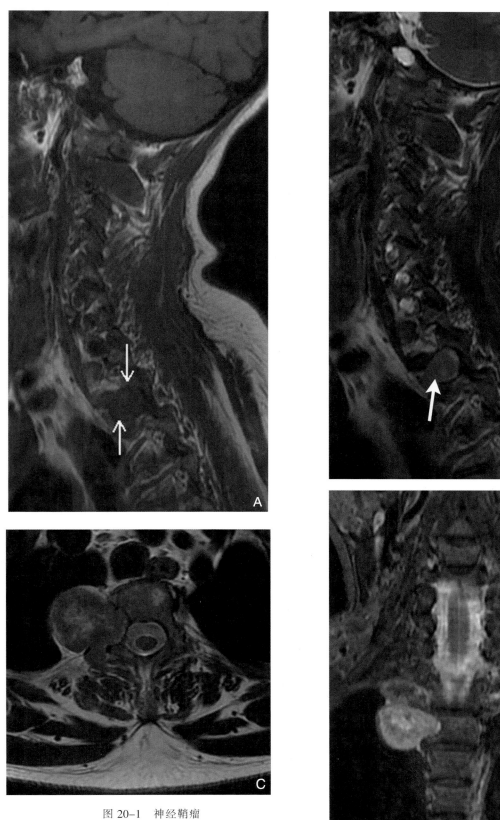

图 20-1 神经鞘瘤

MRT$_1$ 加权图矢状位(A)、T$_2$ 加权图矢状位(B)和 T$_2$ 加权图横切位(C)示椎间孔类圆形肿瘤(箭头),呈不均匀等信号,增强 MR 扫描冠状位(D)示肿瘤显著不均匀强化。

成人椎管内硬膜外转移瘤多同时有邻近椎体附件骨的转移，由脊柱骨的转移直接侵犯所致。由于转移瘤主要累及椎体及椎板，故此种硬膜外转移瘤常位于脊髓前方或侧方（图 20-2）。CT 扫描可清楚显示椎体及附件的骨质破坏情况，多呈溶骨性破坏，破坏区内骨结构消失，代之以软组织密度，这种软组织肿块并向椎管内浸润，肿块边缘常不规则，脊髓受压移位。MR 对椎体破坏的观察不如 CT，但对椎管内侵犯情况的判断明显优于 CT，骨质破坏部分在 T_1 加权图时比正常骨髓信号低，T_2 加权图时比正常骨髓信号高。侵犯到硬膜外间隙的软组织肿块，信号变化基本与骨质破坏部分相同，可以比较局限，也可向上下延伸 2~3 个椎体节段。增强扫描时肿瘤部分通常均匀强化。此种硬膜外转移瘤因有相应椎体附件骨质的破坏，通常容易诊断。

无椎体附件骨改变的硬膜外转移比较少见，多通过血行播散直接转移到硬膜外间隙，可以位于椎管的任何方向，但以脊髓后方或侧后方最常见，此种转移瘤多见于胸段，因胸段背侧硬膜外间隙正常时存在有较多的脂肪，有肿瘤时正常脂肪消失或受压向上下方移位，很易确定肿瘤位于硬膜外。这种单纯性硬膜外转移，因无相应椎体附件骨质的改变，故 CT 常难以发现。MR 表现则有一定的特征性，矢状位 T_1 加权图肿瘤呈等信号或稍低信号，常呈长梭形，长轴与椎管平行，肿瘤与硬膜外高信号脂肪形成强烈对比，很易观察。在 T_2 加权图时转移瘤常呈中等稍高信号（图 20-3）。增强扫描时肿瘤均质显著强化。这种硬膜外转移瘤的鉴别诊断主要应考虑硬膜外海绵状血管瘤，后者病变形态可以与转移瘤相似，但 T_1 加权图常呈稍高信号，T_2 加权图常呈很高信号，与转移瘤不同。另外，还需与淋巴瘤鉴别，后者好发部位、CT 密度、MR 信号及增强表现均与转移瘤相似，但淋巴瘤上下范围常很大，且有呈环状生长包绕脊髓的趋势。

20.1.3　淋巴瘤

淋巴瘤（lymphoma）累及椎管比累及头颅常见，包括霍奇金病、非霍奇金病及淋巴肉瘤 3 种类型。

淋巴瘤多见于男性。霍奇金病好发年龄为 20~30 岁，淋巴肉瘤好发年龄为 30~50 岁，非霍奇金病好发年龄为 40~60 岁。主要临床表现为脊髓和神经根受压症状，以局部疼痛最多见，逐渐出现运动和感觉障碍。

椎管内淋巴瘤主要位于硬膜外间隙，少数可位于硬膜下或脊髓内。硬膜外淋巴瘤以胸段最多见，其次是腰段，颈段少见。主要在纵向上呈浸润性生长，肿瘤上下范围常很大，且常呈环状包绕硬膜囊。CT 平扫时肿瘤常呈等密度，MR T_1 加权图呈等信号，T_2 加权图呈稍高信号。增强扫描轻到中度强化（图 20-4）。肿瘤可以侵蚀周围椎体附件骨质，或同时有椎体淋巴瘤存在。

椎管内硬膜外淋巴瘤与转移瘤的区别在于淋巴瘤上下范围很广，且常呈环形包绕性生长。这种包绕状生长需要与神经母细胞瘤区别。年龄很重要，淋巴瘤好发于成人，而神经母细胞多见于幼儿，同时，在胸腰部 CT 或 MR 上应仔细观察是否同时有腹膜后淋巴结肿大，有淋巴结肿大时有助于淋巴瘤的诊断。

20.1.4　血管脂肪瘤

血管脂肪瘤（angiolipoma）为成熟的脂肪组织与丰富的血管组织混合构成的特殊类型的脂肪瘤。大体病理标本见肿瘤有包膜，镜下见肿瘤主要以成熟脂肪细胞为主，有时可见幼稚脂肪细胞。脂肪细胞之间有大量血管和纤维组织，血管大小不一，排列紊乱。有些血管壁因平滑肌增生而变厚，血管可迂曲呈网状。

椎管内血管脂肪瘤少见。主要见于青年女性，因肿瘤压迫脊髓可产生相应的临床症状。

椎管内血管脂肪瘤多见于胸段，其次是颈段和腰段。90% 的肿瘤位于脊髓背侧硬膜外。纵行生长，中央膨大，整个肿瘤呈梭形。MR T_1 加权图呈高、等混杂信号，T_2 加权图呈高信号或很高信号，增强扫描非常显著强化（图 20-5）。脂肪抑制 T_1 加权图扫描高信号可被抑制。根据病变内短 T_1 脂肪信号和非常显著强化的特点，容易与硬膜外转移瘤和淋巴瘤区别。与硬膜外海绵状血管瘤的区别要点是确定 T_1 加权图病变内高信号是脂肪还是出血，确定为脂肪即可确定诊断。

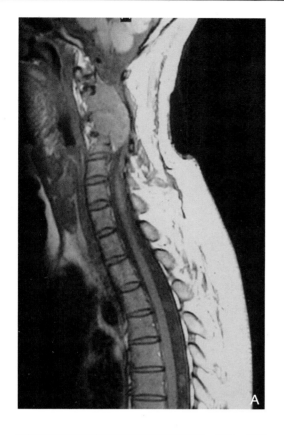

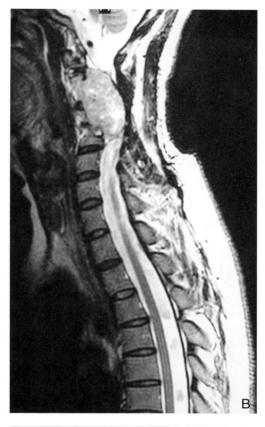

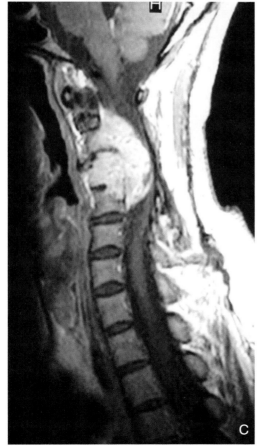

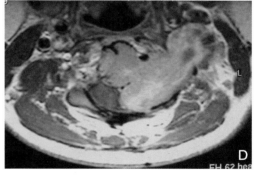

图 20-2　肺癌椎体转移

MRT$_1$加权图矢状位(A)示颈 2、3 椎体破坏,肿瘤呈均质等信号,累及椎管内硬膜外,压迫脊髓后移,T$_2$加权图矢状位(B)示肿瘤呈稍不均质信号,增强 MR 扫描矢状位(C)和横切位(D)示肿瘤显著强化,形态不规则,延伸到椎管外。

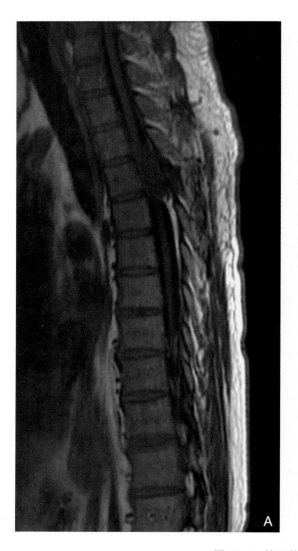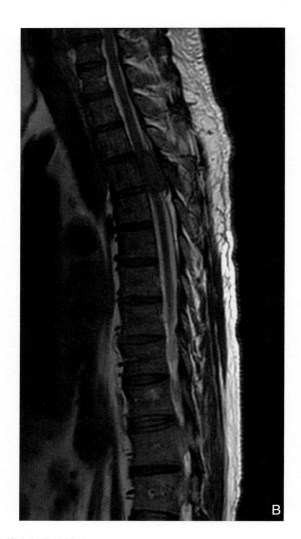

图 20-3 输尿管癌椎管内硬膜外转移

MRT$_1$加权图矢状位(A)示胸 4、5 平面脊髓背侧肿瘤,压迫硬膜外脂肪和脊髓,病变区硬膜外脂肪消失,肿瘤呈较均质等信号,T$_2$加权图矢状位(B)示肿瘤呈均质等信号。

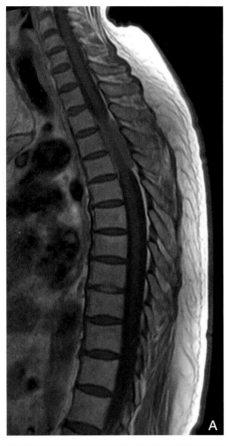

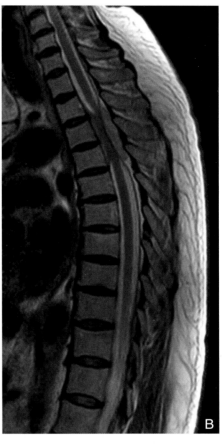

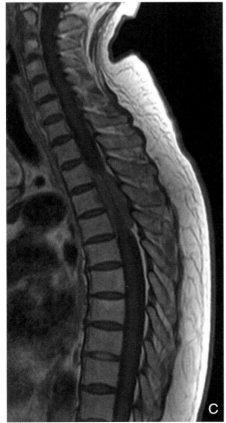

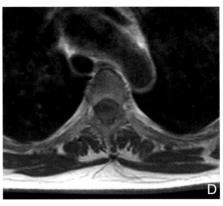

图 20-4 淋巴瘤

MRT$_1$加权图矢状位(A)示胸 1~3 椎体平面脊髓腹侧和背侧占位病变,呈稍高信号,病变区段硬膜外脂肪消失,T$_2$加权图矢状位(B)病变呈稍高信号。增强扫描矢状位(C)和横切位(D)见肿瘤均匀强化,包绕脊髓。

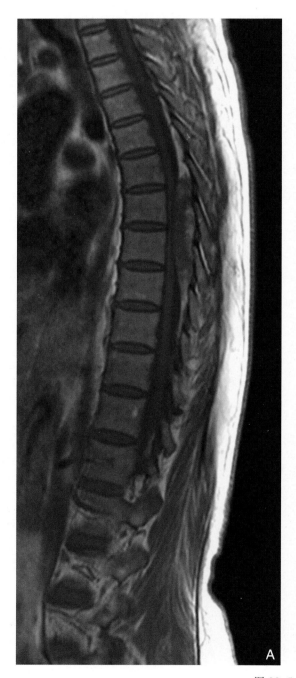

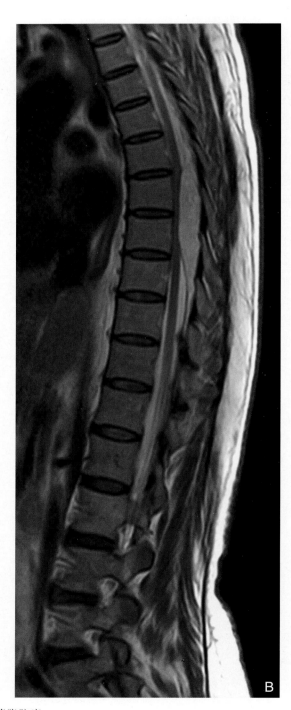

图 20-5　血管脂肪瘤

MRT$_1$加权图矢状位(A)示胸 3~5 椎体平面脊髓背侧硬膜外占位病变,呈高、等不均匀信号,病变区段硬膜外脂肪消失,T$_2$加权图矢状位(B)病变呈很高信号。

20.1.5　其他肿瘤

　　椎管内硬膜外其他肿瘤均很少见，包括浆细胞瘤（plasmacytoma）、原始神经外胚层肿瘤等。

　　浆细胞瘤是以浆细胞异常增生为特征的恶性肿瘤，通常分为浆细胞骨髓瘤、骨孤立浆细胞瘤和髓外浆细胞瘤。髓外浆细胞瘤可以发生在任何含有网状内皮系统的器官，位于椎管内硬膜外者非常罕见，仅有个案报道。由于肿瘤为均一性浆细胞且细胞密集，故 MRT_1 加权图呈均匀性等信号或稍高信号，T_2 加权图呈均匀性稍低信号，均匀较显著强化。肿瘤上下范围通常较长，与淋巴瘤很难区别。

　　原始神经外胚层肿瘤主要发生在颅内，位于椎管内很少见。椎管内原始神经外胚层肿瘤多位于硬膜外，肿瘤可沿椎间孔延伸至椎管外，在椎旁形成肿块，肿块形态不规则。少数椎管内原始神经外胚层肿瘤可发生在硬膜下或脊髓内。肿瘤可位于颈、胸和腰任何节段。椎管内原始神经外胚层肿瘤多发生在成人，以青年人最多见。临床上发病往往较急，症状较重。MRT_1 加权图肿瘤多呈等信号，T_2 加权图多呈稍高信号或等信号。肿瘤很少发生明显的囊变和坏死，所以，信号通常较均匀或稍不均匀。肿瘤境界往往较清楚。增强扫描肿瘤呈显著均匀强化或显著稍不均匀强化（图 20-6，图 20-7）。椎管内原始神经外胚层肿瘤与淋巴瘤很难区别。肿瘤沿椎间孔延伸至椎管外时需要与神经纤维瘤区别，神经纤维瘤的椎管外部分形态较规则，而原始神经外胚层肿瘤椎管外部分很不规则。

20.2　椎管内硬膜外非肿瘤性病变

20.2.1　海绵状血管瘤

　　海绵状血管瘤（cavernous hemangioma）是一种常见的血管畸形，可以发生在人体的各个器官和组织，虽然主要累及中枢神经系统（87%），但发生在椎管内硬膜外的海绵状血管瘤少见。

　　一般认为，椎管内硬膜外海绵状血管瘤大多来自椎体并延伸到硬膜外间隙，单纯位于硬膜外者非常罕见。病变多位于胸段，以胸 2~6 区段最常见。

　　临床多发生于 30~60 岁。病程较长，主要为肿瘤压迫症状，受累平面以下的肢体感觉障碍和根性疼痛，可以呈进行性，也可忽轻忽重或急性发作。症状忽轻忽重主要是由于静脉血

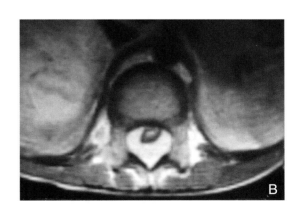

图 20-6　原始神经外胚层肿瘤

MRT_1 加权图矢状位（A）示胸 11 至腰 1 平面脊髓背侧肿瘤，呈均质稍高信号，压迫脊髓，肿瘤区段硬膜外脂肪消失。T_2 加权图横切位（B）示肿瘤包绕脊髓。

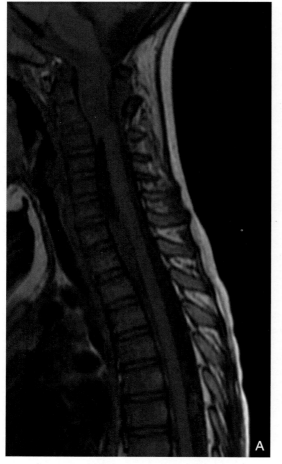

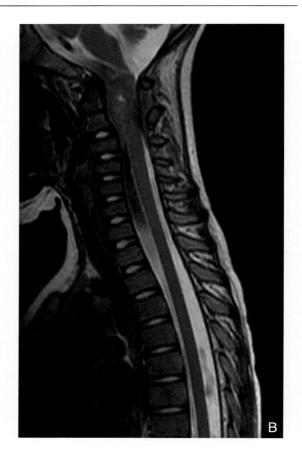

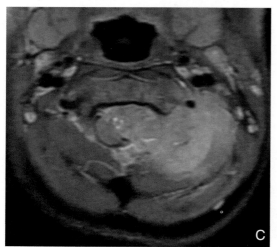

图 20-7　原始神经外胚层肿瘤

MRT$_1$ 加权图矢状位（A）示上颈段椎管内肿瘤呈等信号，T$_2$加权图矢状位（B）肿瘤呈稍高不均匀信号。增强扫描横切位（C）见肿瘤较均匀显著强化，伸出椎管外，椎管外部分形态不规则

栓或轻微出血引起病变突然扩大所致，急性发作通常是由于急性出血引起。

　　体积较大的海绵状血管瘤，CT 平扫可见椎管内有软组织病变存在，但无法确定其与脊髓或硬膜囊的关系。脊髓造影 CT 可根据蛛网膜下腔变形移位的情况判断其位于硬膜外，但无特

征性，难以定性。MR 显示椎管内硬膜外海绵状血管瘤病变最好，病变常位于脊髓后方或侧后方，根据正常硬膜外脂肪有受压移位表现，很容易确定病变位于硬膜外。矢状位 MR 图观察，病变常呈梭形，长轴与脊髓平行。因海绵状血管瘤内常有出血，T$_1$ 加权图常呈稍高信号，且

信号常不均质，无出血的海绵状血管瘤在 T_1 加权图也可呈稍低信号。T_2 加权图海绵状血管瘤常呈高或很高信号，信号可均质或不均质，周边呈网状或存在低信号带为其特征性改变，后者是由于反复少量出血所致的含铁血黄素沉积。增强扫描海绵状血管瘤呈非常显著强化（图 20-8）。合并大量出血时在 T_1 加权图可见大范围硬膜外高信号。

主要应与硬膜外血行性转移瘤和淋巴瘤区别，区别的要点包括：①在 MRT_1 加权图，海绵状血管瘤信号常较转移瘤和淋巴瘤高或病变区有高信号存在，这是由于海绵状血管瘤通常于出血有症状或症状加重时进行检查；②在 MRT_2 加权图时，转移瘤和淋巴瘤呈中等稍高信号，而海绵状血管瘤呈高或很高信号；③在 T_2 加权图病变周围出现低信号带或呈网状改变时有助于海绵状血管瘤的诊断；④增强扫描时海绵状血管瘤远较淋巴瘤和转移瘤强化显著。

海绵状血管瘤合并大量出血时应与硬膜外脂肪增多症鉴别，后者在各序列图像上均为脂肪信号，在各序列图像上仔细与硬膜外脂肪或皮下脂肪比较一般不难区别，必要时可做脂肪抑制以区别。

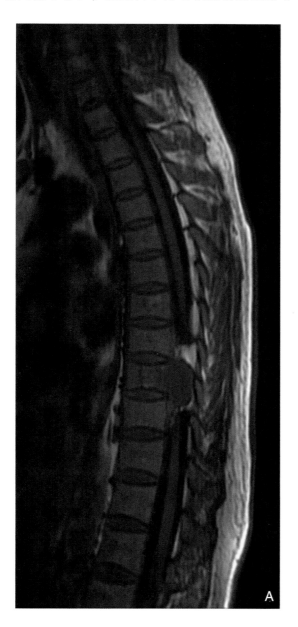

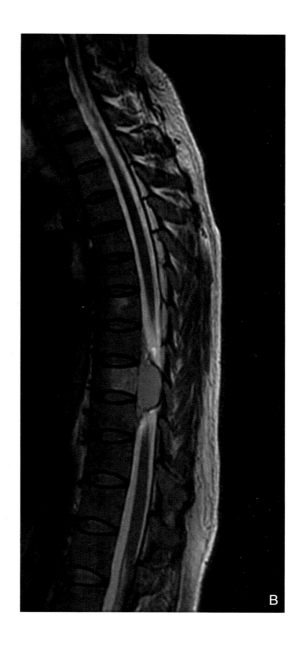

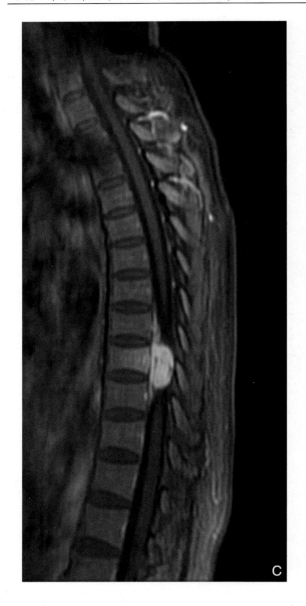

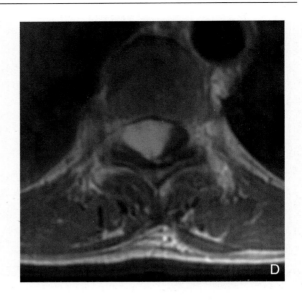

图 20-8　硬膜外海绵状血管瘤

MRT$_1$ 加权图矢状位(A)示胸 9 平面椎管内占位病变,呈等信号,T$_2$ 加权图矢状位(B)病变呈高信号,胸 9 椎体后部呈同样高信号,增强扫描矢状位(C)和横切位(D)示椎管内病变和胸 9 椎体均显著强化。

20.2.2　硬膜外脂肪增多症

椎管内硬膜外脂肪增多症（spinal epidural lipomatosis）是指脂肪组织在椎管内硬膜外间隙过度沉积。临床少见,常由于柯兴氏综合征或因其他疾病长期大量服用糖皮质激素所致,个别患者也可无此病史,后者称为特发性硬膜外脂肪增多症。

硬膜外脂肪增多症好发于胸段脊髓背侧,少数也可位于腰骶段。由于正常情况下胸段背侧硬膜外存在有脂肪,何为脂肪增多是本病诊断的关键,正常人胸段背侧硬膜外脂肪多呈节段性分布,少数也可呈连续的带状,脂肪厚度（前后径）通常不超过 8mm,超过时就应考虑本

病。另外,脂肪增多时脊髓背侧蛛网膜下腔变窄或消失,脊髓受压前移且变扁,后 2 种征象出现时可确定诊断。增多的脂肪一般无包膜,CT 扫描时呈脂肪低密度,MR 各序列呈脂肪信号。MR 扫描以 T$_1$ 加权图矢状位观察最为重要,可见背侧硬膜外脂肪明显增多,厚度常超过 10mm,上下范围很长,常超过 5 个椎体范围以上,呈长梭带状,脊髓后方蛛网膜下腔的低信号带明显变窄或消失,脊髓受压前移变扁（图 20-9）。T$_2$ 加权图可判断受压的脊髓有无变性,有变性时则脊髓局部呈高信号改变。

腰骶段硬膜外脂肪增多症少见,脂肪增多时可明显压迫硬膜囊末端,矢状位 T$_1$ 加权图表现为硬膜囊下端止点上移,高于骶 1 椎体上缘

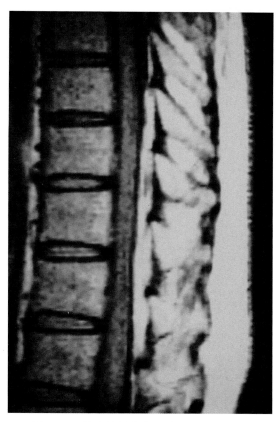

图 20-9　特发性椎管内硬膜外脂肪增多症
MRT₁加权图矢状位示胸 10 至腰 2 平面脊髓背侧硬膜外脂肪明显增多，呈带状脂肪高信号，背侧硬膜囊变窄。

以上，但仅根据此征象并不能确定腰骶段硬膜外脂肪增多，因为硬膜囊止点位置高也可见于正常人，硬膜囊止点下方区域横切位 T₁ 加权图扫描对确定诊断很重要，可见该段硬膜囊明显受压，呈"Y"字征，在 5mm 扫描层厚至少有 2 层可见此征象即可诊断（图 20-10）。所以，矢状位所显示的硬膜囊止点并非真正的硬膜囊下端止点，但矢状位观察硬膜囊下端位置上移对诊断有决定性的提示作用，因为只有当发现矢状位硬膜囊位置高，才可能行硬膜囊下方横切位扫描确定诊断。

　　MR 对本病的诊断非常容易，一般无需与其他病变鉴别，有疑问时，可做脂肪抑制序列进一步证实。

20.2.3　硬膜外脓肿

　　椎管内硬膜外脓肿（epidural abscess）比较少见，但近年来有增多趋势。这种增多部分原

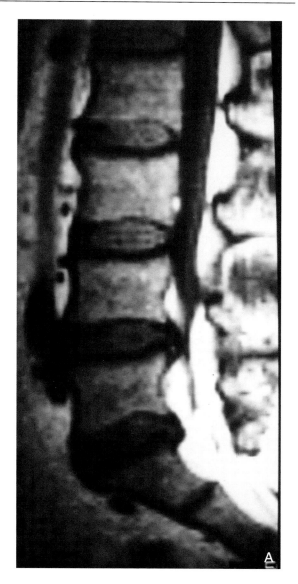

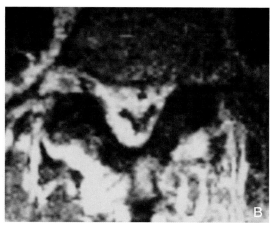

图 20-10　腰骶管脂肪增多症
MRT₁加权图矢状位(A)示硬膜囊位置上移，周围大量脂肪信号，T₂加权图横切位(B)示下端硬膜囊变窄，呈"Y"字征。

因是由于 CT 和 MR 的广泛应用大大提高了本病的发现率。硬膜外脓肿可由邻近感染直接扩散而来，如椎体、椎间盘、椎管术后局部软组织的感染，也可由远处感染经血行播散而来。

血行感染导致的硬膜外脓肿多位于胸段。可位于脊髓腹侧、脊髓背侧或环绕硬膜囊，但以脊髓背侧硬膜外腔多见，病变范围常较广泛。由邻近椎体和椎间盘感染扩散而来的硬膜外脓肿多见于颈或腰骶椎管腹侧或腹外侧，病变比较局限。当脓液黏稠时 CT 平扫可见硬膜外密度增高，但脓液稀薄或少量时 CT 常漏诊。

MR 对硬膜外脓肿诊断的敏感性明显高于 CT，T_1 加权图脓液常呈稍低于脊髓的中等信号，脓液稀薄时也可呈低信号，T_2 加权图脓液呈高信号。矢状位可以清楚观察脓肿的上下分布范围，常呈条带状，脓液多时脊髓可以有移位。增强扫描时脓肿周围壁显著强化，矢状位和（或）横切位呈环形强化（图 20-11），慢性期肉芽肿形成明显时也可呈弥漫性显著强化，不显示脓腔。

根据上述特点，尤其是 MR 表现，椎管内硬膜外脓肿一般不难诊断。脓液环绕硬膜囊时主要应与能环绕硬膜囊分布的肿瘤区别，如神经母细胞瘤、淋巴瘤等，仔细观察有无椎体及椎间盘同时受累常有助于诊断，另外，结合临床也非常必要。

20.2.4　自发性硬膜外血肿

自发性脊髓硬膜外血肿（spontaneous spinal epidural hematoma）是指原因不明的椎管内硬膜外自发性出血，在临床上少见，由 Jackson 于 1986 年首先报告 1 例，至今国内外文献报告约 200 余例。可能与轻微外伤、高血压病、血管畸形、抗凝血治疗、椎间盘突出等因素有关。临床上常见于青年人。

椎管内硬膜外出血多无明显诱因，首发症状为出血平面背部剧烈疼痛及相应区域的神经根放射痛，并迅速出现出血平面以下运动和感觉障碍。临床症状的严重程度与出血速度、出血量及出血时间长短呈明显的相关性，大量出血长时间压迫脊髓可造成不可逆损害，预后较差，所以，及时诊断和早期手术对临床非常重要。

自发性椎管内硬膜外出血最常见于胸段脊髓背侧，可向上扩展到颈段，向下扩展到胸腰段，其次是颈段，腰段最少见。MR 是诊断自发性椎管内硬膜外血肿最好的影像学检查方法，出血后 2d 内在 T_1 加权图呈等信号，随后在 T_1 加权图呈高信号。MR 矢状位可见血肿常累及数个椎体节段，出血量大者可波及整个椎管，血肿多位于脊髓背侧或侧后方，常呈梭形，境界清楚，与脊髓间常见有低信号细带，为硬脊膜影，说明出血位于硬膜外（图 20-12）。慢性期血肿在增强 MR 扫描时可表现为血肿边缘强化。

根据典型的临床症状和 MR 表现通常不难作出硬膜外血肿的诊断，出血 2d 内的急性期硬膜外血肿主要应与硬膜外脓肿、转移瘤和淋巴瘤鉴别。硬膜外脓肿、转移瘤、淋巴瘤的 MR 信号可能与此期的硬膜外血肿类似，增强 MR 扫描对鉴别非常重要，脓肿周围脓壁出现明显环形强化，转移瘤和淋巴瘤均表现为显著较均质强化，而血肿在此期不强化。有疑问者可在短期内复查 MR，T_1 加权图呈高信号时很容易诊断为硬膜外血肿。出血 2d 后血肿在 T_1 加权图上呈高信号，需要与硬膜外脂肪增多症区别，脂肪抑制序列成像可很容易对两者做出鉴别诊断。

20.2.5　蛛网膜囊肿

椎管内蛛网膜囊肿（intraspinal arachnoid cyst）也称为椎管内脊膜囊肿，可位于硬膜下和硬膜外。1988 年 Nabors 等根据手术和组织学检查把椎管内蛛网膜囊肿分为 3 型：Ⅰ型为没有脊髓神经根纤维的硬膜外蛛网膜囊肿，又分为Ⅰa 型和Ⅰb 型 2 个亚型，Ⅰa 型为没有脊髓神经根纤维的单纯硬膜外蛛网膜囊肿，Ⅰb 型为骶管内蛛网膜囊肿；Ⅱ型为伴有神经根纤维的硬膜外蛛网膜囊肿；Ⅲ型为硬膜下蛛网膜囊肿。所以，硬膜外蛛网膜囊肿实际上包括 3 种形式：无脊髓神经根纤维的单纯硬膜外蛛网膜囊肿、有脊髓神经根纤维的硬膜外蛛网膜囊肿、骶管内蛛网膜囊肿。

单纯硬膜外蛛网膜囊肿以青年人多见，男性多于女性，主要是在先天性硬膜缺损或硬膜憩室基础上发生，少数也可由蛛网膜下腔通过缺口疝出形成，也可为损伤或手术后蛛网膜下腔通过硬膜裂隙疝出形成。先天性者多位于胸段脊髓背侧，囊肿上下范围比较长，可达数个

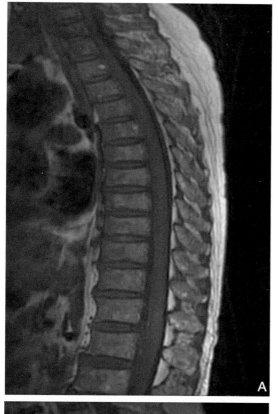
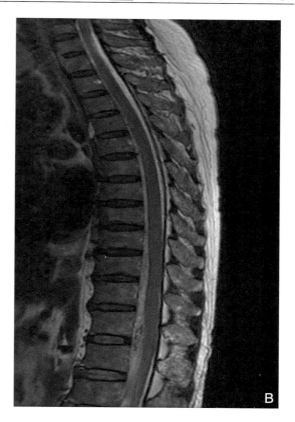
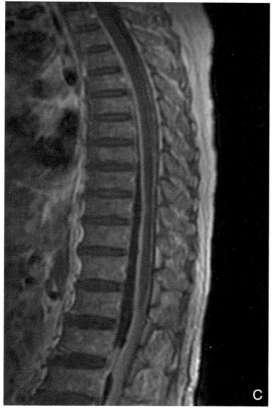
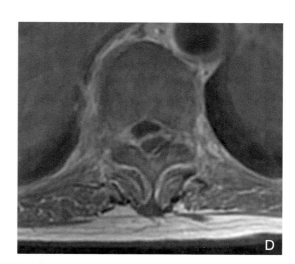

图 20-11 硬膜外脓肿

MRT₁加权图矢状位(A)示下胸段脊髓腹侧硬膜囊增宽,呈不均匀信号。T₂加权图矢状位(B)呈不均匀高信号。增强 MR 扫描矢状位(C)示椎体后缘和脊髓前方显著条样强化。增强扫描横切位(D)示脊髓腹侧环形强化。

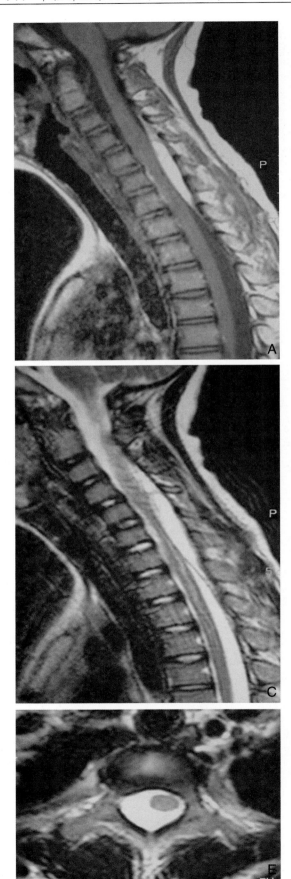

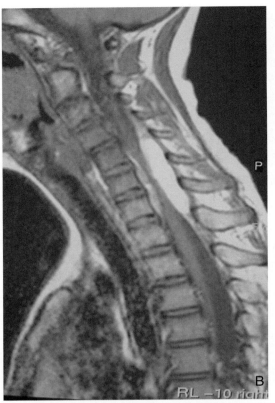

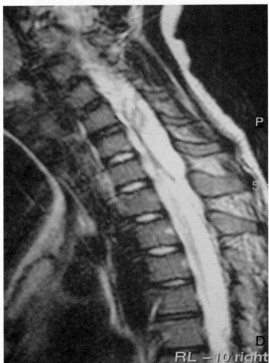

图 20-12　自发性硬膜外血肿

MRT₁加权图矢状位(A,B)T₂加权图（C,D）示颈 4~7
平面脊髓腹侧和背侧硬膜外梭形均质高信号，为出血,压
迫脊髓，背侧出血区段硬膜外脂肪消失,T₂加权图横切位
(E)示出血包绕脊髓。

椎体节段以上，具有硬膜外占位的影像特点，囊肿部位硬膜外脂肪消失，囊肿上下端硬膜外脂肪受压移位，呈杯口状，脊髓受压前移变形。囊肿大时可致椎管扩大。CT 平扫囊肿呈脑脊液样低密度，MR 各序列呈脑脊液样信号。T_2FLAIR 呈脑脊液样低信号。增强扫描囊壁不强化。MR 矢状位 T_1 加权图能很好显示囊肿的全貌，上下方与硬膜外脂肪高信号交界，对比显明，境界清楚（图 20-13）。少数硬膜外囊肿也可位于脊髓侧方或腹侧（图 20-14，图 20-15）。

有脊髓神经根纤维的硬膜外蛛网膜囊肿又称根性囊肿、Tarlov 囊肿、Rexed 囊肿、神经束膜囊肿等。其病理上的特点是囊壁有神经纤维或神经节细胞，多位于神经根附近。其机理可能是脊神经根穿过硬脊膜形成袖套状包裹，并扩张形成憩室，从而形成根性囊肿，也可能是脊髓神经根远端的蛛网膜异常增生，阻碍了正常脑脊液的流动，从而形成囊肿。根性囊肿比较少见，主要见于成年人。囊肿通常呈圆形或类圆形，CT 扫描呈脑脊液密度，MRT_1 加权图和 T_2 加权图呈脑脊液信号，增强扫描不强化。根据囊肿呈脑脊液密度和信号可与侧旁型椎间盘突出鉴别，但 CT 和 MR 检查无法与神经根鞘囊性扩张区别，需要行脊髓造影 CT 检查确定。根性囊肿在造影早期 CT 扫描看不到囊肿内有造影剂，但延迟扫描时部分病例囊肿内可有造影剂进入，而神经根鞘囊性扩张造影剂很容易进入囊肿内。大的根性囊肿还需要与神经纤维瘤和神经鞘瘤囊变鉴别，增强扫描囊壁强化说明为神经纤维瘤或神经鞘瘤囊变。

骶管内蛛网膜囊肿常见，以成年人多见，男女发病无明显差异。囊肿位于硬膜囊下方，骶 1~3 区段，囊肿常呈椭圆形或不规则样，囊肿较大时常见局部骶管扩大，骶椎受压变薄。囊肿在 CT 扫描时呈脑脊液密度，在 MRT_1 加权图和 T_2 加权图呈脑脊液信号，密度和信号均匀。MR 矢状位 T_1 加权图可见囊肿与硬膜囊下缘间有高信号脂肪相隔（图 20-16），此征象可与硬膜囊低位扩张区别，后者扩张的硬膜囊与正常硬膜囊相延续。

20.2.6 神经根鞘囊性扩张

神经根鞘囊性扩张（cystic nerve root sleeve dilatation）在临床上比较常见，通常没有临床症状，偶尔于 CT 和 MR 检查时发现。影像学表现为囊样病变，位于椎间孔水平，一侧或双侧，单发或多发。通常呈圆形，CT 平扫时与硬膜囊内脑脊液密度相同，MR 各序列均呈脑脊液信号，椎管内水成像观察更直观更满意，增强扫描囊壁不强化（图 20-17，图 20-18）。在 CT 和 MR 上与根性囊肿无法区别，需要行脊髓造影 CT 检查确定。神经根鞘囊性扩张造影剂很容易进入囊内，而根性囊肿在造影早期 CT 扫描看不到囊肿内有造影剂，延迟扫描时部分病例囊肿内可有造影剂进入。神经根鞘囊性扩张也可与骶管囊肿同时存在（图 20-19）。

20.2.7 小关节周围滑液囊肿

小关节周围滑液囊肿（juxta-articular synovial cyst）也称腱鞘囊肿（ganglion cyst），临床少见，主要发生在退行性改变的小关节周围。

腰 4~5 和腰 5 至骶 1 椎小关节是最常见的部位。

囊肿位于椎管内硬膜外，囊肿通常较小，有症状者囊肿可较大，直径 10~30mm，圆形或略不规则，位于椎小关节内侧。囊肿内液体成分变化较大，可以从浆液或黏液到半固态的胶样物质，也可以含有出血、含铁血黄素或气体。CT 平扫时囊壁密度较高，且可发生钙化，囊内液体变化较大，可呈脑脊液样低密度、与黄韧带等密度或高密度。MR 信号变化也较大，T_1 加权图囊液可呈低信号，类似于脑脊液信号或稍高于脑脊液信号，也可以呈高信号，也可因不同时期出血出现不同信号液体平面，T_2 加权图囊内液体多呈高信号，囊壁呈低信号环。手术时可见囊肿与小关节腔均有交通，而 MR 图像上仅少数可显示这种交通。囊肿相应平面常见椎小关节增生、椎间盘变性或突出等退行性改变的表现。增强扫描囊肿壁可有强化。

滑液囊肿可压迫神经根引起相应的临床症状，需要手术切除，但多数病例，其症状的产生是由椎小关节退变所引起，且滑液囊肿可以

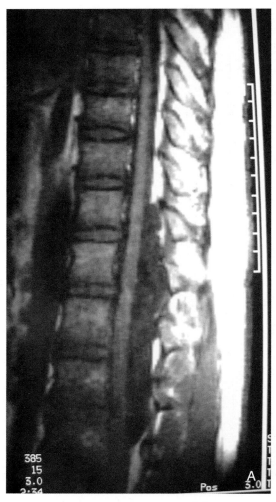

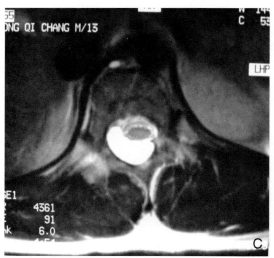

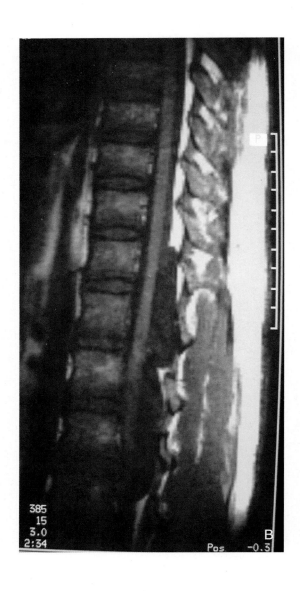

图 20-13　椎管内硬膜外囊肿

MRT$_1$加权图矢状位(A,B)示胸 6~10 脊髓背侧囊性病变,呈脑脊液样低信号,病变区段背侧硬膜外脂肪消失,T$_2$加权图横切位(C)示囊肿呈脑脊液样高信号。

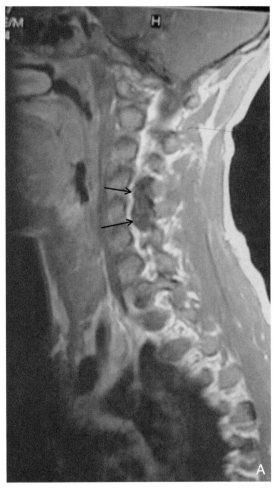

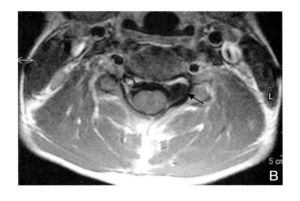

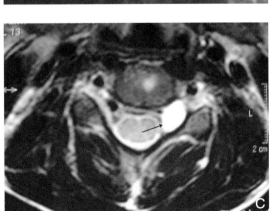

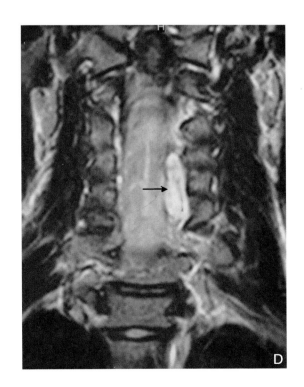

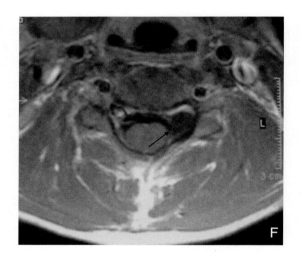

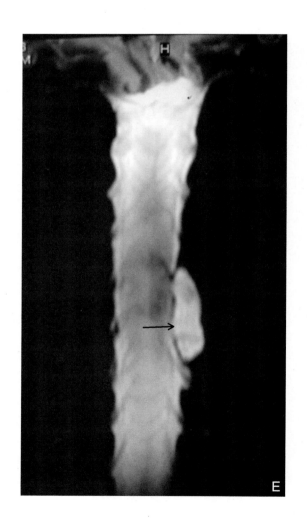

图 20-14　椎管内硬膜外囊肿

MRT$_1$加权图矢状位(A)、横切位(B)示颈5、6平面脊髓左侧囊性病变(箭头)，呈脑脊液样低信号，T$_2$加权图横切位(C)和冠状位(D)示囊肿呈脑脊液样高信号(箭头)，椎管内水成像冠状位重建图像(E)示囊肿位于硬膜囊左侧(箭头)，增强 MR 扫描(F)示囊肿不强化(箭头)。

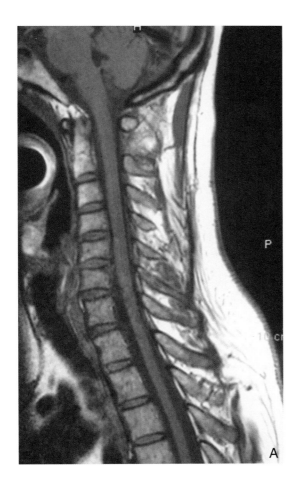

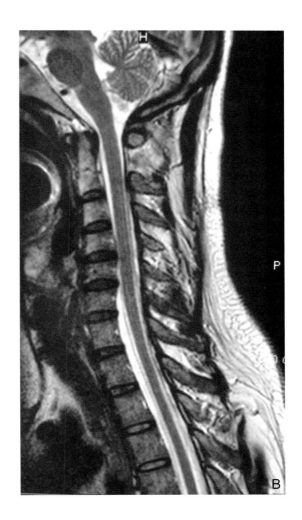

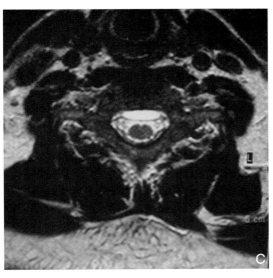

图 20-15 椎管内硬膜外囊肿

MRT$_1$ 加权图矢状位(A)和 T$_2$ 加权图矢状位(B)示颈 6 至胸 2 脊髓腹侧硬膜囊增宽,呈脑脊液信号,T$_2$ 加权图横切位(C)示病变与脊髓间有低信号带存在。

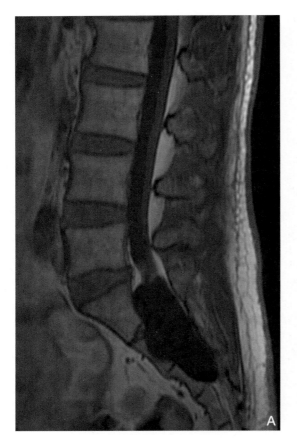
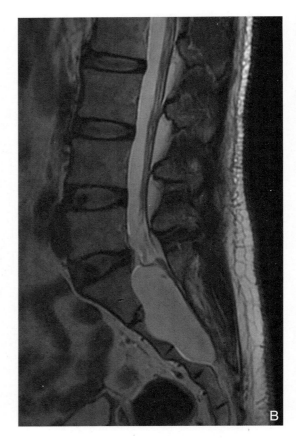

图 20-16　骶管囊肿

MRT$_1$ 加权图矢状位(A)示骶管内卵圆形囊肿,呈脑脊液样低信号,骶骨受压显著,T$_2$ 加权图矢状位(B)示囊肿呈脑脊液样高信号。

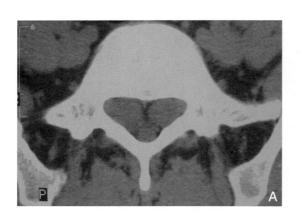
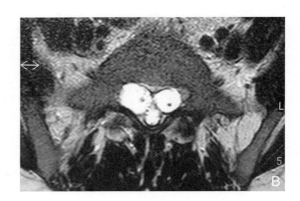

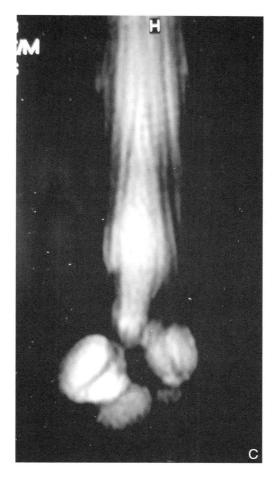

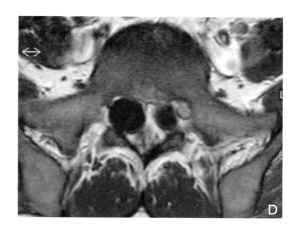

图 20-17　神经根鞘囊性扩张

　　CT 平扫(A)示椎管内双侧圆形等密度病变,MRT$_2$ 加权图横切位(B)示病变为囊性,呈很高信号,其内可见神经根呈点状等信号,3D 水成像(C)示病变为双侧神经根鞘囊性扩张,其内神经为等信号,增强 MR 扫描(D)病变无强化。

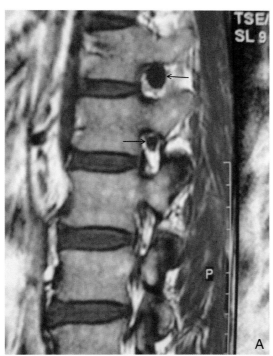

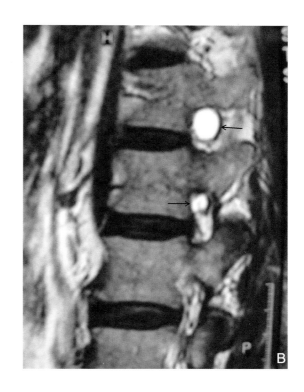

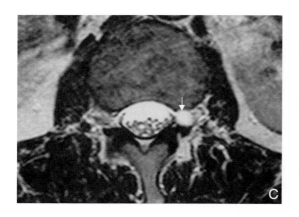

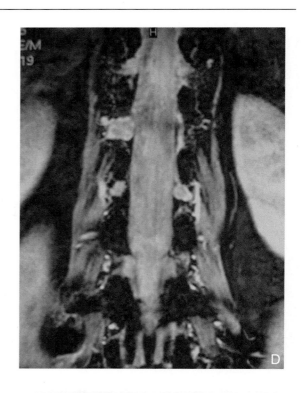

图 20-18 神经根鞘囊性扩张

MRT$_1$加权图矢状位(A)示 2 个椎间孔内囊性病变,
呈脑脊液样低信号(箭头),T$_2$加权图矢状位(B)和横切位
(C)示病变呈脑脊液样高信号(箭头),水成像(D)示双侧
多发神经根鞘囊性扩张。

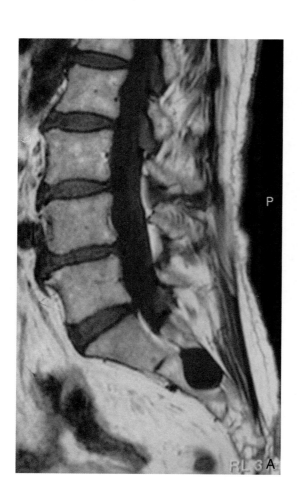

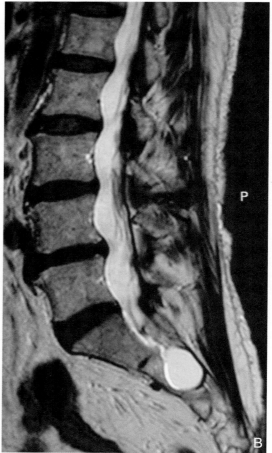

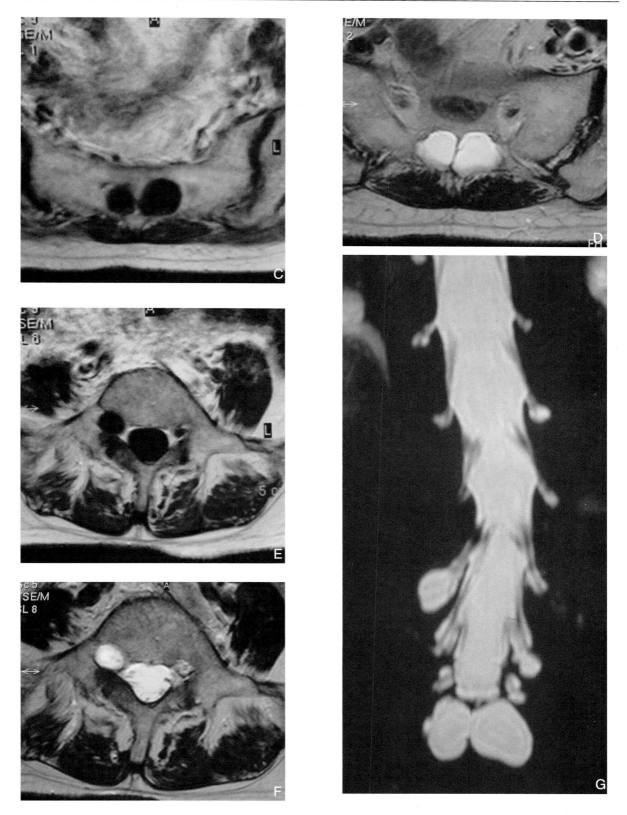

图 20-19　神经根鞘囊性扩张合并骶管囊肿

MRT₁加权图矢状位(A)、T₂加权图矢状位(B)示骶管内囊肿呈脑脊液信号,囊肿层面 T₁加权图横切位(C)和 T₂加权图横切位(D)示囊肿为双侧性。上层面 T₁加权图(E)和 T₂加权图(F)横切位示右侧椎间孔囊性病变也呈脑脊液信号。3D 水成像(G)示骶管囊肿和右侧神经根鞘囊性扩张均呈脑脊液高信号。

自行消失，再次 CT 和 MR 扫描时可能不再显示，故一般无需手术治疗。

根据囊肿位于小关节内侧，囊性病变，小关节有退行性改变，滑液囊肿通常诊断不难。个别滑液囊肿位于椎间孔，压迫骨质，CT 扫描呈等密度或 T_1 加权图呈等信号时，需要与神经根肿瘤和游离的椎间盘碎片鉴别。

20.2.8　椎间盘突出

椎间盘由纤维软骨构成，连接上下 2 个椎体（第 1、第 2 颈椎之间除外）。椎间盘的周围部为纤维环，坚韧而富弹性，中央稍偏后方为白色的胶样物质，称为髓核。椎间盘起弹性垫的作用，可缓解外力对脊柱的震动。成年人的椎间盘可逐渐发生退行性变，髓核和纤维环发生胶质纤维变性，在外伤和过度劳损时可发生纤维环破裂，形成椎间盘突出。

椎间盘突出（disk herniation）是常见疾病，是由于椎间盘变性或外伤引起髓核、纤维环向椎管内突出。临床上以腰 4~5、腰 5 至骶 1、颈 4~5、颈 5~6、颈 6~7 椎间盘突出常见。向后突出时可压迫硬膜囊或神经根。根据向后突出的方向可分为中央型、中央偏旁型和侧旁型 3 种。根据突出的程度及纤维环是否完整又可分为椎间盘突出、椎间盘脱出和椎间盘游离碎片 3 种。髓核向外局限性突出，纤维环最外缘的环状纤维仍然完整，突出的髓核仍然限于纤维环之内时称椎间盘突出。如果突出的髓核穿破纤维环，但仍然局限在后纵韧带之前，称为椎间盘脱出。突出的髓核穿破后纵韧带，向上或向下方移行，远离母体椎间盘，称为椎间盘游离碎片。

CT 能够很好地判断腰骶部椎间盘突出，在椎间盘平面可见软组织影向后突出，突出的椎间盘较硬膜囊密度稍高，内可有钙化，硬膜外脂肪受压、移位或消失，硬膜囊受压变形，偏旁型或侧旁型突出可压迫神经根移位（图 20-20）。突出的椎间盘脱离母体椎间盘向上下滑移时，CT 扫描时可见最突出的平面并不在椎间隙平面。颈椎椎间隙因为很窄，CT 确定有无椎间盘突出远不如 MR。

MR 对各部位的椎间盘突出均能满意显示，

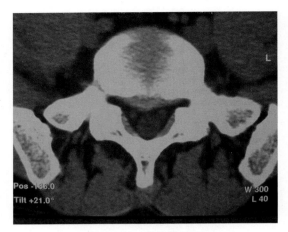

图 20-20　椎间盘突出
CT 扫描示椎间盘向后突出呈软组织密度。

尤其是矢状位图非常直观（图 20-21，图 20-22），向上下滑移的情况也能很好观察（图 20-23）。突出的椎间盘通常与母体椎间盘呈相同信号，有钙化时 T_1 加权图及 T_2 加权图均呈较低信号。另外，对硬膜囊及脊髓压迫情况的判断，MR 也优于 CT，脊髓长期受压时局部可发生胶样变，T_2 加权图受压部位脊髓局部信号增高（图 20-21）。

椎间盘突出通常不难诊断，比较大的侧旁型突出或突出的椎间盘向上下滑移时主要应与小的神经鞘瘤区别：在矢状位 MR 图上，若病灶与椎间盘相连说明为突出的椎间盘；个别区别困难时可行增强扫描，突出的椎间盘一般不强化或仅周围肉芽组织呈环形强化，而神经鞘瘤呈均质显著强化。

椎间盘突出术后症状重复出现，临床上需要确定是椎间盘突出复发还是手术后局部疤痕形成，2 种情况的临床处理完全不同，复发者可行再次手术，疤痕形成时再次手术只能使情况更差。两者的区别只有通过 MR 增强扫描确定，疤痕形成时疤痕组织可强化，而椎间盘突出复发时不强化。

20.2.9　特发性肥厚性硬脊膜炎

肥厚性硬脊膜炎罕见，由 Charcot 和 Joffoy 于 1869 年首次报告，多数无明显原因，故又称为特发性肥厚性硬脊膜炎（idiopathic hypertrophic spinal pachymeningitis），特发性肥厚性硬

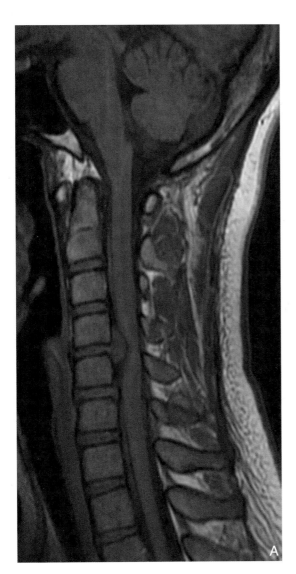
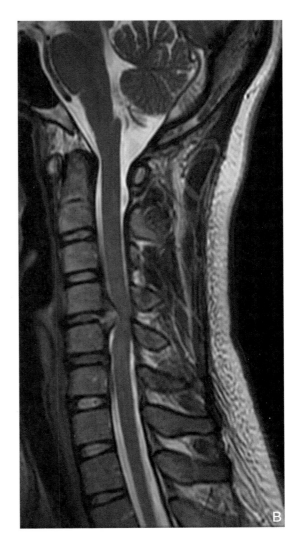

图 20-21　椎间盘突出并脊髓变性

MRT$_1$加权图矢状位(A)示颈 4~5 椎间盘明显向后突出,局部脊髓受压,T$_2$加权图矢状位(B)示局部脊髓内有高信号存在。

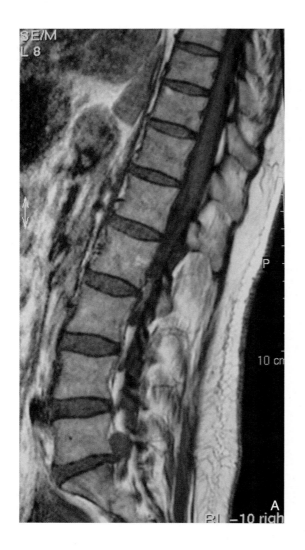

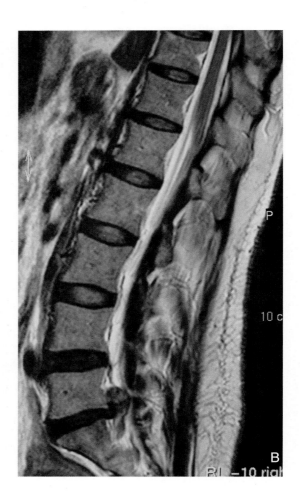

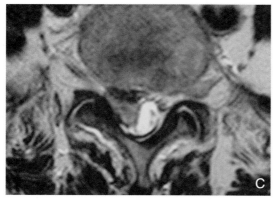

图 20-22　椎间盘突出

MRT₁加权图矢状位 （A) 示腰 5 至骶 1 椎间盘明显向后突出，呈等信号，硬膜囊受压，T₂加权图矢状位(B)示突出的椎间盘呈等低不均质信号，T₂加权图横切位(C)示椎间盘自右侧向后突出。

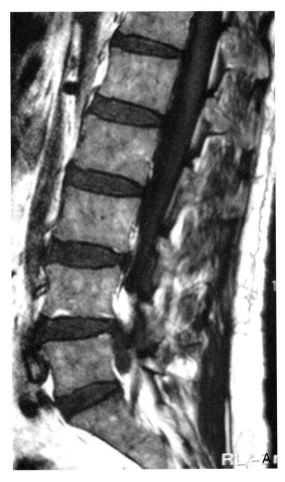
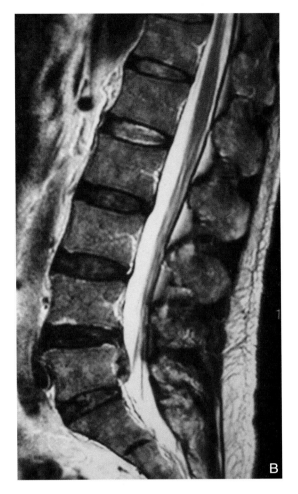

图 20-23　椎间盘突出向下滑移

MRT$_1$ 加权图矢状位(A)示腰 4、5 椎间盘明显向后突出,呈等信号,突出的椎间盘沿椎体后缘向下滑移,硬膜囊受压,T$_2$ 加权图矢状位(B)示突出滑移的椎间盘呈不均质信号。

脊膜炎可能是一种自身免疫性疾病。少数肥厚性硬脊膜炎可由外伤、代谢性疾病、结节病、类风湿性关节炎、Wegener 肉芽肿、梅毒、结核、真菌感染、硬膜内糖皮质激素和造影剂注射及血栓性静脉炎等引起。

特发性肥厚性硬脊膜炎可发生在任何年龄,但多见于成人。无明显性别差异。以颈胸段硬脊膜容易累及,病变范围常较广泛,甚至累及整个椎管范围。主要临床表现为脊髓和神经根受压症状,包括神经根性疼痛、四肢无力和麻木,也可伴有膀胱功能失调。

病理上表现为受累及硬脊膜不同程度增厚,可达 5~15mm。背侧硬脊膜常较腹侧增厚明显。增厚的硬脊膜呈灰白色,质韧,弹性差,

增厚的硬脊膜可与黄韧带相连,也可合并黄韧带肥厚。

CT 扫描可见受累及平面硬脊膜增厚,多位于脊髓背侧,规则或不规则,部分或大部包绕脊髓,与黄韧带密度类似或稍高,与黄韧带境界可不清楚,增厚的硬脊膜可出现钙化。

MR 检查对于评价病变范围、部位、严重程度和特征方面明显优于 CT。正常情况下,在脊柱 MR 图像上,韧带、硬脊膜和骨皮质在 T$_1$ 和 T$_2$ 加权像上均呈低信号,不能区别。硬脊膜增厚时,在矢状位图像上可见脊髓背侧和椎体与脊髓间的低信号影呈不规则增厚,常以脊髓背侧更明显,T$_2$ 加权图上可见蛛网膜下腔高信号明显变窄或消失,椎管狭窄,脊髓受压(图 20-24)。增强 MR 扫描时可见增厚的硬脊膜强化,

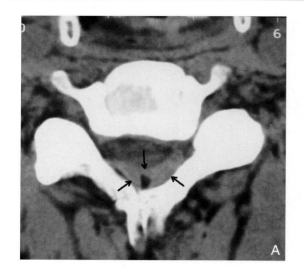

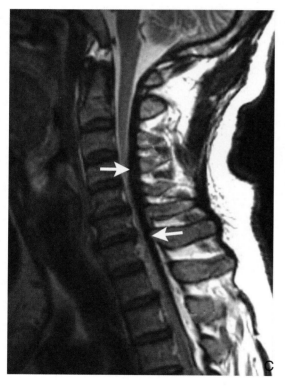

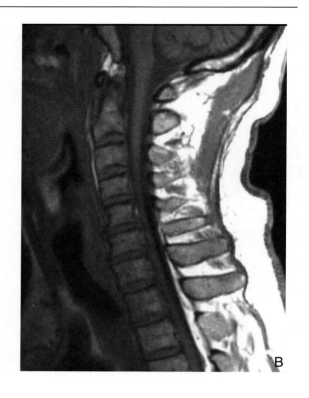

图 20-24　特发性肥厚性硬脊膜炎

CT 平扫(A)示脊髓背侧硬脊膜明显增厚(箭头),不规则,密度类似黄韧带。MRT_1 加权图(B)和 T_2 加权图(C)矢状位示脊髓背侧明显增厚的硬脊膜呈低信号(箭头),范围很长。

在矢状位图像上表现为脊髓前方和后方长条状不规则强化影,横切位上强化的硬脊膜包绕脊髓大部,呈 "C" 形、"O" 形或新月形,是特发性肥厚性硬脊膜炎的影像学表现特征。

特发性肥厚性硬脊膜炎主要累及脊髓背侧硬脊膜者在 CT 扫描时可能误诊为黄韧带肥厚,MR 矢状位扫描显示病变累及范围很长可以与黄韧带肥厚鉴别,主要累及脊髓腹侧者在 MR 检查时也容易误诊为后纵韧带肥厚或钙化,增强

MR 扫描对鉴别诊断很有帮助,黄韧带和后纵韧带肥厚和钙化在增强 MR 扫描时不强化,而特发性肥厚性硬脊膜炎明显强化。

20.2.10　黄韧带肥厚

黄韧带肥厚（thickening of ligamentum flavum,TLF）是造成椎管狭窄和脊髓及神经根压迫症状最常见的疾病之一,主要见于老年人,65 岁以上人群中约 20% 存在有黄韧带肥厚。

黄韧带为薄而坚韧的弹力纤维组织，上方附着于上椎板前下缘向外至下关节突和横突根部，下方附着于下椎板后上缘及上关节突前上缘的关节囊，外侧参与构成椎间关节囊前部和椎间孔的软性后壁。正常黄韧带在 MR 图像上呈低信号。MR 矢状位正中图像上黄韧带最薄，呈斜行线样低信号影，前方为高信号脂肪影，旁正中层面黄韧带呈上宽下尖的三角形。正常胸段黄韧带厚度小于 3mm，大于 3mm 可诊断黄韧带肥厚。

黄韧带肥厚的病因可能与退行性变、外伤、椎小关节增生或钙质代谢异常等因素有关。黄韧带肥厚主要发生在胸段，单发或多发，单侧或双侧，局限性或弥漫性，单发者多见于下胸段，多发者可呈跳跃式分布，绝大多数表现为黄韧带邻近小关节处肥厚，椎板间区肥厚少见。

CT 扫描可以较好地显示黄韧带的情况，并确定肥厚的黄韧带有无钙化（图 20-25），但对多发性尤其是多发跳跃性黄韧带肥厚容易造成漏诊。MR 对黄韧带钙化的确定不如 CT，但 MR 矢状位成像可较大范围显示多发病变和弥漫性病变，在前方脑脊液和脂肪信号的良好对比下，清楚显示黄韧带肥厚的形态、大小和范围，观察硬膜囊和脊髓的受压情况，确定脊髓有无变性性改变。在矢状位 T$_2$ 加权图上，黄韧带肥厚表现为自椎管后缘突向椎管内的单个或多个结节状突起（图 20-26，图 20-27），偶尔也可呈上下走行的不规则条带状。肥厚的黄韧带多数在

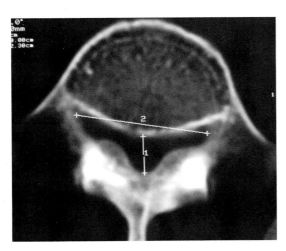

图 20-25　黄韧带肥厚钙化
CT 扫描示双侧黄韧带明显增厚呈骨样密度。

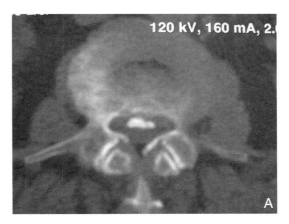

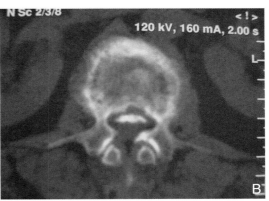

图 20-26　黄韧带和后纵韧带钙化
CT 扫描（A，B）示钙化的黄韧带和后纵韧带呈高密度。

T$_1$ 加权图和 T$_2$ 加权图上均呈低信号，少数在 T$_2$ 加权图上可呈中等信号，后者可能与韧带损伤导致的胶原蛋白含量增多和弹力纤维组织间黏液性变有关。

黄韧带肥厚主要应与椎小关节增生和椎板硬化鉴别，CT 扫描是最简单最有效的区别方法。

20.2.11　后纵韧带肥厚

后纵韧带位于椎管的前壁，起自第 2 颈椎，向上方移行于由枢椎体至枕骨的覆膜，向下沿各椎体的后面至骶管，移行于骶尾后深韧带。后纵韧带的宽窄和厚薄各节段不同，在颈椎、上部胸椎及椎间盘的部分较宽，下部胸椎、腰椎及各椎体的部分较窄。韧带的中间部分厚，两侧部分薄，另外，后纵韧带由浅层和深层纤维组成，浅层纤维可跨越 3~4 个椎体，而深层的纤维仅连接相邻的 2 个椎体之间，所以，椎体之间的部分较其他部分厚。后纵韧带与椎体的上下缘连接紧密，与椎体连接较松。

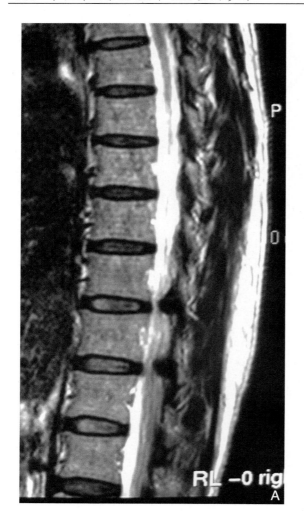

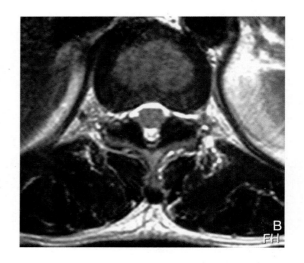

图 20-27　黄韧带肥厚

矢状位 MRT$_2$ 加权图（A）示胸段两处椎管后缘凸向椎管内的低信号结节状突起，横切位 T$_2$ 加权图（B）示黄韧带明显增厚，呈低信号。

后纵韧带肥厚和骨化也比较常见，其病因与黄韧带肥厚相同，与退行性变、外伤或钙质代谢异常等因素有关。后纵韧带肥厚和钙化最常见于上颈段和腰段，CT 扫描对钙化的后纵韧带容易显示，表现为椎体后方与椎体后缘平行的线条样或新月形高密度影，与椎体后缘间有低密度间隙存在（图 20-26）。MR 扫描时肥厚和钙化的后纵韧带均表现为椎体后方低信号影，矢状位 T$_2$ 加权图观察最好，可见椎体后方条带状低信号，上下范围常累及数个椎体，该区段硬膜囊高信号脑脊液信号消失（图 20-29）。MR 对后纵韧带肥厚和钙化的上下范围及对脊髓的压迫情况的显示比 CT 优越，但难以确定是肥厚还是钙化。

20.2.12　平山病

平山病（Hirayama disease）最早由日本学者平山惠造于 1959 年报道，是一种良性自限性运动神经元疾病，又称青年上肢远端肌萎缩（juvenile muscular atrophy of the distal upper extremity），临床上与肌萎缩侧索硬化及脊髓进行性肌萎缩表现类似，但预后截然不同。

好发于青年期，以男性多见，男女比约为 20：1，青春早期隐袭性发病，手与前臂远端肌肉无力，随病变进展出现相应肌群萎缩，一般桡侧肌肉不受影响，手的骨间肌、大小鱼际肌和前臂尺侧肌肉萎缩较重，使上肢呈斜坡状。多为单侧损害，少数为双侧损害。寒冷环境下症状加重，发病后数年内缓慢进展，多在 5 年内病情自然终止。

发病机制尚不清楚，生长发育学说使人对其影像学表现特点更容易理解，即认为患者背侧硬脊膜先天发育短小，当低头颈部过屈时，发育短小的背侧硬脊膜很紧张，压迫颈髓前移、

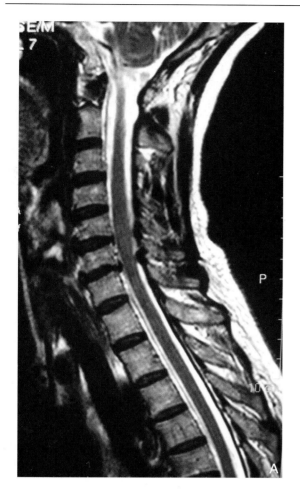

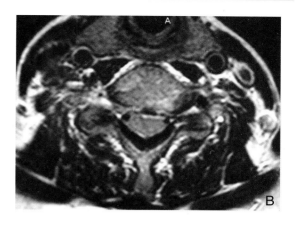

图 20-28　黄韧带肥厚

矢状位 MRT$_2$ 加权图(A) 示颈 5、6 平面两处椎管后缘凸向椎管内的低信号结节状突起,横切位 T$_2$ 加权图(B)示黄韧带增厚,呈低信号。

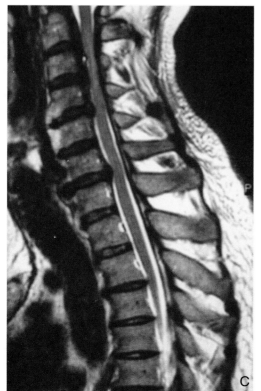

图 20-29　后纵韧带肥厚

MRT$_2$ 加权图矢状位示颈 2~4 椎体后方呈条样低信号,为肥厚的后纵韧带,同时有颈 4~5 和颈 6~7 椎间盘突出。

变扁，长期压迫会造成颈髓前动脉微循环障碍，颈髓前角萎缩。同时硬膜囊后方出现负压，导致静脉丛扩张。硬膜囊前方静脉丛受压，增加了硬膜囊后方静脉丛的回流也是造成后方静脉丛扩张的原因。

MR 是诊断本病的重要方法，自然位矢状位图像可见颈椎变直，颈髓下部萎缩变扁，颈髓前角可出现异常信号。屈颈位矢状位可见颈髓背侧硬膜外腔明显扩大，T$_2$ 加权图呈梭形高信号，其内见大量血管流空信号，增强扫描见明显强化的静脉丛，自然位时背侧硬膜外腔扩张可消失不见。（图 20-30）颈髓变扁更明显，横切位观察多数呈不对称性变扁。值得注意的是相当一部分患者在自然位行 MR 检查时可以无异常表现，或因轻度的颈髓变扁被忽略而漏诊。所以，屈颈位 MR 扫描对本病的诊断非常重要。

屈颈位背侧硬膜外腔扩张，内含大量静脉丛，类似于硬膜外占位病变，但自然位 MR 检查时该表现消失不见，是本病的特征性 MR 表现，一般不需要与其他疾病鉴别。

20.2.13　其他病变

椎体压缩骨折（图 20-31）及颅颈部发育畸形也可压迫脊髓，如颅底陷入等（图 20-32）。

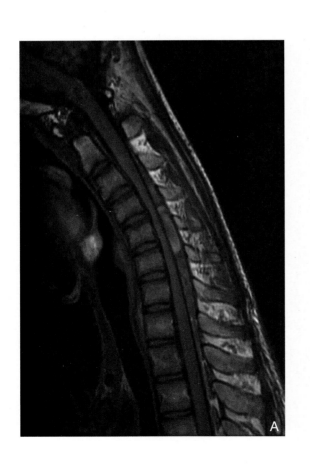
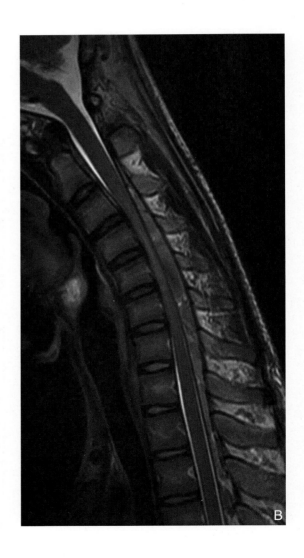

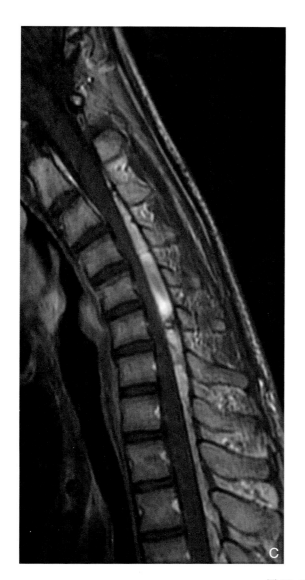

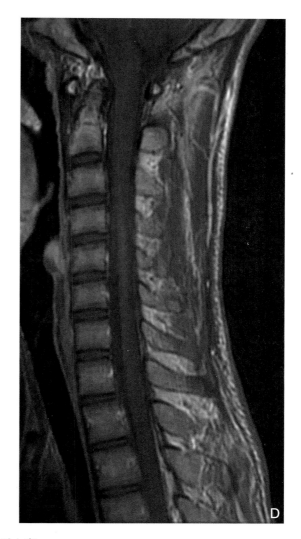

图 20-30 平山病

过屈位 MRT$_1$ 加权图(A)示颈和上胸段椎管内脊髓背侧硬膜外梭形占位病变,呈高、等、低混杂信号,脊髓受压,T$_2$ 加权图(B)呈不均匀高信号,增强扫描(C)病变显著强化,正常位置(D)病变消失不见。

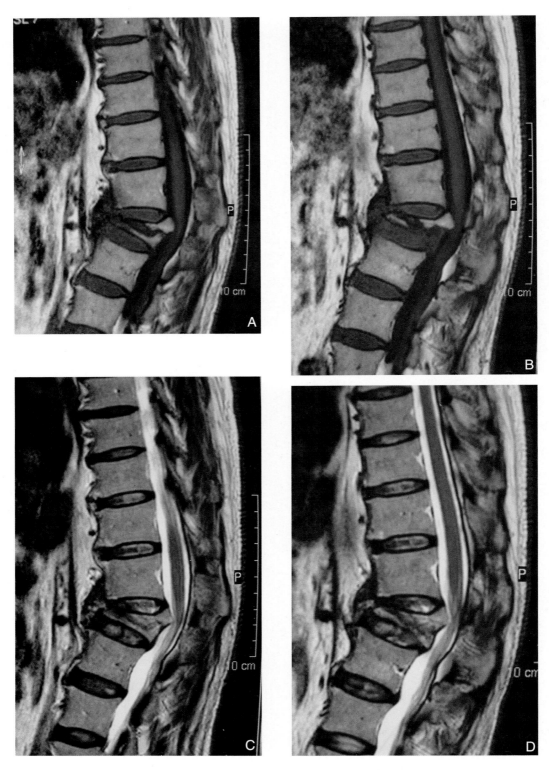

图20-31 椎体压缩骨折

MRT$_1$加权图矢状位(A,B)和T$_2$加权图矢状位(C,D)示腰1椎体明显变扁,局部后突成角,脊髓受压。

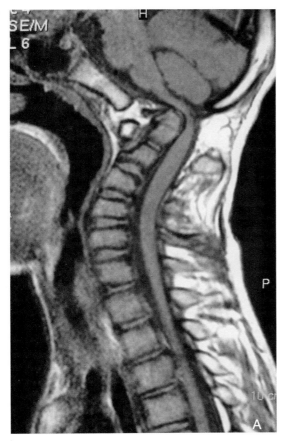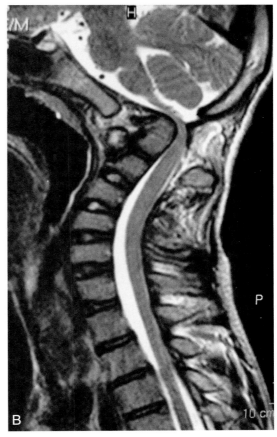

图 20-32 颅底陷入畸形

MRT$_1$加权图矢状位(A)和 T$_2$加权图矢状位(B)示齿状突明显上移,向颅内突出,脊髓受压移位变形。

参考文献

1 陈大朝,许乙凯,赵云辉,等.椎管内脊膜囊肿的 MRI 诊断价值.中国临床医学影像杂志,2004,15:91-94

2 杜芳,李澄.特发性椎管内硬膜外脂肪增多症的 MRI 与临床诊断.医学影像学杂志,2001,11:10-12

3 高培毅,戴建平.中枢神经系统肠源性囊肿的 MR 诊断.中华放射学杂志,1993,27:734-738

4 何伟良,徐雷鸣.自发性脊柱硬膜外血肿的 MRI 和 CT 诊断.临床放射学杂志,2002,21:750-751

5 洪澄,丁永红,王承缘,等.自发性脊髓硬膜外血肿的 MRI 诊断.临床放射学杂志,1999,18:205-207

6 洪澄,林日贤,王承缘.椎管内肿瘤的 MRI 诊断.临床放射学杂志,1997,16:334-336

7 胡春洪,陈剑华,王雪元,等.椎管硬膜外原发肿瘤的 MRI 诊断.临床放射学杂志,2002,21:264-266

8 黄静君,江新青.椎管内硬膜外孤立性浆细胞瘤 1 例.磁共振成像,2010,1(4):311-312

9 康维杰,李兴华.胸腰段脊膜外海绵状血管瘤 1 例.颈腰痛杂志,2000,21:290

10 刘绿明,窦传明,李敬朝.椎管内硬膜外非霍奇金恶性淋巴瘤一例.临床放射学杂志,2000.19:103

11 马巧稚,马毅,董玉茹,等.平山病自然位和屈颈位典型 MR 表现.磁共振成像,2012,3:141-143

12 苗延巍,宋清伟,康建蕴,等.椎管内硬膜外海绵状血管瘤的 MRI 表现.中华放射学杂志,2002,36:1101-1103

13 裴新龙,韩鸿宾,谢敬霞,等.平山病的动态磁共振成像研究.中国医学影像技术,2006,22:1255-1257

14 谭利华,李德泰,沈树斌,等.硬脊膜外脓肿的 MRI 诊断.中华放射学杂志,2000,34:37-39

15 谭利华,刘辉,李德泰,等.硬脊膜囊止点位置与止点上移征的 MRI 研究.放射学实践,2002,17:309-311

16 陶晓峰,黄流清,肖湘生.特发性肥厚性硬脊膜炎的 MRI 诊断.中华放射学杂志,2003,37:665

17 田伟,吴鹰,徐江波,等.自发性椎管内硬膜外血肿.中华放射学杂志,1998,32:501-502

18 王仁贵,常剑虹,高玉杰,等.胸椎黄韧带肥厚的磁共振表现.中华放射学杂志,1997,31:185-189

19 王学建,李小宝,沈桂权,等.椎管内硬膜外海绵状血管

瘤二例.中华放射学杂志，1999,33:869-870

20 温新东,郭献日,李建策,等.自发性脊髓硬膜外血肿的 MRI 表现.中华放射学杂志，2003,37:399-401

21 吴斌,魏希发.椎管内脊膜外海绵状血管瘤.中华神经外科杂志，1993，9：70-72

22 由昆,何宝明.髓外硬膜外肿瘤的 MRI 诊断.中国医学影像学杂志，2000,8:100-102

23 尹波，耿道颖，李郁欣，等.颈椎过屈位磁共振成像在平山病诊断中的应用.中国医学计算机成像杂志，2008，14:433-436

24 鱼博浪,张明,王泽忠,等.特发性椎管内硬膜外脂肪增多症：四例报告及文献复习.中华放射学杂志，1996,30:197-198

25 张明,鱼博浪,王斐,等.非外伤性脊髓硬膜外血肿的 MR 诊断.实用放射学杂志，2003,19:580-583

26 张明,鱼博浪,王璐,等.椎管内脊膜囊肿的 MR 诊断.中华放射学杂志，2000,34:174-177

27 张云枢,陈学强,罗庆华,等.椎管内蛛网膜囊肿 MRI 表现及诊断价值.临床放射学杂志，2004,23:17-20

28 周万军,殷好治,梁福民.中枢神经细胞瘤一例.临床放射学杂志，2002,21:811

29 周卫军，计明珍，窦娅芳，等.平山病的 MRI 诊断.放射学实践，2012，27:954-956

30 Agtuaco EF,et al.MR imaging of spinal epidural abscess. AJNR，1987,8:879-882

31 Alexiadou-Roudol F,Ernestus RI,Nanassis K,et al. Acute nontraumatic spinal epidural hematomas:an important differential diagnosis in spinal emergencies. Spine 1998,23:1810-1813

32 Awwad EE,Martin DS,Smith KR Jr,et al.MR imaging of lumbar juxtaarticular cysts.J Comp Asst Tomogr，1990,14:415-417

33 Baba Y,Nakajima M,Utsunomiya H.Mag nance imaging of thoracic epidural venous dilation in Hirayama disease.Neurology，2004,62:1426-1428

34 Badami JP,Hinck VC.Symptomatic deposition of epidural fat in a morbidly obese woman.AJNR，1982,3:664-665

35 Bergleit R,Gebarski SS,Brunberg JA,et al.Lumbar synovial cysts:correlation of myelographic,MR and pathologic findings.AJNR，1990,11:777-779

36 Boisserie-Lacroix M,Bouin H,Joullie M,et al.The value of MRI in the study of spinal extradural arachnoid cysts.Comput Med Imaging Graph，1990,14:221-223

37 Boukobza M,Guichard JP,Boissonet M,et al.Spinal epidural haematoma:report of 11 cases and review of the literature.Neuroradiology，1994,36:456-458

38 Bundschuh CV,et al.Epidural fibrosis and recurrent disc herniation in the lumbar spine:MR imaging assessment.AJNR，1998,9:169-173

39 Chen CJ,Ro Ls.Central gadolinium enhancement of an acute spontaneous spinal hematoma.Neuroradiology，1996,38（suppl 1）:s114-s116

40 Clifton AG,et al.Idiopathic spinal arachrroid cyst and syringomydia.Br J Radiol，1987,60:1023-1025

41 Colman LK, et al. Early diagnosis of spinal metastases by CT and MR studies.J Comput Assist Tomogr，1988,12:423-425

42 Darouiche RO,et al.Bacterial spinal epiducal abscess. Review of 43 cases and literatue survey. Medicine，1992,71:369-372

43 Davis SW,Levy LM,LeBihan DJ,et al.Sacral meningeal cysts:evaluation with MR imaging.Radi ology，1993，187:445-448

44 Delcurling OJ,et al.Changing concepts in spinal epidual abscess:A report of 29 cases.Neurosurgery，1990，27:185-188

45 Danner RL,et al.Update of spinal epidural abscess:35 cases and review of the literature.Rev Infect Dis，1987,9:265-268

46 Demachi H,et al.MR imaging of spinal neurinomras with pathologic correlation. J Comput Assist Tomogr，1990,14:250-253

47 Enomoto H,Goto H.Spinal epidural cavernous angioma: MRI findings.Neuroradiology，1991,12:243-244

48 Felber S,Langmaier J,Judmaier W,et al.Magnetic resonance tomography in epidural and subdural spinal hematoma.Radiology，1994,34:656-658

49 Friedman DP,Hills JR.Cervical epidural spine infection: MR imaging characteristics.AJR，1994,163:699-704

50 Fulbright R,et al.Application of contrast agents in MR imaging of the spine.JMRI，1993,3:219-221

51 Gero BT,Chynn KY.Symptomatic spinal epidural lipomatosis without exogenous steroid in take:report of a case with magnetic resonance imaging.Neuroradiology，1989,31:190-193

52 Golwyn DH.et al.MRI of a cervial extradual cavenous hemangioma.Neuroradiology，1992,34:68-71

53 Haddad SF,Hitchon PW,Godersky JC.Idiopathic and glucocorticoid-induced spinal epidural lipomatosis.J Neurosurg，1991,74:38-41

54 Holtas S,Heiling M,Lonntoft M.Spontaneus spinal epidural hematoma:findings at MR imaging and clinical correlation.Radiology，1996,199:409-413

55 Kamholtz R,et al.MRI of spinal metastases.MRI Decisions, 1990,4:2-5

56 Karnaze MG,et al.Comparision of MR and CT myelography in imaging the cervial and thoracic spine.AJR, 1988,150:397-399

57 Kiely NJ.Neuroradiology case of the day:lumbar synovial cyst.AJR, 1993,160:1336-1339

58 Kohan JP,et al.Imaging of cystic and cavitary lesions of the spinal cord and canal:the value of MR and intraoperative sonography.Radiol Clin North Am, 1991,29:867-869

59 Kricun R,et al.Epidural abscess of the cervical spine: MR findings in five cases. AJR, 1992,158:1145-1148

60 Kuhn MJ,Youssef HT,Swan TL,et al.Lumbar epidural lipomatosis:the " Y" sigh of thecal sac compression. Comput Med Imaging Graph, 1994,18:367-372

61 Lee C, et al. Contrast-enhanced magnetic resonance imaging of the spine. Top Magn Reson Imaging, 1991,3:41-43

62 Lee JP,Wang ADJ,Wai YY,et al.Spinal extradural cavernous hemangioma.Surg Neurol, 1990,34:345-351

63 Lien HH, et al. Magnetic resonance imaging of malignant extradural tumors with acute spinal cord compression. Acta Radiol, 1990,31:187-189

64 Liu SS,Williams KD,Drayer BP,et al.Synovial cysts of the lumbosacral spine:diagnosis by MR imaging.AJNR, 1989,10:1239-1242

65 Lonjon MM,Paquis P,Chanalet S,et al.Nontraumatic spinal epidural hematoma:report of four cases and review of the literature.Neurosurgery, 1997,41:483-486

66 Masaryk TJ,et al. Neoplastic disease of the spine. Radiol Clin North Am, 1991,9:829-831

67 Mirich DR, et al. MR imaging of traumatic spinal arachnoid cyst. J Comput Assist Tomogr, 1988,12:862-864

68 Nabors MW,Pait TG,Byrd EB,et al.Updated assessment and current classification of spinal meningeal cysts.J Neurosurg, 1988, 68:366-377

69 Nussbaum ES, et al. Spinal epidural abscess: a report of 40 cases and review. Surg Neurol, 1992,38:225-227

70 Onjon MM,Paquis P,Chanalet S,et al.Nontraumatic spinal epidural hematoma:report of four cases and review of the literature.Neurosurgery, 1997,41:483-486

71 Othfus WE,Chedid MK,Deeb ZL,et al.MR imaging in the diagnosis of spontaneous spinal epidural hematomas.J Comput Assist Tomogr, 1987,11:851-854

72 Parirel P, et al. Gadolinium -DTPA enhanced MR imaging of spinal tumous. AJNR, 1989,10:249-251

73 Post MJ,Becerra JL,Madsen PW,et al.Acute spinal subdural hematoma:MR and CT findings with pathologic correlates.AJNR, 1994,15:1895-1897

74 Quint DJ,Bowlos RS,Sanders WP,et al.Epidural lipomatosis.Radiology, 1988,169:485-488

75 Robertson SC,Traynelis VC,Follett KA,et al.Idiopathic spinal epidural lipomatosis.Neurosurgery, 1997,41:68-75

76 Sadato N,Numaguchi Y,Rigamonti D,et al.Spinal epidural abscess with gadolinium -enhanced MRI serial follw -up and clinical correlations.Neuroradiology, 1994,36:44-48

77 Sandhu FS,Dillon WP.Spinal epidural abscess:evaluation with contrast enhanced MR imaging.AJR, 1992,158:405-411

78 Sato R,Takahashi M,Yamashita Y,et al.Calcium crystal deposition in cervical ligamentum flavum:CT and MR findings. J Comput Assist Tomogr, 1992,16:352-356

79 Sadato N, et al. Spinal epidural abscess with gadolinium-enhanced MRI:Serial follow-up studies and clinical correlations.Neuroradiology, 1994,36:44-46

80 Sandhu FS, et al. Spinal epidural abscess: evaluation with contrast-enhanced MR imaging. AJNR, 1991,12:1087-1089

81 Shin JH,Lee HK,Rhim SC,et al.Spinal epidural cavernous hemangioma:MR findings.J Comput Assist Tomogr, 2001, 25:257-261

82 Sklar EM,Post JM,Falcone S.MRI of acute spinal epidural hematomas.J Comput Assist Tomogr, 1999,23:238-240

83 Smoker WRK, et al. The role of MRI in the evaluation of metastatic Spine disease. AJNR, 1987,8:901-903

84 Spiegelmann R, et al. Postoperative spinal epidural empyema: dinical and computed tomography features. Spine, 1991,16:1146-1148

85 Sugimura H,Kakitsubata Y,Suzuki Y,et al.MRI of ossification of ligamentum flavum.J Comput Assist Tomogr, 1992,16:73-76

86 Sze G, et al. Malignant extradural spinal tumors: MR imaging of spinal tumous. AJNR, 1989,10:249-251

87 Tsuchiya K,Katase S,Hachiya J.MR myelography of sacral meningeal cysts.Acta Radiol, 1999, 40:95-99

88 Tsuchiya K,Katase S,Yoshino A,et al.Pre- and postcontrast FLAIR MR imaging in the diagnosis of intracranial meningeal pathology.Radiat Med, 2000, 18:363-

368

89　Uemura K,Yoshizawa T,Malsumura A,et al.Spinal ex-
tradural meningeal cyst:case report.J Neurosurg,
1996,85:354-356

90　Yamashita Y,Takahashi M,Matsuno Y,et al.Spinal cord
compression due to ossification of ligaments:MR imag-
ing.Radiology，1990,175:843-847

91　Yuh WTC,Drew JM,Weinstein JN,et al.Intraspinal syn-

ovial cysts:imaging resonance evaluation.Spine，
1991,16:740-745

92　Zevgaridis D,Buttner A,Veis S,et al.Spinal epidural
cavernous hemangiomas.J Neurosurg，1998,88:903-
908

93　Zimmerman RA, et al. Imaging of tumors of the spinal
canal and cord. Radiol Clin North Am，1988,26:965-
968

中 文 索 引

英 文 索 引 INDEX

（英文索引与中文索引一致,相应页码内中文名称,不一定出现英文名称）